Câncer de Reto
Fundamentos do Tratamento
Multidisciplinar

Clínica Cirúrgica e Cirurgia Geral

A Ciência e a Arte de Ler Artigos Científicos – **Braulio Luna Filho**
A Didática Humanista de um Professor de Medicina – **Decourt**
A Questão Ética e a Saúde Humana – **Segre**
A Saúde Brasileira Pode Dar Certo – **Lottenberg**
As Lembranças que não se Apagam – Wilson Luiz **Sanvito**
A Vida por um Fio e por Inteiro – Elias **Knobel**
Antibióticos e Quimioterápicos para o Clínico 2ª ed. – **Walter Tavares**
Aparelho Digestório – Clínica e Cirurgia (2 vols.) 3ª ed. – **Júlio Coelho**
Artigo Científico - do Desafio à Conquista - Enfoque em Testes e Outros Trabalhos Acadêmicos – **Victoria Secaf**
Assistência em Estomaterapia - Cuidando do Ostomizado – **Cesaretti**
Atlas de Cirurgia do Fígado – **Saad**
Atlas do Abdome Agudo – **Lopes Samuel**
Atualidades em Clínica Cirúrgica - Intergastro e Trauma 2010 – Gustavo Pereira **Fraga**, José Luis Braga de Aquino e Nelson Adami Andreollo
Atualidades em Clínica Cirúrgica - Intergastro e Trauma 2011 – Gustavo **Fraga**
Avaliação do Risco Cirúrgico e Cuidados Perioperatórios (Série Livros de Cardiologia de Bolso) – **Martins**
Carcinoma Hepatocelular – **Abraão Saad**
Células-tronco – **Zago**
Cirurgia Dermatológica em Consultório 2ª ed. – **Alcidarta** dos Reis Gadelha
Cirurgia de Urgência – 2ª ed. – **Birolini**
Cirurgia Geral 2ª ed. – **Isac Filho**
Cirurgia Torácica Geral – 2ª Ed. Revista e Ampliada – **Saad**
Clínica Cirúrgica do Colégio Brasileiro de Cirurgiões – **CBC** - Andy Petroianu
Clínica Cirúrgica – Fundamentos Teóricos e Práticos (2 vols.) – **Marques Vieira, Pacheco e Marcus**
Coloproctologia 2ª ed. – **Ribeiro da Rocha**
Coluna: Ponto e Vírgula 7ª ed. – **Goldenberg**
Como Ter Sucesso na Profissão Médica - Manual de Sobrevivência 4ª ed. – Mário Emmanuel **Novais**
Complicações na Cirurgia do Trauma – **Mantovani**
Condutas em Cirurgia – Departamento de Cirurgia da Escola Paulista de Medicina, UNIFESP – **Burihan**
Condutas em Cirurgia – Gástrica, Biliar, Hepática, Pancreática, Endócrina, Esofagiana – **Marques Vieira e Rodrigues**
Condutas em Pacientes Cirúrgicos – **Ismar** Alberto Pereira **Bahia**
Condutas em Terapia Intensiva Cardiológica – **Knobel**
Controle Clínico do Paciente Cirúrgico 6ª ed. – **Barbosa**
Controvérsias e Iatrogenias na Cirurgia do Trauma – **Mantovani**
Cuidados Paliativos – Diretrizes, Humanização e Alívio de Sintomas – **Franklin Santana**
Desinfecção e Esterilização – **Nogaroto**
Dicionário de Ciências Biológicas e Biomédicas – **Vilela Ferraz**
Dicionário Médico Ilustrado Inglês-Português – **Alves**

Outros livros de interesse

Disfunção Endotelial Vasoplégica e Choque Circulatório – **Evora**
Doenças do Fígado e Vias Biliares (2 vols.) – **Gayotto e Avancini**
Enfermagem Cirúrgica Endoscópica – **Mulazzini**
Epidemiologia 2ª ed. – **Medronho**
Fitoterapia – Bases Científicas e Tecnológicas – **Viana Leite**
Fundamentos da Cirurgia Videolaparoscópica – **Parra**
Gestão Estratégica de Clínicas e Hospitais – **Adriana Maria** André
Guia de Consultório - Atendimento e Administração – **Carvalho Argolo**
Hiperplasia Prostática Benigna – **Srougi**
Infecções em Cirurgia – **Cornelius e Rasslan**
Instrumentação Cirúrgica 3ª ed. – **Parra e Saad**
Liga de Controle do Diabetes – **Lottenberg**
Manual Básico de Acessos Vasculares – **Lélia Gonçalves** Rocha Martins e Conceição Aparecida M. Segre
Manual de Bolso de UTI – **Penna Guimarães**
Manual de Cirurgia – **Julio Coelho**
Manual de Diagnóstico e Tratamento para o Residente de Cirurgia – Claudio Roberto **Deutsch** e Manlio Basilio **Speranzini**
Manual de Metabologia Cirúrgica – **Margarido**
Manual de Sepse – **Elieser Silva**
Manual do Clínico para o Médico Residente – **Atala** – UNIFESP
Medicina: Olhando para o Futuro – Protásio Lemos **da Luz**
Medicina, Saúde e Sociedade – **Jatene**
Memórias Agudas e Crônicas de uma UTI – **Knobel**
Metodização Cirúrgica - Conhecimento e Arte (com CD) – **Tolosa, Pereira e Margarido**
Microcirurgia Reconstrutiva – **Bijos**
Nem só de Ciência se Faz a Cura 2ª ed. – **Protásio da Luz**
Neuroemergências – **Julio Cruz**
Noções Básicas das Técnicas Operatórias – **Parra e Saad**
O Doente Cirúrgico na UTI – **Rasslam**
O Pós-operatório Imediato em Cirurgia Cardíaca – Guia para Intensivistas, Anestesiologistas e Enfermagem Especializada – **Fortuna**
O que Você Precisa Saber sobre o Sistema Único de Saúde – **APM-SUS**
Política Públicas de Saúde Interação dos Atores Sociais – **Lopes**
Prescrição de Medicamentos em Enfermaria – **Brandão Neto**
Ressecções Intestinais Extensas e Síndrome do Intestino Curto – **Rasslam**
Série da Pesquisa a Prática Clínica – Volume Patologias Urológicas – editores: **Srougi** e **Moreira Leite**
Suporte Básico e Avançado de Vida no Trauma – **Mantovani**
Técnica Cirúrgica 4ª ed. – **Goffi**
Técnica Cirúrgica Prática - Bases e Fundamentos – **Margarido**
Técnicas Avançadas em Cirurgia Laparoscópica – **Delta Madureira**
Transplante Renal - O que os Doadores Precisam Saber – Andy **Petroianu**
Transradial – Diagnóstico e Intervenção Coronária e Extracardíaca 2ª ed. – **Raimundo** João Costa **Furtado**
Tratado de Cirurgia Geral do CBC – edição revista e atualizada – Roberto **Saad** Junior
Tratado de Endoscopia Digestiva – Diagnóstica e Terapêutica – **Sakai**
   Vol. 1 - Esôfago (2ª ed.)
   Vol. 3 - Vias Biliares e Pâncreas
Tratado de Técnica Operatória em Neurocirurgia – **Paulo Henrique** Pires de Aguiar
Tratamento Cirúrgico da Insuficiência Coronária – **Stolf e Jatene**
Trauma – SPT (Sociedade Panamericana de Trauma) e **SBAIT**
Um Guia para o Leitor de Artigos Científicos na Área da Saúde – **Marcopito Santos**
Video Atlas of Obesity Surgery – **Szego**

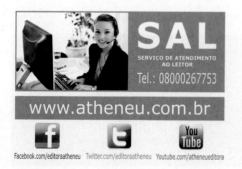

CÂNCER DE RETO

FUNDAMENTOS DO TRATAMENTO MULTIDISCIPLINAR

Editores

RODRIGO GOMES DA SILVA

FÁBIO GUILHERME C. M. DE CAMPOS

BEATRIZ DEOTI SILVA RODRIGUES

Editores-Associados

SÉRGIO EDUARDO ALONSO ARAUJO

ANTÔNIO LACERDA-FILHO

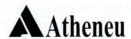

EDITORA ATHENEU

São Paulo	—	Rua Jesuíno Pascoal, 30 Tel.: (11) 2858-8750 Fax: (11) 2858-8766 E-mail: atheneu@atheneu.com.br
Rio de Janeiro	—	Rua Bambina, 74 Tel.: (21) 3094-1295 Fax.: (21) 3094-1284 E-mail: atheneu@atheneu.com.br
Belo Horizonte	—	Rua Domingos Vieira, 319 – conj. 1.104

PRODUÇÃO EDITORIAL: Angélica Cunha
CAPA: Paulo Verardo
PREPARAÇÃO DE TEXTO: Fernanda Simões Lopes

CIP-BRASIL. CATALOGAÇÃO NA PUBLICAÇÃO
SINDICATO NACIONAL DOS EDITORES DE LIVROS, RJ

C222

Câncer de reto : fundamentos do tratamento multidisciplinar / editores Rodrigo Gomes da Silva, Fábio Guilherme C. M. de Campos, Beatriz Deoti Silva Rodrigues ; Editores-associados Sérgio Eduardo Alonso Araujo, Antonio Lacerda-Filho. -- 1. ed. -- Rio de Janeiro : Atheneu, 2017.

il. ; 28 cm.

Inclui bibliografia
ISBN: 978-85-388-0775-9

1. Reto - Câncer - Diagnóstico. I. Silva, Rodrigo Gomes da. II. Campos, Fábio Guilherme C. M. de. III. Rodrigues, Beatriz Deoti Silva.

17-40618

CDD: 610.8
CDU: 610

23/03/2017   24/03/2017

SILVA, RG; CAMPOS, FGCM; RODRIGUES, BDS. *Câncer de Reto – Fundamentos do Tratamento Multidisciplinar.*

© Direitos reservados à EDITORA ATHENEU – São Paulo, Rio de Janeiro, Belo Horizonte, 2017.

EDITORES

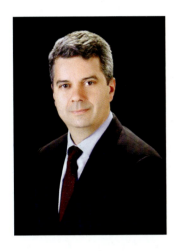

Rodrigo Gomes da Silva
Professor-Associado da Faculdade de Medicina da Universidade Federal de Minas Gerais (FM/UFMG). Coordenador do Grupo de Coloproctologia e Intestino Delgado do Hospital das Clínicas (HC) da UFMG. Ex-Presidente da Sociedade Mineira de Coloproctologia. Titular da Sociedade Brasileira de Coloproctologia (SBCP). Titular do Colégio Brasileiro de Cirurgiões (CBC).

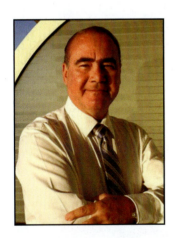

Fábio Guilherme C. M. de Campos
Professor Livre-Docente pela Faculdade de Medicina da Universidade de São Paulo (FMUSP). Médico-Assistente da Disciplina de Coloproctologia do Hospital das Clínicas (HC) da FMUSP. Ex-Presidente da Sociedade Brasileira de Coloproctologia (SBCP). Ex-Presidente da Sociedade Paulista de Videocirurgia (Sobracil). Titular da SBCP, Sobracil, Colégio Brasileiro de Cirurgiões (CBC) e Colégio Brasileiro de Cirurgia Digestiva (CBCD). *Fellow* da Sociedade Americana de Cirurgiões Colorretais (ASCRS).

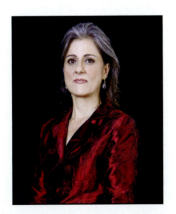

Beatriz Deoti Silva Rodrigues
Professora-Adjunta do Departamento de Cirurgia da Universidade Federal de Minas Gerais (UFMG). Membro Associado da Sociedade Brasileira de Coloproctologia (SBCP). Membro Titular do Colégio Brasileiro de Cirurgiões (CBC). Membro do Grupo de Coloproctologia do Instituto Alfa de Gastroenterologia (IAG) do Hospital das Clínicas (HC) da UFMG. Vice-Presidente da Fundação de Pesquisa e Ensino em Cirurgia (Fupec).

EDITORES

Rodrigo Borges da Silva

Julio Guilherme G. B. de Campos

Beatriz Deoti Silva Rodrigues

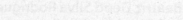

EDITORES-ASSOCIADOS

Sérgio Eduardo Alonso Araujo
Ex-Presidente da Associação de Coloproctologia do Estado de São Paulo – Acesp (2015-2016). Professor Livre-Docente pela Faculdade de Medicina da Universidade de São Paulo (FMUSP). Coordenador da Divisão de Oncologia do Hospital Municipal da Vila Santa Catarina, Sociedade Beneficente Israelita Brasileira Albert Einstein (SBIBAE).

Antônio Lacerda-Filho
Professor-Associado do Departamento de Cirurgia da Faculdade de Medicina da Universidade Federal de Minas Gerais (FM/UFMG). Membro do Grupo de Coloproctologia do Instituto Alfa de Gastroenterologia (IAG) do Hospital das Clínicas (HC) da UFMG. Membro Titular da Sociedade Brasileira de Coloproctologia (SBCP) e do Colégio Brasileiro de Cirurgiões (CBC). Membro da American Society of Colorectal Surgeons (ASCRS).

AUTORES INTERNACIONAIS

- » Brendan Moran (Inglaterra)
- » Francesco Di Fabio (Inglaterra)
- » Gina Brown (Inglaterra)
- » Giovanna da Silva Southwick (Estados Unidos)
- » Mariano Berho (Estados Unidos)
- » Matthew Kalady (Estados Unidos)
- » Meagan Costedio (Estados Unidos)
- » Pablo Bejarano (Estados Unidos)
- » Sherief Shawki (Estados Unidos)
- » Søren Laurberg (Dinamarca)
- » Therese Jull (Dinamarca)
- » Torbjörn Holm (Suécia)

AUTORES

Adriana Cherem Alves
Médica Coloproctologista. Membro do Grupo de Coloproctologia do Instituto Alfa de Gastroenterologia do (IAG) do Hospital das Clínicas da Universidade Federal de Minas Gerais (HC-UFMG).

Ana Carolina Guimarães de Castro
Médica Oncologista Clínica no Núcleo de Hematologia e Oncologia e na Clínica Oncocentro em Belo Horizonte. Mestre em Gastroenterologia e Doutora em Medicina pela Universidade Federal de Minas Gerais (UFMG) – Área de Concentração: Câncer Colorretal. Membro Titular da Sociedade Brasileira de Oncologia Clínica (SBOC) e da American Society of Clinical Oncology (Asco).

Ana Carolina Parussolo André
Coloproctologista. Membro da Equipe de Coloproctologia e Intestino Delgado do Instituto Alfa de Gastroenterologia (IAG) do Hospital das Clínicas da Universidade Federal de Minas Gerais (HC-UFMG). Membro da Sociedade Brasileira de Coloproctologia (SBCP).

Angelita Habr-Gama
Professora Emérita de Cirurgia da Faculdade de Medicina da Universidade de São Paulo (FMUSP). Instituto Angelita & Joaquim Gama.

Antônio Lacerda-Filho
Professor-Associado do Departamento de Cirurgia da Faculdade de Medicina da Universidade Federal de Minas Gerais (FM/UFMG). Membro do Grupo de Coloproctologia do Instituto Alfa de Gastroenterologia (IAG) do Hospital das Clínicas (HC) da UFMG. Membro Titular da Sociedade Brasileira de Coloproctologia (SBCP) e do Colégio Brasileiro de Cirurgiões. Membro da American Society of Colorectal Surgeons (ASCRS).

Armando Geraldo Franchini Melani
Médico do Américas Serviços Médicos, Rio de Janeiro. Diretor do Ircad América Latina. Médico e Residente pela Faculdade de Medicina de Ribeirão Preto da Universidade de São Paulo (FMRP/USP). Titular da Sociedade Brasileira de Coloproctologia (TSBCP). Titular do Colégio Brasileiro de Cirurgiões (TCBC). Titular da Sociedade Brasileira de Cirurgia Oncológica (TSBCO). Membro Efetivo da Sociedade Brasileira de Cancerologia (SBC). Titular da Sociedade Brasileira de Cirurgia Minimamente Invasiva e Robótica (Sobracil). Titular da Sociedade Brasileira de Colposcopia e Patologia do Trato Genital Inferior. Membro Honorário da Sociedade Portuguesa de Cirurgia Minimamente Invasiva. Membro Honorário da Sociedade Peruana de Cirurgia Endoscópica. Membro Honorário da Sociedade Chilena de Coloproctologia. Membro Honorário da Sociedade Peruana de Cirurgia. Membro Distinguido da Sociedade Mexicana de Cirurgia Endoscópica. Membro da Sociedade Americana de Cirurgiões Gastrointestinais (Sages). Presidente Nacional da Sobracil (2017/2018).

Beatriz Deoti Silva Rodrigues
Professora-Adjunta do Departamento de Cirurgia da Universidade Federal de Minas Gerais (UFMG). Membro Associado da Sociedade Brasileira de Coloproctologia (SBCP). Membro Titular do Colégio Brasileiro de Cirurgiões (CBC). Membro do Grupo de Coloproctologia do Instituto Alfa de Gastroenterologia (IAG) do Hospital das Clínicas (HC) da UFMG. Vice-Presidente da Fundação de Pesquisa e Ensino em Cirurgia (Fupec).

Benedito Mauro Rossi
Cirurgião Oncológico do Hospital Sírio-Libanês, São Paulo.

Bernardo Hanan
Coloproctologista. Mestre em Cirurgia pela Faculdade de Medicina da Universidade Federal de Minas Gerais (FM/UFMG). Membro do Grupo de Coloproctologia do Instituto Alfa de Gastroenterologia (IAG) da UFMG. Membro Titular da Sociedade Brasileira de Coloproctologia (SBCP). Membro Titular da Sociedade Brasileira de Endoscopia Digestiva (Sobed). Membro do Grupo de Coloproctologia e Intestino Delgado do IAG do Hospital das Clínicas (HC) da UFMG.

Brendan Moran
Cirurgião Colorretal do Peritoneal Malignancy Institute and Colorectal Surgery, Basingstoke and North Hampshire Hospitals, Basingstoke, Inglaterra.

Bruna Borba Vailati
Médica Coloproctologista do Instituto Angelita & Joaquim Gama, São Paulo.

Bruno Mello R. Santos
Professor-Adjunto do Departamento de Cirurgia da Faculdade de Medicina da Universidade Federal de Minas Gerais (FM/UFMG). Doutor em Cirurgia pela UFMG. Titular da Sociedade Brasileira de Urologia (SBU) e da Sobracil. Urologista do Hospital Mater Dei.

Carlos Augusto Real Martinez
Professor Livre-Docente do Departamento de Cirurgia da Faculdade de Ciências Médicas da Universidade Estadual de Campinas (FCM-Unicamp). Professor-Adjunto do Programa de Pós-Graduação em Ciências da Saúde da Universidade São Francisco, Bragança Paulista, SP. Coordenador do Programa de Residência Médica em Coloproctologia do Hospital Universitário São Francisco na Providência de Deus (HUSF).

Carlos Alberto Buchpiguel
Professor Titular do Departamento de Radiologia e Oncologia da Faculdade de Medicina da Universidade de São Paulo (FMUSP).

Carlos Ramon Silveira Mendes
Titular da Sociedade Brasileira de Coloproctologia (SBCP). Chefe do Serviço de Coloproctologia do Hospital Santa Izabel, Salvador, Bahia. Médico-Assistente da Residência de Coloproctologia do Hospital Geral Roberto Santos, Salvador, Bahia.

Claudio Saddy Rodrigues Coy
Professor Livre-Docente da Disciplina de Moléstias do Aparelho Digestivo do Departamento de Cirurgia da Faculdade de Ciências Médicas da Universidade Estadual de Campinas (FCM-Unicamp).

Eduardo Capelletti
Médico-Residente de Radioncologia do Hospital Sírio-Libânes, São Paulo.

Eduardo de Paula Vieira
Ex-Editor Chefe da Revista Brasileira de Coloproctologia. Mestre em Cirurgia pela Universidade Federal do Rio de Janeiro (UFRJ). Especialista em Coloproctologia e Membro Titular da Sociedade Brasileira de Coloproctologia (ALACP). Diretor do Laboratório de Fisiologia Anorretal do Serviço de Coloproctologia do Hospital da Gamboa da Santa Casa de Misericórdia do Rio de Janeiro (SCMRJ). Chefe do Serviço do Coloproctologia do Hospital Central da Polícia Militar do Rio de Janeiro (HCPM-RJ). Secretário da Sociedade Brasileira de Coloproctologia (SBCP).

Eline Lima Borges
Enfermeira pela Escola de Enfermagem da Universidade Federal de Minas Gerais (UFMG). Estomaterapeuta pela Escola de Enfermagem da Universidade de São Paulo (EEUSP). Titulada pela Associação Brasileira de Estomaterapia (Sobest). Mestre em Enfermagem pela UFMG. Doutora em Enfermagem pela Escola de Enfermagem de Ribeirão Preto da Universidade de São Paulo (EERP/USP). Professora-Associada do Departamento de Enfermagem Básica da Escola de Enfermagem da UFMG.

Fabiana Paiva Martins
Mestre em Ciências Aplicadas à Saúde do Adulto pela Faculdade de Medicina da Universidade Federal de Minas Gerais (FM/UFMG). Membro Titular do Colégio Brasileiro de Radiologia (CBR).

Fábio de Oliveira Ferreira
Cirurgião Oncológico do Hospital A.C. Camargo Cancer Center, São Paulo.

Fábio Gontijo Rodrigues
Titular da Sociedade Brasileira de Coloproctologia (SBCP). *Fellow* do Colégio Americano de Cirurgiões (FACS). Membro da American Society of Colon and Rectal Surgeons (ASCRS). Pós-Doutorado em Cirurgia Colorretal pela Cleveland Clinic Florida, Estados Unidos. Mestre e Doutor em Cirurgia pela Faculdade de Medicina da Universidade Federal de Minas Gerais (FM/UFMG). Professor-Adjunto da Disciplina Clínica Cirúrgica/Coloproctologia pela Faculdade de Ciências Médicas de Minas Gerais (FCMMG). Professor Substituto do Departamento de Cirurgia pela FM/UFMG.

Fábio Guilherme C. M. de Campos
Professor Livre-Docente pela Faculdade de Medicina da Universidade de São Paulo (FMUSP). Médico-Assistente da Disciplina de Coloproctologia do Hospital das Clínicas (HC) da FMUSP. Ex-Presidente da Sociedade Brasileira de Coloproctologia (SBCP). Ex-Presidente da Sociedade Paulista de Videocirurgia (Sobracil). Titular da SBCP, Sobracil, Colégio Brasileiro de Cirurgiões (CBC) e Colégio Brasileiro de Cirurgia Digestiva (CBCD). *Fellow* da Sociedade Americana de Cirurgiões Colorretais (ASCRS).

Fabrício Ferreira Coelho
Médico-Assistente do Serviço de Cirurgia do Fígado do Hospital das Clínicas e Faculdade de Medicina da Universidade de São Paulo (HCFMUSP).

Felipe Alves Retes
Membro do Grupo de Endoscopista Digestiva do Instituto Alfa de Gastroenterologia (IAG) do Hospital das Clínicas da Universidade Federal de Minas Gerais (HC-UFMG). Membro Titular da Sociedade Brasileira de Endoscopia Digestiva (Sobed).

Fernando Arruda
Médico Coordenador do Tratamento e Radioterapia do Hospital Sírio-Libânes, São Paulo.

Fernando Conrado Abrão
Cirurgião Torácico pela Faculdade de Medicina da Universidade de São Paulo (FMUSP). *Fellow* em Tumor de Parede Torácica e Mediastino pela FMUSP. Cirurgião Torácico no Centro de Oncologia do Hospital Alemão Oswaldo Cruz. Professor de Cirurgia Torácica da Faculdade de Medicina Santa Marcelina.

Fernando Costa Santini
Médico Oncologista do Instituto do Câncer do Estado de São Paulo e Hospital Sírio-Libanês, São Paulo.

Francesco Di Fabio
Fellow do Royal College of Surgeons (FRSC), Cirurgia Geral. European Board of Surgery Qualifications (EBSQ), Coloproctologia. Colorectal Surgery and Peritoneal Malignancy, Basingstoke and North Hampshire Hospital, Hampshire Hospitals NHS Foundation Trust, Aldermaston Road, Basingstoke, Hampshire, Inglaterra.

Francisco Sérgio Pinheiro Regadas
Professor Titular Emérito de Cirurgia da Faculdade de Medicina da Universidade Federal do Ceará (Famed/UFC). Mestre pela Escola Paulista de Medicina da Universidade Federal de São Paulo (Unifesp/EPM). Doutor pela Faculdade de Medicina da Universidade de São Paulo (FMUSP). Ex-Presidente da Sociedade Brasileira de Coloproctologia (SBCP). Titular da Sociedade Brasileira de Cirurgia Plástica (SBCP). Titular do Colégio Brasileiro de Cirurgia Digestiva (CBCD). Titular do Colégio Brasileiro de Cirurgiões (TCBC). *Fellow* do American Society of Colon and Rectal Surgeons (FASCRS). Membro Emérito da Sociedade Portuguesa de Cirurgia Minimamente Invasiva.

Francisco Sérgio Pinheiro Regadas Filho
Mestre em Cirurgia e Doutorando pela Faculdade de Medicina da Universidade Federal do Ceará (Famed/UFC). Membro Titular da Sociedade Brasileira de Coloproctologia (SBCP). Médico-Assistente e Coordenador da Residência Médica em Coloproctologia da Santa Casa de Misericórdia de Fortaleza.

Gilton Marques Fonseca
Médico Colaborador do Serviço de Cirurgia do Fígado do Hospital das Clínicas da Faculdade de Medicina da Universidade de São Paulo (HCFMUSP).

Gina Brown
Radiologista Consultora e Leitora de Imagens de Câncer Gastrointestinal no The Royal Marsden NHS Foundation Trust Downs Road, Sutton, Surrey, Inglaterra.

Giovanna da Silva Southwick
Médica Coloproctologista. *Fellow* do Colégio Americano de Cirurgiões (ACS). *Fellow* do American Society of Colon and Rectal Surgeons (ASCRS). Cirurgia Colorretal, Cleveland Clinic Florida, Estados Unidos. Diretora de Pesquisa Clínica da Cleveland Clinic Florida. *Co-chair* Câncer Colorretal Hereditário e Instituto de Polipose, Cleveland Clinic Florida.

Graziela Olivia da Silva Fernandes
Mestre e Doutora em Cirurgia pela Faculdade de Medicina da Universidade Federal do Ceará (Famed/UFC). Membro Titular da Sociedade Brasileira de Coloproctologia (SBCP). Coloproctologista do Hospital Universitário da Universidade Federal do Maranhão (HUUFMA).

Guilherme Pagin São Julião
Médico Coloproctologista e Cirurgião do Aparelho Digestivo do Instituto Angelita & Joaquim Gama, São Paulo.

Henrique Gomes Mendes
Médico pela Faculdade de Medicina da Universidade Federal de Minas Gerais (FM/UFMG).

Ilario Froehner Junior
Pós-Graduando em Ciências em Gastroenterologia (Mestrado) pela Faculdade de Medicina da Universidade de São Paulo (FMUSP). *Fellow* do Laboratório de Fisiologia do Cólon, Reto e Ânus do Hospital das Clínicas (HC) da FMUSP.

Jaime Arthur Pirola Krüger
Médico-Assistente do Serviço de Cirurgia do Fígado do Hospital das Clínicas (HC) e Instituto do Câncer do Estado de São Paulo (Icesp), Faculdade de Medicina da Universidade de São Paulo (FMUSP).

José Márcio Neves Jorge
Professor-Associado da Disciplina de Coloproctologia da Faculdade de Medicina da Universidade de São Paulo (FMUSP). Diretor do Laboratório de Fisiologia do Cólon, Reto e Ânus do Hospital das Clínicas (HC) da FMUSP. *Ex-Fellow* do Departamento de Cirurgia Colorretal da Cleveland Clinic Florida, Estados Unidos.

José Reinan Ramos
Ex-Presidente e Membro do Conselho Superior do Colégio Brasileiro de Cirurgiões (CBC). Membro Titular da Academia de Medicina do Rio de Janeiro (AMRJ). Membro Titular da Sociedade Brasileira de Coloproctologia (SBCP). Membro Titular da Sociedade Brasileira de Videocirurgia Minimamente Invasiva e Robótica (Sobracil). Mestre em Cirurgia pela University of Illinnois, Chicago, Estados Unidos. Cirurgião Colorretal Robótico do Hospital Samaritano, Botafogo, e do Américas Medical City, Rio de Janeiro.

Juliano Teixeira Moraes
Enfermeiro pela Universidade Federal de Alfenas (Unifal-MG). Estomaterapeuta pela Universidade de Taubaté (Unitau). Titulado pela Associação Brasileira de Estomaterapia (Sobest). Mestre em Educação pela Universidade do Vale do Rio Verde de Três Corações (UninCor). Doutor em Ciências Aplicadas à Saúde do Adulto pela Faculdade de Medicina da Universidade Federal de Minas Gerais (FM/UFMG). Professor-Adjunto do Grupo de Atuação Docente de Enfermagem em Fundamentação Básica da Universidade Federal de São João del-Rei (UFSJ), Campus Centro-Oeste.

Kelly Cristine de Lacerda Rodrigues Buzatti
Coloproctologista. Membro do Grupo de Coloproctologia e Intestino Delgado do Instituto Alfa de Gastroenterologia (IAG) do Hospital das Clínicas da Universidade Federal de Minas Gerais (HC-UFMG). Coordenadora do Ambulatório de Distúrbios da Defecação e Estomaterapia do HC-UFMG.

Leonardo Maciel da Fonseca
Coloproctologista. Mestre e Doutor em Cirurgia pela Faculdade de Medicina da Universidade Federal de Minas Gerais (FM/UFMG). Membro da Sociedade Brasileira de Coloproctologia (SBCP).

Luciana Costa-Silva
Professora-Adjunta do Departamento de Anatomia e Imagem (IMA) da Faculdade de Medicina da Universidade Federal de Minas Gerais (FM/UFMG). Coordenadora do Programa de Residência Médica em Radiologia e Diagnóstico por Imagem do Hospital das Clínicas (HC) da FM/UFMG. Mestre e Doutora em Medicina pela UFMG. Membro Titular do Colégio Brasileiro de Radiologia (CBR). Médica Radiologista do Departamento de Imagem e Diagnóstico Molecular do Instituto Hermes Pardini, Belo Horizonte.

Luciana Maria Pyramo Costa
Mestre em Cirurgia pela Faculdade de Medicina da Universidade Federal de Minas Gerais (FM/UFMG). Coordenadora do Serviço de Coloproctologia e da Residência de Coloproctologia do Hospital Israel Pinheiro. Titular da Sociedade Brasileira de Coloproctologia (SBCP). Ex-presidente da SBCP.

Luis Gustavo Capochin Romagnolo
Médico pela Universidade de Taubaté (Unitau). Cirurgião Geral. Titular da Sociedade Brasileira de Coloproctologia (SBCP). *Fellow* do American Society of Colon and Rectal Surgeons (ASCRS).

Magda Maria Profeta da Luz
Professora-Adjunta da Faculdade de Medicina da Universidade Federal de Minas Gerais (UFMG). Coordenadora da Residência em Coloproctologia do Hospital das Clinicas da UFMG. Ex-Presidente da Sociedade Mineira de Coloproctologia. Titular da Sociedade Brasileira de Coloproctologia (SBCP).

Marcelo Dias Sanches
Professor-Associado do Departamento de Cirurgia da Faculdade de Medicina da Universidade Federal de Minas Gerais (FM/UFMG). Subcoordenador do Instituto Alfa de Gastroenterologia (IAG) do Hospital das Clínicas (HC) da UFMG. Coordenador da Unidade de Fígado, Pâncreas, Vias Biliares e Baço do IAG. Coordenador da Unidade de Transplante de Pâncreas do Hospital das Clínicas da UFMG. Titular do Colégio Brasileiro de Cirurgia Digestiva (CBCD).

Mariana Berho
Médica Patologista do Departamento de Patologia e Medicina Laboratorial da Cleveland Clinic Florida, Estados Unidos.

Mariana Scaranti
Oncologista Clínico do Instituto do Câncer do Estado de São Paulo e Hospital Sírio-Libanês, São Paulo.

Marília Avila de Freitas Aguiar
Mestre em Psicologia Clínica pela Pontifícia Universidade Católica de São Paulo (PUC-SP). Doutora do Programa de Saúde da Criança e do Adolescente da Faculdade de Medicina da Universidade Federal de Minas Gerais (FM/UFMG).

Marleny Novaes
Titular da Sociedade Brasileira de Coloproctologia (SBCP). Pós-Graduanda da Disciplina de Coloproctologia do Departamento de Gastroenterologia do Hospital das Clínicas da Faculdade de Medicina da Universidade de São Paulo (HCFMUSP).

Marlise Mello Cerato Michaelsen
Mestre em Ciências em Gastroenterologia pela Faculdade de Medicina da Universidade Federal do Rio Grande do Sul (Famed-UFRGS). Titular da Sociedade Brasileira e Gaúcha de Coloproctologia. Membro da Sociedade Internacional de Cirurgiões Colorretais. Pós-Graduada no St. Mark's Hospital, Londres. Chefe da Residência Médica do Serviço de Coloproctologia do Hospital Ernesto Dornelles (HED) de Porto Alegre. Presidente da Sociedade Gaúcha de Coloproctologia.

Matthew Kalady
Cirurgião Colorretal do Departamento de Cirurgia Colorretal e Doença Digestiva do Cleveland Clinic Institute, Estados Unidos.

Mauro de Souza Leite Pinho
Doutor em Medicina pela Universidade de Birmingham, Inglaterra. Mestre em Cirurgia pela Universidade Federal do Rio de Janeiro (UFRJ). Professor da Disciplina de Clínica Cirúrgica do Departamento de Medicina da Universidade da Região de Joinville (Univille). Cirurgião do Departamento de Cirurgia do Hospital Municipal São José, Joinville, SC. Diretor do Instituto Lubeck de Ensino e Pesquisa. Membro Titular da Sociedade Brasileira de Coloproctologia (SBCP) e do Colégio Brasileiro de Cirurgiões (CBC).

Mauro Souza Ribeiro
Enfermeiro pela Pontifícia Universidade Católica de Minas Gerais (PUC-MG). Estomaterapeuta pela Escola de Enfermagem da Universidade Federal de Minas Gerais (UFMG). Especialista em Políticas e Gestão da Saúde da Secretaria de Estado de Saúde de Minas Gerais.

Meagan Costedio
Cirurgiã Colorretal do Departamento de Cirurgia Colorretal e Doença Digestiva do Cleveland Clinic Institute, Estados Unidos.

Olival de Oliveira Júnior
Mestre e Doutor em Cirurgia pela Universidade Federal do Paraná (UFPR). Pós-Doutorado pela Cornell University, Nova York, Estados Unidos.

Omir Antunes Paiva
Médico Radiologista com Residência no Hospital das Clínicas da Universidade Federal de Minas Gerais (HC-UFMG).

Pablo Bejarano
Médico Patologista do Departamento de Patologia e Medicina Laboratorial da Cleveland Clinic Florida, Estados Unidos.

Patrícia Bailão Aguiar
Rádio-Oncologista do Hospital Alemão Oswaldo Cruz, São Paulo.

Paulo Herman
Professor Livre-Docente Associado do Departamento de Gastroenterologia da Faculdade de Medicina da Universidade de São Paulo (FMUSP). Chefe do Serviço de Cirurgia do Fígado do Hospital das Clínicas (HC) da FMUSP.

Paulo Marcelo Gehm Hoff
Professor Titular pela Faculdade de Medicina da Universidade de São Paulo (FMUSP). Diretor-Geral do Instituto do Câncer do Estado de São Paulo "Octavio Frias de Oliveira" do Hospital das Clínicas da Faculdade de Medicina da Universidade de São Paulo (Icesp-HCMUSP). *Fellow* do American College of Physicians. Diretor do Centro de Oncologia do Hospital Sírio-Libanês, São Paulo. Diretor da American Society of Clinical Oncology.

Ranieri Leonardo de Andrade Santos
Médico-Residente dos Serviços de Coloproctologia e Endoscopia Digestiva do Instituto Alfa de Gastroenterologia do (IAG) do Hospital das Clínicas da Universidade Federal de Minas Gerais (HC-UFMG).

Riad Naim Younes
Professor Livre-Docente da Faculdade de Medicina da Universidade de São Paulo (FMUSP) e da Universidade Paulista (Unip). Diretor-Geral do Centro de Oncologia do Hospital Alemão Oswaldo Cruz, São Paulo. Coordenador do Grupo de Estudo dos Tumores Neuroendócrinos (GETNE).

Rodrigo Gomes da Silva
Professor-Associado da Faculdade de Medicina da Universidade Federal de Minas Gerais (FM/UFMG). Coordenador do Grupo de Coloproctologia e Intestino Delgado do Hospital das Clínicas (HC) da UFMG. Ex-Presidente da Sociedade Mineira de Coloproctologia. Titular da Sociedade Brasileira de Coloproctologia (SBCP). Titular do Colégio Brasileiro de Cirurgiões (CBC).

Rodrigo O. Perez
Médico da Disciplina de Coloproctologia do Hospital das Clínicas da Faculdade de Medicina da Universidade de São Paulo (HCFMUSP). Pós-Doutorado pela FMUSP. Médico do Instituto Angelita & Joaquim Gama, São Paulo.

Ronaldo Coelho Salles
Membro Titular da Sociedade Brasileira de Coloproctologia (SBCP). Ex-Chefe do Serviço de Coloproctologia do Hospital Municipal Miguel Couto. Ex-Presidente da Sociedade Regional Leste de Coloproctologia. Ex-Presidente da Sociedade Brasileira de Coloproctologia (SBCP) e da Associação Latinoamericana de Coloproctologia (ALACP). Cirurgião do Serviço de Coloproctologia do Hospital Federal da Lagoa, Rio de Janeiro.

Sérgio Eduardo Alonso Araujo
Ex-Presidente da Associação de Coloproctologia do Estado de São Paulo – Acesp (2015-2016). Professor Livre-Docente pela Faculdade de Medicina da Universidade de São Paulo (FMUSP). Coordenador da Divisão de Oncologia do Hospital Municipal da Vila Santa Catarina, Sociedade Beneficente Israelita Brasileira Albert Einstein (SBIBAE).

Sherief Shawki
Cirurgião Colorretal do Departamento de Cirurgia Colorretal e Doença Digestiva do Cleveland Clinic Institute, Estados Unidos.

Soraya Rodrigues de Almeida Sanches
Professora-Associada do Departamento de Cirurgia da Faculdade de Medicina da Universidade Federal de Minas Gerais (FM/UFMG). Coordenadora da Residência Médica em Cirurgia do Aparelho Digestivo do Hospital das Clínicas da UFMG.

Søren Laurberg
Coordenador do Serviço de Cirurgia Digestiva do Hospital Universitário de Aarhus, Dinamarca.

Sthela Maria Murad-Regadas
Professora-Associada do Departamento de Cirurgia da Faculdade de Medicina da Universidade Federal do Ceará (Famed/UFC). Mestre e Doutora em Cirurgia pela Famed/UFC. Titular da Sociedade Brasileira de Coloproctologia (SBCP). *Fellow* da American Society of Colon and Rectal Surgeons (ASCRS). Coordenadora da Fisiologia Anorretal e Assoalho Pélvico do Serviço de Coloproctologia da Famed/UFC e Hospital São Carlos-Fortaleza-CE.

Therese Juul
Professora-Assistente do Departamento de Cirurgia do Hospital Universitário de Aarhus, Dinamarca.

Torbjörn Holm
Professor de Cirurgia. Departamento de Medicina Molecular e Cirurgia do Karolinska Institute and Center of Digestive Diseases, Suécia.

Vagner Jeismann
Médico-Colaborador do Serviço de Cirurgia do Fígado do Hospital das Clínicas da Faculdade de Medicina da Universidade de São Paulo (HCFMUSP).

Vanessa Kozak
Graduação em Medicina pela Universidade Federal do Paraná (UFPR). Residência em Coloproctologia pelo Hospital de Clínicas (HC) da UFPR. *Research Felowship* da Cleveland Clinic, Ohio, Estados Unidos.

Vitor Arantes
Professor-Adjunto-Doutor da Faculdade de Medicina da Universidade Federal de Minas Gerais (FM/UFMG). Coordenador do Setor de Endoscopia do Instituto Alfa de Gastroenterologia (IAG) do Hospital das Clínicas (HC) da UFMG e do Hospital Mater Dei Contorno.

Walton Albuquerque
Doutor em Gastroenterologia pela Faculdade de Medicina da Universidade Federal de Minas Gerais (FM/UFMG). Titular da Sociedade Brasileira de Endoscopia Digestiva (Sobed).

PREFÁCIO

O câncer constitui importante problemática de saúde pública com elevado número de mortes prematuras, perda de qualidade de vida com alto grau de limitação e incapacidade, gerando grande impacto para a economia da sociedade.

Nos últimos anos, verificou-se aumento progressivo na expectativa de vida da população mundial e, consequentemente, aumento crescente na incidência de câncer. De acordo com a última projeção do *World Cancer Report* da International Agency for Research on Cancer (IARC), estima-se que cerca de 22 milhões de pessoas sejam diagnosticadas com câncer em 2030.

No Brasil, o câncer colorretal situa-se entre os mais frequentes, sobretudo nas regiões Sul e Sudeste, e foi a segunda causa de morte em 2014 de acordo com dados do Ministério da Saúde.

A modernidade expandiu a preocupação com o ensino da Medicina e particularmente das especialidades. Assim, a extensão da literatura médica à enorme massa de conhecimentos e de novas habilidades tecnológicas, obriga o médico a seguir a corrente do progresso sem perder o rumo de reconstruir conhecimentos contidos em ciências básicas que alicerçam o progresso.

Com os avanços da informática ocorreu a democratização do conhecimento, oferecendo possibilidade de seu acesso a todos, com oportunidade de aperfeiçoamento. Porém, o livro de texto permanece indispensável pela possibilidade de limitar a literatura, pela concentração dos conhecimentos, pela facilidade do manuseio, de ler e reler, grifar, escolhendo-se o que é melhor para determinado momento ou anseio.

O câncer de reto constitui um dos temas mais apaixonantes e controvertidos da Coloproctologia. É um assunto que desde o início de minha carreira me atraiu, particularmente no que diz respeito à prevenção, fisiologia e tratamento. Os professores Fábio Guilherme C. M. de Campos, Rodrigo Gomes da Silva e Beatriz Deoti Silva Rodrigues tiveram a iniciativa e assumiram a responsabilidade de realizar o árduo trabalho de publicar este livro *Câncer de Reto – Fundamentos do Tratamento Multidisciplinar*.

Coube-me prefaciar esta importante obra a convite dos ilustres editores, dos quais sou admiradora e amiga. São profissionais renomados, reconhecidos e respeitados em seu campo de atuação, com a cabeça sempre fervilhante de boas ideias e que as colocam em prática! Toda a Ciência é vã, se não trouxer benefícios ao ser humano tanto na prevenção como na cura de doenças, no alívio do sofrimento quando a cura é impossível, com a busca contínua de melhoria da qualidade de vida.

Cabe louvar a cuidadosa elaboração do sumário, com temas agrupados em 44 capítulos, a criteriosa escolha de autores e coautores, dentre os mais experientes da Coloproctologia. De maneira organizada e sistemática, foram abordados todos os aspectos. Assim, o livro trará ao leitor uma visão global, porém, simplificada, de temas complexos que exigem leitura e pesquisa exaustiva.

O livro *Câncer de Reto – Fundamentos do Tratamento Multidisciplinar* por seu conteúdo já se configura, portanto, em fonte obrigatória de consulta, contribuindo para a formação de jovens cirurgiões e especialistas em busca de embasar seus conhecimentos científicos.

Sinto-me muito alegre em poder agradecer e felicitar os editores, editores-associados, autores e coautores dos capítulos pela oportuna e excepcional obra.

Angelita Habr-Gama
Março de 2017

PREFÁCIO

O câncer de reto é um problema comum, correspondendo a aproximadamente 30% de todos cânceres colorretais, e um dos cânceres mais gratificantes, embora desafiador, de manejar. As consequências do câncer no reto para o paciente são imensas e muitos pacientes temem, na verdade, apesar de todos os avanços modernos, terminar com um estoma definitivo.

Nas últimas três décadas, têm ocorrido numerosos avanços no manejo do câncer de reto, centrados em torno de três grandes categorias: novos conceitos, seleção de casos e técnicas de acesso. Os novos conceitos incluem a excisão total do mesorreto (ETM), a excisão abdominoperineal extraelevadora (ELAPE) e o conceito *Watch and Wait* ("observar e esperar") nos pacientes em que há resposta clínica completa – trata-se de um conceito que surgiu no Brasil, hoje globalmente reconhecido, passível de observação e interesse científicos, um "tema quente".

A seleção de casos melhorou, principalmente em virtude de técnicas de imagem, como a tomografia computadorizada, mas, em particular, com a ressonância magnética da pelve.

Técnicas de acesso continuam a evoluir com a cirurgia laparoscópica, robótica e transanal, desenvolvidas e difundidas ao redor do mundo. Em vez de desafiarem o padrão da cirurgia convencional, são técnicas benéficas para pacientes selecionados tratados por cirurgiões experientes e suas equipes multidisciplinares.

O ponto mais importante desse cenário é a equipe multidisciplinar de radiologistas, cirurgiões, patologistas, enfermeiros especializados etc. com o objetivo de individualizar e otimizar o tratamento do câncer retal.

Este livro reúne especialistas de todo o mundo nas áreas em questão e representa uma tarefa hercúlea ao incluir temas como prevenção do câncer, diagnóstico precoce, planejamento pré-operatório, tratamento pré-operatório seletivo, tratamento cirúrgico ideal e manejo de problemas em longo prazo advindos do tratamento cirúrgico, entre outros. Os aspectos funcionais têm sido cada vez mais reconhecidos após a cirurgia com reconstrução do trânsito intestinal e, claro, uma proporção desses pacientes sempre exigirá um estoma permanente. O debate persiste sobre o mérito de reconstruir o trânsito intestinal em alguns pacientes com câncer de reto distal tratados com terapia neoadjuvante e cirurgia e se um estoma permanente pode proporcionar, de fato, melhor qualidade de vida em vez de um neorreto com mau funcionamento.

Este livro definirá o "padrão-ouro" para a prevenção, o manejo e o tratamento cirúrgico do câncer de reto, com benefício dos pacientes quanto à profundidade e aos detalhes desta colaboração internacional abrangente.

Brendan Moran
Março de 2017

APRESENTAÇÃO

*Serras que se vão saindo, para destapar outras serras. Tem de todas as coisas.
Vivendo, se aprende; mas o que se aprende, mais, é só fazer outras maiores perguntas.*
João Guimarães Rosa, em "Grande Sertão: Veredas"

Atualmente, a conduta no câncer de reto é considerada o maior desafio da Coloproctologia, pelas peculiaridades que representa para os especialistas e, também, para os pacientes. Por isso, é o tópico mais esperado em todos os congressos. O destaque com que esse tema é considerado advém da discussão sobre as diversas possibilidades atuais de tratamento e do risco sempre presente de o paciente passar a ter um estoma definitivo, o que impactará em sua qualidade de vida. Assim, os editores deste livro concentraram esforços em reunir um grupo de especialistas em câncer de reto do Brasil, dos Estados Unidos e da Europa para definir o estado da arte no tratamento dessa afecção.

Este livro representa a informação mais atual sobre o câncer de reto e é, provavelmente, a única publicação em língua portuguesa focada apenas no adenocarcinoma do reto, o que tornou possível o aprofundamento em vários tópicos relevantes no manejo da doença.

O livro está dividido em quatro partes: I. Introdução; II. Avaliação pré-operatória; III. Aspectos fundamentais do tratamento multidisciplinar; e IV. Situações especiais. Os diversos capítulos foram redigidos pelos maiores especialistas brasileiros em suas respectivas áreas, além dos vários colaboradores internacionais que igualmente nos brindaram com outros temas interessantes. Somos profundamente gratos a todos esses colaboradores por terem aceitado a difícil tarefa de escrever capítulos que não somente atualizassem o tópico em questão, mas, também, orientassem o leitor na conduta diante do paciente com câncer retal considerando a melhor prática clínica atual.

Câncer de Reto – Fundamentos do Tratamento Multidisciplinar é um livro que se origina da colaboração entre a Faculdade de Medicina da Universidade Federal de Minas Gerais e a Faculdade de Medicina da Universidade de São Paulo, dois serviços acadêmicos com tradição e experiência no tratamento do câncer retal no Brasil.

Em seus 44 capítulos, o livro aborda desde a história do tratamento do câncer de reto até a abordagem psicológica do paciente. Cada método de avaliação pré-operatória mereceu um capítulo específico, desde o exame físico até a tomografia por emissão de pósitrons/tomografia computadorizada (PET-CT), passando pela tomografia computadorizada e pela ressonância magnética. Os papéis da radioterapia e da quimioterapia foram discutidos pormenorizadamente em várias situações clínicas, como na associação à excisão local ou à ressecção radical. Além disso, as técnicas cirúrgicas do tratamento do câncer de reto foram destaque em capítulos específicos. Assim, excisão local, ressecção anterior do reto, amputação abdominoperineal do reto e exenteração pélvica foram detalhadamente discutidas, incluindo as vias laparoscópica e robótica. As nuances da doença metastática no câncer de reto, diferente daquela que ocorre no câncer de cólon, foram avaliadas por renomados cirurgiões nas áreas da cirurgia do fígado e do pulmão. As novas vias de acesso, como a robótica e a transanal, também estão representadas nesta obra.

Além de oncologistas, radioterapeutas, radiologistas, patologistas e cirurgiões, a participação efetiva de enfermeiros e de psicólogos reflete o caráter multidisciplinar do livro.

Com o acesso a todo esse volume de informação, os editores esperam que o leitor possa se aprimorar no atendimento ao paciente com câncer retal.

Mais perguntas virão, com certeza, como nos lembra João Guimarães Rosa, e é isso que torna o tratamento do câncer de reto um desafio contínuo.

Rodrigo Gomes da Silva
Fábio Guilherme C. M. de Campos
Beatriz Deoti Silva Rodrigues
Março de 2017

SUMÁRIO

PARTE I – INTRODUÇÃO

1. Evolução Histórica do Tratamento do Câncer de Reto 3
Fábio Guilherme C. M. de Campos
Marleny Novaes
Carlos Augusto Real Martinez

2. Epidemiologia do Câncer de Reto no Brasil e no Mundo 13
Beatriz Deoti Silva Rodrigues
Henrique Gomes Mendes

3. Prevenção Primária e Secundária do Câncer Colorretal 23
Angelita Habr-Gama
Eduardo de Paula Vieira
Fábio Guilherme C. M. de Campos
Luciana Maria Pyramo Costa
Marlise Mello Cerato Michaelsen
Ronaldo Coelho Salles

4. Anatomia Cirúrgica do Reto 43
Mauro de Souza Leite Pinho

PARTE II – AVALIAÇÃO PRÉ-OPERATÓRIA

5. Exame Coloproctológico 63
Beatriz Deoti Silva Rodrigues
Rodrigo Gomes da Silva

6. Papel da Colonoscopia 71
Walton Albuquerque
Bernardo Hanan
Felipe Alves Retes

7. Aspectos Técnicos da Ultrassonografia Endorretal 87
Sthela Maria Murad-Regadas
Graziela Olivia da Silva Fernandes

8. **Estadiamento Locorregional e Sistêmico por Tomografia Computadorizada** 99
   Fabiana Paiva Martins

9. **Ressonância Magnética na Avaliação do Câncer Retal** 105
   Luciana Costa-Silva
   Omir Antunes Paiva
   Gina Brown

10. **Indicações e Limitações da Tomografia por Emissão de Pósitrons** 121
    Carlos Alberto Buchpiguel

11. **Estudos Funcionais no Pré-operatório: Indicações e como Conduzir** 129
    José Márcio Neves Jorge
    Ilario Froehner Junior

12. **Preparo Pré-operatório e Cuidados Perioperatórios do Paciente** 141
    Magda Maria Profeta da Luz
    Soraya Rodrigues de Almeida Sanches
    Marcelo Dias Sanches

PARTE III – ASPECTOS FUNDAMENTAIS DO TRATAMENTO MULTIDISCIPLINAR

13. **Papel da Radioterapia no Câncer de Reto** 161
    Fernando Arruda
    Eduardo Capelletti

14. **Ressecção Local Transanal Convencional e Endoscópica: Seleção dos Pacientes e Técnica** 169
    Carlos Ramon Silveira Mendes

15. **Tratamento Adjuvante do Câncer de Reto Pós-ressecção Local Transanal** 173
    Bruna Borba Vailati
    Rodrigo O. Perez
    Patrícia Bailão Aguiar
    Angelita Habr-Gama
    Guilherme Pagin São Julião

16. **Estado Atual da Terapia Neoadjuvante** 177
    Paulo Marcelo Gehm Hoff
    Mariana Scaranti
    Fernando Costa Santini

17. Conduta Após Resposta Clínica Completa 183
Angelita Habr-Gama
Bruna Borba Vailati
Guilherme Pagin São Julião
Rodrigo O. Perez

18. Resposta Patológica Completa após Terapia Neoadjuvante: Fatores Prognósticos e Resultados da Literatura 193
Carlos Augusto Real Martinez
Fábio Guilherme C. M. de Campos

19. Câncer de Reto Proximal: Excisão Parcial do Mesorreto e Indicações de Terapia Neoadjuvante 213
Fábio Guilherme C. M. de Campos
Rodrigo Gomes da Silva

20. Excisão Total do Mesorreto: Técnica Cirúrgica Convencional e Resultados 221
Francesco Di Fabio
Brendan Moran

21. Linfadenectomia Pélvica Lateral: Técnica e Resultados 229
Claudio Saddy Rodrigues Coy

22. Acesso Laparoscópico: Técnica Operatória 235
Armando Geraldo Franchini Melani
Luis Gustavo Capochin Romagnolo

23. Análise Crítica dos Resultados do Acesso Laparoscópico 245
Francisco Sérgio Pinheiro Regadas
Graziela Olivia da Silva Fernandes
Francisco Sérgio Pinheiro Regadas Filho

24. Assistência Robótica em Cirurgia Colorretal: Técnica e Resultados 255
Meagan Costedio
Vanessa Kozak

25. Detalhes Técnicos Fundamentais na Confecção das Anastomoses Colorretais e Coloanais 269
José Reinan Ramos

26. Conduta nas Complicações das Anastomoses Distais 283
Antônio Lacerda-Filho
Adriana Cherem Alves

27. Tratamento Endoscópico das Complicações das Anastomoses Distais 299
Vitor Arantes
Ranieri Leonardo de Andrade Santos

28. Excisão Total do Mesorreto Transanal 309
Sérgio Eduardo Alonso Araujo

**29. Amputação Abdominoperineal do Reto:
Aspectos Técnicos e Resultados** 319
Torbjörn Holm
Rodrigo Gomes da Silva

**30. Reconstrução Perineal após Amputação
Abdominoperineal do Reto** 331
Rodrigo Gomes da Silva
Ana Carolina Parussolo André

31. Colostomia Perineal 345
Beatriz Deoti Silva Rodrigues
Armando Geraldo Franchini Melani
Henrique Gomes Mendes

**32. Avaliação Anatomopatológica das Peças
Cirúrgicas de Excisão Total do Mesorreto** 361
Mariana Berho
Pablo Bejarano

PARTE IV – SITUAÇÕES ESPECIAIS

33. Exenteração Pélvica: Indicações, Limites e Resultados 377
Benedito Mauro Rossi
Fábio de Oliveira Ferreira

34. Derivação Urinária após Exenteração Pélvica 381
Bruno Mello R. Santos

35. Quimioterapia Adjuvante: Para Quem e Como? 387
Ana Carolina Guimarães de Castro

36. Tratamento Cirúrgico das Metástases Hepáticas 393
Jaime Arthur Pirola Krüger
Fabrício Ferreira Coelho
Gilton Marques Fonseca
Vagner Jeismann
Paulo Herman

37. Tratamento Cirúrgico das Metástases Pulmonares de Carcinoma Colorretal 403
Riad Naim Younes
Fernando Conrado Abrão

38. Conduta no Câncer de Reto Recidivado **411**
  Giovanna da Silva Southwick
  Fábio Gontijo Rodrigues

39. Conduta no Câncer de Reto Obstrutivo **423**
  Olival de Oliveira Júnior
  Rodrigo Gomes da Silva
  Beatriz Deoti Silva Rodrigues

40. Tratamento do Câncer de Reto em Pacientes com Síndrome de Lynch **431**
  Matthew Kalady
  Sherief Shawki

41. Complicações dos Estomas Intestinais: Como Evitar e Tratar? **437**
  Leonardo Maciel da Fonseca
  Bernardo Hanan

42. Estomas Intestinais: Cuidados da Enfermagem **445**
  Eline Lima Borges
  Juliano Teixeira Moraes
  Mauro Souza Ribeiro

43. Síndrome Pós-ressecção Anterior do Reto **465**
  Kelly Cristine de Lacerda Rodrigues Buzatti
  Therese Jull
  Søren Laurberg

44. Aspectos Psicológicos do Paciente Estomizado **473**
  Marília Avila de Freitas Aguiar

  Índice Remissivo **479**

Parte I

Introdução

Evolução Histórica do Tratamento do Câncer de Reto

Fábio Guilherme C. M. de Campos
Marleny Novaes
Carlos Augusto Real Martinez

INTRODUÇÃO

Talvez o avanço mais importante no tratamento do câncer de reto resida no fato de que esta doença já não é uma doença fatal como era no início do século XX. Essa conquista decorre em parte da enorme contribuição de William Ernest Miles a respeito da disseminação linfática de células tumorais, que ajudou a esclarecer a história natural da doença e as alternativas de tratamento adequadas. Embora a amputação abdominoperineal atualmente seja restrita a uma pequena proporção de pacientes com câncer de reto baixo, propostas cirúrgicas recentes para ressecar o reto por um acesso perineal mais amplo renovaram o interesse sobre esse procedimento, confirmando que as ideias originais de Miles ainda influenciam o manejo desse tipo de câncer após mais de 100 anos.

No início do século XIX, o câncer de reto foi controlado apenas com colostomia desfuncionalizante, inicialmente descrita por Jean Zuléma Amussat em 1839.[1] Já a primeira ressecção bem-sucedida para o câncer retal é creditada a Jacques Lisfranc em 1826 (com publicação em 1833), que retirou apenas poucos centímetros do reto distal.[2] Naquela época, a ressecção do câncer retal na Europa era realizada por meio de dissecção perineal, sendo a peritonite induzida por abertura inadvertida da cavidade peritoneal a principal causa de complicações. Apenas a possibilidade de alta hospitalar do paciente já era considerada um resultado de sucesso. A primeira ressecção por meio de uma abordagem via abdominal foi realizada por Carl Gaussenbauer, em 1879, porém não foi amplamente adotada até uma publicação de Henri Hartmann sobre o tratamento do câncer de reto proximal.[3,4]

Historicamente, houve avanços significativos e inovações no tratamento cirúrgico do câncer retal, evoluindo de simples operações para procedimentos cirúrgicos complexos, como via laparoscópica e até mesmo cirurgia robótica. No decorrer desse longo caminho, um dos passos mais importantes foi o estabelecimento da ressecção abdominoperineal (RAP) descrita por Miles (Figura 1.1) em 1908, a qual representou a primeira tentativa de desenvolver uma operação radical que poderia realmente curar o câncer retal.

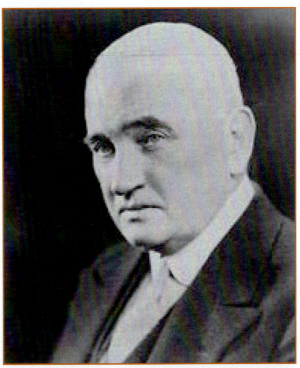

Figura 1.1. William Ernest Miles (1869-1947).
Fonte: cortesia da Royal College of Surgeons of England.

Ao longo do século XX, muitos avanços nas técnicas cirúrgicas, com a adição de radioquimioterapia, foram essenciais para melhorar o resultado do tratamento de câncer retal. Este capítulo tem como objetivo fornecer uma breve perspectiva histórica sobre os desenvolvimentos que levaram à introdução da RAP, além de discutir as inovações técnicas que foram introduzidas desde então na tentativa de melhorar os resultados oncológicos do tratamento cirúrgico do câncer de reto, em particular uma "nova" proposta de ressecção extraelevadora da RAP.

UMA PERSPECTIVA HISTÓRICA: OS ANOS ANTERIORES À RESSECÇÃO ABDOMINOPERINEAL

Durante sua formação médica no St. Bartholomew's Hospital, em Londres, Miles era um aluno de Harrison-Cripps, um cirurgião renomado por seus estudos sobre câncer de reto.[5,6] Naquela época, a etiologia do câncer era mal compreendida. Ao contrário da crença comum de que a metástase representava novas manifestações de câncer, Cripps pensava que aquela se desenvolvia pelo sangue e pela disseminação linfática do tumor primário.[7] Essas ideias certamente influenciaram o pensamento de Miles alguns anos mais tarde.

Na segunda metade do século XIX, a maioria dos tumores do reto era excisada por meio de abordagem perineal em pacientes sintomáticos, apesar das altas taxas de morbidade. No St. Mark's Hospital, na Inglaterra, William Herbert Allingham realizava uma colostomia inicial seguida várias semanas mais tarde de uma excisão do reto guiada por um dedo dentro do reto. De acordo com Lockhart-Mummery, Allingham "removia o tumor dividindo o reto superiormente ao tumor e removendo o crescimento".[8] A cicatrização perineal se dava por granulação.

Posteriormente, com a evolução da anestesia e dos cuidados para evitar infecções, outros especialistas, como Theodor Billroth, Aristide Verneuil, Emil Kocher e Paul Kraske, puderam introduzir modificações, incluindo a remoção do cóccix, a sacrectomia e outros procedimentos para facilitar o acesso e a excisão do reto. Kraske ainda sugeriu que o reto poderia ser alcançado a partir de uma abordagem posterior para retirar o segmento que contém o tumor, e, em seguida, suturando-se as duas extremidades do intestino.[9] Uma abordagem transesfincteriana proposta por Arthur Bevan nos Estados Unidos (mais tarde atribuída a York-Mason) resultou no aumento do tempo de recuperação em decorrência de disfunção esfincteriana e/ou fístulas.[10,11]

Esses métodos apresentaram resultados funcionais aquém do esperado, recidiva precoce e alta mortalidade pós-operatória por sepse. Naquela época, muitos cirurgiões, incluindo Kraske, sentiram que operações mais radicais eram necessárias para tratar o câncer de reto, sugerindo até mesmo uma combinação de métodos sacrais ou perineais com uma abordagem abdominal para alcançar esse objetivo.[12]

Em uma interessante revisão de 1.500 ressecções retais realizadas antes de 1900, Graney et al.[13] mostraram uma taxa de mortalidade de 21% e uma taxa de recidiva quase inevitável de 80%. É claro que a recidiva do tumor já era um grande desafio nesse momento. Ainda assim, a maioria dos cirurgiões continuou a preferir uma ressecção perineal em dois estágios para tratar o câncer do reto até 1930.[8] Com essa abordagem, avaliava-se a ressecabilidade e realizava-se uma sigmoidostomia em alça no primeiro estágio. Duas semanas mais tarde, a alça distal da colostomia era irrigada, e o reto, então, excisado através do períneo com a ajuda da ressecção do cóccix e da excisão lateral dos músculos elevadores do ânus. Embora a maioria dos espécimes fosse composto apenas de 7 a 8 cm do reto, essa técnica tornava possível a ressecção de quase 25 cm do reto distal e do sigmoide, com controle vascular limitado aos vasos hemorroidários superiores.

Em virtude das dificuldades técnicas na remoção do tumor a partir do períneo, a maioria dos cirurgiões pensava ser necessário realizar a operação via abdominal. Consequentemente, a próxima etapa na evolução da cirurgia do câncer retal foi marcada pela introdução da RAP. A remoção do reto por uma operação abdominal e perineal combinada já havia sido realizada em 1884 por Vincent Czerny (Figura 1.2), que foi forçado a abrir o abdome durante a ressecção do sacro em um tumor proximal.[7,13] Assim, embora Miles não tenha sido o primeiro a realizar a abordagem abdominoperineal combinada, esse procedimento vem sendo historicamente associado a seu nome desde sua descrição no início do século XX.[5]

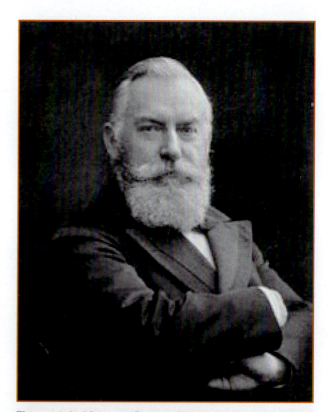

Figura 1.2. Vincent Czerny (1842-1916), responsável pela realização da primeira ressecção abdominoperineal combinada em Heidelberg, Alemanha, em 1884.
Fonte: cortesia da National Library of Medicine.

BASE DA RESSECÇÃO ABDOMINOPERINEAL

Depois de ter sido nomeado cirurgião-assistente no Royal Cancer Hospital em 1899, Miles começou a desenvolver modificações de procedimentos de excisão retal posterior, operando 57 pacientes até 1906.[5,14] Destes, 54 (95%) tiveram recorrência entre 6 meses e 3 anos após a cirurgia. Ele também realizou dissecção anatômica *post-mortem* em pacientes que morreram de doença irressecável e mostrou neoplasia no peritônio da pelve, mesocólon e linfonodos pélvicos. Miles pensava que a ressecção apenas pela excisão perineal era um desperdício de tempo, visto acreditar que a recorrência seria inevitável.[15,16] Sua insatisfação com esses resultados o forçou a abandonar a excisão exclusivamente perineal e a procurar métodos alternativos para evitar a recorrência da doença.[12]

Miles então focou em ideias sobre a drenagem linfática do reto, distinguindo três zonas de propagação – proximal, lateral e distal – e afirmando que a disseminação ocorreria em todas as direções (*cylindrical concept*).[5,15,16] Ele sugeriu que a recorrência poderia ser evitada com a remoção do cólon pélvico, do mesentério, do reto e do máximo de drenagem linfática possível (Figura 1.3), de modo semelhante ao princípio da cirurgia de Wertheim para o câncer de colo uterino. Em seu artigo original, Miles escreveu: "(...) a remoção [da zona de disseminação para cima] é tão imperativa como é o apuramento exaustivo da axila em casos de câncer de mama".[5] Mais tarde, ele concluiu que, "das três zonas de propagação extramural possíveis, a zona de cima é a mais importante porque os depósitos secundários estão sempre presentes, visíveis a olho nu ou perceptíveis pelo microscópio".[17]

Essas ideias serviram de base para os esforços de resolver o problema quase inevitável da recorrência local. Miles concebeu a ideia de acrescentar uma laparotomia, além da abordagem perineal, de modo a permitir a ressecção da zona de propagação "para cima", a ressecção de linfonodos proximais e de tumores mais altos no reto.[18] Essa abordagem combinada também proporcionou a oportunidade para explorar o abdome, tornando possível a avaliação mais precisa do estádio da doença.

Suas observações continuadas desde 1899 até 1906 ajudaram a entender que qualquer tentativa de restaurar a continuidade do intestino impediria a remoção de tecidos da propagação lateral e distal. Portanto, uma colostomia permanente seria necessária. Além disso, ele enfatizou que a fase perineal deveria ser realizada com uma ampla dissecção para remover essas áreas.[5] Miles realizou a primeira operação com base nesses conceitos em janeiro de 1907.[14] Os primeiros resultados de 12 pacientes foram publicados em dezembro de 1908, quando Miles chamou o seu procedimento de "excisão abdominoperineal" a fim de descrever a ressecção em bloco do câncer retal, com linfonodos, por meio dessa abordagem combinada (Figura 1.4).[19] Postulou que essa operação deveria ser utilizada para tratar todos os tumores retais, independentemente da localização e da disseminação local.

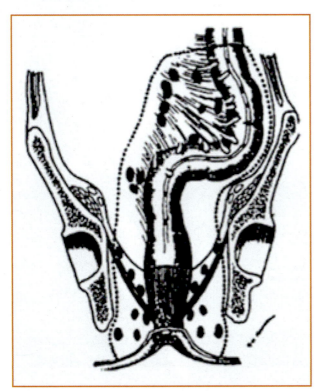

Figura 1.3. Extensão da ressecção de Miles para remover as zonas de disseminação (1923).
Fonte: cortesia da Royal Society of Medicine.

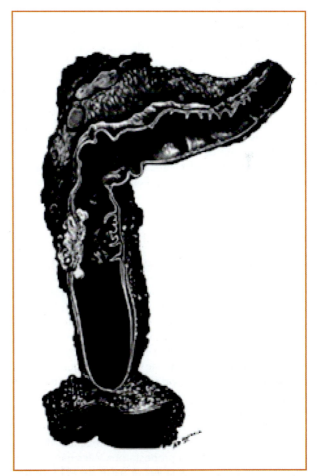

Figura 1.4. Espécime obtido após ressecção abdominoperineal de Miles.
Fonte: Galler et al., 2011.[19]

O procedimento proposto incluiu cinco princípios básicos: (1) a criação de um ânus permanente abdominal (colostomia), muito mais fácil de manejar do que um ânus artificial sacral; (2) a remoção de todo o cólon pélvico (com a exceção da parte onde a colostomia é feita); (3) a remoção de todo o mesocólon pélvico abaixo do ponto onde cruza a artéria ilíaca comum, em conjunto com uma área de peritônio de, pelo menos, uma polegada de largura em ambos os lados; (4) a remoção do grupo de linfonodos situados ao longo da bifurcação da artéria ilíaca comum; e (5) a ressecção perineal ampla incluindo o músculo elevador do ânus (para extirpar as zonas laterais e descendentes de disseminação tumoral).[5,15] A técnica original envolvia a abordagem apenas por uma equipe; o cóccix e o reto eram removidos, o último por baixo para completar a ressecção anterior, e a ferida perineal deixada aberta.

Goligher[20] descreveu essa operação radical como "uma exibição impressionante da técnica operatória", na qual a fase abdominal raramente tomava mais do que 35 a 40 minutos. Em seguida, o paciente era colocado em posição lateral direita e a ressecção perineal concluída em menos de 10 minutos.[5,20] Em uma série de palestras em 1923, Miles afirmou que a "operacionalidade de câncer de reto depende não apenas da forma limitada e móvel do tumor no reto, mas também da ausência de metástases visíveis na zona de expansão para cima".[17] Afinal de contas, a razão para o desenvolvimento do procedimento era evitar as taxas de recorrência extremamente altas associadas às ressecções exclusivamente perineais. Miles relatou uma taxa de recorrência de 29,5%,[17] uma conquista de grande sucesso, quando comparada com as taxas superiores a 90% associadas ao procedimento perineal padrão naquele momento.

Com o tempo, provou-se que o conceito inicial de Miles sobre a propagação distal estava errado. A introdução de técnicas como a ressecção anterior, em conjunto com o desenvolvimento de dispositivos de grampeamento, criou o caminho para procedimentos nos quais a preservação esfincteriana é possível sem comprometimento de resultados oncológicos.[21,22]

OPERAÇÃO DE MILES: MODIFICAÇÕES TÉCNICAS, CONTROVÉRSIAS E MELHORIAS

Embora a ideia da primeira cirurgia radical para o câncer de reto tenha sido de Miles, isso ocorreu às custas de uma alta taxa de mortalidade, o que, no entanto, o impulsionou, bem como outros, a progressivamente aprimorar as técnicas operatórias, de modo a encurtar o tempo cirúrgico e alcançar melhores resultados. Até o início da Segunda Guerra Mundial, foi possível observar redução significativa nas taxas de mortalidade (10 a 15%), principalmente em razão dos avanços da anestesiologia e da transfusão sanguínea.[7,23-26]

Embora a RAP eventualmente tenha se tornado o procedimento-padrão no tratamento do câncer de reto, a técnica em um estágio proposta por Miles não foi universalmente aceita de uma vez. A partir de 1912, outros cirurgiões líderes, como William Mayo, tentaram reduzir a mortalidade operatória da RAP secundária à infecção e à hemorragia realizando o procedimento em dois estágios.[19,27]

A primeira etapa consistia na confecção da colostomia e na mobilização do reto. Na segunda etapa, algumas semanas mais tarde, o reto era excisado pelo períneo. Na Inglaterra, Lockhart-Mummery (Figura 1.5) e outros cirurgiões também fizeram o mesmo.

Seguindo a descrição da cirurgia por Miles, seu colega William Bashall Gabriel (1893-1975; Figura 1.6) desenvolveu uma experiência significativa no St. Mark's Hospital com uma variante do procedimento em um estágio, chamando-o de "excisão perineoabdominal do reto".[28] O primeiro passo consistia na excisão retal com o paciente em uma posição lateral esquerda; posteriormente, ele era colocado em posição supina para fosse possível acessar o abdome. Em virtude dos riscos, Bashall Gabriel era contra a ressecção com restauração da continuidade intestinal. Em 1957, ele resumiu seus resultados com excisão perineoabdominal realizada desde 1932, relatando taxa de mortalidade de 9,2% (112 mortes em 1.223 pacientes) para sua série total em todos os hospitais e clínicas, e taxa de 2,6% (11 mortes em 422 pacientes) para as operações realizadas no St. Mark's Hospital, entre 1947 e 1956.[29] A taxa de sobrevida global em 5 anos para a série total de operados a partir de 1932 até 1951 foi de 50,5%.[29]

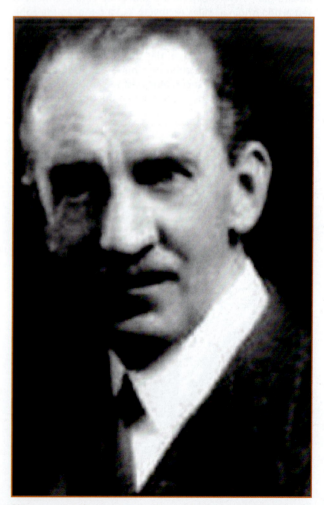

Figura 1.5. John Percy Lockhart-Mummery (1875-1957), cirurgião rival de Ernest Miles no St Mark's Hospital.
Fonte: cortesia do St. Mark's Hospital.

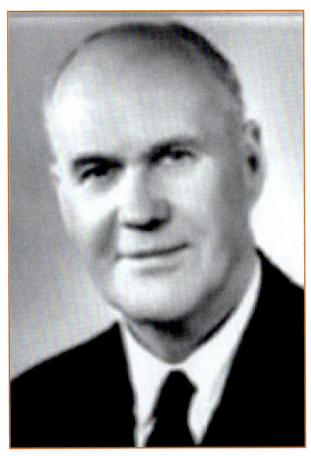

Figura 1.6. William Bashall Gabriel (1893-1975), cirurgião do St. Mark's Hospital em Londres, onde ele advogava a excisão "períneo-abdominal".
Fonte: cortesia do St. Mark's Hospital.

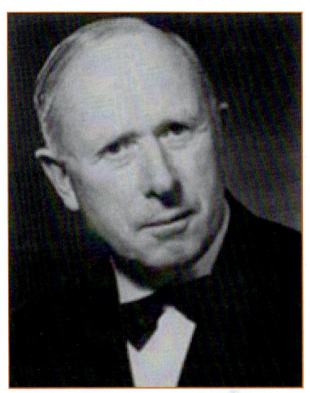

Figura 1.7. Oswald Lloyd-Davies (1905-1987) desenhou os suportes para pernas para permitir o acesso simultâneo ao abdome e ao períneo. Por isso, a posição de litotomia-Trendelenburg é associada ao seu nome.
Fonte: cortesia do St. Mark's Hospital.

Em 1934, Martin Kirschner propôs uma posição combinada de litotomia-Trendelenburg para possibilitar que duas equipes cirúrgicas trabalhassem ao mesmo tempo.[19] Posteriormente, o desenvolvimento de apoios ajustáveis para pernas permitiu a Oswald Vaughan Lloyd-Davies (1905-1987; Figura 1.7)[30] realizar a primeira RAP sincrônica combinada na posição litotomia-Trendelenburg em 1939, aumentando a popularidade e a aceitação do procedimento. Esse dispositivo possibilitou o acesso simultâneo ao abdome e ao períneo por dois cirurgiões diferentes, tornando o procedimento mais rápido, facilitando a ressecção de tumores avançados e eliminando a necessidade de reposicionar o paciente sob anestesia.[25,26] Desde então, a posição de litotomia-Trendelenburg tem sido associada ao nome Lloyd-Davies.[31]

Naquela época, Bashall Gabriel destacou a necessidade de acessar a zona superior ao tumor em decorrência da presença de linfonodos positivos em 56% dos casos.[28] Ele defendeu a ligadura proximal da artéria mesentérica inferior. De fato, a discussão a respeito do controle vascular já havia sido iniciada em 1908 por Miles[5] (que, originalmente, propôs a ligadura abaixo da artéria cólica esquerda) e Lord Moynihan de Leeds (Figura 1.8), que propôs ligadura alta, próxima à artéria aorta.[32] A questão do nível da ligadura arterial na cirurgia para câncer de reto ainda permanece controversa.

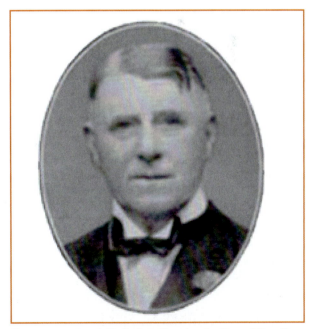

Figura 1.8. Lord Berkeley George Andrew Moynihan (1865-1936), o primeiro professor de Clínica Cirúrgica na Universidade Leeds. Presidente do Royal College of Surgeons da Inglaterra em 1931.
Fonte: cortesia da Universidade de Leeds.

POSSIBILIDADE DE PRESERVAÇÃO DOS ESFÍNCTERES

O artigo de Miles no *The Lancet*[5] manteve o impacto dele sobre os cirurgiões por décadas, tornando a RAP o procedimento-padrão para cirurgia de câncer retal. Apesar de seu uso generalizado, essa operação foi considerada radical, sendo associada a altas taxas de morbidade e mudanças significativas na imagem corporal. Em contraste à crença comum de que o reto sempre teve de ser totalmente removido, as impressões e os resultados dos trabalhos de Donald Balfour, o qual descreveu uma técnica de ressecção anterior com anastomose em 1910,[33] de Henri Hartmann, que ressecou o tumor e realizou uma colostomia,[4] e de Claude Dixon, que propagou a ressecção anterior com anastomose, deram sustentação à ideia de poupar parte do reto sem comprometer o resultado oncológico.[34]

No início da década de 1930, estudos patológicos contradisseram a crença de Miles de que a disseminação do tumor ocorreria em três direções diferentes, ao encontrar a maioria dos nódulos linfáticos no mesmo nível ou pouco proximais ao nível do tumor primário do reto.[7,35] Cuthbert Dukes (Figura 1.9) mostrou que a propagação distal e lateral do câncer do reto havia sido superestimada por Miles, pois, como ele demonstrou, a disseminação linfática do câncer retal ocorria principalmente de forma cefálica, geralmente proximal no nível do tumor.[36]

Como o conceito de sempre remover todo o reto mudou ao longo do tempo, as técnicas de ressecção anterior tornaram-se a escolha preferida para pacientes com tumores do reto alto ou médio.[34,37,38] Posteriormente, melhorias técnicas, como técnicas restauradoras, anastomose coloanal e instrumentos de grampeamento, e o melhor conhecimento de disseminação do tumor revolucionaram a cirurgia retal.

O uso generalizado de grampeadores circulares no final dos anos 1970 e início dos anos 1980 reduziu significativamente a necessidade de RAP, mesmo para tumores do reto distais.[39] Além disso, a regra a respeito da margem distal de ao menos 5 cm foi desafiada.[40] Resultados de procedimentos de preservação do esfíncter demonstraram invasão transmural mais limitada e equivalência oncológica em relação à sobrevida ao câncer e à recorrência local, encurtando a margem distal necessária para 2 cm.[41-43] Desde então, margens de 1 cm ou menos foram consideradas adequadas no contexto do excisão total do mesorreto e da terapia multimodal, levando ao desenvolvimento de técnicas de ressecção interesfincteriana e o desafio final para esse dogma cirúrgico. Ressecção total ou subtotal do esfíncter interno tem sido realizada com abordagem abdominal e perineal combinada para ressecar tumores retais distais, situados até 5 cm da borda anal, na ausência de invasão direta do esfíncter.

OPERAÇÃO DE MILES NA ERA DA CIRURGIA MINIMAMENTE INVASIVA

Desde a sua introdução na prática clínica, as técnicas minimamente invasivas, seja via laparoscópica, seja via robótica, têm sido cada vez mais utilizadas para tratar doenças colorretais. O resultado oncológico e a segurança da cirurgia laparoscópica têm sido preocupações reais, porém vários estudos comparativos e estudos randomizados controlados têm mostrado que a abordagem laparoscópica para pacientes com câncer está associada a taxas de sobrevida global e sobrevida livre de doença comparáveis àquelas obtidas com procedimentos abertos.[42] Nesse sentido, o estudo CLASICC ofereceu o mais alto nível de evidência a respeito do uso de ressecção laparoscópica para o câncer retal.[44]

A cirurgia de Miles por via laparoscópica representa uma verdadeira operação laparoscópica que não requer uma incisão abdominal para auxiliar na extração do espécime.[45] A visão magnificada da pelve facilita a identificação de planos cirúrgicos, de nervos e do assoalho pélvico, particularmente em uma pelve estreita (frequente entre os pacientes do sexo masculino), na qual a cirurgia aberta pode ser bastante difícil. Além disso, pacientes submetidos à cirurgia de Miles laparoscópica podem se beneficiar de suas vantagens reconhecidas em relação aos desfechos precoces no pós-operatório – retorno mais precoce às atividades, menos dor pós-operatória, menor perda sanguínea e melhor estética – sem comprometer os princípios oncológicos.[46]

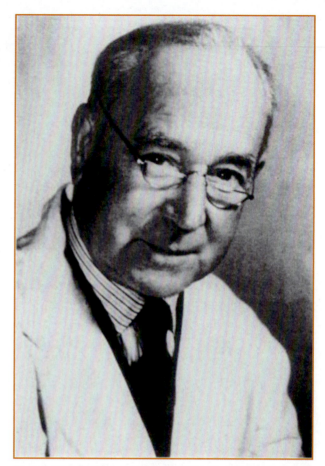

Figura 1.9. Cuthbert Dukes, médico patologista do St. Mark's Hospital, que elaborou uma das mais utilizadas classificações anatomopatológicas para o câncer colorretal.
Fonte: The British Association of Urological Surgeons – Virtual Museum. Disponível em: http://www.baus.org.uk/museum/26/cuthbert_dukes.

CIRURGIA DE MILES REVISITADA: A RESSECÇÃO ABDOMINOPERINEAL VIA EXTRAELEVADORES

Mesmo que a cirurgia de Miles tenha ganhado aceitação generalizada, o tratamento do câncer de reto, particularmente o controle local da doença, manteve-se um desafio. Chances de cura foram significativamente aumentadas após a introdução da excisão total do mesorreto, como descrito por Heald em 1982.[47] Pouco tempo depois, a importância de conseguir a margem circunferencial radial livre foi enfatizada pelos estudos de Quirke et al.[48] em 1986. Estudos posteriores estabeleceram claramente que a margem de ressecção circunferencial positiva (< 1 mm) é um preditor independente de recorrência local e sobrevida.[49] Finalmente, estudos randomizados prospectivos foram capazes de demonstrar os benefícios da radioterapia neoadjuvante no controle local da doença, mesmo depois de adequada ressecção cirúrgica com excisão total do mesorreto.[50]

No entanto, o controle local ainda era um problema. Na verdade, mesmo em um contexto de excisão total do mesorreto e radioterapia neoadjuvante, a RAP é associada a resultados significativamente piores do que a ressecção anterior do reto, tanto em relação à positividade da margem de ressecção circunferencial quanto à recorrência local.[51] Essa diferença tem sido atribuída a aspectos anatômicos (comprometimento linfonodal pode seguir um padrão diferente em carcinoma do reto distal) e dificuldades técnicas associadas à RAP-padrão (maior incidência de excisão inadequada).[51-53]

Em uma "chamada para uma mudança de abordagem", Nagtegaal et al.[52] atribuíram o mau prognóstico de pacientes que tinham sido submetidos a RAP ao "plano de ressecção da operação que conduz a uma elevada frequência de comprometimento das margens e perfuração do tumor com esta técnica". Durante a RAP-padrão, o volume reduzido de mesorreto na parte inferior do reto aumenta a chance de alcançar o esfíncter na margem circunferencial, deixando uma "cintura" facilmente reconhecível nas peças cirúrgicas. Por essas razões, tem sido proposta uma abordagem alternativa utilizando ampla ressecção do períneo para resolver esses problemas. Vários rótulos, como "RAP estendida", "excisão abdominoperineal extraelevadores (ELAPE)", "RAP cilíndrica" ou "excisão abdominoperineal cilíndrica de Holm", têm sido usados para descrever tal abordagem.[54-56] O procedimento alternativo difere da RAP-padrão em relação à extensão lateral da ressecção retal. De acordo com Holm et al.,[54,57] a RAP extraelevadores é mais bem realizada na posição de *jack-knife* pronada, sendo uma "imagem em espelho" da extensa dissecção perineal proposta por Miles, que havia sido esquecida. Na descrição original de Miles, a mobilização do reto era realizada posteriormente até a articulação sacrococcígea, anteriormente até a próstata ou a vagina, e lateralmente até o nível dos músculos elevadores do ânus.[5] Depois disso, o procedimento abdominal era finalizado com uma colostomia terminal. A excisão perineal começava com o paciente na posição lateral direita, seguido da remoção do cóccix e, finalmente, com a divisão dos elevadores do ânus longe da linha branca de modo a incluir a zona lateral da propagação.[5]

Atualmente, recomenda-se que o reto deva ser mobilizado a partir do abdome até as vesículas seminais, nos homens, e até a parte superior da vagina, nas mulheres. Após essa mobilização, matura-se a estomia e fecha-se o abdome. O paciente é então virado para uma posição ventral e a excisão retal estendida é realizada sob visão direta. O limite posterior inclui excisão do cóccix para facilitar a visualização da pelve posterior já dissecada previamente via abdominal. Os limites laterais estendem-se para a origem dos músculos elevadores na parede lateral da pelve, de maneira diferente da dissecção realizada na posição de litotomia, quando a divisão dos elevadores é feita próxima do esfíncter anal externo. Os defensores dessa técnica visam a remover mais tecido em torno do tumor e, assim, diminuir perfurações e o envolvimento circunferencial da margem de ressecção. Além disso, a visualização direta melhoraria a dissecção dos planos anatômicos corretos e poderia reduzir a chance de perfuração intraoperatória do tumor.[54]

Mais recentemente, West et al.[53] confirmaram que a RAP extraelevadora na posição pronada remove mais tecido ao redor do tumor e leva à redução nas taxas de margem de envolvimento circunferencial e de perfurações no intraoperatório. Apesar de evidências patológicas mostrando que a RAP convencional é oncologicamente comparável à abordagem extraelevadora[58] e que uma mudança na tática cirúrgica não seria justificada, os resultados parecem favorecer a RAP extraelevadora, mesmo em um contexto de terapia multimodal neoadjuvante, em relação ao envolvimento da margem circunferencial de ressecção do tumor e à perfuração intraoperatória do tumor.[56] Assim, parece que um conhecimento detalhado da anatomia pélvica[56] e a observação dos princípios cirúrgicos descritos por Miles podem contribuir para a obtenção de espécimes cirúrgicos adequados, minimizando o comprometimento de margens laterais e perfuração do tumor independentemente do posicionamento intraoperatório do paciente.

LEGADO DE ERNEST MILES (1869-1947)

William Ernest Miles era reconhecido com um cirurgião tecnicamente hábil, cuja destreza bimanual descrita atraía cirurgiões como os irmãos Mayo e Lord Moynihan para apreciar suas operações no Gordon Hospital em Londres.[59] Muitos de seus esforços foram devotados para padronizar e refinar o tratamento cirúrgico de uma doença altamente fatal naquele momento histórico.

Embora o conceito de medicina baseada em evidência ainda não existisse naquela época, ele aglutinou observações de estudos *post-mortem* e anatomopatológicas para formular um procedimento radical que efetivamente mudasse a evolução do tratamento do câncer do reto.

Profeticamente, Miles enfatizou a importância da ressecção do mesocólon pélvico e do tecido perineal para reduzir as recidivas tumorais. Muitos de seus princípios e ideias ainda influenciam as recomendações para tratamento do câncer do reto, apesar dos avanços técnico-tecnológicos e da redução nas indicações das operações de amputação do reto.

Em seu último aniversário, Miles recebeu uma carta dos componentes do *staff* do St. Mark's Hospital, na qual os seus participantes se referiam ao médico como "grande amigo e reconhecido líder em proctologia". Miles morreu em 24 de setembro de 1947 em Londres. Seu amigo Lawrence Abel escreveu que, "enquanto o câncer do reto puder ser curado pelos cirurgiões, o nome de Miles será sempre honrado pelo seu trabalho pioneiro e desenvolvimento de técnica operatória". Certamente, o desenvolvimento de avanços técnicos por inúmeros pesquisadores, como Richard Heald e tantos outros nas últimas décadas, coroou as conquistas alcançadas por Miles no manuseio do câncer retal.

Referências

1. Amussat JZ. Notes on the possible establishment of an artificial anus in the lumbar region without entering the peritoneal cavity [in French]. Paris: Lu a L'Academie Royale de Medecine; 1839. [Reimpresso em Corman ML (ed.). Classic articles in colonic and rectal surgery. Jean Zulema Amussat 1796-1855. Dis Colon Rectum. 1983;26:483-7].
2. Lisfranc J. Mémoire sur l'éxcision de la partie inférieure du rectum devenue carcinomateuse. Mém Ac R Chir. 1833;3:291-302. [Reimpresso em Corman ML (ed.). Classic articles in colonic and rectal surgery. Jacques Lisfranc 1790-1847. Dis Colon Rectum. 1983;26:694-5].
3. Goligher J. Surgery of the anus, rectum and colon. 5. ed. Londres: Baillière Tindall; 1984. p. 590-779.
4. Hartmann H. New procedure for removal of cancers of the distal part of the pelvic colon. Congres Francais de Chirurgia. 1923;30:2241. [Reimpresso em Corman ML (ed.). Classic articles in colonic and rectal surgery: Henri Hartmann 1860-1952. Dis Colon Rectum. 1984;27:273].
5. Miles WE. A method of performing abdomino-perineal excision for carcinoma of the rectum and of the terminal portion of the pelvic colon. Lancet. 1908;2:1812-3. [Reimpresso em Corman ML (ed.). Classic articles in colonic and rectal surgery: W. Ernest Miles, 1869-1947. Dis Colon Rectum. 1980;23:202-5].
6. Cripps H. On diseases of the rectum and anus. Londres: J & A Churchill; 1890.
7. Lange MM, Rutten HJ, van de Velde CJ. One hundred years of curative surgery for rectal cancer: 1908-2008. Eur J Surg Oncol. 2009;35:456-63.
8. Lockhart-Mummery JP. Two hundred cases of cancer of the rectum treated by perineal excision. Br J Surg. 1926;14:110-24. [Reimpresso em Corman ML (ed.). Classic articles in colonic and rectal surgery: John Percy Lockhart-Mummery 1875-1957. Dis Colon Rectum. 1984;27:208-19].
9. Kraske P. Extirpation of high carcinomas of the large bowel [in German]. Arch F Klin Chir (Berl). 1886;33:563-73. [Reimpresso em Corman ML (ed.). Classic articles in colonic and rectal surgery. Paul Kraske 1851-1930. Dis Colon Rectum. 1984;27:499-503].
10. Bevan AD. Carcinoma of rectum – treatment by local excision. Surg Clin North Am. 1917;1233-9. [Reimpresso em Corman ML (ed.). Classic articles in colonic and rectal surgery. Arthur Dean Bevan 1861-1943. Dis Colon Rectum. 1986;29:906-10].
11. Mason AY. Surgical access to the rectum – a trans-sphincter exposure. Proc R Soc Med. 1970;63 Suppl:91-4.
12. Gilbertsen VA. The role of the Miles abdominoperineal excision in the history of curative rectal cancer surgery. Surgery. 1960;47:520-8.
13. Graney MJ, Graney CM. Colorectal surgery from antiquity to the modern era. Dis Colon Rectum. 1980;23:432-41.
14. Wiley MJ, Rieger N. Audit and the birth of the abdomino-perineal excision for carcinoma of the rectum. ANZ J Surg. 2003;73:858-61.
15. Miles WE. The radical abdomino-perineal operation for cancer of the rectum and of the pelvic colon. Br Med J. 1910;11:941-3.
16. Miles WE. The treatment of carcinoma of the rectum and pelvic colon. Glasgow Med J. 1912;LXXVII:81-104.
17. Miles WE. Cancer of the rectum (Lettsomian Lectures). Trans Med Soc Lond. 1923;46:127. [Reimpresso em Miles WE. Cancer of the rectum: being the lettsomian lectures delivered before the Medical Society of London on February 19th, March 7th, and March 26, 1923. Londres: Harrison and Sons; 1926].
18. Nestorovic M, Petrovic D, Stanojevic G et al. One-hundred years of Miles' operation – What has changed? Acta Medica Medianae. 2008;47:43-6.
19. Galler AS, Petrelli NJ, Shakamuri SP. Rectal cancer surgery: a brief history. Surg Oncol. 2011;20:223-30.
20. Goligher JC. Ernest Miles: The rise and fall of the abdomino-perineal excision in the treatment of carcinoma of the rectum. J Pelvic Surg. 1996;2:53-4.
21. Bacon HE. Abdominoperineal proctosigmoidectomy with sphincter preservation; five-year and ten-year survival after pull-through operation for cancer of rectum. J Am Med Assoc. 1956;160:628-34.
22. Hughes ES. The Harry Ellicott Bacon Oration: the development of a restorative operation for carcinoma of the rectum. Aust N Z J Surg. 1981;51:117-9.
23. Morson BC. Some prominent personalities in the history of St. Mark's Hospital. Dis Colon Rectum. 1962;5:173-83.
24. Dukes CE. The classification of cancer of the rectum. The Journal of Pathology and Bacteriology. 1932;35:323-32. [Reimpresso em Corman ML (ed.). Classic articles in colonic and rectal surgery: Cuthbert Esquire Dukes 1890-1977. Dis Colon Rectum. 1980;23:605-11].
25. Ellis H. A history of surgery. Londres: Greenwich Medical Media; 2001.
26. Ruo L, Guillem JG. Major 20th century advancements in the management of rectal cancer. Dis Colon Rectum. 1999;42:563-78.
27. Mayo WJ. The radical operation for cancer of the rectum and rectosigmoid. Ann Surg. 1916;64:304-10.
28. Gabriel WB. Perineo-abdominal excision of the rectum in one stage. Lancet. 1934;227:69-74. [Reimpresso em Corman ML (ed.). Classic articles in colonic and rectal surgery: William Bashall Gabriel 1893-1975. Dis Colon Rectum. 1984;27:336-42].

29. Gabriel WB. Discussion on major surgery in carcinoma of the rectum with or without colostomy, excluding the anal canal & including the rectosigmoid: perineo-abdominal excision. Proc R Soc Med. 1957;50:1041-7.
30. Lloyd-Davies OV. Lithotomy-Trendelenburg position for resection of rectum and lower pelvic colon. Lancet. 1939;237:74-6. [Reimpresso em Corman ML (ed.). Classic articles in colonic and rectal surgery: Oswald Vaughan Lloyd-Davies 1905-1987. Dis Colon Rectum. 1989;32:172-5].
31. Obituary: OV Lloyd-Davies. BMJ. 1987;295:676.
32. Moynihan BG. The surgical treatment of cancer of the sigmoid flexure and rectum. Surg Gynecol Obstet. 1908;6:463-6.
33. [No authors listed]. Classic articles in colonic and rectal surgery. Donald Church Balfour, 1882-1963. A method of anastomosis between sigmoid and rectum. Dis Colon Rectum. 1984 Aug;27(8):559-62.
34. Dixon CF. Anterior resection for malignant lesions of the up- per part of the rectum and lower part of the sigmoid. Ann Surg. 1948;128:425-42.
35. Wood W, Wilkie D. Carcinoma of the rectum. An anatomico-pathological study. Edinb Med J. 1933;40:321.
36. Dukes CE. The spread of cancer of the rectum. Br J Surg. 1930;17:643-8.
37. Habr-Gama A. Thesis: indicações e resultados da retocolectomia abdomino endoanal no tratamento do câncer do Reto [in Portuguese]. Professor of Surgery, Departamento de Gastroenterologia, University of São Paulo, São Paulo, Brazil; 1972.
38. Collins DC. End-results of the Miles' combined abdomino-perineal resection versus the segmental anterior resection. A 25-year postoperative follow-up in 301 patients. Am J Proctol. 1963;14:258-61.
39. Perry WB, Connaughton JC. Abdominoperineal resection: how is it done and what are the results? Clin Colon Rectal Surg. 2007;20:213-20.
40. Goligher JC, Dukes CE, Bussey HJ. Local recurrences after sphincter saving excisions for carcinoma of the rectum and rectosigmoid. Br J Surg. 1951;39:199-211.
41. Pollett WG, Nicholls RJ. The relationship between the extent of distal clearance and survival and local recurrence rates after curative anterior resection for carcinoma of the rectum. Ann Surg. 1983;198:159-63.
42. Poon JT, Law WL. Laparoscopic resection for rectal cancer: a review. Ann Surg Oncol. 2009;16:3038-47.
43. Williams NS, Durdey P, Johnston D. The outcome following sphincter-saving resection and abdominoperineal resection for low rectal cancer. Br J Surg. 1985;72:595-8.
44. Jayne DG, Guillou PJ, Thorpe H, Quirke P, Copeland J, Smith AM et al.; UK MRC CLASICC Trial Group. Randomized trial of laparoscopic-assisted resection of colorectal carcinoma: 3-year results of the UK MRC CLASICC Trial Group. J Clin Oncol. 2007;25:3061-8.
45. Campos FG, Valarini R. Evolution of laparoscopic colorectal surgery in Brazil: results of 4744 patients from the national registry. Surg Laparosc Endosc Percutan Tech. 2009;19:249-54.
46. Iroatulam AJ, Agachan F, Alabaz O, Weiss EG, Nogueras JJ, Wexner SD. Laparoscopic abdominoperineal resection for anorectal cancer. Am Surg. 1998;64:12-8.
47. Heald RJ, Husband EM, Ryall RD. The mesorectum in rectal cancer surgery – the clue to pelvic recurrence? Br J Surg. 1982;69:613-6.
48. Quirke P, Durdey P, Dixon MF, Williams NS. Local recurrence of rectal adenocarcinoma due to inadequate surgical resection. Histopathological study of lateral tumour spread and surgical excision. Lancet. 1986;2:996-9.
49. Adam IJ, Mohamdee MO, Martin IG, Scott N, Finan PJ, Johnston D et al. Role of circumferential margin involvement in the local recurrence of rectal cancer. Lancet. 1994;344:707-11.
50. Kapiteijn E, Marijnen CA, Nagtegaal ID, Putter H, Steup WH, Wiggers T et al.; Dutch Colorectal Cancer Group. Preoperative radiotherapy combined with total mesorectal excision for resectable rectal cancer. N Engl J Med. 2001;345:638-46.
51. Heald RJ, Smedh RK, Kald A, Sexton R, Moran BJ. Abdomino-perineal excision of the rectum–an endangered operation. Nor- man Nigro Lectureship. Dis Colon Rectum. 1997;40:747-51.
52. Nagtegaal ID, van de Velde CJ, Marijnen CA, van Krieken JH, Quirke P; Dutch Colorectal Cancer Group; Pathology Review Committee. Low rectal cancer: a call for a change of approach in abdominoperineal resection. J Clin Oncol. 2005;23:9257-64.
53. West NP, Finan PJ, Anderin C, Lindholm J, Holm T, Quirke P. Evidence of the oncologic superiority of cylindrical abdominoperineal excision for low rectal cancer. J Clin Oncol. 2008;26:3517-22.
54. Holm T, Ljung A, Häggmark T, Jurell G, Lagergren J. Extended abdominoperineal resection with gluteus maximus flap reconstruction of the pelvic floor for rectal cancer. Br J Surg. 2007;94:232-8.
55. Marr R, Birbeck K, Garvican J, Macklin CP, Tiffin NJ, Parsons WJ et al. The modern abdominoperineal excision: the next challenge after total mesorectal excision. Ann Surg. 2005;242:74-82.
56. Stelzner S, Hellmich G, Schubert C, Puffer E, Haroske G, Witzigmann H. Short-term outcome of extra-levator abdominoperineal excision for rectal cancer. Int J Colorectal Dis. 2011;26:919-25.
57. Holm T. Abdominoperineal resection revisited: is positioning an important issue? Dis Colon Rectum. 2011;54:921-2.
58. Messenger DE, Cohen Z, Kirsch R, O'Connor BI, Victor JC, Huan H et al. Favorable pathologic and long-term outcomes from the conventional approach to abdominoperineal resection. Dis Colon Rectum. 2011;54:793-802.
59. Campos FG. The life and legacy of William Ernest Miles (1869-1947): a tribute to an admirable surgeon. Rev Assoc Med Bras. 2013;59(2):181-5.

Epidemiologia do Câncer de Reto no Brasil e no Mundo

2

Beatriz Deoti Silva Rodrigues
Henrique Gomes Mendes

INTRODUÇÃO

O câncer colorretal (CCR) é uma doença que representa importante problema de saúde pública em todo o mundo. Segundo a estimativa mundial de 2012, o CCR é o terceiro câncer mais comum entre os homens, com 746 mil novos casos, e o segundo nas mulheres, com 614 mil novos casos. Mais da metade dos casos são provenientes de regiões mais desenvolvidas. Os padrões geográficos são bem semelhantes em relação ao sexo, apresentando o sexo masculino maior incidência na maioria das populações.[1]

Em alguns países desenvolvidos, tem-se observado, nos últimos anos, padrão estável ou a diminuição da incidência, reflexo das mudanças no estilo de vida e, em grande parte, dos programas de detecção e remoção de lesões pré-cancerosas. Em contrapartida, nos países em desenvolvimento, esse comportamento é de crescimento.[2] Em todo o mundo, o CCR é o quarto tipo de câncer mais incidente e uma doença potencialmente curável quando diagnosticada precocemente, o que é confirmado pelas taxas de sobrevida consideradas boas, com média entre 40 e 50% em 5 anos, sem grandes diferenças entre os países desenvolvidos e em desenvolvimento. Esse prognóstico, relativamente bom, faz o CCR ser o segundo câncer mais prevalente no mundo, totalizando aproximadamente 2,4 milhões de casos.[3]

A maioria das estatísticas epidemiológicas e dos estudos científicos adota o termo CCR como aquele que acomete o cólon, a junção retossigmoide e o reto, apesar de haver diferenças nas características epidemiológicas dos tumores e do tratamento, especialmente quanto ao terço distal do reto. Por esse motivo, essa abordagem conjunta será utilizada neste capítulo.

Existem variações nas taxas de incidência e distribuição dos estádios nos sítios específicos do CCR, por etnia e sexo. As taxas de incidência de câncer de cólon proximal são mais elevadas entre os negros do que entre brancos para homens e mulheres, ao passo que as taxas de incidência de CCR distal são maiores entre os brancos do que entre negros para o sexo masculino, mas não em mulheres. Também se observou que os cânceres no cólon proximal são menos propensos a ser localizados ao diagnóstico do que aqueles no cólon distal e reto, independentemente da etnia ou do sexo.[4] Em um estudo de 476.871 CCR elegíveis nos Estados Unidos, diagnosticados nos anos entre 1998 e 2001, 6% eram *in situ*, e 94%, invasivos. O câncer do cólon proximal foi responsável por 42% dos cânceres, o distal por 25%, o de reto por 27%, e de outros sítios por 6%.[4] Dados nacionais de 2010 corroboram essa distribuição, com percentual médio de 25% dos CCR no reto.[5]

A história natural do CCR envolve sequência de eventos moleculares e genéticos cumulativos que, ao longo de anos, levam a transformações desde pólipos adenomatosos ao câncer invasivo. Esse longo processo possibilita que lesões pré-cancerosas sejam detectadas e removidas, o que impede a continuidade do processo de malignização.[6] Por isso, além das medidas preventivas de controle dos fatores de risco, o rastreamento e a vigilância para o CCR são importantes, pois diagnosticam o câncer em uma fase precoce, quando o tratamento é geralmente menos agressivo e com maior probabilidade de cura.[6]

Os fatores de risco modificáveis para CCR, incluindo obesidade, sedentarismo, tabagismo, consumo abusivo de álcool, dieta rica em carnes vermelhas ou processadas e consumo inadequado de frutas e legumes, também estão associados ao desenvolvimento econômico de determinada área geográfica ou à ocidentalização.[7] Isso explica parcialmente a elevada incidência histórica, embora atualmente decrescente, em países desenvolvidos, como os Estados Unidos, o Canadá e a Nova Zelândia. O rastreamento também pode influenciar as taxas de incidência. Nos Estados Unidos, as recomendações de rastreamento do CCR foram lançadas pela primeira vez em 1997, embora as orientações para o rastreamento oportunista tenham sido utilizadas desde o início de 1980. De tal forma, entre 1987 e 2003, as taxas de triagem aumentaram de 27 para 45%. Nos últimos anos, a colonoscopia foi o exame mais prevalente de todos os testes de rastreamento do CCR usados nos Estados Unidos, o que tem contribuído para a diminuição das taxas de incidência do CCR.[7]

Quanto à mortalidade, as taxas apresentam níveis mais elevados nos países subdesenvolvidos e declínio progressivo há mais de 20 anos nos Estados Unidos e na Europa. Há várias razões prováveis para isso. Uma delas é que os pólipos estão sendo encontrados pela triagem e removidos antes que evoluam para câncer. A triagem, por meio de uma anamnese e estratificação dos pacientes em níveis de risco de CCR, também está possibilitando que o CCR seja diagnosticado em estádio mais precoce, quando a doença é mais potencialmente curável. Além disso, o tratamento para o CCR tem melhorado ao longo dos últimos anos.[8]

EPIDEMIOLOGIA MUNDIAL

O CCR é o terceiro tipo de câncer mais comumente diagnosticado em homens e o segundo em mulheres, com uma estimativa de 1,4 milhão de casos e 693.900 mortes ocorridas em 2012. As maiores taxas de incidência estão na Austrália, na Nova Zelândia, na Europa e na América do Norte, e as menores, na África do Sul e na Ásia Central. Os homens são mais acometidos em comparação às mulheres na maioria das regiões do mundo. Trata-se da segunda causa mais comum de morte por câncer nos Estados Unidos em ambos os sexos.[6,7,9] Estima-se que, naquele país, o risco de desenvolver CCR seja de cerca de 1 em 20 (5%) ao longo da vida.[8]

As tendências de incidência do CCR não são homogêneas. Tem-se observado aumento da incidência do CCR no Japão e estabilidade na maioria dos países desenvolvidos. Já nos Estados Unidos, tem havido declínio discreto das taxas nos últimos 20 anos.[7] Essa diminuição na incidência limita-se a indivíduos com idades superiores a 50 anos, o que reflete principalmente o aumento na triagem e, consequentemente, na remoção de adenomas pré-cancerosos.[6]

Globalmente, no entanto, as taxas de incidência de CCR aumentaram do período de 1982-1987 a 1998-2002. Esse aumento foi em grande parte confinado aos países em processo de desenvolvimento econômico, revelando a influência da ocidentalização da sociedade.[7] Tal elevação ocorre em certos países onde o risco tem sido historicamente baixo, mais notavelmente na Ásia Ocidental (Kuwait e Israel) e no Leste Europeu (República Checa e Eslováquia), o que pode refletir o aumento da prevalência de fatores de risco para o CCR, incluindo dieta pouco saudável, obesidade e tabagismo. Em contraste às tendências de incidência, foram observadas menores taxas de mortalidade por CCR em um grande número de países em todo o mundo, muito provavelmente atribuídas ao rastreamento do CCR, além da diminuição da prevalência de fatores de risco e/ou melhora dos tratamentos. No entanto, aumentos nas taxas de mortalidade e incidência continuam a ocorrer em países com recursos mais limitados, incluindo o Brasil e o Chile, na América do Sul, e a Romênia e a Rússia, no Leste Europeu.[6]

Os dados para estudo das taxas de incidência ainda são limitados por sua cobertura geográfica. Além disso, não podem ser generalizados nos países, como um todo, pois, muitas vezes, há grande variação regional. Em geral, as taxas de incidência de CCR continuarão a aumentar nos países em transição econômica, enquanto se estabilizarão ou diminuirão nos países economicamente desenvolvidos. A transição econômica nos países pode refletir a adoção de estilos de vida e comportamentos ocidentais como o consumo de dietas ricas em gordura, o sedentarismo e o tabagismo. Notavelmente, as taxas de incidência de CCR na República Checa, na Eslováquia e no Japão não só excederam o pico de incidência observado nos Estados Unidos e em outros países desenvolvidos, como também continuam a aumentar. A prevenção com os programas de detecção precoce poderiam ajudar a reverter essa tendência nesses países.[7]

EPIDEMIOLOGIA BRASILEIRA

O perfil demográfico brasileiro vem sofrendo mudanças em um processo conhecido por transição demográfica. Decorrente dos avanços da medicina, do processo de urbanização populacional, da industrialização e do declínio das taxas de natalidade, dentre outros fatores, esse processo culmina no envelhecimento populacional. A essas novas características da sociedade brasileira unem-se os novos estilos de vida e a exposição, ainda mais intensa, a fatores de risco próprios do mundo contemporâneo.[1]

Associado à transformação nas relações entre os indivíduos e seu ambiente, esse processo de mudança demográfica acarretou importante alteração no perfil de morbimortalidade, com a diminuição da ocorrência das doenças infectocontagiosas e o surgimento das doenças crônico-degenerativas como novos centros de atenção dos problemas de doença e morte da população brasileira. Esse cenário é conhecido como transição epidemiológica, mas com algumas características peculiares ao país, em que ainda os velhos e novos problemas de saúde coexistem.[10]

A distribuição epidemiológica de câncer no Brasil também sugere transição em curso, com o aumento nos tipos de câncer normalmente associados ao poder socioeconômico mais elevado (cânceres de mama, colorretal e da próstata) e, ao mesmo tempo, à presença de elevados coeficientes de incidência de tumores geralmente ligados à pobreza, notavelmente o tumor de colo do útero.[3]

Conhecer essa tendência permite estabelecer prioridades e alocar recursos de modo direcionado para a modificação positiva do cenário de saúde para a população brasileira.[1] O recente aumento na incidência de CCR no Brasil decorre da elevação da expectativa de vida, combinada com mudanças na dieta da população. Sabe-se que o CCR é muito mais comum em indivíduos acima dos 50 anos, com aumento exponencial do número de diagnósticos a partir dessa idade.[3]

A estimativa para o ano de 2016 apontou para a ocorrência de aproximadamente 596 mil novos casos de câncer, incluindo os de pele não melanoma, reforçando a magnitude do problema no país. O câncer de pele do tipo não melanoma (180 mil novos casos) será o mais incidente na população brasileira, seguido pelos tumores de próstata (61 mil), mama feminina (57 mil), cólon e reto (34 mil), pulmão (27 mil), estômago (20 mil) e colo do útero (16 mil).[11]

Mais precisamente em relação ao CCR, o Instituto Nacional de Câncer (Inca) também estima 16.660 novos casos de câncer de cólon e reto em homens e de 17.620 em mulheres, equivalendo a risco estimado de 16,84 novos casos a cada 100 mil homens e 17,10 para cada 100 mil mulheres (Tabela 2.1). Nesse cenário, o câncer de reto corresponde a 25 a 30% desses casos de CCR.[11]

A distribuição do câncer de reto conforme o desenvolvimento econômico pode ser observada também no Brasil, onde as regiões mais ricas apresentam maior incidência da doença. Sem considerar os tumores de pele não melanoma, o câncer de cólon e reto em homens é o segundo mais frequente na região Sudeste (22,67/100 mil) e terceiro nas regiões Sul (20,43/100 mil) e Centro-Oeste (12,22/100 mil). Na região Norte (4,48/100 mil), ocupa a quarta posição e, na Nordeste (6,19/100 mil), a quinta. Para as mulheres, é o segundo mais frequente nas regiões Sudeste (24,56/100 mil) e Sul (21,85/100 mil). O terceiro nas regiões Centro-Oeste (14,82/100 mil) e Nordeste (7,81/100 mil), enquanto, na região Norte (5,30/100 mil), é o quarto tumor mais frequente.[1]

O Inca apontou para o câncer de cólon e de reto sobrevida aproximada de 55%.[1] As taxas de mortalidade por CCR têm forte relação com o nível socioeconômico da população. Um estudo procurou estabelecer a relação causal entre o aumento da renda média familiar *per capita* e as taxas de mortalidade, estabelecendo correlação entre o nível socioeconômico da população e os seus hábitos de vida, que podem ser fatores de proteção ou de risco para CCR.[3]

Tendo em vista as transições demográficas e epidemiológicas em curso, programas de rastreio para o CCR, em todo o país, seriam de grande importância para minimizar o aumento esperado da sua incidência. No entanto, existe hoje o rastreamento isolado dos pacientes, que, de alguma maneira, vão voluntariamente ao serviço de saúde. Esse cenário não é o melhor, uma vez que o CCR apresenta alta incidência nos últimos anos e é um dos cânceres em que a maioria dos benefícios das estratégias de prevenção primária e secundária funciona. Estudos sugerem que algumas alterações nos hábitos de vida seriam capazes de impedir 66 a 75% dos casos de CCR. Assim, é necessário discutir formas de rastreamento e de políticas públicas de esclarecimento para a população ou, no mínimo, para os indivíduos com maior potencial de risco para o CCR.[3]

Modelos preditivos estimam aumento das taxas de mortalidade no Brasil até o ano de 2025, principalmente em virtude do envelhecimento populacional. As previsões para o crescimento dos casos de CCR são maiores para o Norte, o Nordeste e o Centro-Oeste do país, as regiões menos desenvolvidas. Nessa perspectiva, o rastreamento populacional, por meio da pesquisa de sangue oculto, é o modelo recomendado pelos autores do estudo, que estimam reduções nas taxas de mortalidade de 13 a 17% entre os homens e 12 a 15% entre as mulheres, após 20 anos de implementação dos programas de rastreamento.[12]

Com os dados atuais, pode-se concluir que o desenvolvimento socioeconômico da população e o envelhecimento populacional têm sido e continuarão a ser elementos propulsores do aumento progressivo da taxa de incidência do CCR. Dessa forma, são fundamentais o redimensionamento,

Tabela 2.1. Distribuição proporcional dos dez tipos de câncer mais incidentes estimados para 2016, por sexo

Homens			Mulheres		
Localização primária	Casos	%	Localização primária	Casos	%
Próstata	61.200	28,60	Mama feminina	57.960	28,10
Traqueia, brônquio e pulmão	17.330	8,10	Cólon e reto	17.620	8,60
Cólon e reto	16.660	7,80	Colo do útero	16.340	7,90
Estômago	12.920	6,00	Traqueia, brônquio e pulmão	10.890	5,30
Cavidade oral	11.140	5,20	Estômago	7.600	3,70
Esôfago	7.950	3,70	Corpo do útero	6.950	3,40
Bexiga	7.200	3,40	Ovário	6.150	3,00
Laringe	6.360	3,00	Glândula tireoide	5.870	2,90
Leucemias	5.540	2,60	Linfoma não Hodgkin	5.030	2,40
Sistema nervoso central	5.440	2,50	Sistema nervoso central	4.830	2,30

Observa-se que o câncer colorretal é o terceiro mais comum entre os homens e o segundo entre as mulheres na população brasileira, excluídos os carcinomas de pele não melanoma.

Fonte: adaptada de Inca, 2015.[11]

a discussão de priorizações e a readequação das políticas de saúde públicas a essa realidade.[3]

FATORES DE RISCO

Fator de risco é uma situação que afeta a chance de uma doença ou um agravo em saúde, como o câncer, ocorrer. Pode ser uma condição ambiental ou uma característica de comportamento.

Cânceres diferentes têm distintos fatores de risco. Por exemplo, a exposição da pele à radiação solar é um fator de risco para o câncer de pele. Já o tabagismo o é para vários tipos de câncer, como pulmão, laringe, boca, garganta, esôfago, rins, bexiga, cólon e vários outros órgãos. Apresentar um fator de risco ou mesmo vários fatores de risco, porém, não significa que o indivíduo desenvolverá a doença. Similarmente, algumas pessoas que apresentam a doença podem não ter quaisquer fatores de risco conhecidos. Ainda que um indivíduo com CCR tenha um fator de risco, é difícil quantificar a sua contribuição para a ocorrência da doença. Há evidências de que vários fatores de risco podem aumentar a chance de uma pessoa desenvolver pólipos colorretais ou CCR.[8]

O conhecimento sobre os determinantes do CCR advém de estudos epidemiológicos observacionais baseados em diversos desenhos de estudo. Contribuições particularmente significativas têm sido dadas por grandes estudos prospectivos de coorte, os quais, cumulativamente, incluem mais de 2 milhões de indivíduos com seguimento clínico desde a metade da década de 1970.[13]

O desenvolvimento de várias formas comuns de câncer é resultado da interação entre fatores endógenos e ambientais, sendo a dieta um dos mais notáveis. Para o câncer de cólon e de reto, os fatores protetores mais importantes são a atividade física e o consumo de alimentos que contêm fibras, ou seja, aqueles de origem vegetal, como frutas, hortaliças e cereais integrais. Contudo, são fatores de risco para esse tipo de câncer: consumo de carne vermelha, carnes processadas (como mortadelas, presuntos, salsichas, linguiças) e bebidas alcoólicas; tabagismo; e excesso de gordura corporal e abdominal. Outros fatores de risco são a história familiar de CCR, a predisposição genética ao desenvolvimento de doenças crônicas do intestino e a idade, uma vez que tanto a incidência quanto a mortalidade aumentam com este último fator. Apesar disso, a maioria dos cânceres de cólon e de reto (cerca de 75%) se dá de maneira esporádica, surgindo de mutações somáticas e da evolução do clone celular tumoral.[13] Esses comportamentos suscetíveis à mudança serão discutidos no Capítulo 3, no tópico de prevenção primária. Serão expostos a seguir o impacto dos fatores de risco imutáveis no CCR, como idade e predisposição genética.

Idade

Como acontece com a maioria das neoplasias epiteliais, a incidência e a mortalidade do CCR aumentam de modo exponencial com a idade, independentemente do sexo, de modo que 9 em cada 10 pessoas com diagnóstico de CCR retal têm pelo menos 50 anos de idade. O padrão de aumento desse risco é similar para as áreas de alto risco (países desenvolvidos) e baixo risco (países em desenvolvimento).[3,6,8,9]

Parece que a idade também está associada de maneira independente ao aumento da incidência de adenomas, à detecção de maior número de adenomas e à detecção de adenomas de tamanhos maiores. Além disso, depois dos 60 anos de idade o risco de adenomas com displasia de alto grau é de 80%, superior ao observado nos mais jovens. O CCR diagnosticado antes dos 40 anos é geralmente consequência de uma das síndromes genéticas familiares com alta penetrância.[3,6,8,9]

Origem étnica

Algumas etnias têm risco particularmente elevado de desenvolver CCR, cujas razões não são ainda plenamente compreendidas. Os afro-americanos apresentam maior incidência e mortalidade por CCR entre todos os grupos étnicos nos Estados Unidos. Em outro exemplo, judeus de origem europeia oriental (os judeus asquenazes) têm um dos maiores riscos de desenvolver CCR do que qualquer grupo étnico do mundo. Várias mutações genéticas que conduzem a risco aumentado de CCR foram encontradas nesse grupo. A mais comum dessas alterações de DNA, a mutação I1307K no gene *adenomatous polyposis coli* (APC), está presente em cerca de 6% dos judeus norte-americanos.[8]

Singapura e Israel são dois países onde as variações nas taxas de incidência de CCR são resultado direto das distintas diferenças culturais entre os grupos étnicos – por exemplo, as taxas de incidência do CCR têm aumentado em todos os grupos étnicos em Singapura. No entanto, a população chinesa apresenta taxas muito maiores em comparação à população malaia. Variações semelhantes são observadas entre os chineses e malaios na Malásia.[14] A diferença na incidência entre esses grupos pode estar associada ao possível papel que os fatores genéticos desempenham na etiologia do CCR, pois ambos os grupos étnicos migraram para Singapura mais de três gerações atrás. Considera-se a combinação da influência ambiental e genética como fator responsável pelas variações nas taxas de incidência do CCR em Israel, onde, embora crescentes entre ambas as populações, são mais elevadas nos judeus em comparação aos não judeus, a maioria dos quais árabes.[7]

O já mencionado exemplo do Japão, uma nação desenvolvida e com uma das economias mais fortes no mundo, que registrou aumento dramático na incidência de CCR ao longo das últimas décadas, é, por sua vez, um sinal de que fatores comportamentais se misturam a questões étnicas. Esse aumento vertiginoso se deu mais provavelmente em virtude da modificação dos hábitos alimentares entre os japoneses, incluindo o aumento da ingestão de alimentos do tipo ocidental, como leite, carne, ovos e gordura ou óleo ao longo das últimas várias décadas. Esse aumento na incidência de CCR no Japão como resultado da ocidentalização é, ainda, apoiada por estudos envolvendo migrantes japoneses para os Estados Unidos, que documentam grandes aumentos nessas taxas entre a primeira geração de japoneses.[15]

História pessoal de pólipos colorretais ou câncer colorretal

A história de pólipos adenomatosos (adenomas) aumenta o risco de desenvolver CCR. Isso é especialmente verdade se os pólipos são grandes ou se há muitos deles. Os pacientes com história prévia de CCR, ainda que o tumor tenha sido completamente removido, são mais propensos a desenvolver novos cânceres em outras áreas do cólon e do reto. As chances de isso acontecer são maiores se esses indivíduos tiveram seu primeiro CCR quando mais jovens.[8]

História familiar de câncer colorretal ou pólipos adenomatosos

A maioria dos CCR ocorre em pessoas sem histórico familiar desse tipo de câncer. Ainda assim, uma em cada cinco pessoas que desenvolvem CCR tem histórico da doença com outros membros da família. Pessoas com história do câncer de um ou mais familiares de primeiro grau (pais, irmãos ou filhos) têm maior risco, sendo este ainda maior se esse parente foi diagnosticado com câncer quando era jovem, com menos de 45 anos, ou se mais de um parente de primeiro grau tiver sido afetado.[8]

As razões para o aumento do risco não são claras em todos os casos. A ocorrência de câncer em familiares pode ser justificada pelos genes herdados, fatores ambientais compartilhados ou a combinação de ambos. Membros da família que têm ou que tiveram pólipos adenomatosos também estão ligados a maior risco de câncer de cólon.[8]

Doença inflamatória intestinal (DII)

A DII aumenta o risco de os pacientes desenvolverem CCR quando associados longo tempo de doença e doença extensa e grave. Essa associação é conhecida desde 1925. O CCR ocorre em 10 a 15% dos pacientes com DII. Na última década, a incidência de CCR em DII tem decrescido, o que vem sendo atribuído à quimioprevenção pelo uso de 5-aminosalicilato e dos imunomoduladores. O risco é similar na retocolite ulcerativa inespecífica e na doença de Crohn. Os tumores de cólon relacionados com as DII representam 2% de todos os casos de CCR.[16]

A patogênese do CCR na doença inflamatória é pouco compreendida. O CCR esporádico segue a sequência adenoma-carcinoma. Já nos pacientes com DII, descreve-se a sequência inflamação-displasia-câncer, baseada nas alterações da mucosa pelo processo inflamatório, que envolvem inter-relações de vários caminhos, como alterações genéticas [instabilidade genômica, instabilidade de microssatélite (MSI), que é fruto da inativação das proteínas de reparo do DNA e se constitui na base molecular do câncer colorretal hereditário não polipoide], e hipermetilação, mediadores inflamatórios da mucosa (ciclo-oxigenase, interleucina-6 e interleucina-23, fatores de necrose tumoral e quimiocinas), mudança na expressão dos receptores de células epiteliais, estresse oxidativo e presença de radicais livres. Se a inflamação crônica predispõe à carcinogênese colônica, obviamente a reversão do processo inflamatório diminui o risco de CCR.[17,18]

São fatores de risco para desenvolver CCR nas DII:[19]

- Tempo da doença (metanálise de 41 estudos observou prevalência de 3,7% com incidência acumulativa de 2% em 10 anos, 8% em 20 anos e 18% em 30 anos).
- Pacientes mais idosos apresentam maior risco de desenvolver neoplasia.
- O risco da neoplasia é proporcional à extensão da doença e à gravidade do processo inflamatório. A presença de pseudopólipos aumenta a incidência de CCR provavelmente por significar processo inflamatório grave.
- Histórico familiar de CCR.
- Coexistência de colangite esclerosante.

Síndromes hereditárias

Cerca de 5 a 10% dos indivíduos que desenvolvem CCR têm como causa as mutações genéticas herdadas. Essas síndromes muitas vezes levam ao câncer, que se manifesta usualmente em idade mais jovem do que o habitual. Elas também estão ligadas à associação de outros tipos de cânceres. Identificar famílias com essas síndromes hereditárias é importante, pois possibilita rastrear e adotar outras medidas preventivas em idades mais precoces nos indivíduos em risco.[8]

As síndromes hereditárias mais comuns associadas ao CCR são a polipose adenomatosa familiar (PAF) e a síndrome de Lynch (câncer colorretal hereditário sem polipose – HNPCC), mas outras mais raras também podem aumentar o risco da doença.[8]

Polipose adenomatosa familiar (PAF)

A PAF é a síndrome polipomatosa mais comum e é causada por mutações no gene *APC* herdado dos progenitores. Cerca de 1% de todos os CCR resultam dessa síndrome. O gene *APC* é um gene supressor de tumores localizado na banda 5q21. Sua função não está bem definida, mas mostrou-se que exerce papel no alinhamento cromossômico na metáfase. Mutações no gene levam então à perda da função da proteína APC, o que altera os mecanismos de apoptose e permite o acúmulo de betacatenina, estimulando o crescimento celular e, consequentemente, a formação de adenomas.[20]

Ao longo do tempo, há uma grande possibilidade de o câncer desenvolver-se em um ou mais desses pólipos porque novas mutações no gene ocorrem nessas células. O tipo mais comum de PAF leva os indivíduos a desenvolverem centenas ou milhares de pólipos no cólon e reto, geralmente na adolescência ou no início da idade adulta. Tem incidência de 1 para cada 7.500 nascidos vivos e dispõe, em 80% dos pacientes, de um padrão mendeliano de transmissão. O CCR geralmente se desenvolve em um ou mais desses pólipos a partir dos 20 anos de idade. Por volta dos 40 anos de idade, quase todas as pessoas com essa afecção terão desenvolvido câncer de cólon se os cólons não tiverem sido removidos. Pólipos com potencial carcinomatoso também podem se desenvolver no estômago e no intestino delgado. Na PAF atenuada, um subtipo da doença, os doentes têm menos pólipos (inferior a 100) e o CCR tende a ocorrer em uma idade mais tardia. Contrariamente à predominância dos pólipos no cólon esquerdo (80 a 90%) na PAF clássica, na atenuada a predominância à direita é usual. O manejo dessas síndromes se sustenta sobre a vigilância endoscópica e colectomia ou proctocolectomia profilática.[8,20]

Síndrome de Gardner

Faz parte do espectro da PAF, na qual também há uma mutação herdada no gene *APC*, que se caracteriza por pólipos colônicos, osteomas, anormalidades dentárias e tumores de partes moles.[8,20]

Síndrome de Lynch

Também conhecida como HNPCC (câncer do cólon hereditário sem polipose), a síndrome de Lynch é a forma mais comum de câncer colorretal hereditário, responsável por cerca de 2 a 5% de todos os casos. Trata-se de uma doença autossômica dominante de penetrância incompleta, caracterizada por mutações germinativas nos genes *MMR* (*mismatch repair genes*), que normalmente ajudam a reparar um DNA com replicação defeituosa, e por um processo carcinogênico acelerado no cólon. Essas mutações ocorrem mais frequentemente nas repetições das bases pareadas conhecidas como microssatélites. Mais de 90% dos indivíduos com síndrome de Lynch apresentam instabilidade de microssatélites. A razão adenoma-carcinoma nesses indivíduos é de 1:1, enquanto a estimativa equivalente para a população em geral é de 30:1. Uma mutação em um dos genes das enzimas de reparo de DNA, como nos genes *HMLH1* (*gene human mut-L homologue 1*), *HMSH2* (*gene human mut-S homologue 2*), *HMLH3* (*gene human mut-L homologue 3*), *HMSH6* (*gene human mut-S homolog 6*), *PMS1* (*gene PMS1 homolog 1*) ou *TPM* (*gene human tropomiosin*), pode tornar possíveis replicações sem correção. Esses erros, por vezes, afetam os genes reguladores do crescimento, que podem levar ao desenvolvimento do câncer.[8,21]

Um outro gene ligado à síndrome de Lynch é o *TGFBR2*, que ajuda a regular o crescimento das células. Nessa síndrome, os cânceres se desenvolvem também em indivíduos relativamente jovens, embora não tanto quanto na PAF. Os indivíduos com Lynch também podem ter pólipos, mas em número reduzido em comparação à PAF. No entanto, pacientes com PAF atenuada e síndrome de Lynch apresentam fenótipos semelhantes, com número de pólipos reduzidos. O risco de CCR em pessoas com essa condição pode ser tão alto quanto 80%. As mulheres com essa condição também têm risco muito elevado de desenvolver câncer do endométrio. Outros cânceres associados incluem câncer do ovário, de estômago, do intestino delgado, do pâncreas, de rim, de cérebro, de ureteres e de vias biliares.[8,21]

Síndrome de Turcot

Condição hereditária rara na qual os indivíduos estão expostos a maior risco de pólipos adenomatosos e CCR, assim como de neoplasias primárias do sistema nervoso central. Existem dois tipos de síndrome de Turcot: o tipo 1, causado por alterações em um dos genes do MMR, casos em que os tumores cerebrais são glioblastomas e há maior risco de CCR não polipoide; e o tipo 2, que se caracteriza por uma mutação no *APC*, casos em que os tumores cerebrais são meduloblastomas e há maior manifestação de polipose adenomatosa familiar.[8,22]

Síndrome de Peutz-Jeghers

Síndrome hereditária autossômica dominante caracterizada por pólipos hamartomatosos colônicos e de intestino delgado em associação às máculas melanocíticas na pele e nas mucosas. Indivíduos com essa condição rara tendem a apresentar máculas hipercrômicas ao redor da boca e, por vezes, nas mãos e nos pés. Eles estão sujeitos a risco muito maior para o CCR, bem como para vários outros tipos de cânceres, que geralmente aparecem em idade mais jovem do que o habitual. Essa síndrome é causada por mutações no gene *STK11/LKB1* (*gene serine threonine kinase/liver kinase b1*), um gene supressor de tumor localizado na banda 19p13.[8,23]

Polipose MUTYH (MYH) associada

Cerca de 10 a 20% dos pacientes com suspeita de síndrome polipoide, mas sem evidência de mutação no *APC* ao teste genético, apresentam de fato uma mutação bialélica no gene *MUTYH* (*gene mutY DNA glycosylase*), sendo os *missence Y165C* e *G382D* responsáveis por mais de 80% dos casos em caucasianos. O fenótipo da doença é geralmente indistinguível da PAF, mas os pacientes geralmente têm entre 10 e 100 pólipos. Trata-se de doença autossômica recessiva, portanto sem presença usual de familiares afetados, associando-se ao desenvolvimento de múltiplos adenomas e CCR. A idade média do diagnóstico da síndrome é entre 48 e 56 anos e os acometidos também têm um risco aumentado de cânceres do intestino delgado, de pele, dos ovários e bexiga.[12,24]

Importância da etiologia das síndromes hereditárias

Embora não seja o foco deste capítulo, é preciso lembrar a importância da avaliação de risco e do aconselhamento genético para os pacientes, bem como mencionar as recomendações atuais para identificar as síndromes hereditárias relacionadas com o CCR. Até 10% dos casos da doença têm essa etiologia e o seu reconhecimento pode direcionar o paciente e seus familiares a procurarem acompanhamento e realizarem as devidas medidas preventivas, com potencial impacto em sua longevidade.[25]

O aconselhamento genético no câncer e a avaliação de risco são processos para identificar e aconselhar os indivíduos com probabilidade aumentada de desenvolver câncer e classificar os indivíduos em alto risco (síndromes hereditárias com alta penetrância), risco moderadamente elevado (penetrância incompleta ou etiologia multifatorial) ou risco habitual. Um conjunto cada vez maior de evidências atesta o benefício desse processo e da eficácia do manejo clínico de algumas síndromes hereditárias.[26]

A suscetibilidade genética ao CCR inclui as já descritas síndromes hereditárias, como de Lynch, polipose adenomatosa familiar (PAF) e polipose MUTYH (MYH) associada (MAP), além de outras importantes afecções, como as síndromes de Muir-Torre, Peutz-Jeghers e polipose juvenil.[25,26]

Na síndrome de Lynch, a causa hereditária mais comum de CCR, os testes genéticos são algo complexos em razão dos diferentes genes envolvidos em sua fisiopatogênese. Os testes para a instabilidade de microssatélites são os primeiros usualmente utilizados para identificar os acometidos. Os critérios de Bethesda (Quadro 2.1) são úteis para determinar quais indivíduos devem ter seus tumores testados, sendo recomendado prosseguir a análise genética dos genes de reparo *MLH1* e *MSH2* naqueles com teste positivo. Essa análise também é recomendada em pacientes com histórico familiar de CCR que preencham os critérios de Amsterdam II (Quadro 2.2). Pacientes que não se enquadram nos critérios devem ter abordagem individualizada, considerando a gravidade da história familiar.[25] Entretanto, mais recentemente, os testes genéticos para síndrome de Lynch têm sido recomendados universalmente para todos os pacientes com câncer colorretal até 70 anos de idade. As diretrizes norte-americanas[27-29] recomendam realização do teste genético para mutação MMR dos 20 aos 25 anos de idade, após aconselhamento genético pré-teste, nas seguintes situações:

- Parentes de primeiro grau com mutação MMR conhecida ou quando critérios de Amsterdam positivos em família com mutação não conhecida.[27-29]
- Presença de um dos três primeiros critérios de Bethesda modificados.[27]
- Teste MSI positivo (no tumor ou adenoma).[27-29]
- Se teste MSI negativo em indivíduo com alta suspeita, recomenda-se imuno-histoquímica em virtude da possível ausência de instabilidade microssatélite mesmo na presença de mutação MSH6.[27]
- Teste de imuno-histoquímica positivo para mutações MMR.[27,28]

A PAF dispõe de critérios diagnósticos clínicos, como a presença de 100 pólipos ou menos, se em idades mais precoces, especialmente em famílias com casos conhecidos da síndrome. Sua forma atenuada pode ser diagnosticada quando há menos de 100 adenomas (média de 30 pólipos), frequentemente com distribuição no cólon direito e câncer em idade mais tardia (idade média superior a 50 anos). Para os familiares de portadores dessas síndromes, porém sem sintomas ou achados endoscópicos, está indicado encaminhamento para avaliação genética, que pode envolver teste para mutação no gene *APC*. Para síndrome MAP, as diretrizes do National Comprehensive Cancer Network, dos Estados Unidos, recomendam teste para mutações no gene *MYH* para pacientes com teste negativo para *APC* e com mais de 10 adenomas ou para filhos de indivíduos sabidamente afetados.[25]

Se existem preocupações sobre a presença dessas ou de outras síndromes hereditárias, as diretrizes recomendam o referenciamento dos pacientes para serviços de aconselhamento genético. Em termos gerais, as seguintes características devem motivar esse referenciamento: indivíduos que preencham os critérios de Bethesda (Quadro 2.1);[30] indivíduos com história familiar positiva nos critérios de Amsterdam II (Quadro 2.2);[25,31] indivíduos com mais de 10 adenomas; indivíduos com múltiplos pólipos gastrintestinais hamartomatosos ou hiperplásicos; ou indivíduos com história familiar confirmada de síndromes hereditárias associadas ao CCR, com ou sem mutações detectadas.[25]

Diagnóstico pré-natal e seleção genética embrionária são possíveis, mas podem não ser legal, social, pessoal ou eticamente aceitáveis para alguns indivíduos.[25]

Quadro 2.1. Critérios revisados de Bethesda para pesquisa de instabilidade de microssatélites

Os tumores de pacientes com um dos seguintes critérios devem ser pesquisados para instabilidade de microssatélites:*

- CCR diagnosticado em paciente < 50 anos.
- Presença de tumores, sincrônicos ou metacrônicos, associados à síndrome de Lynch, independentemente da idade.
- CCR histologicamente sugestivo** de alta instabilidade de microssatélites em pacientes < 60 anos.
- CCR diagnosticado em paciente com um ou mais parentes de primeiro grau com tumores associados à síndrome Lynch diagnosticados antes dos 50 anos.
- CCR diagnosticado em um ou mais parentes de 1º ou 2º graus, com tumores relacionados com a síndrome, independentemente da idade.

* Os portadores de CCR com algum dos critérios mencionados são candidatos aos testes para instabilidade de microssatélite.

** Os critérios histológicos definidos pelo National Cancer Institute, dos Estados Unidos, são a presença de infiltração linfocitária no tumor, reação linfocitária Crohn-like, células em anel de sinete ou padrão de crescimento medular.

Fonte: Umar et al., 2004.[30]

Quadro 2.2. Critérios mínimos revisados para a definição clínica da síndrome de Lynch (critérios de Amsterdam II)

Ao menos três familiares devem apresentar câncer associado à síndrome de Lynch (colorretal, câncer do endométrio, intestino delgado, ureter ou pelve renal); todos os seguintes critérios devem estar adicionalmente presentes:

- Um deve ser parente em primeiro grau dos outros dois.
- Ao menos duas gerações sucessivas devam ser afetadas.
- Ao menos um caso de câncer deve ser diagnosticado antes dos 50 anos de idade.
- O diagnóstico de polipose adenomatosa familiar deve ser excluído nos casos de CCR.
- Os tumores devem ser verificados sempre que possível.

Os critérios têm sensibilidade e especificidade de aproximadamente 50%. Os pacientes que preenchem critérios, mas não apresentam síndrome de Lynch estão, ainda assim, em alto risco familiar (de etiologia incerta).

Fonte: Vasen, 2000; Burt et al., 2010.[25,31]

SOBREVIDA

As taxas de sobrevida são muitas vezes utilizadas como uma forma-padrão de mensurar o prognóstico de um paciente. O prognóstico é medido pelas taxas de sobrevida em 5 anos (percentagem de pacientes que vivem pelo menos 5 anos após o diagnóstico do câncer) e pelas taxas de sobrevida relativas, que comparam a sobrevivência observada ao que seria esperado para pessoas sem câncer. Isso ajuda a corrigir as mortes causadas por algo além de câncer e é a melhor maneira de observar o efeito que o câncer tem na sobrevivência. O tipo histológico e o estádio da doença são fatores que alteram o prognóstico. Outros fatores podem afetá-lo, como as alterações genéticas, o tratamento recebido e a resposta ao tratamento.[8]

O carcinoma de reto é considerado de bom prognóstico se diagnosticado em estádios iniciais. A sobrevida média global em 5 anos encontra-se em torno de 55% nos países desenvolvidos (Tabela 2.2) e 40% naqueles em desenvolvimento. Assemelhando-se à incidência, as taxas de mortalidade são mais baixas nas mulheres do que nos homens, exceto para a região do Caribe. Na casuística brasileira, os levantamentos do Inca apontam uma sobrevida aproximada de 55% para o CCR.[1,8]

Tabela 2.2. Taxa de sobrevida do câncer de reto, por estadiamento

Estadiamento	Taxa de sobrevida relativa de 5 anos (5%)
I	87
IIA	80
IIB	49*
IIIA	84*
IIIB	71
IIIC	58
IV	12

Observa-se uma tendência de piora da sobrevida com o aumento do estadiamento e as taxas elevadas de sobrevida para o câncer de reto diagnosticado precocemente. Fazem-se, porém, necessárias algumas considerações. Nessa versão dos dados norte-americanos, não houve estádio 2C, estando esses pacientes agrupados no estádio 2B. Além disso, alguns tipos de câncer que são agora considerados estádio 3C foram classificados como 3B, enquanto outros agora considerados estádio 3B foram classificados como 3C.

*Apesar de aparentemente paradoxais, esses números estão corretos, pois pacientes com estádio 3A ou 3B sobrevivem mais que aqueles em estádio 2B.

Fonte: adaptada de American Cancer Society, 2015.[8]

A Sociedade Americana de Câncer estima que, em 2015, o CCR foi responsável por 8% das mortes por neoplasia entre homens e 9% entre mulheres. As taxas de sobrevida global de 5 anos perfazem, atualmente, o número de 64%.[8] Os dados brasileiros para o período de 2009 a 2013 apresentaram resultados semelhantes (Tabela 2.3).

Tabela 2.3. Distribuição proporcional do total de mortes por câncer no Brasil, segundo a localização primária do tumor, no período de 2009 a 2013

Localizações primárias	%
Cólon	4,94
Retossigmoide	2,2
Reto	0,55

O carcinoma colorretal correspondeu a 7,69% das mortes por câncer no Brasil no período estudado. O câncer de reto, mais especificamente, foi responsável por 0,55% da mortalidade global por câncer. Dados sem separação por sexo.

Fontes: adaptada de Inca, 2014.[1]

CONCLUSÃO

O câncer é uma doença silenciosa. A história natural do CCR propicia condições ideais à sua detecção precoce. É considerada de bom prognóstico se a doença for diagnosticada em estádios iniciais. O conhecimento sobre a situação dessa doença possibilita estabelecer prioridades e alocar recursos de maneira direcionada para a modificação positiva desse cenário na população brasileira. Mesmo em países com maiores recursos, a relação custo-benefício em investimentos para estratégias apropriadas de prevenção e detecção precoce do câncer de cólon e de reto tem impossibilitado a implantação de rastreamento populacional, embora os estudos sejam favoráveis para tal. A prevenção direcionada e os programas de detecção precoce ajudarão a reverter a tendência do aumento das taxas de incidência internacional do CCR. Essas estratégias têm como objetivo diminuir não só a incidência, mas, principalmente, a mortalidade por essa neoplasia na população.

Referências

1. Inca. Estimativas 2014. Incidência de Câncer no Brasil. Rio de Janeiro: Coordenação de Prevenção e Vigilância; 2014.
2. Edwards BK, Ward E, Kohler BA, Eheman C, Zauber AG, Anderson RN et al. Annual report to the nation on the status of cancer, 1975-2006, featuring colorectal cancer trends and impact of interventions (risk factors, screening, and treatment) to reduce future rates. Cancer. 2010;116(3):544-73.
3. Guimarães RM, Rocha PGM, Muzi CD, Ramos RdS. Increase income and mortality of colorrectal cancer in Brazil, 2001-2009. Arquivos de gastroenterologia. 2013;50(1):64-9.

4. Wu X, Cokkinides V, Chen VW, Nadel M, Ren Y, Martin J et al. Associations of subsite-specific colorectal cancer incidence rates and stage of disease at diagnosis with county-level poverty, by race and sex. Cancer. 2006;107(S5):1121-7.

5. Inca. Câncer no Brasil: dados do registro de base populacional. Rio de Janeiro: Inca; 2010.

6. Torre LA, Bray F, Siegel RL, Ferlay J, Lortet-Tieulent J, Jemal A. Global cancer statistics, 2012. CA: a Cancer Journal for Clinicians. 2015;65(2):87-108.

7. Center MM, Jemal A, Ward E. International trends in colorectal cancer incidence rates. Cancer Epidemiology Biomarkers & Prevention. 2009;18(6):1688-94.

8. American Cancer Society. Cancer Facts & Figures. 2015 [press release].

9. Rahman R, Schmaltz C, Jackson CS, Simoes EJ, Jackson-Thompson J, Ibdah JA. Increased risk for colorectal cancer under age 50 in racial and ethnic minorities living in the United States. Cancer Medicine. 2015;4(12):1863-70.

10. de Andrade Schramm JM, de Oliveira AF, da Costa Leite I, Valente JG, Gadelha ÂMJ, Portela MC et al. Transição epidemiológica e o estudo de carga de doença no Brasil. Ciência & Saúde Coletiva. 2004;9(4):897-908.

11. Inca. Estimativas 2016. Incidência de Câncer no Brasil. Rio de Janeiro: Coordenação de Prevenção e Vigilância; 2015.

12. Souza DL, Jerez-Roig J, Cabral FJ, de Lima JRF, Rutalira MK, Costa JAG. Colorectal Cancer Mortality in Brazil: predictions until the year 2025 and cancer control implications. Diseases of the Colon & Rectum. 2014;57(9):1082-9.

13. Moayyedi P. Epidemiology and prevention of colorectal cancer. Gastrointestinal Oncology: A Critical Multidisciplinary Team Approach. 2008;291-304.

14. Lim G, Yahaya H, Lim T. The first report of the national cancer registry cancer incidence in Malaysia. Kuala Lumpur: Ministry of Health. 2003:57-8.

15. Haenszel W, Kurihara M. Studies of Japanese migrants. I. Mortality from cancer and other diseases among Japanese in the United States. Journal of the National Cancer Institute. 1968;40(1):43-68.

16. Kim ER, Chang DK. Colorectal cancer in inflammatory bowel disease: the risk, pathogenesis, prevention and diagnosis. World J Gastroenterol. 2014;20(29):9872-81.

17. Figueredo A, Rumble RB, Maroun J, Earle CC, Cummings B, McLeod R et al. Follow-up of patients with curatively resected colorectal cancer: a practice guideline. BMC cancer. 2003;3(1):1.

18. Rex DK, Kahi CJ, Levin B, Smith RA, Bond JH, Brooks D et al. Guidelines for Colonoscopy Surveillance after Cancer Resection: A Consensus Update by the American Cancer Society and US Multi-Society Task Force on Colorectal Cancer. CA: a Cancer Journal for Clinicians. 2006;56(3):160-7.

19. Dyson JK, Rutter MD. Colorectal cancer in inflammatory bowel disease: what is the real magnitude of the risk. World J Gastroenterol. 2012;18(29):3839-48.

20. Schulmann K, Pox C, Tannapfel A, Schmiegel W. The patient with multiple intestinal polyps. Best Practice & Research Clinical Gastroenterology. 2007;21(3):409-26.

21. Fearnhead NS, Wilding JL, Bodmer WF. Genetics of colorectal cancer: hereditary aspects and overview of colorectal tumorigenesis. British medical bulletin. 2002;64(1):27-43.

22. Hamilton SR, Liu B, Parsons RE, Papadopoulos N, Jen J, Powell SM et al. The molecular basis of Turcot's syndrome. New England Journal of Medicine. 1995;332(13):839-47.

23. Calva D, Howe JR. Hamartomatous polyposis syndromes. Surgical Clinics of North America. 2008;88(4):779-817.

24. Newton K, Mallinson E, Bowen J, Lalloo F, Clancy T, Hill J et al. Genotype-phenotype correlation in colorectal polyposis. Clinical Genetics. 2012;81(6):521-31.

25. Burt RW, Barthel JS, Dunn KB, David DS, Drelichman E, Ford JM et al. Colorectal cancer screening. Journal of the National Comprehensive Cancer Network. 2010;8(1):8-61.

26. Riley BD, Culver JO, Skrzynia C, Senter LA, Peters JA, Costalas JW et al. Essential elements of genetic cancer risk assessment, counseling, and testing: updated recommendations of the National Society of Genetic Counselors. Journal of genetic counseling. 2012;21(2):151-61.

27. Cairns SR, Scholefield JH, Steele RJ, Dunlop MG, Thomas HJ, Evans GD et al. Guidelines for colorectal cancer screening and surveillance in moderate and high risk groups (update from 2002). Gut. 2010;59(5):666-89.

28. Davila RE, Rajan E, Baron TH. ASGE guideline: colorectal cancer screening and surveillance. Gastrointestinal endoscopy. 2006;63(4):546-57.

29. Winawer S, Fletcher R, Rex D, Bond J, Burt R, Ferrucci J et al. Colorectal cancer screening and surveillance: clinical guidelines and rationale – update based on new evidence. Gastroenterology. 2003;124(2):544-60.

30. Umar A, Boland CR, Terdiman JP, Syngal S, de la Chapelle A, Rüschoff J et al. Revised Bethesda Guidelines for hereditary nonpolyposis colorectal cancer (Lynch syndrome) and microsatellite instability. J Natl Cancer Inst. 2004;96:261-8.

31. Vasen HFA. Clinical diagnosis and management of hereditary colorectal cancer syndromes. J Clin Oncol. 2000;18(Suppl 1):81S-92S.

Prevenção Primária e Secundária do Câncer Colorretal

3

Angelita Habr-Gama
Eduardo de Paula Vieira
Fábio Guilherme C. M. de Campos
Luciana Maria Pyramo Costa
Marlise Mello Cerato Michaelsen
Ronaldo Coelho Salles

INTRODUÇÃO

Conceitos epidemiológicos

Entre os conceitos epidemiológicos, o mais importante é o de rastreamento, que pode ser definido como a investigação de indivíduos assintomáticos a fim de prevenir determinada doença ou diagnosticá-la em estádio curável. Portanto, o objetivo básico do rastreamento do câncer colorretal (CCR) é detectar a doença em uma fase na qual possa ser tratada com intenção curativa. A extensão desse objetivo é reduzir a morbidade e a mortalidade atribuídas à doença.[1]

Não se rastreiam doenças para as quais não exista tratamento, já que o indivíduo sofre com os malefícios do rastreamento, sem se beneficiar das vantagens, ou seja, ter tratamento disponível. Portanto, o sucesso do rastreamento depende das características da doença, da acurácia dos instrumentos utilizados e da eficácia das modalidades de tratamento disponíveis para a doença-alvo.

Só devem ser rastreadas doenças altamente prevalentes na população geral. Como o objetivo do rastreamento é detectar a doença em estádio inicial, deve-se esperar que haja um intervalo de tempo longo entre a detecção da doença e a início do aparecimento dos sintomas (fase pré-clínica da doença).[1,2]

A validade de um instrumento de rastreamento é dada por sua capacidade em classificar como positivo o indivíduo que realmente tem a doença e, como negativo, aquele sem a doença. Quando o teste de rastreamento aponta um resultado positivo em um indivíduo sem doença, isso é chamado de resultado falso-positivo; quando o teste apresenta um resultado negativo em um indivíduo com a doença, chama-se resultado falso-negativo.[1]

Sensibilidade é o número de indivíduos com a doença e que apresentam um resultado de teste positivo. Ela é calculada como a proporção entre o número de indivíduos com a doença e o resultado do teste positivo sobre o número total de indivíduos com a doença. Quanto maior a sensibilidade do teste, menor a probabilidade de testes falso-negativos.[1]

A especificidade é a probabilidade de um teste classificar indivíduos realmente sem doença como negativos, sendo calculada pela proporção de indivíduos com teste negativo, sem doença, sobre o número total de indivíduos sem a doença. Quanto maior a especificidade do teste, menor a probabilidade de testes falso-positivos.[1]

O valor preditivo positivo é a probabilidade de o indivíduo apresentar a doença quando o teste apresenta um resultado positivo e o valor preditivo negativo é a probabilidade de um indivíduo não apresentar a doença quando o resultado do teste é negativo.[1]

A disponibilidade e a eficácia do tratamento da doença são outros fatores que interferem na validade do rastreamento. A diminuição da mortalidade não é o único objetivo do rastreamento de uma neoplasia. Ao possibilitar formas de tratamento menos agressivas em doenças mais precoces, o rastreamento determina também a diminuição da morbidade.[1]

Outros fatores devem ser levados em consideração ao se definir estratégias de rastreamento de determinada doença, como a relação custo-efetividade, a fácil aplicação em larga escala, e a baixa morbidade e o desconforto decorrentes dos exames. Este último aspecto merece particular atenção pelo fato de os exames de rastreamento serem empregados em uma população assintomática, presumivelmente saudável, em que a complicação do exame pode promover desconforto.[1]

Alguns tipos de câncer, como o de colo do útero e o colorretal, apresentam-se com lesões precursoras, entendidas como qualquer alteração intermediária entre um tecido normal e o carcinoma invasivo, incluindo carcinomas *in situ*. Essas alterações fazem parte dos múltiplos passos do processo de carcinogênese, mas podem progredir ou não para um fenótipo invasor. Essas lesões precursoras podem ser detectadas, particularmente no câncer de colo uterino (neoplasia intraepitelial) e no câncer de cólon e reto (pólipos adenomatosos). Nessas neoplasias, o rastreamento direcionado para as lesões precursoras impede o aparecimento da forma invasora, diminuindo a incidência da doença e, por conseguinte, a mortalidade em determinada população.[1]

As medidas de rastreamento são direcionadas também em razão dos grupos de maior ou menor risco para desenvolver a doença, determinados por fatores tanto genéticos quanto ambientais.

A neoplasia colorretal e seus precursores, os pólipos adenomatosos, são doenças multifatoriais, e sofrem influência de agentes externos (ambientais, dietéticos) e internos (alterações somáticas e hereditariedade). Vários autores descreveram que somente 5 a 10% dos tumores são causados por defeitos genéticos hereditários e que o restante (90 a 95%) são esporádicos, causados por mutações genéticas no indivíduo sob influência de fatores ambientais, alimentação e estilo de vida, o que apresenta uma grande oportunidade para prevenção.[3-5] Não há dúvidas de que as influências ambientais, principalmente a dieta, são responsáveis por essas taxas.[6]

Considerando o câncer uma doença progressiva, resultado de um processo cumulativo de eventos genéticos sucessivos herdados ou adquiridos no decorrer da vida, desde a sua gênese até um fenótipo metastático, deve-se entender sua prevenção também em vários níveis.[1]

A prevenção do CCR, tema de grande importância para a sociedade, por ser uma doença de incidência crescente, cuja prevenção pode levar à abrupta redução na incidência e na mortalidade é estruturada em três grandes pilares:

1. Mudança de comportamento e conscientização populacional.
2. Rastreamento do câncer e das lesões precursoras.
3. Tratamento rápido e acessível a todos.

A prevenção primária do CCR consiste na identificação dos fatores de risco envolvidos na carcinogênese, que podem ser mudados ou controlados, tentando eliminá-los ou tornar o hospedeiro mais resistente à sua ação, promovendo modificações no estilo e nos hábitos de vida e na composição da dieta. O objetivo da prevenção primária é diminuir a incidência da doença. Já a prevenção secundária visa à detecção precoce de neoplasia, em estádios iniciais, instituindo tratamento ainda com intenção curativa. O objetivo da prevenção secundária é diminuir a morbidade e a mortalidade da doença. A prevenção terciária consiste na instituição de tratamento adequado e busca aumentar a sobrevida e minimizar os efeitos da doença e do tratamento (reabilitação).[1]

População de risco

Alguns fatores de risco aumentam a chance de um indivíduo desenvolver CCR, como a idade, principalmente a partir dos 60 anos.[7] Para a população geral, esse risco é de 5% aos 70 anos. Entretanto, o CCR também ocorre em indivíduos com menos de 40 anos em cerca de 5 a 8% dos casos, mas é raro em adolescentes.

É comprovado, em estudos epidemiológicos, maior potencial carcinogênico da mucosa com adenomas em indivíduos com história pessoal ou familiar de pólipos adenomatosos, as principais lesões precursoras primárias do câncer.[8,9] Indivíduos com história pessoal ou familiar de câncer colorretal, de ovário, útero ou mama também apresentam maior risco. Um indivíduo já tratado por CCR tem maior chance de desenvolver novo CCR ao longo da vida (denominado tumor metacrônico). O risco de CCR em relação à história familiar varia conforme a proximidade de parentesco, o número de familiares afetados e a idade em que ocorreu o câncer.

Indivíduos com doenças inflamatórias intestinais, retocolite ulcerativa inespecífica e doença de Crohn também fazem parte da população de risco. Nesses casos, a associação entre tempo de evolução e extensão da doença [mais de 8 anos de doença em todo o cólon (pancolite) ou mais de 15 anos de doença em cólon esquerdo configura situação de maior risco]. Menos comumente, outras doenças, como retite actínica e ureterossigmoidostomia, podem representar fatores de risco potencial.[10]

PREVENÇÃO PRIMÁRIA

Hábitos de vida

Fatores relacionados com o estilo de vida, como dieta inadequada, tabagismo, sedentarismo, obesidade, consumo excessivo de álcool e ingestão de aminas heterocíclicas e hidrocarbonetos aromáticos, também foram incriminados.

Muitos fatores podem influenciar o aparecimento do câncer de intestino. Embora não seja possível determinar o exato papel de cada alimento e nutriente na carcinogênese, de acordo com vários estudos, os principais fatores de risco são:

- Alta taxa de gordura na alimentação.
- Grande quantidade de caloria ingerida.
- Obesidade.
- Sedentarismo.
- Consumo excessivo de carne vermelha.
- Dieta pobre em fibras.
- Baixa ingesta de vitamina C, selênio e cálcio.
- Idade.
- Tabagismo e consumo de álcool em excesso.[10]

Dieta

Aproximadamente 70% da incidência dos tumores de intestino está associada à dieta, sendo que alguns tipos de alimentos aceleram o crescimento dos tumores, e outros o inibem.[9] Quanto à influência da alimentação, reconhece-se que a dieta ocidental, caracterizada por alto teor de gorduras saturadas, proteína de origem animal (carne vermelha e processada) e baixo teor de fibras (frutas, vegetais e cereais), está associada a maior potencial carcinogênico.[10]

Macronutrientes

Fibras, grãos, vegetais e frutas

Existem muitas teorias que explicam o efeito protetor das fibras contra o CCR. Burkitt, em 1969, descreveu associação inversa entre a ingesta de grande quantidade de fibras e a baixa incidência de CCR. Essa hipótese se baseava na redução do tempo de trânsito colônico, na diluição do conteúdo intestinal e na estimulação da fermentação das bactérias anaeróbias, com aumento da produção de ácidos graxos de cadeia curta (acetato, propionato e butirato). Muitos estudos caso-controle comprovaram essa teoria e descreveram redução de 50% no risco de CCR.[11] Contudo, grandes estudos de coorte falharam em demonstrar esse efeito protetor, tanto com a ingesta total de fibras quanto com a de frutas e vegetais.[12] Essa dificuldade se explica, em parte, pela grande quantidade de polifenóis e outros agentes fitoquímicos também presentes nesses alimentos, com propriedades anticancerígenas. Uma revisão sistemática de 13 estudos prospectivos, com seguimento de 6 a 20 anos, revelou que a ingesta de fibras é inversamente associada ao risco de CCR, ajustado por idade. Contudo, esse efeito protetor desaparece quando outros fatores de risco relacionados com a dieta são levados em conta. Sendo assim, as fibras isoladas não levam a uma grande alteração na incidência do câncer de intestino, mas somente a uma pequena redução com a ingesta de cereais; mas, se forem separadas por localização do tumor, as frutas e vegetais estão associadas à redução de câncer da porção mais distal do cólon, não alterando a incidência de tumores proximais.[13]

As recomendações atuais são para a maior ingestão de frutas e vegetais, em associação aos grãos e cereais, em torno de 25 a 30 g por dia, ou 14 g/1.000 kcal, em virtude de suas propriedades saudáveis. Esses tipos de alimentos apresentam grande concentração de vitaminas A e C, minerais, eletrólitos e agentes fitoquímicos, com ação antioxidante. Além de serem a fonte de fibra da dieta, com todos os seus efeitos protetores e benéficos, diminuem o risco de doença coronariana e outras doenças crônicas. Muitos estudos descrevem a atividade de componentes não nutricionais que constam na dieta na prevenção de doenças degenerativas, como o câncer. Essa classe de moléculas heterogêneas, conhecidas como fitoquímicas, inclui as vitaminas (carotenoides) e os polifenóis, como os flavonoides, as fitoalexinas e os componentes ricos em ácidos fenólicos e sulfúricos com ação antioxidante. Mais de 10 mil fitoquímicos já foram descritos e, destes, mais de 6 mil estão incluídos na classe dos flavonoides. Estão amplamente presentes em alimentos derivados de plantas e bebidas, como frutas, vegetais, chás, vinho, cerveja, chocolate, muitos suplementos alimentares, remédios naturais e fitoterápicos.[14] Esse amplo grupo de substâncias fitoquímicas interfere na progressão tumoral, atuando diretamente nas células tumorais, modificando a microbiota tumoral e criando condições fisiológicas hostis ao crescimento tumoral.[15]

As fibras podem ser divididas em solúveis, que têm efeito benéfico na diminuição do colesterol, e insolúveis, com efeito laxativo, aumentando o peso das fezes. No entanto, muitas fibras solúveis, como o farelo de trigo e o *psyllium*, funcionam como laxativo e aumentam o peso das fezes. A maioria das frutas e vegetais tem uma grande concentração de fibras insolúveis.

As fibras, que contêm amido, são formadas de unidades de açúcares ligados. Diferentemente dos outros amidos, essas ligações não são quebradas pelas enzimas digestivas e passam intactas ao intestino grosso. São fermentadas pela microflora colônica em gases, como o hidrogênio e o dióxido de carbono, ou se ligam às moléculas de água, aumentando o peso das fezes. Embora as fibras não se transformem em glicose, muitos ácidos graxos de cadeia curta são produzidos pela fermentação das fibras no intestino, servindo como fonte de energia para o organismo. As fibras da dieta e as funcionais são carboidratos não digeridos, sendo as da dieta naturais, e as funcionais, fibras isoladas que têm efeito fisiológico benéfico para o ser humano.[16]

Carne vermelha

Muitas metanálises revelaram que o consumo excessivo de carne vermelha e processada aumenta o risco do CCR.[17] Diversos produtos, como aminas heterocíclicas, carboidratos policíclicos aromáticos e nitrosaminas derivados da carne muito assada, queimada ou em contato direto com o fogo, são carcinógenos e aumentam o risco de CCR.[14]

Peixe e ômega 3

Existe associação inversa entre o consumo de peixe, que é rico em ômegas 3 e 6, e o risco de surgimento de pólipos adenomatosos e do CCR. Esses ácidos graxos poli-insaturados inibem a COX2, com ação anti-inflamatória e anticancerígena. Além disso, o ômega 3 fortalece o sistema imunológico, contribuindo para a redução dos níveis de colesterol, regulando a fluidez do sangue e evitando doenças cardiovasculares. Recomenda-se comer peixe 2 e 3 vezes por semana.[18,19]

Leite e derivados

O resultado de uma revisão sistemática que incluiu 10 estudos prospectivos, com 500 mil casos, demonstrou efeito protetor contra o câncer de cólon distal com o consumo de mais de 250 g por dia de leite e derivados.[6]

Micronutrientes

Vários estudos têm avaliado o efeito da ingestão de agentes externos com o objetivo de restringir a indução, prevenir e diminuir a progressão do câncer ou reverter a carcinogênese a um estádio pré-maligno. Isso tem sido objeto de estudo quanto ao CCR por sua evolução natural de longo período pré-cancerígeno e da presença de lesão pré-maligna, o que possibilita a prevenção.[3]

Vitamina B

Tem sido objeto de pesquisa nas últimas décadas em virtude de seu papel nos processos de síntese, reparo e metilação do DNA. Os estudos indicam que uma grande ingesta de folato (vitamina B_9), encontrado nos vegetais verde-escuros, está associada à redução do risco de CCR e de adenoma.[20] Essa associação somente foi evidenciada para o folato natural da dieta, mas não para os suplementos de ácido fólico que podem ser até mesmo prejudiciais, principalmente para indivíduos com história de câncer ou adenomas. Um estudo randomizado recente evidenciou que o uso de ácido fólico na prevenção secundária aumenta o risco de adenomas avançados ou recorrentes. Esse efeito paradoxal do folato na carcinogênese colônica reflete o seu papel protetor em nível fisiológico na mucosa normal, enquanto a suplementação agressiva pode aumentar a chance de progressão de lesões microscópicas.[21] Além do folato, a ingesta de vitamina B_6 tem um efeito protetor contra o CCR.

Cálcio

Uma revisão sistemática incluindo 10 estudos prospectivos evidenciou um efeito protetor do consumo de cálcio e de suplementos na dieta. No entanto, essa revisão não diferencia o efeito independente do cálcio da dieta. Outra revisão da Cochrane demonstrou que, em indivíduos com história de adenomas, tomar suplementos de cálcio tem um efeito protetor na diminuição do aparecimento de adenomas.[6]

Vitamina D

Duas metanálises de estudos observacionais demonstraram que a ingesta de vitamina D em doses altas de 1.000 a 2.000 unidades/dia diminui o risco de CCR em decorrência do papel regulador da betacatenina, estando envolvida na iniciação e na progressão do câncer de intestino. No entanto, há uma janela terapêutica limitada em virtude da hipercalcemia e da hipercalciúria decorrentes da ingesta de grande quantidade da vitamina D, pela homeostase do cálcio nos ossos e no intestino.[22]

Antioxidantes

Uma recente revisão da Cochrane que incluiu 20 estudos randomizados e várias metanálises confirma que o uso de antioxidantes não foi superior ao de placebo na prevenção do CCR. Foram comparadas diversas substâncias, isoladas e associadas, como a vitamina E, o selênio, o betacaroteno mais a vitamina A, o betacaroteno mais a vitamina E, o betacaroteno mais as vitaminas C e E, o betacaroteno mais as vitaminas C, E e o selênio, com os mesmos resultados.[6]

Componentes naturais

Existem inúmeros alimentos e agentes ativos das especiarias indianas que estão associados à prevenção do CCR, o que explicaria a baixa incidência de câncer de intestino nos indianos.[5]

Curcumina/curry

Dá a coloração amarela ao alimento, tendo um fator protetor contra muitos carcinógenos que causam os tumores gastrintestinais. Derivada da turmerina, açafrão, exerce atividades diferentes, mas todas de quimioprevenção. Essa substância também exerce fator protetor em pacientes com doenças inflamatórias intestinais, polipose adenomatosa familiar (PAF) e pancreatite. Seu mecanismo de ação altera a cascata inflamatória, com inibição da COX2, agindo, além disso, nas interleucinas e na proliferação celular, e inibindo o crescimento das células neoplásicas, não apresentando toxicidade relacionada com a dose, nos estudos considerados. É um agente promissor na quimioprevenção dos tumores colorretais. Ainda não se sabe a dose exata, mas acredita-se que 3,6 g por dia exerçam eficácia farmacológica.[3,5]

Gingerol/gengibre

A raiz do gengibre tem inúmeras propriedades medicinais, e é utilizada em muitos países para auxiliar na digestão e na êmese gravídica. Tem potencial antioxidante, anti-inflamatório e propriedades imunoestimulantes. Algumas dessas ações exibem atividade anticancerígena. Assim como a turmerina, induz a apoptose e tem papel importante na prevenção e no tratamento dos tumores.[5,23]

Piperina/pimenta

A pimenta-negra tem sido utilizada há muito tempo na alimentação indiana, com inúmeras propriedades benéficas, entre elas melhorar a digestão por estímulo de enzimas pancreáticas, facilitar a absorção de nutrientes e diminuir o estresse oxidativo.[5]

Berberina

Encontrada em raízes, cascas de plantas medicinais e alguns tipos de uvas, a berberina é importante na prevenção do CCR por diminuir a proliferação celular e induzir a apoptose. A maior parte dos estudos descreve a combinação do uso de nutrientes naturais como tendo um potencial protetor mais eficaz do que a utilização de um elemento único. Essas substâncias apresentam atividade antioxidante, antimutagênica e anticarcinogênica.[5]

Polissacarídeos

O consumo de maçã diminui o risco de câncer de intestino. Tanto a fruta quanto o suco atuam reduzindo os focos de criptas aberrantes, a hiperproliferação celular e os danos no DNA, principalmente no cólon distal.[24]

Cogumelos

O cogumelo vem sendo utilizado há muito tempo como alimento saudável ou suplemento na prevenção e no tratamento de inúmeras doenças, como o câncer, a aterosclerose, a hipertensão e o diabetes. Sua atividade na prevenção do CCR se dá pela supressão da atividade proliferativa anormal das células pré-neoplásicas em neoplásicas. No tratamento dos tumores, os polissacarídeos do cogumelo atuam na indução da apoptose ou na morte celular.[25]

Saponinas

Presentes em inúmeras espécies de plantas, seus principais representantes são o ginseng e o ginseng vermelho. Atuam na indução da apoptose das células tumorais e na angiogênese e apresentam atividade antiproliferativa.[26]

A soja e seus derivados, outro grupo de saponinas, estão relacionados com a redução do câncer de cólon. Essas substâncias agem na diminuição da resposta inflamatória e na supressão celular.

Resveratrol

Polifenol encontrado nas uvas, em frutas com cascas escuras, nos mirtilos, nos morangos, no vinho tinto, no amendoim e no chocolate amargo. É antioxidante e atua no combate de radicais livres, sendo benéfico contra muitas doenças, como o câncer, a obesidade, o diabetes e as doenças cardiovasculares.

Na prevenção dos tumores, tem efeito tanto inibindo o início da carcinogênese quanto em relação à sua progressão. Diminui a resposta inflamatória, reduz a atividade da COX2, diminui a expressão do KRAS, entre outras atividades. Na dose de 0,5 a 1,0 g, tem efeito farmacológico no trato gastrintestinal, no entanto mesmo grandes doses de resveratrol são seguras.[27]

Quercetina

Um dos maiores flavonoides da dieta, a quercetina é considerada um polifenol encontrado em muitas frutas, vegetais e bebidas (p. ex., chá e vinho). Tem papel na prevenção da câncer, inibindo o início da carcinogênese, por meio de suas atividades antioxidante, anti-inflamatória, antiproliferativa e pró-apoptótica. Sendo um potente inibidor da COX2, é um dos mecanismos que explicam a razão de o consumo regular de frutas e vegetais proteger contra o CCR.[3]

Anti-inflamatórios não esteroides (AINE)

Os salicilatos e os anti-inflamatórios não esteroides (AINE) constituem um grupo de agentes que pode atuar na quimioprevenção do câncer de cólon.

São inibidores da ciclo-oxigenase (COX), enzima responsável pela transformação do ácido aracdônico em prostaglandinas, atuando na proliferação celular e na apoptose.[28]

Nos seres humanos, há três formas de COX: a COX1, expressa em todos os tecidos, está envolvida em manter a integridade da mucosa gástrica e a agregação plaquetária; a COX2 é induzida no processo inflamatório e na tumorogênese; e o exato papel da COX3 ainda não foi totalmente determinado. Assim, a COX2 está superexpressa nos tumores de cólon e adenomas.

O mecanismo de ação dos AINE como agentes quimiopreventivos não é totalmente claro, no entanto postula-se que atuem nos mecanismos COX-dependentes e independentes. Nos COX-dependentes, a inibição da COX produz diminuição nos níveis de prostaglandinas e seus derivados (prostaciclinas e tromboxane), levando à diminuição do processo envolvido na proliferação celular. Contudo, também leva ao aumento do ácido aracdônico, que promove a apoptose. Nos mecanismos COX-independentes, esses agentes interferem na angiogênese.

Ácido acetilsalicílico

Inúmeras metanálises, estudos randomizados e dados publicados demonstraram que o ácido acetilsalicílico é efetivo na redução de adenomas e confere discreta diminuição na incidência do CCR. No entanto, esse benefício foi maior com altas doses, em comparação às doses utilizadas para prevenção de efeitos cardiovasculares, o que, por sua vez, está associado a risco aumentado e inaceitável de sangramentos do trato gastrintestinal. Além disso, o benefício foi mais evidente em uma população de alto risco para câncer de intestino, ou seja, com história familiar positiva ou com CCR hereditário sem polipose (HNPCC) e com tratamento realizado por um período prolongado, acima de 2 anos, o que também aumenta o risco de efeitos colaterais.[29]

Inibidores da COX2

Os inibidores seletivos da COX2 são atrativos em razão do baixo risco de efeitos colaterais no trato gastrintestinal, mais comuns com os inibidores da COX1. Diversos estudos comprovaram a eficácia dos inibidores da COX2, principalmente o celecoxibe, na quimioprevenção de adenomas e de adenomas avançados. Entretanto, os efeitos colaterais, principalmente os cardiovasculares, impedem a indicação para a prevenção em indivíduos saudáveis. Estão indicados somente em grupo de alto risco de câncer colorretal, particularmente nos pacientes com polipose adenomatosa familiar (PAF). Nos pacientes com essa síndrome genética, o celocoxibe está aprovado para a utilização, em casos selecionados, para retardar o tratamento cirúrgico e/ou para prevenção secundária, se persistirem adenomas após a operação profilática. A dose ideal ainda não está bem estabelecida, mas 400 mg duas vezes por dia parecem ser adequados, com poucos efeitos colaterais.[30]

AINE

Desde 1980, é descrita a utilização do sulindaco, um AINE, na regressão de pólipos adenomatosos, em pacientes com PAF. Inúmeros trabalhos foram realizados, com diferentes doses, comprovando a indução da regressão do número e do tamanho dos pólipos. Contudo o efeito parece estar restrito à duração do tratamento. Os dados são insuficientes para indicar o seu uso ou de outro AINE para quimioprevenção em longo prazo. Não existe evidência da redução da incidência nem da mortalidade do CCR com a sua utilização. Até o momento, as recomendações gerais não indicam a administração de sulindaco para pacientes com PAF.[31]

Estatinas e reposição hormonal

O resultado de metanálises com vários trabalhos randomizados não comprovou a utilização de estatinas nem a reposição hormonal como protetores do CCR. Assim, não são recomendadas como prevenção primária.[6]

Probióticos

Existem muitas evidências de que a ligação da dieta com o CCR esteja associada a um desequilíbrio da flora intestinal, denominado disbiose.

A microflora intestinal é formada por espécies de bactérias com características morfológicas, fisiológicas e genéticas que colonizam os diversos segmentos, coexistindo com outros microrganismos e inibindo o crescimento de bactérias patogênicas. Alguns fatores ambientais, como a dieta e as drogas, podem alterar a composição e a resistência desses microrganismos, com consequente disbiose intestinal e implicações negativas para a saúde do indivíduo. A microflora colônica é muito rica e formada por bactérias anaeróbias, das espécies bacteroides, fusobactérias, *Clostridium* e outras.

Os probióticos são microrganismos vivos que, quando administrados em quantidade adequada, conferem benefício saudável ao hospedeiro. Geralmente, pertencem à categoria das bactérias do ácido láctico, como os lactobacilos e o *bifidobacterium*, e são encontrados em diversos alimentos, como iogurtes, queijos, leites, sucos, cereais, barras de cereais e fórmulas.

Inúmeros estudos confirmam que o consumo de probióticos é efetivo para várias doenças, como intolerância à lactose, diarreia induzida por antibiótico, gastrenterite, constipação intestinal, infecções do trato urinário etc. Diversos estudos enfatizam a utilização dos probióticos na prevenção primária do CCR, tendo um papel no início da carcinogênese, apesar de seu mecanismo de atuação na prevenção do CCR não estar bem definido, postulando-se que seja por alteração da microflora intestinal, inativação de componentes cancerígenos, competição com a microbiota patogênica e putrefativa, melhora da resposta imune do hospedeiro, efeitos antiproliferativos, via regulação da apoptose e diferenciação celular e inibição da tirosinaquinase, diminuindo a proliferação celular.[32]

A coadministração de probióticos e prebióticos, ingredientes fermentados específicos que causam alterações na composição e na atividade da microflora intestinal, conferindo benefícios à saúde do hospedeiro, é denominada simbióticos e aumenta a efetividade dos mecanismos anticancerígenos.

A fermentação bacteriana de carboidratos não digeridos resulta em gás e ácidos graxos de cadeia curta, como o acetato, o propionato e o butirato. Enquanto o gás é eliminado nas fezes, os ácidos graxos representam nutrientes para a mucosa intestinal, participando na fisiopatologia dos mecanismos de prevenção do CCR.[33] Os probióticos estão envolvidos na produção de outro grupo de ácidos graxos – os ácidos linoleicos, que exercem inúmeros benefícios para a saúde, incluindo efeitos anti-inflamatórios e anticarcinogênicos.[34,35]

Álcool

Um grande número de estudos prospectivos de coorte e caso-controle descreve a associação entre a ingesta de álcool e o risco aumentado de adenomas e de CCR. Esses trabalhos mostram que o consumo igual ou maior que 30 g por dia está associado a risco 1,24 vez maior de ter câncer. Não se sabe exatamente se esse efeito deletério se dá por alteração dos níveis de folato, interferência na metilação do DNA, alteração do sistema imune ou interferência na carcinogênese por meio das enzimas do citocromo P450. No entanto, não existem dúvidas de que minimizar a ingesta de álcool é um fator recomendado para a prevenção do câncer de intestino.[36]

Obesidade

Muitos estudos epidemiológicos relatam associação consistente entre o índice de massa corpórea (IMC) e o risco aumentado de CCR, principalmente quando o IMC é superior a 25, associação mais evidente nos homens. Comparando ao IMC menor que 23, aumenta-se a chance de câncer e adenomas em 14%; com IMC de 23 a 25, para 41%;19% para IMC entre 25 e 27,4; 24% para IMC entre 27,5 e 29,9 e 41% para o IMC maior ou igual a 30.[4] Uma das explicações para esse cenário é que a obesidade está associada à resistência à insulina, o que leva à hiperinsulinemia, e esses altos níveis de insulina aumentam a proliferação celular e o risco de tumorogênese. Estudos mais recentes associam essa resistência à insulina à adiposidade abdominal, e não unicamente ao IMC; sendo a adiposidade abdominal mais comum nos homens, de modo que a obesidade androide explica por que ela é mais forte nos homens.[4]

Atividade física

Existem fortes evidências de que a prática de atividades físicas está associada à redução de aproximadamente 40% no risco de desenvolver CCR. Mesmo níveis moderados de prática desportiva, como uma caminhada rápida, 30 minutos por dia, estão associados a benefícios substanciais. Estudos recentes explicam esse efeito benéfico da atividade física na prevenção do câncer pelo aumento da sensibilidade da insulina, com diminuição dos seus níveis e redução da inflamação crônica.[4,6]

Tabagismo

Embora o tabagismo esteja associado diretamente aos tumores que têm contato direto com os carcinógenos do tabaco, como os de pulmão, laringe e esôfago, sabe-se que esses agentes carcinógenos atingem a mucosa colorretal por meio do sistema circulatório. Isso resulta em danos genéticos que levam ao desenvolvimento do câncer. O tabaco está associado a aumento do risco de adenomas colorretais, lesões precursoras dos tumores e, em longo prazo, ao aparecimento do câncer. Essa associação é mais evidente para câncer de reto, em comparação ao câncer de cólon.[37]

Recomendações

Analisando todos os estudos em conjunto, existem fortes evidências de que a redução da incidência do CCR pode ser alcançada com sutil alteração na dieta ocidental e no estilo de vida.

As recomendações atuais são:

- Consumir diariamente fibras, frutas e vegetais (25 a 30 g/dia).
- Praticar atividade física aeróbica regular.
- Evitar gorduras saturadas, com redução de até 30% das calorias totais da dieta.
- Evitar carne vermelha, processada e, principalmente, muito assada.
- Consumir peixes 2 a 3 vezes por semana.
- Não fumar.
- Tomar 2 a 3 L de água por dia.
- Não ingerir bebidas alcoólicas em excesso.
- Manter o peso ideal, evitando a obesidade.[4,6,10]

PREVENÇÃO SECUNDÁRIA OU RASTREAMENTO

Vale reforçar o conceito de rastreamento como investigação em indivíduos assintomáticos por meio de medidas simples e de fácil execução na população. Uma doença deve ser rastreada quando apresenta alta incidência e prevalência além de uma longa janela terapêutica, possibilitando diagnóstico em fases iniciais, quando é potencialmente tratável e curável, levando à melhora do prognóstico, com redução da morbimortalidade.

A história natural do CCR propicia condições ideais à sua detecção precoce ou prevenção. A sequência adenoma-carcinoma, responsável pela maioria dos casos de CCR, decorre de alterações celulares que resultam da exposição da mucosa intestinal aos agentes cancerígenos. Inicialmente, caracterizam-se por lesões inflamatórias inespecíficas, desenvolvendo-se a displasia quando esta agressão é intensa e prolongada. Em termos histopalógicos, o CCR se desenvolve a partir da mucosa normal que, após sofrer estímulos de crescimento, diferenciação e proliferação celular, favorece o aparecimento de adenomas. Adenomas são pólipos neoplásicos de origem epitelial, com tamanho variável (poucos milímetros a alguns centímetros) e formas distintas (polipoides ou planos, pediculados ou sésseis). Progressivamente, alguns desses pólipos podem apresentar aspectos displásicos e focos de carcinoma. Essa complexa evolução foi detalhada em 1988 pelas investigações pioneiras do Dr. Bert Vogelstein e seus colegas da Universidade Johns Hopkins. Esse período de adenoma-carcinoma é de aproximadamente 10 a 15 anos. Geneticamente, entende-se que esse modelo de progressão tumoral está intimamente associado a eventos moleculares nos quais ocorre acúmulo de alterações genéticas. Assim, a sequência adenoma-carcinoma representa a contrapartida morfológica da carcinogênese por múltiplos passos dirigidos por alterações genéticas.[38]

A importância do rastreamento no CCR (*screening*) é o diagnóstico precoce ou o diagnóstico das lesões pré-malignas. A sobrevida em 5 anos dos pacientes em estádios iniciais I e II é de 90,5%, estádio III, 71,9%, e estádio IV, 12,5%.[39] Entre os anos de 1990 e 2000, não havia evidência da efetividade do rastreamento para o CCR.[40] Em 2003, a partir de um estudo da American Gastroenterogical Association, consolidaram-se a eficácia e os benefícios da prevenção e da detecção precoce do CCR, que passaram, inclusive, a ser custeados pelo Medicare e outros sistemas de administração de saúde norte-americanos.[41]

A mortalidade do CCR nos Estados Unidos no período entre 1990 e 2007 sofreu decréscimo de 35% e, em 2011 de 47%.[42] A incidência de câncer no período de 2008 a 2010 teve decréscimo de 7,2%. Esse fato é atribuído ao rastreamento com a colonoscopia.[1] Em 2010, 55% dos adultos entre 50 e 64 anos e 64% dos adultos acima de 64 anos já estavam fazendo rastreamento.[43]

A prevenção de CCR na União Europeia teve início em 2007, sendo primeiro estabelecida em 12 países. Hoje, abrange 27 países, predominando a pesquisa de sangue oculto nas fezes guáiaco (gFOBT) e o teste imunoquímico (FIT). Na Alemanha e na Polônia, predomina a colonoscopia.[44]

No Brasil, ainda não há política pública de saúde dirigida à prevenção do CCR. O que se observa são conceitos fragmentados e individuais dos especialistas, que não avaliam as características e as pertinências das ações no âmbito da saúde coletiva e entre segmentos populacionais definidos, segundo suas características de vulnerabilidade e risco para a doença. A estratégia de rastreamento deve obedecer à análise dos fatores de risco sob os quais a população em questão está exposta.

A incidência de CCR está diretamente relacionada com certos fatores adquiridos e genéticos em uma parcela da população acometida. A população a ser submetida a medidas preventivas deve ser classificada em dois grupos:

1. Indivíduos com risco habitual para CCR (5 a 6%), nos quais a idade é o único fator de risco; 75% dos novos casos de câncer fazem parte deste grupo.[44]
2. População de alto risco, geralmente associada a fatores genéticos e doença inflamatória.

Para determinar essa classificação, três questionamentos são importantes:

1. Antecedentes familiares de CCR: caracterizar grau de parentesco, idade de aparecimento da lesão, quantas pessoas tiveram câncer na família.
2. Antecedentes pessoais de CCR e pólipos adenomatosos e pólipo serrilhado.
3. Diagnóstico de doença inflamatória intestinal.

Tipos de teste de rastreamento

Duas modalidades de teste podem ser utilizadas.[45] Os testes estruturais são aqueles que estudam a mucosa do cólon [sigmoidoscopia flexível, colografia por tomografia computadorizada (CTC) ou colonoscopia virtual e colonoscopia] e os que apenas detectam o câncer de intestino por meio de pesquisa nas fezes (pesquisa de sangue oculto e DNA fecal). Os testes de pesquisa nas fezes têm a vantagem de ser menos invasivos, não necessitam de preparo de cólon e não apresentam risco de complicações. Porém, apresentam menor sensibilidade e os resultados dependem da adequada coleta das fezes. Esses testes são usados nos rastreamentos norte-americanos e europeus de acordo com a preferência de cada país, com a disponibilidade do método e a aderência da população.

A Tabela 3.1 resume a atualização das diretrizes usadas atualmente nos Estados Unidos e aprovadas pelos dois maiores painéis de especialistas:[46]

- The United States Preventive Services Task Force (USPSTF), que aprova as diretrizes usadas nos chamados Centers for Medicare and Medicaid Services (CMS).
- American Cancer Society, Multi-Society Task Force on Colorectal Cancer e American College of Radiology (ACS/MSTF/ACR).

Pesquisa nas fezes

Pesquisa de sangue oculto nas fezes

Pesquisa de sangue oculto nas fezes base guáiaco (PSOFG)

O teste guáiaco baseia-se na ação da peroxidase no heme, podendo sofrer interferência dos alimentos com resultado falso-positivo pela atividade da peroxidase encontrada em determinados alimentos e em hemoglobina não humana. É sensível a sangramento do trato digestório superior, podendo ser falso-negativo pela ação da vitamina C e por coleta inadequada. O PSOFg anual é recomendado preferencialmente com coletas de duas amostras de fezes, por 3 dias consecutivos e sem reidratação dos cartões. A dieta específica deve iniciar 3 dias antes da coleta.[45-47]

Estudos feitos por Basset e Goulston[48] demonstraram que a frequência de falso-positivos se reduz de 11 para 2% com a restrição dietética. Os resultados dos estudos no tocante à dieta a ser empregada com a utilização da prova do PSOFg ainda são controvertidos, sem definição precisa sobre qual a recomendação dietética ideal. Para aumentar o número de resultados positivos, é conveniente a prescrição de dieta contendo resíduos à base de cereais, para facilitar o sangramento de eventuais lesões; entretanto, os vegetais frescos devem ser evitados, pois, sendo ricos em

Tabela 3.1. Diretrizes de rastreamento dos Estados Unidos

	USPSTF	ACS/MSTF/ACR
Padrão PSOFg	Sensitivo PSOFg	Não recomenda
Sensitivo PSOFg	Anual	Anual
PSOFIT	Anual	Anual
DNA fecal	Não recomenda	Intervalo incerto
Colografia por tomografia computadorizada	Não recomenda	Uma vez a cada 5 anos
Enema opaco de duplo contraste	Não recomenda	Recomendado na falta de outros testes; uma vez a cada 5 anos
Retossigmoidoscopia flexível (RF)	Uma vez a cada 5 anos	Uma vez a cada 5 anos
Retossigmoidoscopia flexível (RF) + sensitivo PSOFg	RF uma vez a cada 5 anos / Uma vez a cada 3 anos	RF uma vez a cada 5 anos / Anualmente
Colonoscopia	Uma vez a cada 10 anos	Uma vez a cada 10 anos
Outras recomendações		
Tipo de teste	Qualquer teste	Teste estrutural
Idade para começar o rastreamento	50 anos	50 anos
Idade para parar com o rastreamento	74-84: individualizado	Não especifica a idade
	Idade > 85: não recomenda	

Fonte: adaptada de Lieberman, 2012.[46]

peroxidases, aumentam o número de falso-positivos. Além das peroxidases vegetais, podem produzir positividade na ausência de sangramento as perdas sanguíneas até o momento consideradas fisiológicas ou decorrentes de lesões não neoplásicas, como angiodisplasias, doença diverticular do cólon, hemorroidas ou processos inflamatórios. É recomendável que o exame seja realizado logo após o término da coleta das fezes, pois, se postergado, provas positivas podem se tornar falsamente negativas.

Sob o ponto de vista clínico, a incidência de falso-negativo não tem muita importância nos indivíduos totalmente assintomáticos, desde que a prova seja repetida anualmente, uma vez que a possibilidade de o exame se tornar positivo será maior. Na sequência adenoma-carcinoma, grandes adenomas sangram intermitentemente, diminuindo a sensibilidade do PSOFg. São necessários no mínimo 10 anos de aderência ao rastreamento para mostrar redução significativa na incidência e na mortalidade do CCR.

Múltiplos trabalhos randomizados de rastreamento de CCR mostram redução na mortalidade entre 15 e 30%, desde que a aderência seja de no mínimo 10 anos, com exames realizados anualmente. A aderência na Inglaterra é em torno de 57%.[49,50] Alguns trabalhos mostram redução da mortalidade entre 15 e 18% com testes bienais.

Atualmente, tende-se a utilizar, no lugar do PSOF, o Hemoccult Sensa®, que tem uma sensibilidade de 64 a 80% a mais que o Hemoccult II®, que é de 25 a 38% ou o imunoquímico, com uma sensibilidade de 61 a 91%, embora todos os trabalhos randomizados que provaram a queda da mortalidade do CCR terem sido feitos com o Hemoccult®.[35]

Teste imunoquímico fecal (FIT)

Teste de pesquisa de sangue oculto nas fezes que usa anticorpos monoclonais específicos para detectar globina humana, é mais específico para sangramentos distais.[51] Pode ser quantitativo e qualitativo. Considera-se um limiar de hemoglobina de 75 ng/mL o nível que mantém melhor sensibilidade (61 a 91%) e especificidade.[52] Para adenomas avançados (definidos como > 10 mm, histologia vilosa e com displasia de alto grau), apresenta sensibilidade de 20 a 50%. Não sofre ação da dieta. E é considerado hoje o melhor custo-efetivo dos métodos não estruturais de pesquisa nas fezes, com uma sensibilidade de 76% e especificidade 95% quando comparado à colonoscopia.[53]

DNA fecal

O teste de DNA fecal é um teste molecular, resultado dos grandes avanços no entendimento de mutações genéticas e modificações epigenéticas do CCR. A detecção de alterações do DNA do CCR e de lesões pré-malignas na mucosa do cólon por meio das fezes é possível em razão da natural esfoliação celular. Células esfoliadas caem na luz colônica diariamente, incorporando-se às fezes. Essas células, com alteração no DNA, apresentam maior grau de integridade e estabilidade que as células normais, o que facilita sua extração das fezes. Esse teste detecta também a presença de sangue nas fezes. As mutações detectáveis são APC, KRAS, p53 e BAT-26. Porém, não detecta mutações genéticas de origem hereditária de reparo *mismatch*.[54] Em razão da heterogenicidade genética do CCR, múltiplos marcadores de DNA são necessários para alta sensibilidade do exame.[55]

As vantagens do teste de DNA fecal são:[55] sensibilidade, independentemente de a lesão ser distal ou proximal; não há necessidade de dieta; a sensibilidade não varia com o estádio do tumor; e a sensibilidade aumenta com o tamanho da lesão (42% para lesões pré-cancerosas acima de 1 cm), incluindo os adenomas serrilhados.

Já suas desvantagens são: não há trabalho randomizado que comprove as evidências de redução da incidência e da mortalidade por CCR; é necessário maior volume de fezes para a realização do exame; apresenta alta taxa de falso-positivo, o que acarreta maior número de colonoscopia e leva a maior risco no rastreamento; e o fato de o custo somente ser efetivo quando comparado ao não rastreamento.[55]

Cologuard® é o único teste de DNA fecal autorizado pela Food and Drug Administration (FDA) dos Estados Unidos como teste para rastreamento. Um trabalho recente,[55] que comparou o DNA fecal Cologuard®, o FIT e a colonoscopia, mostrou que o teste do DNA fecal foi mais sensível para detectar CCR, pólipos avançados e adenoma serrilhado, porém a especificidade do FIT foi maior (86,6% × 94,9%). Além disso, houve maior exclusão de participantes por problemas no DNA (n = 689) do que no FIT (n = 34).

O teste do DNA ainda não é recomendado pela maioria das diretrizes por vários motivos: o tempo de intervalo entre os testes não está definido; não se definiu qual DNA é mais custo-efetivo; e não se sabe a taxa de aderência dos participantes na realização do exame.

Testes estruturais

Colografia por tomografia computadorizada (CTC)

A CTC ou colonoscopia virtual é uma técnica na qual as lesões neoplásicas são avaliadas por imagens bidimensionais ou tridimensionais do cólon por meio da análise da TC helicoidal. São necessários o preparo de cólon e a insuflação de ar (CO_2 ou ar ambiente) por meio de cateter retal para a visibilização de toda a mucosa colônica.

A CTC é considerada uma promessa para rastreamento do CCR por ser uma técnica não invasiva, não necessitar de sedação e ter baixo índice de complicação, o que levaria a maior aderência ao rastreamento. Em recente revisão sistemática, foi considerada custo-efetiva em comparação à colonoscopia, embora, nos casos de CTC positiva, seja necessário realizar a colonoscopia.[56] Tem altas sensibilidade (85 a 96%) e especificidade para pólipos grandes (> 10 mm) e intermediários (60 a 85%). Porém, a taxa de detecção de lesões de crescimento lateral (denominadas *lateral spread tumor* – LST), principalmente das não granuladas, não é aceitável. As LST invasivas podem ser detectadas em 90% dos casos. Outra limitação é a necessidade do preparo mecânico do cólon. É importante também que o radiologista tenha feito no mínimo 164 leituras de CTC.[57]

As vantagens da CTC são o fato de ser equivalente à colonoscopia em neoplasia avançada, ser menos invasiva que a colonoscopia, não necessitar de sedação, aumentar a aderência ao rastreamento, ter avaliação extracolônica e ser mais custo-efetiva que a colonoscopia.

Já suas desvantagens são: exposição a radiações ionizantes; achados extracolônicos com alto índice de falso-positivo; o teste não é terapêutico; necessita de colonoscopia quando positivo; discordância na sua sensibilidade para detectar LST; resultado falso-positivo nos casos de doença diverticular por inversão de divertículos simulando pólipos e segmentos de estenose simulando neoplasia; e controvérsia na detecção de pequenos pólipos (menores que 6 mm).

Em 2008, a CTC foi incluída nas diretrizes de rastreamento publicados pela American Cancer Society em conjunto com a US Multisociety Task Force on Colorretal.[58]

Retossigmoidoscopia flexível

A retossigmoidoscopia pode ser realizada com aparelho rígido e flexível. A retossigmoidoscopia flexível (RSF) tem maior alcance, até 60 cm, correspondendo, na maioria das vezes, ao ângulo esplênico. Trata-se de um exame mais simples do que a colonoscopia, com as vantagens de não necessitar de sedação e de o seu preparo ser retrógado.

Existem evidências de que a RSF reduz a mortalidade por CCR distal com eficácia prolongada por 5 a 10 anos, mas sem evidência de redução da mortalidade por câncer de cólon proximal. Em um ensaio clínico randomizado italiano, a detecção de neoplasia avançada em RSF foi três vezes maior que na PSOF isolada.[58] Dois recentes trabalhos randomizados[46] mostraram significativa redução da mortalidade (38 a 43%) de CCR em comparação ao controle (população sem rastreamento). A duração do benefício foi de 10 anos, limitado ao cólon distal.

Algumas diretrizes[44,58] recomendam que os indivíduos sejam encaminhados à colonoscopia na presença dos seguintes fatores preditivos de lesão avançada em cólon direito: idade ≥ 65 anos; história familiar de CCR; presença de lesão distal avançada (adenoma > 1 cm, ou com histologia túbulo-vilosa ou vilosa e displasia de alto grau); carcinoma invasivo ou presença de mais de três adenomas distais.[59,60]

Colonoscopia

Desde 2001, quando o Medicare decidiu adotar a colonoscopia como rastreamento, essa técnica cresceu como principal método utilizado para esse fim.[61] A PSOF detecta apenas CCR e adenoma avançado. A sigmoidoscopia, por sua vez, reduz somente a incidência de CCR de cólon distal. Já a colonoscopia é o método que examinaria o cólon integralmente, prevenindo o CCR ao detectar e remover lesões pré-malignas, os pólipos. A ressecção de um pólipo significa, na verdade, um importante meio de prevenir a progressão da sequência adenoma-carcinoma. Essa constatação encontra respaldo em diversos trabalhos na literatura.[62] No clássico estudo norte-americano denominado *National Polyp Study*,[63] a remoção colonoscópica de pólipos em 1.418 pacientes determinou redução de 76 a 90% na incidência de CCR em relação a três populações de referência, após 6 anos de seguimento. Apesar de ser usada amplamente como rastreamento, a colonoscopia não foi testada em estudos randomizados. Sua eficácia é evidenciada em paralelo à pesquisa de sangue oculto e baseada em estudos caso-controle.

Recentes estudos questionaram se a colonoscopia realmente diminui a incidência e mortalidade dos tumores proximais.[64] Contudo, outros trabalhos[49] mostram que realmente a colonoscopia reduz modestamente a incidência e a mortalidade em cólon direito. Alguns trabalhos mostram que, na última década, período em que cresceu o uso da colonoscopia, o número de ressecções de tumor de cólon proximal decresceu, significando contribuição do exame.[65]

A colonoscopia é hoje considerada a principal modalidade de rastreamento e o principal método de controle de pacientes de alto risco, por isso a qualidade da execução do exame tornou-se de grande importância. Apesar de a colonoscopia ser considerada o método-padrão no exame de todo o cólon, persiste a diferença na redução do risco de câncer entre cólon direito e esquerdo. Isso ocorre em virtude da alta porcentagem de pólipos perdidos no cólon direito – nesta localização, há perda de 5% de tumor e em torno de 10% de pólipos maiores do que 10 mm.[66-68] Isso pode levar ao CCR de intervalo, situação na qual há a ocorrência de câncer antes da próxima colonoscopia programada. As últimas diretrizes de rastreamento têm chamado atenção para esse fato.

Lesões não encontradas na colonoscopia

Acredita-se que as lesões não encontradas à colonoscopia correspondem a 70 a 80% da etiologia do câncer de intervalo. Em estudos nos quais o paciente submeteu-se à colonoscopia e, em seguida, à CTC – se esta fosse positiva, nova colonoscopia era realizada[69,70] –, o pólipo encontrado na segunda colonoscopia era considerado uma lesão perdida. Esses estudos encontraram em torno de 17% de lesões perdidas ≥ 10 mm. As lesões perdidas estão relacionadas com a qualidade da colonoscopia. As diretrizes atuais recomendam a necessidade de melhorar a qualidade técnica da colonoscopia pelo alto índice de lesões perdidas. A taxa de lesões perdidas depende do tamanho, sendo lesões ≥ 10 mm perdidas entre 6 e 12% e lesões ≤ 8 mm, entre 25 e 50%. O câncer não diagnosticado pelo examinador ocorre entre 4 e 5%.[71,72] A colonoscopia pode ser melhorada obedecendo-se a critérios de qualidades, estabelecidos pelas diretrizes mais recentes.

Os critérios de qualidade do exame de colonoscopia são:

- Preparo de cólon:[73]
    - A boa qualidade do preparo aumenta a detecção de lesões, principalmente as lesões pequenas e planas de cólon direito.
    - Mais de 90% das colonoscopias de rastreamento devem ser realizadas com preparo excelente ou bom.
    - Não há superioridade entre medicamentos utilizados no preparo.
    - O intervalo entre o preparo e o exame não deve ser maior que 6 horas ou menor que 2 horas.

- O laudo deve conter detalhes do tipo de preparo utilizado e da qualidade do seu resultado.
- Em preparos de cólon não adequados, o exame de colonoscopia de rastreamento deve ser repetido em 1 ano.
- Taxa de detecção de adenomas:[73,74]
  - Parâmetro direto de avaliação de qualidade.
  - Fator independente preditor de câncer de intervalo pós-rastreamento.
  - Nos pacientes em rastreamento com PSOF positiva, a taxa deve ser maior que 40%.
  - Em pacientes em rastreamento pela colonoscopia, taxas de detecção menores que 20% estão associadas a aumento significativo de câncer de intervalo.
- Taxa de intubação cecal:[73]
  - Deve ser obtida taxa ≥ 95%.
  - Sexo feminino, cirurgia pélvica e idade avançada diminuem essa taxa.
- Sedação:[73]
  - Deve ser realizada em pelo menos 90% dos pacientes.
  - Está associada a maior satisfação dos pacientes.
  - Aumenta o nível de intubação e detecção de pólipos.
- Tempo de retirada do aparelho após intubação cecal:[73]
  - O tempo de retirada deve ser ≥ 6 minutos.
  - O maior tempo de retirada aumenta a taxa de detecção de adenomas.
  - O tempo é importante parâmetro de desempenho não decisivo em qualidade.
- Complicação:[73]
  - A perfuração não deve ocorrer em mais de 0,1% dos casos.
  - Sangramento pós-polipectomia em paciente que necessita de internação tem de ser menor que 1 em 200 polipectomias.

Câncer colorretal de intervalo

É definido como o câncer que aparece no intervalo de duas colonoscopias em um programa de rastreamento no qual a segunda colonoscopia ainda não tenha ocorrido.

Dois recentes estudos caso-controle[75] nos Estados Unidos demonstraram a redução de 60% na mortalidade de CCR e 70% na incidência de casos avançados. Embora seja uma redução importante, conhecendo o conceito da sequência adenoma-carcinoma, era de se esperar resultados melhores na prevenção.

Estudos de Ontário[76] e Manitoba[77] usando o registro populacional de câncer identificaram 9% dos exames com câncer de intervalo em pacientes que tinham sido submetidos à colonoscopia de 6 a 36 meses antes do diagnóstico. Estudos comparando o câncer de intervalo de cólon distal e proximal (9,9 a 12,4% versus 4,5 a 6,8%) mostraram que isso é duas vezes mais comum em cólon proximal.[76-78]

São consideradas etiologias do câncer de intervalo lesões perdidas, polipectomia incompleta e lesões biologicamente diferentes das prevalentes no CCR.

Lesões ressecadas incompletamente

De 10 a 27% dos cânceres de intervalos podem decorrer de polipectomias incompletas. Isso é demonstrado pela presença do câncer de intervalo no mesmo segmento onde anteriormente foi feita a polipectomia. O pólipo residual cresce e pode se transformar em CCR. Os pólipos maiores (10 a 20 mm) apresentam duas vezes mais risco de resultar em pólipo residual após a polipectomia do que os pólipos menores. Dos adenomas (15 a 20 mm), 23% são removidos incompletamente. Comparando os adenomas sésseis aos serrilhados (7,2% versus 31%), os segundos apresentam maior índice de ressecção incompleta.[79] A polipectomia colonoscópica exige habilidade do colonoscopista, que deve adquirir conhecimento não só das técnicas de ressecção, como também do manuseio correto do instrumental e do eletrocautério.

A ressecção de pequenos pólipos com pinça de biopsia também aumenta o índice de polipectomias incompletas. Desse modo, é necessário que a ressecção seja completa e com margem de segurança.

Nos casos de grandes lesões ≥ 2 cm removidas em fatias (piecemeal), deve-se repetir a colonoscopia de 3 a 6 meses e a cicatriz remanescente deve ser biopsiada e tatuada.[80] A definição de ressecção completa pelo patologista nesses casos é difícil. O uso de infiltração da submucosa para elevar lesões e cromoscopia são técnicas usadas para melhorar o índice de ressecção completa por definir as bordas das lesões planas e sésseis. No caso de recidiva, pode ser indicado o tratamento cirúrgico.[80]

Controle após a primeira colonoscopia

No rastreamento por colonoscopia, os pacientes de risco habitual e nos quais não houve nenhum achado endoscópico na colonoscopia inicial devem repetir a colonoscopia 10 anos após a primeira. Nos pacientes nos quais a colonoscopia inicial encontrou lesões, o controle colonoscópico será feito de acordo com os achados endoscópicos. Essas recomendações estão referidas na Tabela 3.2 de acordo com os consensos da MSTF.

Lesões biologicamente diferentes das prevalentes no câncer colorretal

Dos CCR, 20 a 30% apresentam sequência de crescimento molecular caracterizado por hipermetilação de genes conhecidos como CIMP. Acredita-se que seu precursor seja o adenoma serrilhado séssil. Essas lesões têm alta frequência de mutação BRAF e mais de 50% MSI (instabilidade de microssatélite).

Os pólipos adenomas serrilhados sésseis apresentam com frequência (aproximadamente 11%) focos de displasia de alto grau. São de difícil detecção à colonoscopia pelo fato de serem da mesma cor da mucosa e, na maioria das vezes, estarem cobertos por muco. A presença de lesões maiores de 10 mm é associada a CCR avançado, sincrônicas ou metacrônicas. Lesões CIMP-positivas são predominantes nos CCR de intervalo em cólon direito e também em pacientes com mais de 65 anos.[81]

Tabela 3.2. Recomendações de segmento colonoscópico após a colonoscopia de base e pós-polipectomia

Achados colonoscópicos	Intervalo recomendado para repetir colonoscopia	Nível de evidência da recomendação
Ausência de pólipos	10	Moderado
Pequenos pólipos (< 10 mm) hiperplásicos em reto ou sigmoide	10	Moderado
1 a 2 pólipos (< 10 mm) adenomatosos tubulares	5 a 10	Moderado
3 a 10 pólipos adenomatosos tubulares	3	Moderado
Mais de 10 adenomas	3	Moderado
1 ou mais adenomas tubulares > 10 mm	3	Alto
1 ou mais adenomas vilosos	3	Moderado
Adenoma com hiperplasia de alto grau	3	Moderado
Lesões serrilhadas		
Pólipo serrilhado séssil < 10 mm sem displasia	5	Baixo
Pólipo serrilhado séssil > 10 mm sem displasia	3	Baixo
Ou		
Pólipo serrilhado séssil com displasia	3	Baixo
Ou		
Tradicional adenoma serrilhado	3	Baixo
Síndrome polipose serrilhada	1	Moderado

Nota: A colonoscopia de base foi considerada completa e adequada e os todos os pólipos achados, retirados.

Fonte: adaptada de Libermann, 2012.[46]

Não se sabe se o câncer de intervalo, com essas características moleculares, aparece pelo crescimento tumoral mais rápido após a primeira colonoscopia ou se essas características moleculares aumentam os riscos de lesões perdidas ou ressecadas incompletamente. Adenomas serrilhados são mais frequentes em cólon direito e difíceis de serem identificados à colonoscopia, conforme já citado. Além disso, têm um maior índice de ressecção incompleta em comparação aos adenomas.[82,83]

Prevenção secundária para população de risco aumentado para câncer colorretal

As medidas preventivas nesse grupo de pacientes iniciam-se mais precocemente pela presença de determinados fatores de risco, que aumentam a incidência e a mortalidade por CCR. A investigação para esses indivíduos difere daquela população com risco médio em virtude da história familiar ou de passado de CCR ou pólipos, que podem estar associados a fatores hereditários. A doença nesse grupo manifesta-se em indivíduos jovens. Esses indivíduos de alto risco para CCR constituem uma pequena parcela da população geral, correspondendo a 8 a 15% dos tumores colorretais.[84,85]

As recomendações de rastreamento para os indivíduos de alto risco são estratificadas, pois nesse grupo estão incluídos os pacientes com síndromes genéticas como a polipose adenomatosa familiar e a síndrome de Lynch, que têm maior probabilidade de desenvolver doença. O aconselhamento genético, associado à organização de um registro hospitalar e populacional, pode estar indicado como uma maneira de programar uma vigilância individualizada para essas famílias.[84,85]

A análise genética, clínica ou laboratorial, pode identificar famílias com síndromes hereditárias e quantificar o seu risco, separando, entre os familiares do indivíduo com PAF ou síndrome de Lynch do HNPCC, aqueles que são carreadores da mutação genética e com risco aumentado para desenvolver a doença daqueles que não são portadores da mutação genética e que têm o mesmo risco que a população geral.[84,85]

Basicamente, iniciam-se as orientações de rastreamento pelo reconhecimento dos fatores de risco, ou seja, história familiar e/ou pessoal de pólipos adenomatosos ou CCR ou antecedentes de doença inflamatória crônica intestinal.

Esses indivíduos podem ser divididos nos seguintes subgrupos:

- Antecedentes familiares de CCR e pólipos adenomatosos com grau de parentesco próximo.
- Antecedentes pessoais de CCR e pólipos adenomatosos.
- Antecedentes de doença inflamatória.

Antecedentes familiares de câncer colorretal e pólipos adenomatosos com grau de parentesco próximo

O risco de CCR varia conforme a proximidade de parentesco, o número de parentes afetados e a idade na qual ocorreu o câncer no parente afetado. Familiares de primeiro grau de indivíduos afetados apresentam risco 2 a 3 vezes maior e tendem a desenvolver câncer em idade inferior à população em geral.[86,87] Essa tendência é mais marcante nas formas hereditárias, em que a média de idade do diagnóstico é de 30 anos para PAF e síndrome de Lynch e 40 anos para CCR hereditário não polipose (HNPCC, da sigla em inglês de *hereditary non-polyposis colorectal cancer*).[88,89]

Algumas famílias apresentarão apenas incidência aumentada, enquanto outras exibirão padrão de incidência que caracterizará uma síndrome hereditária, como a PAF e a síndrome de Lynch. Quando a história familiar registra dois ou mais parentes com CCR, a possibilidade de síndrome genética aumenta substancialmente. Nesses casos, os pacientes devem ser referendados para aconselhamento genético e terão vigilância e tratamento específicos.

Assim, o primeiro passo na avaliação do heredograma consiste em obter minuciosa revisão do histórico da família, determinar o número de parentes afetados, sua relação com os outros familiares, a idade em que se diagnosticou o câncer, a presença de tumores primários múltiplos e de outras neoplasias consistentes com uma síndrome genética para CCR. Deve-se também investigar antecedentes de parentes com adenomas colorretais ou de câncer no trato digestório, ginecológico ou de mama.

Quando a neoplasia se desenvolve em decorrência de doença genética herdada, configura-se o CCR hereditário. Muitas mutações genéticas específicas foram identificadas como causa direta de CCR hereditário, sendo responsáveis por pouco menos de 5% de todos os casos diagnosticados.[90] Esse grupo de pacientes é classificado de acordo com a presença (PAF) ou ausência de polipose colorretal (HNPCC). Muitas outras famílias exibem maior agregação de CCR e/ ou adenomas, mas sem aparente associação à síndrome hereditária identificável, sendo conhecidas como câncer colorretal familial (FCC) (Tabela 3.3).[91]

A síndrome de Lynch é uma síndrome autossômica dominante com penetrância em torno de 80% e predomínio dos tumores no cólon. Esses pacientes apresentam alto risco de desenvolver CCR ou em outras localizações, como endométrio, estômago, trato urinário, intestino delgado, cérebro, trato hepatobiliar e pâncreas.[92,93]

O diagnóstico clínico do HNPCC tem sido realizado com base nos critérios de Amsterdam I e II. O termo HNPCC refere-se a pacientes ou famílias que preenchem o critério de Amsterdam I ou II. Testes imuno-histoquímico e de instabilidade de microssatélites são fundamentais na confirmação do diagnóstico.[94] A síndrome de Lynch é um diagnóstico genético, e não baseado nos critérios clínicos de história familiar, incluindo os critérios de Amsterdam. Pacientes que apresentam critérios de Amsterdam têm HNPCC por definição. Apenas aqueles com testes genéticos positivos para a síndrome devem ser denominados portadores da síndrome de Lynch.

As diretrizes recomendam realização do teste genético para mutação MMR aos 20 a 25 anos de idade após aconselhamento genético pré-teste[59-80] nas seguintes situações:

- Parentes de primeiro grau com mutação MMR conhecida ou quando critérios de Amsterdam são positivos em família com mutação não conhecida.[59,60,80]
- Presença de um dos três primeiros critérios de Bethesda modificados.[81]
- Teste MSI positivo (no tumor ou adenoma).[59,60,80]
- Se teste MSI for negativo em indivíduo com alta suspeita, recomenda-se imuno-histoquímica pela possível ausência de instabilidade microssatélite mesmo na presença de mutação MSH6.[80]
- Teste de imuno-histoquímica positivo para mutações MMR.[60,80]

A colonoscopia deve ser realizada a cada 2 anos a partir dos 20 a 25 anos ou 10 anos antes do familiar mais jovem[59,60] ou a cada 18 meses, segundo a diretriz britânica de 2010,[80] e anualmente a partir dos 40 anos de idade. A endoscopia digestiva alta bianual deve ser considerada. Pacientes com critérios de Amsterdam positivo, mas sem mutação conhecida, devem ser seguidos com colonoscopia com menor frequência.[80] Vigilância no câncer de endométrio e ovário é recomendada a partir dos 30 a 35 anos em mulheres com a síndrome de Lynch: exame ginecológico com ultrassonografia endovaginal anual; CA-125 anual; e biópsias de endométrio anualmente ou histerectomia e ooforectomia a partir dos 35 anos, se houver ausência de intenção reprodutiva.

Tabela 3.3. Respectivas incidências e risco de CCR ao longo da vida nas diversas formas de CCR hereditário

CCR	Esporádico	HNPCC	FCC	PAF	Outros
Incidência	80 a 85%	2%	10 a 20%	1%	< 1%
Risco de CCR	5 a 6%	80 a 90%	10 a 20%	100%	Variável

Fonte: elaborada pelos autores.[89-91,94-97]

As poliposes colorretais compreendem grupo de doenças ou síndromes em que há maior incidência de pólipos no trato digestório, associados ou não a manifestações sistêmicas. Esses pólipos podem diferir quanto ao número, à distribuição preferencial e à natureza histológica. As síndromes poliposas gastrintestinais são responsáveis por aproximadamente 2% dos tumores malignos colorretais, sendo representadas por afecções em que a lesão básica é um adenoma (polipose adenomatosa familiar, polipose adenomatosa familiar atenuada, síndrome de Gardner, síndrome de Turcot, polipose MUTYH) ou hamartoma (síndrome de Peutz-Jeghers, polipose juvenil, síndrome de Cowden, síndrome de Bannayan-Riley-Ruvalcaba, síndrome de Cronkhite-Canada e síndrome de Gorlin).

Juntas, todas as poliposes hamartomatosas são responsáveis por menos de 1% dos casos de CCR,[89] e apenas a síndrome de Peutz-Jeghers e a polipose juvenil apresentam potencial maligno, estimado em 10 a 20% e 30 a 50%, respectivamente.[96] Na Tabela 3.4, estão relacionadas algumas das características das síndromes poliposas.

A PAF é causada por mutações germinativas no gene *APC*, situado no braço longo do cromossomo 5q21.[95-97] Cerca de 20% dos pacientes não apresentam antecedentes familiares, sendo a afecção decorrente de mutações genéticas.[95,96] Essas mutações determinam doença de caráter autossômico dominante caracterizada por pan-polipose gastrintestinal e diversas manifestações extracolônicas. O aparecimento de centenas a milhares de pólipos colorretais, que acrescenta risco substancial para o desenvolvimento de câncer em indivíduos não tratados, geralmente se dá aos 10 anos e a síndrome é diagnosticada por volta dos 25 anos. Quando não identificados e tratados, os pacientes desenvolvem câncer em média aos 40 anos. Por isso, o rastreamento dos pacientes deve começar na puberdade.[95]

Recomendações de rastreamento na polipose adenomatosa familiar

- Aconselhamento e teste genético a partir dos 10 a 12 anos de idade.[59,60,80]
- Retossigmoidoscopia flexível alternada com colonoscopia anualmente a partir dos 10 a 12 anos em parentes de primeiro grau de família com PAF ou mutação APC conhecida.[59,60,80]
- Nos pacientes com teste genético negativo, em família com mutação conhecida, fazer colonoscopia a cada 3 a 5 anos após os 40 anos.[60]
- Proctocolectomia com ou sem bolsa ileal ou colectomia total com ileorretoanastomose antes dos 30 anos. Risco de CCR aumenta muito após os 30 anos.[59,60,80]
- No caso de PAF atenuada (20 a 100 pólipos), colonoscopia a cada 2 a 3 anos após os 25 anos.[59,60]
- Duodenoscopia a cada 2 anos com biópsia, dependendo do achado endoscópico mais recente.[59,60,80]

Em virtude da alta incidência de CCR na população geral, a prevalência de CCR na história familiar em parentes de primeiro grau é alta (4 a 10%). Isso ocorre quando não se estratifica a idade ou a história familiar não foi coletada com rigor. As recomendações para o rastreamento desses familiares são:[80]

- Quando houver um parente de primeiro grau diagnosticado com menos de 60 anos ou dois parentes de primeiro grau diagnosticados em qualquer idade, recomenda-se colonoscopia a cada 5 anos iniciando 10 anos antes do mais novo ou aos 40 anos.[44,80]
- Quando houver um parente de primeiro grau diagnosticado aos 60 anos ou mais velho ou dois parentes de segundo grau, recomenda-se colonoscopia a cada 5 ou 10 anos iniciando aos 50 anos.[44,80]
- Quando houver um parente de segundo grau diagnosticado antes dos 50 anos, recomenda-se colonoscopia a cada 5 a 10 anos iniciando aos 50 anos.[44,80]
- Quando houver um parente de primeiro grau com adenoma avançado (displasia de alto grau, > 1 cm, viloso ou túbulo-viloso), recomenda-se iniciar colonoscopia na idade do parente ou a partir dos 50 anos. Repetir a colonoscopia a cada 5 ou 10 anos de acordo com o achado colonoscópico.[44,80]

ANTECEDENTES PESSOAIS DE CÂNCER COLORRETAL E PÓLIPOS ADENOMATOSOS

História pessoal de pólipos adenomatosos

A presença de pólipos adenomatosos colorretais torna o paciente de alto risco para o CCR. O seguimento

Tabela 3.4. Características das poliposes colônicas relacionadas com o CCR

Síndrome	Descrição	Gene	Cromossomo	Incidência
PAF	1821	*APC*	5q21-22	1:5 a 1:20 mil
Polipose juvenil	1964	SMAD4/DPC4 BMPR1A	18q21.1 10q 21-22	0,03 a 1:100 mil
Síndrome de Peutz-Jeghers	1921/1949	STK11/LKB1	19p13.3	1:60 a 1:300 mil

APC: adenomatous polyposis coli.
Fonte: elaborada pelos autores.[89-91,94-97]

por colonoscopia após polipectomia endoscópica reduz em 66% a incidência do CCR em pacientes submetidos à polipectomia e seguidos por 10 anos. O intervalo para a colonoscopia de controle depende do achado endoscópico (ver Tabela 3.2).[98]

História pessoal de câncer colorretal

A colonoscopia é obrigatória antes do tratamento do CCR pelo fato de as lesões neoplásicas sincrônicas ocorrerem em 3 a 5% dos pacientes.[99] Quando não for possível ou a colonoscopia for incompleta, repetir entre 3 e 6 meses. A primeira colonoscopia de controle deve ser feita em 1 ano após a ressecção, a segunda 3 anos após a primeira e, a partir daí, a cada 5 anos. As recorrências de lesões ocorrem frequentemente nos dois primeiros anos. O seguimento mais intenso é justificado somente em pacientes com uma longa expectativa de vida.[100]

DOENÇA INFLAMATÓRIA

A doença inflamatória intestinal (DII) aumenta o risco de um indivíduo desenvolver CCR quando a um longo tempo de doença associa-se doença extensa e grave, relação conhecida desde 1925. O CCR ocorre em 10 a 15% dos pacientes com DII. Na última década, a incidência de CCR em DII tem decrescido, o que vem sendo atribuído à quimioprevenção pelo uso de 5-aminossalicilato e dos imunomoduladores. O risco é similar na retocolite ulcerativa e na doença de Crohn. Os tumores de cólon relacionados com as DII representam 2% de todos os casos de CCR.[101]

A patogênese do CCR na doença inflamatória é pouco entendida. Assim como o CCR esporádico segue a sequência adenoma-carcinoma, em pacientes com DII descreve-se a sequência inflamação-displasia-câncer, baseada nas mudanças na mucosa pelo processo inflamatório, que envolve inter-relações de vários caminhos: 1. alterações genéticas (instabilidade cromossômica, MSI e hipermetilação); 2. mediadores inflamatórios da mucosa (ciclo-oxigenase, interleucinas-6 e 23, fatores de necrose tumoral e quimiocinas); 3. mudança na expressão dos receptores de células epiteliais; e 4. estresse oxidativo e presença de radicais livres. Se a inflamação crônica predispõe à carcinogênese colônica, obviamente a reversão do processo inflamatório diminui o risco do CCR.[100,101]

Fatores de risco[102] para desenvolver câncer colorretal na doença inflamatória

- Tempo da doença (metanálise de 41 estudos observou prevalência de 3,7% com incidência acumulativa de 2% em 10 anos, 8% em 20 anos e 18% em 30 anos).
- Pacientes mais idosos apresentam maior risco de desenvolver neoplasia.
- O risco da neoplasia é proporcional à extensão da doença e à gravidade do processo inflamatório. A presença de pseudopólipos aumenta a incidência de CCR provavelmente por significar maior processo inflamatório.
- Histórico familiar de CCR.
- Coexistência de colangite esclerosante.

Recomendações[80]

- Iniciar a vigilância com colonoscopia 8 a 10 anos após o início da doença. Entretanto, a colonoscopia de vigilância para pacientes com colangite esclerosante associada à retocolite ulcerativa deve ser feita anualmente a partir do diagnóstico da colangite esclerosante.
- O método mais recomendado é a colonoscopia com cromoscopia (índigo-carmim ou azul de metileno) e realizar biópsia de áreas anormais com colonoscopista experiente.
- O exame deve ser feito em período de remissão.
- O intervalo deve levar em conta os seguintes riscos:
    - Baixo risco: colite extensa sem atividade inflamatória endoscópica ou histológica acometendo o cólon esquerdo ou em caso de doença de Crohn com menos de 50% do cólon acometido. Deve-se realizar a colonoscopia a cada 5 anos.
    - Risco intermediário: extensa colite em atividade média, presença de pseudopólipos, história familiar de CCR. Deve-se realizar a colonoscopia a cada 3 anos.
    - Alto risco: extensa colite em atividade endoscópica grave e histologia ou estenose nos últimos 5 anos ou displasia nos últimos 5 anos, negando a operação ou colite esclerosante. História familiar de CCR em primeiro grau < 50 anos. Deve-se realizar a colonoscopia anualmente.

CONCLUSÃO

Esclarecer o mecanismo de ação dos fatores de risco no desenvolvimento do CCR tem sido um dos maiores desafios na prevenção desse tipo de câncer. A longa busca do papel dos constituintes alimentares vem sendo marcada por enormes dificuldades metodológicas. Outro grande desafio é conseguir realizar a prevenção de modo direcionado aos fatores de risco de acordo com as características de cada população. Esta seria a verdadeira promoção da saúde do CCR.

Referências

1. Goulart AC, Bensenor IJD, Junior SA. Prevenção primária e secundária do câncer colorretal. In: Rossi BM, Nakagawa WT, Ferreira FO, Junior AS, Lopes A. Câncer de cólon, reto e ânus. São Paulo: Lemar e TEccmedd; 2004. p. 23-41.
2. Santos Silva I. Cancer prevention. In: Santos Silva. Cancer epidemiology: principles and methods. Lyon: International Agency for Research on Cancer; 1999. p. 355-80.

3. Li Y, Niu Y, Sun Y, Zhang F, Liu CX, Fan L, Mei QB. Role of phytochemicals in colorectal cancer prevention. World J Gastroenterol. 2015 Aug;21(31):2219-840.

4. Gingras D, Béliveau R. Colorectal cancer prevention through dietary and lifestyle modifications. Cancer Microenvironment. 2011 Aug;4:133-9.

5. Aggarwal B, Prasad S, Sung B, Krishnan S, Guha S. Prevention and treatment of colorectal cancer by natural agents from Mother Nature. Curr Colorectal Cancer Rep. 2013 March;9(1):37-56.

6. Lopez PJT, Albero JS, Rodriguez-Montes JA. Primary and secondary prevention of colorectal cancer. Clinical Medicine Insights: Gastroenterology. 2014;7:33-46.

7. Potter JD. Epidemiologic, environmental, and lifestyle issues in colorectal cancer. In: Young GP, Rozen P, Levin B (eds.). Prevention and early detection of colorectal cancer. London: WB Saunders; 1996. p. 23-43.

8. Muto T, Bussey HM, Morson BC. The evolution of cancer of the colon and rectum. Cancer. 1975;36(6):2251-70.

9. Neugut AI, Jacobson JS, DeVivo I. Epidemiology of colorectal adenomatous polyps. Cancer Epidemiol Biomarkers Prev. 1993;2(2):159-76.

10. Kushi L, Giovannucci E. Dietary fat and cancer. Am J Med. 2002;113:63-70.

11. Howe GR, Benito E, Castelleto R, Cornée J, Estève J, Gallagher RP et al. Dietary intake of fiber and decreased risk of cancers of the colon and rectum: evidence from combined analysis of 13 case-controls studies. J Natl Cancer Inst. 1992;84:1887-96.

12. Michels KB, Giovannucci EL, Joshipura KJ, Rosner BA, Stampfer MJ, Fuchs CS et al. Prospective study of fruit and vegetable consumption and incidence of colon and rectal cancers. J Natl Cancer Inst. 2000;92:1740-52.

13. Park Y, Hunter DJ, Spiegelman D, Bergkvist L, Berrino F, van den Brandt PA et al. Dietary fiber intake and risk of colorectal cancer: a pooled analysis of prospective cohort studies. JAMA. 2005;294:2849-57.

14. Russo M, Spagnuolo C, Tedesco I, Russo GL. Phytochemicals in cancer prevention and therapy: truth or dare? Toxins. 2010 March;2:517-51.

15. Béliveau R, Gingras D. Role of nutrition in preventing cancer. Canadien Family Physician-Le Médicin de Famille Canadien. 2007 Nov;53:1906-11.

16. Slavin JL, Lloyd B. Health Benefits of Fruits and Vegetables. Adv Nutr. 2012;3:506-12.

17. Santarelli RL, Pierre F, Corpet DE. Processed meat and colorectal cancer: a review of epidemiologic and experimental evidence. Nutr Cancer. 2008;60:131-44.

18. Rostom A, Dubé G, Lewin G, Tsertsvadze A, Barrowman N, Code C et al. Nonsteroidal anti- inflammatory drugs and cyclooxygenase-2 inhibitors for primary prevention of colorectal cancer: a systematic review prepared for the US Preventive Services Task Force. Annals of Internal Medicine. 2007;146(5):376-89.

19. Pan MH, Hsieh MC, Kuo JM, Lai CS, Wu H, Sang S, Ho CT. 6-Shogaol induces apoptosis in human colorectal carcinoma cells via ROS production, caspase activation and GADD 153 expression. Mol Nutr Food Res. 2008;52(5):527-37.

20. Giovannucci E. Epidemiologic studies of folate and colorectal neoplasia: a review. J Nutr. 2002;132:2350-5.

21. Cole BF, Baron JA, Sandler RS, Haile RW, Ahnen DJ, Bresalier RS et al. Folic acid for the prevention of colorectal adenomas: a randomized clinical trial. JAMA. 2007;2351-9.

22. Byers SW, Rowlands T, Beildeck M, Bong YS. Mechanism of action of vitamin D receptor in colorectal cancer prevention and treatment. Endoc Metab Disord. 2012 March;13(1)1:31-8.

23. Pan MH, Hsieh MC, Kuo JM, Lai CS, Wu H, Sang S, Ho CT. 6-Shogaol induces apoptosis in human colorectal carcinoma cells via ROS production, caspase activation and GADD 153 expression. Mol Nutr Food Res. 2008;52(5):527-37.

24. Zhang D, Li YH, Mi H, Jiang FL, Yue ZG, Sun Y et al. Modified apple polysaccharides suppress the migration and invasion of colorectal cancer cells induced by lipopolysaccharide. Nutr Res.2013;33:839-48.

25. Lavi I, Nimri L, Levinson D, Peri I, Hadar Y, Schwartz B. Glucans from edible mushroom Pleurotus pulmonarius inhibit colitis associated colon carcinogenesis in mice. J Gastroenterol. 2012;47:504-18.

26. Park JW, Lee JC, Ann S, Dong-Wan S, Choi WS, Yoo YH et al. A fermented ginseng extract, BST204, inhibits proliferation and motility of human colon cancer cells. Biomolecules and Therapeutics. 2011;19:211-7.

27. Saud SM, Li W, Morris NL, Matter MS, Colburn NH, Kim YS, Young MR. Resveratrol prevents tumorigenesis in mouse model of Kras activated sporadic colorectal cancer by suppressing oncogenic Kras expression. Carcinogenesis. 2014;35:2778-86.

28. Chan TA. Nonsteroidal anti-inflammatory drugs, apoptosis and colon cancer chemoprevention. Lancet Oncology. 2002;3(3):166-74.

29. Rothwell PM, Wilson M, Elwin CE, Norving B, Algra A, Warlow CP et al. Long- term effect of aspirin on colorectal cancer incidence and mortality: 20-year follow-up of five randomised trials. Lancet. 2010;376(9754):1741-50.

30. Rostom A, Dubé G, Lewin G, Tsertsvadze A, Barrowman N, Code C et al. Nonsteroidal anti- inflammatory drugs and cyclooxygenase-2 inhibitors for primary prevention of colorectal cancer: a systematic review prepared for the US Preventive Services Task Force. Annals of Internal Medicine. 2007;146(5): 376-89.

31. Manzano A, Pérez-Segura P. Colorectal cancer chemoprevention: is the future of colorectal cancer prevention? The Scientific World Journal. 2012 Nov;1-8.

32. Uccello M, Malaguarnera G, Basile F, D'agata V, Marguarnera M, Bertino G et al. Potential role or probiotics on colorectal cancer prevention. BMC Surgery. 2012;12(1):1-8.

33. Mai V. Dietary modification of the intestinal microbiota. Nutr Rev. 2004;62:235-42.
34. Evans NP, Misyak SA, Schmelz EM, Guri AJ, Hontecillas R, Bassaganya-Riera J. Conjugated linoleic acid ameliorates inflammation-induced colorectal cancer in mice through activation of PPARgamma. J Nutr. 2010;140:515-21.
35. Kelley NS, Hubbard NE, Erickson KL. Conjugated linoleic acid isomers and cancer. J Nutr. 2007;137:2599-607.
36. Chan AT, Giovannuti EL. Primary prevention of colorectal cancer. Gastroenterology. 2010;138:2029-43.
37. Botteri E, Iodice S, Bagnardi V, Raimondi S, Lowenfels AB, Maisonneuve P. Smoking and colorectal cancer: a meta-analysis. JAMA. 2008;300:2765-78.
38. Adachi M, Ryam P, Collopy B, Fink R, Mackay J, Woods R et al. Adenoma-carcinoma sequence of the large bowel. Aust N Z J Surg. 1991;61:409-14.
39. Siegel R, Desantis C, Jemal A. Colorectal cancer statistics, 2014. CA Cancer J Clin. 2014;64:104-17.
40. Ransohoff DF. Colon cancer screening in 2005: status and challenges. Gastroenterology. 2005;128(6):1685-95.
41. Winawer S, Fletcher R, Rex D, Bond J, Burt R, Ferrucci J et al.; Gastrointestinal Consortium Panel. Colorectal cancer screening and surveillance: clinical guidelines and rationale – Update based on new evidence. Gastroenterology. 2003;124:544-60.
42. Siegel RL, Miller KD, Jemal A. Cancer statistics, 2015. CA Cancer J Clin 2015;65:5-29.
43. Siegel R, Ward E, Brawley O, Jemal A. Cancer statistics, 2011: the impact of eliminating socioeconomic and racial disparities on premature cancer deaths. CA Cancer J Clin. 2011;61:212-36.
44. Provenzale D, Jasperson K, Ahnen DJ, Aslanian H, Bray T, Cannon JA, David DS. Colorectal Cancer Screening, Version 1. J Natl Compr Canc Netw. 2015 Aug;13(8):959-68; quiz 968.
45. U.S. Preventive Services Task Force recommendation statement. Screening for colorectal cancer. Ann Intern Med. 2008;149:627-37.
46. Lieberman D. Colorectal Cancer Screening: Practice Guidelines. Dig Dis. 2012;30(Suppl 2):34-8.
47. Davila RE, Rajan E, Baron TH, Adler DG, Egan JV, Faigel DO et al. ASGE guideline: colorectal cancer screening and surveillance. Gastrointest Endosc. 2006;63:546-57.
48. Basset ML, Goulston KJ. False positive and negative hemoccult reactions on a normal diet and effect of diet restriction. Aust N Z J Med. 1980;10:1-4.
49. Nishihara R, Wu K, Lochhead P, Morikawa T, Liao X, Qian ZR et al. Long-term colorectal-cancer incidence and mortality after lower endoscopy. The New England Journal of Medicine. 2013;369(12):1095-105.
50. Scholefield JH, Moss SM, Mangham CM, Whynes DK, Hardcastle JD. Nottingham trial of faecal occult blood testing for colorectal cancer: a 20-year follow-up. Gut. 2012;61:1036-40.
51. Segnan N, Patnick J, Karsa LV (eds.). European Guidelines for Quality Assurance in Colorectal Cancer Screening and Diagnosis. Luxembourg: Office for Official Publications of the European Communities; 2010.
52. Levi Z, Rozen P, Hazazi R, Vilkin A, Waked A, Maoz E et al. A quantitative immunochemical fecal occult blood test for colorectal neoplasia. Ann Intern Med. 2007;46:244-55.
53. Quintero E, Castells A, Bujanda L, Cubiella J, Salas D, Lanas Á et al. Colonoscopy versus fecal immunochemical testing in colorectal-cancer screening. N Engl J Med. 2012;366:697-706.
54. Dhaliwal A, Vlachostergios PJ, Oikonomou KG, Moshenyat Y. Fecal DNA testing for colorectal cancer screening: Molecular targets and perspectives. World J Gastrointest Oncol. 2015 Oct 15;7(10):178-83.
55. Imperiale TF, Ransohoff DF, Itzkowitz SH, Levin TR, Lavin P, Lidgard GP et al. Multitarget stool DNA testing for colorectal-cancer screening. N Engl J Med. 2014;370:1287-97.
56. Kriza C, Emmert M, Wahlster P et al. An international review of the main cost-effectiveness drivers of virtual colonography versus conventional colonoscopy for colorectal cancer screening: is the tide changing due to adherence? Eur J Radiol. 2013;82:e629-36.
57. Togashi K, Utano K, Kijima S, Sato Y, Horie H, Sunada K et al. Laterally spreading tumors: limitations of computed tomography colonography. World J Gastroenterol. 2014 Dec 14;20(46):17552-7.
58. Levin B, Lieberman DA, McFarland B, Smith RA, Brooks D, Andrews KS et al. Screening and surveillance for the early detection of colorectal cancer and adenomatous polyps, 2008: a joint guideline from the American Cancer Society, the US Multi-Society Task Force on Colorectal Cancer, and the American College of Radiology. Gastroenterology. 2008;134:1570-95.
59. Winawer S, Fletcher R, Rex D, Bond J, Burt R, Ferrucci J et al; Gastrointestinal Consortium Panel. Colorectal cancer screening and surveillance: clinical guidelines and rationale – Update based on new evidence. Gastroenterology. 2003;124:544-60.
60. Davila RE, Rajan E, Baron TH, Adler DG, Egan JV, Faigel DO et al. ASGE guideline: colorectal cancer screening and surveillance. Gastrointest Endosc. 2006;63:546-57.
61. Harewood GC, Lieberman DA. Colonoscopy practice patters since introduction of medicare coverage for overage-rick screening. Clin Gastroenterol Hepatol. 2004;2(1):712-7.
62. Winaver SJ, Stewart ET, Zauber AG, Bond JH, Ansel H, Waye JD et al. A comparison of colonoscopy and double-contrast barium enema for surveillance after polypectomy. National Polyp Study Work Group. N Engl J Med. 2000;342(24):1766-72.
63. O'Brien MJ, Winaver SJ, Zauber AG, Gottlieb LS, Sternberg SS, Diaz B et al. The National Polyp

Study. Patient and polyp characteristics associated with high-grade dysplasia in colorectal adenomas. Gastroenterology. 1990;98(2):371-9.

64. Baxter NN, Goldwasser MA, Paszat LF, Saskin R, Urbach DR, Rabeneck L. Association of colonoscopy and death from colorectal cancer. Ann Intern Med. 2009 Jan 6;150(1):1-8.

65. Meyer PA, Mannalithara A, Singh G, Ladabaum U. Proximal and distal colorectal cancer resection rates in the United States since widespread screening by colonoscopy. Gastroenterology. 2012;143(5):1227-36.

66. Bressler B, Paszat LF, Vinden C, Li C, He J, Rabeneck L. Colonoscopic miss rates for right-sided colon cancer: a population-based analysis. Gastroenterology. 2004;127:452-6.

67. Bressler B, Paszat LF, Chen Z, Rothwell DM, Vinden C, Rabeneck L. Rates of new or missed colorectal cancers after colonoscopy and their risk factors: a population-based analysis. Gastroenterology. 2007;132:96-102.

68. Singh H, Turner D, Xue L, Targownik LE, Bernstein CN. Risk of developing colorectal cancer following a negative colonoscopy examination: evidence for a 10-year interval between colonoscopies. JAMA. 2006;295:2366-73.

69. Rockey DC, Paulson E, Niedzwiecki D, Davis W, Bosworth HB, Sanders L et al. Analysis of air contrast barium enema, computed tomographic colonography and colonoscopy: prospective comparison. Lancet. 2005;365:305-11.

70. Regge D, Laudi C, Galatola G, Della Monica P, Bonelli L, Angelelli G et al. Diagnostic accuracy of computer tomographic colonography for the detection of advanced neoplasia in individuals at increased risk of colorectal cancer. JAMA. 2009;301:2453-61.

71. Levin B, Lieberman DA, McFarland B, Andrews KS, Brooks D, Bond J et al. Screening and surveillance for the early detection of colorectal cancer and adenomatous polyps, 2008: a joint guideline from the American Cancer Society, the US Multi-Society Task Force on Colorectal Cancer, and the American College of Radiology. Gastroenterology. 2008;134:1570-95.

72. Cairns SR, Scholefield JH, Steele RJ, Dunlop MG, Thomas HJ, Evans GD et al.; British Society of Gastroenterology; Association of Coloproctology for Great Britain and Ireland. Guidelines for colorectal cancer screening and surveillance in moderate and high risk groups (update from 2002). Gut. 2010 May;59(5):666-89.

73. Spanish Society of Gastroenterology; Spanish Society of Gastrointestinal Endoscopy Working Group. Clinical practice guidelines: quality of colonoscopy in colorectal cancer screening. Endoscopy. 2012 Apr;44(4):444-51.

74. Kaminski MF, Regula J, Kraszewska E, Polkowski M, Wojciechowska U, Didkowska J et al. Quality indicators for colonoscopy and the risk of interval cancer. N Engl Med. 2010;362:1793-803.

75. Baxter NN, Warren JL, Barrett MJ, Stukel TA, Doria-Rose VP. Association between colonoscopy and colorectal cancer mortality in a US cohort according to site of cancer and colonoscopist specialty. J Clin Oncol. 2012;30:2664-9.

76. Baxter NN, Sutradhar R, Forbes SS, Paszat LF, Saskin R, Rabeneck L. Analysis of administrative data finds endoscopist quality measures associate with postcolonoscopy colorectal cancer. Gastroenterology. 2011;140:65-72.

77. Singh H, Nugent Z, Demers AA, Bernstein CN. Rate and predictors of early/missed colorectal cancers after colonoscopy in Manitoba: a population-based study. Am J Gastroenterol. 2010;105:2588-96.

78. Cooper GS, Xu F, Barnholtz Sloan JS, Schluchter MD, Koroukian SM. Prevalence and predictors of interval colorectal cancers in medicare beneficiaries. Cancer. 2012;118:3044-52.

79. Pohl H, Srivastava A, Bensen SP, Anderson P, Rothstein RI, Gordon SR. Incomplete polyps resection during colonoscopy – results of the complete adenoma resection. Gastroenterology. 2013;144:74-80.

80. Cairus SR, Scholefield JH, Steele RJ, Dunlop MG, Tomas HJW, Evans GD et al. Guidelines for colorectal cancer screening and surveillance in moderate and high risk groups. Gut. 2010;59(5):666-89.

81. Liberman DA, Rex DK, Winawer SJ, Giardiello FM, Johnson DA, Levin TR. Guidelines for Colonoscopy Surveillance After Screening and Polypectomy: A Consensus Update by the US Multi-Society Task Force on Colorectal Cancer. Gastroenterology. 2012;143:844-57.

82. Patel SG, Ahnen DJ. Prevention of interval colorectal cancers: what every clinician needs to know gastroenterology and hepatology: the official clinical practice journal of the American Gastroenterology Association. 2014;12(1):7-15.

83. Pohl H, Srivastava A, Bensen SP, Anderson P, Rothstein RI, Gordon SR. Incomplete polyps resection during colonoscopy – results of the complete adenoma resection. Gastroenterology. 2013;144:74-80.

84. Jass JR. Hereditary non-polyposis colorectal cancer: the rise and fall of a confusing term. W J Gastroenterol. 2006;12:4943-50.

85. Moslein G, Nelson H, Thibodeau S, Dozois RR. Rectal carcinomas in HNPCC. Langenbecks Arch Chir Suppl Kongressbd. 1998;115:1467-9.

86. Fuchs CS, Giovannucci EL, Colditz GA, Hunter DJ, Speizer FE, Willett WC. A prospective study of family history and the risk of colorectal cancer [abstract]. N Engl J Med. 1994;331(25):1669-74.

87. Negri E, Braga C, La Vecchia C, Franceschi S, Filiberti R, Montella M et al. Family history of cancer and risk of colorectal cancer in Italy [abstract]. Br J Cancer. 1998;77(1):174-9.

88. Burt RW, Petersen GM. Familial colorectal cancer: diagnosis and management. In: Young GP, Rozen P, Levin B (eds.). Prevention and early detection

of colorectal cancer. London: WB Saunders; 1996. p.171-94.

89. Lynch HT, Smyrk T. Hereditary nonpolyposis colorectal cancer (Lynch syndrome). An updated review [abstract]. Cancer 1996;78(6):1149-67.

90. Church J, Kiringoda R, LaGuardia L. Inherited colorectal cancer registries in the United States. Dis Colon Rectum. 2004;47(5):674-8.

91. Burt RW, Petersen GM. Familial colorectal cancer: diagnosis and management. In: Young GP, Rozen P, Levin B (eds.). Prevention and early detection of colorectal cancer. London: WB Saunders; 1996. p.171-94.

92. Muller AD, Sonnenberg A. Prevention of colorectal cancer by flexible endoscopy and polypectomy. A case-control study of 32,702 veterans. Ann Intern Med. 1995;123(12):904-10.

93. Nicolaides NC, Papadopoulos N, Liu B, Wei YF, Carter KC, Ruben SM et al. Mutations of two PMS homologues in hereditary nonpolyposis colon cancer [abstract]. Nature. 1994;371(6492):75-80.

94. Mueller-Koch Y, Vogelsang H, Kopp R, Lohse P, Keller G, Aust D et al. Hereditary non-polyposis colorectal cancer: clinical and molecular evidence for a new entity of hereditary colorectal cancer. Gut. 2005;54(12):1733-40.

95. Howe JR, Mitros FA, Summers RW. The risk of gastrointestinal carcinoma in familial juvenile polyposis. Ann Surg Oncol. 1998;5(8):751-6.

96. Kinzler KW, Nilbert MC, Su LK, Vogelstein B, Bryan TM, Levy DB et al. Identification of FAP locus genes from chromosome 5q21 [abstract]. Sicence. 1991; 253(5020):661-5.

97. Soravia C, Berk T, Madlensky L, Mitri A, Cheng H, Gallinger S et al. Genotype-phenotype correlations in attenuated adenomatous polyposis coli [abstract]. Am J Hum Genet. 1998;62(6):1290-301.

98. Citarda F, Tomaselli G, Capocaccia R, Barcherini S, Crespi M. Efficacy in standard clinical practice of colonoscopic polypectomy in reducing colorectal a cancer incidence. Gut. 2001;48:812-5.

99. Figueredo A, Rumble RB, Maroun J, Earle CC, Cummings B, McLeod R et al.; Gastrointestinal Cancer Disease Site Group of Cancer Care Ontario's Program in Evidence-based Care. Follow-up of patients with curatively resected colorectal cancer: a practice guideline. BMC Cancer. 2003 Oct 6;3:26.

100. Rex DK, Kahi CJ, Levin B, Smith AR, Bond JH, Brooks D et al. Guidelines for Colonoscopy Surveillance After Cancer Resection: A Consensus Update by the American Cancer Society and the US Multi-Society Task Force on Colorectal Cancer. Gastroenterology. 2006;130:1865-71.

101. Kim ER, Chang DK. Colorectal cancer in inflammatory bowel disease: the risk, pathogenesis, prevention and diagnosis. World J Gastroenterol. 2014;20(29):9872-81.

102. Dyson JK, Rutten MD. Colorectal cancer in inflammatory bowel disease: what is the real magnitude of the risk? W J Gastroenterol. 2012;18(29):3839-48.

Anatomia Cirúrgica do Reto

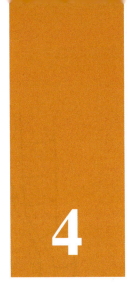

Mauro de Souza Leite Pinho

INTRODUÇÃO

Os aspectos anatômicos de cada órgão ou região, embora tenham sido sempre a base do conhecimento cirúrgico, permanecem como foco constante em virtude da evolução médica. Isso se deve em especial ao desenvolvimento de novos recursos tecnológicos, que possibilitam a obtenção de imagens por meio de ângulos e resoluções cada vez mais precisos, obrigando a uma frequente confrontação com conceitos previamente existentes. Essas comparações se fazem necessárias em especial pelo fato de que grande parte do conhecimento anatômico existente originou-se de detalhadas dissecções em cadáveres realizadas por um grande número de brilhantes anatomistas, os quais, no entanto, atuaram sobre tecidos desvitalizados, desidratados e submetidos a processos de preservação que apresentam características bastante distintas das imagens atuais obtidas por meio de métodos radiológicos, endoscópicos e cirúrgicos em indivíduos vivos ou mesmo por peças anatômicas analisadas por meio de modernos métodos de conservação (p. ex., congelamento ou plastinação) e sofisticadas técnicas de análise (p. ex., microdissecções, colorações ou estudos utilizando polímeros ou radiologia avançada).

A esses recursos soma-se o enorme avanço na área das imagens digitais, operações minimamente invasivas utilizando microcâmeras de elevada resolução, que possibilitam a visualização de estruturas e locais anatômicos com alcance e definição até então inacessíveis ao olho humano.

Finalmente, soma-se a esse cenário a extraordinária evolução das técnicas cirúrgicas, propondo e realizando estratégias, acessos e dissecções operatórias que se tornaram possíveis pelo surgimento de aparelhos e instrumental de alta tecnologia, o que torna possível o desbravamento com redobrada atenção de áreas anatômicas cujos detalhes necessitam ser obrigatoriamente revisitados.

Tais aspectos tornam-se relevantes ao se abordar a anatomia do reto, cuja relevância se amplia em decorrência da elevada incidência de doenças neoplásicas, tornando-se hoje uma área de grande importância cirúrgica. Por isso, observa-se ao longo das últimas décadas a multiplicação de técnicas operatórias e endoscópicas que, em última análise, ampliaram sobremaneira o nível de detalhamento necessário para o conhecimento anatômico dos cirurgiões.

Assim, busca-se ao longo deste capítulo encontrar o equilíbrio entre a revisão dos conceitos anatômicos clássicos e estabelecidos, e, ao mesmo tempo, enfatizar seus eventuais aspectos relevantes dentro do contexto atual do tratamento cirúrgico das doenças do reto, em especial do câncer retal, objeto específico deste livro.

ANATOMIA DO RETO

Considerando que o leitor já tem um conhecimento habitual da anatomia do reto, apenas por uma questão de sequência lógica alguns de seus aspectos básicos serão revisados.

Situação anatômica e características gerais

O reto situa-se posteriormente na pelve e acompanha a concavidade do osso sacro, com o qual estabelece íntima relação posterior em grande parte de seu trajeto. Apresenta extensão média de 12 a 15 cm, sendo, frequentemente, subdividido em três segmentos: reto inferior (0 a 6 cm), médio (7 a 11 cm) e superior (12 a 15 cm), conforme observado na Figura 4.1.

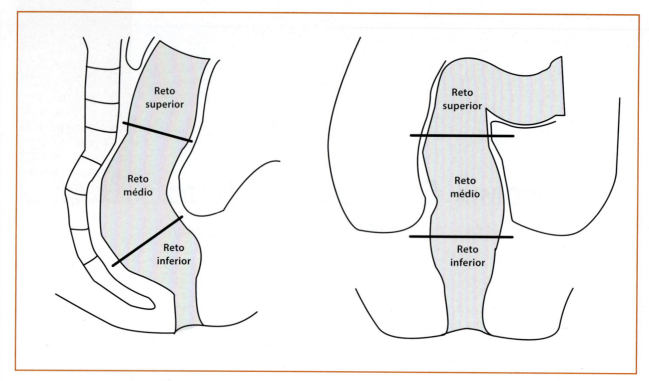

Figura 4.1. Segmentos do reto.
Fonte: elaborada pelo autor.

Embora as definições de seu limite superior sejam sempre controversas em decorrência das conflitantes visões entre anatomistas e cirurgiões, existe clara tendência a considerar o reto o segmento distal ao cólon sigmoide, diferenciando-se deste pelo desaparecimento das características colônicas clássicas, como os espessamentos da musculatura lisa longitudinal que compõem as três tênias, as haustrações e a presença de apêndices epiploicos. Essa transição, também conhecida como junção retossigmoide, situa-se usualmente no nível do promontório, onde a porção descrita como reto superior encontra-se ainda claramente em posição intraperitoneal, apresentando-se revestida pelo peritônio visceral em sua circunferência quase total, excetuando-se uma reduzida área posterior na qual sua camada muscular já estabelece relação com o tecido conjuntivo frouxo da parte superior do espaço pressacral.

No que diz respeito ao seu limite anatômico inferior, deve ser considerado de especial relevância para o cirurgião o segmento caracterizado pelo local de penetração da parede retal propriamente dita no interior do afunilamento das fibras de musculatura estriada que compõem o músculo elevador do ânus, facilmente identificado ao toque retal pela presença posteriormente do chamado ângulo anorretal, resultante da ação de seu feixe puborretal. Essa definição cirúrgica deve levar em conta que sua identificação somente deve ocorrer após uma dissecção profunda do espaço pressacral, a qual pode ainda ser estendida para o interior do segmento mais inferior do tubo digestivo, caracterizado como canal anal.

Além da simples medida de extensão, as três partes do reto podem ser mais bem distinguidas por sua diferente relação com o folheto peritonial. Enquanto o chamado reto (ou terço) superior encontra-se em posição intraperitoneal, o segmento médio apresenta-se no nível da reflexão correspondente ao fundo de saco, relacionando-se, portanto, com a cavidade peritoneal apenas em uma restrita área em sua face anterior, ficando o restante de sua circunferência em contato com o tecido conjuntivo (Figura 4.1).

Quanto ao reto inferior, encontra-se inteiramente em posição extraperitoneal, com sua face anterior relacionando-se, na mulher, com a parede vaginal posterior, e, no homem, com o trígono vesical, as vesículas seminais e a próstata.

Embora essa definição do limite inferior do reto obedeça essencialmente aos interesses médicos na dissecção cirúrgica, é necessária a compreensão de outro limite a ser considerado, qual seja a transição embriológica entre a origem endodérmica intestinal e a porção ectodérmica do canal anal, claramente definida pela linha pectínea, resquício da membrana cloacal. Mais do que um detalhe meramente embriológico, essa linha estabelece um limite entre importantes aspectos, como tipos de epitélios, inervação e drenagem linfática, como será exposto adiante.

Ainda como característica anatômica do reto, deve-se mencionar a existência das três pregas transversais observadas internamente, descritas como superior, média e inferior, compostas por reflexões de mucosa, também conhecidas como válvulas de Houston. Do ponto de vista prático, essas pregas servem de orientação durante o exame endoscópico do reto, em especial pela situação da prega média, também conhecida como epônimo de Kohlrausch, posicionada no nível do fundo de saco peritoneal (Figura 4.2).

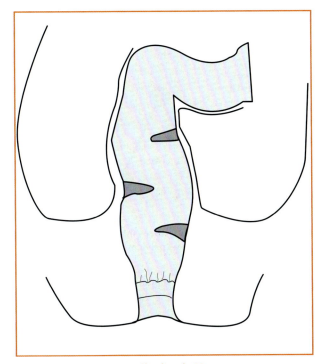

Figura 4.2. Pregas ou válvulas de Houston.
Fonte: elaborada pelo autor.

Irrigação arterial

Considerando a íntima relação entre o reto e o canal anal, tratar-se-á aqui da chamada região anorretal como um todo, a qual, como se sabe, é irrigada em três níveis:

- Artéria retal superior: ramo terminal da artéria mesentérica inferior, é a principal responsável pela irrigação do reto, para cujas paredes envia ramos a partir de sua entrada no invólucro de tecido adiposo situado posteriormente ao reto (denominado "mesorreto"). Dividindo-se em ramos esquerdo e direito, seu território de irrigação predomina ao reto propriamente dito, atingindo com seus ramos mais distais a região anorretal (Figura 4.3).
- Artérias retais médias: originadas nas artérias ilíacas internas ou em seus ramos vesicais ou prostáticos, atingem a porção média do reto após trajeto transverso sobre o músculo elevador do ânus. Embora sejam usualmente consideradas integrantes dos espessamentos de tecidos conjuntivo descritos como "ligamentos laterais do reto", Lin et al. foram capazes de identificá-las nestes em apenas 28% de 64 hemipelves dissecadas.[1]
- Artérias retais inferiores: são responsáveis pela irrigação arterial da região situada inferiormente aos

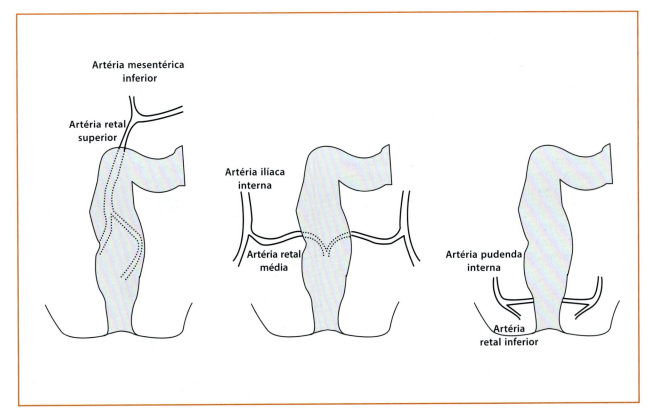

Figura 4.3. Irrigação arterial do reto.
Fonte: elaborada pelo autor.

músculos elevadores do ânus, incluindo o anel muscular anorretal composto pelos músculos esfíncteres interno e externo, além do canal anal propriamente dito. Para compreender melhor seu trajeto, é necessário saber que as artérias ilíacas internas terminam em um ramo denominado "artéria pudenda interna", a qual deixa a cavidade pélvica através de um orifício posterior situado inferiormente ao músculo piriforme, que, por sua vez, ocupa parcialmente um espaço lateral na pelve óssea e ligamentar (denominado "forame isquiático maior"). Após emergir nessa região, a artéria pudenda interna faz uma reflexão no sentido anterior, passando a correr em direção ao púbis sempre recoberta por uma fáscia sobre o músculo obturador interno, em uma região descrita como "canal pudendo" ou "canal de Alcock". A meio caminho nesse trajeto, essa fáscia é perfurada para a emissão da artéria retal inferior, a qual cruza a fossa isquioanal transversalmente até terminar emitindo ramos para a irrigação do músculo esfíncter externo e os demais componentes do canal anal.

A importância cirúrgica do conhecimento desse trajeto está relacionada com o risco de lesões inadvertidas durante dissecções realizadas no interior das fossas isquioanais em procedimentos como ressecção abdominoperineal do reto ou tratamento de fístulas anais complexas.

Drenagem venosa

A drenagem venosa do canal anal pode ser dividida de acordo com seu posicionamento em relação à linha pectínea:

- A drenagem das regiões situadas acima da linha pectínea ocorre por meio da veia retal inferior, tributária da veia mesentérica inferior e, consequentemente, do sistema porta.
- Abaixo da linha pectínea, a drenagem venosa é preferencial para as veias retais inferiores, na fossa isquioanal, em um plexo que circunda o músculo esfíncter externo seguindo em direção às veias ilíacas internas e ao sistema cava.

As veias retais médias, tributárias das veias ilíacas internas, anastomosam-se com as outras veias retais citadas, além de drenarem a camada muscular da ampola retal.

Inervação

Já foi mencionado que a linha pectínea define o limite entre as inervações autonômica e somática do canal anal. A primeira, responsável pela inervação situada acima da linha pectínea, provém de ramos oriundos dos plexos hipogástricos inferiores, situados bilateralmente na pelve. Seu componente simpático tem origem no tronco simpático paravertebral, enquanto a inervação parassimpática advém das raízes S2, S3 e S4 do plexo sacral (Figura 4.4).

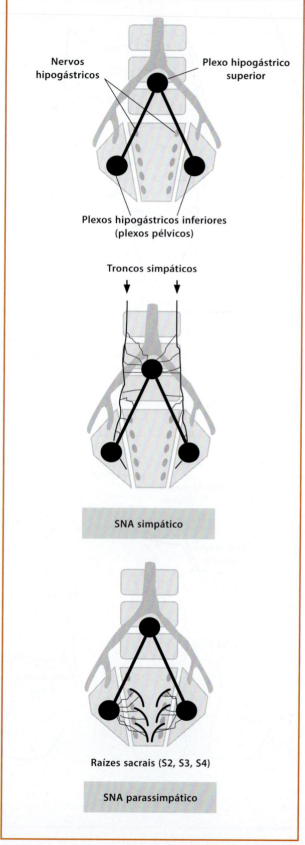

Figura 4.4. Inervação pélvica autonômica.
Fonte: elaborada pelo autor.

Conhecer essa inervação autonômica é fundamental do ponto de vista cirúrgico a fim de evitar a ocorrência de complicações pós-operatórias em consequência de lesões dos nervos, especialmente durante dissecções pélvicas para a realização de ressecções retais.

Lesões predominantemente simpáticas, como aquelas que comprometem o plexo hipogástrico superior ou nervos hipogástricos, poderão levar à ejaculação retrógrada em consequência da perda da contração do esfíncter interno da bexiga de modo sincrônico com a ejaculação. Além disso, pode-se observar, em pacientes do sexo masculino de idade mais avançada, a ocorrência de retenção urinária pós-operatória pelo enfraquecimento da contração da musculatura do detrusor, levando ao desequilíbrio da pressão vesical necessária para vencer uma eventual restrição ao fluxo urinário causado por hipertrofia prostática.

É importante destacar, no entanto, que as lesões do plexo hipogástrico superior e/ou dos nervos hipogástricos não provocarão impotência sexual masculina. Essa situação é observada apenas nos casos de lesões dos nervos erigentes, de inervação parassimpática, os quais se originam nas raízes sacrais (S2, S3 e S4) e contribuem para a formação dos plexos pélvicos. Para a prevenção dessa complicação, recomenda-se extrema cautela ao cirurgião durante a dissecção lateral do reto a fim de evitar a lesão dessas estruturas.

Quanto à inervação somática existente abaixo da linha pectínea, derivam-se dos nervos retais inferiores, ramos do nervo pudendo, o qual segue trajeto em conjunto com os vasos pudendos internos descritos. Sendo um ramo do plexo sacral, o nervo pudendo também emerge inferiormente ao músculo piriforme pelo forame isquiático maior, com o nervo isquiático, inserindo-se posteriormente no canal pudendo, de onde emite seus ramos retais inferiores (Figura 4.5).[2]

Do ponto de vista cirúrgico, o conhecimento dessa emergência do nervo pudendo, assim como do trajeto de seus ramos na fossa isquiorretal, representa uma importante referência nos casos de realização de anestesia locorregional com bloqueios pudendos para a realização de procedimentos anorretais.

CANAL ANAL

De modo geral, o estudo anatômico da região anorretal pode ser definido como a análise de todos os elementos envolvidos na morfologia do segmento descrito como "canal anal".

O canal anal consiste no segmento final do tubo digestório, onde ocorre sua oclusão fisiológica em decorrência do tônus de dois cilindros musculares concêntricos denominados "esfíncter anal externo", formado por musculatura estriada, e "esfíncter anal interno", correspondendo a um espessamento da continuidade da camada circular interna da musculatura lisa do reto. Em sua extremidade superior, a estrutura muscular do canal anal inclui, ainda, o feixe mais interno do músculo elevador do ânus, denominado "feixe puborretal", o qual se relaciona diretamente com a porção superior do músculo esfíncter anal externo.

Por corresponder ao segmento oclusivo determinado pela ação da musculatura descrita anteriormente, a extensão do canal anal varia de acordo com o estado de tonicidade observado em cada indivíduo, devendo ser destacada, nesse sentido, a importante participação do feixe puborretal do músculo elevador do ânus como principal fator por meio de sua tração anterior do limite superior do canal anal, tornando-o assim mais alongado.

Dessa forma, embora se possa descrever como "normal" uma extensão de aproximadamente 4 cm para o canal anal desde sua extremidade inferior no orifício anal até seu limite superior na ampola retal, na verdade esse comprimento varia de acordo com a idade e o sexo do indivíduo. De modo geral, observa-se maior alongamento em indivíduos mais jovens, enquanto pessoas em idade mais avançada, particularmente as mulheres com múltiplos partos vaginais, poderão apresentar canais anais mais curtos, ocasionalmente de até 2 cm sem que ocorram relatos de distúrbios da continência.

É importante notar que, embora o canal anal seja frequentemente considerado a zona de transição entre o reto e o períneo, ele representa apenas a zona de maior pressão muscular, uma vez que essa transição de fato deve ser considerada a partir das características de seu revestimento epitelial interno. A análise histológica cuidadosa desse epitélio demonstra sua relevância na distinção entre as regiões pélvica e perineal, implicando a determinação de uma linha divisória em diferentes aspectos, como embriologia, fisiologia, inervação e drenagem linfática.

Observando-se o revestimento epitelial do canal anal, vê-se que nesse segmento ocorre um gradiente histológico que pode ser definido como uma transição definida dentro dos seguintes limites:

- Em sua extremidade inferior, no nível do orifício anal no períneo, presença de pele normal, formada por epitélio escamoso contendo folículos pilosos e glândulas sudoríparas.

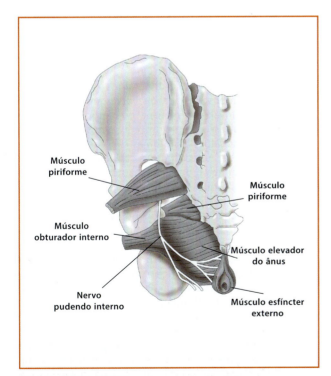

Figura 4.5. Trajeto do nervo pudendo interno.
Fonte: adaptada de Netter, 1999.[2]

- No limite superior, onde se abre na ampola retal, presença de mucosa retal normal formada pelo epitélio colunar observado ao longo da maior parte do tubo digestivo.

O gradiente epitelial observado entre esses dois limites de pele e a mucosa normal, que ocorre no interior do canal anal e pode ser evidenciado macroscopicamente durante a anuscopia, é marcado pela presença da linha pectínea, a qual estabelece o local do limite embriológico entre o ectoderma e o endoderma.

Linha pectínea

Geralmente observada a uma distância de 1 a 2 cm acima da borda do orifício anal, é importante referência no exame do canal anal, apresentando-se com uma série de características bastante relevantes (Figura 4.6).

De origem embriológica na membrana cloacal, mantém desta alguns resíduos remanescentes observados na forma de reduzidas membranas distribuídas circularmente ao longo do canal anal, denominadas "valvas anais" ou "valvas semilunares".

Na região correspondente, a cerca de 2 cm proximais à linha pectínea, observam-se 6 a 10 pregas mucosas longitudinais, denominadas "colunas retais" ou "colunas de Morgagni". Cada par dessas colunas termina inferiormente com as respectivas valvas semilunares, fazendo assim a delimitação de mínimas cavidades ou rasas ou depressões descritas como seios ou criptas anais.

No interior dessas criptas, abrem-se formações tubulares, descritas como glândulas anais, as quais têm sido alvo de controvérsias. Em um minucioso estudo sobre as glândulas do canal anal, Eglitis e Eglitis[3] as descreveram como formações tubulares ramificadas em ramos secundários ou terciários, alguns dos quais podendo terminar em fundo cego na submucosa, enquanto outros penetram no esfíncter interno, podendo mesmo atingir em alguns casos a fossa isquiorretal (Figura 4.7).

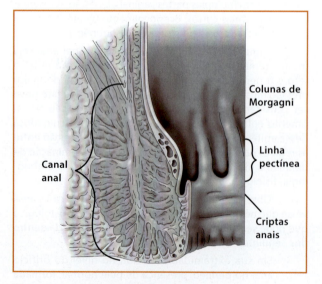

Figura 4.6. Linha pectínea e suas estruturas.
Fonte: adaptada de Netter, 1999.[2]

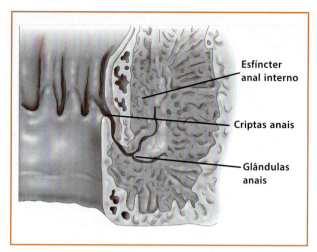

Figura 4.7. Glândulas anais.
Fonte: adaptada de Eglitis e Eglitis, 1961.[3]

Os autores observaram, ainda, concentração das aberturas desses dutos na parte posterior do canal anal, sugerindo que sua estrutura seja compatível com as glândulas écrinas, ou seja, glândulas sudoríparas cujo produto é composto em sua maior parte por água e eletrólitos.

A grande importância clínica dessas glândulas anais refere-se à sua participação na fisiopatologia das fístulas e dos abscessos anais, sendo estes considerados resultados de processos infecciosos que acometem essas glândulas.

Além desses aspectos, a linha pectínea apresenta importância clínica de grande relevância do ponto de vista anatomoclínico, representando uma área limítrofe:

- O limite embriológico entre os dois tipos de epitélios aqui presentes determina também súbita mudança de seu padrão de sensibilidade. Abaixo da linha pectínea, a inervação sensitiva existente é do tipo somática, em decorrência da presença de terminações nervosas dos nervos pudendos internos, ramos do plexo sacral. Em decorrência disso, alterações patológicas, como trombose perianal ou fissuras anais e câncer de reto que invade o canal anal ou o próprio câncer do canal anal, assim como procedimentos nessa região, estão associadas a sintomas dolorosos de grande intensidade. Ao contrário, a sensibilidade acima da linha pectínea é de padrão autonômico, como no restante do tubo gastrointestinal, aqui transmitida pelos nervos oriundos dos plexos pélvicos e hipogástrico, contendo componentes parassimpáticos do plexo sacral e simpáticos originários do segmento lombar. Essa característica de ausência de sensibilidade somática da mucosa acima da linha pectínea é de grande importância para o tratamento de distúrbios dessa região, em particular o ingurgitamento venoso ou a redundância mucosa observados na doença hemorroidária, permitindo a realização de procedimentos terapêuticos (p. ex., ligadura elástica, esclerose ou fotocoagulação) sem a necessidade de cuidados prévios de anestesia de qualquer natureza. O câncer de reto nessa localização, por sua vez, não é doloroso, levando, muitas vezes, ao diagnóstico tardio.

Entretanto, embora ocorra nesse nível de fato uma demarcação entre os limites das inervações somática e autonômica, é importante conhecer que existem evidências de que a mucosa do canal anal apresenta terminações sensitivas em uma faixa situada de cerca de 1 cm acima da linha pectínea. Descritas por Duthie and Gairns,[4] essas terminações nervosas justificariam a ocorrência de percepções de toque, dor, calor e frio nessa região. Assim, é necessário durante a realização de procedimentos como ligaduras elásticas e biópsias de tumor de reto o cuidado de manter uma distância adequada da linha pectínea, a fim de evitar a ocorrência de sintomas dolorosos. Outra aplicação clínica da existência de terminações sensitivas na mucosa do canal anal diz respeito à compreensão da percepção discriminativa da consistência do conteúdo retal, como mencionado adiante

- Limite de drenagem linfática: além do padrão de inervação, a linha pectínea representa uma área limítrofe em relação ao padrão de drenagem linfática da região. Acima dela, a drenagem linfática ocorre de maneira integrada ao restante do reto, ou seja, obedecendo ao fluxo ascendente prioritário na direção da cadeia linfonodal adjacente aos vasos retais superiores e mesentéricos inferiores. Há evidências de que as cadeias linfonodais correspondentes aos vasos retais médios e ilíacos internos possam também ser comprometidas em casos de obstruções linfáticas ascendentes em neoplasias avançadas. A drenagem linfática do epitélio do canal anal situado abaixo da linha pectínea ocorre em direção aos linfonodos inguinais, conforme o padrão observado no restante do períneo.

Epitélio do canal anal

O canal anal é revestido, em sua porção proximal, por mucosa derivada do endoderma e, em sua parte distal, por um segmento cutâneo derivado do ectoderma.

De modo geral, pode-se compreender o epitélio do canal anal como subdividido em quatro regiões com características próprias, observando-se do sentido de caudal para cranial (Figura 4.8):

- Pele perianal: até o bordo inferior do canal anal, também descrito como margem anal, observa-se a presença de pele verdadeira, pigmentada, apresentando pregueamento concêntrico e composta por epitélio escamoso contendo folículos pilosos e glândulas sudoríparas típicas, incluindo aquelas do tipo apócrinas, as quais produzem um suor contendo materiais gordurosos.
- Pele do canal anal ou "pécten": no nível da borda anal, observa-se região onde a pele se torna mais aderente aos planos profundos, descrita como "linha anocutânea" ou "linha de Hilton". A partir daí, até alcançar a linha pectínea, a pele apresenta as seguintes modificações: mais delgada, menos pigmentada e desprovida de folículos pilosos e glândulas sebáceas ou sudoríparas.

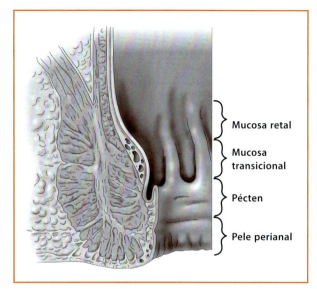

Figura 4.8. Epitélio do canal anal. *Fonte: adaptada de Netter, 1999.*[2]

- Mucosa transicional ou cloacogênica: região entre o epitélio escamoso (abaixo da linha pectínea) e o epitélio colunar (acima da linha pectínea). A transição entre esses dois epitélios não é abrupta, mas gradual, em uma extensão de cerca de 1 cm, na qual ocorre uma diferenciação do epitélio em diversas camadas de células cuboides, que apresentam coloração violácea escura, dada pelo plexo hemorroidário interno adjacente. Essa faixa de mucosa a cerca de 0,5 a 1 cm acima da linha denteada é conhecida como transição anal ou zona cloacogênica, recobrindo as colunas retais aí presentes.
- Mucosa retal: progressivamente, no sentido cranial, esse epitélio se modifica, contendo uma única camada de células colunares que conferem à mucosa retal uma coloração rósea característica da mucosa retal.

O conhecimento desse gradiente epitelial observado desde a margem anal até o interior do reto é de grande relevância clínica na compreensão da variedade dos tumores geralmente descritos de maneira genérica como tumores do canal anal. Na verdade, cada um dos segmentos epiteliais descritos poderá dar origem a neoplasias de características biológicas distintas, cuja correspondência pode ser sumarizada da seguinte forma:

- Carcinomas epidermoides ou escamosos são originários do segmento de pele normal (margem anal) ou modificada (pécten) situados abaixo da linha pectínea.
- Carcinomas transicionais ou cloacogênicos são oriundos das células cuboides existentes na região imediatamente superior à linha pectínea.
- Adenocarcinomas são correspondentes às neoplasias desenvolvidas a partir do segmento de mucosa colunar característico do epitélio retal observado na extremidade superior do canal anal.

ASSOALHO PÉLVICO E APARELHO ESFINCTERIANO

A estrutura muscular que circunda a região anorretal é a principal responsável pela forma e pela função desta, incluindo a percepção, a continência e a defecação. Em razão do compartilhamento dos componentes do assoalho pélvico e de sua inervação com estruturas dos sistemas urinário e genital feminino, as suas alterações são frequentemente associadas a outros sinais e sintomas clínicos com estes relacionados.

O conjunto de estruturas musculares que atuam diretamente sobre a região anorretal compõe-se de quatro músculos relacionados entre si:

- Músculo esfíncter anal interno.
- Músculo esfíncter anal externo.
- Músculo elevador do ânus.
- Músculo longitudinal anal.

Embora a contração desses músculos tenha como resultado a oclusão do canal anal, do ponto de vista funcional é possível dividi-los em dois grupos, dependendo de sua inervação. O músculo esfíncter interno é formado por musculatura lisa e submetido à inervação autonômica e, portanto, involuntária. O conjunto formado pelo esfíncter anal externo e pelo músculo elevador do ânus é composto por musculatura estriada e atua de modo sincrônico e voluntário. Quanto ao músculo longitudinal anal, pode ser considerado um elemento misto, sendo submetido a ambos os tipos de inervação.

Músculo esfíncter anal interno

O esfíncter anal interno consiste de músculo circular, situado externamente à submucosa do canal anal, é formado por uma continuidade caudal da camada circular interna do reto, apresentando grande espessamento em relação àquela, atingindo 2 a 5 mm, prolongando-se até cerca de 1,5 cm abaixo da linha pectínea, onde termina-se em bordo arredondado (Figura 4.9). Sendo músculo liso, seu tônus é permanente involuntário e representa cerca de 70 a 80% da pressão de repouso do canal anal, também denominada pressão anal basal. Em consequência desse estado tônico, seu bordo inferior funciona, na prática, em grande parte dos casos, como o delimitador da borda anal na observação desta durante movimento de afastamento vigoroso das regiões glúteas. Pode ser percebido digitalmente pela extremidade do dedo indicador como um anel a ser dilatado para dar acesso ao canal anal por ocasião do toque retal, situado internamente ao sulco interesfincteriano, que o separa da proeminência do feixe subcutâneo do esfíncter anal externo. Não raramente, observa-se processo de espessamento progressivo desse esfíncter em indivíduos com idade mais avançada.

Além da contribuição como principal oclusor do canal anal, em condições de repouso, o músculo esfíncter interno apresenta, como mencionado, relevante função na fisiologia da continência por realizar relaxamento, em períodos transitórios, possibilitando ao epitélio sensitivo situado acima da linha pectínea obter a análise do conteúdo retal. Esse fenômeno, descrito como amostragem, contribui para que o indivíduo possa ter a discriminação necessária para, por exemplo, liberar gases sem que ocorra perda de fezes.

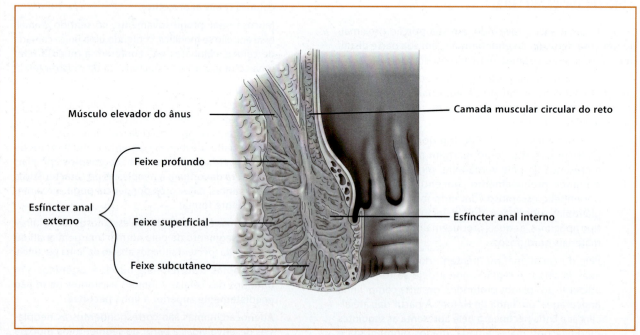

Figura 4.9. Esfíncteres anais interno e externo.
Fonte: adaptada de Netter, 1999.[2]

Essa função fisiológica do músculo esfíncter interno pode ser simulada com a distensão retal por um balão, descrito como "reflexo inibitório anal", sendo utilizado para a identificação de distúrbios motores como megacólon chagásico ou doença de Hirschsprung.

Do ponto de vista cirúrgico, a identificação correta do músculo esfíncter interno é de grande valor para a realização de esfincterotomia no tratamento da fissura anal crônica, para o qual utiliza o aspecto caracteristicamente arredondado de sua borda inferior, sua coloração clara em relação ao músculo esfíncter externo e seu posicionamento junto à submucosa no canal anal.

Músculo esfíncter externo

O cilindro de musculatura lisa, representado pelo esfíncter interno descrito anteriormente que envolve o canal anal, é circundado externamente por outro cilindro, este de musculatura estriada, denominado esfíncter externo do ânus. Embora submetidos a inervações diferentes, esses dois músculos agem de maneira integrada na preservação da continência anal, tanto em condições de repouso quanto durante as situações nas quais ocorre a necessidade de manter a oclusão do canal anal diante de aumento da pressão intrarretal.

Estima-se que o músculo esfíncter interno seja responsável pela maior parte da pressão de repouso do canal anal, cabendo ao músculo esfíncter externo complementar essa pressão, por meio de uma característica que o distingue do restante da musculatura estriada do corpo, a existência de um tônus basal. Contudo, quando ocorre distensão do reto, cabe ao músculo esfíncter externo a função de realizar a contração necessária para elevar a pressão em nível do canal anal para evitar o escape de conteúdo retal, mesmo diante da ocorrência do relaxamento reflexo do músculo esfíncter anal durante a amostragem. Isso se dá por meio de um arco reflexo, pelo plexo sacral, o qual promove contração involuntária do esfíncter externo como resposta à distensão retal ou aumento abrupto da pressão intra-abdominal, como aquela observada durante a tosse ou o espirro. Caso essa percepção do risco de escape de conteúdo retal permaneça, recrutam-se as fibras estriadas do músculo esfíncter externo mediante contração forçada e voluntária até mesmo obter a acomodação da pressão intrarretal, embora se estime que a capacidade dessa contração não exceda à duração de cerca de 3 minutos.

Para desempenhar essa função, o músculo esfíncter externo apresenta extensão superior à do esfíncter interno, tendo seu limite inferior abaixo deste e estendendo-se no sentido cranial até ocorrer a fusão com o feixe puborretal do músculo elevador do ânus, com o qual atua sincronicamente. Embora seja observado durante as dissecções cirúrgicas como um cilindro único sem aparentes segmentações, sua estrutura anatômica é usualmente descrita como subdividida em três feixes distintos, denominados feixes subcutâneo, superficial e profundo (Figura 4.9).

Estudos recentes realizados por Hsu et al.[5] utilizando análise tridimensional com ressonância nuclear magnética confirmaram essa divisão em três segmentos da seguinte maneira (Figura 4.10):

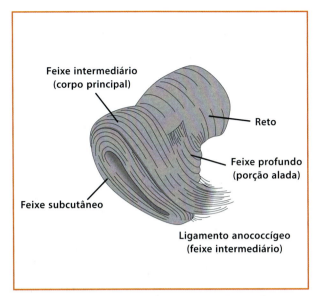

Figura 4.10. Esfíncter anal externo (análise pela ressonância magnética).
Fonte: adaptada de Hsu et al., 2005.[5]

- Um feixe subcutâneo, circular.
- Um feixe intermediário, descrito como "corpo principal", mais espesso, o qual emite fibras no sentido posterior em direção ao cóccix, de acordo com o conceito encontrado na literatura correspondendo ao ligamento anococcígeo. Diferentemente desses relatos, no entanto, os autores não referem a observação da fixação anterior desse feixe (correspondente ao feixe superficial) anteriormente ao corpo perineal, ou ponto central do períneo, para onde convergem outros músculos perineais, como os transversos e os bulboesponjosos (Figura 4.11).
- Um feixe profundo, descrito como "porção alada", o qual se encontra em íntima relação com o feixe puborretal do músculo elevador do ânus, cujas fibras acompanham. Segundo os autores, esse feixe teria a conformação semelhante a um "U" com a curvatura em posição posterior, não apresentando, portanto, um arco anterior.

Essas diferentes direções das subdivisões do músculo esfíncter externo sugerem funções biomecânicas distintas. Sendo estruturas circulares e concêntricas, os feixes subcutâneos e o corpo principal exerceriam ação constritiva sobre o canal anal, enquanto a porção alada exerceria, durante sua contração, efeito de tração anterior do canal anal no sentido ventral.

Músculo elevador do ânus

Forma o diafragma da pelve, que separa a pelve do períneo. Consiste de um funil muscular que se origina das faces laterais da pelve, por meio do qual a uretra, a vagina e o anorreto passam para adentrar no períneo. O elevador

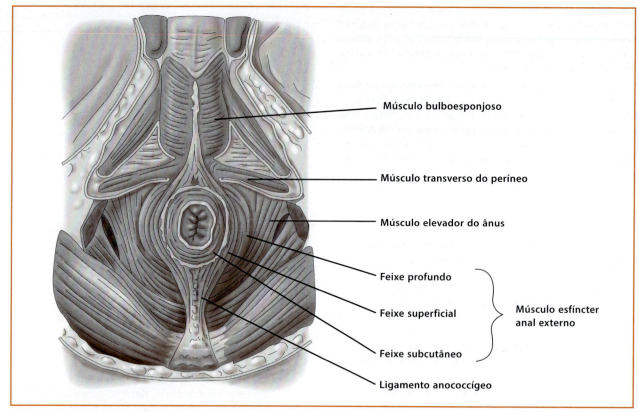

Figura 4.11. Músculos perineais.
Fonte: adaptada de Netter, 1999.²

do ânus é um músculo bastante delgado, cuja face pélvica é recoberta pela fáscia endopélvica, pelas estruturas linfáticas e pela gordura.

O músculo elevador do ânus apresenta-se como o principal responsável não apenas pela sustentação do reto, mas também auxiliando de maneira decisiva na continência fecal.

O músculo elevador do ânus é composto por três feixes distintos:

- Dois feixes que atuam suportando o reto à semelhança de uma rede, ancorados lateralmente em inserção no sentido anteroposterior sobre a fáscia do músculo obturador interno por meio de uma estrutura descrita como arco tendíneo. Esses feixes, situados sequencialmente, são descritos como iliococcígeo, posteriormente, e pubococcígeo, anteriormente (Figuras 4.12 a 4.14).
- O terceiro feixe, o mais interno, é composto pelo músculo puborretal e situa-se inferiormente aos feixes descritos anteriormente. Ele se origina da sínfise púbica, contorna circunferencialmente a vagina ou a próstata e o anorreto, imediatamente acima do plano esfincteriano, inserindo-se no lado oposto da sínfise púbica, apresentando o formato de uma alça muscular que é bem definida posterior e lateralmente, mas não anteriormente, posicionado

posteriormente ao canal anal, onde se apresenta fusionado com a extremidade superior do cilindro muscular representado pelo músculo esfíncter externo (Figuras 4.12 a 4.14). Sua contração, ocorrida em conjunto com o músculo esfíncter externo, ao exercer tração no sentido anterossuperior provoca angulação entre o reto e o canal anal, descrita como ângulo anorretal, sendo o principal elemento determinante da extensão do canal anal.

Do ponto de vista cirúrgico, é importante notar que essa configuração muscular resulta em enfraquecimento do arco anterior do anel anorretal, quando comparado ao segmento posterior, em virtude da presença do feixe puborretal. Da mesma maneira, a ausência do músculo elevador do ânus recobrindo a face anterior do reto faz com que este esteja em contato direto com a parede posterior da vagina na mulher, o que resulta frequentemente em distúrbios evacuatórios decorrentes da perda de tonicidade desta, como na retocele e no prolapso interno da parede anterior do reto e a fístula retovaginal no tumor de reto avançado. Ao contrário das hipóteses previamente formuladas, estudos realizados por Regadas et al.[6] utilizando ultrassonografia tridimensional não encontraram evidências da existência de qualquer estrutura de tecido conjuntivo compatível com o suposto septo retovaginal.

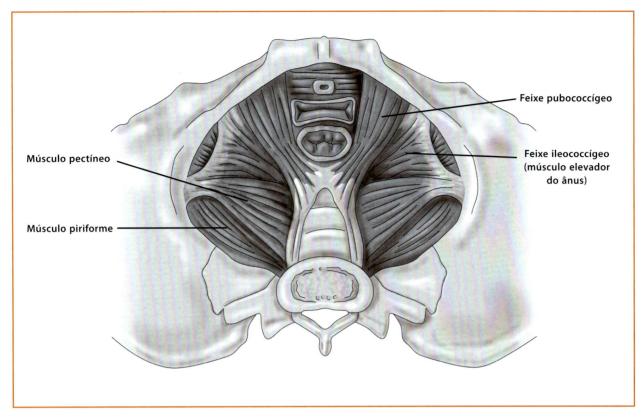

Figura 4.12. Assoalho pélvico (visão pélvica).
Fonte: adaptada de Netter, 1999.[2]

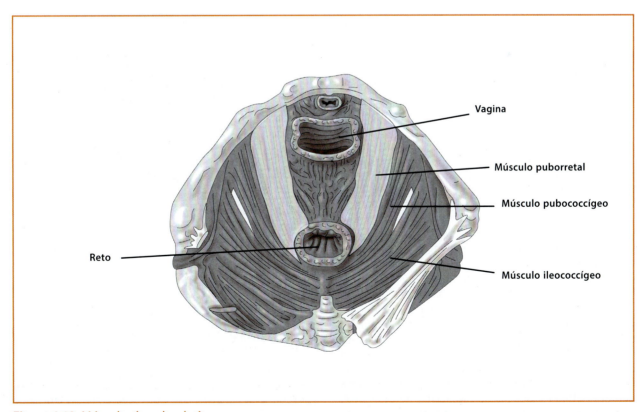

Figura 4.13. Músculo elevador do ânus.
Fonte: adaptada de Netter, 1999.[2]

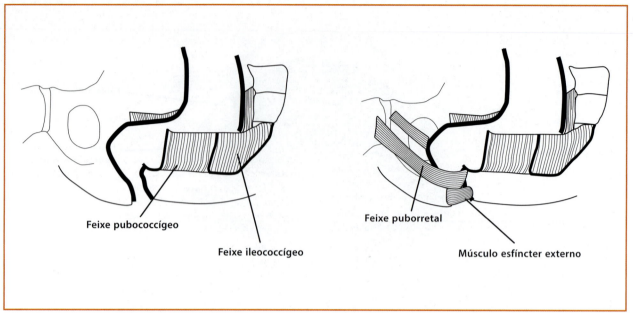

Figura 4.14. Músculo elevador do ânus e seus feixes.
Fonte: elaborada pelo autor.

Músculo longitudinal anal

Embora sua função seja menos relevante na continência anal, os aspectos anatômico e histológico desse estreito feixe muscular têm sido motivo de controvérsias e servido de base para um grande número de estudos. De modo geral, sabe-se hoje que o músculo longitudinal anal é formado por fita muscular medindo cerca de 1,5 a 2 mm de espessura, a qual ocupa o plano descrito como interesfincteriano. Situa-se entre o músculo esfíncter interno e o conjunto de musculatura estriada formado pelo músculo esfíncter externo e o feixe puborretal, segmento interno do músculo elevador do ânus que delimita a extremidade superior do canal anal (Figura 4.15).

Embora se situe entre essas duas estruturas esfincterianas concêntricas submetidas a inervações distintas, autonômica e somática, respectivamente, o músculo longitudinal anal parece exercer, na verdade, a função de união entre estas, sendo composto por fibras oriundas de ambas musculaturas, lisas e estriadas. Estudos histoquímicos recentes de Macchi et al.[7] demonstraram que o músculo longitudinal anal consiste predominantemente de fibras musculares estriadas oriundas do músculo elevador do ânus e de fibras lisas resultantes de prolongamentos da camada muscular longitudinal externa da parede do reto.

Além de unir o conjunto muscular que compõe o anel anorretal formador do canal anal, o músculo longitudinal anal parece exercer importante função ao emitir fibras que auxiliam na fixação da mucosa do canal anal e da pele perianal. Ao atravessarem o músculo esfíncter interno, essas fibras contribuiriam para a formação de uma camada de musculatura lisa situada na submucosa do canal anal, a qual tem sido descrita por várias denominações, como musculatura suspensiva da mucosa anal, músculo submucoso anal ou músculo de Treitz (Figura 4.15). Como será visto

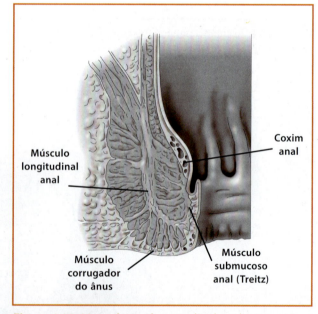

Figura 4.15. Musculatura longitudinal anal e suas estruturas. Coxim anal.
Fonte: adaptada de Netter, 1999.[2]

adiante, essa fixação da mucosa adquiriu grande relevância clínica a partir da adoção de conceitos mais recentes sobre a fisiopatologia da doença hemorroidária.

Além de se fixarem e atravessarem o músculo esfíncter interno, as fibras oriundas do músculo longitudinal anal prolongam-se também no sentido caudal e lateral, permeando as fibras circulares do feixe subcutâneo do músculo esfíncter externo, fixando-se à derme da pele perianal, sendo referidas como músculo corrugador do ânus (Figura 4.15).

A partir dessa descrição, compreende-se que a contração voluntária do músculo longitudinal anal, por seu componente estriado, tem a função de contribuir não apenas para a oclusão do canal anal, mas também de seu encurtamento e da aglutinação dos componentes do anel anorretal.

COXINS ANAIS E A DOENÇA HEMORROIDÁRIA

Sendo a doença hemorroidária provavelmente a afecção mais prevalente da região anorretal, é compreensível o grande interesse sobre os prováveis aspectos relacionados com sua fisiopatologia. Embora durante décadas tenham prevalecido teorias referentes a uma possível origem varicosa ou hiperplasia vascular, nenhuma delas logrou obter ampla aceitação pela ausência de evidências científicas suficientes. A partir de uma proposta inicialmente apresentada por Stelzner et al.,[8] que descreveram a existência de "corpos cavernosos anais" como a base da doença hemorroidária, e posteriormente reforçada por Gass e Adams,[9] coube a Thomson[10,11] o mérito de estabelecer as bases da teoria hoje aceita pela maior parte dos autores no que diz respeito à origem da doença hemorroidária por meio de um estudo anatômico que contribuiu para ampliar de modo relevante a compreensão sobre a morfologia interna do canal anal.

Esse novo conceito, chamado *teoria do deslizamento anal*, refere-se a uma nova abordagem para justificar a ocorrência dos coxins vasculares observados em pacientes com doença hemorroidária. Em detalhado estudo em cadáveres, incluindo crianças, com a realização de dissecções anatômicas e análise da vascularização arterial e venosa da região anorretal empregando recursos radiológicos e injeção de látex, Thomson[10,11] foi capaz de demonstrar a existência, em condições normais, mesmo em crianças, de diversas comunicações arteriovenosas no canal anal, cuja consequência é a formação de três regiões de espessamento da submucosa compostas por dilatações vasculares, denominadas "coxins anais" (Figura 4.15).

Esses coxins anais representam, portanto, elementos morfológicos normais do canal anal, contribuindo para sua oclusão interna. Ainda segundo Thomson,[10,11] as colunas retais ou de Morgagni seriam causadas por fendas longitudinais nos coxins existentes com o objetivo de facilitar sua acomodação em variações de abertura do canal anal.

A teoria do deslizamento anal para o surgimento da doença hemorroidária baseia-se no fato de que os coxins anais seriam deslocados inferiormente em consequência do estiramento da musculatura suspensiva da mucosa anal (músculo de Treitz), a qual seria responsável por sua fixação no interior do canal anal. Uma vez exteriorizados, os coxins venosos seriam, então, submetidos a um processo de ingurgitamento e dilatação em consequência da compressão da musculatura esfincteriana com comprometimento do retorno venoso.

ESPAÇOS ANORRETAIS

Consideram-se espaços anorretais, para-anais ou pararretais algumas regiões que circundam o reto e o canal anal, delimitadas por fáscias que recobrem músculos ou ossos, sendo preenchidos em sua maioria por tecido adiposo.

A grande relevância clínica desses espaços refere-se principalmente a sua importância como locais de disseminação de processos supurativos, em sua maioria originados a partir de infecção das criptas e das glândulas anais, embora possam também ser provocados por traumas ou processos infecciosos de origem cutânea, urinária ou ginecológica. Essa associação pode ser demonstrada pelo fato de que a classificação dos abscessos anorretais baseia-se literalmente na descrição anatômica, conforme apresentado a seguir (Figuras 4.16 e 4.17).

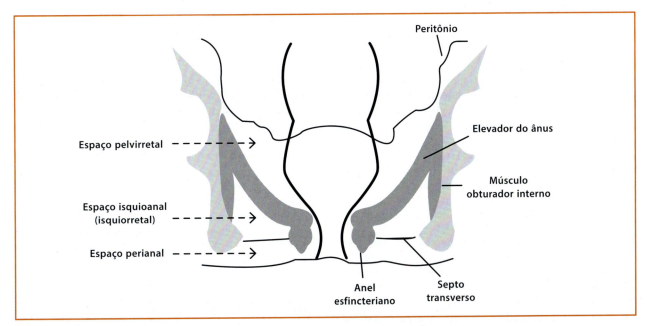

Figura 4.16. Espaços perianais.
Fonte: adaptada de Lin et al., 2010.[1]

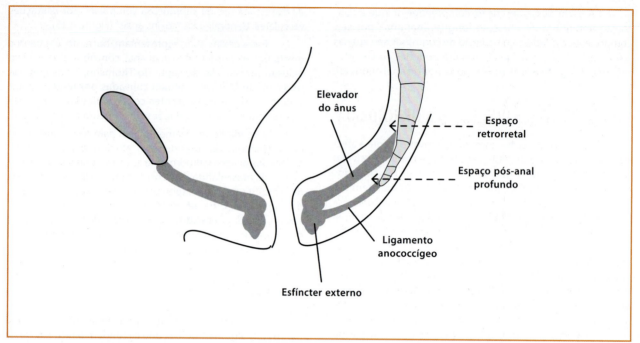

Figura 4.17. Espaços perianais.
Fonte: adaptada de Eglitis e Eglitis, 1961.[3]

São os seguintes os espaços anorretais:
- Perianal.
- Isquioanais ou isquiorretais.
- Pós-anal profundo.
- Interesfincteriano.
- Pelvirretal.
- Retrorretal.

Espaço perianal

A compreensão desse espaço baseia-se no conhecimento da existência de uma lâmina fibrosa transversa que circunda o canal anal inserindo-se, medialmente, no músculo esfíncter externo e, lateralmente, nas tuberosidades isquiáticas, denominado "septo transverso do períneo".

O espaço perianal é delimitado inferiormente pela pele perineal e superiormente pelo septo transverso do períneo, estendendo-se desde o músculo esfíncter externo no limite entre seus feixes subcutâneo e superficial e as tuberosidades isquiáticas. Sua característica, facilmente identificável durante os procedimentos cirúrgicos, é ser preenchido por tecido adiposo mais denso, composto por esferas adiposas pequenas entremeadas por feixes fibrosos oriundos do septo transverso. Alguns autores fazem distinção entre as regiões laterais desse espaço perianal e sua região posterior, situada inferiormente ao ligamento anococcígeo, a qual seria então descrita como espaço adicional denominado – "espaço pós-anal superficial".

Processos supurativos situados no espaço perianal são classificados como "abscessos perianais", em geral de fácil diagnóstico não apenas por serem superficiais e provocarem reações locais evidentes, como tumefação e rubor, mas também por sua aguda sintomatologia dolorosa em decorrência da proximidade com a sensível pele perianal.

Espaço isquioanal ou isquiorretal

Conforme descrito anteriormente, o músculo elevador do ânus apresenta-se com o formato de um funil situado no interior da pelve óssea, em cujas paredes laterais se fixa a fáscia que reveste o músculo obturador interno. Com essa posição anatômica, o músculo elevador do ânus serve também como delimitador entre as regiões pélvica, superiormente, e perineal, inferiormente.

Por espaço ou fossa isquioanal compreende-se a região que circunda inferiormente o músculo elevador do ânus, a qual se estende lateralmente até a fáscia obturadora interna. Tendo como seu limite inferior o septo transverso do períneo, é preenchido por tecido adiposo frouxo composto por esferas adiposas de maior diâmetro.

Ocupando área de grande extensão e profundidade na região perineal, a fossa isquioanal representa frequente local de formação de abscessos, os quais podem ocasionalmente apresentar sinais e sintomas mais tardios, não raramente detectáveis inicialmente apenas com o toque retal mediante a percepção de um abaulamento doloroso da parede retal.

Espaço pós-anal profundo

O feixe superficial do músculo esfíncter externo apresenta inserção posterior, descrita como rafe anococcígea, a qual se situa como limite superior do espaço perianal em uma região que pode ser também descrita como espaço pós-anal superficial. Assim, observa-se que a região situada entre a rafe anococcígea e a inserção posterior do músculo elevador do ânus, descrita como "espaço pós-anal profundo", apresenta-se, na verdade, como a única comunicação entre as duas fossas isquioanais.

Essa região apresenta grande importância cirúrgica em decorrência de dois aspectos.

O primeiro refere-se aos casos de extensa supuração perineal que compromete as duas fossas isquioanais. Esse quadro grave, descrito como "abscesso em ferradura", o qual pode, inclusive, levar a comprometimento da função anorretal em consequência da perda de estabilidade do conjunto esfincteriano, é resultado da progressão do processo infeccioso por meio do espaço pós-anal profundo.

O outro aspecto a ser considerado relaciona-se com a dificuldade encontrada pelo cirurgião na identificação e no tratamento de trajetos esfincterianos originados na cripta anal posterior ("às 6 horas") que apresentam um trajeto profundo em direção ao espaço pós-anal, não sendo, portanto, evidentes na exploração do espaço perianal, requerendo acesso por meio da rafe anococcígea, representando elevado risco de recidivas em decorrência de tratamento cirúrgico inadequado.

Espaço interesfincteriano

Diferentemente das outras áreas aqui mencionadas, denomina-se espaço interesfincteriano uma região inexistente em condições normais, correspondente ao plano anatômico avascular entre os dois cilindros musculares representados pelos esfíncteres externo e interno, o qual pode ser eventualmente expandido patologicamente em casos de disseminação de infecções originárias nas glândulas anais que atravessam o músculo esfíncter interno.

Nesses casos, pode-se detectar ao toque retal a presença de uma tumefação depressível e dolorosa situada aparentemente em posição submucosa. Descritos inicialmente como abscessos submucosos, hoje são compreendidas como lesões inflamatórias expansivas no plano interesfinctérico, situadas, portanto, externamente ao esfíncter interno, o qual necessita ser incisado em caso de drenagem cirúrgica transrretal.

Outra importância cirúrgica desse plano refere-se à possibilidade de sua utilização para a dissecção durante a realização de proctectomias, nas quais se deseja evitar maior lesão aos tecidos anorretais, como nas doenças inflamatórias intestinais ou na confecção de anastomoses ultrabaixas com preservação da musculatura esfincteriana estriada.

Espaço pelvirretal

É assim definido o espaço situado acima do músculo elevador do ânus, que tem como limite superior o peritônio parietal da pelve. Também preenchido por tecido adiposo, pode ser envolvido em processos supurativos originários da fossa isquiorretal ou mesmo por meio do espaço inte-resfincteriano. Encontra-se revestido inferiormente pela fáscia supra-anal, que reveste o músculo elevador do ânus, e que é seccionada por via perineal durante a ressecção abdominoperineal do reto.

Espaço retrorretal

Corresponde ao prolongamento posterior dos espaços pelvirretais, onde a face anterior do sacro, revestida pela fáscia pressacral, relaciona-se com a parede posterior do reto, sendo este um plano anatômico avascular a ser dissecado durante as ressecções retais. Um aspecto importante é que a integridade dessa fáscia sacral deve ser preservada a fim de evitar lesões dos vasos sacrais médios subjacentes.

FÁSCIAS E OS PLANOS CIRÚRGICOS

Um dos aspectos mais relevantes do conhecimento da anatomia pélvica diz respeito à sua aplicação prática na determinação dos planos de dissecção durante as operações de ressecção do reto, em especial para o tratamento das doenças neoplásicas. Esses planos apresentam-se em sua maioria por meio do descolamento por dissecção cirúrgica de estruturas laminares de tecido fibroso, as fáscias, geralmente aderidas entre si por tecido conjuntivo frouxo, o que possibilita a liberação do reto respeitando os princípios oncológicos de maneira padronizada e segura, com base na identificação correta dos elementos anatômicos.

A seguir, serão descritos alguns dos planos de dissecção mais utilizados no tratamento cirúrgico do câncer retal.

Dissecção retal posterior – acesso abdominal

Etapa fundamental da retossigmoidectomia, a dissecção retal posterior é realizada por meio do acesso ao espaço pressacral, cujo limite superior situa-se no nível do promontório. Esse espaço é definido, anteriormente, pela delgada fáscia própria do reto ou fáscia pélvica visceral, a qual envolve posteriormente o tecido adiposo perirretal, descrito como *mesorreto*, e, posteriormente, pela fáscia pressacral ou fáscia pélvica parietal (Figura 4.18), mais espessa e aderida ao osso sacro, recobrindo os vasos sacrais médios, cuja lesão pode causar hemorragias de difícil controle.

Para que o espaço pressacral seja acessado com maior segurança, deve-se respeitar alguns elementos anatômicos iniciando por uma incisão peritoneal anteriormente à artéria ilíaca direita, a cerca de 2 cm de distância desta. Uma vez exposto o tecido conjuntivo areolar frouxo dessa região, torna-se relevante a definição do plano adequado de dissecção no sentido caudal, cujo local de acesso é delimitado entre os ramos direito e esquerdo dos nervos hipogástricos. Uma vez identificado, esse plano possibilita dissecção segura ao longo da face posterior do mesorreto desde o promontório até a altura da terceira ou quarta vértebra sacral, onde se observa uma firme aderência entre a fáscia própria do reto e outro elemento importante na dissecção pélvica, denominado "fáscia supra-anal", "retosacral" ou "de Waldeyer" (Figura 4.19).

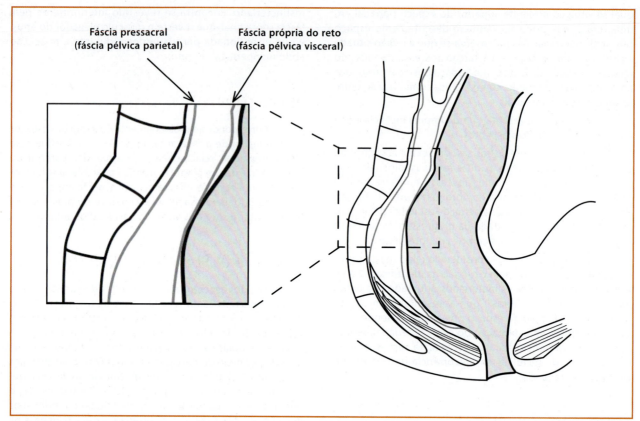

Figura 4.18. Fáscias do espaço pressacral.
Fonte: elaborada pelo autor.

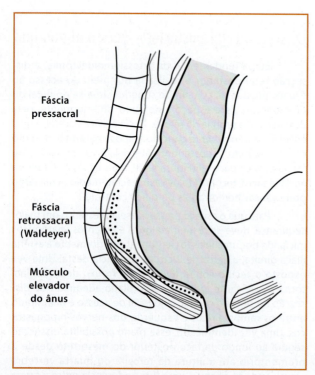

Figura 4.19. Fáscia retossacral (Waldeyer).
Fonte: elaborada pelo autor.

Essa fáscia reveste superiormente o assoalho pélvico, em especial o músculo elevador do ânus, fixando-se posteriormente na fáscia pressacral, onde se observa, também, uma aderência a fáscia própria do reto e, consequentemente, ao mesorreto. O conhecimento desse elemento anatômico é de grande relevância pelo risco de avulsão da fáscia pressacral nesse local, levando a uma perigosa exposição dos vasos sacrais médios. Assim, a continuidade da dissecção posterior adequada do reto até o canal anal requer a secção no nível correto desse complexo fibroso.

Uma vez ultrapassada essa aderência, faz-se necessária a tração anterior da parede retal posterior para a exposição progressiva do músculo elevador do ânus até a identificação do afunilamento de suas fibras, em consequência da compressão extrínseca do feixe puborretal, correspondendo ao limite superior do canal anal.

É importante destacar que a identificação correta desse plano pressacral, acessado inicialmente no nível da linha mediana, possibilita a gradual expansão da dissecção nos sentidos laterais, permitindo ampla liberação posterior do reto, mantendo-se sob visão os nervos hipogástricos direito e esquerdo, os quais servirão ainda como referência para a preservação mais distal dos plexos pélvicos autonômicos, situados junto às paredes laterais da pelve, reduzindo assim o risco de disfunções sexuais decorrentes de lesões dos ramos parassimpáticos oriundos no plexo sacral, conhecidos como nervos erigentes.[12]

Dissecção retal posterior – acesso perineal

Para acessar o espaço pressacral pela via perineal, como nos casos de ressecções abdominoperineais do reto, deve-se considerar a rafe anococcígea como primeiro elemento anatômico a ser identificado, cuja secção, assim como a da gordura subjacente da fossa isquiorretal, tornará possível a exposição da face inferior do musculo elevador do ânus, próximo de sua inserção ao cóccix. Conforme mencionado anteriormente, esse músculo é revestido superiormente pela fáscia supra-anal, retossacral ou de Waldeyer, a qual deverá ser seccionada no sentido transversal para dar acesso amplo ao espaço pressacral, sem risco de avulsão da fáscia parietal da pelve ou pressacral. Uma vez seccionada a fáscia supra-anal, a separação entre a fáscia própria do reto e a fáscia pressacral deverá ser realizada por manobras digitais por meio dessa incisão para que a dissecção posterior do reto no sentido cranial possa ser feita de maneira adequada.

Dissecção retal anterior – acesso abdominal

Outro importante plano anatômico de dissecção utilizado durante ressecções retais refere-se àquele situado anteriormente, pelo qual se obtém uma liberação das estruturas anteriores, como o útero, na mulher, e a bexiga, a próstata e as vesículas seminais, no homem.

Iniciando-se essa dissecção junto à face anterior do reto no nível do fundo de saco retouterino, obtém-se acesso ao plano avascular com alguma facilidade em pacientes do sexo feminino em razão da identificação da parede posterior da vagina, podendo-se evoluir até o nível do assoalho pélvico mediante avulsão do tecido areolar aí presente.

Entretanto, tal facilidade pode não ser obtida nas dissecções retais anteriores no sexo masculino. Para isso, torna-se necessário o conhecimento de uma importante estrutura que é a fáscia de Denonvillier, formada por uma lâmina fibrosa situada no plano frontal, fixando-se superiormente no peritônio ao nível do fundo de saco retovesical e inferiormente no músculo elevador do ânus, apresentando aderências anteriores com a face posterior da próstata e vesículas seminais (Figura 4.20).

Assim, é importante que o cirurgião realize a incisão peritoneal nessa região de modo consciente para acessar o plano anterior ou posterior a esta fáscia, dependendo de sua opção tática durante o procedimento.

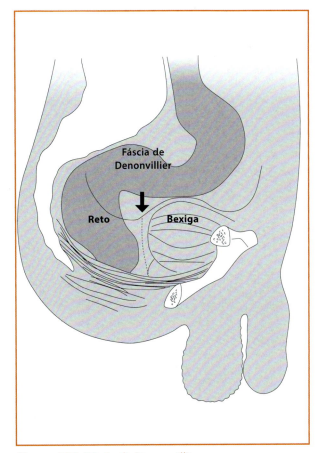

Figura 4.20. Fáscia de Denonvillier.
Fonte: elaborada pelo autor.

Referências

1. Lin M, Chen W, Huang L, Ni J, Yin L. The anatomy of lateral ligament of the rectum and its role in total mesorectal excision. World J Surg. 2010;34:594-8.
2. Netter F. Interactive atlas of human anatomy. CD version 2.0. Summit, NJ: Novartis; 1999.
3. Eglitis JA, Eglitis I. The glands of the anal canal in man. Ohio J Science. 1961;61:65-79.
4. Duthie HL, Gairns FW. Sensory nerve-endings and sensation in the anal region of man. Brit J Surg. 1960;47:585-95.
5. Hsu Y, Fenner DE, Weadock WJ, Delancey JO. Magnetic Resonance imaging and 3-dimensional analysis of external anal sphincter anatomy. Obstet Gynecol. 2005;106:1259-65.
6. Regadas FS, Murad-Regadas SM, Lima DM, Silva FR, Barreto RG, Souza MH et al. Anal canal anatomy showed by three-dimensional anorectal ultrasonography. Surg Endosc. 2007;21:2207-11.
7. Macchi V, Porzionato A, Stecco C, Vigato E, Parenti A, De Caro R. Histo-Topographic Study of the longitudinal anal muscle. Clin Anat. 2008;21:447-52.
8. Stelzner F, Staubesand J, Machleidt H. The corpus cavernosum recti – basis of internal hemorrhoids. Langenbecks Arch Klin Chir Dtsch Z Chir. 1962;299:302-12.
9. Gass OC, Adams J. Hemorrhoids: an etiology and pathology. Am J Surg 1950;79:40-3.
10. Thomson WHF. The nature of haemorrhoids. Br J Surg. 1975;62:542-52.
11. Thomson H. The anal cushions – a fresh concept in diagnosis. Postgraduate Medical Journal. 1979;55:403-5.
12. Kim NK. Anatomic basis of sharp pelvic dissection for curative resection of rectal cancer. Yonsei Med J. 2005;46:737-48.

PARTE II

Avaliação Pré-operatória

Exame Coloproctológico

Beatriz Deoti Silva Rodrigues
Rodrigo Gomes da Silva

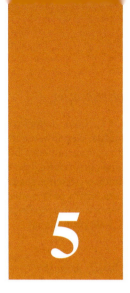

INTRODUÇÃO

A coloproctologia é uma especialidade médica que estuda e trata as doenças dos intestinos delgado e grosso (cólon), do reto e do ânus. Etimologicamente, cólon vem do latim *collon*, ou do grego *kólon*, significando a parte do intestino grosso situada entre o íleo e o reto; procto vem do grego *proktós*, que significa ânus e, por extensão, reto; e logia vem do grego *lógos*, ciência, estudo. Atribui-se a John de Arderne (1307-1392), um cirurgião que viveu na Inglaterra, a autoria da primeira publicação sobre a especialidade. Por esse motivo, ele é considerado pelos ingleses o "pai da proctologia". Sua publicação mais famosa foi um tratado sobre a fístula anal. Por uma questão semântica, a especialidade agora é referida como coloproctologia (antes proctologia), visto cuidar também dos problemas do "cólon" (cólon + proctologia).

Nos livros didáticos de autores brasileiros e internacionais renomados da área, está a literatura consultada e mais disponível sobre o exame coloproctológico, que escreveram sobre esse tema com base tão somente na vivência pessoal.[1-7] É clássico que o número de exames realizados por esses autores, somado ao período longo de observação e trabalho na área, autorizaram-lhes a exprimir exclusivamente seus pensamentos e experiências. Os autores deste capítulo consideram-se aptos para o mesmo feito. Este capítulo discorrerá sobre os requisitos básicos do exame clínico subjetivo, o exame coloproctológico propriamente dito e os aspectos éticos do exame coloproctológico no paciente com câncer de reto.

EXAME CLÍNICO

Toda atividade em medicina deve ter como finalidade precípua a promoção da saúde, prevenindo, curando, cuidando ou aliviando o sofrimento do paciente. O exame clínico, como ato médico que se destina a acolher o sofrimento do paciente, é soberano, reinando absolutamente acima de quaisquer exames complementares, independentemente de suas sofisticações. O exame clínico compreende os exames subjetivo, objetivo e físico.

Exame clínico subjetivo

Anamnese

O exame clínico subjetivo nessa especialidade é padrão, assim como nas demais. Trata-se da coleta de um conjunto de informações sobre fatos que dizem respeito à vida do paciente, com interesse no diagnóstico correto: *Primum non nocere*. Por isso, a busca dessas informações deve ir além das queixas da doença e dos sintomas. Devem ser coletadas pelo contato direto médico-paciente. Na forma de perguntar, de ouvir e de falar, nasce o respeito mútuo. O paciente sente o envolvimento do médico com o seu sofrimento, sente-se à vontade e se expressa com sinceridade, honestidade e facilita a verbalização do que lhe é mais íntimo.

Com a anamnese, o médico estrutura as três dimensões do espaço diagnóstico: (1) o paciente; (2) a doença; e (3) as circunstâncias. O ato médico vai além do diagnóstico correto, cujo propósito fundamental é prevenir ou atenuar o efeito negativo da doença sobre o paciente, os seus familiares e a comunidade. A anamnese engloba a identificação, a queixa principal e as histórias da doença atual, patológica pregressa, familiar, biológica, psicológica, social, econômica e cultural.

Identificação

Como primeiro contato, ela deve ser feita de maneira mútua, elegante e com arte, para que esse procedimento do comportamento humano faça as partes se afeiçoarem uma com a outra. Isso estabelecerá o início de uma relação médico-paciente saudável e sólida, de forma estruturada, com honra para o médico que foi escolhido pelo seu paciente e com segurança para o paciente que confia sua vida àquele profissional.

Queixa principal

Ponto de partida para a elaboração da hipótese diagnóstica, refere-se ao sintoma ou ao conjunto de sintomas que mais preocupa e incomoda o paciente. A queixa principal contém implícitas as razões pelas quais o paciente procurou imediatamente o médico, sejam elas biomédicas, psicológicas, profissionais, sociais ou medo de ter a doença de um conhecido. Ela deve ser registrada, de preferência, com as palavras ditas pelo paciente.

História da doença atual

Por meio dela, todos os sintomas e sinais relacionados com a queixa principal são coletados pelo médico. A queixa atual reflete o sintoma, o qual, por sua vez, reflete-se em três componentes: manifestado (sintomas no nível somático, corporal); latente (sintomas no nível dos processos mentais); e objetivo (sintomas relacionados com o ambiente físico e socioeconômico cultural).

Embora a história da doença atual deva ser dirigida a partir da queixa principal do paciente, a busca de informações para diagnóstico da doença não precisa ser apenas direcionada a um órgão, e sim a um ser humano, que é dinâmico, inteligente, tem um passado, que se relaciona, é sociável e social. Deve ser sempre mais abrangente. A queixa principal expressa os sintomas prioritários no modo de ver do paciente, embora nem sempre sejam os principais do ponto de vista da gravidade da doença. É muito importante deixar o paciente falar. Conforme cita Cruz (1999):[1] "Não há paciente que fala muito; há médicos que não sabem ouvir".

A história da doença atual tem pelo menos quatro finalidades precípuas: (1) estabelecer um nível variável de relação médico-paciente; (2) coletar dados (sintomas e sinais) que corroborem para o diagnóstico; (3) coletar dados que permitam ao médico avaliar a saúde do paciente como um todo; e (4) finalidade terapêutica em termos absolutos ou relativos.

Sobretudo na coloproctologia, especialidade em que, frequentemente, o início da consulta é difícil para o paciente, o ambiente deve ser leve, descontraído e inspirar segurança e total privacidade. O médico deve saber o que perguntar ao paciente sem interrompê-lo.

Especificamente nos pacientes com câncer de reto, é importante saber o grau de obstrução que eles apresentam. Muitas vezes, o paciente já traz consigo a colonoscopia com a biópsia mostrando adenocarcinoma de reto. Mesmo nesse caso, o coloproctologista deve enfatizar para o paciente a importância do exame proctológico, a fim de obter sua colaboração. Determinar o grau de tônus esfincteriano e de desnutrição, por exemplo, é muito importante para indicar um tipo ou outro de reconstrução intestinal, com uma estomia protetora, mesmo em paciente submetido a excisão parcial do mesorreto para o câncer de terço proximal, no qual o risco de anastomose seria muito grande em caso de desnutrição grave, preocupando-se também com sua qualidade de vida. Em especial no câncer, a abordagem não pode ser somente da doença, e sim do paciente, porque o psíquico dele deve ser abordado e, se preciso, solicitar tratamento multidisciplinar com a psicologia e a psiquiatria. Isso impactará a adesão e a recuperação do tratamento desse paciente.

História pregressa

Na busca do passado de saúde ou doença do paciente, o médico deve ter a clarividência de coletar fatos pregressos que ajudem a desvendar os sintomas atuais do paciente, com influência direta ou indireta no sintoma atual. Saber a evolução das outras doenças, a adesão do paciente aos tratamentos prévios e a forma como ele reagiu às condutas e aos resultados dos tratamentos oferece ao médico grandes informações para personalizar o pré, o trans e o pós-operatório.

História familiar

A própria situação do paciente no contexto familiar, saber como a família reagiu ao diagnóstico, o que pensam e como lidam com o paciente são aspectos muito importantes. Saber ser ele é o cuidador de algum familiar doente, quanto a ser ele o depositário de responsabilidades ante um parente dependente, quanto a ser ele subjugado pelo medo de vir a ter alguma doença grave incidente em alguém da família, entender a relação de dependência do paciente com seu cônjuge e quão é saudável ou não essa relação, ou seja, o médico deve investir em obter o máximo de informações a respeito das condições de saúde e psicossociais dos familiares, pois isso lhe ajudará a dar apoio ao paciente, o que estará refletido na agilidade do tratamento.

Três conotações se destacam na história familiar do paciente: (1) averiguar incidência familiar de doença genética; (2) estudar ocorrência de doenças transmitidas em determinadas condições de convívio ambiental; e (3) entender o comportamento psicossomático do paciente em relação a eventuais doenças em familiares.

História familiar para câncer colorretal positiva pode ser secundária à síndrome de Lynch ou poliposes hereditárias.

História psicossocial

Saber dessa dimensão do paciente é um fato extraordinário, já que o ser humano jamais deixará de ser, em parte, um produto do meio onde vive. O médico deve ouvir o paciente na fala de seus problemas pessoais, pois a influência desses fatores na gênese e na evolução das doenças é indiscutível.

Exame subjetivo dos sistemas

É importante não deixar de saber da existência de fatos da saúde do paciente fora da história da doença atual e tomar conhecimento, pelos sintomas, de outros órgãos que podem estar associados ao da queixa atual. O médico deve perguntar ao paciente questões genéricas sobre quaisquer sintomas não referidos na história da doença atual, bem como pode dirigir, sistema por sistema, perguntas pertinentes a eles, principalmente relacionadas com a queixa principal.

Exame clínico objetivo

Parte integrante do exame clínico de rotina na especialidade coloproctológica, é inadmissível uma consulta coloproctológica sem o exame coloproctológico, ainda que não completamente executado em decorrência de algumas circunstâncias justificadas. Sua qualidade está em um exame subjetivo realizado de modo completo.

Na visão do paciente, o exame coloproctológico é desagradável, incômodo, desconcertante, agressivo, vexatório, humilhante, por vezes doloroso, entre muitos outros adjetivos citados pelos pacientes. Sob a visão do coloproctologista, é apenas um exame importantíssimo. Cabe ao médico especialista, por meio do seu ato médico, com arte, a tarefa de executar bem o exame e reduzir as fantasias do paciente, apagar as impressões negativas, dar segurança e individualizar o ritmo da consulta.

O médico deve controlar a ansiedade do paciente e não impor exame coloproctológico na primeira consulta, se isso não for possível, remarcando uma nova visita para o exame físico. Jamais a impaciência e a pressa do médico devem sobressair ao paciente e tumultuar o ambiente. Não há nenhuma obrigação de o médico realizar o exame coloproctológico na primeira consulta, principalmente quando a dor é um impeditivo. O exame coloproctológico sob sedação/analgesia pode ser necessário em situações extraordinárias.

Exame clínico físico

O exame proctológico propriamente dito (EPPD) é um exame clássico. Absolutamente indolor, consiste na inspeção do ânus, na inspeção do períneo anterior, na palpação perineal anterior e posterior, no toque retal e na visão direta do interior do reto e da porção final do intestino grosso (retossigmoide).

Trata-se de um exame indispensável, cuja execução traz informações prognósticas valiosas. Mesmo tomando-se todas as medidas cabíveis de esclarecimento para diminuir o alto grau de tensão, ansiedade e medo do paciente, é imprescindível que, antes de descobrir a região perineal, ele já tenha sido examinado de modo geral. Deve ser associado ao exame físico da boca, à ectoscopia, à aferição da pressão, à ausculta respiratória e cardíaca e ao exame do abdome (inspeção, ausculta, palpação e percussão), incluindo regiões inguinais. Isso já deixa o paciente mais tranquilo, porque o toque da mão do médico já foi feito, de maneira gradativa, tornando-o muito mais colaborativo, evitando a contração das nádegas, da musculatura perineal e dos esfíncteres que tanto prejudicam e dificultam o exame, além de fornecer informações mais completas.

As diferentes sensações que o exame causa podem ser amenizadas se o médico for narrando o que fará antes de tocar o paciente, uma vez que ele não consegue ver o que será feito momento a momento, especialmente na região perineal. Calmamente, o médico deve descrever as sensações de desconforto anal ao toque, da pressão digital sobre as paredes da vagina, do reto e da próstata, da pressão abdominal à tentativa de ultrapassar endoscopicamente a junção retossigmoidiana, do desconforto da insuflação, mesmo delicada e comedida, do ar injetado, da sensação de estar evacuando à retirada do retossigmoidoscópio, garantindo ao paciente que não há perigo de ele evacuar na mesa de exame. Da mesma maneira, não há obrigação de executar um exame proctológico completo em todos os pacientes em um primeiro momento. No caso do diagnóstico de câncer de reto, o exame proctológico deve ser remarcado para novo exame posterior à resolução da intercorrência aguda dolorosa. Na mulher, o exame do períneo anterior é imperativo e faz parte dessa prática. Para cada um dos três hiatos na pelve, corresponde uma especialidade médica própria, ou seja, a uretra e a bexiga, o urologista, a vagina e os órgãos genitais, o ginecologista, e o ânus e reto, o coloproctologista. No entanto, em vez de se concentrar nos três orifícios da pelve, o cirurgião colorretal deve olhar para toda a pelve, com os músculos do assoalho pélvico, os ligamentos e as fáscias como sistema de apoio comum para todos as vísceras pélvicas. Definir, no exame físico, essas contiguidades do tumor de reto com as estruturas é fundamental para o cirurgião tomar uma conduta acertada.

PREPARO INTESTINAL

A consulta inicial poderá ser feita sem nenhum preparo, quando serão executados o exame do abdome e da região inguinal, a inspeção anal e a visibilização do canal anal e do aspecto do resíduo fecal, além de detectar se há presença de sinais como sangue e muco; se possível, ainda, será realizado o estudo total do reto e da parte final do intestino grosso.

Na propedêutica coloproctológica eletiva, prefere-se primeiro receber o paciente sem preparo, porque ainda não se conhece o paciente. O cirurgião não sabe se ele pode se submeter a esse preparo, porque desconhece o diagnóstico. Após o toque retal, o cirurgião terá noção se deve progredir o exame com os aparelhos e se isso ocorrerá no mesmo dia. Os pacientes que não tiverem condições de realizar o exame adequado na primeira consulta receberão o preparo prescrito, personalizado, de acordo com a escolha e a indicação do cirurgião, retornando para o exame em outro momento.

Alguns coloproctologistas preferem já orientar um preparo ao paciente antes da primeira consulta. Isso pode economizar o tempo de um novo retorno, mas pode impedir o médico de perceber, ao toque retal, sem preparo do reto, se o sangue nas fezes, ao qual o paciente se refere, está na verdade misturado às fezes, realidade esta, muitas vezes, desconhecida pelos pacientes. Como percebem que essa situação preocupa mais o médico, tendem a relatar que o sangue não está misturado às fezes. Assim, em um paciente com menos de 40 anos, no qual surgirá a dúvida de solicitar ou não uma colonoscopia, o exame do reto sem preparo pode ajudar, ao revelar sangue misturado às fezes.

Nos pacientes com tumor de reto, prefere-se não fazer a preparação anterior, porque o paciente pode ter um sangramento inadvertido e dor, que dificultarão até o toque retal no dia da consulta. Quando indicado, o preparo nesses pacientes não difere daquele para o exame coloproctológico de rotina. Com os enemas (uso tópico): administra-se Minilax® aplicando-se duas bisnagas, uma 2 horas antes do exame, aguardando 1 hora para aplicar a outra. Orienta-se o paciente a cortar a ponta da cânula. Com pressão firme, ele deve inserir suavemente a cânula, após lubrificá-la, pelo ânus, e comprimir a bisnaga, até ser expelido todo o conteúdo dentro do reto. Deve retirar a bisnaga com o frasco, apertando-o. O jejum não é necessário, porém, deve evitar alimentar-se após aplicar a última bisnaga do enema. Se o cirurgião preferir, pode-se prescrever o Phosfoenema®. A desvantagem é que o volume é muito grande e, como o tumor já ocupa espaço e diminui a complacência do reto, o incômodo pode ser maior, pois a acomodação do líquido é menor.

POSIÇÃO DO PACIENTE NO EXAME

A posição do paciente é de fundamental importância para conseguir um bom exame proctológico. Não há posição ideal: a melhor é aquela que propiciará ao coloproctologista concluir o exame com segurança e que trará menor desconforto para o paciente (Figura 5.1).

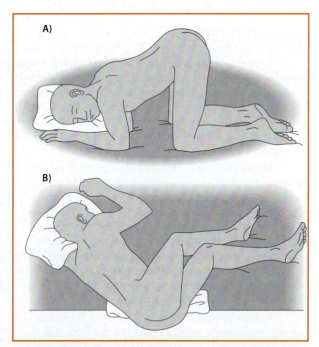

Figura 5.1. Posições para o exame proctológico do paciente com câncer de reto. A. Paciente na posição genupeitoral. B. Posição lateral de Sims.
Fonte: adaptada de Beck e Wexner, 1998.[7]

Posição genupeitoral

O paciente se coloca de joelhos, com os pés saindo na extremidade distal da mesa de exame, curvando o tronco de modo a formar um ângulo reto perna/coxa (articulação do joelho) e um ângulo reto coxa/pelve (articulação coxofemoral), colocando todo o lado esquerdo da face contra a mesa, mantendo os braços abertos com as mãos cruzadas acima da cabeça.

Tecnicamente, é a melhor opção para a inspeção das regiões anal e perineal e para melhor apalpação do períneo e das regiões anal e perineal. Ela possibilita uma retossigmoidoscopia muito mais fácil e rápida, porque há retificação da junção retossigmoidiana e certo tracionamento do sigmoide para a parte superior do abdome, facilitando a progressão do aparelho. Nessa posição, com a junção retossigmoidiana retificada, raramente ocorre o desabamento das paredes colorretais sobre a ponta do aparelho, o que evita oclusão da luz, e não há necessidade de insuflação de ar, que traz tanto desconforto para o paciente. É uma posição muito cômoda para o médico, mas muito constrangedora para o paciente. Deve ser evitada em idosos, gestantes e pacientes com problemas articulares.

Posição de Sims

O paciente deita-se na mesa de exame em posição inicial de decúbito lateral esquerdo, fletindo em 90° as coxas sobre a bacia pélvica (articulação coxofemoral) e as pernas sobre as coxas (articulação do joelho), levando a cabeça e os joelhos em direção oposta da mesa ao médico examinador, de modo a projetar as nádegas para fora da mesa de exame (posição em V).

O paciente deve pronar ligeiramente, de modo a torcer o tronco em direção oposta à do médico, mesmo que tenha de passar o joelho direito para além do joelho esquerdo. Se a altura da mesa de exame for maior que 1,20 m, o médico pode ficar em pé, sem que a posição lhe traga grande desconforto. Na altura da mesa entre 0,80 e 1 m, o médico pode ficar assentado para examinar o paciente. É uma posição muito confortável para o paciente, na qual se sente menos constrangido e, por isso, mais colaborativo.

É frequente a necessidade de insuflação de ar, pois é comum o colabamento da região retossigmoidiana, dificultando a penetração do endoscópio. Tecnicamente, é uma ótima posição para o paciente e para o médico, sendo de restrição relativa aos pacientes com escaras na região trocantérica esquerda e com problemas ortopédicos e neurológicos.

É importante que o proctologista saiba examinar nas duas posições, para individualizar o exame.

EXAME PROCTOLÓGICO NO PACIENTE COM CÂNCER DE RETO

Apesar de a colonoscopia ser necessária em todos os pacientes com câncer do cólon ou do reto para avaliar se há lesões sincrônicas, o paciente com câncer de reto deve ser submetido à inspeção perineal, à apalpação, ao toque retal, à anuscopia ou à retoscopia/retossigmoidoscopia rígida. O objetivo desses exames não seria diagnosticar o câncer, mas avaliar a distância do tumor do anel esfincteriano. Isso contribui para um planejamento adequado da cirurgia.

Inspeção anal e perineal

A inspeção estabelece uma série de diagnósticos, de modo direto, observando a própria doença, e indireto, observando os sinais dela. As doenças anais que a simples inspeção diagnostica dividem-se em doenças externas e que se exteriorizam pelo ânus, ao passo que os sinais indiretos englobam os achados físicos, como hematoma, ânus entreaberto, fezes na pele, muco, sangue e pus, extrusão de tumor. Alguns pacientes com câncer de canal anal ou de reto invadindo o canal anal apresentam abscesso perianal secundário à infecção tumoral. Nesse caso, a inspeção da região perianal deve procurar estabelecer os trajetos fistulosos com o objetivo de programar a operação, muitas vezes uma amputação abdominoperineal do reto isquioanal (vide Capítulo 29).

A inspeção dinâmica é realizada em seguida da inspeção estática, aproveitando o afastamento manual dos glúteos e solicitando ao paciente que provoque um esforço evacuatório (manobra de Valsalva). Nessas circunstâncias, de maneira variável, é possível a análise visual do canal anal abaixo da linha pectínea e, eventualmente, tem-se a oportunidade de constatar, por exemplo, a descida ou não do prolapso anal externo (quando de sua suspeita, solicita-se ao paciente para sentar-se e realizar o esforço evacuatório como se estivesse sentado no vaso sanitário). A importância do exame completo em um paciente com câncer de reto é que ele pode ter outros diagnósticos capazes de influenciar o cirurgião na escolha da técnica que adotará para a reconstrução do trânsito.

Apalpação anal e perineal

Deve ser abrangente, precedendo o toque vaginal, se necessário, e o toque retal. Entre as percepções da apalpação, é possível enfatizar: tumor com trajetos fistulosos; invasão de subcutâneo; induração e infiltração carcinomatosa da pele; e lesões anorretais específicas (tuberculose, esquistossomose, blastomicose) e inespecíficas (doença de Crohn), importantes como diagnóstico diferencial para o câncer de reto.

Toque retal

No tumor que se situa no terço médio, no qual a ressonância magnética mostra ser um rmT3, com indicação de radioquimioterapia pré-operatória e ressecção anterior do reto com duplo grampeamento, provavelmente o exame proctológico não trará tanta informação quanto naquele paciente com tumor no terço proximal ou no distal.

No câncer localizado no terço proximal, a dúvida será entre excisão parcial do mesorreto, se realmente o tumor estiver localizado no terço proximal, e excisão total do mesorreto, se o tumor estiver, de fato, no terço médio. Isso ocorre porque a colonoscopia pode dar a localização imprecisa, visto que o tubo do colonoscópio é maleável.

Contudo, nos tumores de terço médio, médio/distal, o toque retal é imprescindível, porque ajuda a fornecer dados para responder às seguintes perguntas:

- Há fístula anal?
- A lesão é móvel ou fixa?
- A lesão é anterior, posterior, lateral ou circunferencial?
- Na mulher, há invasão da vagina?
- No homem, a lesão é anterior, com possível invasão da próstata?
- O tumor é estenosante? A colonoscopia será completa, passará pela lesão?
- Há invasão do esfíncter? Se há, a invasão atinge o esfíncter interno, o externo ou ambos? A operação será a amputação abdominoperineal do reto?
- A lesão está situada no terço distal do reto sem invasão esfincteriana? Se a operação a ser feita é a excisão total do mesorreto (ressecção anterior do reto), a anastomose será por duplo grampeamento ou deverá ser coloanal manual?
- Se a lesão está entre o terço proximal e o médio, a operação a ser feita é a excisão parcial ou total do mesorreto?
- Descartar invasão esfincteriana, quando da margem distal do tumor à linha pectínea no mínimo de 1 cm, evitando o procedimento cirúrgico de colostomia terminal definitiva que depende dessa margem distal ou da invasão esfincteriana comprovada?

Se o tumor não é visível à inspeção perianal, a primeira informação que se deseja com o exame digital em um paciente sabidamente com câncer de reto é se a lesão é tocável pelo cirurgião, já dando a ideia da localização nos terços médio ou distal. Contudo, uma lesão não tocável pode estar localizada no terço médio ou proximal. Uma vez que o dedo toca a lesão, o cirurgião já percebe se a lesão é vegetante, polipoide, ulcerada ou ulcerovegetante. Uma lesão polipoide sem ulceração, macia e móvel pode levantar a suspeita diagnóstica de ser uma lesão benigna, visto que a ressonância magnética pode superestadiar e classificar essa mesma lesão como rmT2 e ela ser uma neoplasia com adenocarcinoma *in situ*. Uma lesão desse tipo pode ser considerada para ressecção local. Contudo, em uma lesão endurecida, ulcerovegetante e fixa, o cirurgião já antevê a possibilidade de indicação da rádio e da quimioterapia neoadjuvante.

Ao analisar uma lesão retal com o exame digital, o cirurgião já deve identificar e anotar corretamente no prontuário a posição dela. Sabe-se que os tumores anteriores apresentam maior taxa de recidiva local. O toque vaginal ajuda a identificar se a lesão invade a vagina e se a parede posterior da vagina será ressecada. A paciente é, então, informada dessa possibilidade e da sequela que poderá ocorrer com o procedimento cirúrgico.

No homem, uma lesão anterior fixa pode estar invadindo a próstata. Ao solicitar a ressonância magnética da pelve, com ênfase no reto, o cirurgião já deve chamar a atenção para esse fato, sinalizando para o radiologista as informações de que o cirurgião precisa no laudo. Já um tumor posterior e móvel provavelmente não está aderido aos músculos elevadores e não invade os esfíncteres. A descrição da lesão lateralizada, por exemplo, à esquerda, alerta o cirurgião para ter cuidado redobrado na dissecção do tumor naquele lado, para não romper o mesorreto. Apesar de o objetivo do cirurgião ser retirar o mesorreto intacto, muitas vezes, pela localização pélvica do tumor, não favorece a dissecção cirúrgica, podendo ocorrer rupturas indesejadas dele. Saber a posição da lesão pode evitar rupturas inadvertidas próximo ao tumor, evitando margem circunferencial positiva e provável recidiva.

Se no toque retal a lesão é estenosante, o cirurgião pode avaliar a necessidade de indicar a confecção de uma ileostomia ou colostomia antes de encaminhar o paciente para a neoadjuvância. O paciente que já tem dilatação intestinal na tomografia computadorizada do abdome, alteração do hábito intestinal (constipação com piora progressiva) e dor em cólica pode se beneficiar da enterostomia descompressiva. Evita-se também enviar esse paciente para a colonoscopia quando, claramente, o aparelho não ultrapassará a lesão e pode obstruir durante o preparo para o exame, implicando cirurgia de urgência.

Após a radioquimioterapia neoadjuvante, o exame digital consegue mostrar que houve regressão, e a colonoscopia que não pôde ser realizada completamente antes da neoadjuvância poderá sê-lo antes da operação de ressecção.

Outra contribuição fundamental do toque retal é a avaliação de tonicidade muscular esfincteriana. Se o paciente tem algum grau de incontinência anal, trata-se de mais uma informação que interfere na escolha da reconstrução intestinal, uma vez que se tenta conciliar intenção curativa com qualidade de vida.

O Capítulo 29 mostra as variações e nuances nas indicações da amputação abdominoperineal do reto. No exame físico, o cirurgião consegue perceber ao toque retal se há invasão esfincteriana. Com a experiência e o paciente colaborativo, pode-se identificar se há invasão apenas do esfíncter interno, o que poderia resultar na indicação de uma anastomose coloanal, ou se há invasão de esfíncteres interno e externo, confirmando a indicação da amputação abdominoperineal do reto. Na prática cirúrgica atual, o paciente deve ir para a sala de cirurgia com a indicação do procedimento cirúrgico a ser realizado (ressecção anterior do reto ou amputação abdominoperineal do reto) definida. Para isso, o exame digital é fundamental.

Anuscopia, restoscopia ou retossigmoidoscopia

Nos pacientes com câncer de reto, a anuscopia geralmente não exige qualquer preparo prévio. Sua realização demora em média 2 a 5 minutos. É um exame simples que, em geral, não está associado a riscos ou complicações. O paciente poderá persistir com uma sensação de dor associada à introdução do anuscópio, mas que desaparece rapidamente. Mais raramente, pode ocorrer uma hemorragia retal. Sua importância é visibilizar a linha pectínea e precisar a distância desta até o tumor, podendo ser coletadas amostras para biópsia (Figura 5.2).

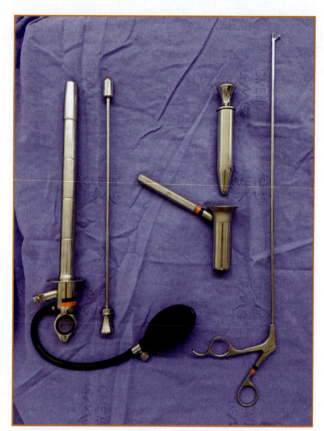

Figura 5.2. Aparelhos para exame proctológico. Em ordem, da esquerda para a direita, retossigmoidoscópio rígido com balonete de insuflação de ar, anuscópio e pinça de biópsia.
Fonte: acervo dos autores.

A retossigmoidoscopia rígida (RS) consiste no exame do reto e do cólon sigmoide distal. É realizada ambulatorialmente, sem uso de analgesia ou sedação, apenas com anestésico tópico. Indolor, mas com incômodo tolerável, a ponto de ser realizada em nível ambulatorial. Geralmente, nos pacientes com câncer de reto, causa desconforto maior, como sensação de evacuação e tenesmo durante a sua realização e que alivia depois. Decorrente disso, é importante que o médico converse com o paciente antes do exame, para esclarecer a sua importância, fornecendo dados para a decisão a respeito da melhor conduta cirúrgica, e durante o exame, para tranquilizar o paciente e para que fique mais colaborativo. O cirurgião deve explicar ao paciente que os incômodos causados pelo exame passarão e que um possível sangramento e sensação de tenesmo pós-exame podem acontecer sem gravidade, tranquilizando-o.

Principalmente nos pacientes com tumores de reto, cinco princípios devem ser respeitados na realização da RS: (1) rapidez; (2) mínima insuflação de ar; (3) conversa contínua com o paciente explicando o passo a passo; (4) tranquilizar e distrair o paciente; e (5) não provocar iatrogenias (traumas).

É uma das mais valiosas ferramentas para diagnóstico clínico, sendo considerado o instrumento ideal para avaliar os tumores desses segmentos. Pode precisar com muito mais fidedignidade a distância do tumor até o anel esfincteriano para a indicação da melhor técnica operatória.

Quando o tumor for encontrado, deve-se recuar o instrumento 3 a 4 cm e redirecioná-lo para a luz exposta pela leve injeção de ar, pois isso evita o trauma e posterior sangramento. Com relação ao tumor, devem ser documentados no prontuário o tamanho, a aparência, a localização (tendo os marcos anatômicos das válvulas de Houston e da linha pectínea como referências) e a distância da borda anal até o tumor e o número de biópsias, quando realizadas.

Muitas vezes, é mais difícil examinar indivíduos mais jovens do que mais velhos, porque eles geralmente têm melhor tônus do esfíncter, e a inserção do instrumento pode causar mais desconforto. Nas mulheres jovens, os órgãos pélvicos femininos são menos elásticos e um pouco mais difíceis de deslocar para a passagem do aparelho, então, deve-se ter mais cuidado.

Quando o tumor está no terço distal do reto, não invade a musculatura esfincteriana e o cirurgião decide que a melhor conduta é a ressecção anterior do reto, surge a dúvida de qual anastomose será realizada: colorretal com duplo grampeamento ou coloanal. Para isso, o exame digital e a anuscopia auxiliam. O cirurgião deve prever se há margem distal suficiente para a passagem do grampeador articulado ou do endogrampeador acima do limite proximal do canal anal. É melhor que o cirurgião já inicie o procedimento cirúrgico com o planejamento de uma anastomose coloanal do que tentar passar um grampeador articulado e ter essa tentativa frustrada por falta de margem distal. O cirurgião já se prepara para uma operação mais longa, e perneiras melhores podem ser reservadas se existe a escolha prévia de conduta de uma anastomose coloanal.

Além disso, se uma anastomose coloanal é indicada no pré-operatório, o paciente já deve ser informado do risco maior de síndrome da ressecção anterior do reto no pós-operatório. Em pacientes com incontinência anal prévia, dependendo de sua gravidade, pode-se indicar a amputação abdominoperineal do reto, mesmo que a anastomose coloanal seja possível.

Se o tumor não é tocável, pode estar localizado no terço médio, com indicação de excisão total do mesorreto com ileostomia protetora, ou no terço proximal, quando a excisão parcial do mesorreto com margem de 5 cm, sem ileostomia protetora, seria a melhor conduta. Para isso, a retossigmoidoscopia tem papel fundamental. O Capítulo 19 deste livro discute a importância da localização do tumor no terço proximal do reto e o papel da retossigmoidoscopia e da ressonância magnética em precisar essa localização, a fim de definir a técnica cirúrgica de reconstrução e a indicação da radioquimioterapia no pré-operatório.

O toque retal e a anuscopia sempre precedem a RS, para relaxar o esfíncter anal e afastar lesões no canal anal e no reto distal que podem ser traumatizadas pelo aparelho. A retossigmoidoscopia não se presta à avaliação do canal anal.

COMPLICAÇÕES

As complicações decorrentes do exame são raríssimas, porém, são descritos dor, sangramento, inflamação do reto, perfuração intestinal advindas do exame e bacteremia.

CUIDADOS APÓS O EXAME

Quando são realizadas biópsias, é possível observar estrias sanguinolentas nas fezes. O paciente deve ser orientado a procurar o cirurgião em caso de dúvidas ou sintomas.

COLETA DE MATERIAL PARA EXAME HISTOPATOLÓGICO

Uma das finalidades do exame proctológico é coletar material necessário à corroboração de diagnósticos. No caso dos tumores de reto e canal anal, coletar tecidos para o exame histopatológico é imperativo. Isso é obtido por meio dos exames endoscópicos, no nível de ambulatório, com anestesia tópica, usando pinças de biópsias, agulhas adequadas e instrumentos de pequena cirurgia, principalmente se o tumor é estenosante e a colonoscopia não passa ou não consegue coletar adequadamente o material. Essa conduta agiliza o diagnóstico.

Nos casos em que a coleta de material pela colonoscopia foi insuficiente ou há dúvida diagnóstica, não será necessário fazer outra colonoscopia, um exame com uma logística mais complexa, e pode-se lançar mão de nova coleta de material pelos exames endoscópicos no ambulatório.

Podem ser coletados fragmentos de mucosa, bordas e fundos de úlceras de mucosas, das massas tumorais até a altura atingida pelo aparelho

ASPECTOS ÉTICOS DO EXAME COLOPROCTOLÓGICO

O exercício da coloproctologia tem algumas particularidades. Perante isso, vem a dúvida: deveriam existir nortes éticos especiais para a especialidade?

Seria insensato redigir um assunto que aborda o comportamento médico (deontologia médica) somente citando as normas legais que ditam o referido comportamento reunidas no Código de Deontologia Médica (Artigo 5º, item d, da Lei n. 3.268, de 30 de setembro de 1957) sem conceituar ética do ponto de vista filosófico.

Os graves desvios na formação do médico, com o consequente afastamento do objetivo que constitui sua inserção como valor social, provoca maior necessidade de normas e leis. Segundo Maquiavel (1469-1527):

> "... onde uma coisa obra bem sem leis, por si mesma, a lei não é necessária; mas quando falta este bom hábito, a lei torna-se necessária logo".

Para ser médico, ninguém deixa de ser humano. Ao contrário, a formação humana constitui pré-requisito da formação médica.

A ação própria do médico, aquela que a sociedade reserva especificamente a ele, é o ato médico. Trata-se da ação em que, à luz da competência profissional específica, o médico coloca em evidência e avalia a saúde de um indivíduo, o seu cliente, e, no sentido de promovê-la, saná-la e protegê-la, elabora, oferece e pratica sua conduta, a conduta médica indicada. A finalidade do ato médico é a saúde do paciente.

Há que se fazer distinção entre ato de médico e ato médico. Este representa a ação que o médico pratica em nome do paciente, fazendo por ele o que ele teria de fazer a si mesmo. "Ninguém pode ser atendido com o mesmo ato médico" (Heráclito de Éfeso). E esse ato tem de ser ético = *reta ratio agibilium*, ou seja, correta maneira de agir.

A ética deve ser entendida como parte da filosofia (conhecimento a respeito do ser humano) encarregada de determinar a figura e as ações próprias do homem, a saber, aquelas que põem à vista ou na aparência aquilo que o homem é na existência ou realidade. A ética exige que o homem seja na aparência o que é na existência. É democrática, representativa e respeitadora da verdadeira liberdade, que representa o poder de cumprir a obrigação.

Quando se diz que Sócrates fundou a filosofia, está sendo dito que ele avançou na linha do grande Confúcio, reconhecendo de modo claro e distinto a necessidade de o homem constituir o conhecimento a respeito de si próprio. Ele pensou na necessidade de se conhecer (filosofia), pensando na necessidade de ter sua figura e seu comportamento definidos (ética), porque o fim do homem não é saber, e sim ser feliz consigo mesmo.

Sócrates foi o primeiro a perceber claramente que o ser humano não é tranquilo e feliz porque não se tem; não se tem porque não se conhece; e não se conhece porque ignora o seu comportamento. Ele adotou o preceito délfico: *Gnôthi souto* = conhece a ti mesmo. Se o homem conhecesse a si, se ele fosse sábio (*sophós*), seria obrigatoriamente ético, ou seja, teria o conhecimento sobre si (filosofia) para deduzir a conduta que lhe é própria (ética)

O fim do homem não é o prazer, o sucesso nos negócios, a riqueza, a saúde, o bem-estar, e sim o encontro dele consigo mesmo: isso significa que a conduta do homem deve fundamentar-se em sua essência.

A ética impõe ao homem duas leis:

1. O homem deve ser o que é. É a lei da identidade ou da dignidade. Ser na aparência o ser humano que é na existência.
2. O homem deve agir segundo o que ele é. É a lei da autenticidade ou da honra. Ser autêntico expressa o mesmo que ser honrado. O homem está obrigado a fundar sua ação na sua essência ou natureza.

A ética impõe que o ser humano seja o que é e que respeite o que os outros são. Por isso, quando um paciente procura o médico, é forçoso entender que ele está procurando por si, não por outro a fim de cumprir o natural e sagrado dever de cuidar de si mesmo: o paciente precisa encontrar-se no médico. É questão de honra porque, graças ao profissional da medicina, o paciente fica sendo o que é, o zelador e guardião de si mesmo.

Fica claro, então, que se o médico atende o paciente do mesmo modo como o paciente tem o dever de atender a si próprio – o médico representa o paciente junto do próprio paciente; o médico está no lugar do paciente, identificado com ele, permitindo que o próprio paciente cuide de si. Obviamente, o paciente trataria de si da melhor maneira que lhe fosse possível, visto que ele se ama.

O médico terá de amar o paciente como o paciente se ama. O médico deve tratar o paciente como trataria si mesmo, ou seja, o médico deve amar o paciente como a si mesmo. Os cuidados médicos devem ser mais do que técnicos, já que devem ser também humanos ou éticos.

A tendência moderna em reduzir o ato médico, independentemente da especialidade, é notória. Ele é mais que científico e técnico, porque o caráter dele é também ético, no sentido de que visa, obrigatoriamente, ao bem do paciente.

Em suma, quando o médico atende o paciente (ato médico) de acordo com a medicina e com o amor que o homem tem por si, ele se comporta como profissional e como homem, portanto, dentro da deontologia e da ética.

Para o exercício da coloproctologia, com suas particularidades, não há uma ética específica, em nada se afastando dos ditames éticos que conduzem todos os demais profissionais da medicina. Antes de ser coloproctologistas, o examinador é um médico, cujo instrumento de trabalho não muda – é o paciente.

Seja de que forma for, não só na medicina, mas qualquer especialidade ou qualquer profissão precisa ser exercida com amor. Na coloproctologia, e para realizar o exame proctológico, não é diferente. O exame é realizado no paciente, e não no câncer de reto. É preciso fazer a diferença na vida de um paciente que, em um momento de sofrimento com o diagnóstico de câncer, tem de expor uma das suas intimidades. Fazer o simples é difícil, mas, se for com amor, existirá o perdão do paciente. Citando Souza:[2] "Isto é comunidade: padeiro faz pão, lixeiro limpa rua, e nós médicos cuidamos de doente". Isso é a arte de viver, é a vida humana como obra de arte.

Referências

1. Cruz GMG. Coloproctologia propedêutica geral. v. 1. Rio de Janeiro: Revinter; 1999.
2. Souza VCT. Coloproctologia. 4. ed. Rio de Janeiro: Medsi; 1999.
3. Regadas FSP, Regadas SMM. Distúrbios funcionais do assoalho pélvico. Atlas de ultrassonografia anorretal bi e tridimensional. Rio de Janeiro: Revinter; 2007.
4. Rossi BM, Nakagawa WT, Ferreria FO, Junior AS, Lopes A. Câncer de cólon, reto e ânus. São Paulo: Lemar e Tecmedd; 2005.
5. Bo K, Berghmans B, Morkved S, Kapem MV. Evidence-based physical therapy for the pelvic floor. Bridging science and clinical practice. 2. ed. Philadelphia: Elsevier; 2015.
6. Campos FGCM, Regadas FSP, Pinho MSL. Tratado de coloproctologia. São Paulo: Atheneu; 2012.
7. Beck DE, Wexner SD (eds.). Anorectal Surgery. 2. ed. Philadelphia: WB Saunders; 1998. 557 p.

Papel da Colonoscopia

6

Walton Albuquerque
Bernardo Hanan
Felipe Alves Retes

INTRODUÇÃO

O câncer de colorretal (CCR) ocupa relevância no cenário mundial por ser a terceira causa de morte por afecção maligna. O diagnóstico precoce e a ressecção das neoplasias retais são os melhores modos de prevenção secundária e de redução de mortalidade pela doença. A introdução da colonoscopia na prática médica revolucionou o diagnóstico e o tratamento dessas neoplasias. Estima-se que, nos Estados Unidos, o custo-benefício da realização da colonoscopia para rastreamento de neoplasias seja aceitável, com economia de US$ 20.000 por ano/vida.[1] Contudo, complicações, indicações equivocadas do exame e intervenções cirúrgicas desnecessárias para pólipos de tratamento endoscópico podem reduzir significativamente esse benefício. Desse modo, os benefícios que se espera conseguir com a colonoscopia devem ser guiados por critérios de qualidade objetivos, com conhecimento adequado do equipamento a ser utilizado, por técnicas mais acuradas para o diagnóstico das lesões, respeitando os protocolos de rastreamento e acompanhamento endoscópico das neoplasias e por linguagem comum para a descrição dos achados, possibilitando, assim, uma decisão adequada da melhor conduta.

O objetivo deste capítulo é mostrar o papel da colonoscopia no diagnóstico, na caracterização e no tratamento das lesões pré-malignas e malignas do reto. Como podem ocorrer lesões sincrônicas no reto e no cólon, é fundamental um exame colonoscópico de qualidade completo do cólon e do reto.

DIAGNÓSTICO COLONOSCÓPICO

Critérios de qualidade da colonoscopia

Para atingir o objetivo da colonoscopia na detecção das lesões pré-malignas e malignas precoces, existem indicadores objetivos de avaliação da qualidade do exame. Neste capítulo, serão abordados os critérios de qualidade relativos exclusivamente ao procedimento de rastreamento de neoplasias.

Frequência da descrição da qualidade do preparo no laudo

Apesar de não haver uma classificação utilizada majoritariamente, a qualidade do preparo intestinal deve fazer parte do laudo do exame. Adjetivos como excelente, bom, regular e ruim são utilizados para descrever o preparo, assim como adequado ou inadequado.[2-4] O preparo deve ser suficiente para o exame detalhado da mucosa e a detecção de adenomas maiores que 5 mm. Um exame que não possibilita essa acurácia deve ser repetido em 1 ano.[5] Os tempos de intubação cecal e retirada do aparelho aumentam nos exames realizados com preparo inadequado, assim como há redução das taxas de detecção de adenomas e impacto econômico ruim pela necessidade de repetição precoce.[6]

Uma opção para avaliar o preparo de cólon é a escala de Boston.[7] O cólon é dividido em três segmentos: cólon direito (ceco e ascendente); cólon transverso (incluindo os ângulos hepático e esplênico); e cólon esquerdo (incluindo descendente, sigmoide e reto). Cada um desses segmentos recebe uma pontuação de 0 a 3, cuja soma final, leva à obtenção do escore de Boston de 0 a 9, no qual 9 equivale ao valor máximo, correspondendo a preparo excelente sem qualquer vestígio residual (Figura 6.1), e 0 ao valor mínimo que corresponde ao cólon não preparado. Atribui-se a pontuação da seguinte maneira:

- 0: segmento de cólon sem preparo com mucosa não visibilizada pela presença de fezes sólidas que não podem ser aspiradas.

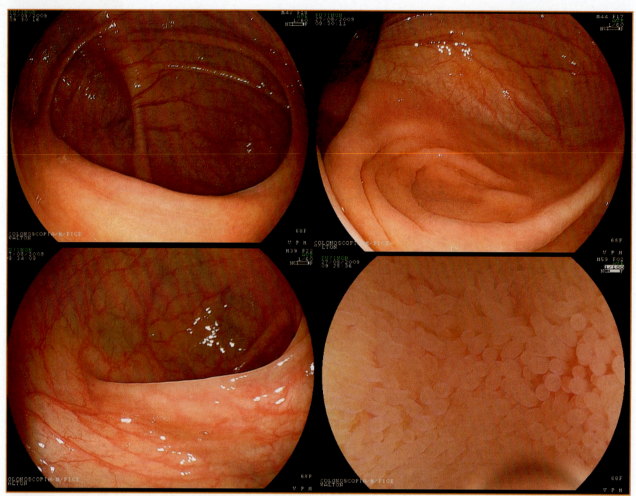

Figura 6.1. Preparo adequado de cólon para colonoscopia.
Fonte: acervo dos autores.

- 1: parte da mucosa do segmento de cólon visibilizado, mas outras áreas não em decorrência da presença de fezes residuais ou líquido opaco.
- 2: pequena quantidade de fezes residuais, pequenos fragmentos de fezes e/ou líquido opaco, mas mucosa do segmento de cólon bem visibilizado.
- 3: toda a mucosa do segmento de cólon bem visibilizada sem resíduos ou pequena quantidade de líquido claro que pode ser aspirado.

Frequência de preparo de cólon adequado para possibilitar os intervalos entre os exames de rastreamento orientados pelos consensos

Recomenda-se que as taxas de exames com preparos adequados sejam superiores a 85%. Um regime de preparo de intestino deve ter doses do laxativo divididas, e a ingestão da última dose deve ser feita 4 a 5 horas antes do procedimento, o que parece atingir melhores resultados.[8,9]

INDICAÇÃO DE COLONOSCOPIA PARA RASTREAMENTO DE CÂNCER COLORRETAL

A primeira colonoscopia no paciente de baixo risco para CCR deve ser feita aos 50 anos de idade. De acordo com os achados do exame, o intervalo de seguimento deve obedecer às diretrizes atualizadas (Tabela 6.1).[5]

Seguimento oncológico

O seguimento oncológico de pacientes com CCR inclui a dosagem sérica do antígeno carcinoembrionário (CEA), os métodos de imagem (tomografias computadorizadas de tórax e abdome e a ressonância nuclear magnética de pelve) e a colonoscopia.

O intervalo entre as colonoscopias pode variar entre os diversos serviços. Uma revisão da Cochrane e outra metanálise que incluiu outros sete estudos prospectivos e randomizados mostraram que pacientes submetidos a seguimento endoscópico mais rigoroso (definição que va-

Tabela 6.1. Intervalos para seguimento colonoscópico – rastreamento do CCR

Colonoscopia	Intervalo de seguimento recomendado (anos)	Qualidade de evidência
Sem pólipos ou com pequenos* pólipos hiperplásicos no reto ou sigmoide	10	Moderada
1 a 2 pequenos* adenomas tubulares	5 a 10	Moderada
Mais de 10 adenomas	Menor que 3	Moderada
Um ou mais adenomas maiores que 10 mm	3	Alta
Pólipos serrilhados: menores que 10 mm sem displasia	5	Baixa
Pólipos serrilhados: maiores ou iguais que 10 mm ou com displasia	3	Baixa
Adenomas serrilhados ou síndrome da polipose serrilhada	1	Moderada

* Menores que 10 mm.

Fonte: Lieberman et al., 2012.[5]

riou entre os trabalhos) tiveram a mortalidade reduzida por qualquer causa em 5 anos.[10,11] Embora os estudos apontem para melhora da sobrevida global, não houve melhora da sobrevida relacionada com o câncer. É importante perceber que estudos de seguimento com base exclusivamente no CEA obtiveram resultados semelhantes.[10,12,13] Dessa maneira, não se tem recomendado o seguimento endoscópico anual após tratamento de neoplasias malignas do cólon.[11]

Entretanto, uma importante distinção deve ser feita entre o câncer de cólon e de reto. No reto, diferentemente do cólon, em razão da complexa drenagem linfática presente no mesorreto e das dificuldades envolvidas no estadiamento e no tratamento da doença nesse sítio, as taxas de recorrências locais são elevadas.[14] Assim, segundo a diretriz mais recente da US Multi-Society Task Force on Colorectal Cancer, as recomendações para balizar a endoscopia no tratamento do câncer de reto são:[15]

- Colonoscopia completa no pré-operatório ou em intervalo de 3 a 6 meses para tumores obstrutivos que impedem o exame no pré-operatório.
- Primeira colonoscopia de seguimento 1 ano após a operação.
- Segunda colonoscopia de seguimento 3 anos após a primeira (no 4º ano pós-operatório). Após o segundo exame, os intervalos devem ser de 5 anos ou balizados pelo diagnóstico de pólipos conforme o consenso específico ou pela presença de síndromes genéticas (p. ex., síndrome de Lynch).
- Pacientes com CCR submetidos a tratamento sem excisão total do mesorreto, por excisão transanal, ou dissecção endoscópica de submucosa ou aqueles com doença locorregional avançada que não receberam tratamento neoadjuvante com quimiorradioterapia devem submeter-se à retossigmoidoscopia flexível a cada 3 a 6 meses com ou sem ultrassonografia endorretal por um período de 2 a 3 anos.

Frequência de intubação cecal com documentação fotográfica

A intubação cecal é definida pela passagem da ponta do aparelho no fundo do ceco (proximal à papila ileocecal) visibilizando o orifício apendicular. A documentação fotográfica é mandatória.[6] Essa manobra é um importante indicador de qualidade do exame, impondo-se pelas altas taxas de detecção de neoplasias nessa topografia. Baixas taxas de intubação cecal estão associadas a altas taxas de câncer de intervalo no cólon proximal.[16] Recomenda-se a intubação cecal em mais de 90% de todos os casos de rastreamento em adultos hígidos.[6]

Frequência de detecção de adenomas

Espera-se uma taxa de detecção de adenoma maior que 25% (homens > 30% e mulheres > 20%) na primeira colonoscopia de rastreamento a partir de 50 anos de idade, em indivíduos sem síndrome genética.[6]

Tempo de retirada do aparelho

Embora seja um critério polêmico, preconiza-se uma inserção rápida do aparelho com baixa insuflação de ar até o ceco e retirada mais lenta. Entretanto, espera-se que o tempo de retirada do aparelho seja maior que 6 minutos em colonoscopias para rastreamento, descontando o tempo de alguma manobra terapêutica.[6]

Exame do reto – manobra de retroflexão

A manobra de retroflexão no reto pode auxiliar o diagnóstico de lesões próximas à linha pectínea. É realizada deslizando-se o aparelho pela parede posterior do reto até a segunda valva de Houston, em torno de 10 cm da margem anal, com posterior posicionamento em *up* máximo, lateral esquerdo, rotação anti-horária e distensão do reto com ar. Há controvérsia na literatura sobre a necessidade compulsória da realização da manobra nos exames de rotina (Figura 6.2).

Para alguns autores, a linha pectínea é um ponto cego tanto no momento de inserção quanto na retirada do aparelho; portanto, a manobra de retroflexão deve ser obrigatória para examinar adequadamente e fotografar essa região.[17] Hanson et al. relataram aumento de 1% na detecção de adenomas com o uso rotineiro dessa manobra, e Varadarajulu et al. descreveram que 50% das lesões e 66% dos adenomas dessa região somente foram diagnosticados pela retroflexão (Figura 6.3).[18-20]

Contudo, outros autores acreditam que a acurácia dessa manobra para o diagnóstico de lesões não detectadas é extremamente baixa.[6] A visão frontal minuciosa da linha pectínea seria suficiente para detectar as lesões dessa região. Outro aspecto a ser levado em consideração é que, em uma série de colonoscopias com retroflexão compulsória, das perfurações relatadas, 10% decorreram da realização dessa manobra.[18] O risco parece ser maior

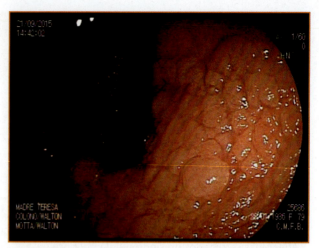

Figura 6.3. Lesão de crescimento lateral (LST) granular no reto distal vista à retroflexão.
Fonte: acervo dos autores.

nos retos estreitos, o que dificulta a retroflexão do aparelho. Quando se propõe realizá-la, alguns dados devem ser lembrados: o reto deve ter espaço suficiente para aceitar o aparelho angulado; e o paciente não pode ter doença inflamatória ativa, irradiação, cirurgia ou qualquer afecção que o torne mais vulnerável. O colonoscópio deve estar com os comandos de angulação bem regulados e o profissional deve estar treinado quanto ao procedimento, não insistindo em caso de alguma resistência.

Exame detalhado da mucosa

O treinamento adequado do endoscopista com foco em oncologia digestiva e o alto índice de suspeição são as ferramentas principais para o diagnóstico das lesões neoplásicas superficiais. As pequenas irregularidades e alterações de coloração devem ser valorizadas e estudadas (Figura 6.4).

A utilização das técnicas de cromoscopia pode ampliar detalhes não vistos à luz branca e auxiliar no diagnóstico, principalmente em grupos de risco.

Alterações no grau de insuflação do cólon podem auxiliar ou prejudicar o diagnóstico.[21] O exame com insuflação acentuada pode dificultar a detecção de determinadas lesões. As áreas com depósito de muco devem ser examinadas após a lavagem.

Atenção especial às alterações vasculares e áreas com sangramento fácil ao toque do aparelho é fundamental. A interrupção do padrão vascular é um sinal importante da presença de lesão superficial. A cromoscopia pode facilitar a identificação dessas alterações. O sangramento fácil pode representar a neoformação vascular de algumas lesões, reforçando a atenção e o detalhamento na investigação.[22]

Evolução da qualidade da imagem

Em 1957, iniciou-se o uso de um endoscópio flexível de fibra ótica para examinar o trato gastrintestinal.[23] A transmissão

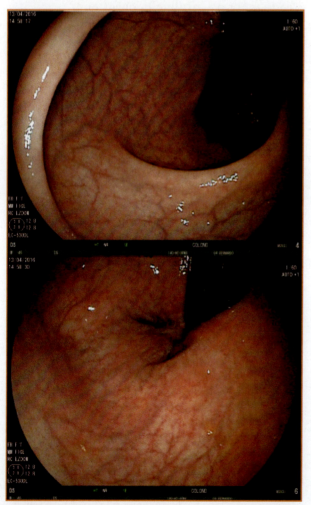

Figura 6.2. Manobra de retrovisão e visibilização da linha pectínea.
Fonte: acervo dos autores.

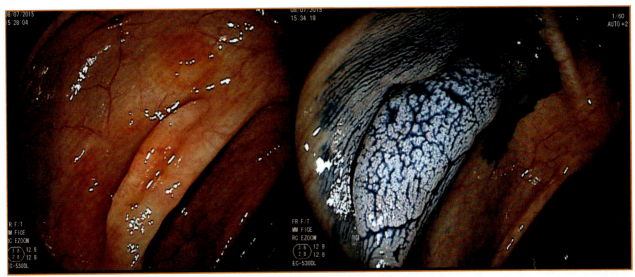

Figura 6.4. Irregularidade da mucosa estudada com detalhes com cromoscopia com índigo-carmim mostrando lesão plano-elevada (0-IIa).
Fonte: acervo dos autores.

da imagem nesses aparelhos se dá por meio de condução pela fibra ótica até um dispositivo onde é possível acoplar o olho. As fibras óticas são sensíveis e sujeitas a danos que afetam a qualidade da imagem. Para solucionar esse problema, foram desenvolvidos os videoendoscópios, que utilizam os dispositivos de carga acoplada (*charge-coupled devices* – CCD), dispositivos eletrônicos de produção de imagem de acordo com a combinação da luz e as micropartículas refletidas pela superfície mucosa. Esse sinal é transformado eletronicamente em imagem digital. A quantidade de *pixels* (*picture element*), fotocélulas, está intimamente ligada à capacidade de distinguir dois pontos, definindo a qualidade de resolução da imagem. Os endoscópios-padrão produzem imagens com resolução entre 100.000 e 400.000 pixels. Aparelhos de alta resolução (*high definition* – HD) produzem imagens com resolução de mais de 1 milhão de *pixels*, o que é compatível com magnificação de até 35 vezes. O advento da magnificação de imagem é mais um recurso para o auxílio no diagnóstico e na caracterização das lesões.[24]

Magnificação de imagem

A magnificação de imagem nos aparelhos de endoscopia está comercialmente disponível desde 1993, sendo hoje ferramenta fundamental no estudo detalhado das lesões retais. Consiste na manobra de aproximação do aparelho da mucosa, focalização da imagem e ativação do dispositivo de magnificação, inicialmente, ótica, sem perda da resolução da imagem, e digital, nos maiores aumentos, apenas aumentando a imagem sem melhorar a resolução. Isso possibilita aumento de 150 vezes da imagem (Figura 6.5).

A associação da magnificação à cromoscopia torna possível realçar os detalhes dos limites da lesão, da sua superfície, do padrão das criptas e da sua microvasculatura. A magnificação de imagem tem participação fundamental no diagnóstico diferencial das neoplasias, na inferência de sua

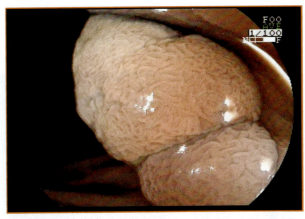

Figura 6.5. Magnificação de imagem mostrando padrão de criptas III-L.
Fonte: acervo dos autores.

histologia e na possibilidade de invasão de camadas mais profundas da parede intestinal. Novas tecnologias digitais têm contribuído ainda mais nesse sentido, como: NBI (*Narrow Band Imaging* – Olympus®); FICE (*flexible spectral imaging color enhancement* – Fujifilm®); e I-SCAN (*image-enhanced endoscopic technology* – Pentax®).

Cromoendoscopia

Técnica de aplicação de um corante na superfície mucosa a ser examinada, auxilia na visibilização das lesões e no realce da sua microestrutura e vasculatura. Seu principal objetivo nas colonoscopias de rastreamento é caracterizar a lesão para definir a conduta.[25] Mais recentemente, a cromoscopia digital tem ganhado espaço como nova ferramenta para melhorar o manejo das lesões superficiais.

Cromoscopia ótica

Realizada com uso de corantes, é uma técnica simples e de baixo custo que necessita apenas do corante. No cólon e no reto, o corante mais utilizado é o índigo-carmim (Figura 6.6), de relevo, azul, e é utilizado com os seguintes objetivos: detectar as lesões precoces em áreas suspeitas no exame com a luz branca; avaliar os seus limites; e classificar o padrão das criptas (*pit pattern*), inferindo, assim, a sua histologia e a possibilidade de invasão de submucosa.

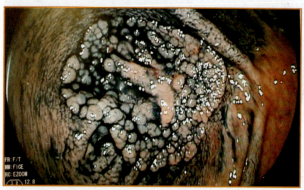

Figura 6.6. Cromoscopia ótica com índigo-carmim de LST-G de ceco.
Fonte: acervo dos autores.

Cromoscopia digital

Tem o objetivo de aprimorar a imagem por meio do seu processamento digital, transformando imagem em informação objetiva para melhorar o estudo da lesão. Tem a vantagem de acionamento simples, além de poupar tempo de aplicação de corantes (Figura 6.7).

NBI (Narrow Band Imaging – Olympus®)

O princípio básico do NBI é que a profundidade de penetração da luz no tecido é proporcional ao seu comprimento de onda.[24] A luz azul penetra superficialmente na mucosa, sendo absorvida pela hemoglobina das hemácias e realçando a presença de vasos. As neoplasias superficiais do trato gastrintestinal são bem vascularizadas por neoformações vasculares. Essas mudanças no padrão vascular de determinadas áreas algumas vezes podem ser o único indício de uma neoplasia. A rede capilar mucosa pode ser destacada com a luz azul (comprimento de onda 415 ± 15 nm) e a verde (comprimento de onda 540 ± 15 nm). O aparelho tem um filtro que consegue alterar a luz branca para diferentes comprimentos de onda, aumentando a qualidade da imagem da mucosa. Os aparelhos mais modernos disponibilizam maior número de filtros e tecnologia superior de emissão de luz – *Evis Exera III* (Estados Unidos e Europa) e *Evis Lucera Elite* (Coreia e Japão) – e chegaram ao mercado em 2012.

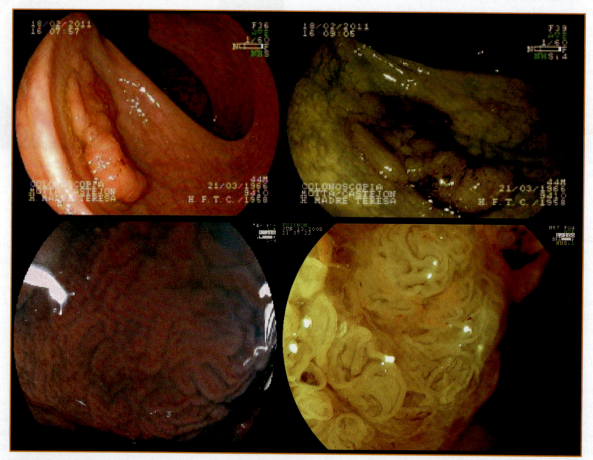

Figura 6.7. Cromoscopia digital (FICE) + magnificação de imagem mostrando padrão de criptas tipo IV (KUDO).
Fonte: acervo dos autores.

Já se estabeleceu a correlação entre NBI e alterações no padrão vascular, tipo histológico e possibilidade de invasão da camada submucosa.[26] A presença de microvasos irregulares e aberrantes é sugestiva de carcinoma invasor.

FICE (Flexible Spectral Imaging Color Enhancement – Fujifilm®)

Tecnologia de processamento de imagem que utiliza diversos comprimentos de onda de luz para otimizar a visibilização das alterações de relevo e da microvasculatura da mucosa. São 10 opções de imagem escolhidas no teclado (de 0 a 9) com as seguintes características: (1) banda de absorção vascular (cerca de 400 a 420 nm); (2) banda de reflexão para as regiões vasculares (cerca de 470 nm); (3) banda de reflexão para superfícies mucosas (cerca de 500 nm); e (4) para a banda de absorção de sangue arterial, especificamente oxi-hemoglobina (550 nm). Mesmo limitados em número, os estudos mostram superioridade do FICE à luz branca apesar da falta de padronização das opções da primeira e de suas utilizações específicas.[27] O FICE tem mostrado menos acurácia para contrastar a microvasculatura; para isso, foi desenvolvido o *blue laser imaging* (BLI) *system* (Fujifilm Co., Kanagawa, Japão), a primeira tecnologia em endoscopia a utilizar *laser* como fonte de luz. Ainda tem a vantagem de economizar energia e produzir menos calor.

A utilização do FICE possibilita diferenciar com 99,2% de acurácia as lesões neoplásicas das não neoplásicas. O pleomorfismo vascular dos capilares com calibre variado e morfologia heterogênea tem boa correlação com a presença do adenocarcinoma invasivo.[28]

I-SCAN (Image-Enhanced Endoscopic Technology – Pentax®)

I-Scan é um programa de processamento de imagem.[29] O aprimoramento da imagem dá-se em três funções: *surface enhancement* (SE); *contrast enhancement* (CE); e *tone enhancement* (TE). A função SE é utilizada para identificar súbitas alterações da mucosa e lesões planas. A função TE é empregada na identificação de súbitas alterações no padrão vascular. São poucos os estudos que definem e validam a aplicabilidade do *I-Scan*, porém novos estudos podem ter esse papel, além de compará-lo a outras técnicas de cromoscopia digital.[30]

Caracterização das lesões

A classificação de Paris é a maneira mais adequada de classificar as lesões do reto. Proposta por meio de um consenso estabelecido pelas Sociedade Japonesa de Endoscopia Digestiva e Sociedade Japonesa de Câncer Gástrico em 2002, sua grande inovação foi a classificação das lesões superficiais e a possibilidade de relacionar a morfologia dessas lesões com a sua histologia, definindo, assim, o melhor tratamento. As lesões de crescimento lateral são um subtipo dessas lesões, detalhadas no Workshop de Kyoto em 2008.

Classificação de Paris

As lesões superficiais colorretais são aquelas restritas às camadas mucosas, podendo invadir a submucosa sem ultrapassá-la. São as lesões tipo 0 da classificação de Paris. O termo 0 foi utilizado para separar as lesões superficiais das avançadas propostas por Borrmann em 1926, que incluía os tipos 1 a 4, e, mais tarde, o tipo 5, adicionado pela Associação Japonesa de Câncer Gástrico (JGCA).[31] As lesões tipo 0 são divididas em polipoides e não polipoides, as quais, por sua vez, são divididas em plano-elevadas, planas, deprimidas e escavadas ou ulceradas, além dos tipos mistos, que contêm mais de uma morfologia (Figura 6.8).

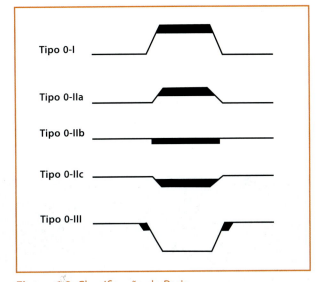

Figura 6.8. Classificação de Paris.
Fonte: sem autor, 2003.[31]

As lesões plano-elevadas, classificadas como tipo 0-IIa compreendem as lesões menores que 1 cm de extensão e menores que 2,5 mm no eixo vertical. As lesões deprimidas encontram-se abaixo do nível da mucosa. As lesões com extensão maior que 1 cm são classificadas como lesões de crescimento lateral (Tabelas 6.2 e 6.3).

Tabela 6.2. Classificação de Paris para carcinoma gastrintestinal	
Tipo 0	Lesões polipoides e não polipoides (planas elevadas, planas e deprimidas e escavadas ou ulceradas)
Tipo I	Carcinoma polipoide com a base larga
Tipo II	Carcinoma ulcerado com margem elevada e bem demarcada
Tipo III	Carcinoma ulcerado sem limites definidos
Tipo IV	Carcinoma difusamente infiltrativo
Tipo V	Carcinoma avançado não classificável

Fonte: sem autor, 2003.[31]

Tabela 6.3. Subtipos com morfologia superficial	
Tipo 0-I	Tumor polipoide
Tipo 0-IIa	Tumor superficialmente elevado
Tipo 0-IIb	Tumor plano
Tipo 0-IIc	Tumor deprimido (menor que 2,5 mm)
Tipo III	Tumor ulcerado (maior que 2,5 mm)

Fonte: sem autor, 2003.[31]

Tabela 6.4. Subtipos de LST e índice de invasão de submucosa	
Granular homogênea	0,9%
Granular nodular mista	13,3%
Não granular plano superficial	6,1%
Não granular pseudodeprimido	42,1%

Fonte: Oka et al., 2009.[32]

Lesões de crescimento lateral

Denominadas LST (do inglês, *lateral spreading tumor*) são, por definição, lesões que crescem mais em lateralidade que em profundidade, a partir de 10 mm. São classificadas em granulares (LST-G) e não granulares (LST-NG) (Figura 6.9).

As LST-G são subdivididas em homogênea e nodular mista; já as LST-NG, em plano superficial e pseudodeprimida. A classificação tem íntima relação com a possibilidade de malignização e o risco de invasão de submucosa (Tabela 6.4).

As lesões com nódulos maiores que 1 cm e com pseudodepressão devem ser consideradas de risco para a invasão de submucosa (Figura 6.10).

A chance de invasão de submucosa varia de acordo com a classificação das LST.[32]

Recentemente, uma lesão superficialmente elevada foi descrita na margem das LST e nomeada *skirt* (do inglês, "saia"). Está presente em aproximadamente 4% das LST, porém, em 80% delas, já com o adenocarcinoma intramucoso ou submucoso. Sugere-se que seja uma nova via de carcinogênese do CCR.[33]

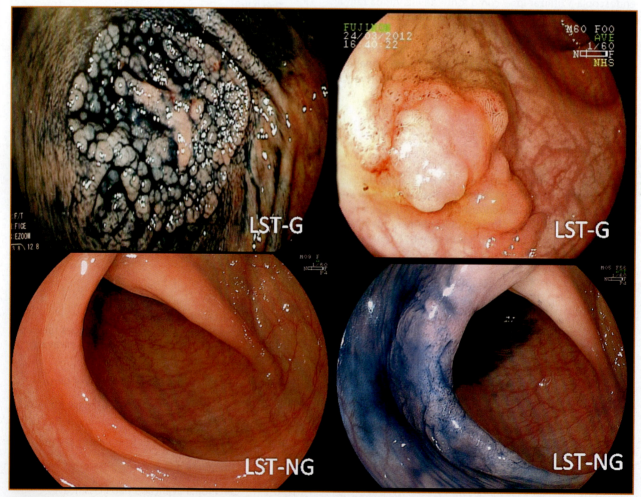

Figura 6.9. Lesões de crescimento lateral (LST) subtipos granular (homogênea e nodular mista) e não granular antes e após cromoscopia com índigo-carmim.
Fonte: acervo dos autores.

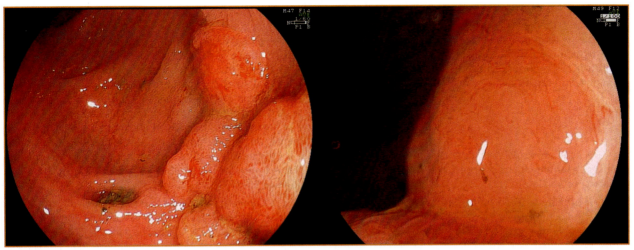

Figura 6.10. Lesão de crescimento lateral (LST) não granular pseudodeprimida com padrão de criptas tipo V à magnificação. *Fonte: acervo dos autores.*

Classificação de Kudo

A relação entre a morfologia da abertura das criptas e a histologia das neoplasias colorretais foi descrita por Kudo et al. em 1994.[34] No estudo original, foi comparada a morfologia das criptas visibilizadas à colonoscopia e à magnificação de imagem com o exame histológico em mais de 14 mil pacientes. Os autores classificaram as criptas com sete padrões:

- Tipo I: criptas arredondadas.
- Tipo II: criptas asteroides.
- Tipo IIIs: criptas tubulares e arredondadas, porém menores que as criptas tipo I.
- Tipo III-L: criptas tubulares e arredondadas, porém maiores que as criptas tipo I.
- Tipo IV: cerebriformes.
- Tipo Vi: com padrão irregular.
- Tipo Vn: padrão amorfo.

Concluiu-se que há correlação entre a morfologia das criptas e a histologia da glândula. O padrão de criptas tipos I e II é associado à mucosa normal e aos pólipos hiperplásicos. As criptas com padrões tipos III e IV são mais comuns nas lesões protrusas sugestivas de adenoma, e o tipo IIIs, nas lesões deprimidas (tipo IIc da classificação de Paris). A lesão tipo IIIs, cujo diagnóstico é menos comum, deve receber atenção especial pelo alto risco de malignidade e invasão da submucosa. O tipo V é altamente relacionado com o adenocarcinoma invasor.

Localização das lesões no reto

Para a programação do tratamento das neoplasias do reto, é de fundamental importância a sua localização adequada. A simples observação do número de centímetros de colonoscópio introduzido no ânus não tem boa acurácia para definir a real localização da neoplasia no reto. Assim, as lesões de reto proximal devem ser localizadas da mesma maneira que as de cólon, com tatuagem logo distal à lesão.

A tatuagem deve ser feita com tinta nanquim estéril em pelo menos dois pontos contralaterais para garantir a sua visibilização intraoperatória na laparoscopia. A tinta é fagocitada por macrófagos, o que torna a tatuagem permanente. A técnica mais adequada é a descrita por Yoshida *et al.* em 2001, que consiste na criação de uma bolha de submucosa e injeção da tinta dentro da bolha. Porém, a injeção parietal da tinta pode corar o peritônio e os órgãos adjacentes, prejudicando a identificação precisa do local da lesão.[35]

As lesões do reto extraperitoneal não devem ser localizadas com tatuagem, que se espalharia pela fáscia mesorretal não cumprindo o papel de identificação da lesão. Em vez disso, as lesões do reto extraperitoneal devem ser localizadas de acordo com a sua relação com as valvas de Houston e a linha pectínea. O mais adequado é que a descrição da lesão contemple a sua extensão em centímetros e em percentual da circunferência do órgão e que também seja localizada em relação à sua proximidade com as valvas de Houston ou a linha pectínea, quando for o caso. A segunda valva de Houston (valva de Kohlrausch) coincide com a reflexão peritoneal anterior (Figura 6.11).

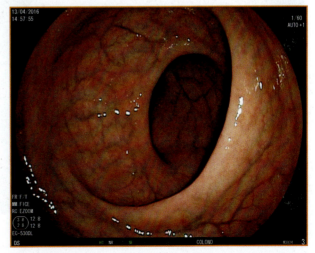

Figura 6.11. Segunda valva de Houston (valva de Kohlrausch). *Fonte: acervo dos autores.*

É sempre prudente evitar referir-se às valvas como primeira ou terceira, mas, sim, como valva proximal e distal, o que evitaria confusões na interpretação do laudo. Dessa maneira, possibilita-se indicar melhores tratamentos cirúrgicos e endoscópicos e a neoadjuvância com quimiorradioterapia.

ECOENDOSCOPIA

A ecoendoscopia transretal tem se mostrado uma importante ferramenta na propedêutica dos pacientes com neoplasia retal (Figura 6.12).

A proximidade do *probe* em relação à parede do reto possibilita uma avaliação detalhada das suas camadas, assim como da gordura perirretal, levando à alta acurácia no estadiamento T (extensão parietal da neoplasia) e à moderada acurácia no estadiamento N (acometimento linfonodal) dos tumores de reto.[36,37] Pode ser realizada com ecoendoscópios dedicados, sondas rígidas e/ou *miniprobe*. A escolha do equipamento dependerá da disponibilidade dos aparelhos, da preferência do médico executante e de condições anatômicas, como a presença de estenose.

A ecoendoscopia transretal tem acurácia de 75 a 90% para o estadiamento T, com sensibilidade de 89 a 95% e especificidade de aproximadamente 99%.[37,38] Sua sensibilidade varia de acordo com o estadiamento da lesão, sendo maior para aqueles tumores mais avançados (T3 e T4).[37] Um fator limitante nesses casos é a presença de estenose tumoral, que impede a progressão do aparelho e pode diminuir a sua acurácia.[39] Com relação aos tumores T1 e T2, a menor sensibilidade nesse grupo decorre, principalmente, do superestadiamento das lesões. A sensibilidade e a especificidade para cada estadiamento tumoral são, respectivamente: T1, 87,8% e 98,3%; T2, 80,5% e 95,6%; T3, 96,4% e 90,6%; T4 95,4% e 98,3%.[37]

Com relação à avaliação do acometimento linfonodal, a ecoendoscopia transretal tem acurácia de 65 a 80%, com sensibilidade de 73,2% e especificidade de 75,8%.[36] Essa variação na acurácia decorre, principalmente, da variabilidade na definição de acometimento linfonodal nos vários estudos. Embora não existam critérios definidos para a confirmação de envolvimento linfonodal, a maioria dos estudos define como características de linfonodo acometido o tamanho maior que 1 cm, bordas e limites bem definidos, hipoecogenicidade e formato arredondado.[37] Em caso de dúvida

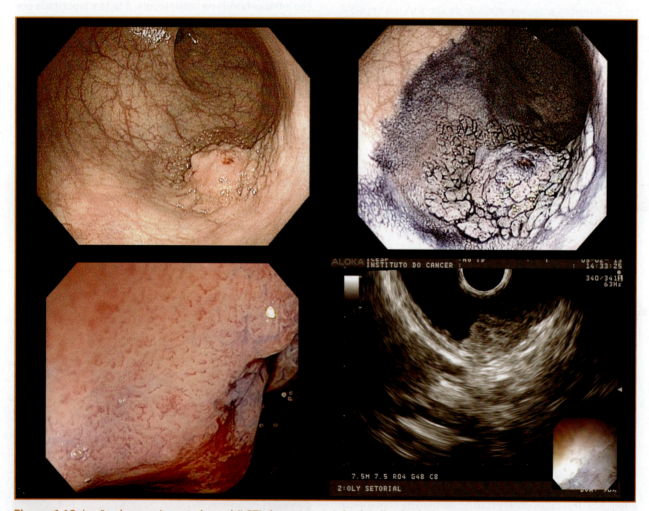

Figura 6.12. Lesão de crescimento lateral (LST) de reto – estudo detalhado da lesão mostrando padrão de criptas Vn à magnificação de imagem e invasão de muscular própria (T2) à ultrassonografia endoscópica.
Fonte: imagens gentilmente cedidas pelo Dr. Fábio S. Kawaguti.

diagnóstica, pode-se lançar mão da punção ecoendoscópica com agulha fina, que permite a obtenção de material para estudo anatomopatológico. Essa avaliação é essencial, principalmente naqueles tumores T1 e T2, nos quais a presença de envolvimento linfonodal modificará a proposta terapêutica.

Quando comparada a outros métodos de imagem, a ecoendoscopia transretal tem se mostrado superior à tomografia computadorizada e semelhante à ressonância nuclear magnética nos estadiamentos T e N dos tumores de reto.[38] A tomografia computadorizada tem acurácia de 65 a 75% para avaliação da profundidade do acometimento parietal do tumor e de 55 a 65% para avaliação do acometimento linfonodal.[36,37] Já a ressonância nuclear magnética apresenta acurácia de 75 a 85% e 60 a 65%, para os mesmos casos, respectivamente.[36-38] Além disso, tem baixa acurácia no estadiamento dos tumores precoces (T1), ainda que apresente melhor acurácia nos tumores estenosantes, quando comparada à ecoendoscopia transretal.[38]

O reestadiamento dos tumores de reto pela ecoendoscopia, após a realização de tratamento neoadjuvante, pode trazer algumas dificuldades. A presença de edema, inflamação e fibrose secundários à rádio e quimioterapia pode levar ao superestadiamento das lesões, diminuindo a acurácia do estadiamento T para até 50%.[39]

TRATAMENTO

Mucosectomia

A mucosectomia (EMR – *endoscopic mucosal resection*) é a técnica de ressecção endoscópica de lesões neoplásicas que consiste na injeção de solução na camada submucosa para proporcionar ressecção mais segura seguida de apreensão com alça diatérmica e passagem de corrente elétrica (Figura 6.13).

A solução mais usada é a fisiológica a 0,9%, associada ou não a solução de epinefrina 1:10.000-20.000. A associação de epinefrina apresenta menos sangramento imediato pós-polipectomia.[40] O uso de corantes associados, como o azul de metileno ou o índigo-carmim, pode ajudar na delimitação das lesões e na identificação da camada muscular.[41] Outras soluções utilizadas são as de dextrose 50% e oftalmológica HPMC (hidroxipropilmetilcelulose), mais estáveis e que mantêm a bolha por mais tempo, ainda que com custo maior. A formação das bolhas na camada submucosa previne que a alça englobe as camadas mais profundas da parede do reto reduzindo os riscos de sangramento e perfuração. Há discreto aumento de risco de disseminação tumoral com essa

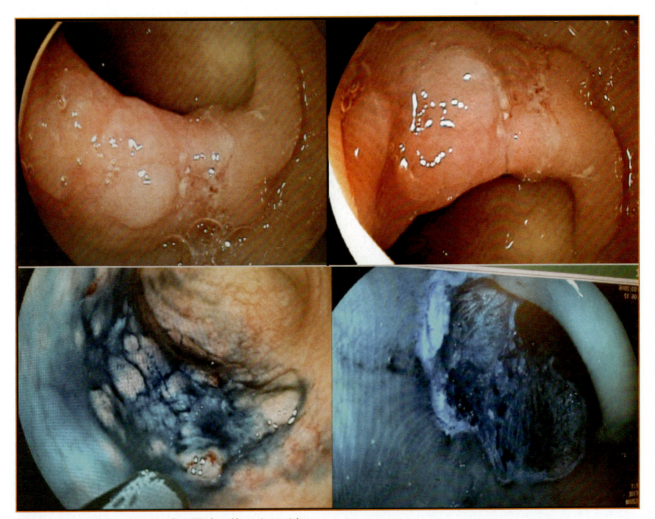

Figura 6.13. Mucosectomia de LST de cólon sigmoide.
Fonte: acervo dos autores.

técnica 1:20.000.[42] Pólipos maiores que 2 cm de diâmetro podem ser mais bem ressecados pela mucosectomia em fatias, denominada em inglês *piecemeal*. Essa técnica tem a desvantagem de dificultar a análise do espécime pelo patologista, que não consegue garantir que as margens da lesão tenham sido ressecadas adequadamente.

Dissecção endoscópica de submucosa

Técnica desenvolvida para aprimorar a ressecção das lesões superficiais do trato gastrintestinal.[43,44] Foi desenvolvida para tratamento do câncer gástrico precoce com ótimos resultados no seguimento, sendo hoje utilizada para tratamento de lesões esofagianas, gástricas e colorretais.[45] Tem a grande vantagem de, pelo fato de ressecar a lesão no nível da submucosa, conseguir extrair o espécime em monobloco, facilitando o estudo anatomopatológico adequado (Figura 6.14).

No reto, aplica-se principalmente nas ressecções das lesões superficiais que têm alto índice de suspeita de invasão da submucosa, maiores que 10 mm, permitindo o estudo histológico detalhado das margens da lesões tanto em lateralidade quanto em profundidade e reduzindo as taxas de lesão residual e de recidiva.[45-47] A melhora dessas taxas veio às custas de taxas maiores de eventos adversos, como sangramento e perfuração, problema que é bem menor com os recursos atuais de uso do CO_2, acessórios para hemostasia e fechamento, principalmente nos segmentos extraperitoneais do reto.[48,49]

Colocação de prótese

Muitas vezes, o CCR apresenta-se inicialmente com o quadro de obstrução intestinal (Figura 6.15).

A estimativa é de que 30% dos pacientes com neoplasia maligna colorretal apresente sintomas obstrutivos.[50] Em virtude das elevadas taxas de morbidade (entre 6 e 30%) e mortalidade (entre 10 e 36%) das operações de urgência do quadro obstrutivo, além da necessidade obrigatória de estomia, o uso de próteses endoscópicas tem se disseminado cada vez mais, como paliação temporária ou definitiva.[51,52] O primeiro caso de descompressão de obstrução intestinal com uso de prótese foi descrito em 1991, por Dohmot et al.[53] As próteses tornam possível a desobstrução intestinal, poupando o paciente de uma operação de urgência com necessidade de estomia, e também servem como ponte

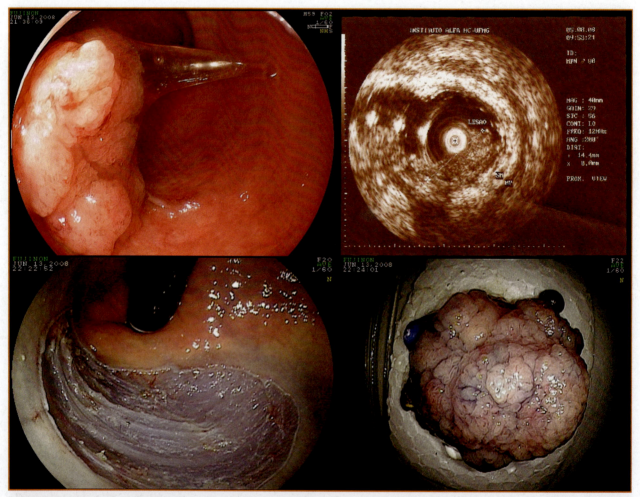

Figura 6.14. Dissecção endoscópica de submucosa após estudo detalhado com ultrassonografia mostrando lesão restrita à mucosa.
Fonte: acervo dos autores.

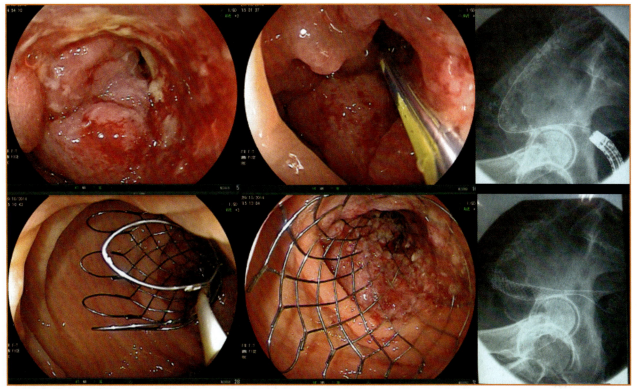

Figura 6.15. Passagem de prótese endoscópica sob controle radiológico em tumor de reto proximal estenosante.
Fonte: imagens gentilmente cedidas pelo Dr. Rodrigo Macedo Rosa.

para o tratamento definitivo ou mesmo como paliação bem menos invasiva que a operação.[54] A descompressão permite a nutrição, o reequilíbrio volêmico e hidroeletrolítico do paciente para submetê-lo ao tratamento eletivo, reduzindo o tempo de internação hospitalar com melhor custo-efetividade.[55,56]

Tecnicamente a implantação da prótese é simples, com altos níveis de sucesso técnico (80 a 90%) e com taxas aceitáveis de complicações. A maior causa de insucesso é a impossibilidade de progressão do fio-guia através da lesão.[57,58] Nos casos de impossibilidade de passagem do aparelho pela lesão, o auxílio da radioscopia é fundamental para a passagem do guia e o posicionamento adequado da prótese. O posicionamento da prótese em neoplasias muitos distais no reto deve ser cuidadoso para evitar a linha pectínea e o risco de dor insuportável e incontinência fecal.

Apesar de o uso de próteses ser um procedimento de menor porte, não é isento de complicações. As mais comuns são a reobstrução (4 a 28%) e a migração (8 a 36%). Outras possíveis complicações são o sangramento (8 a 12%), a perfuração (2 a 10%) e a incontinência.[52,59,60]

De maneira geral, as próteses revestidas têm maior tendência a impedir as consequências do crescimento tumoral, contudo migram com mais facilidade que as próteses não revestidas. Justamente por isso, as próteses não recobertas parecem atingir maior sucesso na resolução imediata dos quadros de obstrução.[61,62]

Mesmo com os supostos benefícios do tratamento do quadro de obstrução com as próteses, faltam estudos que comprovem essa superioridade.

CONCLUSÃO

A colonoscopia tem um papel fundamental em todas as etapas do tratamento do CCR. É imprescindível realizar exames com preparo intestinal adequado, seguindo os protocolos de acompanhamento pós-polipectomias e após tratamento das neoplasias. O conhecimento das novas tecnologias pode otimizar o diagnóstico e a conduta. A colonoscopia com intenção de tratamento curativo ou paliativo passou a ter papel importante e deve ser sempre considerada. Acima de tudo, o endoscopista deve ter treinamento adequado para suspeição e identificação dos diversos tipos de neoplasias de reto com o objetivo principal de reduzir a morbidade e mortalidade causadas pela doença.

Referências

1. Winawer S, Fletcher R, Rex D, Bond J, Burt R, Ferrucci J et al. Colorectal cancer screening and surveillance: clinical guidelines and rationale-Update based on new evidence. Gastroenterology. 2003 Feb;124(2):544-60.

2. Lieberman D, Nadel M, Smith RA, Atkin W, Duggirala SB, Fletcher R et al. Standardized colonoscopy reporting and data system: report of the Quality Assurance Task Group of the National Colorectal Cancer Roundtable. Gastrointestinal Endoscopy. 2007 May;65(6):757-66.

3. American Society of C, Rectal S, American Society for Gastrointestinal E, Society of American G, Endoscopic S, Wexner SD et al. A consensus document on

bowel preparation before colonoscopy: prepared by a Task Force from the American Society of Colon and Rectal Surgeons (ASCRS), the American Society for Gastrointestinal Endoscopy (ASGE), and the Society of American Gastrointestinal and Endoscopic Surgeons (SAGES). Surgical Endoscopy. 2006 Jul;20(7):1161.

4. Larsen M, Hills N, Terdiman J. The impact of the quality of colon preparation on follow-up colonoscopy recommendations. The American Journal of Gastroenterology. 2011 Dec;106(12):2058-62.

5. Lieberman DA, Rex DK, Winawer SJ, Giardiello FM, Johnson DA, Levin TR et al. Guidelines for colonoscopy surveillance after screening and polypectomy: a consensus update by the US Multi-Society Task Force on Colorectal Cancer. Gastroenterology. 2012 Sep;143(3):844-57.

6. Rex DK, Schoenfeld PS, Cohen J, Pike IM, Adler DG, Fennerty MB et al. Quality indicators for colonoscopy. Gastrointestinal Endoscopy. 2015 Jan;81(1):31-53.

7. Parmar R, Martel M, Rostom A, Barkun AN. Validated scales for colon cleansing: a systematic review. The American Journal of Gastroenterology. 2016 Feb;111(2):197-204.

8. Kilgore TW, Abdinoor AA, Szary NM, Schowengerdt SW, Yust JB, Choudhary A et al. Bowel preparation with split-dose polyethylene glycol before colonoscopy: a meta-analysis of randomized controlled trials. Gastrointestinal endoscopy. 2011 Jun;73(6):1240-5.

9. Varughese S, Kumar AR, George A, Castro FJ. Morning-only one-gallon polyethylene glycol improves bowel cleansing for afternoon colonoscopies: a randomized endoscopist-blinded prospective study. The American Journal of Gastroenterology. 2010 Nov;105(11):2368-74.

10. Jeffery M, Hickey BE, Hider PN. Follow-up strategies for patients treated for non-metastatic colorectal cancer. The Cochrane Database of Systematic reviews. 2007;(1):CD002200.

11. Tjandra JJ, Chan MK. Follow-up after curative resection of colorectal cancer: a meta-analysis. Diseases of the Colon and Rectum. 2007 Nov;50(11):1783-99.

12. Figueiredo A, Rumble RB, Maroun J, Earle CC, Cummings B, McLeod R et al. Follow-up of patients with curatively resected colorectal cancer: a practice guideline. BMC Cancer. 2003 Oct 6;3:26.

13. Renehan AG, Egger M, Saunders MP, O'Dwyer ST. Impact on survival of intensive follow up after curative resection for colorectal cancer: systematic review and meta-analysis of randomised trials. BMJ. 2002 Apr 6;324(7341):813.

14. Wang T, Cui Y, Huang WS, Deng YH, Gong W, Li CJ et al. The role of postoperative colonoscopic surveillance after radical surgery for colorectal cancer: a prospective, randomized clinical study. Gastrointestinal endoscopy. 2009 Mar;69(3 Pt 2):609-15.

15. Kahi CJ, Boland CR, Dominitz JA, Giardiello FM, Johnson DA, Kaltenbach T et al. Colonoscopy Surveillance after colorectal cancer resection: recommendations of the US Multi-Society Task Force on Colorectal Cancer. Gastroenterology. 2016 Mar;150(3):758-68e11.

16. Baxter NN, Sutradhar R, Forbes SS, Paszat LF, Saskin R, Rabeneck L. Analysis of administrative data finds endoscopist quality measures associated with postcolonoscopy colorectal cancer. Gastroenterology. 2011 Jan;140(1):65-72.

17. Rex DK, Petrini JL, Baron TH, Chak A, Cohen J, Deal SE et al. Quality indicators for colonoscopy. Gastrointestinal endoscopy. 2006 Apr;63(4 Suppl):S16-28.

18. Rex DK. Development of distal rectal cancer 5 years after a normal photograph of the distal rectum. Gastrointestinal Endoscopy. 2011 Sep;74(3):728-9.

19. Hanson JM, Atkin WS, Cunliffe WJ, Browell DA, Griffith CD, Varma JS et al. Rectal retroflexion: an essential part of lower gastrointestinal endoscopic examination. Diseases of the Colon and Rectum. 2001 Nov;44(11):1706-8.

20. Varadarajulu S, Ramsey WH. Utility of retroflexion in lower gastrointestinal endoscopy. Journal of Clinical Gastroenterology. 2001 Mar;32(3):235-7.

21. Sano Y, Tanaka S, Teixeira CR, Aoyama N. Endoscopic detection and diagnosis of 0-IIc neoplastic colorectal lesions. Endoscopy. 2005 Mar;37(3):261-7.

22. Kudo S, Kashida H, Tamura T, Kogure E, Imai Y, Yamano H et al. Colonoscopic diagnosis and management of nonpolypoid early colorectal cancer. World Journal of Surgery. 2000 Sep;24(9):1081-90.

23. Subramanian V, Ragunath K. Advanced endoscopic imaging: a review of commercially available technologies. Clinical gastroenterology and hepatology: the official clinical practice journal of the American Gastroenterological Association. 2014 Mar;12(3):368-76e1.

24. Jang JY. The past, present, and future of image-enhanced endoscopy. Clinical Endoscopy. 2015 Nov;48(6):466-75.

25. Peitz U, Malfertheiner P. Chromoendoscopy: from a research tool to clinical progress. Digestive Diseases. 2002;20(2):111-9.

26. Kanao H, Tanaka S, Oka S, Hirata M, Yoshida S, Chayama K. Narrow-band imaging magnification predicts the histology and invasion depth of colorectal tumors. Gastrointestinal Endoscopy. 2009 Mar;69(3 Pt 2):631-6.

27. Osawa H, Yamamoto H. Present and future status of flexible spectral imaging color enhancement and blue laser imaging technology. Digestive Endoscopy: Official Journal of the Japan Gastroenterological Endoscopy Society. 2014 Jan;26(Suppl 1):105-15.

28. Teixeira CR, Torresini RS, Canali C, Figueiredo LF, Mucenic M, Pereira Lima JC et al. Endoscopic classification of the capillary-vessel pattern of colorectal lesions by spectral estimation technology and magnifying zoom imaging. Gastrointestinal Endoscopy. 2009 Mar;69(3 Pt 2):750-6.

29. Kodashima S, Fujishiro M. Novel image-enhanced endoscopy with i-scan technology. World Journal of Gastroenterology. 2010 Mar 7;16(9):1043-9.

30. Committee AT, Manfredi MA, Abu Dayyeh BK, Bhat YM, Chauhan SS, Gottlieb KT et al. Electronic chromoendoscopy. Gastrointestinal Endoscopy. 2015 Feb;81(2):249-61.

31. [No authors listed]. The Paris endoscopic classification of superficial neoplastic lesions: esophagus, stomach, and colon: November 30 to December 1, 2002. Gastrointestinal Endoscopy. 2003 Dec;58(6 Suppl):S3-43.

32. Oka S, Tanaka S, Kanao H, Oba S, Chayama K. Therapeutic strategy for colorectal laterally spreading tumor. Digestive endoscopy: official journal of the Japan Gastroenterological Endoscopy Society. 2009 Jul;21(Suppl 1):S43-6.

33. Osera S, Fujii S, Ikematsu H, Miyamoto H, Oono Y, Yano T et al. Clinicopathological, endoscopic, and molecular characteristics of the "skirt": a new entity of lesions at the margin of laterally spreading tumors. Endoscopy. 2016 May;48(5):448-55.

34. Kudo S, Hirota S, Nakajima T, Hosobe S, Kusaka H, Kobayashi T et al. Colorectal tumours and pit pattern. Journal of clinical pathology. 1994 Oct;47(10):880-5.

35. Fu KI, Fujii T, Kato S, Sano Y, Koba I, Mera K et al. A new endoscopic tattooing technique for identifying the location of colonic lesions during laparoscopic surgery: a comparison with the conventional technique. Endoscopy. 2001 Aug;33(8):687-91.

36. Puli SR, Reddy JB, Bechtold ML, Choudhary A, Antillon MR, Brugge WR. Accuracy of endoscopic ultrasound to diagnose nodal invasion by rectal cancers: a meta-analysis and systematic review. Annals of Surgical Oncology. 2009 May;16(5):1255-65.

37. Puli SR, Bechtold ML, Reddy JB, Choudhary A, Antillon MR, Brugge WR. How good is endoscopic ultrasound in differentiating various T stages of rectal cancer? Meta-analysis and systematic review. Annals of Surgical Oncology. 2009 Feb;16(2):254-65.

38. Maor Y, Nadler M, Barshack I, Zmora O, Koller M, Kundel Y et al. Endoscopic ultrasound staging of rectal cancer: diagnostic value before and following chemoradiation. Journal of Gastroenterology and Hepatology. 2006 Feb;21(2):454-8.

39. Fernandez-Esparrach G, Ayuso-Colella JR, Sendino O, Pages M, Cuatrecasas M, Pellise M et al. EUS and magnetic resonance imaging in the staging of rectal cancer: a prospective and comparative study. Gastrointestinal endoscopy. 2011 Aug;74(2):347-54.

40. Dobrowolski S, Dobosz M, Babicki A, Dymecki D, Hac S. Prophylactic submucosal saline-adrenaline injection in colonoscopic polypectomy: prospective randomized study. Surgical Endoscopy. 2004 Jun;18(6):990-3.

41. Tolliver KA, Rex DK. Colonoscopic polypectomy. Gastroenterology Clinics of North America. 2008 Mar;37(1):229-51, ix.

42. Waye JD. Advanced polypectomy. Gastrointestinal Endoscopy Clinics of North America. 2005 Oct;15(4):733-56.

43. Gotoda T, Kondo H, Ono H, Saito Y, Yamaguchi H, Saito D et al. A new endoscopic mucosal resection procedure using an insulation-tipped electrosurgical knife for rectal flat lesions: report of two cases. Gastrointestinal Endoscopy. 1999 Oct;50(4):560-3.

44. Ono H, Kondo H, Gotoda T, Shirao K, Yamaguchi H, Saito D et al. Endoscopic mucosal resection for treatment of early gastric cancer. Gut. 2001 Feb;48(2):225-9.

45. Isomoto H, Shikuwa S, Yamaguchi N, Fukuda E, Ikeda K, Nishiyama H et al. Endoscopic submucosal dissection for early gastric cancer: a large-scale feasibility study. Gut. 2009 Mar;58(3):331-6.

46. Tanaka S, Oka S, Kaneko I, Hirata M, Mouri R, Kanao H et al. Endoscopic submucosal dissection for colorectal neoplasia: possibility of standardization. Gastrointestinal Endoscopy. 2007 Jul;66(1):100-7.

47. Saito Y, Uraoka T, Matsuda T, Emura F, Ikehara H, Mashimo Y et al. Endoscopic treatment of large superficial colorectal tumors: a case series of 200 endoscopic submucosal dissections (with video). Gastrointestinal Endoscopy. 2007 Nov;66(5):966-73.

48. Fujishiro M, Yahagi N, Nakamura M, Kakushima N, Kodashima S, Ono S et al. Endoscopic submucosal dissection for rectal epithelial neoplasia. Endoscopy. 2006 May;38(5):493-7.

49. Tanaka S, Oka S, Chayama K. Colorectal endoscopic submucosal dissection: present status and future perspective, including its differentiation from endoscopic mucosal resection. Journal of Gastroenterology. 2008;43(9):641-51.

50. Deans GT, Krukowski ZH, Irwin ST. Malignant obstruction of the left colon. The British Journal of Surgery. 1994 Sep;81(9):1270-6.

51. Liu SK, Church JM, Lavery IC, Fazio VW. Operation in patients with incurable colon cancer – is it worthwhile? Diseases of the Colon and Rectum. 1997 Jan;40(1):11-4.

52. Shin SJ, Kim TI, Kim BC, Lee YC, Song SY, Kim WH. Clinical application of self-expandable metallic stent for treatment of colorectal obstruction caused by extrinsic invasive tumors. Diseases of the Colon and Rectum. 2008 May;51(5):578-83.

53. Dohmoto M, Rupp KD, Hohlbach G. Endoscopically-implanted prosthesis in rectal carcinoma. Deutsche medizinische Wochenschrift. 1990 Jun 8;115(23):915.

54. Saida Y, Sumiyama Y, Nagao J. Self-expandable metallic stent in the treatment of colorectal obstruction. Nihon Geka Gakkai Zasshi. 2003 Aug;104(8):554-7.

55. Carne PW, Frye JN, Robertson GM, Frizelle FA. Stents or open operation for palliation of colorectal cancer: a retrospective, cohort study of perioperative outcome and long-term survival. Diseases of the Colon and Rectum. 2004 Sep;47(9):1455-61.

56. Binkert CA, Ledermann H, Jost R, Saurenmann P, Decurtins M, Zollikofer CL. Acute colonic obstruction: clinical aspects and cost-effectiveness of preoperative and palliative treatment with self-expanding

metallic stents: a preliminary report. Radiology. 1998 Jan;206(1):199-204.

57. Meisner S, Hensler M, Knop FK, West F, Wille-Jorgensen P. Self-expanding metal stents for colonic obstruction: experiences from 104 procedures in a single center. Diseases of the colon and rectum. 2004 Apr;47(4):444-50.

58. Suzuki N, Saunders BP, Thomas-Gibson S, Akle C, Marshall M, Halligan S. Colorectal stenting for malignant and benign disease: outcomes in colorectal stenting. Diseases of the Colon and Rectum. 2004 Jul;47(7):1201-7.

59. Pothuri B, Guirguis A, Gerdes H, Barakat RR, Chi DS. The use of colorectal stents for palliation of large-bowel obstruction due to recurrent gynecologic cancer. Gynecologic Oncology. 2004 Dec;95(3):513-7.

60. Khot UP, Lang AW, Murali K, Parker MC. Systematic review of the efficacy and safety of colorectal stents. The British Journal of Surgery. 2002 Sep;89(9):1096-102.

61. Choo IW, Do YS, Suh SW, Chun HK, Choo SW, Park HS et al. Malignant colorectal obstruction: treatment with a flexible covered stent. Radiology. 1998 Feb;206(2):415-21.

62. Tack J, Gevers AM, Rutgeerts P. Self-expandable metallic stents in the palliation of rectosigmoidal carcinoma: a follow-up study. Gastrointestinal endoscopy. 1998 Sep;48(3):267-71.

Aspectos Técnicos da Ultrassonografia Endorretal

7

Sthela Maria Murad-Regadas
Graziela Olivia da Silva Fernandes

INTRODUÇÃO

A avaliação pré-operatória completa das neoplasias no reto é indispensável na escolha da terapêutica.[1] O estadiamento locorregional exige a avaliação precisa da profundidade da invasão do tumor nas camadas da parede do reto e nos tecidos perirretais, bem como a identificação de metástases linfonodais. Os exames utilizados nesse estadiamento incluem o exame proctológico detalhado, a ultrassonografia endorretal (USER) e/ou a ressonância magnética (RM) com bobina endorretal ou suprapúbica, visando selecionar pacientes para tratamento neoadjuvante com radioquimioterapia (RQT).[2-4]

O estadiamento inicia-se com o toque retal, um exame essencial na propedêutica proctológica, adicionando informações quanto à localização, ao número de quadrantes envolvidos e à mobilidade/fixação da lesão. Trata-se de um método subjetivo e limitado para avaliar a invasão parietal, não sendo seguro em lesões com invasão precoce para decisão da escolha terapêutica.

A USER foi introduzida em 1956 por Wild e Reid[5] para o estudo de câncer da próstata. Hildebrandt e Feifel,[2] em 1985, preconizaram o estadiamento ultrassonográfico dos tumores de reto com base na classificação TNM.[2,6] Desde então, seu uso para estadiamento locorregional das neoplasias de reto tem se dado ao longo da última década por sua disponibilidade, ausência de radiação ionizante e risco mínimo ao paciente, podendo ser realizado no próprio consultório médico.[7,8]

Diversos estudos têm mostrado elevada precisão da USER pré-operatória na avaliação da profundidade local da invasão do carcinoma retal, variando de 63 a 95%,[1,7,9-11] apesar de a precisão na avaliação de metástases linfáticas ser muito variável.

Os primeiros equipamentos utilizados nessa avaliação apresentavam a limitação da visão em único plano (axial), analisando circunferencialmente o canal anal, o reto e os tecidos perianorretais. Recentes avanços na tecnologia resultaram no desenvolvimento da ultrassonografia anorretal com aparelhos de melhor qualidade de imagem e visão multiplanar (cortes em planos sagital, coronal e diagonal/oblíquo) em associação à modalidade tridimensional (US-3D) com 360° com frequências elevadas, o que resultou na produção de imagens com elevada resolução e alta definição de imagem.[5,12-15]

Estudos têm descrito vantagens da aplicação da US-3D no estadiamento locorregional do câncer retal. Quando as imagens são adquiridas automaticamente com o *endoprobe* fixo, sem a necessidade de mover o transdutor, obtêm-se medidas precisas, e há a possibilidade de fazer a revisão do exame em tempo real, de modo semelhante ao que ocorre com a RM e a tomografia computadorizada (TC). A possibilidade de rever as imagens tridimensionais facilita bastante o treinamento e reduz significativamente o tempo da curva de aprendizado.[14-16] Ainda, permite o estadiamento em múltiplos planos e a interpretação por um examinador mais experiente, com a possibilidade de estadiamento preciso, mesmo em lesões estenóticas.[17,18] Além disso, possibilita medir, com precisão, o comprimento longitudinal do tumor e, principalmente, a distância entre a borda distal do tumor e a borda proximal dos músculos esfincterianos, em todos os quadrantes. Isso torna possível comparar os achados após a neoadjuvância aos achados anteriores ao tratamento. Com essa informação, é possível planejar a técnica cirúrgica a ser adotada, com ou sem preservação esfincteriana.[19]

Regadas et al.[19] demonstraram a disposição assimétrica da musculatura do canal anal. Os músculos nos quadrantes posteriores posicionam-se mais proximalmente, quando comparados aos anteriores, além de serem paralelos entre si, mas posicionados em níveis diferentes, em que o esfíncter anal interno (EAI) forma-se mais proximalmente, contudo, termina primeiro. Assim, seja qual for o quadrante em que a lesão se localiza, a distância será sempre menor posteriormente.

As medidas são diferentes em cada quadrante, tanto pela disposição do tumor, que pode estender-se em mais de um dos quadrantes, quanto dos músculos esfincterianos, assimétricos quando se comparam os quadrantes anteriores aos posteriores. Essas medidas constituem-se nos critérios mais precisos para definir o tipo de ressecção cirúrgica com ou sem preservação esfincteriana.[20-22]

Para utilizar corretamente o equipamento de ultrassonografia e obter imagens elucidativas, é necessário que o examinador tenha amplo conhecimento da anatomia da região anorretal, do assoalho pélvico e dos princípios técnicos do exame, de suas indicações e limitações.[19,23]

ASPECTOS TÉCNICOS DA ULTRASSONOGRAFIA ENDORRETAL

Equipamentos

A USER é um procedimento de consultório, em que a sedação endovenosa é opcional.[24] Este capítulo descreverá com maior ênfase a modalidade tridimensional (3D) em virtude de sua melhor acurácia no estadiamento locorregional do câncer no reto em relação à modalidade bidimensional,[3,25] das vantagens na sua utilização e do grande número de aparelhos já disponibilizados com essa modalidade.

Os equipamentos utilizados devem, preferencialmente, disponibilizar transdutor com 360°, rotatório, com frequências variando de 9 a 16 MHz, distância focal variando de 2,8 a 6,2 cm e aquisição 3D automática.

Os transdutores disponíveis realizam a aquisição da imagem automaticamente no sentido proximal para distal em um segmento de 6,0 cm, durante 50 a 60 segundos. Uma sequência de numerosas imagens paralelas transaxiais (0,20 a 0,25 mm) é adquirida, resultando em uma imagem volumétrica digitalizada em forma de cubo amplamente móvel, o que possibilita a análise em múltiplos planos (axial, sagital, longitudinal e oblíquo) em tempo real. A revisão do exame posteriormente, tantas vezes quanto for necessário, adiciona maior número de informações.[14,15,26] Esse cubo pode ser gravado em dispositivos (p. ex., CD e DVD), e as imagens, visibilizadas no computador, utilizando-se um *software* próprio do produto. A partir de então, as imagens podem ser avaliadas por qualquer examinador, o que diminui a dependência do examinador, até então existente na modalidade bidimensional.

Preparo do paciente

Todos os pacientes são submetidos a preparo intestinal com enema retal 2 horas antes do exame, pois a presença de ar e fezes na ampola retal produz artefatos e dificulta a obtenção das imagens (Figura 7.1). A posição do exame é a de decúbito lateral esquerdo, com as pernas semiflexionadas (posição de Sims). Após o toque retal, que também possibilita avaliar o preparo intestinal, segue a realização da retoscopia rígida, visando aspirar o resíduo fecal e/ou muco, identificar o tumor e ultrapassá-lo.[14,15]

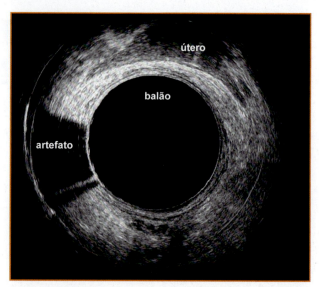

Figura 7.1. Exame do reto com balão. Presença de resíduo (artefato) impedindo a visualização das camadas da parede retal nesse segmento (quadrante lateral direito). *Fonte: acervo das autoras.*

Preparo do transdutor

A preparação do transdutor é fundamental para obter imagens adequadas. No exame do reto, é indispensável a utilização de uma interface acústica (balão com água acoplado ao transdutor) para distensão do reto, possibilitando a visibilização detalhada das camadas da parede retal e dos tecidos perirretais.[23]

São necessários para um bom preparo: colar conectado a um cateter com três vias para entrada e saída de água; fonte de luz; insuflador manual (pera); pinça para limpeza ou aspirador; retoscópio rígido específico com diâmetro que possibilite introduzir o transdutor por dentro; e um preservativo de látex especial de 30 cm × 2,6 cm denominado PROcovers™, da Civico®, com ligas elásticas.

O transdutor é acoplado ao colar, o qual é conectado a um cateter com três vias para entrada e saída de água em sua extremidade distal e protegido pelo preservativo de látex especial referido anteriormente e fixado por ligas elásticas ao colar. Depois, o balão é preparado com líquido (água destilada), até que todo o ar de dentro dele seja removido.

Introduz-se o retoscópio rígido sob visão direta com a fonte de luz e o insuflador, realizando a limpeza com gaze e a pinça ou aspirador a cada centímetro examinado, para retirar todo o resíduo intestinal até ultrapassar a borda proximal da lesão. Segue-se a introdução do transdutor vazio por dentro do retoscópio. Em seguida, retira-se o retoscópio, enche-se o balão com aproximadamente 80 a 120 mL possibilitando manter um bom acoplamento sonda-balão-parede retal e distinguir as camadas do reto, dos tecidos e do órgão perirretais. Três escaneamentos sequenciados são adquiridos: o primeiro, no segmento proximal ao tumor, visando avaliar a gordura perirretal; o segundo, objetivando estadiar o tumor em relação às camadas da parede retal, à fáscia mesorretal e aos órgãos e estruturas adjacentes e mensurar o comprimento longitudinal do tumor; e o último, para medir a distância da borda distal do tumor até a borda proximal da musculatura esfincteriana. Utilizam-se o EAI e o músculo puborretal (PR), no quadrante posterior, para essa mensuração, pelo fato de a assimetria do canal e de os músculos no quadrante posterior se posicionarem mais proximalmente, quando comparados à musculatura esfincteriana no quadrante anterior (esfíncter anal interno e externo).[14-15,19]

Utilizam-se frequências elevadas com 16 MHz para obter imagens com melhor resolução em proximidade ao transdutor, ou seja, nas lesões mais precoces. No entanto, naquelas lesões maiores, com invasão de estruturas adjacentes, a frequência pode ser reduzida, e a profundidade elevada, com visibilização maior na lateralidade e relação com as estruturas adjacentes.

O grau de invasão parietal do tumor e a identificação de linfonodos metastáticos são baseados no TNM, preconizado por Hildebrant e Feifel[2], em 1985. Avalia-se a extensão distal quanto à presença de invasão no canal anal ou distância (em centímetros) entre a borda distal do tumor e a musculatura esfincteriana, tendo como referência a borda proximal do EAI e do PR no quadrante posterior, que corresponde à margem distal.

As lesões são também descritas quanto à sua localização, ao comprometimento em relação à circunferência, ao tamanho e à invasão nas camadas da parede retal e na gordura perirretal, e à margem circunferencial (corresponde a menor distância entre borda lateral do tumor e fáscia mesorretal). Identifica também o comprometimento de estruturas adjacentes (próstata, vesículas seminais, vagina, útero e bexiga).

Como o transdutor é rígido, será possível ou não atravessar todo o comprimento de uma lesão estenosada ou muito volumosa, resultando em estadiamentos incompletos.[8,27] Nessas situações, nas mulheres, pode ser utilizada a modalidade endovaginal para complementar a avaliação.[28]

ESTADIAMENTO ULTRASSONOGRÁFICO

A USER é particularmente útil para estadiamento do câncer de reto, uma vez que possibilita informações precisas sobre a infiltração da parede retal, a invasão do canal anal e a presença de linfonodos perirretais acometidos.[3,25]

Ecograficamente, podem ser visibilizadas as 5 ou as 7 camadas da parede do reto, produzidas pela alternância entre imagens hiperecoicas e hipoecoicas resultantes das diferenças de impedância acústica. A partir do lúmen, são visibilizadas:[8,20,29]

- Camada hiperecoica: interface entre transdutor e a mucosa.
- Camada hipoecoica: muscular da mucosa.
- Camada hiperecoica: submucosa.
- Camada hipoecoica: muscular própria.
- Camada de hiperecoica: gordura perirretal.

Quando se identificam as duas camadas musculares próprias, separadas (circular e longitudinal), observam-se sete camadas:

1. Camada hiperecoica: interface entre transdutor e a mucosa.
2. Camada hipoecoica: muscular da mucosa.
3. Camada hiperecoica: submucosa.
4. Camada hipoecoica: muscular própria circular.
5. Camada hiperecoica: tecido areolar frouxo separa as duas camadas musculares.
6. Camada hipoecoica: muscular própria longitudinal.
7. Cama hiperecoica: gordura perirretal.

O American Joint Committee of Cancer considera a classificação TNM o sistema de estadiamento preferido. Esse sistema baseia-se na determinação da profundidade de invasão tumoral (classificação T), na presença de metástases em linfonodos regionais (classificação N) e na presença de metástases distantes (classificação M).[30]

Em 1985, Hildebrand e Feifel[2] preconizaram o estadiamento ultrassonográfico dos tumores no reto com base na classificação TNM. Este é representado pelo prefixo "u":

- uT0: lesão acometendo a mucosa e a muscular da mucosa.
- uT1: invasão da submucosa.
- uT2: invasão da muscular própria.
- uT3: invasão da gordura perirretal.
- uT4: invasão de órgãos adjacente.
- N0: sem comprometimento de linfonodos.
- N1: com comprometimento de linfonodos.

Assim, o envolvimento até a camada muscular da mucosa pode caracterizar as lesões benignas, ultrassonograficamente uT0 (Figura 7.2). No entanto, é possível identificar áreas irregulares de eco no interior da imagem homogênea (característica do adenoma), o que pode sugerir displasia-adenocarcinoma in situ. A ruptura (irregularidades) da segunda camada hiperecoica correspondente à submucosa caracteriza lesão invasiva uT1 (Figura 7.3). Já a ruptura completa da submucosa associada ao espessamento da muscular própria com gordura perirretal íntegra caracteriza lesão uT2 (Figura 7.4). A presença de irregularidades (imagens em espículas) na última camada hiperecoica correspondente à gordura perirretal caracteriza lesão uT3 (Figura 7.5). Nos tumores uT4, a lesão apresenta invasão direta em um órgão adjacente, como próstata, sacro, vagina ou bexiga.[31]

Os linfonodos são visibilizados na gordura perirretal proximal ou distal à lesão. Alguns aspectos relacionados com a forma, a ecogenicidade e o tamanho dos linfonodos são utilizados para distinguir as alterações inflamatórias das metastáticas. São visibilizados pela ultrassonografia quando se apresentam maiores que 1 mm. Quanto maior o linfonodo, maior a probabilidade de metástase.[31-33]

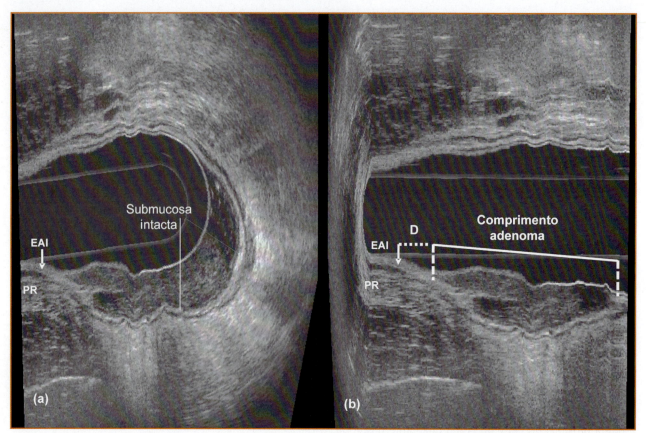

Figura 7.2. uT0 – adenoma viloso no quadrante posterolateral esquerdo no reto inferior. a) Plano axial com sagital – espessamento da muscular própria e a submucosa representada pela camada hiperecogênica íntegra. b) Plano sagital – camada submucosa – hiperecoica encontra-se intacta em todo comprimento da lesão: distância (D) da borda distal da lesão para borda proximal da musculatura esfincteriana.
EAI: esfíncter anal interno; PR: puborretal.
Fonte: acervo das autoras.

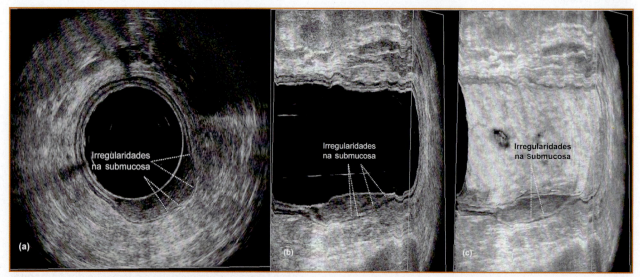

Figura 7.3. uT1N0 – invasão da submucosa que corresponde à camada hiperecoica com irregularidades em vários pontos. Camada muscular própria está intacta. a) Plano axial. b) Plano sagital. c) Imagem com realce – comprimento da lesão.
Fonte: acervo das autoras.

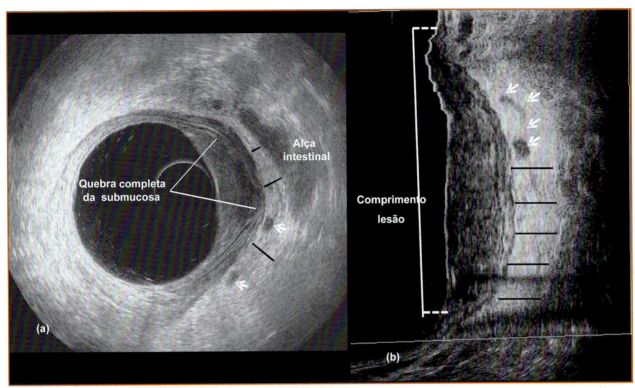

Figura 7.4. uT2N0 – tumor no reto médio, localizado no quadrante anterolateral esquerdo, ocupando aproximadamente 40% da circunferência retal. Evidencia-se quebra completa na camada submucosa (hiperecoica) e a muscular própria espessada (hipoecoica) e com o contorno regular. A gordura perirretal intacta. Medida da margem circunferencial (linhas escuras). a) Plano axial – visualizam-se duas imagens hipoecoicas alongadas adjacentes à lesão tumoral que sugere vaso sanguíneo (setas grossas). b) Plano coronal – confirma a presença de vasos sanguíneos na gordura perirretal (setas grossas). Comprimento da lesão e medida da margem circunferencial (linhas escuras).
Fonte: acervo das autoras.

Características ecográficas podem sugerir linfonodos metastáticos: forma arredondada; bordas irregulares, e imagem com ecogenicidade semelhante à lesão primária ou hipoecoica (Figura 7.5). Ao contrário, são considerados linfonodos inflamatórios aqueles que apresentam forma alongada, bordas regulares e imagem hiperecogênica central, correspondente ao hilo do linfonodo preservado (Tabela 7.1). Porém, essa diferenciação nem sempre pode ser facilmente reconhecida. Os vasos sanguíneos, por sua vez, são visibilizados com uma conformação longitudinal ou em galho de árvore, quando o transdutor é movido em modo bidimensional ou na visão em múltiplos planos e, por isso, facilmente identificados e reconhecidos[14-15,27,34] (Figura 7.6).

Vários estudos demonstraram variação entre 88 e 95% na acurácia da USER no estadiamento em relação ao grau de invasão parietal.[35] Mesmo quando as lesões são estratificadas, não há redução nos resultados. As lesões T1 apresentam sensibilidade de 88%, especificidade de 93%; as lesões T2, sensibilidade de 80% e especificidade de 96%; T3, 96 e 91%; e as T4, 95 e 98%, respectivamente. Quanto aos linfonodos, a acurácia varia entre 62% de sensibilidade e 87% de especificidade.[7,36-39]

As diferenças na acurácia entre os estudos podem decorrer de causas relacionadas com: o preparo inadequado do reto, resultando em alterações na imagem fornecida pelo transdutor (grande quantidade de fezes e ar na luz impedindo a boa visibilidade do exame, bolha de ar no balão e bom acoplamento do reto); o aspecto da lesão tumoral (tipo de lesão retal, associado a inflamação peritumoral, reação desmoplásica, lesões ulceradas, volumosas, estenosantes e posição da lesão no reto superior ou muito baixo); e a experiência do operador. O transdutor rígido pode, em alguns casos, apresentar dificuldade técnica em alcançar alturas maiores que 13 a 14 cm, impedindo a avaliação mesorretal e a identificação de linfonodos nessa altura. Esses fatores podem resultar em superestadiamento ou, ainda, subestadiamento, que pode ser atribuído também à invasão microscópica, não detectada, de células cancerosas.[9,40-43]

O estadiamento pré-operatório locorregional correto quanto ao grau de invasão parietal e à identificação de linfonodos perirretais, somado a dados de extensão da lesão em relação à circunferência retal, ao comprimento da lesão e à relação com a musculatura esfincteriana, pode selecionar pacientes para ressecção local com diferentes modalidades ou auxiliar na indicação para terapia neoadjuvante. Portanto, a avaliação precisa, utilizando a ultrassonografia anorretal, especialmente a modalidade 3D, possibilita ao paciente maior chance de alternativas de tratamento individualizado.[44]

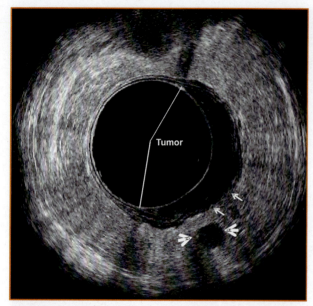

Figura 7.5. uT3N0 – neoplasia maligna no reto inferior invadindo todas as camadas do reto com presença de irregularidades (imagens em espículas) na última camada hiperecoica correspondente à gordura perirretal (setas). Imagem perirretal ovalada, hipoecoica (ecogenicidade similar à lesão tumoral), localizada adjacentemente ao tumor com característica de metástases (setas grossas).
Fonte: acervo das autoras.

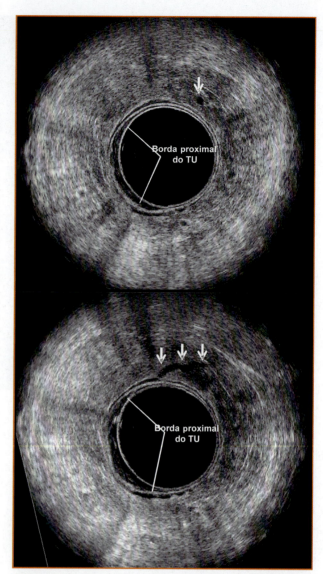

Figura 7.6. Imagem perirretal ovalada, hipoecoica tomando a forma longitudinal com o movimento do transdutor representando vaso sanguíneo (setas).
Fonte: acervo das autoras.

Tabela 7.1. Parâmetros de diferenciação entre linfonodos inflamatórios e metastáticos na ultrassonografia endorretal

Linfonodos sugestivos de metástase	Linfonodos inflamatórios
Tamanho > 5 mm	Tamanho < 5 mm
Forma arredondada	Forma alongada
Ecogenicidade semelhante à da lesão primária. Perda da estrutura habitual (ausência de visualização do hilo do linfonodo) correspondente ao hilo preservado	Hiperecogênicos
Contornos irregulares	Contornos homogêneos

Fonte: elaborada pelas autoras.

PAPEL DA ULTRASSONOGRAFIA ENDORRETAL APÓS A TERAPIA NEOADJUVANTE

Após a terapia neoadjuvante, um segundo exame de USER pode ser realizado entre 8 e 12 semanas. Deve ser precedido do toque retal e de demais exames de avaliação, como a RM. Há dificuldade em reestadiar o tumor e identificar as camadas da parede do reto ainda acometidas pela lesão residual.[45-48] Os exames de imagem que se propõem a reestadiar a lesão quanto à invasão parietal com base na classificação TNM descrevem as dificuldades na interpretação das imagens em decorrência da inflamação-fibrose, o que reduz a acurácia.[46,49]

Estudos demonstram acurácia entre 40 e 60% quanto ao grau de invasão parietal.[46,47,49-50] Em contraste, Barbaro et al.,[51] utilizando a USER bidimensional, descreveram acurácia de estadiamento T pós-radioterapia de 95% e para a identificação de acometimento linfonodal de 61%. Quanto à identificação de linfonodos, os estudos demonstram uma variação entre 47 e 84%.[25,46-47,49-50]

Gavioli et al.[45] relataram acurácia global de 72% para estadiamento T e concluíram que o reestadiamento foi aplicado ao tumor e à fibrose envolvida na resposta à quimiorradioterapia. Nesse estudo, foi descrita resposta completa demonstrada ultrassonograficamente pela visibilização das camadas da parede retal no local prévio ocupado pelo tumor, e os resultados foram concordantes com o exame histopatológico em identificar regressão total da lesão primária.

Em razão dos resultados demonstrados e da limitação em identificar as camadas da parede retal envolvidas por lesão tumoral residual ou inflamação-fibrose peritumoral, não se recomenda o reestadiamento dos tumores conforme a classificação TNM pós-neoadjuvância. Em vez disso, a avaliação dos tumores no reto pós-RQT deve ser realizada quanto à redução no tamanho da lesão (*downsizing*). Essa avaliação pode ser realizada e bem quantificada com a ultrassonografia anorretal tridimensional, quando se comparam medidas pré e pós-neoadjuvância, como comprimento, espessura, volume, margem circunferencial (menor distância entre o tumor e a fáscia mesorretal) e margem distal (distância entre a borda distal do tumor e a borda proximal da musculatura esfincteriana).[14,52] Esses dados são úteis na identificação de pacientes que se beneficiarão com a cirurgia de preservação esfincteriana ou aqueles com resposta completa.[53]

Os achados ultrassonográficos, conforme descrito a seguir, são informativos na definição de lesão residual ou resposta completa:[14,52]

- Regressão completa da lesão: todas as camadas da parede retal e esfíncteres anais são claramente identificadas na área previamente ocupada pelo tumor.
- Regressão parcial do tumor: imagem heterogênea com áreas hiperecoicas e hipoecoicas em decorrência de tumor residual associado a áreas com processo inflamatório ou ecogenicidade similar a lesão pré-RQT com áreas mais hipoecoicas pela inflamação. Identificam-se redução no comprimento da lesão e as camadas da parede retal no local prévio ocupado pela lesão.
- Ausência de regressão tumoral: imagem semelhante a pré-RQT; porém, mais hipoecogênica em virtude da inflamação.
- Inconclusivo: espessamento parietal circunferencial com camadas da parede retal indistinguíveis no local previamente ocupado pelo tumor.

Murad-Regadas et al.[14] realizaram estudo prospectivo para avaliar a aplicabilidade da ultrassonografia 3D na resposta após neoadjuvância para neoplasia de reto distal. Os autores compararam os resultados dela com os achados patológicos. Os achados da ultrassonografia 3D e os resultados anatomopatológico foram concordantes em 96% dos pacientes, e em somete um caso (4%) a ultrassonografia 3D se mostrou inconclusiva e o exame histopatológico demonstrou se tratar de um tumor residual. O índice de concordância para linfonodos metastáticos pós-RQT foi moderada (84%). Seguiram-se estudos[52] identificando um grupo de pacientes com a presença de lesão residual ou de resposta completa, enfatizando a importância da modalidade tridimensional na avaliação da resposta pós-radioterapia quanto à realização de medições exatas da distância da borda distal do tumor no reto até a borda proximal da musculatura esfincteriana em todos os quadrantes (margem distal) e utilizando tais parâmetros para selecionar pacientes que poderiam se beneficiar com a cirurgia de preservação esfincteriana (Figuras 7.7 e 7.8). Do mesmo modo, os estudos visaram identificar pacientes com reposta completa, evidenciando ultrassonograficamente as estruturas anatômicas com clareza no local prévio do tumor (as camadas da parede retal e/ou a musculatura esfincteriana). Nesses casos, pode-se optar por evitar a cirurgia e permanecer em seguimento (*watch and wait*) (Figura 7.9).

ULTRASSONOGRAFIA ENDORRETAL PARA RECORRÊNCIA DAS NEOPLASIAS RETAIS

A USER deve ser incluída como exame de avaliação periódica no seguimento pós-operatório das neoplasias malignas no reto. Desempenha importante papel no diagnóstico de recidivas precoces (parietal e em linfonodos perirretais) mesmo em pacientes assintomáticos, tornando possível a indicação precoce para ressecções cirúrgicas complementares. A recidiva caracteriza-se, ultrassonograficamente, pela presença de imagem hipoecoica com maior diâmetro fora da parede do reto, já que a lesão invade do tecido perirretal para as camadas da parede do reto[14-15,53] (Figura 7.10).

Beynon et al.[54] descreveram três modelos associados à recorrência: (1) ruptura da mucosa ou muscular semelhante à lesão primária; (2) mucosa normal associada à presença de imagem de ecogenicidade mista fora da parede do reto; e (3) imagem hipoecoica fora da parede do reto.

A avaliação pós-tratamento dos tumores no reto inclui três grupos de pacientes: (1) após ressecção local (transanal); (2) ressecção colorretal radical; e (3) não submetidos à cirurgia, mas em seguimento pós-RQT (*watch and wait*).[53]

A recorrência local do câncer retal, após ressecção curativa presumida, ocorre em 10 a 15% dos casos, geralmente nos primeiros 2 anos após a cirurgia. Portanto, no seguimento pós-operatório das neoplasias de reto, realiza-se o exame a cada 6 meses ou em intervalos mais curtos, quando necessário, durante os 2 primeiros anos e anualmente entre o 2º e o 5º ano ou se houver elevação do antígeno carcinoembrionário (CEA). Vale ressaltar a importância de um exame inicial como referência para os exames de seguimento, identificando a linha da anastomose e os tecidos perirretais.[52] A necessidade do seguimento com ultrassonografia visa diagnosticar eventual recidiva ao identificar imagem não visibilizada nos exames de controle anteriores, antes de se manifestar clinicamente. Já naqueles pacientes não submetidos à cirurgia, mas em seguimento pós-neoadjuvância (*watch and wait*), realiza-se acompanhamento com os demais exames rotineiramente utilizados, e acrescenta-se a USER 3D com intervalos menores, a cada 2 meses no 1º ano; 3 meses no 2º ano; e a cada 6 meses entre o 2º e o 5º ano. Há sempre necessidade de avaliar a área prévia ocupada pela lesão, o que pode esclarecer os casos duvidosos pelo sequenciamento das imagens.

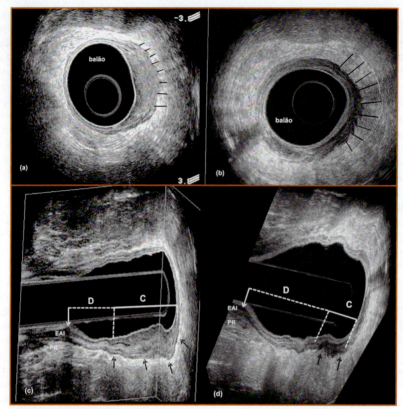

Figura 7.7. uT3 N0 – neoplasia maligna no reto inferior, quadrante anterolateral esquerdo e posterolateral esquerdo, envolvendo aproximadamente 40% da circunferência retal. Submetido a terapia neoadjuvante (RQT) e avaliado após 10 semanas. a) Pré-RQT (plano axial) – irregularidades na última camada hiperecoica, caracterizando invasão da gordura perirretal (setas) e medida da margem circunferencial (linhas escuras). b) Pós-RQT (plano axial) – redução na área e no volume do tumor e aumento na medida da margem circunferencial (linhas escuras). c) Pré-RQT (plano sagital) – comprimento (C) da lesão e distância (D) da borda distal da lesão para borda proximal da musculatura esfincteriana. d) Pós-RQT (plano sagital) – redução do comprimento (C) da lesão e aumento da distância (D) da borda distal da lesão para a borda proximal da musculatura esfincteriana.
EAI: esfíncter anal interno; PR: puborretal.
Fonte: acervo das autoras.

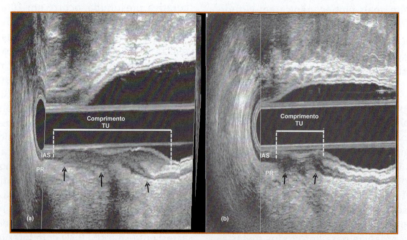

Figura 7.8. uT3N0 – neoplasia maligna no reto inferior invadindo todas as camadas do reto até a gordura perirretal e se estendendo até o canal anal superior invadindo o esfíncter anal interno (EAI) e músculo puborretal (PR). Submetido a terapia neoadjuvante (RQT) e avaliado após 10 semanas. a) Pré-RQT (plano sagital) – comprimento da lesão e extensão para o canal anal superior e com invasão do EAI e PR. b) Pós-RQT (plano sagital) – redução do comprimento (C) da lesão mas permanece invasão da musculatura esfincteriana.
Fonte: acervo das autoras.

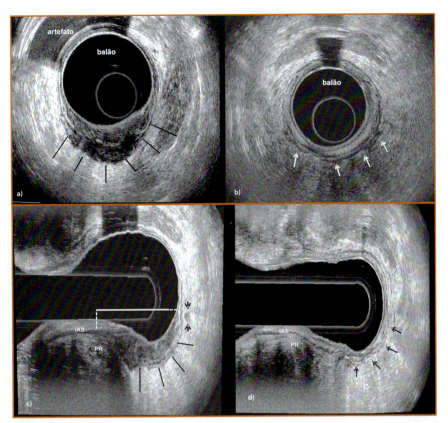

Figura 7.9. uT3N1 – neoplasia maligna no reto inferior invadindo todas as camadas do reto até a gordura perirretal e se estendendo até o canal anal superior invadindo o esfíncter anal interno (EAI) e músculo puborretal (PR). Localizado nos quadrantes posterolateral esquerdo e posterolateral direito. Submetido a terapia neoadjuvante (RQT) e avaliado após 10 semanas. a) Pré-RQT (plano axial) – irregularidades na última camada hiperecoica, caracterizando invasão da gordura perirretal e medida da margem circunferencial (linhas escuras). b) Pós-RQT (plano axial) – redução completa da lesão na parede retal e visualização das camadas retais na área prévia ocupada pelo tumor (setas). c) Pré-RQT (plano sagital) – comprimento da lesão e extensão para o canal anal superior e com invasão do EAI e PR, medida da margem circunferencial (linhas escuras) e visualização de linfonodo perirretal adjacente a lesão com características ecográficas de metástases (setas). d) Pós-RQT (plano sagital) – redução completa da lesão na parede retal e na gordura perirretal e visualização das camadas retais na área prévia ocupada pelo tumor (setas).
Fonte: acervo das autoras.

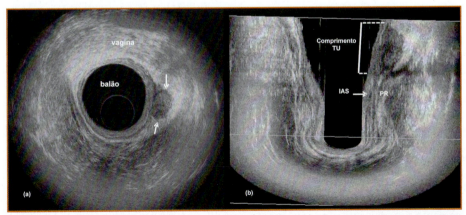

Figura 7.10. Recidiva tumoral na junção anorretal. Maior diâmetro da lesão fora da parede do reto. a) Plano axial – lesão arredondada na gordura perirretal e invadindo as camadas da parede retal no quadrante lateral esquerdo (setas). b) Plano coronal – comprimento da leão na junção anorretal, mas sem acometer a musculatura esfincteriana (setas).
Fonte: acervo das autoras.

EXPERIÊNCIA DO ULTRASSONOGRAFISTA E A CURVA DE APRENDIZAGEM

Para a realização de qualquer exame de imagem, existe uma curva de aprendizagem da técnica e da interpretação das imagens. Assim, a acurácia da USER é influenciada pela técnica e pela experiência do examinador. A evidência de uma curva de aprendizagem já é estabelecida e estudos têm correlacionado a acurácia do estadiamento com o número de exames de USER realizados pelo examinador.[36,38,55]

A experiência do examinador pode interferir principalmente na modalidade bidimensional, já que, na tridimensional, o exame pode ser revisado em tempo real, o que reduz significativamente a possibilidade de erro em relação a super ou subestadiamento.

A curva de aprendizagem do exame USER é variável. A inexperiência contribui para baixa acurácia na identificação do grau de infiltração do tumor.[36,38,55] Nesbakken et al.[36] relataram baixas sensibilidades (< 40%) do exame USER no seu estudo, mas indicaram que os seus dois examinadores não tinham experiência com o método. Carmody e Otchy[55] mostraram que a acurácia de um único operador melhorou de 58 para 92% após 24 exames. O grupo de Minneapolis teve ganho de acurácia semelhante, de 59 para 95% ao longo de 3 anos.[56]

O posicionamento do transdutor no reto com a correta expansão do balão e acoplamento nas paredes do reto pelo operador experiente é muito importante para a obtenção de imagens com elevada resolução espacial. O contato inadequado do *probe* com as camadas da parede retal, que ocorre em decorrência da anatomia do reto, o balão com quantidade insuficiente de líquido e a posição inadequada do *probe*, descentralizado e sem a angulação correta em relação ao eixo do tumor, poderão contribuir para aquisição de imagens com artefatos e resolução espacial reduzida.

O preparo intestinal inadequado pode resultar em artefatos pela presença de ar, fezes ou líquido. Além disso, tumores volumosos e lesões estenosantes podem fazer que o transdutor não ultrapasse a lesão, o que impossibilita o estadiamento completo.[8]

Há poucos trabalhos na literatura que investigam a curva de aprendizagem do exame USER. Nos estudos que avaliaram esse tópico especificamente, a acurácia ótima foi alcançada após o examinador ter realizado aproximadamente mais de 30 exames.[36,38,55,57,58] O estadiamento linfonodal melhorou de 50 para 77% após 30 casos realizados.[55,57,58]

CONCLUSÃO

A USER possibilita avaliar e estadiar as lesões neoplásicas de reto em todas as etapas. Inicialmente, pode orientar na escolha do tratamento, selecionando pacientes para ressecção local ou tratamento neoadjuvante, determinando a resposta ao tratamento neoadjuvante e no seguimento pós-tratamento estabelecido (cirúrgico ou com preservação do órgão). Posteriormente ao tratamento, a USER visa identificar recidiva precoce. Assim, pode-se dizer que é um exame de grande valor para avaliar as neoplasias no reto e determinante para definir as condutas terapêuticas. Associada aos demais exames diagnósticos, a USER tem as vantagens de poder ser realizada no consultório médico, ser um exame rápido e mais acessível.

Referências

1. Skandarajah AR, Tjandra JJ. Preoperative loco-regional imaging in rectal câncer. ANZ J Surg. 2006;76:497-504.
2. Hildebrandt U, Feifel G. Preoperative staging of rectal cancer by intrarectal ultrasound. Dis Colon Rectum. 1985;28:42-6.
3. Hunerbein M, Pegios W, Rau B, Vogl TJ, Felix R, Schlag PM. Prospective comparison of endorectal ultrasound, threedimensional endorectal ultrasound and endorectal MRI in the preoperative evaluation of rectal tumors: preliminary results. Surg Endosc. 2000;14:1005-9.
4. Regadas SMM, Regadas FSP, Rodrigues LV, Leão PHS, Nogueira MAA. Estadiamento ultrasonográfico de tumores de reto: aspectos técnicos do exame e revisão da literatura. Rev Bras Coloproct. 2001;21(2):65-9.
5. Wild J, Reid J. Diagnostic use of ultrasound. Br J Physiol Med. 1956;19:248.
6. Edge SB, Compton CC. The American Joint Committee on Cancer: the 7th Edition of the AJCC Cancer Staging Manual and the Future of TNM. Ann Surg Oncol. 2010;17(6):1471-4.
7. Garcia-Aguilar J, Pollack J, Lee SH, Hernandez de Anda E, Mellgren A, Wong WD et al. Accuracy of endorectal ultrasonography in preoperative staging of rectal tumors. Dis Colon Rectum. 2002;45(1):10-5.
8. Kumar A, Scholefield JH. Endosonography of the anal canal and rectum. World J Surg. 2000;24:208-15.
9. Gualdi GF, Casciani E, Guadalaxara A, d'Orta C, Polettini E, Pappalardo G. Local staging of rectal cancer with transrectal ultrasound and endorectal magnetic resonance imaging: comparison with histologic findings. Dis Colon Rectum. 2000;43:338-45.
10. Zorcolo L, Fantola G, Cabras F, Marongiu L, D'Alia G, Casula G. Preoperative staging of patients with rectal tumors suitable for transanal endoscopic microsurgery (TEM): comparison of endorectal ultrasound and histopathologic findings. Surg Endosc. 2009;23:1384-89.
11. Li L, Chen S, Wang K, Huang J, Liu L, Wei S, Gao HY. Diagnostic value of endorectal ultrasound in preoperative assessment of lymph node involvement in colorectal cancer: a meta-analysis. Asian Pac J Cancer Prev. 2015;16:3485-91.
12. Law PJ, Bartram CI. Anal endosonography: technique and normal anatomy. Gastrointest Radiol. 1989;14:349-53.
13. Delpy R, Barthet M, Gasmi M, Berdah S, Shojai R, Desjaux A et al. Value of endorectal ultrasonography for diagnosing rectovaginal septal endometriosis infiltrating the rectum. Endoscopy. 2005;37(4):357-61.
14. Murad-Regadas SM, Regadas FSP, Rodrigues LV, Barreto RG, Monteiro FC, Landim BB et al. Role

of threedimensional anorectal ultrasonography in the assessment of rectal cancer after neoadjuvant radiochemotherapy: preliminary results. Surg Endoscopy. 2009;23(6):1286-91.

15. Murad-Regadas SM, Regadas FSP, Rodrigues LV, Crispin FJ, Monteiro FC, Holanda EC et al. Ultrassom anorretal tridimensional pode selecionar pacientes com tumor no reto após neoadjuvância para cirurgia de preservação esfincteriana? Rev Bras Coloproct. 2009;29(3):287-96.

16. Gold DM, Bartram CI, Halligan S, Humphries KN, Kamm MA, Kmiot WA. Three-dimensional endoanal sonography in assessing anal canal injury. Br J Surg. 1999;86:365-70.

17. Sumiyama K, Suzuki N, Tajiri H. A linear-array freehand 3-D endoscopic ultrasound. Ultrasound Med Biol. 2003;29:1001-6.

18. Hunerbein M, Schlag PM. Three-dimensional endosonography for staging of rectal cancer. Ann Surg. 1997;225:432-8.

19. Regadas FSP, Murad-Regadas SM, Lima DMR, Silva FR, Barreto RGL, Souza MHLP et al. Anal canal anatomy showed by three-dimensional anorectal ultrasonography. Surg Endoscopy. 2007;21: 2207-11.

20. Murad-Regadas SM, Regadas FSP. Two and threedimensional ultrasonography in benign and malignant rectal neoplasias. In: Pescatori M, Regadas FSP, Murad-Regadas SM, Zbar AP (eds.). Imaging atlas of the pelvic floor and anorectal diseases. Berlin: Springer-Verlag; 2008. p.91-105.

21. Rouse HC, Godoy MC, Lee WK, Phang PT, Brown CJ, Brown JA. Imaging findings of unusual anorectal and perirectal pathology: a multi-modality approach. Clin Radiol. 2008;63(12):1350-60.

22. Beets-Tan RG, Beets GL. Local staging of rectal cancer: a review of imaging. J Magn Reson Imaging. 2011;33(5):1012-9.

23. Regadas SM, Regadas FS, Rodrigues LV, Silva FR, Lima DMR, Regadas-Filho FSP. Importância do ultra-som tridimensional na avaliação anorretal. Arq Gastroenterol. 2005;42:226-32.

24. Rieger N, Tjandra J, Solomon M. Endoanal and endorectal ultrasound: applications in colorectal surgery. ANZ J Surg. 2004;74:671-5.

25. Kim JC, Cho YK, Kim SY, Park SK, Lee MG. Comparative study of three-dimensional and conventional endorectal ultrasonography used in rectal cancer staging. Surg Endosc. 2002;16(9):1280-5.

26. Hunerbein M. Endorectal ultrasound in rectal cancer. Colorectal Dis. 2003;5:402-5.

27. Kim HJ, Wong WD. Role of endorectal ultrasound in the conservative management of rectal cancers. Semin Surg Oncol. 2000;19:358-66.

28. Scialpi M, Rotondo A, Angelelli G. Water enema transvaginal ultrasound for local staging of stenotic rectal carcinoma. Abdom Imaging. 1999;24:132-6.

29. Bartram C, Brown G. Endorectal ultrasound and magnetic resonance imaging in rectal cancer staging. Gastroenterol Clin North Am. 2002;31:827-39.

30. American Joint Committee on Cancer. Colon and rectum manual for staging of cancer. 4. ed. Philadelphia: JB Lippincott; 1992.

31. Massari M, De Simone M, Cioffi U, Rosso L, Chiarelli M, Gabrielli F. Value and limits of endorectal ultrasonography for preoperative staging of rectal carcinoma. Surg Laparosc Endosc. 1998;8:438-44.

32. Katsura Y, Yamada K, Ishizawa T, Yoshinaka H, Shimazu H. Endorectal ultrasonography for the assessment of wall invasion and lymph node metastasis in rectal cancer. Dis Colon Rectum. 1992;35:362-8.

33. Kim NK, Kim MJ, Yun SH, Sohn SK, Min JS. Comparative study of transrectal ultrasonography, pelvic computerized tomography, and magnetic resonance imaging in preoperative staging of rectal cancer. Dis Colon Rectum. 1999;42:770-5.

34. Lohnert MS, Doniec JM, Henne-Bruns D. Effectiveness of endoluminal sonography in the identification of occult local rectal cancer recurrences. Dis Colon Rectum. 2000;43:483-91.

35. Gleeson FC, Clain JE, Papachristou GI, Rajan E, Topazian MD, Wang KK et al. Prospective assessment of EUS criteria for lymphadenopathy associated with rectal cancer. Gastrointest Endosc. 2009;69:896-903.

36. Nesbakken A, Lovig T, Lunde OC, Nygaard K. Staging of rectal carcinoma with transrectal ultrasonography. Scand J Surg. 2003;92:125-9.

37. Palacios Fanlo M, Ramirez Rodriguez J, Aguilella Diago V, Arribas Del Amo D, Martinez Diez M, Lozano Mantecon R. Endoluminal ultrasography for rectal tumors: efficacy, sources of error and limitations. Rev Esp Enferm Dig. 2000;92:222-31.

38. Marusch F, Koch A, Schmidt U, Zippel R, Kuhn R, Wolff S et al. Routine use of transrectal ultrasound in rectal carcinoma: results of a prospective multicenter study. Endoscopy. 2002;34:385-90.

39. Puli SR, Reddy JB, Bechtold ML, Choudhary A, Antillon MR, Brugge WR. Accuracy of endoscopic ultrasound to diagnose nodal invasion by rectal cancers: a meta-analysis and systematic review. Ann Surg Oncol. 2009;16:1255-65.

40. Krajewski KM, Kane RA. Ultrasound staging of rectal cancer. Semin Ultrasound CT MR. 2008;29(6):427-32.

41. Lin S, Luo G, Gao X, Shan H, Li Y, Zhang R et al. Application of endoscopic sonography in preoperative staging of rectal cancer: six-year experience. J Ultrasound Med. 2011;30(8):1051-7.

42. Marone P, Petrulio F, de Bellis M, Delrio P, Passananti V, Di Girolamo E et al. Role of endoscopic ultrasonography in the staging of rectal cancer: a retrospective study of 63 patients. J Clin Gastroenterol. 2000;30:420-4.

43. Feifel G, Hildebrandt U, Dhom G. Assessment of depth of invasion of rectal cancer by endosonography. Endoscopy. 1987;19:64-7.

44. Bipat S, Glas AS, Slors FJ, Zwinderman AH, Bossuyt PM, Stoker J. Rectal cancer: local staging and assessment of lymph node involvement with endoluminal US, CT, and MR imaging – a meta-analysis. Radiology. 2004;232(3):773-83.
45. Gavioli M, Bagni A, Piccagli I, Fundaro S, Natalini G. Usefulness of endorectal ultrasound after preoperative radiotherapy in rectal cancer: comparison between sonographic and histopathologic changes. Dis Colon Rectum. 2000;43:1075-83.
46. Napolean B, Pujol B, Valette PJ, Geard JP, Souquet JC. Accuracy of endosonography in the staging of rectal cancer treated by radiotherapy. Br J Surg. 1991;78:785-9.
47. Vanagunas A, Lin DE, Stryker SJ. Accuracy of endoscopic ultrasound for restaging rectal cancer following neoadjuvant chemoradiation therapy. Am J Gastroenterol. 2004;99:109-12.
48. Pastor C, Subtil JC, Sola J, Baixauli J, Beorlegui C, Arbea L et al. Accuracy of endoscopic ultrasound to assess tumor response after neoadjuvant treatment in rectal cancer: can we trust the findings? Dis Colon Rectum. 2011;54:1141-6.
49. Williamson PR; Hellinger MD, Larach SW, Ferarra A. Endorectal ultrasound of T3 and T4 rectal cancers after preoperative chemoradiation. Dis Colon Rectum. 1996;39:45-9.
50. Rau B, Hunerbein M, Barth C, Wust P, Haensch W, Riess H et al. Accuracy of endorectal ultrasound after preoperative radiochemotherapy in locally advanced rectal cancer. Surg Endosc. 1999;13:980-4.
51. Barbaro B, Schulsinger A, Valentín V, Marano P, Rotman M. The accuracy of transrectal ultrasound in predicting the pathological stage of low-lying rectal cancer after preoperative chemoradiation therapy. Int J Radiat Oncol Biol Phys. 1999;43:1043-7.
52. Murad-Regadas SM, Regadas FS, Rodrigues LV, Crispim FJ, Kenmoti VT, Fernandes GOS et al. Criteria for three-dimensional anorectal ultrasound assessment of response to chemoradiotherapy in rectal cancer patients. Colorectal Disease. Colorectal Dis. 2011;13:1344-50.
53. Habr-Gama A, Perez RO, Wynn G, Marks J, Kessler H, Gama-Rodrigues J. Complete clinical response after neoadjuvant chemoradiation therapy for distal rectal cancer: characterization of clinical and endoscopic findings for standardization. Dis Colon Rectum. 2010;53:1692-8.
54. Beynon J, Roe AM, Foy DM, Temple LN, Mortensen NJMC. Endoluminal ultrasound in the assessment of local invasion in rectal cancer. Br J Surg.1986;73:474-7.
55. Carmody BJ, Otchy DP. Learning curve of transrectal ultrasound. Dis. Colon Rectum. 2000;43:193-7.
56. Orrom WJ, Wong WD, Rothenberger DA, Jensen LL, Goldberg SM. Endorectal ultrasound in the preoperative staging of rectal tumors: a learning experience. Dis Colon Rectum. 1990;33:654-9.
57. Badger SA, Devlin PB, Neilly PJ, Gilliland R. Preoperative staging of rectal carcinoma by endorectal ultrasound: is there a learning curve? Int J Colorectal Dis. 2007;22:1261-8.
58. Mackay SG, Pager CK, Joseph D, Stewart PJ, Solomon MJ. Assessment of the accuracy of transrectal ultrasonography in anorectal neoplasia. Br J Surg. 2003;90:346-50.

Estadiamento Locorregional e Sistêmico por Tomografia Computadorizada

8

Fabiana Paiva Martins

INTRODUÇÃO

O prognóstico do câncer de reto apresenta estreita correlação com a extensão tumoral no mesorreto,[1,2] a possibilidade de ressecção cirúrgica completa[3,4] e a presença de metástases em linfonodos ou em órgãos distantes. Os avanços consolidados na terapia nos últimos anos, com destaque para a excisão total do mesorreto e a radioquimioterapia neoadjuvante em tumores avançados, reduziram a frequência de recorrências e possibilitaram aumento da sobrevida.[5,6] A colonoscopia e a biópsia são as modalidades de escolha para o diagnóstico inicial dos tumores de reto, ao passo que se empregam os métodos de imagem para o estadiamento local e sistêmico dos pacientes com doença diagnosticada.

O estadiamento pré-operatório acurado é de fundamental importância na escolha do tratamento ideal e no planejamento cirúrgico, além de possibilitar uma avaliação do prognóstico. Pode ser dividido em:

- Estadiamento local: deve fornecer informações precisas sobre o tamanho e a localização do tumor, a extensão da invasão mural, o comprometimento da margem de ressecção cirúrgica e de linfonodos locorregionais.
- Estadiamento sistêmico: avalia a presença de metástases a distância.

A tomografia computadorizada (TC) e a tomografia computadorizada *multislice* (TCMS), a ressonância magnética (RM), a ultrassonografia endorretal e a tomografia por emissão de pósitrons (PET-CT) desempenham diferentes papéis na abordagem pré-operatória dos pacientes com tumor retal,[7-9] sendo, na maioria das vezes, utilizados em conjunto.

ESTADIAMENTO

Assim como outras neoplasias, os tumores de reto podem se disseminar via linfática ou hematogênica, além de apresentar metástases por contiguidade ou peritoneais; os sítios mais comuns de metástases são os linfonodos regionais, o fígado, os pulmões e o peritônio.

Em virtude da drenagem venosa do trato intestinal para o sistema portal, em geral o fígado é o primeiro sítio acometido por metástases hematogênicas; entretanto, tumores originários do reto inferior podem se disseminar inicialmente para os pulmões, porque as veias retais inferiores drenam preferencialmente para a veia cava inferior.[10]

O sistema de estadiamento de escolha para os tumores retais é o TNM (tumor, linfonodos e metástases), proposto pelo American Joint Committee on Cancer/Union for International Cancer Control (Tabela 8.1).[11]

Os achados radiológicos, endoscópicos e cirúrgicos são utilizados para o estadiamento clínico, enquanto se necessita do exame histológico das peças ressecadas para o estadiamento patológico.

PAPEL DA TOMOGRAFIA COMPUTADORIZADA

A TC e a TCMS de tórax, abdome e pelve têm sido amplamente utilizadas para o estadiamento dos pacientes com câncer de reto, isoladamente ou, com maior frequência, em conjunto com outros métodos de imagem.[12,13] A TC tem a vantagem de ser um método amplamente disponível e com

Tabela 8.1. Estadiamento TNM para o câncer de reto

Tumor primário (T)

Tx	Tumor primário não pode ser avaliado
T0	Sem evidência de tumor primário
Tis	Carcinoma in situ
T1	Tumor invade a submucosa
T2	Tumor invade a muscular própria sem ultrapassá-la
T3	Tumor invade além da muscular própria para o tecido adiposo perirretal
T4a	Tumor penetra a reflexão peritoneal
T4b	Tumor adere ou invade órgãos ou estruturas adjacentes

Linfonodos regionais (N)

Nx	Linfonodos não podem ser avaliados
N0	Sem evidência de metástase linfonodal
N1	Metástase em 1-3 linfonodos regionais
N2	Metástase em 4 ou mais linfonodos regionais

Metástases a distância

M0	Sem evidência de metástase a distância
M1	Metástase a distância
M1a	Metástases confinadas a um órgão ou sítio
M1b	Metástases em mais de um órgão ou sítio ou no peritônio

Fonte: Edge et al., 2010.[11]

tempo curto de aquisição das imagens, sendo usualmente bem tolerada pelos pacientes e possibilitando a avaliação pré-operatória global. A TCMS oferece a vantagem adicional de aquisição volumétrica de cortes finos, permitindo a realização de reformatações de alta qualidade em múltiplos planos, aumentando a sensibilidade para detecção de pequenas lesões e a acurácia para localização segmentar de lesões hepáticas e pulmonares.[14,15]

Em geral, a TC pré-operatória é indicada para suspeita de metástases hematogênicas ou metástases linfonodais a distância, suspeita de invasão de órgãos adjacentes ou formação de abscessos, sintomas atípicos ou inexplicáveis ou em casos de achados histológicos incomuns. O principal objetivo da TC é determinar se há invasão de órgãos adjacentes, aumento de linfonodos locorregionais ou evidências de metástases a distância.[16]

TÉCNICA DE EXAME

A TCMS com aquisição de imagens na fase venosa portal (60 a 70 segundos após a injeção de contraste endovenoso) é o método de escolha para avaliar os pacientes com câncer de reto.

Os equipamentos multidetectores, que se tornaram amplamente disponíveis nos últimos anos, tornam possível a aquisição rápida de cortes finos, facilitando a cooperação do paciente e a obtenção de imagens de alta qualidade.

A administração endovenosa de meio de contraste na dose adequada ao peso do paciente e com auxílio de bomba injetora é de fundamental importância para garantir a acurácia do método, pois as lesões metastáticas hepáticas são, em sua grande maioria, hipovasculares e mais conspícuas na fase portal, que apresenta sensibilidade de 85% e valor preditivo positivo de 96% para detecção dessas lesões.[17] A aquisição adicional de imagens na fase arterial hepática não aumenta a sensibilidade do método, embora possa elevar a especificidade em um pequeno número de pacientes.[18] De maneira geral, a realização do exame unifásico garante a acurácia do método, sem aumento desnecessário da dose de radiação para o paciente.

A administração de contraste positivo via oral ou retal não é recomendada, pois o meio de contraste denso pode obscurecer alterações discretas na parede intestinal e causar artefatos de endurecimento do feixe de raios X, que dificultam a visualização de pequenos linfonodos mesorretais.[19]

ESTADIAMENTO LOCORREGIONAL

Avaliação do tumor primário

A TC foi o primeiro método de imagem avaliado para o estadiamento do câncer de reto, com relatos iniciais mostrando boa acurácia e capacidade de demonstrar tanto a lesão primária quanto metástases a distância.[7] Entretanto, estudos posteriores revelaram resultados amplamente contraditórios.[20-23]

O aspecto dos tumores retais à TCMS é variável. As lesões podem se apresentar como espessamento parietal circunferencial, áreas focais de espessamento mural ou lesões polipoides/vegetantes. A conspicuidade das lesões altera-se de acordo com o grau de distensão retal, e o realce pelo meio de contraste endovenoso é variável (Figuras 8.1 e 8.2).

As novas gerações de equipamentos *multislice* aumentaram significativamente as resoluções espacial e temporal dos exames de tomografia, mas a resolução de contraste permanece baixa, o que torna impossível a distinção das camadas da parede retal e a diferenciação entre a reação desmoplásica/inflamatória relacionada com o tumor e a infiltração do tecido adiposo perirretal.[24,25] A metanálise realizada por Kwok et al., avaliando estudos publicados entre 1980 e 1998 com quase 5 mil pacientes, revelou que TC apresenta sensibilidade de apenas 78%, especificidade de 63% e acurácia de 73% na avaliação da extensão parietal do tumor retal.[26]

Em virtude de suas características, a TC tem valor limitado no estadiamento local, tanto na avaliação do comprometimento mural quanto na determinação da margem de ressecção circunferencial, não devendo ser utilizada como modalidade de escolha.

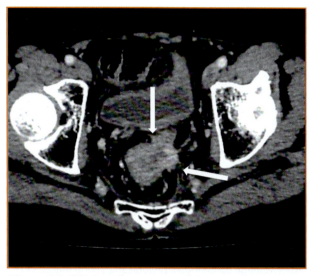

Figura 8.2. TC de pelve mostrando tumor de reto com invasão além da fáscia visceral do mesorreto na região anteroesquerda (setas).
Fonte: acervo da autora.

Avaliação de linfonodos locorregionais

A TC também apresenta limitações significativas na avaliação linfonodal, que se baseia, predominantemente, em critérios de tamanho e em menor extensão na morfologia. Tal limitação torna-se evidente na avaliação de linfonodos mesorretais, na qual cerca de 95% de todos os linfonodos comprometidos medem até 5 mm e 50% até 3 mm, o que faz a definição de um ponto de corte ser impossível.[27]

Do ponto de vista prático, no câncer de reto, qualquer linfonodo mesorretal deve ser considerado potencialmente maligno, tendo em vista que o achado de linfonodopatia mesorretal benigna é incomum na ausência de processos inflamatórios ativos, como fístulas, abscessos ou proctite[28] (Figura 8.3).

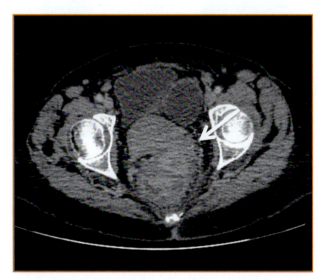

Figura 8.1. Grande espessamento irregular das paredes do reto, com realce heterogêneo pelo meio de contraste e sinais de borramento e densificação do tecido adiposo mesorretal entre 12 e 3 horas, caracterizando lesão estádio T3 (seta).
Fonte: acervo da autora.

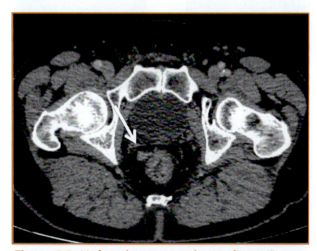

Figura 8.3. Linfonodo mesorretal com dimensões aumentadas e contornos levemente irregulares em paciente com tumor de reto médio.
Fonte: acervo da autora.

ESTADIAMENTO SISTÊMICO

Avaliação de metástases hepáticas

Como mencionado anteriormente, as metástases hepáticas são mais conspícuas na fase venosa portal após a administração do meio de contraste endovenoso. Em geral, são vistas como lesões sólidas hipodensas/hipoatenuantes que se destacam do parênquima normal realçado pelo contraste, podendo apresentar realce anelar ou irregular (Figura 8.4).

A TCMS mostra-se eficaz na detecção de metástases hepáticas, com sensibilidade global entre 77 e 94%[29-31] e especificidade de 67%.[32] No entanto, embora o método se mostre excelente para detecção de lesões maiores, sua sensibilidade para lesões inferiores a 1 cm cai significativamente, para cerca de 42%,[33] caso em que também a especificidade do método é prejudicada, sendo muitas vezes impossível diferenciar uma pequena metástase de um cisto ou hemangioma. Na prática clínica, é importante ressaltar que, embora o achado dessas pequenas lesões hipodensas menores que 1 cm, em geral descritas à TC como muito pequenas para sua adequada caracterização, seja comum, estando presentes em até 17% dos pacientes,[34] na grande maioria dos casos, correspondem a lesões benignas. Elas podem, portanto, ser acompanhadas.

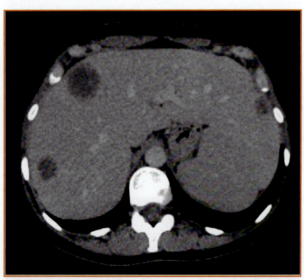

Figura 8.4. Lesões hepáticas hipovasculares, na fase portal, nos lobos direito e esquerdo, compatíveis com metástases de câncer de reto.
Fonte: acervo da autora.

AVALIAÇÃO DE LESÕES PULMONARES

O pulmão é o segundo sítio mais comum de metástases a distância no câncer de reto, e a avaliação do tórax faz parte da rotina do estadiamento desses pacientes. Apesar disso, ainda não há consenso sobre a estratégia ideal para essa avaliação.[35]

As evidências que dão sustentação à utilização da radiografia de tórax são raras, e a sensibilidade da radiografia para detecção de metástases, baixa;[35,36] no entanto, ainda existem diretrizes que consideram sua utilização aceitável.[13]

Sem dúvida nenhuma, a TC de tórax apresenta maior acurácia para detecção de metástases pulmonares que a radiografia, sendo o método recomendado pela maioria das diretrizes. As lesões apresentam-se como nódulos hipodensos, geralmente de contornos regulares e sem calcificações (Figura 8.5).

No entanto, o benefício clínico decorrente desse diagnóstico ainda não está claro. Além disso, a TC e, em especial, a TCMS aumentam significativamente a detecção de lesões pulmonares indeterminadas, que podem ser identificadas em até 42% dos pacientes, dependendo da população estudada e da definição utilizada para lesão pulmonar.[35] A grande maioria dessas lesões (cerca de 70%) não apresentará nenhuma relevância clínica, mas implicará avaliações adicionais e, eventualmente, atraso na instituição do tratamento.

No estadiamento inicial, as lesões pulmonares indeterminadas devem ser adequadamente definidas, para limitar a necessidade de investigação adicional. Lesões menores que 5 mm e em número menor ou igual a 6 são geralmente benignas[38-40] e não devem alterar ou atrasar a instituição do tratamento, devendo ser monitoradas em exames de controle em um intervalo de seis meses.

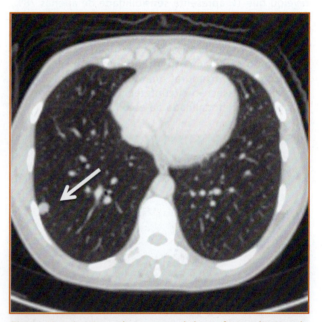

Figura 8.5. Lesão pulmonar no lobo inferior direito, de contornos regulares, medindo 12 mm, compatível com metástase de câncer de reto (seta).
Fonte: acervo da autora.

CONCLUSÃO

O estadiamento pré-operatório acurado é de fundamental importância na abordagem de pacientes com câncer de reto e a TC, embora apresente limitações significativas na avaliação da extensão do tumor primário e do comprometimento de linfonodos locorregionais, tem um papel fundamental na detecção de metástases a distância, tanto no fígado quanto no pulmão, os dois sítios mais comuns de disseminação hematogênica desses tumores.

Referências

1. Cawthorn SJ, Caffarey SM, Broughton CIM, Marks CG, Chir M, Parums DV et al. Extent of mesorectal spread and involvement of lateral resection margins as prognostic factors after surgery for rectal cancer. Lancet. 1990;335:1055-9.
2. Lindmark G, Gerdin B, Pahlman L, Bergström R, Glimelius B. Prognostic predictors in colorectal cancer. Dis Colon Rectum. 1994;37:1219-27.
3. Heald RJ, Ryall RDH. Recurrence and survival after total mesorectal excision for rectal cancer. Lancet. 1986;1:1479-82.
4. Reynolds JV, Joyce WP, Dolan J, Sheahan K, Hyland JM. Pathological evidence in support of total mesorectal excision in the management of rectal cancer. Br J Surg. 1996;83:1112-5.
5. Pahlman L, Glimelius B. The value of adjuvant radio(chemo)therapy for rectal cancer. Eur J Cancer. 1995;31A:1347-50.
6. Swedish Rectal Cancer Group. Improved survival with pre-operative radiotherapy in rectal cancer. N Engl J Med. 1997;336:980-7.
7. Dewhurst C, Rosen MP, Blake MA, Baker ME, Cash BD, Fidler JL et al. ACR Appropriateness Criteria pretreatment staging of colorectal cancer. J Am Coll Radiol. 2012;9:775-81.
8. Samee A, Selvasekar CR. Current trends in staging rectal cancer. World J Gastroenterol. 2011;17:828-34.
9. Raman SP, Chen Y, Fishman EK. Evolution of imaging in rectal cancer: multimodality imaging with MDTC, MRI and PET. J Gastrointest Oncol. 2015;6:172-84.
10. Niederhuber JE. Colon and rectum cancer. Patterns of spread and implications for workup. Cancer. 1993;71:4187-92.
11. Edge SB, Byrd DR, Compton CC et al.; American Joint Committee on Cancer. Colon and rectum. In: AJCC Cancer Staging Manual. 7. ed. New York: Springer; 2010. p. 143-64.
12. Augestad KM, Lindsetmo RO, Stulber J, Reynolds H, Senagore A, Champagne B et al.; International Rectal Cancer Study Group (IRCSG). International preoperative rectal cancer management: staging, neoadjuvant treatment and impact of multidisciplinary teams. World J Surg. 2010;34:2689-700.
13. Nielsen LBJ, Willw-Jorgensen P. National and international guidelines for rectal cancer. Colorectal Dis. 2014;16:854-65.
14. Kulinna C, Eibel R, Matzek W. Staging of rectal cancer: diagnostic potencial of multiplanar reconstructions with MDCT. AJR. 2004;183:421-7.
15. Tirumani SH, Kim KW, Nishino M, Howard SA, Krajewski KM, Jagannathan JP et al. Update on the role of imaging in management of metastatic colorectal cancer. Radiographics. 2014;34:1908-28.
16. Tan CH, Iyer R. Use of computed tomography in the management of colorectal cancer. World J Radiol. 2010;28:151-8.
17. Soyer P, Poccard M, Boudiaf M, Abitbol M, Hamzi L, Panis Y et al. Detection of hypovascular hepatic metastases at triple – phase helical CT: sensitivity of phases and comparison with surgical and histopathologic findings. Radiology. 2004;231:413-20.
18. Ch'en IY, Katz DS, Jeffrey RB Jr, Daniel BL, Li KC, Beaulieu CF et al. Do arterial phase helical CT images improve detection or characterization of colorectal liver metastases? J Comput Assist Tomogr. 1997;21:391-7.
19. Raman SP, Horton KM, Fishman EK. MDCT and CT angiography evaluation of rectal bleeding: the role of volume visualization. AJR Am J Roentgenol. 2013;201:589-97.
20. Vliegen R, Dresen R, Beets G, Daniels-Gooszen A, Kessels A, van Engelshoven J, Beets-Tan R. The accuracy of Multi-detector row CT for the assessment of tumor invasion of the mesorectal fascia in primary rectal cancer. Abdom Imaging. 2008;33:604-10.
21. Kanamoto T, Matsuki M, Okuda J, Inada Y, Tatsugami F, Tanikake M et al. Preoperative evaluation of local invasion and metastatic lymph nodes of colorectal cancer and mesenteric vascular variations using multidetector-row computed tomography before laparoscopic surgery. J Comput Assist Tomogr. 2007;31:831-9.
22. Taylor A, Slater A, Mapstone N, Taylor S, Halligan S. Staging rectal cancer: MRI compared to MDCT. Abdom Imaging. 2007;32:323-7.
23. Matsuoka H, Nakamura A, Masaki T, Sugiyama M, Takahara T, Hachiya J et al. Preoperative staging by multidetector-row computed tomography in patients with rectal carcinoma. Am J Surg. 2002;184:131-5.
24. Sinha R, Verma R, Rajesh A, Richards CJ. Diagnostic value of multidetector row CT in rectal cancer staging: comparison of multiplanar and axial images with histopathology. Clin Radiol. 2006;61:924-31.
25. Heo SH, Kim JW, Shin SS, Jeong YY, Kan HK. Multimodal imaging evaluation in staging of rectal cancer. World J Gastroenterol. 2014;20:4244-55.
26. Kwok H, Bissett IP, Hill GL. Preoperative staging of rectal cancer. Int J Colorectal Dis. 2000;15:9-20.
27. Perez RO, Pereira DD, Proscurshim I, Gama-Rodrigues J, Rawet V, São Julião GP et al. Lymph node size in rectal cancer following neoadjuvant chemoradiation – can we rely on radiologic nodal staging after chemoradiation? Dis Colon Rectum. 2009;52:1278-84.
28. Thoeni RF. Colorectal cancer: radiologic staging. Radiol Clin North Am. 1997;35:457-85.

29. Larsen LP, Rosenkilde M, Christensen H, Bang N, Bolvig L, Christiansen T et al. Can contrast-enhanced ultrasonography replace multidetector-computed tomography in the detection of liver metastases from colorectal cancer? Eur J Radiol. 2009;69:308-13.

30. Wicherts DA, de Haas RJ, van Kessel CS, Bisschops RH, Takahara T, van Hillegerberg R et al. Incremental value of arterial and equilibrium phase compared to hepatic venous phase CT in the preoperative staging of colorectal liver metastases: an evaluation with different reference standards. Eur J Radiol. 2011;77:305-11.

31. Mainenti PP, Mancini M, Mainolfi C, Camera L, Maurea S, Manchia A et al. Detection of colo-rectal liver metastases: prospective comparison of contrast enhanced US, multidetector CT, PET/CT, and 1.5 Tesla MR with extracellular and reticulo-endothelial cell specific contrast agents. Abdom Imaging. 2010;35:511-21.

32. Bajpai S, Sahani D. Recent progress in imaging of colorectal cancer liver metastases. Curr Colorectal Cancer Rep. 2009;5:99-107.

33. Berger-Kulemann V, Schima W, Baroud S, Koelblinger C, Kaczirek K, Gruenberger T et al. Gadoxetic acid-enhanced 3.0 T MR imaging versus multidetector-row CT in the detection of colorectal metastases in fatty liver using intraoperative ultrasound and histopathology as a standard of reference. Eur J Surg Oncol. 2012;38:670-6.

34. Jones EC, Chezmar JL, Nelson RC, Bernardino ME. The frequency and significance of small (less than or equal to 15 mm) hepatic lesions detected by CT. AJR Am J Roentgenol. 1992;158:535-9.

35. Parnaby CN, Bailey W, Balasingam A, Beckert L, Eglinton T, Fife J et al. Pulmonary staging in colorectal cancer: a review. Colorectal Dis. 2011;14:660-70.

36. Gielen C, Sanli I, Stroeken L, Botterweck A, Hulsewé K, Hoofwijk A. Staging chest radiography is not useful in patients with colorectal cancer. Eur J Surg Oncol. 2009;35:1174-8.

37. Griffiths EA, Browell DA, Cunliffe WJ. Evaluation of a preoperative staging protocol in the management of colorectal carcinoma. Colorectal Dis. 2005;7:35-42.

38. Biegelman-Aubry C, Hill C, Grenier PA. Management of an incidentally discovered pulmonary nodule. Eur Radiol. 2007;17:449-66.

39. Laurent FRJ, Remy J. Management strategy of pulmonary nodules. J Radiol. 2002;83:1815-21.

40. Ginsberg MS, Griff SK, Go BD, Yoo HH, Schwartz LH, Panicek DM. Pulmonary nodules resected at video-assisted thoracoscopic surgery: etiology in 426 patients. Radiology. 1999;213:277-82.

Ressonância Magnética na Avaliação do Câncer Retal

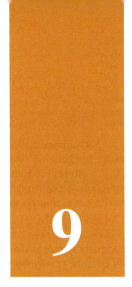

Luciana Costa-Silva
Omir Antunes Paiva
Gina Brown

INTRODUÇÃO

De acordo com informações do Instituto Nacional do Câncer (INCA), são previstos para o ano de 2016 aproximadamente 596.070 novos casos de câncer no Brasil incluindo os casos de pele não melanoma. Se os casos de câncer da pele não melanoma não forem contabilizados, estima-se um total de 420.310 novos casos de câncer. Em todo o mundo, o câncer colorretal (CCR) é o terceiro mais incidente em homens (746 mil casos, 10% do total) e o segundo em mulheres (614 mil casos, 9,2% do total).[1] Para o Brasil, no ano de 2016, esperam-se 16.660 casos novos de câncer do cólon e reto em homens e 17.620 em mulheres. Esses valores correspondem a um risco estimado de 17 casos novos a cada 100 mil pessoas.

Os programas de rastreamento de CCR e a ressecção de pólipos pré-malignos parecem explicar a tendência recente de diminuição da incidência dessas neoplasias, fato que ocorre em países desenvolvidos, principalmente nos Estados Unidos. Contudo, as estatísticas fornecidas pelo INCA citadas anteriormente refletem um crescimento em relação a 2012 de 17% em homens e de 10% em mulheres.

Os fatores prognósticos clássicos do câncer de reto estão relacionados com as dimensões da extensão extramural para o mesorreto, a capacidade de realizar a ressecção cirúrgica circunferencial com margens livres de lesão e a presença de acometimento linfonodal. O tratamento do câncer de reto tem, atualmente, maior eficácia graças, principalmente, a dois pilares: (1) a técnica cirúrgica de excisão total do mesorreto (ETM); e (2) a quimioirradiação pré-operatória neoadjuvante. Antes de tais avanços, cerca de 40% das peças cirúrgicas apresentavam-se com margens positivas, e 83% dos pacientes tinham recorrência local.[2] Atualmente, com a ampla utilização de tais medidas, a taxa de margens comprometidas é de menos que 15%, com consequentes menores taxas de recidiva local, maior tempo livre de doença e maior sobrevida geral.[2,3] Considerando os avanços no tratamento do câncer retal, existe a necessidade de uma avaliação precisa da extensão da lesão para a diferenciação entre pacientes que se beneficiarão de cirurgia primária, sem neoadjuvância, e aqueles que estarão sob risco de recidiva local em razão do envolvimento de margens circunferenciais e que deverão ser submetidos a químio e radioterapia pré-operatórias.[4]

O estadiamento pré-operatório do câncer de reto tem pelo menos dois importantes papéis: avaliar o prognóstico; e realizar o detalhamento anatômico com fins de planejamento terapêutico. O estadiamento bem realizado torna possível o tratamento específico para cada grupo de risco, considerando as possibilidades de recorrência local ou sistêmica. Essas informações são relevantes para seleção de pacientes para cirurgia isolada, terapia neoadjuvante pré-operatória e farmacoterapia/radioterapia paliativas isoladas.

O estadiamento adequado resulta na possibilidade de tratamento estratificado, poupando o paciente da morbidade associada a radioterapia e possibilitando, ao mesmo tempo, a seleção de tratamento mais agressivo para pacientes de alto risco. Estes últimos são os principais candidatos a receber terapia neoadjuvante. A avaliação da resposta tumoral depois da terapia neoadjuvante tem o potencial de mudar radicalmente as opções terapêuticas consideradas. Portanto, o estadiamento pré-operatório e pós-quimioirradiação deve se basear na avaliação detalhada e padronizada de resposta.

MÉTODOS DE IMAGEM NA AVALIAÇÃO DOS TUMORES RETAIS

Os principais métodos de imagem utilizados na avaliação dos tumores retais são: tomografia computadorizada (TC), a ultrassonografia transretal (USTR), tomografia por emissão de pósitrons acoplada à tomografia computadorizada e ressonância magnética (RM).

Enquanto a biópsia de tecido pode confirmar a presença de doença neoplásica, a avaliação adequada e completa requer que o espécime seja retirado cirurgicamente. Embora as informações do anatomopatológico tenham grande valor prognóstico, são apenas retrospectivas. O manejo do paciente com câncer retal requer informações pré-operatórias confiáveis e acuradas, para fornecer subsídios para decisões sobre a terapia neoadjuvante. Os métodos de imagem devem ser combinados, para fornecer informações detalhadas sobre as características do tumor e sua extensão antes da intervenção cirúrgica. As modalidades habitualmente utilizadas são a RM e/ou a USTR para estadiamento local e a TC para avaliar metástases a distância.

A TC é um método excelente para avaliação de disseminação a distância das neoplasias retais, entretanto, não tem papel estabelecido na avaliação do estadiamento local, pois não permite a individualização das camadas da parede retal. Além disso, o método utiliza na avaliação linfonodal apenas o critério tamanho, com pouca acurácia para determinação de comprometimento secundário.

A USTR é um método efetivo para estadiamento de tumores retais precoces, superficiais, com sensibilidade e especificidade para tumores T1 de cerca de 97% e 96%, respectivamente.[5] Estima-se que, após excluir o viés de publicação, essa acurácia caia para 85%.[6] Os transdutores de alta frequência (15 MHz) são capazes de fornecer imagens de alta resolução com acurácia de 86%, para estadiar lesões submucosas.[7] Esse método também pode ser utilizado para avaliação linfonodal, entretanto, por sua resolução limitada para tecidos situados profundamente, a acurácia é inferior (75% em uma metanálise de 4.118 pacientes).[6] A USTR é particularmente útil para avaliar lesões sésseis. Nesses casos, o método ajuda na seleção de pacientes para ressecção endoscópica transanal, entretanto, a profundidade da imagem é limitada a menos de 5 mm.[6] Portanto, a ultrassonografia endorretal de alta frequência tem valor limitado para tumores avançados e lesões polipoides de maiores dimensões – nos quais a base do tumor está a mais de 5 mm do transdutor.[4,8] Requer um examinador experiente e, dependendo da altura da lesão, o examinador deve modificar o alinhamento do campo e o volume de insuflação do balonete, com o intuito de evitar um estadiamento inadequado.[8,9] Esses podem ser alguns dos motivos de baixa reprodutibilidade dos estudos feitos pelo *transanal endoscopic microsurgery collaborative* e que forneceram resultados frustrantes: a USTR mostrou estadiamento incorreto em 45% dos casos dos 165 espécimes analisados.[9] Além disso, atualmente, faltam dados de qualidade sobre o seguimento de pacientes que foram submetidos à ressecção endoscópica transanal, e ainda restam preocupações quanto ao risco de recorrência local e de metástases linfonodais não diagnosticadas. Assim, o estadiamento do mesorreto pela RM e pela USTR permanecem como condutas-padrão para o câncer de reto.[4]

A tomografia por emissão de pósitrons deve, de preferência, ser realizada em associação à tomografia computadorizada (PET/CT). O radiotraçador utilizado na avaliação do CCR é a fluordesoxiglicose marcada com [18]F (18F-FDG), para avaliação do metabolismo glicolítico. Não há dados suficientes indicando custo-efetividade para a utilização da PET/CT com ^{18}F-FDG (18F-FDG PET/CT) para avaliação inicial/estadiamento do CCR. Entretanto, há evidências científicas que indicam a utilização do ^{18}F-FDG PET/CT nas seguintes situações: avaliação de ressecabilidade de metástases pulmonares e/ou hepáticas; elevação dos níveis séricos de antígeno carcinoembrionário (CEA), sem evidências de lesões nos métodos de imagem convencionais; e detecção de recidivas diante de achados radiológicos inconclusivos, mesmo sem CEA aumentado em tumores não secretores. Seu principal papel está na avaliação pré-metastasectomia, sendo observada mudança de conduta em aproximadamente 35 a 40% dos pacientes, em geral contraindicando a cirurgia em decorrência do achado de comprometimento linfonodal retroperitoneal.

Sem dúvida, a RM é o método de eleição para avaliação inicial de todos os pacientes com câncer retal.[4] Os exames de RM com técnica de alta resolução têm papel crucial na avaliação pré-tratamento dos vários fatores prognósticos relacionados com a recidiva local.[10] Existe outro importante papel da RM na avaliação dos tumores do reto do terço distal nos quais a preservação do esfíncter anal é um desafio. A avaliação detalhada da anatomia e do comprometimento do complexo esfincteriano é fundamental para o planejamento do tratamento, pois existem várias técnicas cirúrgicas com preservação esfincteriana.[10,11] Pelo significativo afunilamento do mesorreto em direção ao canal anal, tumores do reto distal podem facilmente invadir estruturas adjacentes, o que justifica o planejamento pré-operatório cuidadoso por meio da RM.[4]

Vários estudos têm mostrado que, quando é realizada técnica com protocolo específico para neoplasias do reto (baseadas em imagens ponderadas em T2 de alta resolução), obtêm-se resultados acurados e reprodutíveis com alta especificidade (92%) na predição de margem de ressecção circunferencial negativa, na avaliação da relação do tumor com a margem de ressecção e na caracterização da profundidade de extensão radial do tumor além da muscular própria.[3,4,12] Isso é possível porque a técnica permite avaliar com precisão a parede retal, a gordura e a fáscia do mesorreto, bem como os linfonodos de drenagem mesorretais e obturatórios/pélvicos.

RESSONÂNCIA MAGNÉTICA NA AVALIAÇÃO DO CÂNCER DE RETO

Anatomia normal do reto e estruturas adjacentes à ressonância magnética

A ressecção completa da lesão tumoral do reto, bem como dos linfonodos de drenagem em um bloco anatômico completo, configura-se como a essência da ETM.[13] O reto é a parte do trato gastrintestinal que se estende da porção proximal do canal anal à junção retossigmoidiana, e tem aproximadamente 15 cm de comprimento. Anatomicamente, pode ser dividido em três segmentos: (1) o reto distal; (2) o reto médio; e (3) o reto proximal. Esses segmentos correspondem aos primeiros 7 a 10 cm, os próximos 4 a 5 cm e os restantes 4 a 5 cm, respectivamente, medindo a partir da borda anal.[10]

Existem algumas estruturas que devem ser reconhecidas em uma RM de alta resolução: as camadas da parede retal, o mesorreto, a fáscia mesorretal, o espaço retrorretal, a fáscia retossacral e a reflexão peritoneal. No corte axial oblíquo da RM de alta resolução, são demonstradas na parede do reto as camadas mucosa, muscular da mucosa, submucosa e muscular própria (Figura 9.1).

O mesorreto é demonstrado à RM, nos cortes axiais, como tecido gorduroso de alta intensidade de sinal em T2 que circunda o reto e contém, em sua intimidade, linfonodos, vasos sanguíneos e vasos linfáticos, sendo envolvido pela fáscia mesorretal, a qual representa a margem de ressecção circunferencial durante a cirurgia de ETM. A fáscia mesorretal engloba o mesorreto e se apresenta como fina estrutura linear de baixa intensidade de sinal. É mais bem visibilizada nas imagens realizadas com cortes de fina espessura com técnica de alta resolução (Figura 9.1). Linfonodos mesorretais benignos/reativos são demonstrados como estruturas ovais com sinal de intensidade uniforme, geralmente hiperintensos, apresentando bordas lisas e textura homogênea (Figura 9.2).

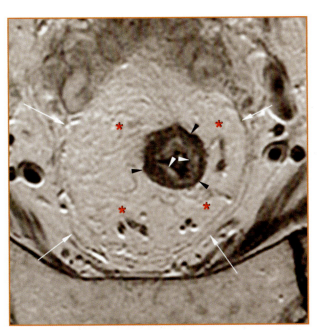

Figura 9.1. Anatomia da parede retal, do mesorreto e da fáscia mesorretal. RM, sequência no plano axial, na ponderação T2, utilizando técnica de alta resolução, mostrando as camadas da parede retal. A camada muscular própria tem baixa intensidade de sinal (cabeça de seta branca) e a submucosa, hipersinal em T2 (cabeça de seta preta). A fáscia mesorretal (seta branca) também demonstra baixa intensidade de sinal circundando o mesorreto com alta intensidade de sinal de gordura (asteriscos).
Fonte: acervo dos autores.

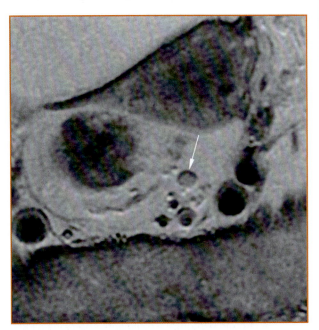

Figura 9.2. Sequência no plano axial oblíquo na ponderação T2, utilizando técnica de alta resolução, demonstrando linfonodo mesorretal (seta branca) com aspecto benigno/reacional representado por formação ovalada de sinal de intensidade uniforme, hiperintensa, com bordas lisas e regulares.
Fonte: acervo dos autores.

Deve-se destacar que não há serosa em praticamente toda a extensão do reto. Na RM, a mucosa é a camada mais interna e visível como uma fina linha de baixa intensidade de sinal, sendo a submucosa mais espessa, situada profundamente à primeira e com leve hipersinal nas sequências ponderadas em T2. A muscular própria é demonstrada à RM com hipossinal em T2, devendo-se destacar a aparência discretamente irregular de sua margem externa, onde existem algumas áreas de interrupção desse hipossinal em decorrência da presença de vasos penetrando a parede retal.

O espaço retrorretal é visibilizado entre a fáscia parietal pressacral e a fáscia mesorretal. A fáscia pressacral é adequadamente demonstrada à RM, no plano sagital, como estrutura linear de baixa intensidade de sinal cobrindo os vasos pressacrais (Figura 9.3).

A fáscia mesorretal é visibilizada anteriormente a essa estrutura, e o espaço virtual potencial entre essas duas camadas de fáscia forma o espaço retrorretal, que representa o plano de dissecação na cirurgia de ETM. A fáscia retossacral é uma estrutura de espessura variável, que é mais bem caracterizada na RM, no plano sagital, como faixa oblíqua de hipossinal, estendendo da junção das vértebras S3/S4 à parede posterior do reto, junto ao complexo esfincteriano anal (Figura 9.3).

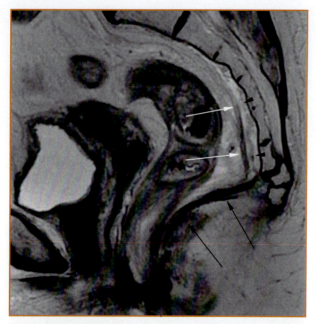

Figura 9.3. Sequência no plano sagital, na ponderação T2, obtida em mulher de 55 anos com carcinoma retal tratado com quimioirradiação neoadjuvante. A imagem demonstra as camadas fasciais posteriores da pelve. A fáscia mesorretal posterior (setas brancas) é mostrada anteriormente, enquanto a fáscia pressacral é mostrada posteriormente (pontas setas pretas). Nota-se líquido no espaço retrorretal visibilizado entre essas fáscias. A fáscia retossacral é demonstrada inferiormente, sendo representada por faixa hipointensa (setas pretas).
Fonte: acervo dos autores.

A reflexão peritoneal é facilmente observada na RM, no plano sagital, como uma estrutura linear de baixa intensidade de sinal que se estende sobre a superfície da bexiga, posteriormente, até a fáscia mesorretal. A relação entre o tumor retal e a reflexão peritoneal é de extrema importância no estadiamento, uma vez que os tumores com invasão além da reflexão peritoneal são caracterizados como estádio T4a.

Técnica de ressonância magnética

A RM começou a ser um componente central no processo de estadiamento do câncer de reto no Reino Unido, em grande parte da Europa e da América do Norte e, mais recentemente, em alguns centros urbanos do Brasil.[4] A realização de técnica específica de aquisição de imagens é fundamental para uma avaliação acurada. Para tal, é importante que o médico solicitante seja claro ao informar, no pedido de exame, sobre a indicação e a localização exata da neoplasia retal, uma vez que os protocolos para outras afecções pélvicas são diferentes.

Os protocolos habitualmente utilizados na avaliação do câncer de reto não requerem preparo intestinal ou uso de agente de contraste endorretal, como o gel ecográfico ou o soro retal. Sugere-se a administração de agentes antiperistálticos, como a escopolamina. Não se recomenda a utilização de meio de contraste por via endovenosa.[14-16] É necessário um equipamento de pelo menos 1,5 Tesla, utilizando bobinas de superfície (de arranjo de fase) que permitem obtenção de alto sinal e cobertura mais ampla que as bobinas endorretais. É importante que a as bobinas estejam corretamente centradas, para garantir a cobertura do reto, do mesorreto e do complexo esfincteriano. É fundamental também que a aquisição das imagens de alta resolução obtidas no plano axial se estendam por cerca de 5 cm cranialmente ao tumor, para garantir a cobertura do território de drenagem linfonodal e possíveis depósitos tumorais.[10,17] O advento das bobinas de arranjo de fase com vários canais trouxe expressivo desenvolvimento para o estadiamento do câncer retal que, com sequências ponderadas em T2 utilizando técnica de alta resolução, possibilitaram a caracterização de planos anatômicos cirúrgicos relevantes.

Nas gerações antigas de bobinas de superfície, as bobinas endorretais eram o único método de obtenção de imagens de alta resolução das estruturas anatômicas pélvicas posteriores. Entretanto, a utilização das bobinas endorretais é limitada para avaliação do câncer retal, em razão das distorções luminais criadas pelo contato direto da bobina com a parede retal/tumor.[4,18] Problemas adicionais com as bobinas endorretais, como com qualquer outra técnica endoluminal, como a USTR, além da impossibilidade de avaliação de territórios de drenagem linfática mesorretais proximais e cadeias obturatórias, refletem-se também na incapacidade de avaliar tumores estenosantes.[4]

A localização inicial das imagens no plano sagital é necessária para identificar o tumor e permitir o planejamento da aquisição das imagens de alta resolução (Figura 9.4).

A segunda série consiste em um amplo campo de visão – *field of view* (FOV) – em secções axiais da pelve inteira. A terceira é formada por imagens de alta resolução em T2 com cortes finos no plano axial através do tumor e de seus tecidos adjacentes. Sugere-se realização de um FOV estreito com resolução de imagem mínima de 0,6 mm × 0,6 mm × 3,0 mm – caracterizando técnica de alta resolução. Essas sequências precisam ser realizadas perpendicularmente ao eixo longo do reto e no nível do tumor (secções de espessura de 3 mm); de outro modo, o efeito de volume parcial pode provocar distorção da imagem, predispondo ao superestadiamento. No protocolo da RM, não devem ser incluídas sequências com supressão de gordura, pois há perda da resolução, sem nenhum ganho de acurácia para estadiamento, bem como sequências ponderadas em T1, pois estas não tornam possível a discriminação das camadas da parede retal.[4]

Para pacientes com câncer de reto distal, uma quarta série consiste na aquisição de imagens de alta resolução no plano coronal, para facilitar a análise da relação do tumor com os músculos do assoalho pélvico (elevadores), com o complexo esfincteriano anal e o plano interesfinctérico.[14] A RM pós-tratamento habitualmente segue o mesmo protocolo.[10] Essa sequência coronal, também realizada com técnica de alta resolução, com cortes de fina espessura (3,0 mm), através de sequências ponderadas em T2, é opcional para tumores de reto médio e proximal, mas, conforme supracitado, imperativa para pacientes com câncer de reto distal. Essa sequência consiste em cortes paralelos ao eixo longo do reto no plano do tumor (perpendiculares às imagens de alta resolução no plano axial) (Figura 9.5).

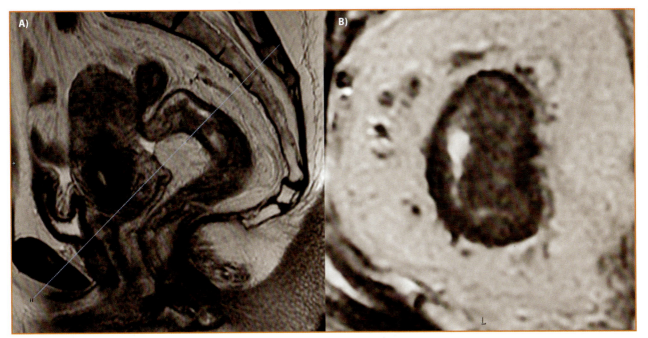

Figura 9.4. A) Sequência inicial no plano sagital utilizada para planejamento das imagens axiais de alta resolução ponderadas em T2 em homem de 66 anos com adenocarcinoma do reto. B) Sequência de alta resolução em T2, no plano axial, obtida perpendicularmente ao eixo longo do reto no nível do tumor (linha azul em A).
Fonte: acervo dos autores.

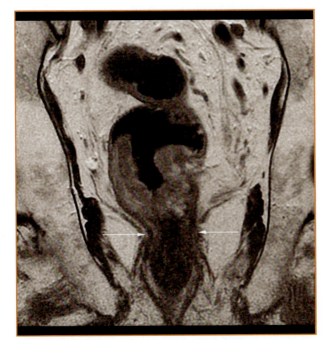

Figura 9.5. Sequência no plano coronal de paciente portador de tumor de reto baixo. Ela é fundamental para avaliar a relação do tumor com os músculos elevadores do ânus (sobretudo o puborretal) e o complexo esfincteriano anal. As setas brancas fazem correspondência ao músculo puborretal.
Fonte: acervo dos autores.

Atualmente, o uso rotineiro da técnica de difusão (DWI) tem contribuído para a avaliação dos tumores retais, sendo que dados preliminares sugerem que os coeficientes de difusibilidade aparente (ADC) podem refletir o grau de agressividade tumoral.[19,20] Essa sequência é realizada no plano axial ou, preferencialmente, perpendicular ao tumor retal, de modo semelhante aos cortes axiais de alta resolução.

Estadiamento local inicial do tumor retal pela ressonância magnética

As recomendações da 7ª edição do American Joint Commitee on Cancer (AJCC) definem os critérios para o estadiamento dos tumores retais primários. O estadiamento T, o subestádio T e o estádio N são apresentados na Tabela 9.1.

O estágio T representa a profundidade de invasão tumoral em relação à parede do reto (Figura 9.6).

Até o momento, os melhores resultados para o estadiamento do câncer retal vêm sendo obtidos por meio de cuidadosa interpretação de RM de alta resolução.

Estadiamento T

Com relação à avaliação do tumor propriamente dito à RM, os seguintes parâmetros são avaliados: (a) avaliação do estadiamento e subestadiamento T; (b) extensão extramural do tumor; e (c) relação do tumor com a fáscia mesorretal, o complexo esfincteriano anal e a parede lateral pélvica.

Estádio TNM	Subestádio T	Descrição
Tx		O tumor primário não pode ser avaliado
T0		Sem evidências de tumor retal invasivo
T1		Invasão da submucosa pelo tumor; intensidade de sinal anormal substituiu parte, mas não toda a submucosa
T2		Invasão da muscular própria sem ultrapassá-la; com intensidade de sinal intermediário na muscular própria
T3		Invasão através da muscular própria com projeção nodular; de intensidade de sinal intermediário ultrapassando a muscular própria
	a	< 1 mm além da muscular própria
	b	1-5 mm além da muscular própria
	c	> 5 e ≤ 15 mm além da muscular própria
	d	> 15 mm além da muscular própria
T4		Invasão de outros órgãos
	a	Tumor invade peritônio visceral
	b	Intensidade de sinal anormal se estendendo para órgãos adjacentes por meio da reflexão peritoneal
N0		Sem metástase linfonodal
N1		1-3 linfonodos perirretais ou paracólicos comprometidos
N2		4 ou mais linfonodos perirretais ou paracólicos comprometidos
Mx		Não pode ser avaliado
M0		Sem metástase
M1		Metástase a distância

Tabela 9.1. Estadiamento TNM dos tumores retais à ressonância magnética

Fonte: elaborada pelos autores.

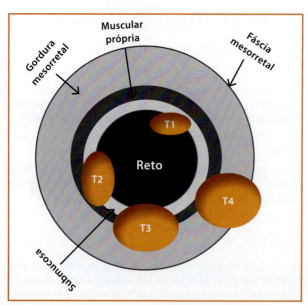

Figura 9.6. Diagrama demonstrando o estadiamento T do câncer retal.
Fonte: elaborada pelos autores.

Tumores estádio T1 são aqueles com invasão da submucosa e representados à RM como área de intensidade de sinal intermediário anormal, substituindo o habitual alto sinal da submucosa (Figura 9.7).

Tumores estádio T2 são aqueles com extensão em direção à muscular própria, podendo-se observar intensidade de sinal intermediário anormal do tumor estendendo-se em espessura parcial ou total para esta camada, entretanto, sem extensão para a gordura mesorretal (Figura 9.8).

Tumores estádio T3 manifestam-se como projeção nodular do tumor, com intensidade de sinal intermediária anormal, situada além da muscular própria, na gordura do mesorreto (Figura 9.9).

A identificação isolada de estrias lineares na gordura do mesorreto sem alterações nodulares associadas, adjacentes e perpendiculares ao tumor primário não deve ser interpretada como extensão tumoral para o mesorreto, e sim como alterações desmoplásticas, uma vez que isso pode resultar em superestadiamento.[4]

Tumores estádio T4 são caracterizados pela invasão de órgãos ou estruturas adjacentes (T4b) ou por terem perfurado a reflexão peritoneal (T4a) (Figura 9.10).

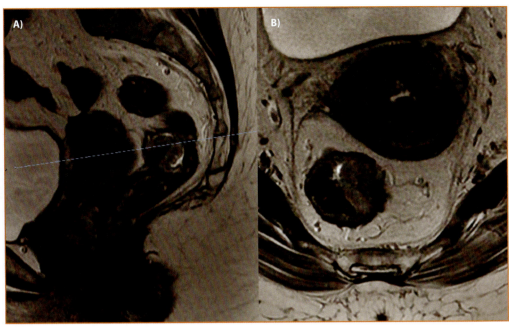

Figura 9.7. Sequências sagital (A) e axial oblíqua de alta resolução (B) ponderadas em T2 em mulher de 45 anos com adenocarcinoma de reto médio, classificável à RM como T1. Observam-se sinais de comprometimento das camadas superficiais do reto (mucosa/submucosa). A camada muscular própria encontra-se com intensidade de sinal preservada. Anatomopatológico confirmou tratar-se de lesão T1.
Fonte: acervo dos autores.

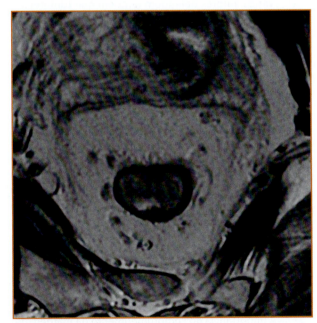

Figura 9.8. Sequência axial oblíqua de alta resolução ponderada em T2. Paciente do sexo masculino, de 66 anos, com adenocarcinoma de reto médio, classificável como T2. Há sinais de invasão da submucosa e da muscular própria, entretanto, não há sinais de extensão além desta última camada para a gordura do mesorreto. Observe pequena faixa de hipossinal abaixo da lesão retal, representando camada muscular própria preservada.
Fonte: acervo dos autores.

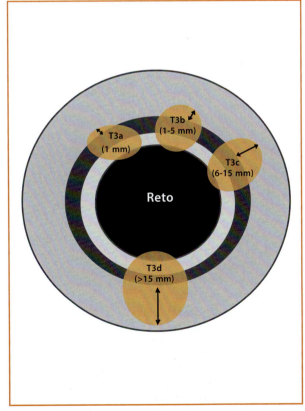

Figura 9.9. Diagrama do subestadiamento T3 do câncer retal.
Fonte: elaborada pelos autores.

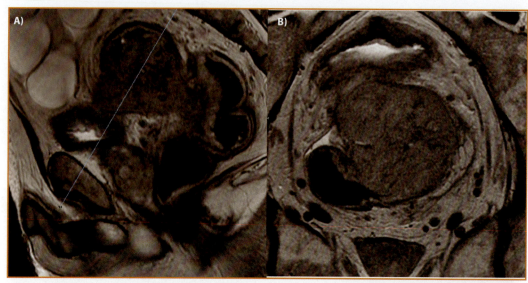

Figura 9.10. RM, planos sagital (A) e axial oblíquo (B), na ponderação T2, em paciente do sexo masculino, 70 anos, demonstrando grande lesão centrada no reto superior envolvendo semicircunferencialmente a parede com volumosa extensão anterior e lateral esquerda em direção às vesículas seminais, caracterizando lesão T4b.
Fonte: acervo dos autores.

A RM é uma técnica acurada para o estadiamento de casos avançados de tumor retal. Para tumores de reto médio e proximal, a invasão anterior pode comprometer a bexiga, o útero ou vesícula seminal, assim como o peritônio. Extensões laterais podem comprometer a parede lateral da pelve, ao passo que a extensão posterior do tumor pode comprometer o sacro. Para tumores distais, os locais comuns de infiltração para caracterização de estádio de T4 são as estruturas de assoalho da pelve, o esfíncter anal, os músculos elevadores do ânus, a próstata, a vagina e o cóccix.

Além do estadiamento T, deve-se avaliar o subestádio T para tumores T3, o qual considera a profundidade da extensão extramural do ponto de vista radial do tumor em relação à muscular própria (extensão extramural do tumor), achado que tem valor prognóstico. Sabe-se que um tumor T3a tem prognóstico idêntico a um T2.[4] A estratificação T3 foi originalmente desenvolvida por Hermaneck et al., como uma modificação da classificação TNM de acordo com as profundidades da extensão extramural: T3a: ≤ 1 mm de extensão; T3b: > 1 a ≤ 5 mm; T3c: > 5 mm a ≤ 15 mm; e T3d: > 15 mm.[21] Tanto a avaliação por imagem quanto a avaliação histopatológica do subestádio T3 são executadas por meio da medida da extensão extramural do tumor na gordura mesorretal, em milímetros, além da porção mais externa da muscular própria (Tabela 9.1).[22]

A concordância entre a RM e a histopatologia em predizer o subestadiamento tumoral (T3) foi avaliada inicialmente em um estudo prospectivo publicado por Brown et al., utilizando as técnicas descritas anteriormente e mostrando concordância de 94% entre a avaliação patológica e a avaliação pela RM do estádio T.[23] O estudo multicêntrico MERCURY comparou diretamente a profundidade de invasão extramural do tumor pela RM e pela histopatologia em 295 de 311 pacientes.[12] A diferença entre ambas as médias das medidas foi de 0,046 mm (intervalo de confiança [IC] 95%: –0,49 mm a 0,40 mm).[12] Concluiu-se, então, que a RM é capaz de predizer a profundidade de invasão com um limite de erro de 0,5 mm em relação à histopatologia.

Vários autores defendem também que tumores T3 iniciais (T3a, com ≤ 1 mm de extensão) têm comportamento semelhante aos tumores T2.[4,22,24] Assim, sugere-se que, em casos de dúvidas entre T2 e T3 inicial, deve-se optar por correr o risco de subestadiamento, classificando o paciente como T2.

Além da avaliação do estadiamento T e do subestádio T3, a avaliação à RM de outros fatores de mau prognóstico, como invasão venosa extramural (IVEM) e invasão da fáscia mesorretal (margem de ressecção circunferencial), é de extrema importância. O estudo MERCURY proporcionou a validação da RM como método de eleição desses fatores de risco de recidiva local ou à distância ou ambos.[3,12,25] Com base nos resultados desse estudo, a atual geração de ensaios clínicos tem sido desenhada especificamente para tratar mais agressivamente pacientes com tais fatores de risco, como terapias quimioterápicas específicas para pacientes com sinais de IVEM à RM.

Avaliação de comprometimento da fáscia mesorretal

A importância do comprometimento da margem de ressecção circunferencial é bem estabelecida na literatura.[2,26] A RM é o método mais acurado para sua avaliação.[23] Para essa avaliação, medidas são realizadas da borda radial mais externa do tumor à fáscia mesorretal (Figuras 9.11 e 9.12).

Similarmente, deve-se medir a distância de pequenos depósitos tumorais no mesorreto em relação à fáscia mesorretal. Uma margem circunferencial potencialmente positiva é definida como tumor que se posiciona a < 1 mm da fáscia mesorretal.[3,12,25] Medidas em relação à fáscia mesor-

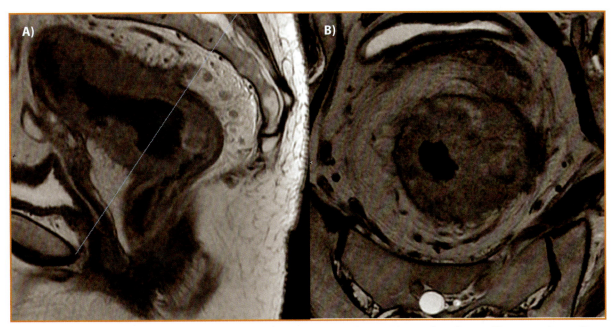

Figura 9.11. RM: sequências sagital (A) e axial oblíqua de alta resolução (B) ponderadas em T2 em paciente do sexo feminino, 65 anos, com adenocarcinoma de reto médio/superior, classificável como T3d N2. Há sinais de comprometimento da fáscia mesorretal, em seu aspecto lateral esquerdo, entre 1 e 3 horas. A margem de ressecção circunferencial encontra-se comprometida.
Fonte: acervo dos autores.

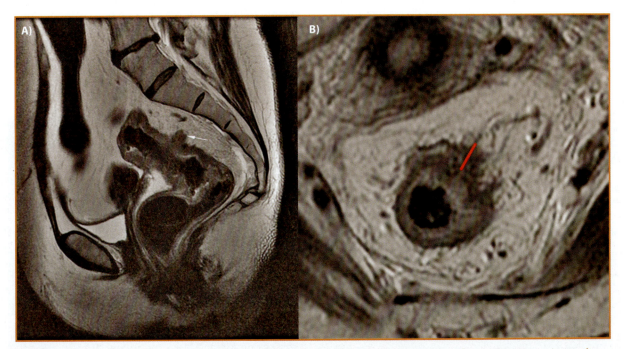

Figura 9.12. RM, sequências sagital (A) e axial oblíqua (B) de alta resolução ponderada em T2 em paciente do sexo feminino, 61 anos, com adenocarcinoma de reto médio, classificável como T3c. Observa-se que a fáscia mesorretal, representada por discreta faixa linear de hipossinal que representa a margem de ressecção circunferencial de excisão total do mesorreto (ETM), encontra-se livre à distância de aproximadamente 10 mm da lesão retal.
Fonte: acervo dos autores.

retal são também aplicadas quando os linfonodos exibem achados indicativos de malignidade. Todos podem resultar em margem de ressecção circunferencial comprometida, caso se localizem a uma distância dentro de 1 mm da fáscia mesorretal. Essa medida é importante como prevenção de recidivas locais após ETM, considerando que há evidências de que o envolvimento neoplásico na margem de ressecção circunferencial está intimamente relacionado com a alta taxa de recorrência local.[27,28]

Invasão venosa extramural

Definida como presença de células tumorais no interior de vasos sanguíneos além da muscular própria, histopatologicamente é vista como envolvimento tumoral de estrutura vasculares.[29] É um achado que requer cuidadosa avaliação. Uma das vantagens da RM é que os trajetos vasculares podem ser acompanhados tridimensionalmente, colocando o método em posição de relevância na detecção de IVEM.[4]

Entre os métodos de imagem, tanto a TC quanto a RM têm se mostrado capazes de identificar a IVEM com boa acurácia.[4] Entretanto, no contexto de estadiamento local, a RM é superior.[29,30] A sensibilidade e a especificidade são estimadas em entre 62 e 100% e 88 e 89%, respectivamente.[3,30,31]

As características da IVEM na RM são bem descritas na literatura.[29,30] Veias ao redor do reto são identificadas nas imagens ponderadas em T2 como estruturas lineares tortuosas ou serpiginosas. Na suspeita de IVEM à RM, devem ser observados os seguintes aspectos: padrão das margens do tumor (extensão para pequenas veias pode criar um padrão de borda nodular); localização do tumor em relação aos vasos de maior calibre; calibre dos vasos (o tumor pode causar expansão do vaso e aumentar o sinal do tumor no interior do vaso); e contornos vasculares irregulares (Figura 9.13).

Estadiamento N

O próximo passo da análise do exame da RM é a avaliação dos linfonodos do mesorreto e das cadeias das paredes laterais pélvicas. Antes da era da ETM, qualquer acometimento linfonodal era preditor de recorrência pélvica. Atualmente, qualquer ETM subótima é passível de ter deixado linfonodos acometidos no mesorreto residual, aumentando significativamente a chance de recidiva.[32] Entretanto, quando é possível realizar uma ETM de qualidade, o mesorreto e todos os seus linfonodos são removidos. Nesses casos, atualmente, há evidências de que, quando há acometimento linfonodal confinado ao mesorreto, não existe risco maior de recorrência[33] – embora o risco de se ter acometimento de linfonodos fora do mesorreto aumente em tais pacientes.[34] Nesses casos, quando uma ETM de qualidade é realizada, o risco de recorrência tem sido estimado em 5%, podendo a radioterapia e a quimioterapia neoajuvantes serem dispensadas.[35]

No estadiamento TNM, a presença de 1 a 3 linfonodos comprometidos é considerada estádio N1, e a de 4 ou mais linfonodos, estádio N2. No passado, radiologistas baseavam-se principalmente na dimensão do linfonodo para caracterizar o comprometimento tumoral. Contudo, existe grande sobreposição de linfonodos de tamanho aumentado, porém reacionais, com linfonodos de dimensões pequenas, ainda que acometidos. Brown et al. mapearam linfonodos individuais coletados de peças patológicas correlacionando com a RM *in vivo* e demonstraram que linfonodos com bordas regulares e lisas e com intensidade de sinal homogênea eram quase sempre benignos.[23] A presença de bordas irregulares ou de intensidade de sinal mista esteve correlacionada com a positividade do linfonodo e tem acurácia global de 85%, quando comparada prospectivamente por meio da RM de alta resolução[23] (Figura 9.14).

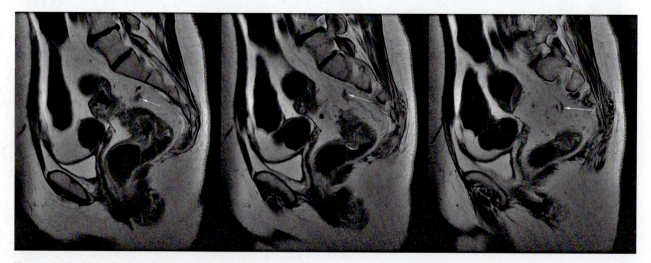

Figura 9.13. RM, plano sagital, ponderação T2. Invasão venosa extramural. Observa-se a extensão da intensidade de sinal do tumor da parede retal para o interior de veia no mesorreto adjacente, com padrão de borda nodular associado a aumento do calibre do vaso.
Fonte: acervo dos autores.

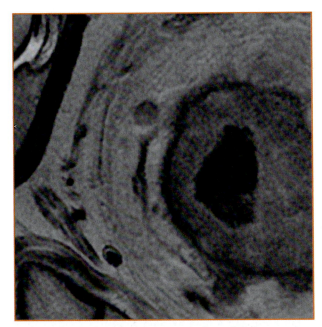

Figura 9.14. Comprometimento linfonodal. Caracteriza-se linfonodo mesorretal de tamanho normal, mas com intensidade de sinal mista e contornos irregulares.
Fonte: acervo dos autores.

Posteriormente, Kim et al. confirmaram essas observações com séries retrospectivas e notaram que a presença de um padrão heterogêneo mosqueado foi associada a uma sensibilidade de 50% e uma especificidade de 95%.[36] Esse estudo também confirmou a relevância da presença de bordas espiculadas ou indistintas com sensibilidade de 45 e 36% e especificidade de 100 e 100%, respectivamente.

O significado clínico da presença de linfonodos da parede lateral pélvica comprometidos em pacientes com câncer retal é controverso. O estudo MERCURY avaliou 325 pacientes e identificou 38 que apresentaram linfonodos suspeitos da parede lateral pélvica.[25] Após seguimento mínimo de 5 anos, observou-se que a presença de linfonodos da parede lateral pélvica suspeitos à RM estava associada a uma pior sobrevida global (5 anos) e sobrevida livre de doença para pacientes submetidos à cirurgia primária, sem terapia neoadjuvante. Observou-se, também, forte associação entre o envolvimento linfonodal no mesorreto e outros achados de pior prognóstico, como IVEM, sugerindo que linfonodos da parede pélvica identificados como suspeitos à RM representam, muito provavelmente, um estádio mais avançado da doença.

Avaliação de resposta ao tratamento neoadjuvante pela ressonância magnética: reestadiamento

A avaliação da eficácia dos tratamentos químio e radioterápico neoadjuvantes tem sido feita com o exame de RM e pela análise histopatológica das peças cirúrgicas pós-ETM.[4] Vários estudos têm demonstrado que os estadiamentos patológico T e N pós-tratamento (ypT e ypN, respectivamente, onde "y" representa amostra pós-irradiação e "p" estadiamento patológico) relacionam-se com a recidiva local, a sobrevida global e a sobrevida livre de doença.[37-39] Estudos também demonstraram que a resposta ao tratamento é um fator prognóstico independente, ou seja, pacientes com boa resposta à quimioirrradiação têm melhores taxas de cura, sobrevida global e aumento da sobrevida livre de doença.[39] Assim, o *downstaging* tumoral tem sido considerado a marca da radiossensibilidade tumoral.

O uso de quimioirradiação neoadjuvante modifica os aspectos macro e microscópicos do câncer retal. Os achados incluem fibrose acentuada, com ou sem células neoplásicas de permeio, e possível desenvolvimento de lagos de mucina. O reestadiamento por meio do sistema TNM tem importantes limitações, uma vez que pode não demonstrar adequadamente a intensidade da regressão tumoral. Um exemplo dessa situação é aquele tumor que apresenta significativa regressão após neoadjuvância, mas que permanecem algumas células viáveis além dos limites da parede retal (caracterizando T3). Assim, o estadiamento T pode não refletir a verdadeira extensão da regressão tumoral.

A utilização dos sistemas de avaliação do grau de regressão tumoral (TRG) como medida de resposta foi primeiro descrita por Mandard et al., em 1994, na avaliação de carcinomas de esôfago, em uma escala de 1 a 5, com base na relação entre volume de células tumorais residuais em relação à fibrose.[40,41] Em seguida, esses mesmos autores modificaram essa graduação e adaptaram-na para avaliação pós-tratamento neoadjuvante do câncer retal, classificando-a da seguinte maneira:

- Grau 1: ausência de tumor residual e fibrose ao longo das diferentes camadas da parede retal.
- Grau 2: definido pela presença de raras células tumorais viáveis, de permeio à fibrose.
- Grau 3: caracterizado por uma maior quantidade de células tumorais residuais viáveis, mas com predomínio de fibrose.
- Grau 4: definido por predomínio de células tumorais viáveis, quando comparado à fibrose.
- Grau 5: descrito como ausência de qualquer regressão tumoral, com aspecto do tumor essencialmente semelhante ao exame basal.

Os exames de imagem para avaliação de resposta após terapia neoadjuvante têm evoluído continuamente. Após a quimioirradiação, áreas de fibrose se apresentam com marcado hipossinal nas sequências ponderadas em T2, ao passo que áreas de tumor residual viável têm intensidade de sinal intermediária. Embora a avaliação morfológica com sequências de alta resolução ponderadas em T2 seja o padrão de referência, o valor agregado de técnicas de difusão e perfusão tem sido estudado.[42-47]

Vários estudos demonstraram que a RM pode, acuradamente, avaliar a quimioirradiação neoadjuvante, e existem métodos diferentes de avaliação de resposta. Entre os métodos de reestadiamento, há: avaliação do TNM pós-tratamento por meio da RM (ymrT – estádio T em RM obtido após quimioirradiação neoadjuvante), avaliação do grau de regressão tumoral (mrTRG), avaliação volumétrica do tumor (volumetria) comparando-se imagens pré e pós-tratamento e medidas de avaliação de resposta em tumores sólidos (RECIST modificado). Destes, destaca-se a avaliação do mrTRG. Os demais métodos são considerados atualmente falhos na avaliação de resposta pós-neoadjuvância.

A análise do TRG na RM é baseada no sistema de classificação desenvolvido para a histopatologia, descrito por Mandard et al., conforme supracitado, e modificado posteriormente por Dworak et al.[48] A relação da quantidade de tecido tumoral viável e o grau de substituição tumoral por estroma fibrótico são determinados conforme a Tabela 9.2.

Tabela 9.2. Sistema de avaliação de regressão tumoral após quimioirradiação de tumores retais

mrTRG	Descrição da alteração à RM
mrTRG 1	Resposta radiológica completa: nenhuma evidência de fibrose ou tumor residual
mrTRG 2	Boa resposta: poucas áreas de fibrose ou mucina, sem tumor residual óbvio, significando mínima doença residual ou ausência de tumor
mrTRG 3	Resposta moderada: mais de 50% de fibrose ou mucina, associada a presença de sinal intermediário de permeio em T2, indicando tumor residual
mrTRG 4	Resposta fraca: poucas áreas de fibrose ou mucina; a maior parte da lesão é representada por tecido com sinal intermediário em T2, indicando predomínio de tumor viável
mrTRG 5	Nenhuma resposta: aparência semelhante ao tumor original, com sinal intermediário em T2

mrTRG: grau de resposta tumoral à ressonância magnética, RM: ressonância magnética.

Fonte: elaborada pelos autores.

Trata-se do principal método para avaliação de resposta tumoral. O estudo multicêntrico MERCURY confirmou sua alta acurácia e concordância com a histopatologia.[49] É de absoluta importância a comparação direta entre as imagens de RM pré e pós-tratamento químio e radioterápico, sobretudo as imagens obtidas nos planos axial e sagital. Somente assim serão avaliadas as porções que representam fibrose e aquelas que permanecem com intensidade de sinal intermediária, as quais representam o tumor viável.

Em uma série retrospectiva analisada por Patel et al.,[49] o mrTRG foi utilizado como marcador radiológico de resposta tumoral. Os autores relataram diferença significativa na sobrevida livre de doença (SLD) e na sobrevida global (SG) entre os pacientes que apresentaram mrTRG de 1-3 (bons respondedores) e aqueles que apresentaram mrTRG 4-5 (maus respondedores). Nesses grupos, a SLD foi, respectivamente, 72 e 27%. Nesse e em outros estudos, a resposta à RM por meio do mrTRG possibilitou a distinção entre os bons e maus respondedores à terapia neoadjuvante.[49,50] Atualmente, a RM tem sido investigada não apenas como meio de identificação de pacientes com resposta completa ou boa resposta ao tratamento, mas também como método de seguimento de pacientes selecionados para tratamento não cirúrgico (*watch and wait*).[51-53]

A técnica de difusão é considerada método coadjuvante à avaliação morfológica (pelas sequências ponderadas em T2) na avaliação de resposta ao tratamento químio e radioterápico neoadjuvante. Barbaro et al., em um estudo prospectivo com 62 pacientes, analisaram os valores de ADC obtidos pela RM antes e depois da quimioirradiação neoadjuvante para câncer retal como indicadores de resposta e verificaram que baixos valores de ADC pré-tratamento ($< 1,0 \times 10^{-3}$ mm^2/s) se correlacionavam com resultados ruins na avaliação do grau de regressão tumoral.[44] Esses autores também observaram que, durante o tratamento, tanto o ADC pré-operatório quanto o percentual médio de aumento do ADC na região do tumor foram significativamente maiores em pacientes respondedores, quando comparados aos pacientes não respondedores. De modo geral, a difusão é uma excelente técnica coadjuvante na avaliação da resposta ao tratamento oncológico pré-operatório no câncer retal, apesar de os estudos mostrarem resultados conflitantes nessas medidas de ADC. A sequência de difusão é mais importante na avaliação de resposta do que na avaliação inicial do paciente. A avaliação inicial possivelmente trará dados em relação à avaliação prognóstica, separando pacientes respondedores e não respondedores, mas pesquisas adicionais são ainda necessárias para determinar o seu impacto.[4]

Avaliação nodal após neoadjuvância

As características morfológicas dos linfonodos também podem ser utilizadas na avaliação da RM após neoadjuvância (contornos irregulares e/ou textura mista, sem considerar tamanho). A avaliação por imagem de RM tem acurácia tão alta quanto 87%.[31,54] Yu et al. relataram que os mesmos critérios para avaliação do mrTRG para o tumor primário devem ser utilizados na avaliação dos linfonodos (ymrN).[50] Esses autores observaram que a SLD de 3 anos para os respondedores (ymrN 1 e 2) e não respondedores (ymrN 3-5) foi de, respectivamente, 74 e 63%.

Avaliação de invasão venosa extramural após neoadjuvância

A presença de IVEM está associada a prognóstico ruim. A sobrevida global de 3 anos de pacientes com IVEM positiva foi estimada em 35%, comparada a 74% daqueles com esse achado negativo (52% *versus* 12%).[50] Além disso, a presença de IVEM está associada a risco quatro vezes maior de desenvolvimento de metástases a distância.[30] Estudos demonstraram também que os pacientes IVEM positiva têm significativamente menor probabilidade de ter resposta satisfatória ao tratamento neoadjuvante do que pacientes IVEM negativa.[50] Contudo, quando a terapia neoadjuvante é bem-sucedida em transformar pacientes IVEM positivos em negativos, parece existir associação com melhora do prognóstico.[55]

FATORES PREDITORES DE BOA RESPOSTA A TRATAMENTO QUIMIOTERÁPICO E RADIOTERÁPICO NEOADJUVANTES

Conforme dito anteriormente, tumores que respondem ao tratamento neoadjuvante têm melhor prognóstico. Existem alguns outros fatores que indicam prognóstico favorável, os quais podem ser acessados efetivamente pela RM. Entre eles, citam-se:

- Altura do tumor: tumores de reto distal têm maior propensão a resposta.
- Invasão venosa extramural: essa alteração aumenta a probabilidade de resposta "ruim".

Considerando a relação entre o prognóstico e o mrTRG, alguns autores têm sugerido a utilização dessa avaliação com biomarcador no manejo de pacientes com tumores de reto distal. Bons respondedores (mrTRG 1 e 2) parecem ter comportamento similar àqueles com resposta patológica completa, e seria factível considerar o adiamento do procedimento cirúrgico com seguimento intensivo. Já para os maus respondedores (mrTRG 3-5), poderia ser oferecida continuação do tratamento quimioterápico, com a intenção de modificar o mrTRG para um grupo prognóstico mais favorável.[4]

COMO A RESSONÂNCIA MAGNÉTICA PODE EFETIVAMENTE CONTRIBUIR PARA AVALIAÇÃO DE PACIENTES COM CÂNCER RETAL

Com a evolução de técnicas cirúrgicas e o advento da quimioirradiação neoadjuvante em neoplasias retais avançadas, a RM exerce papel crucial na avaliação pré-operatória do cirurgião. No contexto de tumor retal primário, as imagens de RM são utilizadas para estadiar pacientes com risco de recidiva, além de selecionar aqueles que podem se beneficiar de quimioirradiação neoadjuvante, de cirurgia mais extensa ou de ambas as práticas. Além disso, a RM fornece informações prognósticas.

O cirurgião que lida com câncer retal deseja, inicialmente, selecionar tumores que estão confinados à parede retal daqueles que se estendem além da muscular própria. A profundidade de invasão além da muscular própria deve ser avaliada, uma vez que tem valor prognóstico. Sabe-se que a radioterapia traz pouco benefício em relação à sobrevida global e resulta em morbidade significativa quando utilizada no tratamento de pacientes estádios T1 ou T2 ou em pacientes de baixo risco, considerados estádio T3 inicial (T3a/T3b) em contraste àqueles com estádio mais avançado (T3c/T3d) – nos quais o risco de recidiva local e a distância estão aumentados.[22,23] A heterogeneidade prognóstica dos diferentes tumores T3 é bem conhecida.[22]

Outro ponto importante é a relação do tumor com a potencial margem de ressecção circunferencial. A incompleta ressecção cirúrgica circunferencial do tumor parece ser o fator mais importante relacionado com a recidiva local após a ressecção do câncer retal. Diversos estudos demonstraram que as imagens de RM são consistentes e que a técnica apresenta alta especificidade (92%) para a caracterização de margem de ressecção circunferencial negativa.[3,28,56] Distâncias radiais maiores que 1 mm entre a fáscia mesorretal (que representa a margem de ressecção circunferencial) e a lesão neoplásica à RM estão relacionadas com margens negativas no estudo histopatológico da peça cirúrgica.

Com relação ao estadiamento nodal, devem-se selecionar pacientes com comprometimento linfonodal na intimidade do mesorreto e em cadeias pélvicas externas ao mesorreto (cadeias obturatórias e laterais pélvicas). Sabe-se que pacientes com linfonodos obturatórios e em cadeias junto à parede lateral pélvica estão associados a pior prognóstico.[4]

Quanto ao planejamento cirúrgico, é importante informar ao cirurgião as áreas que estão sob risco de margens positivas durante a dissecção operatória, como proximidade com a reflexão peritoneal, com as fáscias retossacral e pressacral. Outro importante tópico para o cirurgião é o câncer de reto distal.[52,57-62] A relação do tumor com o complexo esfincteriano e a capacidade de ressecar com segurança as margens distais e radiais são peças-chave para o sucesso da operação. Esses tumores são considerados localmente mais avançados. Portanto, o estadiamento acurado é fundamental para determinar a terapia neoadjuvante ou uma abordagem cirúrgica mais agressiva, tal como a ressecção abdominoperineal extraelevadora ou a cirurgia de ressecção anterior interesfincteriana. Portanto, é importante oferecer descrição detalhada da extensão radial do tumor ao plano mesorretal e interesfincteriano, com cuidadosa avaliação dos planos de imagem sagital, coronal e axial. O radiologista precisa oferecer informações vitais ao cirurgião no tocante aos potenciais planos cirúrgicos disponíveis para ressecção que possibilitarão margens livres.

IMPLICAÇÕES DA AVALIAÇÃO RADIOLÓGICA EFETIVA DA RESPOSTA TUMORAL

Uma série de alta qualidade de ensaios clínicos randomizados demonstrou benefícios da terapia neoadjuvante pré-operatória em reduzir a taxa de recorrência local, embora a sobrevida não tenha sido maior. O estudo MERCURY mostrou que a RM é capaz de identificar o grau de segurança para quimioirradiação.[25] Consequentemente, houve grande crescimento no uso da RM para estadiar os tumores e guiar as decisões referentes a químio e radioterapia pré-operatórias. Uma melhora no entendimento do estadiamento pré-operatório provavelmente resulta em aumento da complexidade das decisões pré-operatórias.

PONTOS-CHAVE NA AVALIAÇÃO POR IMAGEM DO CÂNCER RETAL

Os seguintes pontos são considerados fundamentais na avaliação por RM do câncer retal:

- Sem RM de alta qualidade, o adequado estadiamento pré-operatório não pode ser alcançado.

- Deve-se ter cuidadosa atenção à técnica de RM utilizada.
- Baseando-se em resultados desapontadores da ecografia endorretal, que pode sub ou superestimar tumores, é provável que a RM possa se provar mais confiável em tumores com espessura superior a 5 mm, com a vantagem adicional de visualizar doença extramural (IVEM e comprometimento nodal).
- A RM é um método confiável para predizer o estádio do tumor e o comprometimento da margem de ressecção circunferencial.
- Não há modalidade de imagem ideal para avaliação de linfonodos, mas evidências emergentes sugerem que, no contexto de excisão total do mesorreto ótima, linfonodos patológicos podem ser ressecados sem a necessidade de radioterapia, com um impacto mínimo nas taxas de recorrência local.
- IVEM identificada à RM está associada a tumores relativamente químio e radiorresistentes e com prognóstico ruim.
- A avaliação do mrTRG parece ser o método mais encorajador para avaliar a resposta do tumor à terapia neoadjuvante.
- Pacientes com mrTRG 1 e 2 parecem se comportar de maneira prognóstica equivalente àqueles com resposta patológica completa (sobrevida global em 5 anos de 72%). Com acompanhamento frequente, pode ser possível utilizar o mrTRG como o critério principal para avaliação da resposta completa.
- Pacientes com mrTRG de 3-5 são considerados maus respondedores e têm pior prognóstico (sobrevida global em 5 anos estimada em 27%). Pode ser possível a utilização de quimioterapia adicional no pré-operatório, para deslocar esses pacientes para uma categoria de melhor prognóstico.

CONCLUSÃO

O advento da RM na avaliação dos tumores retais tem contribuído para melhor estadiamento e avaliação de fatores prognóstico dos pacientes no pré-operatório. O estadiamento do câncer retal é baseado na definição pertinente da anatomia retal e das estruturas adjacentes. O principal objetivo dos métodos de imagens ao estadiar acuradamente o câncer retal é identificar os fatores de risco para recidiva local e delinear tratamento individualizado baseado no prognóstico de cada paciente. As sequências de alta resolução ponderadas em T2 são as mais importantes na avaliação do câncer retal, selecionando aqueles pacientes com tumores confinados na parede retal ou aqueles que se estendem além da muscular própria. Os fatores de alto risco, identificáveis por meio da RM, que se relacionam com o prognóstico ruim são: estádio ≥ T3c, envolvimento da fáscia mesorretal; invasão venosa extramural; e tumores de reto distal. Por definição, se um tumor retal se localiza a 1 mm da fáscia mesorretal nas imagens de RM, a margem cirúrgica circunferencial é considerada envolvida. O reestadiamento do câncer retal avançado após quimioirradiação neoadjuvante vem se tornando um tópico relevante, e pacientes que obtêm boa resposta têm demonstrado prognóstico favorável. A técnica de difusão parece ser uma ferramenta promissora na avaliação da resposta ao tratamento. A RM do reto emerge como uma ferramenta de imagem de primeira linha para a tomada de decisões no tratamento multidisciplinar dessa neoplasia.

Referências

1. Ferlay J, Soerjomataram I, Dikshit R, Eser S, Mathers C, Rebelo M et al. Cancer incidence and mortality worldwide: sources, methods and major patterns in GLOBOCAN 2012. Int J Cancer. 2015;136(5):E359-86.
2. Adam IJ, Mohamdee MO, Martin IG, Scott N, Finan PJ, Johnston D et al. Role of circumferential margin involvement in the local recurrence of rectal cancer. Lancet. 1994;344(8924):707-11.
3. MERCURY Study Group. Diagnostic accuracy of preoperative magnetic resonance imaging in predicting curative resection of rectal cancer: prospective observational study. BMJ. 2006;333(7572):779.
4. Battersby NJ, Moran B, Yu S, Tekkis P, Brown G. MR imaging for rectal cancer: the role in staging the primary and response to neoadjuvant therapy. Expert Rev Gastroenterol Hepatol. 2014;8(6):703-19.
5. Puli SR, Reddy JB, Bechtold ML, Choudhary A, Antillon MR, Brugge WR. Accuracy of endoscopic ultrasound to diagnose nodal invasion by rectal cancers: a meta-analysis and systematic review. Ann Surg Oncol. 2009;16(5):1255-65.
6. Harewood GC. Assessment of publication bias in the reporting of EUS performance in staging rectal cancer. Am J Gastroenterol. 2005;100(4):808-16.
7. Harada N, Hamada S, Kubo H, Oda S, Chijiiwa Y, Kabemura T et al. Preoperative evaluation of submucosal invasive colorectal cancer using a 15-MHz ultrasound miniprobe. Endoscopy. 2001;33(3):237-40.
8. Konishi K, Akita Y, Kaneko K, Kurahashi T, Yamamoto T, Kusayanagi S et al. Evaluation of endoscopic ultrasonography in colorectal villous lesions. Int J Colorectal Dis. 2003;18(1):19-24.
9. Ashraf S, Hompes R, Slater A, Lindsey I, Bach S, Mortensen NJ et al. A critical appraisal of endorectal ultrasound and transanal endoscopic microsurgery and decision-making in early rectal cancer. Colorectal Dis. 2012;14(7):821-6.
10. Taylor FG, Swift RI, Blomqvist L, Brown G. A systematic approach to the interpretation of preoperative staging MRI for rectal cancer. AJR Am J Roentgenol. 2008;191(6):1827-35.
11. Sauer R, Becker H, Hohenberger W, Rodel C, Wittekind C, Fietkau R et al. Preoperative versus postoperative chemoradiotherapy for rectal cancer. N Engl J Med. 2004;351(17):1731-40.
12. MERCURY Study Group. Extramural depth of tumor invasion at thin-section MR in patients with rectal cancer: results of the MERCURY study. Radiology. 2007;243(1):132-9.

13. Heald RJ, Ryall RD. Recurrence and survival after total mesorectal excision for rectal cancer. Lancet. 1986;1(8496):1479-82.

14. Brown G, Daniels IR, Richardson C, Revell P, Peppercorn D, Bourne M. Techniques and trouble-shooting in high spatial resolution thin slice MRI for rectal cancer. Br J Radiol. 2005;78(927):245-51.

15. Okizuka H, Sugimura K, Yoshizako T, Kaji Y, Wada A. Rectal carcinoma: prospective comparison of conventional and gadopentetate dimeglumine enhanced fat-suppressed MR imaging. J Magn Reson Imaging. 1996;6(3):465-71.

16. Vliegen RF, Beets GL, von Meyenfeldt MF, Kessels AG, Lemaire EE, van Engelshoven JM et al. Rectal cancer: MR imaging in local staging – is gadolinium-based contrast material helpful? Radiology. 2005;234(1):179-88.

17. Koh DM, Brown G, Temple L, Blake H, Raja A, Toomey P et al. Distribution of mesorectal lymph nodes in rectal cancer: in vivo MR imaging compared with histopathological examination. Initial observations. Eur Radiol. 2005;15(8):1650-7.

18. Costa-Silva L, Brown G. Magnetic resonance imaging of rectal cancer. Magn Reson Imaging Clin N Am. 2013;21(2):385-408.

19. Kim SH, Lee JM, Hong SH, Kim GH, Lee JY, Han JK et al. Locally advanced rectal cancer: added value of diffusion-weighted MR imaging in the evaluation of tumor response to neoadjuvant chemo- and radiation therapy. Radiology. 2009;253(1):116-25.

20. Sun YS, Zhang XP, Tang L, Ji JF, Gu J, Cai Y et al. Locally advanced rectal carcinoma treated with preoperative chemotherapy and radiation therapy: preliminary analysis of diffusion-weighted MR imaging for early detection of tumor histopathologic downstaging. Radiology. 2010;254(1):170-8.

21. Compton CC, Greene FL. The staging of colorectal cancer: 2004 and beyond. CA Cancer J Clin. 2004;54(6):295-308.

22. Merkel S, Mansmann U, Siassi M, Papadopoulos T, Hohenberger W, Hermanek P. The prognostic inhomogeneity in pT3 rectal carcinomas. Int J Colorectal Dis. 2001;16(5):298-304.

23. Brown G, Radcliffe AG, Newcombe RG, Dallimore NS, Bourne MW, Williams GT. Preoperative assessment of prognostic factors in rectal cancer using high-resolution magnetic resonance imaging. Br J Surg. 2003;90(3):355-64.

24. Taylor FG, Quirke P, Heald RJ, Moran B, Blomqvist L, Swift I et al. Preoperative high-resolution magnetic resonance imaging can identify good prognosis stage I, II, and III rectal cancer best managed by surgery alone: a prospective, multicenter, European study. Ann Surg. 2011;253(4):711-9.

25. MERCURY Study Group. Relevance of magnetic resonance imaging-detected pelvic sidewall lymph node involvement in rectal cancer. Br J Surg. 2011;98(12):1798-804.

26. Wibe A, Rendedal PR, Svensson E, Norstein J, Eide TJ, Myrvold HE et al. Prognostic significance of the circumferential resection margin following total mesorectal excision for rectal cancer. Br J Surg. 2002;89(3):327-34.

27. Taylor FG, Quirke P, Heald RJ, Moran B, Blomqvist L, Swift I et al. Preoperative High-resolution magnetic resonance imaging can identify good prognosis stage I, II, and III rectal cancer best managed by surgery alone: a prospective, multicenter, European study. Ann Surg. 2011;253(4):711-9.

28. Taylor FGM, Quirke P, Heald RJ, Moran B, Blomqvist L, Swift I et al. One millimetre is the safe cut-off for magnetic resonance imaging prediction of surgical margin status in rectal cancer. British Journal of Surgery. 2011;98(6):872-9.

29. Smith NJ, Shihab O, Arnaout A, Swift RI, Brown G. MRI for detection of extramural vascular invasion in rectal cancer. AJR Am J Roentgenol. 2008;191(5):1517-22.

30. Smith NJ, Barbachano Y, Norman AR, Swift RI, Abulafi AM, Brown G. Prognostic significance of magnetic resonance imaging-detected extramural vascular invasion in rectal cancer. Br J Surg. 2008;95(2):229-36.

31. Koh DM, Smith NJ, Swift RI, Brown G. The relationship between MR demonstration of extramural venous invasion and nodal disease in rectal cancer. Clin Med Oncol. 2008;2:267-73.

32. Bondeven P, Hagemann-Madsen RH, Laurberg S, Pedersen BG. Extent and completeness of mesorectal excision evaluated by postoperative magnetic resonance imaging. Br J Surg. 2013;100(10):1357-67.

33. Hermanek P, Merkel S, Fietkau R, Rodel C, Hohenberger W. Regional lymph node metastasis and locoregional recurrence of rectal carcinoma in the era of TME [corrected] surgery. Implications for treatment decisions. Int J Colorectal Dis. 2010;25(3):359-68.

34. Yano H, Moran BJ, Watanabe T, Sugihara K. Lateral pelvic lymph-node dissection: still an option for cure. Lancet Oncol. 2010;11(2):114; author reply -5.

35. Chand M, Heald RJ, Brown G. The importance of not overstaging mesorectal lymph nodes seen on MRI. Colorectal Dis. 2013;15(10):1201-4.

36. Kim JH, Beets GL, Kim MJ, Kessels AG, Beets-Tan RG. High-resolution MR imaging for nodal staging in rectal cancer: are there any criteria in addition to the size? Eur J Radiol. 2004;52(1):78-83.

37. Sauer R, Becker H, Hohenberger W, Rodel C, Wittekind C, Fietkau R et al. Preoperative versus postoperative chemoradiotherapy for rectal cancer. N Engl J Med. 2004;351(17):1731-40.

38. Kapiteijn E, Marijnen CAM, Nagtegaal ID, Putter H, Steup WH, Wiggers T et al. Pre-operative radiotherapy combined with total mesorectal excision for resectable rectal cancer. N Engl J Med. 2001;345:638-46.

39. Theodoropoulos G, Wise WE, Padmanabhan A, Kerner BA, Taylor CW, Aguilar PS et al. T-level downstaging

and complete pathologic response after preoperative chemoradiation for advanced rectal cancer result in decreased recurrence and improved disease-free survival. Dis Colon Rectum. 2002;45(7):895-903.

40. Mandard AM, Dalibard F, Mandard JC, Marnay J, Henry-Amar M, Petiot JF et al. Pathologic assessment of tumor regression after preoperative chemoradiotherapy of esophageal carcinoma. Clinicopathologic correlations. Cancer. 1994;73(11):2680-6.

41. Bouzourene H, Bosman FT, Seelentag W, Matter M, Coucke P. Importance of tumor regression assessment in predicting the outcome in patients with locally advanced rectal carcinoma who are treated with preoperative radiotherapy. Cancer. 2002;94(4):1121-30.

42. Dzik-Jurasz A, Domenig C, George M, Wolber J, Padhani A, Brown G et al. Diffusion MRI for prediction of response of rectal cancer to chemoradiation. Lancet. 2002;360(9329):307-8.

43. Curvo-Semedo L, Lambregts DM, Maas M, Thywissen T, Mehsen RT, Lammering G et al. Rectal cancer: assessment of complete response to preoperative combined radiation therapy with chemotherapy – conventional MR volumetry versus diffusion-weighted MR imaging. Radiology. 2011;260(3):734-43.

44. Barbaro B, Vitale R, Valentini V, Illuminati S, Vecchio FM, Rizzo G et al. Diffusion-weighted magnetic resonance imaging in monitoring rectal cancer response to neoadjuvant chemoradiotherapy. Int J Radiat Oncol Biol Phys. 2012;83(2):594-9.

45. Curvo-Semedo L, Lambregts DM, Maas M, Beets GL, Caseiro-Alves F, Beets-Tan RG. Diffusion-weighted MRI in rectal cancer: apparent diffusion coefficient as a potential noninvasive marker of tumor aggressiveness. J Magn Reson Imaging. 2012;35(6):1365-71.

46. Jang KM, Kim SH, Choi D, Lee SJ, Park MJ, Min K. Pathological correlation with diffusion restriction on diffusion-weighted imaging in patients with pathological complete response after neoadjuvant chemoradiation therapy for locally advanced rectal cancer: preliminary results. Br J Radiol. 2012;85(1017):e566-72.

47. Lambrecht M, Vandecaveye V, De Keyzer F, Roels S, Penninckx F, van Cutsem E et al. Value of diffusion-weighted magnetic resonance imaging for prediction and early assessment of response to neoadjuvant radiochemotherapy in rectal cancer: preliminary results. Int J Radiat Oncol Biol Phys. 2012;82(2):863-70.

48. Dworak O, Keilholz L, Hoffmann A. Pathological features of rectal cancer after preoperative radiochemotherapy. Int J Colorectal Dis. 1997;12(1):19-23.

49. Patel UB, Taylor F, Blomqvist L, George C, Evans H, Tekkis P et al. Magnetic resonance imaging-detected tumor response for locally advanced rectal cancer predicts survival outcomes: MERCURY Experience. J Clin Oncol. 2011;29(28):3753-60.

50. Yu SK, Tait D, Chau I, Brown G. MRI predictive factors for tumor response in rectal cancer following neoadjuvant chemoradiation therapy – implications for induction chemotherapy? Int J Radiat Oncol Biol Phys. 2013;87(3):505-11.

51. Habr-Gama A, Perez RO, Nadalin W, Sabbaga J, Ribeiro U Jr., Silva e Sousa AH Jr. et al. Operative versus nonoperative treatment for stage 0 distal rectal cancer following chemoradiation therapy: long-term results. Ann Surg. 2004;240(4):711-7; discussion 7-8.

52. Habr-Gama A, de Souza PM, Ribeiro U Jr., Nadalin W, Gansl R, Sousa AH Jr. et al. Low rectal cancer: impact of radiation and chemotherapy on surgical treatment. Dis Colon Rectum. 1998;41(9):1087-96.

53. Habr-Gama A, Perez RO, Sao Juliao GP, Proscurshim I, Gama-Rodrigues J. Nonoperative approaches to rectal cancer: a critical evaluation. Semin Radiat Oncol. 2011;21(3):234-9.

54. Barbaro B, Fiorucci C, Tebala C, Valentini V, Gambacorta MA, Vecchio FM et al. Locally advanced rectal cancer: MR imaging in prediction of response after preoperative chemotherapy and radiation therapy. Radiology. 2009;250(3):730-9.

55. Chand M, Swift RI, Tekkis PP, Chau I, Brown G. Extramural venous invasion is a potential imaging predictive biomarker of neoadjuvant treatment in rectal cancer. Br J Cancer. 2014;110(1):19-25.

56. Shihab OC, Brown G, Daniels IR, Heald RJ, Quirke P, Moran BJ. Patients with low rectal cancer treated by abdominoperineal excision have worse tumors and higher involved margin rates compared with patients treated by anterior resection. Dis Colon Rectum. 2010;53(1):53-6.

57. Nagtegaal ID, van de Velde CJ, Marijnen CA, van Krieken JH, Quirke P. Low rectal cancer: a call for a change of approach in abdominoperineal resection. J Clin Oncol. 2005;23(36):9257-64.

58. Salerno GV, Daniels IR, Moran BJ, Heald RJ, Thomas K, Brown G. Magnetic resonance imaging prediction of an involved surgical resection margin in low rectal cancer. Dis Colon Rectum. 2009;52(4):632-9.

59. Shihab OC, Heald RJ, Rullier E, Brown G, Holm T, Quirke P et al. Defining the surgical planes on MRI improves surgery for cancer of the low rectum. Lancet Oncol. 2009;10(12):1207-11.

60. Shihab OC, How P, West N, George C, Patel U, Quirke P et al. Can a novel MRI staging system for low rectal cancer aid surgical planning? Dis Colon Rectum. 2011;54(10):1260-4.

61. Shihab OC, Moran BJ, Heald RJ, Quirke P, Brown G. MRI staging of low rectal cancer. Eur Radiol. 2009;19(3):643-50.

62. Shihab OC, Taylor F, Salerno G, Heald RJ, Quirke P, Moran BJ et al. MRI predictive factors for long-term outcomes of low rectal tumours. Ann Surg Oncol. 2011;18(12):3278-84.

Indicações e Limitações da Tomografia por Emissão de Pósitrons

Carlos Alberto Buchpiguel

INTRODUÇÃO

O carcinoma colorretal (CCR) constitui a quarta causa mais comum de câncer em homens e mulheres nos Estados Unidos. No Brasil, a estimativa de novos casos com base nos levantamentos estatísticos de 2010 foi de 28.110 novos casos, sendo 13.310 em homens e 14.800 em mulheres. A taxa de óbito em 2007 foi de 5.305 no sexo masculino e 6.017 no sexo feminino, totalizando um número total de óbitos de 11.322 casos.[1]

Embora, na maioria das vezes, possa ser curado na fase inicial, eventualmente, o CCR é capaz de apresentar com invasão de estruturas locorregionais ou mesmo de órgãos a distância caracterizando um prognóstico mais reservado.

Até o momento, as causas do aparecimento do CCR não são totalmente conhecidas. Alguns fatores podem estar associados a maior risco de desenvolvimento desse tipo de tumor, como a idade acima de 50 anos, a presença de pólipos encontrados no cólon durante exame de colonoscopia, a história familiar de CCR e alterações genéticas que podem propiciar o aparecimento de tumor de cólon e reto.

CONCEITO E MECANISMO DE AÇÃO

A *positron emission tomography – computed tomography* (PET-CT), ou seja, a tomografia por emissão de pósitrons (TEP), é um procedimento de imagem não invasivo que possibilita a avaliação de diferentes parâmetros metabólicos *in vivo*, com crescente aplicação na oncologia e em outras áreas.

As imagens metabólicas com PET baseiam-se no registro da biodistribuição de compostos marcados com isótopos emissores de pósitrons, administrados via intravenosa. Os emissores de pósitrons com aplicação médica apresentam decaimento radioativo rápido, com meia-vida (tempo em que a radioatividade inicial cai para a metade) que varia de alguns minutos a poucas horas. Além disso, apresentam número de massa reduzido e propriedades químicas semelhantes aos elementos constituintes de diversas moléculas orgânicas, podendo ser incorporados a essas moléculas sem interferir nas suas propriedades biológicas.

O composto emissor de pósitron mais utilizado em estudos PET é a deoxiglicose marcada com flúor-18 (^{18}F-fluorodeoxiglicose ou ^{18}FDG), que permite a obtenção de imagens representativas do metabolismo glicolítico. O paralelismo entre a captação de ^{18}FDG e o metabolismo decorre do fato de a molécula radiomarcada ser muito semelhante à glicose, sendo ambas transportadas para o interior das células por meio de proteínas carregadoras de glicose (GLUT). Após a fosforilação pela hexoquinase, a ^{18}FDG não progride na via metabólica e fica retida no meio intracelular. O acúmulo nos tecidos depende, portanto, da taxa de transporte e de metabolismo glicolítico, fatores que estão relacionados com a taxa de metabolismo celular.[2]

O aumento da glicólise aeróbia e anaeróbia tumoral é fato bem estabelecido, associado a aumento dos transportadores de membrana e da atividade das enzimas da via glicolítica. As principais proteínas transportadoras de glicose nos tumores são a GLUT-1 e GLUT-3, que apresentam alta taxa de transcrição e expressão independentemente dos níveis de insulina.[3] A fosforilação por ação da hexoquinase parece ser exacerbada, talvez em razão da presença de isoenzimas com atividade aumentada, observando-se também associação anômala das enzimas às mitocôndrias nas células tumorais.

A alta captação de ^{18}FDG na maioria dos tumores relaciona-se com a hipercelularidade, a alta proliferação celular e o aumento da taxa metabólica. Essa relação é confirmada em estudos imuno-histoquímicos, em que se observa forte associação entre o grau de captação da ^{18}FDG com marcadores de proliferação celular (Ki-67). Além disso, pode haver hipóxia tumoral, com desvio para via glicolítica anaeróbia e consequente aumento da captação.[4] Contudo, reconhece-se a limitada especificidade do PET com ^{18}FDG para caracterizar o aumento da atividade proliferativa celular nos tumores, pois processos inflamatórios também propiciam acúmulo de glicose marcada nas células inflamatórias ativadas e com elevada atividade metabólica.[5] Dessa forma, entende-se a captação aumentada de ^{18}FDG em casos de tireoidite ou na fase inicial após radioterapia.

Ao contrário da maioria dos tumores, a captação de ^{18}FDG pelos músculos e por outros tecidos sofre grande influência dos níveis de glicose e insulina. Por esse motivo, o estudo PET é feito após preparo com redução da ingestão de carboidratos e jejum no dia do exame. O paciente é também orientado a manter-se bem agasalhado e aquecido na véspera do exame e até concluir o estudo, para evitar a ativação da termogênese pela gordura marrom. Quando ativada, a gordura marrom apresenta alta taxa de metabolismo de glicose e alta captação de ^{18}FDG, e os sítios de localização mais frequentes são a região supraclavicular, paravertebral ou perirrenal.[6] Para evitar a captação em gordura marrom, podem ser administrados betabloqueadores (p. ex., propranolol 40 mg via oral, 1 hora antes do exame) ou benzodiazepínicos.

Atualmente, os equipamentos PET são quase sempre acoplados à tomografia computadorizada (TC), em equipamentos híbridos PET-CT. O objetivo é promover a fusão das informações funcionais metabólicas com as informações anatômicas em um único exame, o que tem grande importância na análise de estruturas com anatomia complexa, agregando maiores especificidade e acurácia ao exame de PET. As publicações disponíveis na literatura tornam evidente que a aplicação da PET e PET-CT na estratificação de risco e no estadiamento de tumores malignos é cada vez mais importante, em diversos casos complementando ou até mesmo substituindo outros métodos diagnósticos empregados convencionalmente no algoritmo de investigação oncológica.

INDICAÇÕES CLÍNICAS

As aplicações clínicas da PET-CT no CCR são divididas em diagnóstico, estadiamento, detecção de recidiva e avaliação de tratamento. A abordagem em cada um desses subitens deverá ser objetiva e crítica frente aos demais recursos diagnósticos atualmente disponíveis na prática clínica.

Diagnóstico

Alguns sintomas podem sugerir a necessidade de indicar métodos diagnósticos que afastem a presença de CCR. Dor e sangramento digestivo baixo representam sintomas que podem estar associados ao CCR. Fenômenos obstrutivos precedidos ou não de alterações do hábito intestinal estão mais associados preferencialmente a neoplasias de cólon direito. Contudo, muitos desses sintomas são inespecíficos, e, por vezes, apenas a investigação com inspeção direta local possibilita confirmar ou afastar o diagnóstico de CCR.

O exame de colonoscopia é essencial para o diagnóstico do CCR, visto que torna possível o estudo da mucosa da borda anal até a transição da papila ileocecal. Além disso, permite a inspeção direta local, desde que o preparo do cólon esteja adequado, bem como a obtenção de amostras de tecido para confirmação anatomopatológica e mesmo retirada completa de pólipos, que podem apresentar atipias ou alterações intraepiteliais (*in situ*) do CCR.

Avanços significativos na técnica de TC *multislice* têm possibilitado realizar a colografia por tomografia ou colonoscopia virtual, o que permite a visibilização de lesões que projetam na mucosa sob a perspectiva intraluminal. Contudo, o preparo feito para a colonoscopia é também necessário para a colografia por tomografia, sem possibilidade de retirada de amostra tecidual (biópsia) para exame histopatológico.

A PET-CT não tem aplicação no diagnóstico da lesão primária do CCR. Embora a maioria dos subtipos histológicos de carcinoma que acometem o reto e o cólon tenha elevada avidez pela ^{18}FDG, o método não apresenta maior acurácia diagnóstica do que a inspeção digital para tumores do reto distal ou da colonoscopia para tumores do reto médio/proximal e do cólon. Alguns tumores com alto conteúdo de mucina podem ser indetectáveis à PET-CT, pois sua baixa celularidade característica limita o grau de incorporação da glicose marcada no microambiente do tumor.[5]

O achado incidental de um foco de captação anômala de glicose marcada no cólon ou no reto em pacientes que foram submetidos a exames de PET-CT por outro motivo clínico não é totalmente negligenciável. Uma metanálise recente avaliou o risco de malignidade de achados colorretais incidentais em exames de PET-CT e demonstrou um risco de malignidade superior a 65% de focos de captação de ^{18}FDG na região colorretal, o que, no mínimo, sugere que esses pacientes devam ser continuadamente investigados com colonoscopia, quando surgem esses achados.[7]

Estadiamento

Confirmado o diagnóstico de CCR, é necessário realizar o estadiamento preciso para melhor planejamento do tratamento. Este capítulo focará a avaliação no CCR com especial ênfase no reto, pois é o sítio no qual se observa a indicação mais adequada do uso da PET-CT.[8]

Como na maioria dos tumores malignos, o estadiamento baseia-se na extensão local do tumor, considerando as camadas da parede retal e estruturas adjacentes (estadiamento T), na presença de envolvimento linfonodal (estadiamento N) e na presença de extensão sistêmica da doença (estadiamento M).

No estadiamento T, é essencial saber se: o tumor está restrito a mucosa (T1); já envolveu a camada muscular própria (T2); já invadiu a serosa e envolveu a gordura do mesorreto (T3); ou mesmo já infiltrou a fáscia mesorretal com invasão ou não de órgãos adjacentes (T4). Não existem métodos clínicos precisos que tornem possível estagiar a extensão mural do tumor, quando comparado ao estádio cirúrgico e anatomopatológico. Atualmente, a endoscopia endorretal e a ressonância magnética da pelve com ênfase no reto são os métodos que podem estimar o estádio T com maior precisão em comparação aos demais métodos disponíveis.

O envolvimento de linfonodos perirretais caracteriza os estádios N1 e N2, conforme o número de linfonodos envolvidos. O diagnóstico de envolvimento linfonodal é bastante complexo, pois linfonodos com volumes maiores, uma característica essencial para considerá-los infiltrados pela tomografia e pela ultrassonografia, são pouco específicos; além disso, por vezes, linfonodos normais em volume e dimensões mostram-se infiltrados ao exame histopatológico. Portanto, há uma dificuldade em obter o estádio clínico correto do *status* linfonodal regional com os métodos de imagem atualmente disponíveis.

A TC tem limitações já comentadas. O método que melhor se aproxima dos resultados obtidos com o estádio patológico é o exame de ultrassonografia endorretal, porém ainda com acurácia distante da ideal. A ressonância magnética tem buscado incrementar a sua eficácia com a introdução da técnica de difusão e contrastes supramagnéticos. Contudo, ainda não existe evidência para comprovar uma eficácia comparável à do estádio histopatológico.

Outro aspecto importante do estadiamento é a determinação da presença de progressão da doença a distância, com envolvimento de linfonodos retroperitoneais, implantes peritoneais ou de envolvimento visceral. Para essa finalidade, emprega-se de rotina a TC de tórax e abdome. Ela se destaca por apresentar boa sensibilidade para detectar envolvimento secundário hepático e pulmonar, com maiores limitações para detecção do envolvimento linfonodal retroperitoneal.

Portanto, considerando o estádio TNM, é possível dividir o estádio clínico em:

- Estádio I: tumor confinado na parede colorretal.
- Estádio II: o tumor pode envolver parte do mesorreto, mas não os linfonodos perirretais.
- Estádio III: o tumor infiltra linfonodos perirretais.
- Estádio IV: existem sinais de envolvimento sistêmico da doença.

A PET-CT é indicada de modo limitado no estadiamento primário do carcinoma colorretal. O estadiamento T é limitado, pois a resolução de contraste de partes moles em associação às limitações intrínsecas relacionadas com a relativa baixa resolução espacial que não possibilita individualizar as diversas camadas da parede retal dificulta a identificação do real estádio T do tumor[9,10] (Figura 10.1).

A mesma limitação é observada para o estadiamento N do CCR. O valor de predição positivo do teste é superior ao valor de predição negativo, visto que linfonodos muito pequenos e com dimensões inferiores a 0,6 cm podem estar infiltrados e não mostrar incremento do metabolismo no exame de PET-CT.[10-12] Outro fator limitante é que, por vezes, a intensa atividade metabólica na lesão primária limita a visibilização de graus menores de incremento do metabolismo glicolítico em diminutos linfonodos satélites (Figura 10.2).

É no estadiamento sistêmico que a PET-CT pode demonstrar algumas vantagens, em especial na caracterização do envolvimento linfonodal retroperitoneal, no envolvimento visceral e na avaliação dos implantes peritoneais macroscópicos (> 1 cm) (Figura 10.3).

Alguns estudos demonstram que a PET-CT pode mostrar achados incrementais aos observados com os exames de imagem convencionais, com o potencial de modificar o planejamento terapêutico em virtude da mudança do estadiamento clínico inicial.[13,14] O exame de PET-CT pode ser realizado com contraste iodado administrado por vias oral e venosa, otimizando ao máximo os recursos diagnósticos da tomografia em associação ao estudo de PET. No estadiamento sistêmico, observam-se valores de eficácia por vezes superiores aos encontrados com o uso da imagem convencional, mesmo com o emprego de contraste iodado intravenoso pela TC. Talvez a área de maior limitação da PET-CT no estadiamento sistêmico, em comparação aos métodos de imagem convencionais, é na detecção de pequenas metástases pulmonares, cuja resolução espacial da tomografia é superior a qualquer outro método de imagem atualmente disponível.[15]

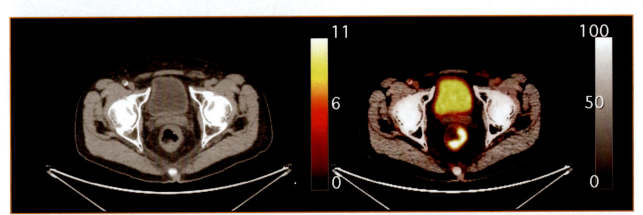

Figura 10.1. Imagem de PET-CT no estadiamento primário de câncer de reto. À esquerda, imagem da tomografia computadorizada (TC) e, à direita, imagem de fusão do PET com a TC, plano transversal. Observa-se acentuada captação da glicose marcada (coloração amarelada) na borda posterior e lateral esquerda da parede do reto, que se mostra espessada. Pela imagem, sugere-se estadiamento T2 pelo envolvimento da gordura do mesorreto. Pela patologia, comprovou-se tratar-se de estádio T3a.
Fonte: acervo do autor.

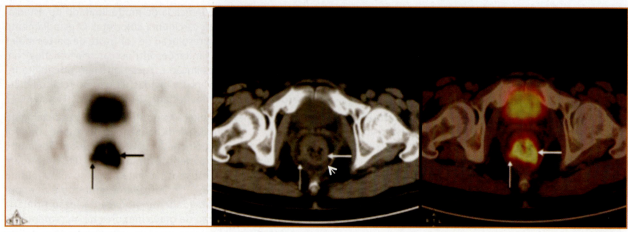

Figura 10.2. FDG-PET no estadiamento nodal. Observa-se captação da glicose no tumor primário (seta longa espessa) e em linfonodos perirretais aumentados de volume (seta longa fina). Porém, o exame não tornou possível visualizar atividade metabólica anômala em linfonodos perirretais menores (cabeça de seta).
Fonte: acervo do autor.

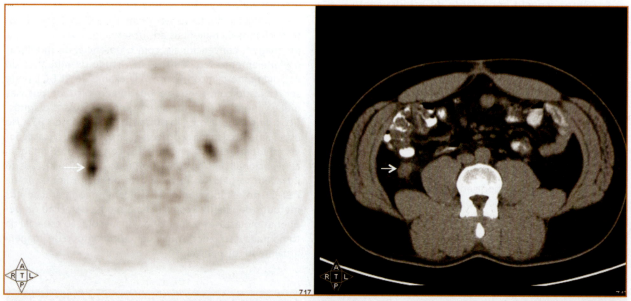

Figura 10.3. PET-CT no estadiamento sistêmico. A imagem da esquerda representa a imagem do PET e, da direita, a de tomografia. Observa-se presença de intensa captação da glicose em área de implante peritoneal adjacente e, posteriormente, ao cólon ascendente.
Fonte: acervo do autor.

Na detecção de metástases hepáticas, a PET-CT mostra também elevada sensibilidade. Seja no estadiamento primário, seja no seguimento pós-tratamento, a ^{18}F-FDG-PET torna possível a detecção de metástases hepáticas com alta sensibilidade, apresentando limitações em lesões com dimensões inferiores a 5 mm. Para o diagnóstico de metástases hepáticas, a PET-CT com FDG pode ser 20 a 40% superior à TC em algumas situações clínicas específicas, principalmente quando associado à presença de esteatose hepática (Figura 10.4).

Alguns trabalhos publicados demonstram que a PET-CT apresenta sensibilidade inferior à ressonância magnética com uso de técnicas de difusão e de contraste paramagnético hepatoespecífico.[16] Sua utilização melhora a acurácia na localização e na indicação de ressecção cirúrgica das lesões, caracterizada pelo superior valor preditivo positivo, podendo aumentar a sobrevida dos pacientes em até 40%.[13]

Contudo, no estadiamento primário de pacientes com CCR ainda não existe grau de evidência suficientemente forte para indicar a PET-CT na rotina de investigação primária. Tem-se discutido o real impacto em termos de sobrevida ou sobrevida livre de recorrência quando da inserção da PET-CT no algoritmo de estadiamento primário.

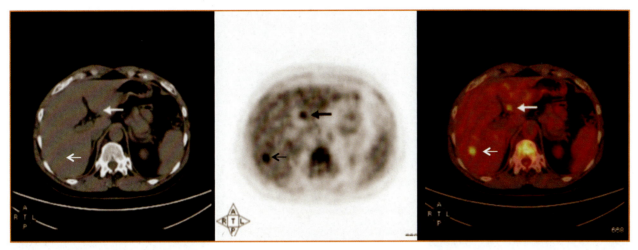

Figura 10.4. Exemplo de PET-CT no estadiamento sistêmico do CCR. Notam-se dois focos (setas) de incremento do metabolismo em fígado com sinais à tomografia de infiltração gordurosa (esteatose), um no lobo direito e outro no lobo esquerdo.
Fonte: acervo do autor.

Detecção da recidiva

O maior grau de evidência do uso da ^{18}F-FDG-PET no CCR é na detecção da recidiva.[14-21] Quando existem suspeitas de recidiva da doença, seja por elevação dos marcadores tumorais no sangue, seja por achados duvidosos ou indeterminados pelos métodos de imagem convencionais, a PET-CT possibilita identificar os sítios de recidiva locorregional e/ou sistêmica com maior acurácia em comparação aos métodos de imagem convencional. Uma de suas vantagens é o seu elevado valor de predição positivo, considerando que áreas com intenso acúmulo da glicose marcada apresentam maior probabilidade de refletir atividade proliferativa celular secundária à doença de base. Contudo, essa superioridade é mais destacada para detecção de focos sistêmicos, como envolvimento linfonodal extrapélvico, ósseo e peritoneal. Os valores de sensibilidade são comparáveis para detecção do envolvimento hepático. Essa aplicação da PET-CT tem sido extensivamente avaliada na literatura, sendo que algumas metanálises chegam a mostrar mudança na conduta clínica com as informações obtidas por meio da PET em cerca de 29% dos casos, principalmente pela capacidade em detectar envolvimento extra-hepático quando o paciente apresenta recidiva da doença no fígado ou é candidato ao tratamento cirúrgico por haver metástases hepáticas. A detecção de doença sistêmica promove discussões quanto à indicação do tratamento cirúrgico do fígado com intenção curativa (Figura 10.5).

Contudo, uma das questões mais prevalentes é: qual o real impacto da inserção dessa tecnologia na sobrevida global e na sobrevida livre de recorrência?

Raríssimos trabalhos avaliam o impacto dessa tecnologia detectando precocemente a recidiva da doença no incremento da sobrevida global do paciente. Isso tem sido cada vez mais discutido pelas agências de saúde do mundo inteiro, pois apenas se justifica a inserção de novas tecnologias no algoritmo de investigação se ela trouxer benefícios mensuráveis que superem o custo de sua implantação.

Outra maneira de avaliar o impacto de novas tecnologias que agregam alto custo à avaliação inicial e ao acompanhamento de pacientes com diferentes tipos de neoplasia é saber qual a efetiva modificação de conduta que a informação provida por esse novo método promove dentro de cenários clínicos muito bem estabelecidos. Como existem dados sólidos e robustos na literatura que sustentam o valor da PET-CT na mudança de conduta com valor agregado aos pacientes, a maioria das agências de saúde mundiais aprovou o uso da PET-CT na detecção da recidiva local e sistêmica do paciente com CCR.

Avaliação terapêutica

O tratamento do adenocarcinoma de cólon e reto é muitas vezes multimodal, porém em quase todas as situações está indicado o tratamento cirúrgico. Pode-se utilizar a quimioterapia combinada com a radioterapia antes da operação, com o objetivo de promover *downsizing* ou *downstaging* do tumor, melhorando, assim, o prognóstico e a sobrevida, e facilitando muitas vezes também o procedimento cirúrgico.

O tratamento neoadjuvante com rádio e quimioterapia pode promover o desaparecimento completo do tumor na peça cirúrgica em até 27% dos casos.[22] O tratamento adjuvante quimioterápico e, por vezes, radioterápico está indicado nos casos de tumores localmente avançados, que já tenham apresentado sinais de envolvimento sistêmico ou quando o cirurgião está seguro de que o tratamento cirúrgico não retirou todo o tecido tumoral presente; nesse caso, é preferencialmente indicada a radioterapia da loja cirúrgica. Em situações de doença mais extensa e avançada, principalmente quando os regimes de tratamento sistêmico falham em controlar a evolução da doença, podem ser empregados fármacos citostáticos, como anticorpos monoclonais (p. ex., anticorpos contra fatores de crescimento epidérmico).

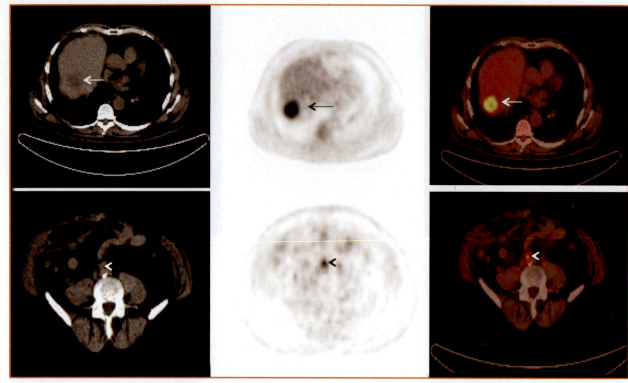

Figura 10.5. Paciente no pós-operatório de cirurgia por carcinoma de reto. Após 1 ano de seguimento, apresentou lesão metastática isolada em lobo direito hepático detectado pela tomografia e pelo PET (seta longa). No planejamento pré-operatório, o exame de PET demonstra foco de captação extra-hepático em diminuto linfonodo ilíaco comum direito (cabeça de seta). Planejamento cirúrgico com intenção curativa modificado pelos achados da PET-CT.
Fonte: acervo do autor.

Outro potencial benefício da imagem molecular é na avaliação do tratamento neoadjuvante ou adjuvante, visto que novos paradigmas têm sido avaliados, como critérios moleculares mais do que volumétricos ou anatômicos para caracterizar uma resposta terapêutica efetiva. No controle do tratamento neoadjuvante, a PET-CT pode ter nova aplicação clínica em potencial, visto que 20 a 30% dos pacientes podem apresentar completa ausência de tumor pelo exame anatomopatológico da peça cirúrgica. Alguns autores discutem que, nessas situações, em pacientes que apresentam tumores de reto distal, em que a amputação abdominoperineal do reto é a única alternativa de retirada cirúrgica do tumor, a resposta clínica completa associada a resultados negativos da PET-CT poderia reforçar a conduta conservadora de proceder com a enucleação da lesão apenas quando possível ou acompanhamento em intervalos curtos, sem cirurgia de amputação do reto.

O método tem sido empregado também no controle de tratamento de metástases hepáticas, seja com medicamentos citotóxicos ou citostáticos, seja por meio de procedimentos intervencionistas, como o tratamento por radiofrequência e a quimioembolização. Contudo, o impacto clínico desse tipo de aplicação ainda necessita de maior investigação na literatura especializada. Sabe-se atualmente que, no controle de ablação por radiofrequência, é imperativo que a imagem de controle do tratamento seja realizada nas primeiras 24 a 48 horas após a ablação, pois, em períodos mais tardios, pode-se seguir uma resposta inflamatória ao redor e no interior da lesão tratada que promove também incremento de captação da glicose marcada pelas células inflamatórias ativadas. Um resultado negativo da PET-CT é considerado altamente preditivo de boa resposta terapêutica, e vice-versa.

A técnica empregada para avaliar a eficácia do tratamento não difere muito da convencionalmente padronizada para realizar estudos de corpo inteiro com o objetivo de estadiamento. Um dos aspectos fundamentais é que, após a realização das imagens de corpo inteiro, avaliem-se as imagens pélvicas para verificar a necessidade de imagens complementares com administração de diurético ou contraste via endorretal. Não é incomum verificar grandes atividades no interior da bexiga, em que, mesmo com esvaziamento ativo do conteúdo vesical por meio da micção, pode-se observar quantidades muito significativas de atividade da luz vesical. Essa atividade aumentada pode ocasionalmente dificultar a identificação de focos metabólicos anormais em estruturas adjacentes e em contiguidade com a bexiga. Nessa situação, recomenda-se formalmente a administração de diurético, na dose de 20 mg (uma ampola) de furosemida, via intravenosa. Após 30 minutos de intervalo após a administração do diurético, quando o paciente é orientado a se hidratar por via oral, solicita-se que o paciente esvazie o conteúdo vesical antes de realizar a aquisição das imagens. Procede-se então à aquisição de imagens pélvicas após estímulo diurético, podendo-se utilizar a mesma matriz e demais parâmetros de aquisição empregados na série de corpo inteiro.

Outro detalhamento técnico muito importante é a administração de contraste endorretal quando existe indicação para realização dessa técnica ou quando as imagens de corpo inteiro obtidas não possibilitam diferenciar entre atividade localizada na luz intestinal da atividade situada primariamente na parede do intestino. Com a administração de contraste iodado diluído a 3% ou mesmo com administração endorretal de contraste negativo (soro fisiológico), é possível fazer essa diferenciação na maioria das vezes. O volume a ser administrado é de 500 mL e varia conforme a tolerância do paciente. É importante realizar a aquisição das imagens logo depois da administração do contraste intrarretal. Alguns estudos mostram que agregar PET-CT à investigação da resposta ao tratamento neoadjuvante pode incrementar a acurácia da avaliação clínica de resposta para índices superiores a 85%.[23-30]

CONSIDERAÇÕES FINAIS

A incorporação de métodos de imagem molecular na avaliação do CCR tem trazido informações adicionais que possibilitaram melhor condução clínica do paciente com o diagnóstico dessa afecção. Na prática clínica, a grande indicação da PET-CT é na detecção de recidiva do tumor, possibilitando mudanças positivas na conduta de seguimento e tratamento adotados. No estadiamento primário, ainda são necessários mais estudos para comprovar que a incorporação da PET-CT traz mais benefícios do que custos totais agregados. Na avaliação terapêutica, o método é promissor, porém ainda são necessários mais estudos para que o método possa ser incorporado no algoritmo de investigação para essa finalidade.

Novos biomarcadores de imagem molecular poderão no futuro trazer outras perspectivas para a utilização de PET-CT no CCR.

Referências

1. Guimarães RM, Rocha PG, Muzi CD, Ramos R de S. Increase income and mortality of colorrectal cancer in Brazil, 2001-2009. Arq Gastroenterol. 2013;50(1):64-9.
2. Basu S, Kwee TC, Surti S, Akin EA, Yoo D, Alavi A. Fundamentals of PET and PET/CT imaging. Ann N Y Acad Sci. 2011;1228:1-18.
3. Hatanaka M. Transport of sugars in tumor cell membranes. Biochim Biophys Acta. 1974;355(1):77-104.
4. Brahimi-Horn MC, Pouyssegur J. The hypoxia-inducible factor and tumor progression along the angiogenic pathway. Int Rev Cytol. 2005;242:157-213.
5. Waki A, Fujibayashi Y, Yokoyama A. Recent advances in the analyses of the characteristics of tumors on FDG uptake. Nucl Med Biol. 1998;25(7):589-92.
6. Lindholm H, Brolin F, Jonsson C, Jacobsson H. Effects on the FDG distribution by a high uptake of brown adipose tissue at PET examination. EJNMMI Res. 2014;4(1):72.
7. Treglia G, Taralli S, Salsano M, Muoio B, Sadeghi R, Giovanella L. Prevalence and malignancy risk of focal colorectal incidental uptake detected by (18) F-FDG-PET or PET/CT: a meta-analysis. Radiol Oncol. 2014;48(2):99-104.
8. Laurens ST, Oyen WJ. Impact of Fluorodeoxyglucose PET/Computed tomography on the management of patients with colorectal cancer. PET Clin. 2015;10(3):345-60.
9. Edge SB, Compton CC. The American Joint Committee on Cancer: the 7th edition of the AJCC cancer staging manual and the future of TNM. Ann Surg Oncol. 2010;17(6):1471-4.
10. Petersen RK, Hess S, Alavi A, Høilund-Carlsen PF. Clinical impact of FDG-PET/CT on colorectal cancer staging and treatment strategy. Am J Nucl Med Mol Imaging. 2014;4(5):471-82.
11. Yi HJ, Hong KS, Moon N, Chung SS, Lee RA, Kim KH. Reliability of (18)f-fluorodeoxyglucose positron emission tomography/computed tomography in the nodal staging of colorectal cancer patients. Ann Coloproctol. 2014;30(6):259-65.
12. Mainenti PP, Iodice D, Segreto S, Storto G, Magliulo M, De Palma GD et al. Colorectal cancer and 18FDG-PET/CT: what about adding the T to the N parameter in loco-regional staging? World J Gastroenterol. 2011;17(11):1427-33.
13. Ozis SE, Soydal C, Akyol C, Can N, Kucuk ON, Yagcı C et al. The role of 18F-fluorodeoxyglucose positron emission tomography/computed tomography in the primary staging of rectal cancer. World J Surg Oncol. 2014;12:26.
14. Patel S, McCall M, Ohinmaa A, Bigam D, Dryden DM. Positron emission tomography/computed tomographic scans compared to computed tomographic scans for detecting colorectal liver metastases: a systematic review. Ann Surg. 2011;253(4):666-71.
15. Parnaby C, Bailey W, Balasingam A, Beckert L, Eglinton T, Fife J et al. Pulmonary staging in colorectal cancer: a review. Colorectal Dis. 2012;14(6):660-70.
16. Coenegrachts K, De Geeter F, ter Beek L, Walgraeve N, Bipat S, Stoker J, Rigauts H. Comparison of MRI (including SS SE-EPI and SPIO-enhanced MRI) and FDG-PET/CT for the detection of colorectal liver metastases. Eur Radiol. 2009;19(2):370-9.
17. Huebner RH, Park KC, Sheperd JE, Schwimmer J, Czernin J, Phelps ME, Gambhir SS. A meta-analysis of the literature for whole body 18F-FDG PET detection of recurrent colorectal cancer. J Nucl Med. 2000;41:1177-89.
18. Rohren EM, Turkington TG, Coleman RE. Clinical applications of PET in oncology. Radiology. 2004;231:305-32.
19. Zhuang H, Sinha P, Pourdehnad M, Duarte PS, Yamamoto AJ, Alavi A. The role of positron emission

tomography with fluorine-18-deoxyglucose in indentifying colorectal cancer metastases to liver. Nucl Med Comm. 2000;21(9):793-8.

20. Makis W, Kurzencwyg D, Hickeson M. 18F-FDG PET/CT superior to serum CEA in detection of colorectal cancer and its recurrence. Clin Imaging. 2013;37(6):1094-7.

21. Caglar M, Yener C, Karabulut E. Value of CT, FDG PET-CT and serum tumor markers in staging recurrent colorectal cancer. Int J Comput Assist Radiol Surg. 2015;10(7):993-1002.

22. Habr-Gama A, Perez RO. Non-operative management of rectal cancer after neoadjuvant chemoradiation. Br J Surg. 2009;96(2):125-7.

23. Habr-Gama A, Gama-Rodrigues J, Perez RO, Proscurshim I, São Julião GP, Kruglensky D et al. Late assessment of local control by PET in patients with distal rectal cancer managed non-operatively after complete tumor regression following neoadjuvant chemoradiation. Tech Coloproctol. 2008;12(1):74-6.

24. Perez RO, Habr-Gama A, Gama-Rodrigues J, Proscurshim I, Julião GP, Lynn P et al. Accuracy of positron emission tomography/computed tomography and clinical assessment in the detection of complete rectal tumor regression after neoadjuvant chemoradiation: long-term results of a prospective trial (National Clinical Trial 00254683). Cancer. 2012;118(14):3501-11.

25. Huh JW, Min JJ, Lee JH, Kim HR, Kim YJ. The predictive role of sequential FDG-PET/CT in response of locally advanced rectal cancer to neoadjuvant chemoradiation. Am J Clin Oncol. 2012;35(4):340-4.

26. Fischer MA, Vrugt B, Alkadhi H, Hahnloser D, Hany TF, Veit-Haibach P. Integrated ^{18}F-FDG PET/perfusion CT for the monitoring of neoadjuvant chemoradiotherapy in rectal carcinoma: correlation with histopathology. Eur J Nucl Med Mol Imaging. 2014;41(8):1563-73.

27. Maffione AM, Chondrogiannis S, Capirci C, Galeotti F, Fornasiero A, Crepaldi G et al. Early prediction of response by ^{18}F-FDG PET/CT during preoperative therapy in locally advanced rectal cancer: a systematic review. Eur J Surg Oncol. 2014;40(10):1186-94.

28. Joye I, Deroose CM, Vandecaveye V, Haustermans K. The role of diffusion-weighted MRI and (18)F-FDG PET/CT in the prediction of pathologic complete response after radiochemotherapy for rectal cancer: a systematic review. Radiother Oncol. 2014;113(2):158-65.

29. Bundschuh RA, Dinges J, Neumann L, Seyfried M, Zsótér N, Papp L et al. Textural parameters of tumor heterogeneity in ^{18}F-FDG PET/CT for therapy response assessment and prognosis in patients with locally advanced rectal cancer. J Nucl Med. 2014;55(6):891-7.

30. Maffione AM, Maffione AM, Marzola MC, Capirci C, Colletti PM et al. Value of (18)F-FDG PET for predicting response to neoadjuvant therapy in rectal cancer: systematic review and meta-analysis. AJR Am J Roentgenol. 2015;204(6):1261-8.

Estudos Funcionais no Pré-operatório: Indicações e como Conduzir

José Marcio Neves Jorge
Ilario Froehner Junior

INTRODUÇÃO

A evolução do tratamento cirúrgico do câncer de reto e a consolidação da terapia neoadjuvante e dos conhecimentos acerca da disseminação das células tumorais possibilitaram operações com preservação esfincteriana, o que demandou cuidadosa revisão dos aspectos relacionados com a fisiologia anorretal e de sua influência na qualidade de vida.[1]

Desde a sua descrição por Miles em 1908, a ressecção abdominoperineal do anorreto tem sido considerada a operação de escolha nos tratamentos do câncer de reto distal.[2] A partir da década de 1980, a necessidade de manter a margem cirúrgica distal de 2 a 5 cm foi questionada, sugerindo-se que anastomoses mais baixas com preservação do esfíncter anorretal poderiam ser realizadas.[3] Paralelamente, estudos funcionais após as anastomoses colorretais baixas e coloanais consideraram a importância do canal anal médio e distal na continência anal, possibilitando a ressecção cirúrgica do terço proximal como margem cirúrgica.[4,5]

Na década de 1990, foi descrita a ressecção distal com margem de 1 cm da borda inferior do tumor, sem modificação nas taxas de recorrência em relação aos grupos com margens mais extensas.[6] Adicionalmente, os estudos relacionados com a ressecção total do "mesorreto" (*total mesorectal excision*) indicaram que a margem circunferencial da peça cirúrgica teve significativo impacto nos índices de recorrência, metástases a distância e sobrevida.[7] O desenvolvimento de novas tecnologias de grampeamento e técnicas operatórias associadas ao conhecimento anatomopatológico das neoplasias malignas do reto possibilitou o acesso anterior a tumores retais baixos, seguido de anastomoses ultrabaixas e coloanais.

Com a elevação dos índices de sobrevida, os aspectos da qualidade de vida ganharam importância significativa. A síndrome da ressecção anterior do reto, que inclui a incontinência anal, acomete até 60% dos pacientes, associando piora significativa à qualidade de vida.[8]

Os seguimentos de longo prazo (até 180 meses) dos pacientes submetidos à radioterapia neoadjuvante de curta duração previamente à ressecção anterior do reto – até 180 meses – demonstraram índices de incontinência anal em até 57% dos casos.[9] A incontinência anal ocasiona profundo impacto na qualidade de vida do indivíduo acometido, interferindo na sua interação social, profissional e afetiva, o que traz encargos econômicos elevados para os sistemas de saúde em decorrência de seu tratamento e pela redução da atividade produtiva em pacientes da população economicamente ativa.[10,11]

Em razão das repercussões da síndrome da ressecção anterior do reto, em especial da incontinência anal, alguns autores reportam que os pacientes submetidos ao estoma intestinal terminal definitivo apresentam melhor qualidade de vida, acrescentando que algum distúrbio da evacuação poderia comprometer o resultado final do tratamento do câncer retal, mesmo com a adequada evolução oncológica.[12] A incidência de incontinência anal após a ressecção anterior do reto varia entre 21 e 78%,[13] estando essa ampla variação provavelmente associada à interferência de vários fatores, como idade, distância da lesão da margem anal, terapia neoadjuvante, tipo e altura da anastomose, complicações pós-operatórias (p. ex., deiscência anastomótica) e existência de incontinência anal prévia.[14]

É comum na prática clínica o paciente já apresentar algum fator que possa interferir no mecanismo de continência anal antes de iniciar a neoadjuvância e/ou o tratamento cirúrgico. A incidência da incontinência anal nesses pacientes tem sido estimada em um terço dos casos,[13] corroborando os dados de estudo multicêntrico que referiu índice de incontinência anal de aproximadamente 41% após a ressecção total do mesorreto – *Dutch Total Mesorectal Excision Trial*, que relatou 41,1%.[14] Há, conforme opinião de vários autores, proeminente necessidade da avaliação funcional prévia do paciente, que, por sua vez, deve ser baseada nos sintomas gastrintestinais e anorretais já existentes, nos antecedentes obstétricos, nas operações anorretais prévias e nos exames complementares de fisiologia colorretoanal.[8,9,13-16]

A comparação das alterações da qualidade de vida entre pacientes com neoplasia maligna do reto submetidos ao estoma terminal e aqueles submetidos à ressecção anterior não apresentou variação significativa.[15] A percepção "de ter sido curado" frente à possibilidade concreta do óbito tende a prevalecer em relação aos demais aspectos.[16]

A avaliação funcional torna possíveis a obtenção dos dados e o embasamento objetivo para a compreensão da função anorretal prévia à neoadjuvância e ao tratamento cirúrgico e das possíveis alterações consequentes à ressecção anterior do reto. Mesmo com evolução favorável do ponto de vista oncológico, as alterações da qualidade de vida podem comprometer significativamente o resultado final do tratamento. A reconstrução do trânsito intestinal, mesmo parecendo a opção mais "fisiológica", pode agregar ao paciente os aspectos devastadores dos distúrbios evacuatórios, em especial os de continência anal. Dessa forma, há casos em que a reconstrução do trânsito intestinal pode se tornar uma ameaça à qualidade de vida do paciente, em oposição ao estoma definitivo e, em outros pacientes, trazer bons resultados, mesmo diante das alterações fisiológicas já conhecidas, a partir do manejo clínico otimizado, da anuência e da participação do paciente.

FATORES DE RISCO PARA A INCONTINÊNCIA ANAL

A incontinência fecal se caracteriza pela perda anal involuntária de fezes, por ao menos 1 mês, em indivíduo com desenvolvimento neuropsicomotor igual ou superior a 4 anos de idade.[17] A perda dos gases intestinais é também considerada um distúrbio da continência, que ocorre isoladamente ou em conjunto à perda fecal.[18] Sua prevalência geral oscila entre 1,4 e 18%, segundo a definição utilizada (inclusão ou não dos casos de perda isolada de gases e de *soiling* ou sujidade das vestes) e a população estudada, sendo maior em pacientes institucionalizados, idosos, indivíduos com distúrbios neurológicos, cognitivos e mulheres multíparas.[19] Em pacientes idosos institucionalizados e naqueles em tratamento psiquiátrico, a prevalência alcança, respectivamente, 32 e 56%.[20,21]

As principais causas da incontinência anal adquirida são as lesões traumáticas do esfíncter anal, como as obstétricas e as pós-operatórias, seguidas pela neuropatia do nervo pudendo e pelo prolapso retal.[22]

A causa obstétrica da incontinência anal adquirida é considerada a mais frequente, independentemente do subgrupo avaliado. Em um estudo com 475 mulheres encaminhadas para a avaliação da incontinência anal, 91% tinham histórico de partos vaginais e 78% lesões perineais ou feito uso do fórceps. Os estudos fisiológicos – principalmente a manometria anorretal – apresentaram anormalidades em 96% dos casos e, em 64%, houve mais de uma alteração, como a latência do nervo pudendo aumentada.[23]

Sultan et al.[24] avaliaram por exame clínico, ultrassonografia endoanal, manometria anorretal e tempo de latência do nervo pudendo de 202 gestantes, 6 semanas prévias ao parto vaginal e, como seguimento, 6 semanas e 6 meses depois. Descreveram alguma lesão esfincteriana em 35% das primíparas e em 44% das multíparas. Dessas pacientes, apenas um terço apresentou sintomas.

As lesões clinicamente ocultas do esfíncter anal podem ocasionar sintomas tardios de incontinência, em decorrência das alterações fisiológicas da menopausa e da redução quantitativa e qualitativa da massa muscular, bem como da neuropatia do pudendo – que apresenta aspecto acumulativo – e de outras comorbidades, como o diabetes melito ou antecedentes de operações sobre o cólon, o reto ou o ânus.[18]

As lesões iatrogênicas cirúrgicas representam a principal causa de incontinência anal nos pacientes do sexo masculino. A avaliação de 154 homens incontinentes revelou a realização de alguma operação orificial em 50% dos casos. Dos 76 pacientes com apenas um fator de risco associado, 59% descreveram apenas o procedimento cirúrgico anal.[23] O esfíncter interno do ânus é o mais acometido, como nas esfincterotomias associadas ao tratamento das fissuras anais e hemorroidas e, ainda, nas fistulotomias anais tradicionais, com a abertura do trajeto fistuloso e a divisão primária ou tardia da musculatura esfincteriana envolvida.[18] Com relação às hemorroidectomias, a remoção dos mamilos hemorroidários pode estar associada a episódios de incontinência anal imediata ou tardia, quando fatores como idade, mudança do hábito intestinal (síndrome do intestino irritável) ou outras comorbidades (p. ex., diabetes melito e lesões neurológicas) podem levar ao aparecimento do sintoma.[25]

A dilatação anal forçada, tratamento atualmente proscrito, era utilizada há algumas décadas no tratamento da fissura anal com hipertonia esfincteriana de repouso, geralmente associada à fissura anal crônica. A pressão de repouso anal diminuía às custas do estiramento e da ruptura das fibras musculares lisas do esfíncter interno do ânus. A avaliação ultrassonográfica endoanal de 12 pacientes submetidos a esse tratamento revelou a descontinuidade do esfíncter interno em 11 pacientes, dos quais 10 apresentaram lesões significativas.[26] O mecanismo similar de lesão foi verificado em 18% dos pacientes submetidos ao grampeamento automático transanal.[27]

A incontinência anal pode acompanhar o prolapso completo do reto em pelo menos, dois terços dos pacientes, e o prolapso interno ou intussuscepção do reto em 30 a 40%.[28] Distúrbios intestinais, como as doenças inflamatórias intestinais, as síndromes disabsortivas e a síndrome do intestino irritável, podem ocasionar episódios intensos de diarreia, sobrecarregando a barreira pressórica provida pelo aparelho esfincteriano anorretal. Os processos inflamatórios intestinais tendem a aumentar a intensidade da mobilidade cólica, podendo levar à diarreia.[29] Além disso, as proctites podem acarretar a redução da capacidade e da complacência do reto por alterarem as suas propriedades viscoelásticas de modo mais intenso na doença ativa do que nos quadros em tratamento e nos pacientes saudáveis, ocasionando urgência evacuatória e, ocasionalmente, incontinência anal.[30]

Segundo a localização da intervenção, as operações colorretais podem interferir no aspecto absortivo do conteúdo luminal (p. ex., os sais biliares no íleo terminal e a água no cólon direito) resultando em fezes liquefeitas. Do ponto de vista mecânico, as enterectomias e colectomias tendem a reduzir o tempo de trânsito intestinal, possibilitando que o conteúdo luminal alcance o ânus precocemente.

A radioterapia pélvica, que interfere negativamente na função anorretal, é comumente realizada para os tratamentos das neoplasias malignas da próstata, do colo uterino, do ânus e do reto. A proctite actínica ocasiona a inflamação da mucosa e a fibrose muscular do reto, reduzindo a sua capacidade e a sua complacência. Nas situações nas quais há indicação de proctectomia, como nos casos de neoplasias retais, esse impacto é reduzido, dando lugar ao cólon não irradiado – embora também com a capacidade e a complacência reduzidas. No esfíncter anal, verificaram-se redução dos plexos mioentéricos, espessamento neuronal e lesão muscular direta, associada à fibrose clinicamente manifestada, principalmente, por redução do tônus de repouso anal (Tabela 11.1).[31-46]

A idade consiste em um fator de risco isolado. Os processos degenerativos progressivos e fisiológicos interferem nos mecanismos da continência anal. Seu risco relativo se eleva à taxa de 1,3 por década de vida após os 60 anos de idade.[47] O esfíncter interno do ânus apresenta espessamento e redução do seu tônus, bem como há a elevação do tempo de latência do nervo pudendo.[48]

O diabetes melito ocasiona a neuropatia do sistema nervoso autônomo, levando, frequentemente, à incontinência anal associada à evacuação de fezes diarreicas. Os distúrbios do sistema nervoso central, como os acidentes vasculares encefálicos, a doença de Parkinson, a esclerose múltipla e as lesões da medula espinal, podem mesclar os distúrbios da evacuação, como a constipação intestinal associada ou não à evacuação obstruída, com a incontinência anal. Outras causas mais raras incluem as malformações anorretais, como a espinha bífida e as agenesias sacrais isoladas.[49]

Em revisão sistemática e metanálise, Scheer et al.[8] avaliaram artigos publicados a partir de 1950 sobre pacientes com câncer retal e submetidos à ressecção anterior do reto que considerassem ao menos um aspecto associado à função intestinal. Foram considerados 3.349 pacientes, de 17 países, com seguimento médio de 24 meses. A incidência ponderada da incontinência anal foi de 35,2%, variando entre 3,2 e 79,3%. Os fatores de risco associados foram a radioterapia neoadjuvante, principalmente os esquemas de tratamento de curta duração. A prevalência de incontinência anal tendeu a ser maior quanto melhor a metodologia utilizada, como nos estudos controlados e randomizados.

Aproximadamente um terço dos pacientes a serem submetidos ao tratamento do câncer do reto já apresenta

Tabela 11.1. Efeitos da neoadjuvância na função anorretal

Autor	Ano	Regime pré-operatório	n	Alteração da função anorretal	Seguimento	Avaliação manométrica
Ammann et al.[32]	2003	Convencional	28	Sim	1 ano	Sim
Pietsch et al.[33]	2007	Convencional	12	Não	6 meses	Sim
Birnbaum et al.[34]	1994	Convencional	10	Não	3 anos	Sim
Nathanson et al.[35]	2003	Convencional	109	Não	5 anos	Não
Saito et al.[36]	2004	Convencional	20	Não	1 ano	Sim
Dahlberg et al.[37]	1998	Curso curto	171	Sim	5 anos	Não
Gervaz et al.[38]	2001	Convencional	45	Sim	2 anos	Não
Duijvendijk et al.[39]	2002	Curso curto	34	Sim	1 ano	Sim
Welsh et al.[40]	2003	Curso curto	124	Sim	3 anos	Não
Peeters et al.[41]	2005	Curso curto	597	Sim	5 anos	Não
Pollack et al.[42]	2006	Curso curto	21	Sim	14 anos	Sim
Denhi et al.[43]	2002	Convencional	28	Sim	1 ano	Não
Coco et al.[44]	2007	Convencional	100	Sim	1 ano	Não
Canda et al.[45]	2010	Convencional	31	Sim	1 ano	Sim
Denos et al.[46]	2011	Convencional	51	Sim	5 anos	Não

Fonte: adaptada de Jorge et al., 2015.[31]

algum distúrbio da continência anal.[13] O estudo de 93 pacientes com câncer de reto e algum grau de incontinência anal submetidos à ressecção anterior do reto tornou possível avaliar os principais fatores determinantes na persistência da incontinência anal após o tratamento. Entre esses fatores, destacam-se: a menor distância da neoplasia em relação à borda anal (7,4 ± 3,5 cm × 11,0 ± 3,2 cm, $p < 0,001$); o índice de gravidade da incontinência anal superior ou igual a 30 no pré-operatório (FISI – *Fecal Incontinence Severity Index*); a neoadjuvância e a necessidade de ileostomia de proteção. A comparação dos dados manométricos antes e 12 meses após a operação demonstrou a persistência da incontinência anal naqueles em que houve redução significativa da pressão intra-anal média de repouso (44 ± 17 mmHg × 27 ± 17 mmHg).[13] Em concordância com outros estudos, quanto menor o reto remanescente, maior a frequência de incontinência anal. A extensão média do coto anal nos pacientes com incontinência anal persistente e sem incontinência foi de 1,7 ± 3,0 cm e 4,8 ± 2,6 cm ($p = 0,002$), respectivamente.[50]

Em um estudo prospectivo de pacientes com câncer de reto distal submetidos à terapia neoadjuvante, observou-se que a função anorretal em pacientes com resposta completa à neoadjuvância foi significativamente melhor do que a dos pacientes com resposta incompleta (ou quase completa) submetidos à ressecção transanal endoscópica.[51] Esses achados reforçam o conhecimento de que o tratamento cirúrgico somado aos efeitos da radioquimioterapia podem resultar em impacto significativamente ruim na continência anal e na qualidade de vida, reforçando a importância da avaliação funcional pré-operatória na decisão terapêutica.

ALTERAÇÕES FUNCIONAIS ANORRETAIS APÓS RESSECÇÃO DOS TUMORES RETAIS

Na retossigmoidectomia abdominal, remove-se uma quantidade variável do reto, e a função de armazenamento das fezes e gases do coto retal remanescente é variável e ainda pouco conhecida. O cólon passa a ocupar a posição do reto sem, contudo, ter as propriedades de acomodação e de sensibilidade. No pós-operatório, a modificação na conformação das vísceras na cavidade pélvica também altera essas características.[52]

A avaliação defecográfica de 62 pacientes submetidos à ressecção anterior do reto verificou, em associação à urgência evacuatória, as seguintes alterações: função de reservatório do "neorreto" reduzida; eliminação incompleta às evacuações; e ângulo anorretal mais obtuso e de variação reduzida durante o esforço evacuatório. O ângulo anorretal é componente importante da continência anal, principalmente para as fezes sólidas e a presença do ângulo anorretal obtuso foi creditada à ocupação da convexidade sacrococcígea pelo mesocólon abaixado e pelo espessamento do espaço pressacral pelo processo fibrótico cicatricial local.[53]

O coto retal e o cólon proximal à anastomose, ou apenas o cólon, ocupando a convexidade sacrococcígea apresentam volume luminal inferior ao da ampola retal normal, bem como propriedades biomecânicas diferentes, associados à redução significativa da sua capacidade e complacência, limitando a função de reservatório.[53] Adicionalmente, enquanto o reto responde principalmente com o seu relaxamento na presença das fezes, o cólon apresenta atividade contrátil de mistura ou de propagação do material luminal, facilitando a chegada das fezes ao ânus. Na persistência de algum coto retal, a anastomose colorretal cria área circular fixa e não distensível, similar a uma ampulheta, pela presença dos grampos metálicos, impedindo a acomodação retal e cólica e podendo ocasionar, inclusive, a evacuação obstruída.

A reconstrução do trânsito intestinal em bolsa cólica com formato de "J", visando ao aumento da capacidade do "neorreto", torna possível o armazenamento de volume similar ao reto íntegro, associado à redução da frequência e da urgência evacuatória. Entretanto, na maior parte dos casos das anastomoses término-terminais, em virtude da modificação das propriedades viscoelásticas do cólon, a capacidade, a frequência e a urgência evacuatórias tendem à equivalência após 2 anos da operação.[54]

O cólon mobilizado comumente apresenta exacerbação da sua atividade contrátil, possivelmente em razão da ligadura vascular mesentérica inferior, associada à lesão da inervação inibitória simpática.[13] A ressecção colorretal interfere no trânsito intestinal pela diminuição do comprimento cólico total e, ainda, pela supressão da função do cólon sigmoide, que modula as contrações propagadas do cólon direito e esquerdo e a condução das fezes ao reto.[55]

A pressão de repouso anal tende a permanecer reduzida por até 1 ano após a cirurgia colorretal.[56] A mobilização cirúrgica do reto pode interferir no trajeto neurológico para o esfíncter interno do ânus (plexo simpático) pelos nervos retais inferiores, bem como a própria ressecção retal, interrompendo sua camada circular interna, que daria origem ao esfíncter interno do ânus, lesionando, consequentemente, os componentes do plexo neuronal mioentérico.[57] As lesões estruturais podem ocorrer em até 18% dos pacientes submetidos ao grampeamento transanal, segundo avaliação endossonográfica 24 meses após a cirurgia.[27]

A ressecção interesfinctérica está associada a remoções variáveis do esfíncter interno do ânus. Gamagami et al.[58] avaliaram a repercussão funcional em 195 pacientes submetidos a anastomoses coloanais em operações para neoplasias do reto distal. Foram divididos em três grupos: o primeiro, com ressecção de 1 a 2,5 cm do canal anal; o segundo com supressão de até 1 cm; e o terceiro sem secção alguma do canal anal. A continência anal completa após 2 anos da operação foi de 50, 73 e 62%, respectivamente. A continência anal foi similar entre os pacientes que mantiveram o canal anal íntegro e aqueles com ressecção apenas da sua porção proximal.

Com relação às ressecções interesfincterianas e às anastomoses coloanais, a interrupção da musculatura circular interna do reto ou do esfíncter interno do ânus e da mucosa anorretal interfere no mecanismo do reflexo inibitório retoanal e na finalidade do reflexo de amostragem que é a discriminação do conteúdo presente no reto distal. A perda desse mecanismo está associada à urgência evacuatória, à redução da sensibilidade anal e às perdas anais insensíveis, como a incontinência passiva noturna.[18,59]

A supressão do reflexo inibitório retoanal, geralmente temporária, interfere no reflexo de amostragem do conteúdo retal, impedindo a percepção cortical e o discernimento qualitativo desse conteúdo. Na ausência do reflexo inibitório retoanal, a percepção consciente e a contração reflexa do esfíncter externo do ânus do canal anal médio e distal, importante na manutenção da continência anal, ficam prejudicadas.[60]

Em pacientes com reto residual após operações colorretais, a percepção da urgência evacuatória, após estímulo com balão, permanecia presente.[61] Nos casos das proctectomias totais, com anastomoses coloanais ou com bolsas ileoanais, a percepção do "chamado para evacuar" se dá com valores similares a pacientes normais, embora de maneira mais sutil ou inespecífica. Acredita-se que os mecanorreceptores estejam localizados na parede retal e os pacientes adaptam a sensação visceral da ocupação do cólon ou do intestino delgado como o estímulo evacuatório convencional. Algumas vísceras, como o cólon, dispõem de mecanorreceptores sensíveis ao estiramento e à compressão ao longo dos vasos sanguíneos extra e intramurais, podendo estar associadas à percepção da presença das fezes luminais.[62]

Ao conjunto de alterações funcionais decorrentes da ressecção anterior do reto dá-se o nome de "síndrome da ressecção anterior do reto", mais significativa e intensa quanto mais próximo ao esfíncter anal se estabeleça a reconstrução do trânsito intestinal.[52] Suas características envolvem, em intensidade variadas, o aumento da frequência evacuatória e de fezes amolecidas a líquidas. Eventualmente, são necessárias diversas tentativas de evacuação do conteúdo intestinal em reduzido intervalo de tempo, urgência evacuatória e incontinência anal. Essas alterações podem ocorrer em até 70% dos pacientes operados.[63]

As alterações funcionais das ressecções anteriores do reto decorrem da interferência do equilibrado controle do gradiente pressórico anorretal, no qual a pressão do canal anal é sempre maior que a do reto, exceto nas eliminações dos flatos e das fezes. Os distúrbios do reservatório retal, da dismotilidade do cólon mobilizado e das alterações do tônus esfincteriano anal se sobrepõem, frequentemente, ao anorreto previamente exposto à radiação.[31] A radioterapia pós-operatória está associada à reduzida capacidade do neorreto em virtude de sua diminuída distensibilidade[64] e da modificação do seu padrão de motilidade, geralmente apresentando contrações à presença de conteúdo luminal em vez de acomodação.[65]

A manipulação cirúrgica e as possíveis complicações pós-operatórias interferem também nos resultados funcionais. A deiscência anastomótica está associada ao processo inflamatório local adicional seguido de atividade cicatricial fibrótica, com piora das propriedades mecânicas do neorreto, ocasionando, consequentemente, maior incidência de urgência evacuatória e de incontinência anal.[66]

A formação das bolsas cólicas, como a em "J" e a transversoplastia, de resultados equivalentes entre si, está associada a respostas favoráveis apenas iniciais e significativamente superiores às da anastomose término-terminal com relação à frequência e à urgência evacuatórias e à continência anal, possivelmente em virtude da atividade retropulsora da porção lateral, e não da capacidade volumétrica propriamente dita. Murphy et al.[67] realizaram revisão sistemática de estudos randomizados visando a reconhecer a função anorretal e a técnica de reconstrução utilizada. Concluíram que a criação de bolsas cólicas não reduz a incidência da síndrome da ressecção anterior do reto. A revisão sistemática da *Cochrane* com relação às formas de reconstrução após ressecções colorretais por neoplasias do reto concluiu que a bolsa cólica em "J" é clinicamente superior à anastomose término-terminal, porém não se pode garantir seus benefícios após 18 meses do procedimento cirúrgico.[68] Nos pacientes em que a porção lateral da bolsa foi superior a 5 cm de extensão, houve maior incidência de evacuação obstruída, possivelmente pela atividade motora retropulsora.[59]

A influência da ileostomia na função evacuatória é indireta e relacionada com a manifestação clínica das deiscências anastomóticas. O tipo de ileostomia e o tempo até a reconstrução do trânsito não parecem ter correlação com a função evacuatória.[56]

Conforme as características do tumor retal e da função anorretal, alguns pacientes apresentam incontinência anal secundária à lesão; após sua remoção cirúrgica, há melhora da continência aos gases e às fezes,[13] talvez pela interferência da massa tumoral nas funções de reservatório do reto e na possível abertura persistente do canal anal superior pelo reflexo de amostragem.[50]

As microcirurgias endoscópicas transanais (*transanal endoscopic microsurgery* – TEM) para excisões de lesões retais são associadas a menor morbimortalidade quando comparadas à ressecção anterior do reto.[69] Uma avaliação manométrica e endossonográfica de 33 pacientes com lesões retais até 12 cm da margem anal previamente e após 3 semanas e 6 meses do procedimento verificou a redução significativa do tônus esfincteriano de repouso e de contração após 3 semanas. A pressão de repouso permaneceu reduzida por 6 meses, atribuída a pressões previamente reduzidas e a lesões do esfíncter interno do ânus. A zona de alta pressão, reduzida na primeira aferição pós-operatória, estava normalizada aos 6 meses. Considerando o reflexo inibitório retoanal, a sensibilidade, a capacidade e a complacência retais, apenas esta se manteve reduzida na última aferição do seguimento. Essas variáveis estiveram relacionadas com o tipo da excisão (se parcial ou envolvendo todas as camadas do reto) e a extensão do procedimento. À ultrassonografia endoanal, as lesões do esfíncter interno do ânus foram localizadas em 29% dos pacientes após 3 semanas do procedimento. As disfunções evacuatórias foram verificadas em 50% dos pacientes em 3 semanas e, em 21%, após 6 meses. Os principais fatores de risco para distúrbios da evacuação foram: lesão do esfíncter interno do ânus pós-operatória; reduzida pressão anal de repouso pré-operatória; extensão (superior a 50% da circunferência retal) e profundidade (todas as camadas do reto) da excisão. A possibilidade de alterações funcionais e morfológicas pós-operatórias e a considerável incidência de lesões esfincterianas pré-operatórias levaram os autores a sugerir a avaliação funcional de rotina nos pacientes a serem submetidos às microcirurgias endoscópicas transanais.[70]

AVALIAÇÃO FUNCIONAL PRÉVIA AO TRATAMENTO

De maneira geral, a investigação funcional anorretal pré-operatória está indicada sempre quando há risco de incontinência em virtude do estado prévio de continência do paciente ou da própria natureza do procedimento, anorretal ou colorretal indicado. No caso específico do câncer do reto, essa avaliação assume importância especial por conta de fatores como:

- Presença do tumor limitando os mecanismos funcionais de capacidade e complacência retais ou por vezes com a própria invasão direta do canal anal e do aparelho esfincteriano.
- Os variáveis efeitos de tratamento neoadjuvante na motilidade cólica, na parede do reto e no aparelho esfincteriano.
- Presença de fatores relacionados com a idade ou a presença de comorbidades afetando um ou mais dos mecanismos de continência anal (Figura 11.1).

A avaliação funcional prévia ao tratamento do câncer do reto consiste na:

- Determinação da situação atual da continência anal.
- Detecção de algum distúrbio associado da evacuação e/ou do trânsito intestinal.
- Determinação do risco de distúrbios da continência anal e da qualidade de vida que poderão advir da terapêutica proposta.

A elevada incidência da síndrome da ressecção anterior do reto e o significativo impacto na qualidade de vida dos pacientes adicionados à elevada incidência de distúrbios da evacuação prévios ao tratamento da neoplasia levam alguns autores a sugerir a avaliação funcional anorretal em todos os pacientes a serem submetidos à neoadjuvância e ao tratamento cirúrgico das neoplasias do reto, principalmente o de localização distal.[13] Consideram que a avaliação dos riscos dos distúrbios evacuatórios decorrentes devem ser esclarecidos aos pacientes, e os dados oriundos dos índices e escores, do exame físico e dos exames complementares embasam a equipe assistente e facilitam a compreensão do paciente, não retardando a conduta oncológica.[16] A revisão sistemática e a metanálise com o objetivo de avaliar os fatores de risco para incontinência anal no seguimento da ressecção anterior de neoplasias do reto em estudos entre 1950 e 2009 indicam incisivamente a atenção rotineira aos dados da história mórbida pregressa, principalmente o passado obstétrico e o de operações orificiais como marcador da necessidade de estudos adicionais.[8]

A avaliação se baseia na anamnese, no exame físico abdominal e perineal, e na solicitação dos exames de investigação funcional, sobretudo a manometria anorretal e, em casos mais específicos, a ultrassonografia endoanal e a videodefecografia.[18]

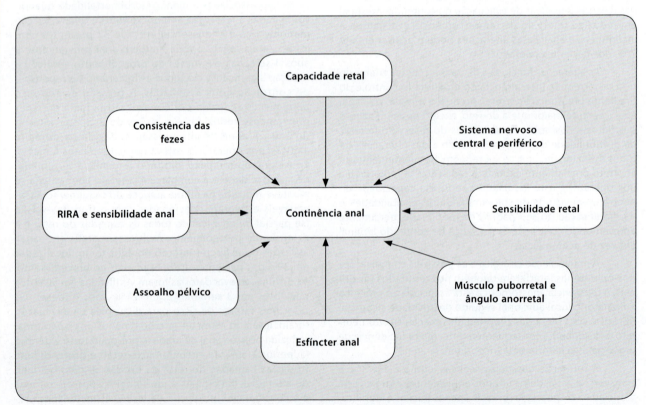

Figura 11.1. Mecanismos envolvidos na complexa fisiopatologia da incontinência anal.
RIRA: reflexo inibitório retoanal.
Fonte: adaptada de Jorge et al., 2015.[31]

Anamnese e exame físico

A determinação do hábito intestinal atual possibilita a comparação com o padrão intestinal prévio à existência da neoplasia e à determinação dos distúrbios evacuatórios, como a constipação intestinal de trânsito lento, a evacuação obstruída, a síndrome do intestino irritável e a incontinência anal.

Frequentemente, os pacientes consideram sua condição intestinal inerente à sua idade ou normal para a atual situação.[22] De modo similar, o constrangimento decorrente de algumas condições, como a incontinência anal, impede o paciente de mencionar esses sintomas ao médico assistente, como o ginecologista com relação à incontinência urinária, havendo a necessidade de questionar rotineiramente sobre os respectivos sintomas.[18] Como já comentado, aproximadamente um terço dos pacientes tem algum grau de incontinência anal previamente ao tratamento do tumor.[50]

Adicionalmente, pelo fato de a continência anal ser um mecanismo multifatorial, muitos pacientes não apresentam perdas de fezes ou de gases pelo equilíbrio ou pela compensação entre esses mecanismos, como a boa capacidade e a complacência retais em paciente com lesão oculta obstétrica do esfíncter anal,[24] trazendo a conotação da "reserva funcional". Nesses casos, a ressecção anterior do reto afetaria esse equilíbrio, predispondo à incontinência anal e às suas características sabidamente impactantes em pacientes previamente continentes.

Questões relacionadas com o aparelho gastrintestinal, principalmente quanto aos aspectos da motilidade digestiva, são úteis, em particular nos pacientes com diarreia crônica. Avaliações de comorbidades e da história mórbida pregressa (p. ex., cirurgias prévias) são importantes na determinação do diagnóstico diferencial. Eventualmente, tornam-se importantes avaliações conjuntas de outras especialidades, como urologia, ginecologia, uroginecologia, neurologia, entre outras.[71]

O índice de incontinência anal da Cleveland Clinic descrito por Jorge e Wexner em 1993 é o mais utilizado mundialmente na prática diária e nos estudos científicos para a avaliação clínica da gravidade da incontinência anal. Varia de 0 (continência completa) a 20 pontos (incontinência total). Cinco variáveis são avaliadas: incontinência para gases, fezes líquidas e fezes sólidas, uso diário de protetor das vestes e qualidade de vida do paciente.[18]

O índice de qualidade de vida na incontinência anal, o *Fecal Incontinence Quality of Life*,[72] desenvolvido no ano 2000, validado para a língua portuguesa em 2004,[73] possibilita a avaliação do impacto das alterações da continência anal no cotidiano dos pacientes a partir da análise de quatro domínios: estilo de vida; comportamento; depressão; e constrangimento.

Recentemente, avaliou-se o escore específico para a síndrome da ressecção anterior do reto, contemplando algumas características associadas à respectiva síndrome, como incontinência anal aos gases e às fezes líquidas, à frequência evacuatória, à evacuação fragmentada ou incompleta e a urgência evacuatória.[74] Seu objetivo é avaliar a intensidade clínica da ressecção anterior do reto: de 0 a 20 pontos, sem a síndrome; de 21 a 29, quadro leve; e de 30 a 42, intenso. Não apresenta, em sua composição, aspectos relacionados com a incontinência às fezes sólidas, ao uso de protetores perineais e à qualidade de vida, sendo sua aplicação prévia ao tratamento controversa.

Quadros de diarreia crônica e de constipação intestinal idiopática devem ser investigados com protocolos específicos, visto que ambas as afecções sobrecarregam o neorreservatório, predispondo à incontinência anal.[75,76] Os critérios diagnósticos de Roma III também abordam disfunções como dispepsia, diarreia funcional, gases intestinais em excesso e a síndrome do intestino irritável. Em consonância com as comorbidades, a história mórbida pregressa e as informações da anamnese voltada ao trânsito intestinal e à continência anal, o exame físico direciona a necessidade dos exames e das avaliações complementares. As disfunções do assoalho pélvico e uroginecológicas, por exemplo, frequentemente coexistem ou antecedem os distúrbios da continência anal.[24]

O exame físico, em especial o toque retal, apresenta reduzida sensibilidade no diagnóstico da localização e da extensão de lesões do esfíncter anal. A avaliação complementar pode adicionar dados diagnósticos em até 98% dos casos, auxiliar na escolha do tratamento em 75 a 84% dos pacientes incontinentes anais e definir a conduta em 10 a 19%, em comparação à avaliação clínica isolada.[77] A avaliação clínica e manométrica de 159 mulheres atendidas em serviço especializado em lesões obstétricas do esfíncter anal, tendo como padrão a ultrassonografia endoanal, verificou a sensibilidade de apenas 26% da inspeção perineal e a sensibilidade de 67% e especificidade de 55% do toque retal no diagnóstico de lesões esfincterianas.[77] A comparação entre a avaliação clínica de primíparas e a respectiva avaliação endossonográfica resultou no diagnóstico de lesões esfincterianas em 3 e 33% das pacientes, respectivamente.[24]

A inspeção perineal torna possíveis a avaliação de alterações evidentes do tônus anal, como o ânus patuloso e a presença de sujidade (*soiling*), e a verificação de cicatrizes perineais, como as lacerações obstétricas, as episiotomias e as perineoplastias. As operações orificiais também podem indicar possíveis lesões esfincterianas. Áreas com redução das pregas cutâneas anais podem indicar hipotonia ou dano muscular subjacente. A inspeção da contração anal possibilita a avaliação tônica da circunferência esfincteriana e da evacuação pelo diagnóstico dos prolapsos anorretais, do descenso perineal e de abaulamentos perineais, como os decorrentes das episiotomias e dos deslocamentos do corpo perineal e da parede vaginal posterior, comuns na retocele. O toque retal permite a avaliação do tônus de repouso, de contração voluntária, assim como da ação de contração em alça posterior, formando o ângulo anorretal pelo puborretal. A maioria dos defeitos esfincterianos de importância clínica pode ser percebida ao toque, sendo indicados, assim, exames como a ultrassonografia endoanal para documentar e quantificar o defeito. As alterações da sensibilidade anocutânea podem associar-se à neuropatia do nervo pudendo. A anuscopia fornece a visibilização do reto distal, das hemorroidas internas, da linha pectínea e das hemorroidas externas.

Exames laboratoriais de investigação funcional

Os exames complementares possibilitam a compreensão objetiva do estado funcional dos mecanismos de evacuação e da continência anal. A disponibilidade de exames complementares nos diversos centros médicos é variável; no entanto, após a avaliação da história clínica e da utilização dos índices de incontinência anal, de constipação intestinal e de qualidade de vida, conforme necessário, o exame complementar sequente é a manometria anorretal.

Exame de fácil realização, a manometria possibilita a obtenção de dados objetivos da função anorretal, como tônus anal de repouso e de contração voluntária, bem como extensão do canal anal, sua assimetria, a pressão de repouso e de contração voluntária, como valor total e em cada centímetro do seu comprimento, tornando possível a localização de alguma área disfuncional, representada pela redução pressórica local, comum nos casos de lesões obstétricas anteriores ou operação orificial e naqueles pacientes com alguma degeneração neuromuscular, como na neuropatia do nervo pudendo, em que o tônus é reduzido homogeneamente. A análise pressórica da circunferência completa e de toda a extensão do canal anal funcional permite a obtenção do vetor volume, análise visual tridimensional e global do esfíncter anal durante o tônus em repouso e a sua contração. Além disso, o exame possibilita a avaliação do perfil pressórico anal durante o esforço evacuatório, fundamental no estudo da evacuação obstruída. Ainda, é possível avaliar o esfíncter anal durante uma contração prolongada, fundamental no estudo da urgência evacuatória e da supressão do estímulo evacuatório, indicando o risco de incontinência anal em pacientes com esse índice muito reduzido. A manometria anorretal auxilia na localização de lesão esfincteriana, selecionando os pacientes com indicação de realizar os métodos de imagem, como a ultrassonografia endoanal e a ressonância magnética, além de poder ser utilizada durante sessões de fisioterapia do assoalho pélvico pelo *biofeedback*.[78,79]

A ultrassonografia endoanal é o método de imagem de escolha na avaliação da morfologia do esfíncter anal no estudo da incontinência anal. Representa exame menos invasivo, em relação à eletroneuromiografia, e de baixo custo, quando comparado à ressonância magnética com bobina endoanal. Apresenta sensibilidade e especificidade superiores a 95% na identificação de lesões esfincterianas.[80] Sua correlação com a história clínica e o estudo manométrico anorretal é importante na determinação etiológica, pela presença de lesões clinicamente assintomáticas, como as lesões esfincterianas obstétricas ocultas, que ocorrem em até 35% das primíparas.[24]

Embora forneça dados importantes da integridade morfológica do esfíncter, a ultrassonografia não provê dados objetivos da função esfincteriana sendo, portanto, exame complementar à manometria anorretal. A ultrassonografia possibilita a localização do dano muscular do esfíncter interno ou externo, o que pode estar associado à alteração da sua função, o tônus pressórico. A história obstétrica pode indicar a avaliação esfincteriana, na qual é possível localizar lesões anteriores – pelo parto *per se*, pela episiotomia ou pela ação do fórceps vaginal – e, ainda, a "reserva funcional" permite o tônus de repouso e o de contração normais e a continência completa. Em pacientes idosos, há o espessamento habitual do esfíncter interno do ânus, geralmente associado à redução da pressão basal de repouso, ou, ainda, o adelgaçamento do esfíncter externo, decorrentes da neuropatia no nervo pudendo, também relacionado com a redução da amplitude de contração e da sua manutenção, fato associado à urgência evacuatória.

Outra maneira de avaliação morfológica do aparelho esfincteriano consiste na ressonância magnética, um exame realizado com bobina endoanal que apresenta sensibilidade e especificidade similares à ultrassonografia endoanal, possibilitando imagens com melhor definição, principalmente, do músculo esfíncter anal externo. A avaliação da atrofia esfincteriana externa está associada, na maioria das vezes, à neuropatia do nervo pudendo e a piores resultados da esfincteroplastia anal.[81]

Os estudos defecográficos apresentam indicação mais restrita, sendo úteis principalmente na avaliação da incontinência anal associada ao prolapso retal e naqueles pacientes com evacuação obstruída ou incompleta, visando a avaliar situações que podem se intensificar durante e, principalmente, após o tratamento cirúrgico. A defecografia pode ser realizada por estudo fluoroscópico (videodefecografia convencional), por ressonância magnética (videodefecorressonância) e, mais recentemente, por meio da ultrassonografia endoanal (ecodefecografia).[82]

Estudos eletroneuromiográficos apresentam resultados complementares aos exames de imagem esfincteriana na avaliação da incontinência anal, pois somente a eletroneuromiografia pode avaliar a integridade muscular presente. Atualmente, conforme contexto clínico, sua indicação pode ser prescindida por sua realização estar associada a disponibilidade decrescente, desconforto e dor e por acrescentar dados à investigação, porém modificando a conduta em uma minoria de casos.[83] O tempo de latência do nervo pudendo auxilia na definição da disfunção esfincteriana, se em decorrência da neuropatia do nervo pudendo ou da lesão muscular ou, ainda, da lesão mista (neuromuscular). Apesar de controverso, os pacientes com neuropatia do nervo pudendo apresentam pior prognóstico quando submetidos a procedimentos cirúrgicos de reconstrução esfincteriana.[84] Assim como os estudos eletromiográficos, a indicação da avaliação do tempo de latência do nervo pudendo restringe-se a alguns casos selecionados.[18]

CONCLUSÃO

Para uma adequada avaliação funcional antes do tratamento do câncer do reto, são imprescindíveis a identificação de fatores de risco de incontinência do paciente e o entendimento das possíveis implicações do tratamento neoadjuvante e do procedimento cirúrgico a ser realizado do estado de continência do paciente.

Incontinência anal prévia, histórico de operações orificiais ou de partos vaginais e constipação intestinal prévia – fator associado ao esforço evacuatório e à neuropatia do nervo pudendo – reduzida distância do tumor em relação à borda anal, ressecção interesfincteriana, anastomoses coloanais e necessidade de neoadjuvância, além de comorbidades como o diabetes melito, doenças do colágeno e idade acima dos 65 anos, são alguns dos fatores que indicam a necessidade da avaliação complementar. A concepção da "reserva fisiológica" é fundamental na compreensão do intrincado equilíbrio que compõe a continência intestinal dos gases e das fezes e de como a alteração de algum mecanismo não está obrigatoriamente relacionada com a incontinência anal, embora a radioterapia e a ressecção anterior do reto possam interferir definitivamente nesse delicado equilíbrio.

Apesar de frequente e, eventualmente, debilitante, a síndrome da ressecção anterior do reto pode ser abordada clinicamente com bons resultados. Alterações como urgência e maior frequência evacuatória tendem a reduzir significativamente ao longo dos primeiros 2 anos após a operação.[52,85] O manejo dietético e medicamentoso melhora a consistência das fezes, enquanto o *biofeedback*,[86] a estimulação elétrica[87] e o treinamento da musculatura pélvica[88] reduzem significativamente os índices de incontinência anal e os fatores associados à síndrome da ressecção anterior do reto e, consequentemente, da qualidade de vida.[86-88]

O tratamento do câncer do reto é complexo e desafiador para a equipe assistente e para o paciente. Até o momento, inexistem diretrizes e protocolos consolidados que orientem as opções de tratamento cirúrgico do câncer do reto quanto aos aspectos funcionais e de qualidade de vida. A busca pela abordagem curativa é prioridade inquestionável, porém o benefício das operações menos extensas que a amputação abdominoperineal do reto somente é atingido se o mecanismo de continência anal for mantido. Como foi visto, cerca de 30%[13] dos casos já apresentam algum grau de incontinência anal antes de qualquer procedimento. Daí a importância da identificação de modo objetivo por meio da avaliação funcional pré-operatória, possibilitando a adequação na escolha do procedimento cirúrgico, o melhor esclarecimento do paciente e, consequentemente, a sua melhor adesão a etapas subsequentes do tratamento.

Referências

1. Palit S, Lunniss PJ, Scott SM. The physiology of human defecation. Dig Dis Sci. 2012;57:1445-64.
2. Miles WE. A method for performing abdomino-perineal excision for carcinoma of the rectum and the terminal portion of the pelvic colon. Lancet. 1908;2:1812.
3. Pollet WG, Nicholls RJ. The relationship between the extent of distal clearance and survival and local recurrence rates after curative anterior resection for carcinoma of the rectum. Ann Surg. 1983;198:159-63.
4. Williams NS, Johnston D, Dixon MF. Anal function after low rectal stapled anastomoses. Br J Surg. 1984;71:478.
5. Lane RH, Parks AG. Function of the anal sphincters following colo-anal anastomosis. Br J Surg. 1977;64:596-99.
6. Karanjia ND, Schache DJ, North WR, Heald RJ. 'Close shave' in anterior resection. Br J Surg. 1990;77:510-2.
7. Heald RJ, Ryall RD. Recurrence and survival after total mesorectal excision for rectal cancer. Lancet. 1986;i:1479-82.
8. Scheer AS, Boushey RP, Liang S, Doucette S, O'Connor AM, Moher D. The long-term gastrointestinal functional outcomes following curative anterior resection in adults with rectal cancer: a systematic review and meta-analysis. Dis Colon Rectum. 2011;54:1589-97.
9. Pollack J, Holm T, Cedermark B, Holmstrom B, Mellgren A. Long-term effect of preoperative radiation therapy on anorectal function. Dis Colon Rectum. 2006;49:345-52.
10. Mundet L, Ribas Y, Arco S, Clavé P. Quality of life differences in female and male patients with fecal incontinence. J Neurogastroenterol Motil. 2016 Jan 31;22(1):94-101.
11. Deutekom M, Dobben AC, Kjikgraaf MG, Terra MP, Stojer J, Bossuyt PM. Costs of outpatients with fecal incontinence. Scand J Gastroenterol. 2005;40:552-8.
12. Rauch P, Miny J, Conroy T, Neyton L, Guillemin F. Quality of life among disease-free survivors of rectal cancer. J Clin Oncol. 2004;22:354-604.
13. Lee TG, Kang SB, Heo SC, Jeong SY, Park KJ. Risk factors for persistent anal incontinence after restorative proctectomy in rectal cancer patients with anal incontinence: prospective cohort study. World J Surg. 2011;35:1918-24.
14. Wallner C, Lange MM, Bonsing BA. Causes of fecal and urinary incontinence after total mesorectal excision for rectal cancer based on cadaveric surgery: a study from the Cooperative Clinical Investigators of the Dutch total mesorectal excision trial. J Clin Oncol. 2008;26:4466-72.
15. Pachler J, Wille-Jørgensen P. Quality of life after rectal resection for cancer, with or without permanent colostomy. Cochrane Database Syst Review. 2012;12:CD004323.
16. Bruheim K, Guren MG, Skovlund E, Hjermstad MJ, Dahl O, Frykholm G et al. Late side effects and quality of life after radiotherapy for rectal cancer. Int J Radiat Oncol Biol Phys. 2010;76:1005-11.
17. Whitehead WE, Borrud L, Goode PS, Meikle S, Mueller ER, Tuteja A et al. Fecal incontinence in US adults: epidemiology and risk factors. Gastroenterology. 2009;137:512-7.
18. Jorge JMN, Wexner SD. Etiology and management of fecal incontinence. Dis Colon Rectum. 1993;36:77-97.
19. Tjandra JJ, Dykes SL, Kumar RR, Ellis CN, Gregorcyk SG, Hyman NH et al. Practice Parameters for the treatment of fecal incontinence. Dis Colon Rectum. 2007;50:1497-507.
20. Thomas TM, Egan M, Walgrove A, Meade TW. The prevalence of fecal and double incontinence. Community Med. 1984;6:216-20.
21. Albuquerque A. Endoanal ultrasonography in fecal incontinence: current and future perspectives. World J Gastrointest Endosc. 2015;7:575-81.

22. Maier A. Imaging of fecal incontinence. In: Ratto C, Doglietto GB. Fecal incontinence – diagnosis and treatment. Milão: Springer-Verlag; 2007. p. 135-50.
23. Lunniss PJ, Gladman MA, Hetzer FH, Williams NS, Scott SM. Risk factors in acquired faecal incontinence. J R Soc Med. 2004;97:111-6.
24. Sultan AH, Kamm MA, Hudson CN, Thomas JM, Bartram CI. Anal-sphincter disruption during vaginal delivery. N Engl J Med. 1993;26:1905-11.
25. Abbasakoor F, Nelson M, Beynon J, Patel B, Carr ND. Anal endosonography in patients with anorectal symptoms after haemorrhoidectomy. Br J Surg. 1998;85:1522-4.
26. Speakman CT, Burnett SJ, Kamm MA, Bartram CI. Sphincter injury after anal dilatation demonstrated by anal endosonography. Br J Surg. 1991;78:1429-30.
27. Farouk R, Duthie GS, Lee PW, Monson JR. Endosonographic evidence of injury to the internal anal sphincter after low anterior resection: long-term follow-up. Dis Colon Rectum. 1998;41:888-91.
28. Felt-Bersma, RJ, Cuesta MA. Rectal prolapsed, rectal intussusceptions, rectocele and solitary rectal ulcer syndrome. Gastroenterol Clin North Am. 2001;30:199-222.
29. Bassotti G, de Roberto G, Chistolini F, Sietchiping-Nzepa F, Morelli O, Morelli A. Twenty-four-hour manometric study of colonic propulsive activity in patients with diarrhea due to inflammatory (ulcerative colitis) and non-inflammatory (irritable bowel syndrome) conditions. Int J Colorectal Dis. 2004;19:493-7.
30. Habr-Gama A, Jorge JMN, Bustamante-Lopez LA. Role of radiation in rectal cancers. In: Ehrenpreis ED, Marsh RW, Small Jr W (eds.). Radiation therapy for pelvic malignancy and its consequences. Nova York: Springer-Verlag; 2015. p. 53-64.
31. Jorge JMN, Habr-Gama A, Bustamante LA. Effects of radiation therapy for rectal cancer on anorectal function. In: Ehrenpreis ED, Marsh RW, Small Jr. W (eds.). Radiation therapy for pelvic malignancy and its consequences. Nova York: Springer-Verlag; 2015. p. 143-51.
32. Ammann K, Kirchmayr W, Klaus A, Muhlmann G, Kafka R, Oberwalder M et al. Impact of neoadjuvant chemoradiation on anal sphincter function in patients with carcinoma of the midrectum and low rectum. Arch Surg. 2003;138:257-61.
33. Pietsch AP, Fietkau R, Klautke G, Foitzik T, Klar E. Effect of neoadjuvant chemoradiation on postoperative fecal continence and anal sphincter function in rectal cancer patients. Int J Colorectal Dis. 2007;22:1311-7.
34. Birnbaum EH, Myerson RJ, Fry RD, Kodner IJ, Fleshman JW. Chronic effects of pelvic radiation therapy on anorectal function. Dis Colon Rectum. 1994;37:909-15.
35. Nathanson DR, Espat NJ, Nash GM, D'Alessio M, Thaler H, Minsky BD et al. Evaluation of preoperative and postoperative radiotherapy on long-term functional results of straight coloanal anastomosis. Dis Colon Rectum. 2003;46:888-94.
36. Saito N, Ono M, Sugito M, Ito M, Morihiro M, Kosugi C et al. Early results of intersphincteric resection for patients with very low rectal cancer: an active approach to avoid a permanent colostomy. Dis Colon Rectum. 2004;47:459-66.
37. Dahlberg M, Glimelius B, Graf W, Påhlman L. Preoperative irradiation affects functional results after surgery for rectal cancer: results from a randomized study. Dis Colon Rectum. 1998;41:543-51.
38. Gervaz P, Rotholtz N, Wexner SD, You SY, Saigusa N, Kaplan E et al. Colonic J-pouch function in rectal cancer patients: impact of adjuvant chemoradiotherapy. Dis Colon Rectum. 2001;44:1667-75.
39. Duijvendijk P, Slors JF, Taat CW, van Tets WF, van Tienhoven G, Obertop H et al. Prospective evaluation of anorectal function after total mesorectal excision for rectal carcinoma with or with or without preoperative radiotherapy. Am J Gastroenterol. 2002;97:2282-9.
40. Welsh FK, McFall M, Mitchell G, Miles WF, Woods WG. Pre-operative short-course radiotherapy is associated with fecal incontinence after anterior resection. Colorectal Dis. 2003;5:563-8.
41. Peeters KC, van de Velde CJ, Leer JW, Martijn H, Junggeburt JM, Kranenbarg EK et al. Late side effects of short-course preoperative radiotherapy combined with total mesorectal excision for rectal cancer: increased bowel dysfunction in irradiated patients – a Dutch colorectal cancer group study. J Clin Oncol. 2005;23:6199-206.
42. Pollack J, Holm T, Cedermark B, Holmstrom B, Mellgren A. Long-term effect of preoperative radiation therapy on anorectal function. Dis Colon Rectum. 2006;49:345-52.
43. Dehni N, McNamara DA, Schlegel RD, Guiguet M, Tiret E, Parc R. Clinical effects of preoperative radiation therapy on anorectal function after proctectomy and colonic J-pouch-anal anastomosis. Dis Colon Rectum. 2002;45:1635-40.
44. Coco C, Valentini V, Manno A, Rizzo G, Gambacorta MA, Mattana C et al. Functional results after radiochemotherapy and total mesorectal excision for rectal cancer Int J Colorectal Dis. 2007;22:903-10.
45. Canda AE, Terzi C, Gorken IB, Oztop I, Sokmen S, Fuzun M. Effects of preoperative chemoradiotherapy on anal sphincter functions and quality of life in rectal cancer patients. Int J Colorectal Dis. 2010;25:197-204.
46. Denost Q, Laurent C, Capdepont M, Zerbib F, Rullier E. Risk factors for fecal incontinence after intersphincteric resection for rectal cancer. Dis Colon Rectum. 2011;54:963-8.
47. Bharucha AE, Zinsmeister AR, Locke GR. Risk factors for fecal incontinence: a population-based study in women. Am J Gastroenterol. 2006;101:1305-12.
48. Jorge JMN, Froehner I Jr. Anatomia e fisiologia da região anorretal. O que o cirurgião deve saber? In:

Sobrado CW, Nadal SR, Sousa AHS Jr. Manual de doenças anorretais – aspectos práticos. São Paulo: Office; 2013. p. 416-41.

49. Scott SM, Lunniss PJ. Risk factors in fecal incontinence. In: Ratto C, Doglietto GB. Fecal incontinence: diagnosis and treatment. Milão: Springer-Verlag; 2007. p. 43-66.

50. Matsushita K, Yamada K, Sameshima T, Niwa K, Hase S, Akiba S et al. Prediction of incontinence following low-anterior resection for rectal carcinoma. Dis Colon Rectum. 1997;40:575-9.

51. Habr-Gama A, Lynn PB, Jorge JMN, São Julião GP, Proscurschim I, Gama-Rodrigues J et al. Impact of organ-preserving strategies on anorectal function in patients with distal rectal cancer following neoadjuvant chemoradiation. Dis Colon Rectum. 2016;59:264-9.

52. Pucciani F. A review on functional results of sphincter-saving surgery for rectal cancer: the anterior resection syndrome. Updates Surg. 2013;65:257-63.

53. Morihiro M, Koda K, Seike K, Miyauchi H, Miyazaki M. Characteristics findings on defecography according to reconstruction method and defecatory disorders following sphincter-saving surgery for rectal cancer. Int J Colorectal Dis. 2008;23:883-92.

54. De la Fuente SG, Manthy CR. Reconstruction techniques after proctectomy: what's the Best? Clin Colon Rectal Surg. 2007;20:221-30.

55. Bassotti G, De Roberto G, Chistolini F, Morelli A, Pucciani F. Case report: colonic manometry reveals abnormal propulsive behavior after anterior resection of the rectum. Dig Liver Dis. 2005;37:124-8.

56. Pucciani F, Bologna A, Cianchi F, Cortesini C. Anorectal physiology following sphincter saving operations for rectal cancer. Dig Surg. 1993;10:33-8.

57. Bharucha AE. Pelvic floor: anatomy and function. Neurogastroenterol Motil. 2006;18:507-19.

58. Gamagami R, Istvan G, Cabarrot P, Liagre A, Chiotasso P, Lazorthes F. Fecal continence following partial resection of the anal canal in distal rectal cancer: long-term results after coloanal anastomoses. Surgery. 2000;127:291-5.

59. Ziv Y, Zbar A, Bar-Shavit Y, Igov I. Low anterior resection syndrome (LARS): cause and effect and reconstructive considerations. Tech Colproctol. 2013;17:151-62.

60. O'Riordain MG, Molloy RG, Gillen P. Rectoanal inhibitory reflex following low stapled anterior resection in a canine model. Dis Colon Rectum. 1992;35:874-8.

61. Goligher J, Hughes E. Sensibility of the rectum and colon. Its role in the mechanism of anal continence. Lancet. 1951;1:543-7.

62. Song X, Chen BN, Zagorodnyuk VP, Lynn PA, Blackshaw LA, Grundy D et al. Identification of medium/high-threshold extrinsic mechanosensitive afferent nerves to the gastrointestinal tract. Gastroenterology. 2009;137:274-84.

63. Oya M, Sugamata Y, Komatsu J, Ishikawa H, Nozaki M. Poor neorectal evacuation as a cause of impaired defecatory function after low anterior resection: a study using scintigraphic assessment. Surg Today. 2002;32:111-7.

64. Lundby L, Krogh K, Jensen VJ, Gandrup P, Qvist N, Overgaard J et al. Long-term anorectal dysfunction after postoperative radiotherapy for rectal cancer. Dis Colon Rectum. 2005;48:1349-52.

65. Bakx R, Doeksen A, Slors FM, Bemelman WA, Lanschott JJ, Boeckxstaens GE. Neorectal irritability after short-term preoperative radiotherapy and surgical resection for rectal cancer. Am J Gastroenterol. 2009;104:133-41.

66. Nesbakken A, Nygaard K, Lunde OC. Outcome and late functional results after anastomotic leakage following mesorectal excision for rectal cancer. Br J Surg. 2001;88:400-4.

67. Murphy J, Hammond TM, Knowles CH, Scott SM, Lunniss PJ, Williams NS. Does anastomotic techniques influence anorectal function after sphincter-saving rectal cancer resection? A systematic review of evidence from randomized trials. J Am Coll Surg. 2007;204:673-80.

68. Brown CJ, Fenech DS, McLeod RS. Reconstructive techniques after rectal resections for rectal cancer. Cochrane Database Syst Rev. 2008;16:CD006040.

69. Valsdottir WB, Yarandi SS, Marks JH, Marks GJ. Quality of life and fecal incontinence after transanal endoscopic microsurgery for benign and malignant rectal lesions. Surg Endosc. 2014;28:193-202.

70. Herman RM, Richter P, Walega P, Popiela T. Anorectal sphincter function and rectal barostat study in patients following transanal endoscopic microsurgery. Int J Colorectal Dis. 2001;16:370-6.

71. Rao SS. Practice guidelines: diagnosis and management of fecal incontinence. Am J Gastroenterol. 2004;99:1585-604.

72. Rockwood TH, Church JM, Fleshman JW, Kane RL, Mavrantonis C, Thorson AG et al. Fecal incontinence quality of life quality scale: quality of life instrument for patients with fecal incontinence. Dis Colon Rectum. 2000;43:9-16.

73. Yusuf AS, Jorge JM, Habr-Gama A, Kiss DR, Gama Rodrigues J. Evaluation of quality of life in anal incontinence: validation of the questionnaire FIQL (Fecal Incontinence Quality of Life). Arq Gastroenterol. 2004;41:202-8.

74. Emmertsen KJ, Laurberg S. Low Anterior Resection Syndrome Score: development and validation of a symptom-based scoring system for bowel dysfunction after low anterior resection for rectal cancer. Ann Surg. 2012;255:922-8.

75. Drossman DA, Dumitrascu DL. Rome III: new standard for functional gastrointestinal disorder. J Gastrointestin Liver Dis. 2006;15:237-41.

76. Agachan F, Chen T, Pfeifer J, Reissman P, Wexner SD. A constipation scoring system to simplify evaluation and management of constipated patients. Dis Colon Rectum. 1996;39:681-5.

77. Jeppson PC, Paraiso MF, Jelovsek JE, Barber MD. Accuracy of the digital anal examination in women with fecal incontinence. Int J Urogynecol. 2012;23:765-8.

78. Roos AM, Abdool Z, Thakar R, Sultan AH. Predicting anal sphincter defects: the value of clinical examination and manometry. Int Urogynecol J. 2012;23:755-63.

79. Jorge JMN, Wexner SD. Anorectal manometry: techniques and clinical applications. South Med J. 1993;86:924-31.

80. Abdool Z, Sultan AH, Thakar R. Ultrasound imaging of the anal sphincter complex: a review. Br J Radiol. 2012;85:865-75.

81. Stoker J. Magnetic resonance imaging in fecal incontinence. Semin Ultrasound CT MR. 2008;29:409-13.

82. Regadas FS, Haas EM, Abbas MA, Jorge JMN, Habr-Gama A, Sands D et al. Prospective multicenter trial comparing echodefecography with defecography in the assessment of anorectal dysfunction in patients with obstructed defecation. Dis Colon Rectum. 2011;54:686-92.

83. Sun WM, Donnelly TC, Read NW. Utility of a combined test of anorectal manometry, electromyography, and sensation in determining the mechanism of "idiopathic" fecal incontinence. Gut. 1992;33:807-13.

84. Rothholz NA, Wexner SD. Surgical treatment of constipation and fecal incontinence. Gastroenterol Clin North Am. 2001;30:131-66.

85. Son DN, Choi DJ, Woo AU, Kim J, Keom BR, Kim CH et al. Relationship between diversion colitis and quality of life in rectal cancer. World J Gastroenterol. 2013;19:542-9.

86. Kim KH, Yu CS, Yoon SN, Lim SB, Kim JC. Effectiveness of biofeedback therapy in the treatment of anterior resection syndrome after rectal cancer surgery. Dis Colon Rectum. 2011;54:1107-13.

87. Kuo LJ, Lin YC, Lai CH, Lin YK, Huang YS, Hu CC et al. Improvement of fecal incontinence and quality of life by electrical stimulation and biofeedback for patients with low rectal cancer after inferesphincteric resection. Arch Phys Med Rehabil. 2015;96:1442-7.

88. Lin KY, Granger CL, Denehy L, Frawley HC. Pelvic floor muscle training for bowel dysfunction following colorectal cancer surgery: a systematic review. Neurourol Urodyn. 2015;34:703-12.

Preparo Pré-operatório e Cuidados Perioperatórios do Paciente

12

Magda Maria Profeta da Luz
Soraya Rodrigues de Almeida Sanches
Marcelo Dias Sanches

INTRODUÇÃO

O período perioperatório compreende o tempo desde a indicação da cirurgia até o retorno do paciente a suas atividades habituais, subdividindo-se em pré, peri e pós-operatório.[1,2]

A avaliação pré-operatória permite dimensionar a relação risco/benefício do procedimento cirúrgico para que o paciente, a família e a equipe médica possam decidir sobre a conduta mais adequada a ser tomada levando em conta a idade e as comorbidades de cada paciente.

No pré-operatório, devem ser respondidas duas perguntas:

1. Qual o risco cirúrgico?
2. Como é possível minimizá-lo?

Assim, os papéis dessa avaliação consistem em determinar o estado clínico do paciente, estabelecer o perfil de risco, decidir quais exames devem ser realizados e otimizar as condições médicas, com a finalidade de minimizar as complicações perioperatórias.

Com o intuito de melhorar o desempenho dos pacientes, com recuperação mais rápida após o procedimento cirúrgico, em 1990, foi desenvolvido o protocolo ERAS (*Enhanced Recovery After Surgery*).[3,4] A utilização desse protocolo, que vem sofrendo modificações ao longo dos anos, tem como racionalidade evitar ou minimizar ações que possam ocasionar complicações que, em última análise, culminariam em maior tempo de permanência hospitalar, sequelas e custos. Alguns pilares do protocolo ERAS são: orientação do paciente; preparo seletivo de cólon (ou, se possível, o não preparo); realimentação precoce; controle adequado da dor; anestesia multimodal; euvolemia; evitar cateteres e drenagens; evitar grandes períodos de jejum; antibioticoprofilaxia e tromboprofilaxia; cirurgia minimamente invasiva; mobilização precoce; entre outras ações que serão discutidas, separadamente, neste capítulo.[5] No câncer de reto, por suas peculiaridades, como o preparo mecânico do cólon e a necessidade de confecção de estoma, algumas situações clínico-cirúrgicas serão discutidas detalhadamente.

AVALIAÇÃO PRÉ-OPERATÓRIA

Anamnese

A anamnese deve ter a capacidade de identificar adequadamente os fatores de risco associados a doenças coexistentes. A história clínica é mais fidedigna em diagnosticar doenças que o exame físico e os exames laboratoriais isoladamente.[1,6]

É de suma importância a pesquisa de alterações cardiovasculares, doenças respiratórias, renais, hepáticas, autoimunes, endócrinas e hematológicas.

Investigar o uso de medicamentos e fitoterápicos e de antecedentes de alergias (inclusive ao látex) e cirurgias prévias é fundamental.

O estado nutricional do paciente, que também pode ser avaliado com a história clínica, é um dos dados pré-operatórios mais importantes, cujos extremos, obesidade e desnutrição, influenciam negativamente na evolução pós-operatória.[7]

Dados sociodemográficos e culturais, como tipo de sangue, sorologias para hepatites B e C, HIV, e aceitação de transfusão sanguínea, são parte fundamental da anamnese.[6]

Os hábitos de vida devem ser investigados rotineiramente. O sedentarismo, o tabagismo (sabendo-se inclusive a quantidade de maços/ano), o fumo passivo, o uso de substâncias tóxicas pulmonares, o etilismo e o uso de outras drogas ilícitas têm de ser identificados, uma vez que são responsáveis por insucessos no pós-operatório.[8]

Os pacientes tabagistas têm pelo menos quatro vezes mais chance de desenvolver complicações pulmonares pós-operatórias, como laringoespasmo, aspiração e hipoxemia, quando comparados aos não fumantes.[8,9] Os pacientes tabagistas com espirometria normal têm risco de complicações pulmonares em torno de 4%, ao passo que aqueles com maior tempo e quantidade do uso do tabaco apresentam 43% de risco de complicações. A atitude de parar de fumar diminui o risco de complicações e deve ser incentivada, principalmente em pacientes com doença pulmonar obstrutiva crônica (DPOC).[9]

Os pacientes devem interromper o uso do tabaco – ato que proporciona uma melhora progressiva – 8 semanas antes do procedimento cirúrgico, o que reduz os riscos de complicações pulmonares em um grau próximo ao dos não fumantes. Caso isso não seja possível, deve-se incentivar a abstinência do tabaco por pelo menos 4 semanas antes do procedimento operatório. Na ausência das duas opções, deve-se solicitar que se interrompa o tabagismo 24 horas antes do procedimento cirúrgico, para alterar a curva de dissociação da carboxi-hemoglobina.[9]

Perguntas a respeito de possíveis sangramentos devem ser feitas, como questionar o paciente sobre algum tipo de distúrbio de coagulação, hemorragia nasal sem razão aparente, hematomas cutâneos, sangramento longo após algum corte ou extração dentária, menstruação prolongada ou com fluxo intenso e história familiar de distúrbio de coagulação. É importante também pesquisar medicações que possam afetar a coagulação, como analgésicos anti-inflamatórios ou medicações antirreumáticas.[10]

A avaliação da capacidade funcional, correlacionada com o consumo de oxigênio do paciente, é mais bem definida com exame ergométrico, porém, perguntas simples, de atividades cotidianas, servem como bom parâmetro desse aspecto que é expresso em equivalentes metabólicos (MET). Pacientes com atividades acima de 4 MET em geral suportam bem o procedimento cirúrgico (Tabela 12.1).[6,8,10]

Exame físico

Parte fundamental da avaliação pré-operatória, deve ser bastante detalhado, não se limitando às doenças cardiovasculares, uma vez que pode revelar afecções associadas, capazes de interferir no procedimento cirúrgico ou mesmo determinar a mudança da via de acesso.[1,2,6,10]

São dados a se obter com o exame físico:
- Antropométricos: peso, altura, índice da massa corporal (IMC), avaliação da área de superfície corporal (BSA).[11,12]
- Ectoscopia: lesões cutâneas (infecções bacterianas, escabioses), cicatrizes prévias, petéquias, hematomas,

Tabela 12.1. Estimativa de necessidades energéticas para várias atividades

Atividade física	Gasto de energia
Cuidar de si próprio	
Vestir-se, lavar pratos	
Arrumar cama, tomar banho de chuveiro	1 MET
Pequenas caminhadas	
Relação sexual, caminhar 5 km/h	
Corridas curtas	
Atividades pesadas em casa (esfregar o chão)	4 MET
Jogos recreativos (basquete, vôlei, natação, tênis)	
Participar de atividades extenuantes	10 MET
Jogos competitivos	

MET = equivalente metabólico; 1 MET = gasto energético de consumo de oxigênio em repouso em função do peso corporal = 3,5 mL/kg/min de oxigênio.

Fonte: adaptada de Kristensen et al., 2014.[6]

cifose, escoliose, abertura da cavidade oral, visibilidade da úvula e do palato, cianose, baqueteamento digital, varizes de membros inferiores.
- Sistema respiratório: frequência respiratória, oximetria de pulso, murmúrio vesicular, ruídos adventícios, cianose.
- Sistema cardiovascular: aferição da pressão arterial, pulsos (simetria e intensidade), sinais de congestão venosa (ingurgitamento jugular, que é sinal de pressão venosa elevada, edema de membros inferiores, ausculta cardíaca (achado de B3 é indicador de mau prognóstico, com risco aumentado de edema pulmonar), infarto do miocárdio (os sopros podem alertar para a necessidade de profilaxia para endocardite ou gravidade da lesão valvar).[6,13]
- Abdome: pesquisa de visceromegalias e tumores palpáveis, cicatrizes de cirurgia e/ou agressões sofridas anteriormente, sopros abdominais (aneurismas).[10]

Exames laboratoriais

Isoladamente, não têm nenhum valor, mas complementam a história e o exame físico, bem como servem para avaliar as condições do paciente para a cirurgia proposta. Não devem ser solicitados indiscriminadamente, o que pode acarretar aumento dos custos e estresse desnecessário ao paciente. A solicitação deve se balizar em questões como a doença em questão, o porte cirúrgico, a idade, o sexo, a presença de comorbidades e o uso de medicamentos (Tabela 12.2).[1,2,10,14]

Tabela 12.2. Principais exames complementares pré-operatórios

Exame	Características do paciente	Hemograma	RNI/TTP	Plaquetas	Potássio	Ureia/creatinina	Glicemia	Radiografia de tórax	Eletrocardiografia	Urina	Exames adicionais
Rotina	Até 40 anos de idade	x	x	x				x		Mulheres	AN
	Acima de 40 anos de idade	x	x	x		x	x	x	x	x	AN
Condições associadas											
	Doença cardiovascular	x				x		x	x		ECO, TE
	Doença pulmonar/tabagismo	x						x	x		GA, PFR
Orientado pelo exame clínico	Doença hepática	x	x	x		x					PFH
	Doença renal	x			x	x				x	CC
	Diabetes				x	x	x		x	x	F, FO, GH
	Obesidade classe 2 ou acima	x					x	x	x		ECO, GA, PFR, PS
Medicamentos											
	Anticoagulantes	x	x	x							
	Digoxina				x	x			x		
	Diuréticos				x	x					
	Costicosteroides						x				TEC

AN: avaliação nutricional; CC: clearance de creatinina; ECO: ecocardiograma; F: frutosamina; FO: exame de fundo de olho; GA: gasometria arterial; GH: glico-hemoglobina; PFH: provas de função hepática; PFR: prova de função respiratória; PS: polissonografia; TE: teste de esforço;TEC: teste de estímulo com corticotrofina; TTP: tempo de tromboplastina parcial.

Fonte: modificada de Rodrigues e Lima, 2013.[2]

Uma vez que, neste capítulo, trata-se da abordagem do paciente oncológico, marcadores tumorais como CEA (antígeno carcinoembrionário) e CA19.9 (antígeno carboidrato), associados aos exames para avaliação global do paciente, devem ser solicitados no pré-operatório para acompanhamento.

Marcadores tumorais

Os marcadores tumorais CEA e CA19.9 são os mais comumente utilizados no acompanhamento do câncer colorretal, devendo ser solicitados no estadiamento pré-operatório e no seguimento desses pacientes.[15]

O CEA é uma glicoproteína encontrada nas membranas celulares de vários tecidos, inclusive do câncer colorretal. Pode ser detectado em fluidos orgânicos, na urina e nas fezes, sendo útil para monitorar a resposta terapêutica e a detecção precoce de recorrência tumoral após tratamento.

Não deve ser utilizado para diagnóstico, uma vez que níveis elevados de CEA não estão relacionados apenas com o câncer colorretal, podendo ocorrer em várias condições clínicas: outros tipos de câncer (p. ex., melanoma, linfoma, de tireoide, de pâncreas, de fígado, do estômago, de rim, de próstata, de ovário, de colo de útero e de bexiga); e em doenças benignas (p. ex., hepatite, DPOC, colite, artrite reumatoide e pancreatite).[16]

Em 70% dos pacientes com câncer colorretal, o CEA estará elevado, bem como em tumores maiores que 3 cm e na doença metastática. O CEA tem alta sensibilidade nas metástases hepáticas e está também mais elevado nos fumantes, em comparação aos não fumantes.[17,18]

Menos da metade dos pacientes com doença localizada tem CEA positivo. Níveis muito elevados do CEA representam um fator prognóstico negativo.[17,18]

No contexto específico do câncer de reto, vários estudos demonstraram que a diminuição dos níveis do CEA após neoadjuvância pode ser um fator preditor independente de resposta patológica completa.[19,20]

Além do CEA, outros marcadores podem ser úteis. O antígeno carboidrato CA19.9 pode estar elevado no câncer colorretal, o que geralmente ocorre na doença metastática. Já o marcador CA72.4, também denominado TAG-72, pode ser utilizado no acompanhamento do câncer colorretal, tendo sensibilidade em torno de 55% e níveis similares para câncer de estômago. Além disso, apresenta sensibilidade elevada para câncer de ovário. O CA50 é uma glicoproteína expressa pela maioria dos cânceres epiteliais, bem como na neoplasia colorretal avançada.[17]

Paciente em uso de medicamentos

O período perioperatório é propício para que aconteçam eventos adversos provocados por medicamentos habitualmente utilizados para o tratamento de afecções agudas e crônicas. Eles podem interferir diretamente no ato cirúrgico (anticoagulantes), alterar a resposta orgânica ao trauma e a cicatrização (anti-hipertensivos e corticosteroides) e causar interações com drogas utilizadas no perioperatório (anestésicos) ou no pós-operatório (analgésicos e anti-inflamatórios).

As reações adversas podem ocorrer por hipersensibilidade, idiossincrasia, defeitos no metabolismo, inadequação da dose ou por interação medicamentosa.

É importante que o cirurgião e o anestesiologista conheçam os mecanismos de ação, os efeitos farmacológicos e as interações medicamentosas dos fármacos. Além disso, devem conhecer as doenças, saber se há necessidade de uso contínuo e se existem efeitos decorrentes da interrupção do uso de determinada medicação (síndrome de abstinência, efeito rebote). A interação medicamentosa é uma das causas mais importantes de eventos adversos no paciente cirúrgico.

Avaliação nutricional

É necessária a realização de avaliação nutricional dos pacientes com câncer de reto, especialmente daqueles nos quais ocorrerá a excisão parcial do mesorreto e não se planeja o estoma de proteção. Essa avaliação consta de avaliação global subjetiva, medidas antropométricas, dosagem das proteínas totais e contagem de linfócitos e transferrina. A perda de mais de 10% do peso corporal aumenta o risco de fístulas anastomóticas.[7]

Termo de Consentimento Livre Esclarecido

De acordo com a Resolução do Conselho Federal de Medicina (CFM) 1.931/2009, Cap. 4, Art. 22, é vedado ao médico deixar de obter consentimento do paciente ou de seu representante legal através de documento (Termo de Consentimento Livre Esclarecido – TCLE) no qual estejam explicitados em linguagem de fácil entendimento:

- O diagnóstico do paciente, a natureza e a finalidade do procedimento cirúrgico proposto.
- Os riscos desse procedimento.
- As alternativas ao procedimento (caso existam).
- Os seus benefícios.
- As consequências da aceitação ou não do procedimento cirúrgico planejado.

Isso deve ser feito após esclarecimento verbal, base da boa relação médico-paciente, como instrumento de certificação da compreensão do paciente e de seus familiares ao procedimento proposto.

Preparo psicológico

O diagnóstico de uma neoplasia é algo assustador. O estresse emocional atua negativamente na qualidade de vida. O medo da morte e das alterações no corpo, além das possíveis disfunções sexuais e urinárias, muitas vezes leva os pacientes a quadros ansiosos e depressivos, com impacto negativo em sua recuperação pós-operatória. É responsabilidade do médico dar abertura para uma conversa sincera e cuidadosa com seus pacientes. Muitas vezes, isso não é possível, dado o tempo curto das consultas, sendo necessária a avaliação multidisciplinar, com profissional treinado, em que o paciente possa expor suas angústias e seus medos.[21,22]

Preparo do cólon

A realização ou não do preparo mecânico de cólon para cirurgias colorretais é bastante controverso na literatura, com dados divergentes. Sabe-se que o preparo mecânico do cólon pode não ser bem tolerado pelos pacientes, podendo causar náuseas, vômitos, dor abdominal, hipotensão em decorrência hipovolemia e distúrbios metabólicos, como hipofosfatemia, hipocalemia e hiponatremia. Pode causar também insuficiência renal aguda, tetania e convulsões. O polietilenoglicol pode provocar inflamação da mucosa colônica.[23]

Metanálises mostram não haver diferença em relação à taxa de fístula anastomótica, peritonite, necessidade de reoperação, infecção de ferida, mortalidade e outras complicações não abdominais em pacientes submetidos à cirurgia sobre o cólon, com preparo mecânico ou não.[24,25] Contudo, alguns estudos são categóricos em sinalizar maior risco de infecção de ferida operatória e até mesmo aparecimento de fístulas em pacientes submetidos a preparo do cólon.[26]

Isso não se aplica, contudo, às cirurgias sobre o reto. Segundo o estudo GRECCAR III, os pacientes submetidos a cirurgia eletiva para tratamento do câncer retal que não realizaram preparo mecânico de cólon apresentaram maior risco de infecção, sem diferenças na incidência de fístulas anastomóticas, morbimortalidade e permanência hospitalar, recomendando-se manter a prática de preparo mecânico em cirurgias sobre o reto.[27]

Kim et al. observaram incidência maior de fístula em pacientes que não realizaram preparo mecânico do cólon, para cirurgias retais (10% *versus* 4%), porém, os dados não foram estatisticamente significativos. Os autores mostraram também que o uso do enema retal, isoladamente, pode ser perigoso, com aumento da incidência de complicações graves (Clavien-Dindo III, IV ou V).[25] Por sua vez, Pittet et al. e Bertani et al., em estudos prospectivos, não mostraram aumento de morbidade e complicações infecciosas com o uso de enema no pré-operatório.[23,28]

Metanálises recentes observaram a diminuição das complicações infecciosas quando o antibiótico oral foi associado ao antibiótico sistêmico concomitantemente ao preparo mecânico de cólon. Entretanto, os estudos avaliados utilizaram diversos tipos de antibióticos, dos quais vários não eram mascarados. Metanálise da Crochrane não mostrou diferenças estatisticamente significativas entre preparo de cólon com preparo químico e o não uso do antibiótico oral associado ao preparo mecânico do cólon.[29,30]

Conclui-se que, nos pacientes submetidos à cirurgia para neoplasia retal, até o momento, algum tipo de preparo deve ser realizado, seja enema retal, ou o preparo oral mecânico.

Profilaxia de tromboembolismo venoso

Correspondente à trombose venosa profunda e à embolia pulmonar, o tromboembolismo venoso ocorre em 25% dos pacientes cirúrgicos hospitalizados. Estes apresentam três componentes da tríade de Virchow (estase, hipercoagulabilidade e lesão endotelial), a qual associa-se à formação dos trombos.[31]

Os pacientes com doença maligna têm risco 4 a 7 vezes maior de desenvolver tromboembolismo venoso sintomático, quando comparados à população em geral, e 3 vezes mais chances de serem internados por tromboembolismo que os pacientes sem câncer, com grande aumento nos custos do tratamento.[32] Além disso, esse risco eleva-se com quimioterapia, terapia hormonal e cirurgia.

O uso de neoadjuvância e o implante de cateter central mostraram-se fatores preditores independentes para tromboembolismo. Em associação a essas variáveis, no câncer de reto, a cirurgia na pelve e o tempo operatório prolongado são fatores de risco para o tromboembolismo.[33]

Apesar dos riscos, descreve-se que o desconhecimento dos riscos reais de tromboembolismo e a associação de anticoagulação e sangramento fazem a tromboprofilaxia não ser empregada de maneira plena.[32] Em 2014, o National Comprehensive Cancer Network (NCCN) revisou as recomendações de profilaxia e estabeleceu que os pacientes devem receber anticoagulação profilática e/ou compressão pneumática intermitente e/ou meias compressivas. Os pacientes com contraindicação para anticoagulação, como aqueles com úlcera péptica não cicatrizada, sangramento ativo, hipertensão descontrolada, coagulopatia, alergia à heparina, que passaram por cirurgia oftalmológica ou craniana e coleta de líquido cefalorraquidiano em menos de 24 horas, devem receber a compressão pneumática e fazer uso de meias compressivas.[31]

A medicação utilizada é a heparina de baixo peso molecular via subcutânea 0,5 mg/kg (enoxaparina – 40 mg), fraxiparina (2.850 unidades anti-Xa), dalteparina (5.000 UI), nadroparina (7.500 UI), cujo principal óbice é o seu custo. A heparina em baixas doses (5.000 UI) pode ser administrada a cada 8 horas, o que pode elevar um pouco o risco de hemorragia, mas não acarreta alteração importante no coagulograma.[31]

Após a alta, os pacientes submetidos à cirurgia pélvica para câncer retal, estratificados como de alto risco, devem receber anticoagulação por 4 semanas.[31]

Hemoterapia

Cerca de um terço dos pacientes com câncer colorretal apresenta anemia no período pré-operatório. Durante mais de 100 anos, a hemotransfusão foi considerada o tratamento-padrão da anemia, mesmo com poucas evidências de seus benefícios. A hemotransfusão era considerada procedimento isento de riscos. Apenas a partir de 1990, ensaios clínicos foram realizados e, pela dificuldade de mudança dos hábitos transfusionais, iniciou-se uma estratégia de tentar diminuir o gatilho (índice no qual se considera a hemotransfusão) para que fosse iniciada.[34] Após estudos mostrarem os efeitos deletérios da hemotransfusão, os gatilhos, que eram em torno de 10 g/dL, foram diminuindo para níveis entre 6 e 8 g/dL.[35]

A transfusão de sangue alogênico tem demonstrado impacto e efeitos adversos nos pacientes com câncer colorretal, como depressão do sistema imune, aumento da incidência de complicações infecciosas no pós-operatório, ressangramento, aumento da incidência de fístulas, aumento do risco de recorrência do câncer e mortalidade do paciente oncológico.[35,36]

O aumento da recidiva em cirurgias curativas para câncer de reto é tema de discussão, com estudos relatando aumento da taxa de recorrência e outros não.[37] O uso da eritropoietina, além de ter alto custo, parece ter relação com recidiva tumoral.[38]

Os estudos comparando a utilização de gatilhos para transfusão mais restritivos (Hb < 7 g/dL) em contraposição a gatilhos mais liberais com (Hb > 9 g/dL) demonstraram o benefício dos primeiros na diminuição da morbimortalidade.[37,39]

Uma opção seria a reposição intravenosa de ferro. Entretanto, nem sempre essa terapia é efetiva durante o pequeno período que existe entre o diagnóstico do câncer e o tratamento cirúrgico.[38]

A reserva de hemoderivados deve ser feita no pré-operatório, e a decisão da hemotransfusão, decidida caso a caso, de acordo com as circunstâncias vigentes.

PERIOPERATÓRIO

Monitoração

Fica a cargo do anestesiologista e deve-se adequar aos riscos anestésico e cirúrgico do paciente e ao porte da cirurgia. A monitoração básica obrigatória consiste em eletrocardiografia contínua, oximetria de pulso e medidas seriadas da pressão arterial não invasiva, sendo obrigatório, também, o uso da capnografia em pacientes sob via aérea artificial (como intubação traqueal, brônquica ou máscara laríngea) e/ou ventilação artificial e naqueles expostos a agentes capazes de desencadear hipertermia maligna. Muitas vezes, deve-se disponibilizar, ainda, a monitoração da temperatura corporal e do volume urinário horário. Em casos de anestesia venosa total, a monitoração com o índice biespectral (BIS) se faz necessária.

Em casos selecionados, são necessários a colocação de dispositivo para mensuração da pressão intra-arterial (PIA) e da pressão venosa central (PVC), evoluindo até o uso de dispositivos de monitoração do débito cardíaco contínuo, bem como medidas seriadas de gasometrias, da glicemia capilar, da hemoglobina e do estado da coagulação com uso da tromboelastografia (TEG). Acesso venoso capaz de infusão volêmica adequada deve ser garantido em calibre e número necessários.

Posicionamento do paciente

Para todos os pacientes, independentemente da via escolhida, o ambiente deve ser agradável, com temperatura adequada, para evitar hipotermia, em que o paciente esteja confortável, evitando posições viciosas que podem ocasionar lesões neuromusculares (p. ex., hiperextensão dos membros superiores pelo risco de lesão do plexo braquial ou compressão excessiva das panturrilhas).

Posicionamentos especiais dependerão da via de acesso escolhida, se laparoscópica ou laparotômica. A mesa cirúrgica deve proporcionar a abertura lateral das pernas, uma vez que os procedimentos no reto necessitam, no momento da anastomose, da passagem de grampeadores pelo ânus, que deve estar devidamente exposto.

Deve-se observar ausência de contato com áreas metálicas, assim como a fixação adequada da placa de eletrocautério em áreas secas, sem excesso de pelos, sem compressão e proeminências ósseas, dado o risco de queimaduras.

Se houver necessidade de alteração do decúbito, o paciente deve ser fixado à mesa cirúrgica, de modo a evitar sua queda. As posições especiais para a cirurgia laparoscópica serão comentadas no Capítulo 22.

Antibioticoprofilaxia

A infecção do sítio cirúrgico é uma das infecções nosocomiais mais comuns que resultam no aumento do tempo de internação e de seus custos. Nos Estados Unidos, a taxa de infecção do sítio cirúrgico após cirurgia colorretal está entre 3 e 43%; nas cirurgias do reto, entre 3 e 27%; e, sem antibioticoprofilaxia, em torno de 30 a 60%.[40] Portanto, o uso de antibióticos no perioperatório é essencial para reduzir a morbimortalidade causada pela infecção do sítio cirúrgico.

As cirurgias do reto caracterizam-se por procedimentos mais extensos, como ressecção abdominoperineal e exenteração pélvica. A confecção de estoma, a neoadjuvância e as anastomoses muito baixas aumentam o tempo operatório, promovendo grande risco de contaminação bacteriana.[40]

A antibioticoprofilaxia para cirurgia do câncer de reto está bem estabelecida. Seu emprego visa reduzir a infecção do sítio cirúrgico, e vários esquemas têm sido propostos. Faz-se necessária a cobertura de germes Gram-negativos e anaeróbios, podendo ser utilizada monoterapia com emprego de cefalosporinas de segunda geração (p. ex., cefoxitina; porém, esse antibiótico pode induzir à produção de beta-lactamases). O ertapenem também pode ser utilizado, ainda que esteja associado à produção de resistência bacteriana e infecção pelo *Clostridium difficile*.[41,42]

Os medicamentos também podem ser associados. As associações mais comuns são uma cefalosporina de terceira geração ao metronidazol ou um aminoglicosídeo ao metronidazol.[42]

O momento ideal para o uso do antibiótico profilático é de 30 a 60 minutos antes da incisão da pele. Na necessidade de utilização de vancomicina ou ciprofloxacina, estes devem ser administrados 120 minutos anteriormente.

Existem dúvidas quanto ao uso ou não do preparo químico via oral, associado ao preparo mecânico do cólon e ao tempo de duração da antibioticoprofilaxia. Quando utilizada, a antibioticoterapia via oral deve ser iniciada 18 a 24 horas antes do procedimento cirúrgico, durante o preparo mecânico do cólon. Os medicamentos recomendados são a neomicina associada à eritromicina ou neomicina associada ao metronidazol.[26,30]

Um estudo japonês mostrou claramente que a administração de antibiótico profilático em curso curto, com preparo químico associado ao preparo mecânico do cólon, antes da cirurgia para o câncer do reto, com dose única de antibiótico intravenoso pós-operatório, não foi inferior a múltiplas doses em termos de infecção do sítio cirúrgico.[43] Metanálise recente da Cochrane mostrou não haver diferença entre o preparo químico associado ao preparo mecânico do cólon e o não preparo químico com o preparo mecânico do cólon em relação à infecção do sítio cirúrgico.[29,30] Ambos os estudos concordam, porém, que a descontinuação do uso de antibiótico profilático em 24 horas é o esquema ideal de antibioticoprofilaxia, não tendo benefícios em manter antibióticos por período maior que 24 horas.[43]

Anestesia

A ressecção cirúrgica é essencial para o tratamento do câncer, porém, a imunossupressão que acompanha a cirurgia e o período pós-operatório por vários dias têm efeito na recorrência tumoral e, consequentemente, na sobrevida. A supressão da imunidade celular e a redução das células *natural killer* em número e função podem possibilitar a disseminação de micrometástases.[42,43]

Os anestésicos gerais têm sido identificados como supressores da imunidade celular e humoral e como potenciadores dos fatores de crescimento tumoral, incluindo fatores hipóxia induzíveis (HIF) e o fator de crescimento semelhante à insulina (IGF).

Os HIF regulam a resposta à hipóxia, incluindo a angiogênese e a proliferação celular. As células tumorais e as normais dependem desses fatores para sobreviver. Altos níveis de HIF são descritos em estudos em cânceres. A hiperexpressão do IGF tem sido vista em muitas neoplasias e contribui para a progressão do ciclo celular e a inibição da apoptose.[42-44]

Os anestésicos inalatórios voláteis e os venosos são as duas classes de anestésicos mais comumente utilizadas na prática anestésica, sendo os primeiros os mais utilizados na manutenção da anestesia geral. Os anestésicos inalatório são halogenados, contendo hidrocarbonetos. A opção venosa mais utilizada é o propofol associado a opioides de curta ação (p. ex., remifentanil). Um trabalho recente sugeriu que os agentes inalatórios podem aumentar o IGF e que haveria diminuição dos HIF-1 alfa pelo propofol.[42] Isso indica que a anestesia venosa total poderia ser superior à anestesia inalatória, pelo fato de poder aumentar o crescimento das células neoplásicas.[42] O grande óbice do uso da anestesia venosa total, em vez da inalatória, é o custo e a maior familiaridade dos anestesiologistas com a anestesia inalatória.

Evidências sugerem que o uso de opioides intravenosos pode suprimir o sistema imune. O mecanismo correto de como inibem o sistema imune ainda não está bem compreendido – não se sabe se é o tempo de uso, o tipo de opioide usado, a dose utilizada ou algum outro fator que ocasionaria imunossupressão.[43,45-47]

Opioides intravenosos, como morfina, codeína e fentanil, utilizados em associação aos anestésicos voláteis, como isoflurano, demonstraram propriedades imunossupressoras que incluem supressão na atividade e número das células *natural killer*, responsáveis pela rejeição das células tumorais e viroses. Por via intravenosa, os opioides têm demonstrado diminuir a citotoxicidade das células *natural killer*.

Vários estudos retrospectivos sugerem o benefício do uso da anestesia regional durante a cirurgia para câncer. A razão desse benefício não é clara, mas pode se dar em virtude da possibilidade de evitar os opioides implicados na potenciação da sobrevida das células tumorais e da angiogênese. Parece haver maior benefício em pacientes com neoplasia retal e não colônica (a não ser em pacientes idosos, o que pode decorrer do tipo de tumor).[43,48,49]

O bloqueio neural aferente induzido pela anestesia epidural mais alta, pelo menos em nível de T10, pode diminuir as respostas peri e pós-operatórias ao estresse, ativadas pela inervação autonômica e pelo eixo hipotálamo-hipófise-adrenal. Também está associado a excelentes analgesias peri e pós-operatórias.

Uma estratégia estudada nos últimos anos é a anestesia multimodal ou "opioide *free*", cuja racionalidade refere-se à combinação do bloqueio do neuroeixo com agentes anestésicos venosos com vias de ação diferentes, em doses menores. Isso provocaria efeitos sinérgicos, podendo-se evitar ou, ao menos, diminuir ao máximo o uso de opioides. Os medicamentos mais empregados na anestesia multimodal são clonidina, lidocaína, sulfato de magnésio, cetamina etc.[47,49-52] Ainda são necessários estudos prospectivos randomizados para saber o exato papel da anestesia epidural na prevenção da morbidade e da mortalidade por câncer.

Ressalta-se que as respostas imune humoral e celular podem ser suprimidas por agentes anestésicos inalatórios e analgésicos opioides. A supressão foi demonstrada *in vitro* e *in vivo* em animais e em humanos. Esses agentes aliviam a dor, porém, deprimem a resposta imune. Os anestesiologistas devem levar em consideração esses fatores na aplicação da técnica, especialmente em pacientes com câncer.[43]

Cateterismo vesical

O cateterismo vesical de demora é preconizado em cirurgias de grande porte e pélvicas, como aquelas realizadas para o tratamento do câncer de reto. O cateterismo deve ser realizado na sala de cirurgia, após a indução anestésica. São necessários cuidados rigorosos de antissepsia e uso de dispositivo de drenagem fechado, com a finalidade de diminuir o risco de contaminação.

O cateterismo apresenta como vantagens o acompanhamento contínuo do débito urinário no peri e no pós-operatório, que é um dos parâmetros utilizados pelo anestesiologista para o cálculo da hidratação no perioperatório.

Sabe-se que pacientes submetidos à cirurgia pélvica apresentam incidência de 4,5 a 22,3% de desenvolver retenção urinária no pós-operatório.[44] Considera-se retenção urinária aguda a incapacidade de urinar 6 horas após a remoção do cateter vesical de demora e/ou presença de volume urinário residual maior que 1.200 mL.[44] Na cirurgia do reto, alguns fatores podem ser apontados como de risco para o desenvolvimento dessa complicação: sexo masculino;

operação laparoscópica; administração de mais de 2.000 mL de fluidos no perioperatório; e remoção precoce do cateter vesical de demora no 1º ou 2º dia pós-operatório.[45,46]

A ativação do sistema alfa-adrenérgico, o posicionamento da bexiga no perioperatório, o edema pélvico no pós-operatório, a lesão do sistema autônomo durante a cirurgia de excisão total do mesorreto e a linfadenectomia são as causas da retenção aguda após o procedimento cirúrgico.

A retenção urinária pode causar respostas autonômicas adversas, como vômitos, arritmia cardíaca, hiperdistensão da parede vesical e infecção do trato urinário. Sendo assim, o cateterismo vesical pode ser considerado um tratamento profilático dessa complicação, ainda que apresente como desvantagem o aumento da incidência da infecção urinária pela manipulação da via urinária.

Existe dúvida na literatura quanto ao tempo correto para a remoção do cateter vesical de demora, o qual ainda não está estabelecido. Porém, Kwaan et al. relacionaram a remoção precoce do cateter antes do 2º dia pós-operatório com a retenção urinária.[45] A prática dos autores deste capítulo é remover o cateter no 3º dia pós-operatório após ressecção anterior do reto ou amputação abdominoperineal do reto.

TRICOTOMIA

Deve ser realizada na sala de cirurgia, imediatamente antes do procedimento cirúrgico, para minimizar o risco de infecção causado pelo trauma local. A tonsura deve ser preferida ao uso de lâminas.

Cateter nasogástrico

O uso compulsório do cateter nasogástrico em cirurgias abdominais era recomendado no passado com o objetivo de prevenir náuseas, vômitos, distensão abdominal e fístulas anastomóticas decorrentes do íleo pós-operatório. Porém, estudos randomizados e metanálises têm demonstrado baixa eficácia do uso do cateter nasogástrico para prevenção de náuseas e vômitos e resolução do íleo pós-operatório. Atualmente, é preconizado para o tratamento de situações como íleo e distensão gástrica aguda.

Seis estudos randomizados analisaram a correlação do uso do cateter nasogástrico com a fístula anastomótica.[47] Todos confirmaram que seu uso não oferece proteção às anastomoses. O uso do cateter nasogástrico em cirurgia colorretal eletiva de modo profilático não apresenta utilidade.[48,49] Apresenta como desvantagens o desconforto ao paciente, a lesão na árvore respiratória superior e no tubo digestório alto, com consequente aumento de complicações como atelectasia, pneumonia e esofagite. Além disso, pode contribuir para o retardo na introdução da alimentação via oral, um dos pilares do protocolo multimodal.[50]

Tempo cirúrgico

O tempo cirúrgico ideal para que o paciente tenha menos complicações gira em torno de 210 minutos, segundo a literatura. Grandes tumores e obesidade (mais bem avaliada pela área de superfície corporal) são alguns dos fatores que provocam o aumento do tempo cirúrgico e a mudança da estratégia cirúrgica.[11,12]

Hidratação

A hipovolemia e a sobrecarga hídrica associam-se ao aumento das complicações cirúrgicas pós-operatórias, como o aumento do risco de fístula anastomótica.[51]

Existe, no mundo todo, uma grande variabilidade na quantidade de líquido administrado durante as cirurgias. Idealmente, o paciente deve estar euvolêmico, o que se obtém com a administração racional de líquidos, evitando o preparo de cólon e os longos períodos de jejum. Entretanto, há muita dificuldade de ter o parâmetro ideal para a infusão de líquidos. Os parâmetros utilizados corriqueiramente são o débito urinário, o hematócrito e a pressão venosa central, esta última, atualmente, considerada sem muito valor.

Apresenta-se como promissor um protocolo para administração de fluidos chamado GDFT (*goal-directed fluid therapy*), que consiste em avaliar as necessidades de líquidos individualmente, durante e/ou após a cirurgia. Isso se dá pelo uso de medições de parâmetros hemodinâmicos avançados durante a cirurgia, para orientar o manejo de líquidos.[52] Os parâmetros utilizados são o volume de ejeção, a variação de volume sistólico e o débito cardíaco, diminuindo, com isso, a variabilidade de infusão de fluidos entre os médicos.[52] Com esse protocolo, houve redução de 17 a 29% nas taxas de complicações pós-operatórias. Houve também importante redução nos custos, sendo sua implementação considerada custo-efetiva.[53,54] Nas cirurgias de menor porte, com menores índices de complicações, esse método pode não ter muita utilidade.

Na prática clínica diária e na ausência de protocolos específicos, é preciso ter o cuidado para manter o paciente sempre euvolêmico.

Uso de drenos

A fístula anastomótica é uma complicação grave associada a alta morbimortalidade e até mesmo à recorrência local. Pela profundidade e pela pressão negativa interna, a excisão do mesorreto causa na pelve a formação de um espaço vazio, sujeito a coleção de exsudatos e de sangue.[55] A colocação de dreno profilaticamente tem o intuito de conseguir manter a pelve "seca", evitando a formação de coleções fluidas, que poderiam favorecer o aparecimento de fístula. Caso uma fístula ocorresse, o dreno seria capaz de evidenciá-la e evitar uma possível laparotomia, minimizando sua gravidade, já que a pelve já estaria drenada. Alguns estudos relataram a diminuição do índice de fístulas anastomóticas com a drenagem profilática.[55,56]

Porém, esses achados não se sustentam em outros estudos. Karliczek et al. mostraram, em sua metanálise, que não há evidências suficientes de que a drenagem de rotina evite complicações e que o dreno pélvico deva ser utilizado de rotina, uma vez que os resultados do grupo drenado e não drenado foram similares e que a fístula pode ocorrer após a retirada do dreno, o qual, quando presente, pode não identificá-la.[57,58] Além disso, Yeh et al. apontaram que os drenos de sucção, transfusão e anastomose situada até 5 cm da borda anal são fatores independentes para o aparecimento das fístulas anastomóticas.[59] Urbach et al. mostraram, em seu estudo, que o acúmulo de fluidos na pelve diminui independentemente da presença ou não do dreno.[60]

Zhang et al. mostraram a grande controvérsia com relação à drenagem profilática desde a primeira vez em que um dreno foi colocado em 1877 por Billroth, demonstrando que o próprio dreno podia ser a causa da fístula e que o abscesso poderia ser causado por líquido estéril infectado por uma abertura na anastomose, e não o contrário.[61]

Todos os trabalhos são contumazes, porém, em orientar que trabalhos com casuística maior, prospectivos, randomizados, comparando drenagem ou não em anastomose colorretal ainda são necessários.[57-61]

Vias de acesso

As vias de acesso já padronizadas são a laparoscópica e a laparotômica.[62] No entanto, a cirurgia robótica vem surgindo como mais uma abordagem possível para o tratamento do câncer de reto. A videolaparoscopia colorretal tem como benefícios já reconhecidos a rápida recuperação pós-operatória, a diminuição do índice de complicações, a melhor autoimagem corporal e os resultados oncológicos similares aos da cirurgia aberta.[63] Quando há necessidade de mudança de via laparoscópica para laparotômica, deve sê-lo de modo proativo, uma vez que os prejuízos ao paciente e ao seu prognóstico são grandes quando a decisão é protelada.

A cirurgia videolaparoscópica do reto apresenta benefícios similares, porém, o efeito oncológico permanece controverso, em razão do pequeno tempo de seguimento, especialmente para câncer de reto médio e distal. O acesso laparoscópico é mais difícil nessa região, dadas as características anatômicas e limitações técnicas.[64-67] Na cirurgia robótica, os grandes óbices são a curva de aprendizado e o custo da manutenção da aparelhagem.

PÓS-OPERATÓRIO

Realimentação

Historicamente, o retorno da dieta para pacientes submetidos à cirurgia com anastomose intestinal era realizado após o paciente apresentar ruídos hidroaéreos e eliminação de flatos, o que geralmente se dá a partir do 3º dia pós-operatório na cirurgia aberta.[68] Consequentemente, o tempo de jejum pós-operatório era mais prolongado, podendo se estender de 3 a 5 dias. É importante lembrar que, nesse período pós-operatório, as necessidades energéticas estão aumentadas em decorrência da resposta sistêmica ao trauma, que a oferta de proteínas é nula e o balanço nitrogenado é negativo.

Acreditava-se que o repouso intestinal seria importante para garantir a cicatrização das anastomoses gastrintestinais. No entanto, essa conduta vem sendo reavaliada.[69] Vários estudos controlados e randomizados e metanálises demonstraram benefícios da introdução precoce da dieta no pós-operatório de cirurgias de ressecção intestinal com a confecção de anastomoses.[4,70-73]

Durante o jejum, o estômago produz 1.500 a 2.000 mL de suco gástrico; da mesma maneira, ocorre secreção de suco pancreático e bile. Esse volume, associado à produção basal de secreção duodeno-jejunal, perfaz uma quantidade nada desprezível de líquido presente no intestino diariamente. A maior parte desse líquido é reabsorvida, ultrapassando muito pouco a papila ileocecal. Isso sugere que a alimentação oral também possa ser tolerada e absorvida.

Uma revisão da literatura avaliou 15 estudos de pacientes submetidos à cirurgia colorretal e introdução precoce da dieta. Todos os trabalhos concluíram que a reintrodução precoce é segura e bem tolerada pelos pacientes (em 75 a 95%).[72]

A ocorrência de náuseas e vômitos pode dificultar a aceitação da dieta, mas uma abordagem multimodal deve ser instituída para o controle adequado desses sintomas. Não houve aumento da incidência de complicações pós-cirúrgicas, como fístula anastomótica, pneumonia de aspiração e obstrução intestinal.[68] A reintrodução precoce da dieta apresenta como vantagens diminuição do íleo pós-operatório, menor risco de infecção secundária à transmigração bacteriana e menor permanência hospitalar.

Geralmente, a dieta deve ser iniciada no 1º dia de pós-operatório, iniciando-se com dieta líquida e, já no dia seguinte, progredindo-se para sólida, de acordo com a aceitação do paciente.[73] Um estudo recente comparou a reintrodução da dieta no 1º dia de pós-operatório com a reintrodução no 2º. Os autores observaram que a primeira evacuação e a eliminação de flatos ocorreram precocemente no primeiro grupo, e a incidência de complicações cirúrgicas foi similar em ambos.[74] Alguns serviços iniciam a dieta líquida na noite do pós-operatório imediato, e não observaram também aumento das complicações.[3]

Na cirurgia para tratamento do câncer retal, também é preconizada a reintrodução precoce da dieta via oral,[69] sendo considerada medida segura, bem tolerada pelos pacientes e sem aumentar os riscos de complicações pós-operatórias.

Distensão gástrica aguda

Condição na qual o estômago se torna progressivamente hipotônico e dilatado, apesar da ausência de fatores obstrutivos mecânicos. Essa condição clínica pode, raramente, provocar isquemia e necrose do estômago. Geralmente, é associada a distúrbios alimentares como polifagia, anorexia e aerofagia.

A etiologia da distensão gástrica aguda é multifatorial, sendo a dismotilidade gástrica e alterações hidroeletrolíticas e metabólicas algumas das causas encontradas.

As manifestações clínicas são distensão, dor abdominal, dispneia, vômitos. Além disso, podem estar presentes taquicardia, taquipneia e até mesmo choque. Para o diagnóstico, uma radiografia de abdome mostra grande distensão do estômago. Aspiração pulmonar pode ser uma complicação da distensão gástrica aguda.

O tratamento consiste em introduzir um cateter nasogástrico para descompressão e, se já existirem complicações graves, pode ser necessária gastrorrafia ou gastrectomia.[75] Com a colocação do cateter nasogástrico, a recuperação é rápida e progressiva.

O uso rotineiro do cateter nasogástrico profilaticamente, para evitar a distensão gástrica aguda, não é recomendado, visto que a maioria dos pacientes não apresentará essa complicação.

Íleo funcional

O íleo pós-operatório é caracterizado pela diminuição temporária na motilidade intestinal no pós-operatório de cirurgias abdominais, podendo durar até 3 dias. Sua incidência varia de 10 a 40%, podendo ser classificado como primário, quando ocorre sem fator causal, e secundário, quando associado a complicações cirúrgicas, como hipocalemia, fístulas e atelectasias.[76]

O tempo de íleo varia nos diversos segmentos do trato gastrintestinal. No intestino delgado, é curto e dura de 5 a 7 horas. Já a motilidade do intestino grosso reinicia-se de 36 a 60 horas. O termo íleo prolongado ou adinâmico é utilizado quando dura mais que 4 dias.

A causa do íleo pós-operatório é multifatorial. Sabe-se que fatores neurais inibitórios são os mais significativos na patogênese. Os nervos esplâncnicos têm especial influência na patogênese. Neurotransmissores e fatores inflamatórios também atuam na ocorrência do íleo. Liberação de substâncias como óxido nítrico, substância P, peptídeo intestinal vasoativo, células inflamatórias (p. ex., neutrófilos, macrófagos, citocinas e outros mediadores inflamatórios) têm ação na inibição da motilidade do trato gastrintestinal.

O tipo de anestesia pode influenciar na motilidade do trato digestório. A anestesia geral com uso de halotano e atropina retarda o esvaziamento gástrico e aumenta a chance de náuseas e vômitos no pós-operatório. O bloqueio epidural torácico diminui a resposta orgânica ao trauma, pelo bloqueio da via aferente, aumenta o fluxo sanguíneo esplâncnico e bloqueia os reflexos inibidores da peristalse, minimizando a inflamação e, com isso, diminuindo o íleo pós-operatório.[77]

A disfunção temporária do sistema nervoso autônomo do intestino tem relação com o porte da operação, o manuseio das alças e o trauma operatório. Assim, operações menos invasivas correlacionam-se com menor íleo adinâmico. As colectomias videolaparoscópicas são exemplo disso.

Existem várias condutas que visam diminuir o período de íleo pós-operatório. No pré-operatório, pode-se fazer a infusão de substâncias enriquecidas com carboidratos, 800 mL na noite anterior e 400 mL 2 horas antes da cirurgia,[78] o que diminui a resistência à insulina. Evitar o preparo de cólon nas cirurgias sobre o cólon (que, na cirurgia do reto, ainda não é o padrão) diminui o estresse cirúrgico.

No perioperatório, pode-se limitar a infusão hídrica, evitando a hipotermia e a hipotensão. O manuseio cuidadoso das alças intestinais pode auxiliar na recuperação da motilidade intestinal no pós-operatório.

No pós-operatório, a retirada precoce de cateteres e drenos, a dieta precoce, a deambulação, a restrição da infusão hídrica e evitar o uso de opioides parecem trazer benefícios.[4]

O uso de procinéticos pode ter papel benéfico na redução do íleo adinâmico, porém, tanto eles quanto medicamentos utilizados anteriormente, como o antibiótico macrolídeo (eritromicina), os serotoninérgicos 5HT3 e a prostigmina, não foram capazes de atingir eficácia individualmente.

O alvimopan, um fármaco antagonista periférico do receptor *mu*, parece promissor,[76] mas ainda não está disponível no Brasil.

O uso de inibidores da COX2 tem sido estudado como adjuvante na diminuição do íleo pós-operatório, porém, apresenta restrições. Por curto período, parece não trazer prejuízo.[79]

Em revisão recente da Cochrane, os autores compararam o uso da goma de mascar no pós-operatório, para abreviar o íleo adinâmico. Com essa medida, houve diminuição do período do íleo, provavelmente pelo início da mastigação precoce e pela ativação da fase cefálica da digestão.[80]

O tratamento do íleo é baseado em abordagem multimodal, considerando que o exato tratamento ainda não está bem estabelecido, tendo como principal objetivo diminuir os fatores de risco descritos. Muitas vezes, o cateter nasogástrico pode ser útil, além da hidratação venosa e da reposição hidreletrolítica.

Infecção de sítio cirúrgico (ISC)

Definida como aquela que ocorre nos tecidos manipulados durante o procedimento cirúrgico, seu diagnóstico se dá quando a infecção ocorre até 30 dias após o procedimento cirúrgico ou até 1 ano, quando há colocação de próteses.[81]

A ISC é dividida em três categorias anatômicas distintas, de acordo com a região acometida: (1) incisional superficial; (2) incisional profunda; e (3) de órgãos e cavidade.

Vários fatores de risco têm sido apontados para o desenvolvimento da ISC. Em relação aos pacientes, deve-se avaliar as comorbidades associadas, principalmente o diabete melito, o uso de medicamentos que interferem na imunidade (p. ex., esteroides) e os hábitos de vida (p. ex., tabagismo e etilismo).

Com relação ao procedimento cirúrgico, são considerados fatores de risco: duração do procedimento maior que 210 minutos; grande perda de sangue; vulto da cirurgia; necessidade de ressecção de outros órgãos; preparo de cólon no pré-operatório; contaminação no perioperatório; e administração de hemoderivados.[82] A transfusão sanguínea é um fator preditivo independente de ISC.[83]

A ISC é uma complicação pós-operatória frequente em cirurgias colorretais. Isso é explicado pelo grau de contaminação, já que as cirurgias colorretais geralmente são classificadas como potencialmente contaminadas, contaminadas e, algumas vezes, infectadas. A incidência de ISC em cirurgia colorretal varia entre 2 e 25%,[84,85] sendo responsável por reinternações em 18% dos casos.[84]

Um estudo multicêntrico avaliando 2.131 pacientes submetidos à cirurgia para tratamento de câncer de reto encontrou incidência de infecção de ferida superficial em 8,9% dos pacientes, e de órgãos e cavidade, de 10%. Esse estudo apontou como fatores de risco para infecção superficial o tamanho do tumor e a necessidade de conversão para cirurgia aberta. Os fatores relacionados com as infecções profundas foram tumores avançados, tumores distais (localizados até 11 cm da borda anal) e procedimento de Hartmann. Observaram, ainda, que a realização de antissepsia com clorexidina e as ressecções laparoscópicas exerceram grande impacto na diminuição da incidência de ISC.[86]

Várias intervenções têm sido propostas para diminuir a incidência de ISC, entre elas uso consciente dos antibióticos profiláticos (30 a 60 minutos antes da incisão), evitar a tricotomia e o preparo mecânico do cólon, diminuir o tempo cirúrgico, evitar transfusão sanguínea, hipotermia e hipotensão.

Na prevenção da ISC, é essencial otimizar as condições perioperatórias nas primeiras horas, geralmente quando ocorre a contaminação bacteriana. A tensão de oxigênio é frequentemente baixa na ferida e na região das anastomoses colorretais. Isso acarreta redução da via oxidativa, diminui a chegada dos macrófagos ao local, reduz a formação de colágeno, a neovascularização e a epitelização. A oxigenação arterial das feridas pode ser melhorada com a administração de altas frações de oxigênio durante o procedimento cirúrgico e nas seis primeiras horas de pós-operatório.

Um estudo prospectivo randomizado comparou dois grupos de pacientes submetidos à cirurgia retal que receberam fração de oxigênio expirado de 30% *versus* fração de oxigênio expirado de 80%. Os autores concluíram que o grupo que recebeu altas frações de oxigênio apresentou menor taxa de infecção.[87] No entanto, na literatura médica, essa conduta permanece controversa. Togioka et al. publicaram metanálise recente na qual não encontraram benefício com essa prática.[88] Entretanto, outras metanálises associaram o uso de altas frações de oxigênio à diminuição da ISC.[87,89]

Fístula anastomótica

Trata-se de uma complicação temida na cirurgia colorretal, com índices consideráveis de morbidade e mortalidade. Acarreta necessidade de reoperações e realização de estoma temporário ou até mesmo definitivo. Em anastomoses colorretais e coloanais, a taxa de fístula varia de 5 a 19%.[90]

Na cirurgia do câncer de reto, o risco está relacionado com vários fatores, como o sexo masculino, possivelmente pela anatomia, visto que nos homens a pelve é mais estreita, e pela alteração na microcirculação local, por questões hormonais. A idade acima de 60 anos é também descrita como fator de risco. Pacientes com irradiação anterior têm alto índice de fístula anastomótica, superior a 36%, associado a mortalidade de 21%.[91] Comorbidades como diabetes, doenças renais e pulmonares são fatores de risco independentes para o aparecimento de fístula anastomótica.

A altura da anastomose aumenta a chance de fístulas. Quanto mais próximo for da borda anal, maior a taxa de fístula. Tumores grandes ou localmente avançados e metastáticos também aumentam o risco de fístula. Karanjia et al. relataram risco de fístula de 2,7 a 17%.[92] Estudo retrospectivo avaliando 276 pacientes submetidos a ressecção de câncer colorretal e anastomose baixa (menos que 5 cm da borda anal) demonstrou ser este fator independente do aparecimento de fístula anastomótica.

Uso abusivo do álcool, tabagismo e obesidade são fatores de risco para as fístulas anastomóticas. Na obesidade, o risco se dá em decorrência de dificuldade técnica, presença de tecido adiposo, que pode afetar o grampeamento, e possibilidade de associação a síndrome metabólica, hipertensão e diabetes.[12,93]

A quimioterapia neoadjuvante não parece influenciar no risco de aparecimento de fístula anastomótica. Já a radioterapia, como mencionado, aumenta essa taxa.

A desnutrição está associada a fístula anastomótica, sendo o índice de albumina abaixo de 3 g/dL fator preditor independente da ocorrência de fístula anastomótica.[94]

É importante observar os princípios da confecção de qualquer anastomose: ausência de tensão; boa irrigação; e bom apropinquamento dos cotos anastomosados. Além disso, boa hemostasia da pelve, anéis íntegros e teste da anastomose no intraoperatório são recomendados.

Cirurgias com tempo operatório acima de 4 horas, perda sanguínea de mais de 100 mL durante a cirurgia e múltiplas hemotransfusões são fatores de risco independentes para a fístula.

O uso de anti-inflamatórios não esteroides, não seletivos e não inibidores da COX2 parece estar relacionado com fístula anastomótica.[95] O emprego de corticosteroides também é fator preditor de fístula.

O uso da fração de oxigênio inspirado em 80% *versus* 30% parece ter efeito protetor na anastomose.[87]

A demora no diagnóstico está relacionada com piores resultados. Lu et al. observaram que a fístula está relacionada com maior recorrência local, bem como com aumento da mortalidade específica para câncer.[96] Frequência respiratória acima de 20 incursões respiratórias por minuto, piora da dor abdominal, taquicardia e diminuição da diurese são sinais indiretos de fístula. Um dos marcadores utilizados na tentativa de fazer o diagnóstico precoce é a proteína C-reativa, uma proteína de fase aguda que, acima de 150 mg/L, dentro de um contexto clínico específico, entre os dias 3 e 5 do pós-operatório, pode ser um alerta de possível complicação.

Febre pós-operatória e hipotermia

A temperatura corporal oral média de indivíduos hígidos é 36,8 ± 0,4 °C, sendo ligeiramente maior nas mulheres em relação aos homens (36,9 *versus* 36,7 °C).[97]

Na maioria dos pacientes, sobretudo naqueles submetidos a cirurgias de grande porte, ocorrem diminuição da temperatura corporal em torno de 1 a 1,5 °C durante o perioperatório e elevação em torno de 0,5 e 1,5 °C nas primeiras 24 a 72 horas de pós-operatório.

A febre constitui mecanismo adaptativo importante para a sobrevivência do organismo e faz parte dessa resposta fisiológica. Ela pode ocorrer em até dois terços dos pacientes, especialmente nos primeiros dias do pós-operatório. Atribui-se essa elevação da temperatura à absorção de sangue e linfa da região manipulada e às alterações próprias do período de lesão.

Diversas condições não infecciosas podem determinar febre pós-operatória, como reações transfusionais, alérgicas ou de hipersensibilidade a drogas, hipertireoidismo, desidratação, tumores malignos etc. Entretanto, infecção é a causa da febre em aproximadamente um terço dos casos.[98] Por isso, sua presença causa grande ansiedade ao médico assistente.

A febre deve ser distinguida da hipertermia maligna. Na febre, ocorre aumento do limiar do centro termorregulador do hipotalâmico. Para elevar a temperatura corporal até o nível determinado pelo centro termorregulador, o organismo utiliza mecanismos para produção e conservação de calor, como aumento da atividade muscular (calafrios) e vasoconstrição periférica. Quando esse nível é atingido, o organismo para de utilizar esses mecanismos e a temperatura corporal é mantida nesse novo patamar. Na hipertermia maligna, há perda da capacidade de termorregulação do hipotálamo e aumento da produção de calor, sem que haja perda e elevação progressiva da temperatura corporal. A hipertermia maligna é potencialmente fatal e ocorre em indivíduos suscetíveis (doença autossômica dominante com penetrância variável) ao serem expostos a anestesia geral.[99] O medicamento mais comum relacionado com o aparecimento da hipertermia maligna é a succinilcolina. A taxa de mortalidade excedia 70% antes do uso terapêutico do dantrolene (um análogo da difenil-hidantoína); atualmente, é de aproximadamente 10%.[100,101]

A febre que aparece nos três primeiros dias de pós-operatório quase sempre não tem relação com processos infecciosos e apresenta curso benigno.[9] Luz Moreira et al. avaliaram 1.769 pacientes submetidos a cirurgia colorretal e do intestino delgado. De todos os pacientes, 133 (7,5%) apresentaram febre no pós-operatório. Somente 16% dos pacientes que apresentaram febre nos dois primeiros dias após a operação tiveram diagnóstico de infecção. Entretanto, quando a febre teve início no 6º dia de pós-operatório, a incidência de infecção foi de 46%.[102]

Freischlag e Busuttil realizaram estudo prospectivo em 464 pacientes submetidos a operações abdominais e encontraram febre pós-operatória em somente 15% dos casos.[103] Observaram que a febre causada por infecção ocorria, em média, 4,6 dias após o procedimento cirúrgico. Em apenas 27% dos pacientes com febre, houve comprovação de infecção por cultura, demonstrando especificidade muito baixa da temperatura como indicador de infecção. Em 74% dos pacientes com infecção, a história e o exame físico forneceram informações suficientes para o diagnóstico comprovado por apenas um exame complementar. Esses dados são concordantes com o estudo de Fanning et al., que avaliaram 537 pacientes submetidos a operações ginecológicas e constataram febre pós-operatória em 39% dos casos; destes, em 92% não foi encontrada qualquer infecção ou complicação pós-operatória.[104]

Analgesia pós-operatória

Trata-se de um dos pilares do programa de recuperação rápida já citado, o protocolo ERAS,[3] essencial para a cicatrização anastomótica. Com a dor controlada, o paciente se movimenta, sai do leito e, com isso, há diminuição do risco de íleo, pneumonia, tromboembolismo e outras complicações pós-operatórias, que afetarão a recuperação pós-cirúrgica.

O manejo inadequado da dor está relacionado com maior tempo de permanência hospitalar, maior taxa de complicações (cardiovascular, pulmonar, renal e sequelas psicológicas) e, consequentemente, maior custo.[105]

No Brasil, a analgesia pós-operatória é um desafio, uma vez que os medicamentos mais utilizados são os opioides associados aos anti-inflamatórios não esteroides, ambos com possíveis efeitos adversos (p. ex., íleo prolongado, prurido, alterações respiratórias e do sistema imune); no caso dos opioides, principalmente alterações gastrintestinais e renais; e, quando dos anti-inflamatórios não esteroides, há possibilidade de aumento do risco de fístula anastomótica.[106-108]

Diante dessas dificuldades, semelhantemente ao que foi descrito no tópico a respeito da anestesia, o uso da analgesia multimodal pós-operatória apresenta-se como uma abordagem valiosa no manejo e controle da dor pós-operatória, uma vez que a dor é multifatorial e não pode ser tratada com uma única medicação ou técnica.

A analgesia multimodal preconiza o uso de analgésicos e mecanismos diversos, com vias de ação diferentes, em doses menores, apresentando efeitos sinérgicos, podendo-se, com isso, evitar ou pelo menos diminuir ao máximo o uso de opioides.[109-111]

Com essa finalidade, utiliza-se o bloqueio epidural com bomba elastomérica (de alto custo no Brasil) ou de cateteres com infusão controlada de analgésicos. Os medicamentos mais empregados na anestesia multimodal são a clonidina, a lidocaína, o sulfato de magnésio, a cetamina, entre outros.[111,112] Os riscos do uso de cateteres são deslocamento, migração, infecção ou sangramento, além da necessidade de equipe treinada para a infusão dos analgésicos, quando ela não ocorre por bomba pré-programada.[111,113,114]

Outra estratégia é a infusão na parede abdominal, no plano do músculo transverso abdominal de analgésicos locais, com bons resultados. O bloqueio do músculo transverso (*TAP block*) guiado por ultrassonografia ou laparoscopia também tem resultados promissores, participando desse grupo de ações da analgesia multimodal para controle da dor pós-operatória e sendo custo-efetivo.[115,116]

A analgesia multimodal é a estratégia que se apresenta como um passo certo no controle da dor pós-operatória, necessitando de estudos prospectivos robustos que assegurem ao paciente menos dor e menores riscos.

Referências

1. Gualandro DM, Yu PC, Calderaro D, Marques AC, Pinho C, Caramelli B et al. II Guidelines for perioperative evaluation of the Brazilian Society of Cardiology. Arq Bras Cardiol. 2011;96(3 Suppl 1):1-68.
2. Rodrigues MAG, Lima AS. Pré, per e pós-operatório. In: Savassi-Rocha PR, Sanches SRA, Savassi-Rocha AL (eds.). Cirurgia de ambulatório. Rio de Janeiro: MedBook; 2013. p. 7-22.
3. Pedziwiatr M, Pisarska M, Kisielewski M, Major P, Mydlowska A, Rubinkiewicz M et al. ERAS protocol in laparoscopic surgery for colonic versus rectal carcinoma: are there differences in short-term outcomes? Med Oncol. 2016;33(6):56.
4. Zhuang CL, Ye XZ, Zhang XD, Chen BC, Yu Z. Enhanced recovery after surgery programs versus traditional care for colorectal surgery: a meta-analysis of randomized controlled trials. Dis Colon Rectum. 2013;56(5):667-78.
5. Zhuang CL, Huang DD, Chen FF, Zhou CJ, Zheng BS, Chen BC et al. Laparoscopic versus open colorectal surgery within enhanced recovery after surgery programs: a systematic review and meta-analysis of randomized controlled trials. Surg Endosc. 2015;29(8):2091-100.
6. Kristensen SD, Knuuti J, Saraste A, Anker S, Botker HE, De Hert S et al. 2014 ESC/ESA Guidelines on non-cardiac surgery: cardiovascular assessment and management: The Joint Task Force on non-cardiac surgery: cardiovascular assessment and management of the European Society of Cardiology (ESC) and the European Society of Anaesthesiology (ESA). Eur J Anaesthesiol. 2014;31(10):517-73.
7. de Amorim AC, Costa MD, Nunes FL, da Silva MG, de Souza Leão C, Gadelha PC. Nutritional status and perioperative fasting time versus complications and hospital stay of surgical patients. Nutr Hosp. 2015;32(2):878-87.
8. Bevacqua BK. Pre-operative pulmonary evaluation in the patient with suspected respiratory disease. Indian J Anaesth. 2015;59(9):542-9.
9. Taylor A, DeBoard Z, Gauvin JM. Prevention of postoperative pulmonary complications. Surg Clin North Am. 2015;95(2):237-54.
10. Bohmer AB, Wappler F, Zwissler B. Preoperative risk assessment – from routine tests to individualized investigation. Dtsch Arztebl Int. 2014;111(25):437-45; quiz 46.
11. Vaccaro CA, Vaccarezza H, Rossi GL, Mentz R, Im VM, Quintana GO et al. Body surface area: a new predictor factor for conversion and prolonged operative time in laparoscopic colorectal surgery. Dis Colon Rectum. 2012;55(11):1153-9.
12. Qiu Y, Liu Q, Chen G, Wang W, Peng K, Xiao W et al. Outcome of rectal cancer surgery in obese and nonobese patients: a meta-analysis. World Journal of Surgical Oncology. 2015;14(1):23.
13. Halub ME, Sidwell RA. Cardiac risk stratification and protection. Surg Clin North Am. 2015;95(2):217-35.
14. Garcia AP, Pastorio KA, Nunes RL, Locks GF, Almeida MC. Indication of preoperative tests according to clinical criteria: need for supervision. Braz J Anesthesiol. 2014;64(1):54-61.
15. Vukobrat-Bijedic Z, Husic-Selimovic A, Sofic A, Bijedic N, Bjelogrlic I, Gogov B et al. Cancer antigens (CEA and CA 19-9) as markers of advanced stage of colorectal carcinoma. Medical archives (Sarajevo, Bosnia and Herzegovina). 2013;67(6):397-401.
16. Kim CH, Lee SY, Kim HR, Kim YJ. Prognostic effect of pretreatment serum carcinoembryonic antigen level: a useful tool for prediction of distant metastasis in locally advanced rectal cancer following neoadjuvant chemoradiotherapy and total mesorectal excision. Medicine. 2015;94(31):e1291-e.
17. Bast RC Jr., Ravdin P, Hayes DF, Bates S, Fritsche H Jr., Jessup JM et al. 2000 update of recommendations for the use of tumor markers in breast and colorectal cancer: clinical practice guidelines of the American Society of Clinical Oncology. J Clin Oncol. 2001;19(6):1865-78.
18. Eche N, Pichon MF, Quillien V, Gory-Delabaere G, Riedinger JM, Basuyau JP et al. Standards, options and recommendations for tumor markers in colorectal cancer. Bull Cancer. 2001;88(12):1177-206.
19. Wang L, Zhong XG, Peng YF, Li ZW, Gu J. Prognostic value of pretreatment level of carcinoembryonic antigen on tumour downstaging and early occurring metastasis in locally advanced rectal cancer following neoadjuvant radiotherapy (30 Gy in 10 fractions). Colorectal Disease. 2014;16(1):33-9.
20. Habr-Gama A, Perez RO, Nadalin W, Sabbaga J, Ribeiro U Jr., Silva e Sousa AH Jr. et al. Operative versus nonoperative treatment for stage 0 distal rectal cancer following chemoradiation therapy: long-term results. Ann Surg. 2004;240(4):711-7; discussion 7-8.
21. Polat U, Arpacı A, Demir S, Erdal S, Yalcin S. Evaluation of quality of life and anxiety and depression levels in patients receiving chemotherapy for colorectal cancer: impact of patient education before treatment initiation. Journal of Gastrointestinal Oncology. 2014;5(4):270-5.
22. Jakobsson J, Idvall E, Wann-Hansson C. General health and state anxiety in patients recovering from colorectal cancer surgery. Journal of Advanced Nursing. 2016;72(2):328-38.
23. Pittet O, Nocito A, Balke H, Duvoisin C, Clavien PA, Demartines N et al. Rectal enema is an alternative to full mechanical bowel preparation for primary rectal cancer surgery. Colorectal Dis. 2015;17(11):1007-10.
24. Collin A, Jung B, Nilsson E, Pahlman L, Folkesson J. Impact of mechanical bowel preparation on survival after colonic cancer resection. Br J Surg. 2014;101(12):1594-600.
25. Kim YW, Choi EH, Kim IY, Kwon HJ, Ahn SK. The impact of mechanical bowel preparation in elective

colorectal surgery: a propensity score matching analysis. Yonsei Med J. 2014;55(5):1273-80.

26. Dahabreh IJ, Steele DW, Shah N, Trikalinos TA. Oral mechanical bowel preparation for colorectal surgery: systematic review and meta-analysis. Dis Colon Rectum. 2015;58(7):698-707.

27. Bretagnol F, Panis Y, Rullier E, Rouanet P, Berdah S, Dousset B et al. Rectal cancer surgery with or without bowel preparation: The French GRECCAR III multicenter single-blinded randomized trial. Ann Surg. 2010;252(5):863-8.

28. Bertani E, Chiappa A, Biffi R, Bianchi PP, Radice D, Branchi V et al. Comparison of oral polyethylene glycol plus a large volume glycerine enema with a large volume glycerine enema alone in patients undergoing colorectal surgery for malignancy: a randomized clinical trial. Colorectal Disease. 2011;13(10):327-34.

29. Guenaga KF, Matos D, Wille-Jorgensen P. Mechanical bowel preparation for elective colorectal surgery. Cochrane Database Syst Rev. 2011(9):CD001544.

30. Chen M, Song X, Chen LZ, Lin ZD, Zhang XL. Comparing mechanical bowel preparation with both oral and systemic antibiotics versus mechanical bowel preparation and systemic antibiotics alone for the prevention of surgical site infection after elective colorectal surgery: a meta-analysis of randomize. Diseases of the Colon and Rectum. 2016;59(1):70-8.

31. Buesing KL, Mullapudi B, Flowers KA. Deep venous thrombosis and venous thromboembolism prophylaxis. Surg Clin North Am. 2015;95(2):285-300.

32. Khorana AA, Dalal MR, Lin J, Connolly GC. Health care costs associated with venous thromboembolism in selected high-risk ambulatory patients with solid tumors undergoing chemotherapy in the United States. Clinico Economics and Outcomes Research: CEOR. 2013;5:101-8.

33. Smart PJ, Burbury KL, Lynch AC, Mackay JR, Heriot AG. Thromboembolism during neoadjuvant therapy for rectal cancer: a systematic review. Colorectal Dis. 2013;15(9):e496-502.

34. Salpeter SR, Buckley JS, Chatterjee S. Impact of more restrictive blood transfusion strategies on clinical outcomes: a meta-analysis and systematic review. American Journal of Medicine. 2014;127(2):124-31.e3.

35. Carson JL, Carless PA, Hebert PC. Transfusion thresholds and other strategies for guiding allogeneic red blood cell transfusion. The Cochrane Database of Systematic Reviews. 2012;4:CD002042-CD.

36. Amato A, Pescatori M. Perioperative blood transfusions for the recurrence of colorectal cancer. Cochrane Database Syst Rev. 2006;(1):CD005033.

37. Chan AW, de Gara CJ. An evidence-based approach to red blood cell transfusions in asymptomatically anaemic patients. Annals of the Royal College of Surgeons of England. 2015;97(8):556-62.

38. Borstlap WAA, Buskens CJ, Tytgat KMAJ, Tuynman JB, Consten ECJ, Tolboom RC et al. Multicentre randomized controlled trial comparing ferric(III)carboxymaltose infusion with oral iron supplementation in the treatment of preoperative anaemia in colorectal cancer patients. BMC Surgery. 2015;15(1):78.

39. Keeler BD, Mishra A, Stavrou CL, Beeby S, Simpson JA, Acheson AG. A cohort investigation of anaemia, treatment and the use of allogeneic blood transfusion in colorectal cancer surgery. Annals of Medicine and Surgery. 2016;6:6-11.

40. Kwaan MR, Melton GB, Madoff RD, Chipman JG. Abdominoperineal resection, pelvic exenteration, and additional organ resection increase the risk of surgical site infection after elective colorectal surgery: an American College of Surgeons National Surgical Quality Improvement Program Analysis. Surgical Infections. 2015;16(6):675-83.

41. Nelson RL, Gladman E, Barbateskovic M. Antimicrobial prophylaxis for colorectal surgery. Cochrane Database Syst Rev. 2014;5:CD001181.

42. Najjar PA, Smink DS. Prophylactic antibiotics and prevention of surgical site infections. Surg Clin North Am. 2015;95(2):269-83.

43. Ishibashi K, Ishida H, Kuwabara K, Ohsawa T, Okada N, Yokoyama M et al. Short-term intravenous antimicrobial prophylaxis for elective rectal cancer surgery: Results of a prospective randomized non-inferiority trial. Surgery Today. 2014;44(4):716-22.

44. Lee SY, Kang SB, Kim DW, Oh HK, Ihn MH. Risk factors and preventive measures for acute urinary retention after rectal cancer surgery. World J Surg. 2015;39(1):275-82.

45. Kwaan MR, Lee JT, Rothenberger DA, Melton GB, Madoff RD. Early removal of urinary catheters after rectal surgery is associated with increased urinary retention. Dis Colon Rectum. 2015;58(4):401-5.

46. Kin C, Rhoads KF, Jalali M, Shelton AA, Welton ML. Predictors of postoperative urinary retention after colorectal surgery. Dis Colon Rectum. 2013;56(6):738-46.

47. Nelson R, Edwards S, Tse B. Prophylactic nasogastric decompression after abdominal surgery. Cochrane Database Syst Rev. 2007;(3):CD004929.

48. Bauer VP. The evidence against prophylactic nasogastric intubation and oral restriction. Clin Colon Rectal Surg. 2013;26(3):182-5.

49. Wang G, Jiang ZW, Xu J, Gong JF, Bao Y, Xie LF et al. Fast-track rehabilitation program vs conventional care after colorectal resection: a randomized clinical trial. World J Gastroenterol. 2011;17(5):671-6.

50. Clifford T. Enhanced recovery after surgery. Journal of Perianesthesia Nursing. 2016;31(2):182-3.

51. Boesen AK, Maeda Y, Madsen MR. Perioperative fluid infusion and its influence on anastomotic leakage after rectal cancer surgery: implications for prevention strategies. Colorectal Dis. 2013;15(9):e522-7.

52. Cannesson M, Ramsingh D, Rinehart J, Demirjian A, Vu T, Vakharia S et al. Perioperative goal-directed therapy and postoperative outcomes in patients un-

dergoing high-risk abdominal surgery: a historical--prospective, comparative effectiveness study. Crit Care. 2015;19:261.

53. Michard F, Mountford WK, Krukas MR, Ernst FR, Fogel SL. Potential return on investment for implementation of perioperative goal-directed fluid therapy in major surgery: a nationwide database study. Perioper Med (Lond). 2015;4:11.

54. Ebm C, Cecconi M, Sutton L, Rhodes A. A cost--effectiveness analysis of postoperative goal-directed therapy for high-risk surgical patients. Crit Care Med. 2014;42(5):1194-203.

55. Rondelli F, Bugiantella W, Vedovati MC, Balzarotti R, Avenia N, Mariani E et al. To drain or not to drain extraperitoneal colorectal anastomosis? A systematic review and meta-analysis. Colorectal Dis. 2014;16(2):O35-42.

56. Chen YS, Bo XB, Gu DY, Gao WD, Sheng WZ, Zhang B. Outcomes of laparoscopic abdominoperineal resection in low rectal cancer using different pelvic drainages. Asian Pacific Journal of Cancer Prevention: APJCP. 2015;16(1):153-5.

57. Scott H, Brown AC. Is routine drainage of pelvic anastomosis necessary? Am Surg. 1996;62(6):452-7.

58. Karliczek A, Jesus EC, Matos D, Castro AA, Atallah AN, Wiggers T. Drainage or nondrainage in elective colorectal anastomosis: a systematic review and meta--analysis. Colorectal Dis. 2006;8(4):259-65.

59. Yeh CY, Changchien CR, Wang JY, Chen JS, Chen HH, Chiang JM et al. Pelvic drainage and other risk factors for leakage after elective anterior resection in rectal cancer patients: a prospective study of 978 patients. Annals of Surgery. 2005;241(0003-4932; 1): 9-13.

60. Urbach DR, Kennedy ED, Cohen MM. Colon and rectal anastomoses do not require routine drainage: a systematic review and meta-analysis. Annals of Surgery. 1999;229(2):174-80.

61. Zhang HY, Zhao CL, Xie J, Ye YW, Sun JF, Ding ZH et al. To drain or not to drain in colorectal anastomosis: a meta-analysis. Int J Colorectal Dis. 2016;31(5):951-60.

62. Lei QC, Wang XY, Zheng HZ, Xia XF, Bi JC, Gao XJ et al. Laparoscopic versus open colorectal resection within fast track programs: an update meta-analysis based on randomized controlled trials. J Clin Med Res. 2015;7(8):594-601.

63. Bonjer HJ, Deijen CL, Abis GA, Cuesta MA, van der Pas MH, de Lange-de Klerk ESM et al. A randomized trial of laparoscopic versus open surgery for rectal cancer. The New England Journal of Medicine. 2015;372(14):1324-32.

64. Stevenson ARL, Solomon MJ, Lumley JW, Hewett P, Clouston AD, Gebski VJ et al. Effect of laparoscopic--assisted resection vs open resection on pathological outcomes in rectal cancer: the ALaCaRT Randomized Clinical Trial. JAMA. 2015;314(13):1356-63.

65. Fleshman J, Branda M, Sargent DJ, Boller AM, George V, Abbas M et al. Effect of laparoscopic--assisted resection vs open resection of stage II or III rectal cancer on pathologic outcomes: the ACOSOG Z6051 Randomized Clinical Trial. JAMA. 2015;314(13):1346-55.

66. Vennix S, Pelzers L, Bouvy N, Beets GL, Pierie JP, Wiggers T et al. Laparoscopic versus open total mesorectal excision for rectal cancer. Cochrane Database Syst Rev. 2014;4:CD005200.

67. Shussman N, Wexner SD. Current status of laparoscopy for the treatment of rectal cancer. World Journal of Gastroenterology. 2014;20(41):15125-34.

68. Ng WQ, Neill J. Evidence for early oral feeding of patients after elective open colorectal surgery: a literature review. Journal of Clinical Nursing. 2006;15(6):696-709.

69. Boelens PG, Heesakkers FF, Luyer MD, van Barneveld KW, de Hingh IH, Nieuwenhuijzen GA et al. Reduction of postoperative ileus by early enteral nutrition in patients undergoing major rectal surgery: prospective, randomized, controlled trial. Ann Surg. 2014;259(4):649-55.

70. Short V, Herbert G, Perry R, Atkinson C, Ness AR, Penfold C et al. Chewing gum for postoperative recovery of gastrointestinal function. The Cochrane database of systematic reviews. 2015;2(2):CD006506-CD.

71. Dag A, Colak T, Turkmenoglu O, Gundogdu R, Aydin S. A randomized controlled trial evaluating early versus traditional oral feeding after colorectal surgery. Clinics (São Paulo). 2011;66(12):2001-5.

72. Andersen HK, Lewis SJ, Thomas S. Early enteral nutrition within 24h of colorectal surgery versus later commencement of feeding for postoperative complications. Cochrane Database Syst Rev. 2006(4):CD004080.

73. da Fonseca LM, Profeta da Luz MM, Lacerda-Filho A, Correia MI, Gomes da Silva R. A simplified rehabilitation program for patients undergoing elective colonic surgery – randomized controlled clinical trial. Int J Colorectal Dis. 2011;26(5):609-16.

74. Fujii T, Morita H, Sutoh T, Yajima R, Yamaguchi S, Tsutsumi S et al. Benefit of oral feeding as early as one day after elective surgery for colorectal cancer: oral feeding on first versus second postoperative day. International Surgery. 2014;99(3):211-5.

75. Toure AO, Thiam O, Cisee M, Nduwimana D, Gueye ML, Seck M et al. Acute dilatation of the stomach: about 02 cases and literature review. Pan Afr Med J. 2015;22:210.

76. Drake TM, Ward AE. Pharmacological management to prevent ileus in major abdominal surgery: a systematic review and meta-analysis. J Gastrointestinal Surgery. 2016;1-12.

77. Ay AA, Kutun S, Ulucanlar H, Tarcan O, Demir A, Cetin A. Risk factors for postoperative ileus. Journal of the Korean Surgical Society. 2011;81(4):242-9.

78. de Aguilar-Nascimento JE, Perrone F, de Assunção Prado LI. Preoperative fasting of 8 hours or 2 hours: what does evidence reveal? Rev Col Bras Cir. 2009;36(4):350-2.

79. Raju DP, Hakendorf P, Costa M, Wattchow DA. Efficacy and safety of low-dose celecoxib in reducing post-operative paralytic ileus after major abdominal surgery. ANZ Journal of Surgery. 2015;85(12):946-50.

80. Short V, Herbert G, Perry R, Atkinson C, Ness AR, Penfold C et al. Chewing gum for postoperative recovery of gastrointestinal function. Cochrane Database Syst Rev. 2015;(2):CD006506.

81. Mangram AJ, Horan TC, Pearson ML, Silver LC, Jarvis WR. Guideline for prevention of surgical site infection. Hospital Infection Control Practices Advisory Committee. Infect Control Hosp Epidemiol. 1999;20(4):250-78.

82. Kwaan MR, Melton GB, Madoff RD, Chipman JG. Abdominoperineal resection, pelvic exenteration, and additional organ resection increase the risk of surgical site infection after elective colorectal surgery: an American College of Surgeons National Surgical Quality Improvement Program Analysis. Surg Infect (Larchmt). 2015;16(6):675-83.

83. Kaneko K, Kawai K, Tsuno NH, Ishihara S, Yamaguchi H, Sunami E et al. Perioperative allogeneic blood transfusion is associated with surgical site infection after abdominoperineal resection-a space for the implementation of patient blood management strategies. Int Surg. 2015;100(5):797-804.

84. Francis NK, Mason J, Salib E, Allanby L, Messenger D, Allison AS et al. Factors predicting 30-day readmission after laparoscopic colorectal cancer surgery within an enhanced recovery programmer. Colorectal Dis. 2015;17(7):O148-54.

85. Liu L, Wang T, Zhang G, Dai R, Liang H, Tang L. Risk factors for early complications after laparoscopic total mesorectal excision for locally advanced rectal cancer: A single center experience. J Cancer Res Ther. 2016;12(1):350-4.

86. Biondo S, Kreisler E, Fraccalvieri D, Basany EE, Codina-Cazador A, Ortiz H. Risk factors for surgical site infection after elective resection for rectal cancer. A multivariate analysis on 2131 patients. Colorectal Dis. 2012;14(3):e95-e102.

87. Schietroma M, Cecilia EM, Sista F, Carlei F, Pessia B, Amicucci G. High-concentration supplemental perioperative oxygen and surgical site infection following elective colorectal surgery for rectal cancer: a prospective, randomized, double-blind, controlled, single-site trial. Am J Surg. 2014;208(5):719-26.

88. Togioka B, Galvagno S, Sumida S, Murphy J, Ouanes JP, Wu C. The role of perioperative high inspired oxygen therapy in reducing surgical site infection: a meta-analysis. Anesth Analg. 2012;114(2):334-42.

89. Al-Niaimi A, Safdar N. Supplemental perioperative oxygen for reducing surgical site infection: a meta--analysis. J Eval Clin Pract. 2009;15(2):360-5.

90. McDermott FD, Heeney A, Kelly ME, Steele RJ, Carlson GL, Winter DC. Systematic review of preoperative, intraoperative and postoperative risk factors for colorectal anastomotic leaks. British Journal of Surgery. 2015;102(5):462-79.

91. Majbar MA, Elmalki Hadj O, Souadka A, El Alaoui M, Sabbah F, Raiss M et al. Risk factors for anastomotic leakage after anterior resection for rectal adenocarcinoma. Tunis Med. 2014;92(7):493-6.

92. Karanjia ND, Corder AP, Bearn P, Heald RJ. Leakage from stapled low anastomosis after total mesorectal excision for carcinoma of the rectum. Br J Surg. 1994;81(8):1224-6.

93. Komen N, Dijk J-W, Lalmahomed Z, Klop K, Hop W, Kleinrensink G-J et al. After-hours colorectal surgery: a risk factor for anastomotic leakage. International journal of colorectal disease. 2009;24(7):789-95.

94. Ionescu D, Tibrea C, Puia C. Pre-operative hypoalbuminemia in colorectal cancer patients undergoing elective surgery - a major risk factor for postoperative outcome. Chirurgia (Bucur). 2013;108(6):822-8.

95. Paulasir S, Kaoutzanis C, Welch KB, Vandewarker JF, Krapohl G, Lampman RM et al. Nonsteroidal anti-inflammatory drugs. Diseases of the Colon & Rectum. 2015;58(9):870-7.

96. Lu ZR, Rajendran N, Lynch AC, Heriot AG, Warrier SK. Anastomotic leaks after restorative resections for rectal cancer: compromise cancer outcomes and survival. Dis Colon Rectum. 2016;59(3):236-44.

97. Leggett JE. Approach to fever or suspected infection in the normal host. In: Goldman L, Schafer AL (eds.). Goldman-Cecil Medicine. 25. ed. Philadelphia: Elsevier; 2016. p. 1849-54.

98. Netea MG, Kullberg BJ, Van der Meer JW. Circulating cytokines as mediators of fever. Clin Infect Dis. 2000;31(Suppl 5):S178-84.

99. Almeida SR, Savassi-Rocha PR, Sanches MD. Febre e hipotermia no pós-operatório. In: Rodrigues MAG, Correia MIDT, Savassi-Rocha PR, (eds.). Fundamentos em Clínica Cirúrgica. Belo Horizonte: Coopmed; 2006. p. 587-94.

100. Narayan M, Medinilla SP. Fever in the postoperative patient. Emerg Med Clin North Am. 2013;31(4):1045-58.

101. Hyder JA, Wakeam E, Arora V, Hevelone ND, Lipsitz SR, Nguyen LL. Investigating the "Rule of W," a mnemonic for teaching on postoperative complications. J Surg Educ. 2015;72(3):430-7.

102. da Luz Moreira A, Vogel JD, Kalady MF, Hammel J, Fazio VW. Fever evaluations after colorectal surgery: identification of risk factors that increase yield and decrease cost. Dis Colon Rectum. 2008;51(5):508-13.

103. Freischlag J, Busuttil RW. The value of postoperative fever evaluation. Surgery. 1983;94(2):358-63.

104. Fanning J, Neuhoff RA, Brewer JE, Castaneda T, Marcotte MP, Jacobson RL. Frequency and yield of postoperative fever evaluation. Infect Dis Obstet Gynecol. 1998;6(6):252-5.

105. Practice guidelines for acute pain management in the perioperative setting: an updated report by the American Society of Anesthesiologists Task Force on Acute Pain Management. Anesthesiology. 2012;116(2):248-73.
106. Kessler ER, Shah M, Gruschkus SK, Raju A. Cost and quality implications of opioid-based postsurgical pain control using administrative claims data from a large health system: opioid-related adverse events and their impact on clinical and economic outcomes. Pharmacotherapy. 2013;33(4):383-91.
107. Subendran J, Siddiqui N, Victor JC, McLeod RS, Govindarajan A. NSAID use and anastomotic leaks following elective colorectal surgery: a matched case-control study. J Gastrointest Surg. 2014;18(8):1391-7.
108. Bhangu A, Singh P, Fitzgerald JE, Slesser A, Tekkis P. Postoperative nonsteroidal anti-inflammatory drugs and risk of anastomotic leak: meta-analysis of clinical and experimental studies. World J Surg. 2014;38(9):2247-57.
109. Buvanendran A, Kroin JS. Multimodal analgesia for controlling acute postoperative pain. Curr Opin Anaesthesiol. 2009;22(5):588-93.
110. White PF, Kehlet H. Improving postoperative pain management: what are the unresolved issues? Anesthesiology. 2010;112(1):220-5.
111. Kuusniemi K, Poyhia R. Present-day challenges and future solutions in postoperative pain management: results from PainForum 2014. J Pain Res. 2016;9:25-36.
112. Do SH. Magnesium: a versatile drug for anesthesiologists. Korean Journal of Anesthesiology. 2013;65(1):4-8.
113. Birrer KL, Anderson RL, Liu-DeRyke X, Patel KR. Measures to improve safety of an elastomeric infusion system for pain management. Am J Health Syst Pharm. 2011;68(13):1251-5.
114. Holmstrom B, Rawal N, Axelsson K, Nydahl PA. Risk of catheter migration during combined spinal epidural block: percutaneous epiduroscopy study. Anesth Analg. 1995;80(4):747-53.
115. Smith SR, Draganic B, Pockney P, Holz P, Holmes R, McManus B et al. Transversus abdominis plane blockade in laparoscopic colorectal surgery: a double-blind randomized clinical trial. Int J Colorectal Dis. 2015;30(9):1237-45.
116. Pedrazzani C, Menestrina N, Moro M, Brazzo G, Mantovani G, Polati E et al. Local wound infiltration plus transversus abdominis plane (TAP) block versus local wound infiltration in laparoscopic colorectal surgery and ERAS program. Surg Endosc. 2016 Nov;30(11):5117-25.

Parte III

Aspectos Fundamentais do Tratamento Multidisciplinar

PAPEL DA RADIOTERAPIA NO CÂNCER DE RETO

Fernando Arruda
Eduardo Capelletti

INTRODUÇÃO

O tratamento curativo da neoplasia de reto tem na abordagem cirúrgica sua base fundamental. De modo geral, tumores pouco invasivos podem ser tratados com procedimentos cirúrgicos mínimos, enquanto aqueles com maior invasão da parede retal necessitam de cirurgias oncológicas. Após a operação, sabe-se que o risco de recidiva tumoral e a sobrevida em 5 anos estão diretamente relacionados com fatores como grau de invasão tumoral, presença ou não de linfonodos comprometidos e presença de metástases sincrônicas ao diagnóstico. Em uma série que analisou 3.791 pacientes provenientes de estudos clínicos multicêntricos norte-americanos, pacientes de baixo risco (T1-2 N0) tiveram chance de cura de 90%, enquanto, para aqueles de alto risco (T3N2 ou T4N1-2), ela foi de apenas 30 a 36%.[1]

A evolução das técnicas cirúrgicas e, notavelmente, a introdução da excisão total do mesorreto (ETM) contribuíram para elevar as taxas de cura do câncer de reto.[2,3] Contudo, mesmo diante de um procedimento cirúrgico ideal, alguns pacientes se beneficiam de modalidades terapêuticas que combinam radioquimioterapia com o procedimento cirúrgico, objetivando reduzir a chance de recidiva local e aumentar as chances de cura em longo prazo. A atualização de 12 anos do *Dutch Trial* mostra que a incidência cumulativa de recorrência local foi de 5% no grupo radioterapia seguido de ETM e 11% no grupo de cirurgia exclusiva (p < 0,001).[4]

Neste capítulo, serão discutidas as diretrizes do tratamento neoadjuvante e adjuvante dos tumores de reto, procurando reconhecer aqueles pacientes que se beneficiarão da estratégia de tratamento combinado, bem como o objetivo e as controvérsias de sua indicação.

TRATAMENTO COM RADIOQUIMIOTERAPIA NEOADJUVANTE

A racionalidade para indicação de radioterapia e quimioterapia concomitantes antes do tratamento cirúrgico fundamenta-se nos seguintes aspectos:

- Possibilidade de reduzir o volume tumoral com o objetivo de melhorar a ressecabilidade (principalmente nos estádios T3 e T4) e aumentar a chance de preservação esfincteriana (especialmente lesões distais).
- Oportunidade de definir melhor o alvo do tratamento radioterápico e de menor irradiação de tecidos normais em relação ao tratamento pós-operatório.
- Chance de testar a interação de novos medicamentos pela avaliação da resposta patológica após o procedimento cirúrgico.

Entre as desvantagens do método, estaria a possibilidade de tratar em excesso lesões iniciais (estádios T1 e T2) que seriam adequadamente abordadas com cirurgia exclusiva.

O estudo mais importante que definiu o papel do tratamento combinado neoadjuvante foi conduzido pelo Grupo Alemão de Câncer Retal. Nesse estudo, foram randomizados 823 pacientes com neoplasia de reto com estádios clínicos T3 e T4 e/ou linfonodos comprometidos a receber radioterapia (RT) com dose total de 5.040 cGy em 28 frações diárias concomitante à quimioterapia (QT) com 5-fluorouracil (5-FU) infusional (1.000 mg/m^2/dia por 5 dias durante as semanas 1 e 5 da radioterapia) no pré-operatório *versus* no pós-operatório. Todos os pacientes foram submetidos à ETM e a quatro ciclos adjuvantes de 5-FU (500 mg/m^2/dia por 5 dias a cada 4 semanas). Com 46 meses de seguimento, o tratamento neoadjuvante mostrou-se significativamente superior pela menor taxa de recidiva pélvica (6% *versus* 13%; p = 0,006) e pela menor toxicidade aguda e crônica (27% *versus* 40%; p = 0,001 e 14% *versus* 24%; p = 0,01, respectivamente). Entre os pacientes que necessitariam de uma amputação abdominoperineal, a taxa de operação com preservação de esfíncter foi duas vezes maior no grupo de radioquimioterapia (RTQT) pré-operatória (39% *versus* 19%; p = 0,004). Não houve diferença em termos de tempo livre de progressão de doença e sobrevida global em 5 anos entre os grupos de tratamento (68% *versus* 65% e 76% *versus* 74%, respectivamente).[5] Na atualização desse estudo com seguimento de 10 anos, observou-se manutenção do benefício em relação a menores taxas de recidiva local (7% *versus* 10%; p = 0,048), sem incremento de sobrevida global (59,6% *versus* 59,9%; p = 0,85) ou diferença nas taxas de metástases a distância (29,8% *versus* 29,6%; p = 0,9) em relação ao tratamento pré ou pós-operatório.[6]

Um importante estudo norte-americano randomizado (NSABP R-03) também comparou tratamento combinado de RTQT pré *versus* pós-operatório no cenário da neoplasia de reto e, igualmente, demonstrou superioridade a favor do braço do tratamento pré-operatório. Nesse estudo, ambos os grupos recebiam o mesmo esquema de quimioterapia concomitante à radioterapia, seguido de quatro ciclos adicionais de 5-FU e leucovorin adjuvante. Apesar de ter sido fechado precocemente pela baixa taxa de inclusão, a análise dos 267 pacientes que entraram no estudo demonstrou maiores taxas de sobrevida livre de recidiva (65% *versus* 53%; p = 0,011) a favor do tratamento neoadjuvante com tendência a maior sobrevida global (75% *versus* 66%, p = 0,065). O estudo ainda demonstrou taxa de 15% de resposta patológica completa no grupo de tratamento pré-operatório.[7] Com os resultados desses dois estudos, oferecer tratamento neoadjuvante radioquimioterápico tornou-se padrão para aquelas lesões localmente avançadas (T3, T4 e/ou N+), reduzindo o risco de recidiva pélvica, dando maiores chances de cirurgias preservadoras de esfíncter em lesões distais e sendo menos tóxica que a RTQT pós-operatória.

Um dos questionamentos na abordagem do tratamento neoadjuvante é o risco de "supertratar" lesões que eventualmente poderiam receber apenas tratamento cirúrgico, sendo esta uma das desvantagens da RTQT pré-operatória. A título de ilustração, 18% dos pacientes no estudo alemão com estadiamento clínico cT3N0 randomizados para cirurgia antes do tratamento combinado apresentaram estádio patológico pT1 ou pT2.[5] Com base nesse cenário, é razoável admitir que existia a mesma proporção de estádio I no grupo que recebeu tratamento neoadjuvante e que aproximadamente um quinto dos pacientes possa ter sido de fato "supertratado" diante do estadiamento clínico inicial. Contudo, uma análise retrospectiva de 188 pacientes que apresentaram tumores de reto estadiados como cT3N0 por US endorretal (USE) ou ressonância magnética (RM) no pré-operatório demonstrou taxa de 22% de comprometimento patológico linfonodal após tratamento concomitante com RTQT pré-operatória.[8] Esses pacientes, se tratados de início com cirurgia, precisariam de tratamento adjuvante radioquimioterápico, o que teria como principais desvantagens menor controle pélvico e mais toxicidade,

apesar de mesmas chances de cura. O risco de usar RTQT neoadjuvante desnecessariamente em 18% dos pacientes parece menor que a possibilidade de ter que oferecer um tratamento mais mórbido no contexto pós-operatório.

Um tema ainda em debate é a real necessidade de RTQT pré-operatória para os tumores T3N0 mais distantes da borda anal. Os estudos randomizados incluíram pacientes com margem distal do tumor até 12 a 15 cm da borda anal e não há dados prospectivos randomizados na literatura médica quanto à recorrência pélvica baseada na altura do tumor no reto.

Algumas análises de subgrupo de pacientes em estudos randomizados sugerem que tumores do reto proximal (> 10 cm da borda anal) têm comportamento biológico mais semelhante aos tumores de sigmoide e, portanto, menor incidência de recorrência local quando comparado aos tumores do reto médio ou distal.[9] Todavia, não houve diferença em termos de evolução entre os pacientes com tumores de reto médio e reto proximal tratados no estudo alemão.[5] Outra série de casos de neoplasias evidenciou aumento no risco de morte câncer-específica para os tumores de reto proximal e médio tratados exclusivamente com cirurgia à semelhança das neoplasias de sigmoide (razão de chance 1,87; p = 0,007 e razão de chance 1,43; p = 0,0022, respectivamente), inferindo comportamento biológico dos tumores do reto médio e proximal mais semelhante aos de reto distal do que de sigmoide.[9] Na falta de dados mais robustos que respaldem a não utilização de RTQT neoadjuvante nessa situação e diante da elevada chance de linfonodos positivos, a opinião dos autores deste capítulo é de que decisões de tratamento não devem ser tomadas com base na distância do tumor no reto, se esta é < 12 cm do ânus. Na prática, os casos de tumores do reto proximal são extensamente discutidos em conjunto com a radiologia para distinção de lesões intraperitoneais e extraperitoneais merecedoras de neoadjuvância.

Outro aspecto a ser considerado são os pacientes com câncer de reto em estádio inicial. Na maior parte desses casos, a abordagem com ETM possibilita elevadas taxas de cura, com sobrevida em 5 anos reportada entre 87 e 90%, em associação à baixa taxa de recorrência (em torno de 7%). Entretanto, a ETM não é um procedimento isento de riscos, estando associada a mortalidade (1 a 6%) e morbidade.

A excisão local (EL) é uma alternativa ao ETM para câncer de reto estádio inicial, evitando as possíveis sequelas de uma amputação do reto ou anastomose colorretal baixa nas lesões de reto distal. No entanto, quando realizada de maneira exclusiva, pode ser correlacionada com maior taxa de recorrência local que a ETM. Os benefícios alcançados com a RTQT neoadjuvante nos pacientes com câncer de reto localmente avançados aumentaram o interesse em investigar a abordagem de radioquimioterapia neoadjuvante seguida de excisão local em pacientes com estádio inicial como modo de reduzir as taxas de recorrência em nível comparável com a ETM. A principal publicação nesse tópico é o estudo fase II, *ACOSOG Z6041 Trial*, em que 84 pacientes com câncer de reto T2N0, estadiados por RM endorretal ou ultrassonografia endorretal, foram submetidos ao protocolo de RTQT (50,4 a 54 Gy com capecitabina 825 mg/m^2 D1-14 e D22-35, e oxaliplatina 50 mg/m^2 semanas 1, 2, 4 e 5), seguido de excisão local 4 a 8 semanas depois.

Os resultados iniciais foram promissores. Quase metade dos pacientes (44%) apresentou resposta patológica completa, tendo margem negativa praticamente em todos pacientes; além disso, 64% obtiveram *downstage* (*yp*T0-1). Entretanto, as taxas de complicações foram consideráveis: 33 de 84 pacientes desenvolveram complicações grau ≥ 3 correlacionadas com RTQT.[10]

TRATAMENTO COM RADIOTERAPIA EXCLUSIVA (RT) NEOADJUVANTE

A RT exclusiva também foi uma das estratégias exploradas nos estudos randomizados do tratamento pré-operatório do câncer de reto. Na Europa, muitas instituições favorecem o uso de um curso curto com altas doses por fração de RT pré-operatória sem QT combinada antes da cirurgia. Em um estudo sueco, 1.100 pacientes com adenocarcinoma de reto clinicamente ressecável T1-T3 foram randomizados entre receber cirurgia exclusiva ou RT neoadjuvante (5 frações de 5 Gy em 1 semana) seguida de cirurgia. Em 5 anos, o estudo demonstrou menor recorrência (11% *versus* 27%, p < 0,001) e vantagem em sobrevida (58% *versus* 48%, p < 0,004) no grupo que recebeu RT.[11] Os benefícios de recorrência local e sobrevida global para o braço da radioterapia neoadjuvante se mantiveram com o seguimento médio de 13 anos (9% *versus* 26%; p < 0,001 e 38% *versus* 30%; p = 0,008, respectivamente).[12] Vale ressaltar que esse é o único estudo entre vários que mostram ganho em sobrevida com a RT pré-operatória e que a técnica cirúrgica provém de uma era pré-ETM.

Outros estudos que utilizaram esse esquema curto de RT confirmaram o mesmo ganho em controle pélvico. No seminal estudo holandês, 1.800 pacientes com tumores de reto operáveis foram randomizados entre receber cirurgia exclusiva padronizada como ETM ou RT neoadjuvante (5 frações de 5 Gy) seguida após 1 semana de ETM. Em 2 anos, não houve diferença em sobrevida, mas a RT diminuiu em quatro vezes (2,4% *versus* 8,2%, p < 0,001) as chances de recorrência local mesmo na presença de uma cuidadosa revisão central das operações de ETM. Essa série também mostrou taxa de recorrência local de 21% após ETM exclusiva em pacientes com linfonodo positivo, o que reforça o papel da RT nos pacientes estádio III.[13] A atualização desse estudo sugere, de maneira exploratória, que pacientes estádio III, com margem de ressecção circunferencial negativa, apresentam sobrevida em 10 anos de 50% no grupo de radioterapia pré-operatória *versus* 40% no grupo de cirurgia exclusiva (p = 0,032).[4]

Comparações entre esse esquema curto de RT exclusiva e o esquema tradicional e mais longo de RTQT neoadjuvantes foram feitas diretamente por dois estudos randomizados fase III. Em um estudo polonês com 316 pacientes, aqueles que receberam RTQT (50 Gy em 25 frações com 5-FU/LV) tiveram menor incidência de margem circunferencial positiva (4% *versus* 13%, p < 0,17) em comparação aos pacientes que receberam RT exclusiva (5 frações de 5 Gy). Embora a taxa de resposta patológica completa tenha sido muito maior no grupo que recebeu RTQT (16% *versus* 1%), a taxa de operações com preservação esfincteriana foi igual em ambos. Em uma interpretação pessoal, é possível imaginar que os cirurgiões dessa série não foram encorajados a mudar o plano cirúrgico baseado na resposta patológica. Não houve diferenças na taxa de falha local ou sobrevida de 4 anos entre os pacientes.[14]

Outro estudo importante em relação a esse tema é o *Australian Intergroup Trial*, em que 326 pacientes com cT3NxM0 de câncer retal com lesões até 12 cm da borda anal foram randomizados entre o curso curto de RT (25 Gy em 5 frações) com cirurgia em 1 semana e curso longo de RTQT (50,4 Gy em 28 frações com 5-FU infusional 225 mg/m^2) seguido de cirurgia após 4 a 6 semanas, finalizado o tratamento combinado. Ambos os braços foram complementados com quimioterapia adjuvante baseada em 5-FU. Aproximadamente 90% dos pacientes foram estadiados clinicamente com RM pélvica ou ultrassonografia endorretal. Com uma média de seguimento de 6 anos, não houve diferença em controle local, embora os resultados deixem uma sugestão de que talvez exista maior chance de recorrência local em 3 anos para pacientes tratados com 5 frações (7,5% *versus* 4,4%, p = 0,24), principalmente aqueles com lesões distais. Os braços não tiveram diferença em sobrevida global em 5 anos e toxicidade tardia. Assim como no estudo polonês, as taxas de preservação esfincteriana nos dois grupos foram semelhantes apesar da maior taxa de resposta completa (1% *versus* 15%, p < 0,001) e regressão tumoral (28% *versus* 45%, p = 0,002) no grupo de curso longo.[15]

Embora o esquema de tratamento com RT de curta duração mostre resultados interessantes e tenha um perfil logístico bastante atraente, alguns especialistas não o têm adotado pelo receio de efeitos colaterais em longo prazo. Dados recentes do estudo sueco mostram aumento significativo no número de internações hospitalares por infecção, distúrbios gastrintestinais e fraturas associadas a RT pré-operatória (5 frações de 5Gy) 6 meses depois da cirurgia.[11] Uma segunda análise de qualidade de vida do estudo holandês citado mostra que pacientes irradiados nesse esquema curto reportaram mais incontinência fecal (62% *versus* 38%, p < 0,001), maior uso de fraldas (56% *versus* 33%, p < 0,001), maior perda de sangue pelo ânus (11% *versus* 3%, p = 0,0014) e maior descarga de muco nas fezes (27% *versus* 15%, p = 0,005), quando comparados aos pacientes exclusivamente operados. Quanto à função sexual, a RT pré-operatória (5 frações de 5Gy) também mostrou um impacto negativo tanto em homens quanto em mulheres.[16]

Pode-se concluir que as duas estratégias parecem ter resultados oncológicos parecidos. A RT em esquema curto de 5 frações antes da cirurgia aumenta o controle local mesmo diante da melhor técnica cirúrgica, é menos tóxica agudamente, além de ser atraente quanto aos aspectos de duração e aderência do paciente ao tratamento. Por sua vez, a RTQT (50 Gy em 25 frações com 5-FU) pré-operatória possibilita a regressão tumoral e mesmo mais cirurgias preservadoras de esfíncter, além de aumentar o controle pélvico.

IMPORTÂNCIA DA QUIMIOTERAPIA NOS TRATAMENTOS NEOADJUVANTE E ADJUVANTE

À semelhança de outras afecções que apresentam benefício do emprego do tratamento neoadjuvante, o prognóstico na neoplasia de reto parece estar relacionado diretamente com o grau de regressão tumoral observada no estadiamento patológico pós-operatório. Desse modo, tumores que apresentam resposta patológica completa na lesão primária e nos linfonodos têm taxa livre de recidiva em 5 anos da ordem de 85% versus 42% para tumores residuais T4 e 85% versus 18% para ypN0 versus ypN2.[17] As altas taxas de recidiva local observadas nos tumores que apresentam comprometimento linfonodal, mesmo após tratamento neoadjuvante, sugerem a necessidade de algum tipo de abordagem complementar de tratamento quimioterápico adjuvante.[18]

Com os resultados do estudo alemão favoráveis ao tratamento neoadjuvante, ficou bem definido o papel da abordagem pré-operatória no tratamento das neoplasias de reto. Porém, ainda se questionavam a necessidade da associação da quimioterapia à radioterapia no pré-operatório e qual o real impacto da quimioterapia adjuvante, já que o estudo alemão não apresentava um braço somente de radioterapia pré-operatória e todos os braços receberam 5-FU e leucovorin adjuvante. Com o intuito de responder a essa questão, alguns estudos randomizados e metanálises foram elaborados.

O real impacto do papel da quimioterapia concomitante à radioterapia no cenário neoadjuvante veio do estudo EORTC 22921, no qual formalmente foram feitas duas comparações: o papel do esquema de tratamento combinado (5-FU e leucovorin por 5 dias nas semanas 1 e 5 da radioterapia) frente ao tratamento com radioterapia isolada; e o papel da quimioterapia adjuvante complementar com 5-FU/LV por mais 4 meses pós-tratamento cirúrgico. Com um desenho fatorial 2 × 2, os pacientes submetidos ao tratamento combinado apresentaram maiores taxas de resposta patológica completa (14% versus 5%), maiores taxas de regressão tumoral tanto no tumor primário quanto nos linfonodos, menores taxas de recidiva local em todos os três braços que receberam quimioterapia, porém com taxas de sobrevida global comparáveis em todos os quatro braços. A sobrevida livre de progressão de doença em 5 anos também foi similar entre os pacientes que receberam tratamento neoadjuvante concomitante e radioterapia isolada (56% versus 54%) e não foi estatisticamente melhor naqueles que receberam quimioterapia adjuvante (58% versus 52%, p = 0,13).[19] Apesar de as maiores taxas de resposta patológica completa com o tratamento combinado neoadjuvante não se expressarem em maiores taxas de sobrevida global, o esquema de quimioterapia concomitante à radioterapia pré-operatória se tornou o tratamento-padrão para as neoplasias de reto com estádio clínico como cT3, cT4 e/ou com presença de linfonodos comprometidos. Um estudo similar desenvolvido por um grupo francês (FFCD 9203) randomizou 733 pacientes com tumores ressecáveis T3/T4 entre radioterapia pré-operatória (45 Gy) e RTQT pré-operatória (45 Gy + 5-FU/LV), sendo que ambos grupos receberam quimioterapia adjuvante após o tratamento cirúrgico. O braço RTQT pré-operatória apresentou melhor taxa de resposta patológica completa (11% versus 4%, p < 0,05) associada a menor falha local (8% versus 17%, p < 0,05), quando comparado ao braço de radioterapia, porém às custas de maior toxicidade aguda.[20]

Em relação à capecitabina – uma fluoropirimidina oral prontamente absorvida no trato gastrintestinal e que mimetiza a eficácia de 5-FU infusional –, um importante estudo alemão de fase III indicou resultados promissores para seu uso. Nesse ensaio clínico, foram analisados 392 pacientes com neoplasia de reto localmente avançada, sendo randomizados em dois braços:

1. Dois ciclos de capecitabina (2.500 mg/m^2 D1-14, repetido D22), seguido de radioquimioterapia (50,4 Gy plus capecitabina 1.650 mg/m^2 D1-38), completado com três ciclos de capecitabina
2. Dois ciclos de 5-FU em bolus (500 mg/m^2 D1-5, repetido D29), seguido de radioquimioterapia (50,4 Gy plus 5FU infusional 225 mg/m^2 diariamente), completado com dois ciclos de 5-FU em bolus.

A sobrevida global em 5 anos no braço capecitabina foi inferior em relação ao braço 5-FU (76% versus 67%, p = 0,0004). A sobrevida livre de doença em 3 anos foi de 75% no braço capecitabina versus 67% no braço 5-FU (p = 0,07). Foi similar o número de pacientes que tiveram recorrência local em cada grupo (6% versus 7%, p = 0,67), no entanto menos pacientes desenvolveram metástase a distância no braço capecitabina (19% versus 28%, p = 0,04). Quanto à toxicidade, os pacientes apresentaram menores taxas de neutropenia e mais síndrome mão-pé com o uso do medicamento oralmente.[21]

A despeito do benefício da associação de oxaliplatina à fluoropirimidina no tratamento adjuvante das neoplasias de cólon estádio III, a associação desse quimioterápico no cenário da neoadjuvância de reto demonstrou estar ligada a incremento significativo da toxicidade, sem diferença nas taxas de preservação de esfíncter anal, controle local de doença e resposta patológica completa, conforme dois estudos randomizados de fase III: STAR- 01 e ACCORD 12. Isso restringiu a associação de oxaliplatina a 5-FU ou capecitabina no tratamento radioquimioterápico concomitante das neoplasias de reto localmente avançadas.

Da mesma forma, um estudo multi-institucional conduzido pelo Radiation Therapy Oncology Group com 106 pacientes com neoplasia de reto distal localmente avançada não demonstrou benefício da adição de irinotecano ao 5-FU infusional.[22]

Em relação aos agentes biológicos, a associação de bevacizumabe ao 5-FU infusional parece aumentar as taxas de resposta patológica completa sem acréscimo significativo de toxicidade, porém não há até o momento embasamento científico em estudos de fase III que sustentem essa estratégia.[23] O emprego de cetuximabe também necessita de estudos fase III que comprovem ou refutem seu uso concomitante ao tratamento-padrão atual.[24]

Em resumo, o tratamento-padrão neoadjuvante para as neoplasias de reto localmente avançadas consiste em RTQT concomitantes com base em 5-FU. A substituição por capecitabina parece ser pelo menos equivalente ao 5-FU. Não se recomenda, até o momento, a associação de nenhum outro agente quimioterápico ou mesmo qualquer agente biológico.

TRATAMENTO ADJUVANTE COM RADIOQUIMIOTERAPIA

O tratamento cirúrgico com ETM, essência de toda a abordagem curativa das neoplasias de reto, tem intenção curativa isolada para a parcela dos tumores ditos de baixo risco de recidiva ou estádio I. Mesmo com os dados positivos dos estudos de neoadjuvância, ainda existe uma parcela significativa de pacientes com câncer de reto localmente avançado que são submetidos à cirurgia como primeira abordagem terapêutica, seja por subestadiamento, seja por indisponibilidade de atendimento multidisciplinar em um primeiro momento. Nesse cenário, destaca-se o papel do tratamento adjuvante. Em 1990, antes dos estudos de neoadjuvância, o consenso do National Institutes of Health (NIH) determinou o tratamento adjuvante combinado com RTQT como padrão para basicamente todos os tumores clinicamente classificados como T3, T4 ou qualquer grau de invasão tumoral na presença de linfonodos clinicamente comprometidos.

O primeiro sítio de recidiva nos tumores de reto pode tanto comprometer a pelve (recidiva local) quanto órgãos a distância, como fígado e pulmão. Como as recidivas locais trazem uma morbidade significativa, cada vez mais se faz necessário definir quais pacientes são de risco mais elevado para esse desfecho que justifique algum tipo de modalidade de tratamento pós-operatório.

Após tratamento cirúrgico isolado, a recidiva local ocorre em menos de 10% dos tumores estádio T1 e T2, 15 a 35% no estádio IIa e 45 a 65% nos tumores T3 e T4 e linfonodos comprometidos.[25,26] Vários estudos foram desenvolvidos com o objetivo de demonstrar se a radioterapia pós-operatória teria papel na redução do risco de recidiva local e se teria impacto na sobrevida dos pacientes com tumores estádios II e III submetidos ao tratamento cirúrgico sem tratamento neoadjuvante prévio.

Uma metanálise avaliou oito estudos randomizados com 2.157 pacientes nos quais todos foram submetidos à operação sem nenhum tipo de tratamento neoadjuvante e randomizados entre receber ou não radioterapia isolada pós-operatória. Importante salientar que uma minoria dos pacientes teve acesso à quimioterapia concomitante adjuvante. A radioterapia reduziu significativamente o risco de recidiva local em 5 anos (17% versus 26%, p < 0,00001) com taxa de sobrevida global similar.[27]

Em relação ao real impacto da associação da quimioterapia e radioterapia pós-operatória, trabalhos realizados nas décadas de 1980 e 1990 demonstraram benefício de sobrevida e menores taxas de recidiva local, quando comparado ao uso de radioterapia isolado. No estudo randomizado conduzido pelo Gastrointestinal Tumor Study Group (GITSG 7175), o braço que utilizou RTQT pós-operatória apresentou taxa de recorrência local significativamente menor (33% versus 55%, p = 0,005) em relação aos grupos que receberam apenas radioterapia ou quimioterapia isoladas ou apenas observação, além de impactar na sobrevida global em 10 anos (45% versus 27%, p = 0,01), quando comparado ao braço de observação.[28] Da mesma forma, estudo conduzido pela Mayo Clinic evidenciou redução de risco de 47% em recidiva e de 36% no risco de morte causa-específica com a associação de radioterapia a 5-FU e metil-CCNU, em comparação à radioterapia pós-operatória.[29] O estudo conduzido pelo NSABP R-01 comparou apenas observação versus radioterapia isolada ou quimioterapia isolada com esquema MOF (5-FU, vincristina e metil-CCNU). Ele demonstrou aumento no tempo livre sem recidiva da doença a favor do braço da quimioterapia, porém sem ganho de sobrevida, confirmando mais uma vez o papel do tratamento radioquimioterápico para os pacientes estádios II e III com neoplasia de reto operados.[30]

Na prática clínica atual, considera-se sempre o uso de radioquimioterapia pós-operatória naqueles pacientes T3N positivo, T4 e com operação não oncológica que não receberam neoadjuvância.

TRATAMENTO COM RADIOQUIMIOTERAPIA EXCLUSIVA

Em um ensaio realizado na Faculdade de Medicina da Universidade de São Paulo, 265 pacientes com adenocarcinoma de reto distal não metastáticos foram submetidos à radioterapia neoadjuvante na dose de 50,4 Gy em frações de 1,8 Gy em associação à quimioterapia com 5-FU e leucovorina, sendo reavaliados após 8 semanas do término do tratamento. Os pacientes com resposta clínica completa (27%) foram submetidos a seguimento mensal, com realização de exame físico e proctoscopia. Os pacientes com resposta clínica parcial (73%) foram submetidos ao tratamento cirúrgico, sendo 22 deles classificados como estádio patológico pT0pN0. Estes foram comparados ao grupo em seguimento armado, apresentando sobrevida global e sobrevida livre de doença em 5 anos de 88 e 83% no grupo submetido à ressecção, e 100 e 92% no grupo de observação. Isso levanta a hipótese de que possa haver um subgrupo seleto de pacientes que não necessite de operação, podendo ser obtida a preservação esfincteriana mesmo em tumores muito próximos da borda anal.[31]

Em estudo prospectivo, pacientes com resposta clínica completa, após radioquimioterapia para câncer de reto localmente avançado, foram selecionados para observação e seguimento com RM e endoscopia associado à biópsia, fazendo parte do grupo-controle do estudo pacientes com resposta patológica completa após radioquimioterapia e ETM. Dos 21 pacientes avaliados no grupo de observação e seguimento, apenas um desenvolveu recorrência local. Os outros 20 pacientes apresentaram sobrevida livre de doença e sobrevida global em 2 anos de 89% e 100%, respectivamente. Em relação ao grupo-controle, 20 pacientes foram analisados, tendo sobrevida livre de doença e sobrevida global em 2 anos de 93% e 91%, respectivamente. Tais resultados suportam que a modalidade de observação e seguimento, quando aplicada em pacientes bem selecionados com técnicas de imagem, é viável e promove resultados tão bons quanto os dos pacientes do grupo-controle.[32]

Em um estudo retrospectivo do MSKCC, 32 pacientes com câncer de reto estádios I a III que apresentaram resposta clínica completa após tratamento neoadjuvante com radioquimioterapia foram analisados e comparados a 57 pacientes que obtiveram resposta patológica completa com a mesma abordagem neoadjuvante, formando, assim, o grupo-controle. Dos 32 pacientes analisados, 6 recorreram localmente com seguimento mediano de 11 meses pós-RTQT exclusiva, não havendo falhas locais nos pacientes com resposta patológica completa. Os fatores associados à seleção dos pacientes para o grupo RTQT exclusiva foram: estádio inicial pré-tratamento; idade avançada; e tumores com localização distal (p < 0,05). Em 81% dos pacientes com resposta clínica completa, evitou-se de maneira bem-sucedida a ressecção retal.[32]

No entanto, em outra análise retrospectiva também do MSKCC, 488 pacientes com câncer retal T3/T4 ou linfonodo positivo foram avaliados no contexto de radioquimioterapia pré-operatória, apresentando a maioria dos pacientes (75%) que tiveram resposta clínica completa foco tumoral persistente que não foi detectado em exames pré-operatórios ou em proctoscopia. Destaca-se, assim, a importância da abordagem cirúrgica mesmo naqueles pacientes com resposta clínica completa à neoadjuvância.[33]

CONCLUSÃO

A terapêutica combinada neoadjuvante causa menor morbidade, facilita o procedimento cirúrgico, apresenta maior número de respostas histopatológicas completas, diminui o risco de recorrência local sem excluir a necessidade de operação. Porém, há ainda dificuldade de mostrar ganho efetivo de sobrevida considerando a totalidade da população tratada. Trabalhos que se valerem de fatores clínicos e moleculares mostrarão a identificação de subgrupos ideais para cada modalidade, com base em radioterapia e quimioterapia ou mesmo em uma dessas modalidades isoladamente e em um melhor momento associado ou não à operação.

Referências

1. Gundersonn LL, Sargent DJ, Tepper JE, Wolmark N, O'Connell MJ, Begovic M et al. Impact of T and N stage and treatment no survival and relapse in adjuvant rectal cancer: a pooled analysis. J Clin Oncol. 2004;22(10):1785-96.

2. den Dulk M, Krijnen P, Marijnen CA, Rutten HJ, van de Poll-Franse LV, Putter H et al. Improved overall survival for patients with rectal cancer since 1990: the effects of TME surgery and pre-operative radiotherapy. Eur J Cancer. 2008;44(12):1710-6.

3. Birbeck KF, Macklin CP, Tiffin NJ, Parsons W, Dixon MF, Mapstone NP et al. Rates of circumferential resection margin involvement vary between surgeons and predict outcomes in rectal cancer surgery. Ann Surg. 2002;235(4):449-57.

4. van Gijn W, Marijnen CA, Nagtegaal ID, Kranenbarg EM, Putter H, Wiggers T et al. Preoperative radiotherapy combined with total mesorectal excision for resectable rectal cancer: 12-year follow-up of the multicenter, randomized controlled TME trial. Lancet Oncol. 2011;12(6):575-82.

5. Sauer R, Becker H, Hohenberger W, Rödel C, Wittekind C, Fietkau R et al.; German Rectal Cancer Study Group. Preoperative versus postoperative chemoradiotherapy for rectal cancer. N Engl J Med. 2004;351(17):1731-40.

6. Sauer R, Liersch T, Merkel S, Fietkau R, Hohenberger W, Hess C et al. Preoperative versus postoperative chemoradiotherapy for locally advanced rectal cancer: results of the German CAO/ARO/AIO-94 randomized phase III trial after a median follow-up of 11 years. J Clin Oncol. 2012;30:1926-33.

7. Roh MS, Colangelo LH, O'Connell MJ, Yothers G, Deutsch M, Allegra CJ et al. Preoperative multimodality therapy improves disease-free survival in patients with carcinoma of the rectum: NSABP R-03. J Clin Oncol. 2009;27:5124,

8. Guillem JG, Díaz-González JA, Minsky BD, Valentini V, Jeong SY, Rodrigues-Bigas MA et al. CT3N0 rectal cancer: potential overtreatment with preoperative chemoradiotherapy warranted. J Clin Oncol. 2008;26:368-73.

9. Marijen CA, Nagtegaal ID, Kapiteijn E, Kranenbarg EK, Noordijk EM, van Krieken JH et al. Radiotherapy does not compensate for positive resection margins in rectal cancer patients: report of a multicenter randomized trial. Int J Radiat Oncol Biol Phys. 2003; 55:1311-20.

10. Guillem JG, Renfro LA, Oliver SC, Shi Q, Carrero XW, Lynn PB et al. Organ preservation for clinical T2N0 distal rectal cancer using neoadjuvant chemoradiotherapy and local excision (ACOSOG Z6041): results of an open-label, single-arm, multi-institutional, phase 2 trial. Lancet Oncol. 2015; (published online Oct 14).

11. Birgisson H, Pahlman L, Gunnarsson U, Glimelius B; Swedish Rectal Cancer Trial Group. Adverse effects of preoperative radiation therapy for rectal cancer: long-term follow-up of the Swedish Rectal Cancer Trial. J Clin Oncol. 2005;23:8697-705.

12. Folkesson J, Birgisson H, Pahlman L, Cedermark B, Glimelius B, Gunnarsson U. Swedish Rectal Cancer Trial: long lasting benefits from radiotherapy on survival and local recurrence rate. J Clin Oncol. 2005;23(24):5644-50.

13. Kapiteijn E, Marijnen CA, Nagtegaal ID, Putter H, Steup WH, Wiggers T et al.; Dutch Colorectal Cancer Group. Preoperative radiotherapy combined with total mesorectal excision for resectable rectal cancer. N Engl J Med. 2001;345(9):638-46.

14. Bujko K, Nowacki MP, Nasierowska-Guttmejer A, Michalski W, Bebenek M, Kryj M. Long-term results of a randomized trial comparing preoperative short-course radiotherapy with preoperative conventionally fractionated chemoradiation for rectal cancer. Br J Surg. 2006;93(10):1215-23.

15. Ngan SY, Burmeister B, Fisher RJ, Solomon M, Goldstein D, Joseph D, Ackland SP et al. Randomized trial of short-course radiotherapy versus long-course

chemoradiation comparing rates of local recurrence in patients with T3 rectal cancer: Trans-Tasman Radiation Oncology Group trial 01.04. J Clin Oncol. 2012;30(31):3827-33.

16. Marijnen CAM, van de Velde CJ, Putter H, van den Brink M, Maas CP, Martijn H et al. Impact of short-term preoperative radiotherapy on health-related quality of life and sexual functioning in primary rectal cancer: report of a multicenter randomized trial. J Clin Oncol. 2005;23(9):1847-58.

17. Rodel C, Martus P, Papadoupolos T, Füzesi L, Klimpfinger M, Fietkau R et al. Prognostic significance of tumor regression after preoperative chemoradiotherapy for rectal cancer. J Clin Oncol. 2005;23(34):8688-96.

18. Chang GJ, Rodriguez-Bigas MA, Eng C, Skibber JM. Lymph node status after neoadjuvant radiotherapy for rectal cancer is a biologic predictor of outcome. Cancer. 2009;115(23):5432-40.

19. Bosset JF, Collette L, Calais G, Mineur L, Radosevic-Jelic L, Daban A et al. Chemotherapy with preoperative radiotherapy in rectal cancer. N Engl J Med. 2006;355(11):1114-23.

20. Gerard JP, Conroy T, Bonnetain F, Bouché O, Chapet O, Closon-Dejardin MT et al. Preoperative radiotherapy with or without concurrent fluorouracil and leucovorin in T3-4 rectal cancers: results of FFCD 9203. J Clin Oncol. 2006;24:4620-5.

21. Hofheinz RD, Wenz F, Post S, Matzdorff A, Laechelt S, Müller L et al. Chemoradiotherapy with capecitabine versus fluorouracil for locally advanced rectal cancer: a randomised, multicentre, non-inferiority, phase 3 trial. Lancet Oncol. 2012 Jun;13(6):579-88.

22. Navarro M, Dotor E, Rivera F, Sánchez-Rovira P, Vega-Villegas ME, Cervantes A et al. A Phase II study of preoperative radiotherapy and concomitant weekly irinotecan in combination with protracted venous infusion 5-fluorouracil, for resectable locally advanced rectal cancer. Int J Radiat Oncol Biol Phys. 2006;66(1):201-5.

23. Willett CG, Duda DG, di Tomaso E, Boucher Y, Ancukiewicz M, Sahani DV et al. Efficacy, safety, and biomarkers of neoadjuvant bevacizumab, radiation therapy, and fluorouracil in rectal cancer: a multidisciplinary phase II study. J Clin Oncol. 2009;27(18):3020-6.

24. Debucquoy A, Haustermans K, Daemen A, Aydin S, Libbrecht L, Gevaert O et al. Molecular response to cetuximab and efficacy of preoperative cetuximab-based chemoradiation in rectal cancer. J Clin Oncol. 2009;27(17):2751-7.

25. Rich T, Gunderson LL, Lew R, Galdibini JJ, Cohen AM, Donaldson G. Patterns of recurrence of rectal cancer after potentially curative surgery. Cancer. 1983;52(7):1317-29.

26. Gunderson LL, Sosin H. Areas of failure found at reoperation (second or symptomatic look) following "curative surger" for adenocarcinoma of the rectum. Clinicopathologic correlation and implications for adjuvant therapy. Cancer. 1974;34(4):1278-92.

27. Colorectal Cancer Collaborative Group. Adjuvant radiotherapy for rectal cancer: A systematic overview of 8507 patients from 22 randomised trials. Lancet. 2001;358(9294):1291-304.

28. Douglass HO Jr., Moertel CG, Mayer RJ, Thomas PR, Lindblad AS, Mittleman A et al. Survival after postoperative combination treatment of rectal cancer [letter]. N Engl J Med. 1986;315(20):1294-5.

29. Krook JE, Moertel CG, Gunderson LL, Wieand HS, Collins RT, Beart RW et al. Effective surgical adjuvant therapy for high-risk rectal carcinoma. N Engl J Med. 1991;324(11):709-15.

30. Fisher B, Wolmark N, Rockette H, Redmond C, Deutsch M, Wickerham DL et al. Postoperative adjuvant chemotherapy or radiation therapy for rectal cancer: results from NSABP protocol R-01. J Natl Cancer Inst. 1988;80:21-9.

31. Harb-Gama A, Perez RO, Nadalin W, Sabbaga J, Ribeiro U Jr., Silva e Sousa AH Jr. et al. Operative versus nonoperative treatment for stage 0 distal rectal cancer following chemoradiation therapy long-term results. Ann Surg. 2004;240(4):711-8.

32. Rosenberg R, Maak M, Schuster T, Becker K, Friess H, Gertler R. Does a rectal cancer of upper third behave more like a colon or a rectal cancer? Disease of the colon and rectum. 2010;53:5.

33. Bosset JF, Collette L, Calais G, Mineur L, Maingon P, Radosevic-Jelic L et al. Chemotherapy with preoperative radiotherapy in rectal cancer. N Engl J Med. 2006;355:1114-23.

Ressecção Local Transanal Convencional e Endoscópica: Seleção dos Pacientes e Técnica

Carlos Ramon Silveira Mendes

INTRODUÇÃO

A microcirurgia endoscópica transanal (TEM – *transanal endoscopic microsurgery*) foi introduzida em 1983 por G. Buess como técnica minimamente invasiva para ressecção de adenomas e carcinomas retais precoces.[1] Ela difere da excisão local transanal pela utilização de um dispositivo reutilizável ou descartável que possibilitar a realização do "pneumorreto" e a utilização de pinças laparoscópicas em vez do material cirúrgico convencional.

Muitos estudos têm sido publicados comparando TEM/TEO à cirurgia de ressecção local pelas vias transanal, transcoccígena (Kraske), transesfincteriana (York-Mason) e ressecções abdominais e perineais. A TEM resulta em redução da morbidade, da mortalidade, da disfunção funcional e do tempo de internação, além de retorno precoce às atividades habituais.[2-7]

Incialmente, o uso dessa técnica teve difusão muito pequena pelo meio científico principalmente em razão dos custos elevados do equipamento e pela dificuldade de treinamento das equipes cirúrgicas. Com a realização de diversos cursos e treinamentos das equipes, bem como a introdução de um novo equipamento da Karl Storz (Figura 14.1), com custo menor e a possibilidade de utilização de dispositivos de portais únicos via transanal, seu emprego teve crescimento exponencial nos últimos anos.

Os objetivos deste capítulo são: descrever os critérios de seleção de pacientes para TEM/TEO e a técnica de realização de microcirurgia endoscópica transanal.

SELEÇÃO DOS PACIENTES

Atualmente, as indicações bem definidas para realização do TEM são:[7-9]

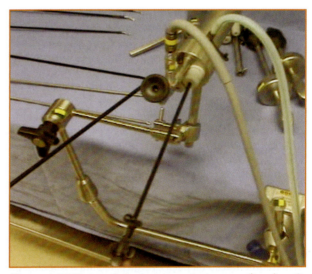

Figura 14.1. Retoscópio de ressecção transanal endoscópica de 4 cm de diâmetro, com três portais de trabalho. *Fonte: acervo do autor.*

- Adenoma séssil retal.
- Lesões malignas iniciais de baixo risco:
  - Menor que 3 cm.
  - Adenocarcinoma bem diferenciado.
  - Sem invasão maciça da submucosa.
- Lesões de crescimento lateral de reto (LST).
- Tumores carcinoides.

As indicações controversas e que necessitam de estudos mais profundos são:[9-15]

- Lesões malignas T2N0.
- Lesões malignas de alto risco com invasão mais profunda da submucosa.
- Avaliação de resposta à químio e à radioterapia.
- Tratamento paliativo.

Já existem diversos estudos na literatura demonstrando os benefícios da TEM quando comparada a outros procedimentos de ressecção convencional transanal ou de acesso posterior.[10-12]

Nos procedimentos mais invasivos de acesso posterior, como o Kraske e de York-Mason, a taxa de morbidade chega a até 40%, a de mortalidade a 5% e a de recidiva pode chegar a 25%, como demonstrado no estudo de Madsen et al.[13]

Ao se realizar a ressecção convencional, observam-se diversas dificuldades, pois o reto é uma cavidade virtual sem espaço para a realização adequada da dissecção. As lesões em reto médio se tornam ainda mais complexas para a ressecção convencional pela dificuldade em identificar a totalidade da lesão a ser excisada. A borda inferior é mais fácil à ressecção, porém, à medida que se afasta cranialmente, vai se tornando mais complexa a realização do procedimento sem comprometimento das margens ou fratura do tumor.

Por causa de todas essas dificuldades, diversos estudos mostraram resultados ruins. Moore et al.[6] (Tabela 14.1) evidenciaram fragmentação da peça cirúrgica em 35% dos casos, enquanto, na TEM, essa taxa foi de 6%. As peças cirúrgicas com fragmentação apresentaram comprometimento de margens em 29% e taxa de recidiva local de 24%, enquanto, na ressecção por microcirurgia, a margem comprometida foi de 10% e a taxa de recidiva, 4%.[7] Resultados similares foram encontrados no estudo de Middleton et al., com recidiva de 22% para ressecção local convencional e 6% para a ressecção com a *transanal endoscopic operation* (TEO).[7]

Um ponto que provoca bastante controvérsia é a realização de mucosectomia comparada ao procedimento de TEO. Por um lado, tem-se o endoscopista que demonstra ser fácil e prática a execução da mucosectomia; por outro, há o cirurgião que, ao empregar a microcirurgia que realiza a ressecção de espessura total da parede do reto e sem fragmentação da peça cirúrgica, facilita o trabalho do patologista que analisará o espécime cirúrgico.

Vários estudos começaram a ser publicados nesse tópico. Barendse et al., em 2013,[14] realizaram uma revisão sistemática na qual foram comparadas as duas técnicas. Os autores observaram maiores taxas de complicações ao realizar a microcirurgia endoscópica transanal (13% versus 3,8%), em comparação à mucosectomia, porém com recorrência local menor (5,4% versus 11,2%). As publicações vêm demonstrando que a microcirurgia endoscópica transanal tem resultados equivalentes à dissecção endoscópica (ESD) quando se compara o resultado do espécime cirúrgico e a recidiva local. A desvantagem dessa técnica endoscópica avançada[14] é que ela exige um grande treinamento da equipe, além de tempo cirúrgico elevado para ser realizada.

Tabela 14.1. Taxa de recorrência local de pacientes submetidos à ressecção transanal do reto minimamente invasiva endoscópica

Moore (2008)	TEM	RL	p
N (pT1)	82	89	
Espécime fragmentado	6%	35%	0,001
Margens comprometidas	10%	29%	0,001
Recidiva local	4%	24%	0,004

TEM: transanal endocopic microsurgery; RL: recorrência local.
Fonte: Moore et al., 2008.[6]

TÉCNICA CIRÚRGICA

Para realizar a TEM, deve-se atentar a alguns aspectos pré-operatórios, como o preparo do paciente e da lesão.

Preparo pré-operatório

Todos os pacientes devem ser submetidos à avaliação clínica pré-operatória, com exames laboratoriais e avaliação cardiológica e respiratória, quando necessário.

Após avaliação clínica, deve-se realizar a colonoscopia à procura de lesões sincrônicas. A análise macroscópica do tumor e a biópsia da lesão, classificando-a como benigna ou maligna, também deve ser realizada no exame endoscópico.

Exames de imagens se tornam necessários para o estadiamento da neoplasia com realização de ultrassonografia endorretal (USER) e/ou ressonância magnética (RM) pélvica com avaliação de envolvimento linfonodal, bem como da invasão da parede em casos de adenocarcinoma. O uso da RM possibilita melhor avaliação linfonodal, enquanto o da USER consegue detalhar melhor os tumores uT1 e uT2.

A retossigmoidoscopia rígida deve ser realizada nas lesões não alcançadas pelo exame digital para melhor determinar a altura e o posicionamento da lesão, se anterior, lateral ou posterior. O paciente deverá ser posicionado na mesa cirúrgica de modo que a lesão fique localizada às 6 horas para o cirurgião. Desse modo, um paciente com uma lesão posterior ficará em posição de litotomia, e um com lesão anterior, em decúbito ventral. Os pacientes com lesões laterais deverão ficar em decúbito dorsal do mesmo lado da lesão.

Preparo do paciente

Preconiza-se o uso de antibioticoprofilaxia na indução anestésica com cobertura para bactérias anaeróbias e Gram-negativas.

O preparo mecânico do cólon deve ser realizado em todos os pacientes submetidos a essa abordagem com opção de preparo anterógrado. Evita-se o uso de manitol, pois o procedimento poderá ser convertido para abordagem laparoscópica em caso de perfuração.

Preconiza-se o emprego da sondagem vesical porque o tempo cirúrgico pode ser prolongado e pelo fato de a bexiga repleta dificultar a distensão do reto durante o procedimento.

Profilaxia para tromboembolismo pulmonar e trombose venosa profunda deve ser adotada, mecânica ou quimicamente, para a realização da microcirurgia endoscópica transanal.

POSICIONAMENTO

Como a lesão deve ficar às 6 horas, o paciente com tumor situado na posição posterior precisa estar em posição de litotomia. Aqueles com lesões anteriores ficam em decúbito ventral, e aqueles com lesões laterais, em decúbito lateral do lado da lesão (Figuras 14.2 e 14.3).

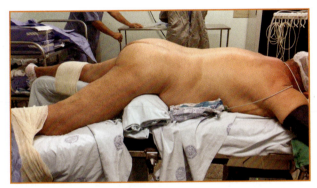

Figura 14.2. Posição do paciente em decúbito ventral para tratamento de lesão retal situada na parede anterior.
Fonte: acervo do autor.

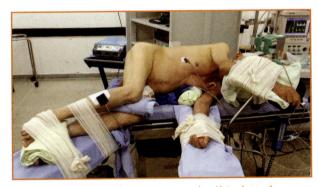

Figura 14.3. Posição do paciente em decúbito lateral esquerdo, com lesão do reto situada na parede lateral esquerda.
Fonte: acervo do autor.

EQUIPAMENTO

A maioria dos centros no Brasil tem utilizado o equipamento TEO, da empresa Storz©. Ele apresenta opções de retoscópios de 7 e 15 cm com 4 cm de diâmetro, três portais de trabalho, sendo dois de 5 mm e um de 12 mm, que possibilitam a passagem de endogrampeadores. O dispositivo é fixado em um braço que permite a regulagem do posicionamento do equipamento.[15] O dispositivo utiliza uma ótica de 5 mm de 30° com visão 2D, acoplada e fixada ao equipamento.

Realiza-se a insuflação de CO_2 por um dos portais de insuflação utilizando-se uma pressão entre 12 e 15 mmHg.

Além dos dispositivos reutilizáveis, como o TEO, a ressecção transanal pode ser feita com portais únicos descartáveis que possibilitam a realização do "pneumorreto" e a utilização de pinças laparoscópicas para o procedimento.

Passagem do aparelho

Após a dilatação digital do canal anal, realiza-se a passagem do retoscópio. Identifica-se a lesão e fixa-se o retoscópio na posição adequada. Durante o procedimento, a posição do equipamento pode ser continuamente modificada em busca da melhor visualização.

PROCEDIMENTO

Inicia-se com a demarcação da lesão com o uso de eletrocautério e com margem de 1 cm de segurança (Figura 14.4).

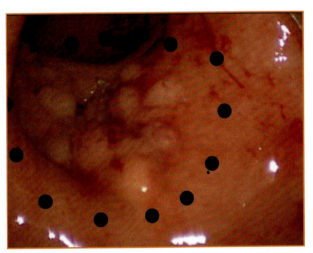

Figura 14.4. Demarcação da lesão com eletrocautério (pontos pretos) respeitando uma margem de segurança de 1 cm.
Fonte: acervo do autor.

Após a demarcação, unem-se os pontos marcados fazendo a lesão tornar-se uma ilha. A dissecção avança no sentido distal da lesão para proximal. A espessura da parede pode ser parcial ou total, dependendo do objetivo da ressecção. Lesões benignas grandes podem ser retiradas com espessura parcial e, quando de lesões T1, nas quais o tratamento cirúrgico local é considerado a opção terapêutica ideal para determinado paciente, a ressecção deve ter espessura total. Deve-se sempre tomar cuidado com a fragmentação da peça cirúrgica, visto que esta é uma das vantagens do método e facilita a avaliação histopatológica, o que torna possível a tomada de decisão quanto à necessidade de operação radical complementar.

Por fim, o procedimento é encerrado com a síntese da parede retal, que pode ser realizada com fio absorvível e/ou fios escamados, os quais facilitam o fechamento. Durante esse passo cirúrgico, pode-se reduzir a pressão do "pneumorreto" para facilitar a aproximação das bordas da lesão e o seu fechamento.

CONCLUSÃO

O procedimento de microcirurgia endoscópica transanal é seguro e factível de realização. Deve-se ter um treinamento inicial para a sua realização. Bons resultados têm sido obtidos com o seu emprego e é cada vez maior o número de centros em referência na realização desse procedimento.

Referências

1. Solanas JAG, Rodrigues JMR, Diago VA, Guedea ME, Díez MM. A prospective study about function and anatomic consequences of transanal endoscopic microsurgery. Rev Esp Enferm Dig. 2006;98(4):234-40.
2. Cataldo PA, O'Brien S, Osler T. Transanal endoscopic microsurgery: A prospective evaluation of function results. Dis Colon Rectun. 2005;48:1366-71.
3. Fenech DS, Takahashi T, Liu M, Spencer L, Swallow CJ, Cohen Z et al. Function and quality of life after transanal excision of rectal polyps and cancer. Dis Colon Rectun. 2007;50:598-603.
4. Moraes RS, Malafaia O, Telles JEQ, Trippia MA, Buess GF, Coelho JCU. Microcirurgia endoscópica transanal no tratamento dos tumores do reto: estudo prospectivo em 50 pacientes. Arq Gastroenterol. 2008;45(4):268-74.
5. Nahas SC, Nahas CSR, Marques CFS, Dias AR, Pollara WM, Cecconello I. Transanal endoscopic microsurgery (TEM): a minimally invasive procedure for treatment of selected rectal neoplasms. ABCD Arq Bras Cir Dig. 2010;23(1):35-9.
6. Moore JS, Cataldo PA, Osler T, Hyman NH. Transanal endoscopic microsurgery is more effective than traditional transanal excision for resection of rectal masses. Dis Colon Rectun. 2008;51:1026-31.
7. Middleton PF, Sutherland LM, Maddern GJ. Transanal endoscopic microsurgery: a systematic review. Dis Colon Rectun. 2005;48(2):270-84.
8. Maglio R, Muzi GM, Massimo MM, Masoni L. Transanal minimally invasive surgery (TAMIS): new treatment for early rectal cancer and large rectal polyps – experience of an Italian center. The American Surgeon. 2015;81(3):273-7.
9. Serra-Aracil X, Mora-Lopez L, Alcantara-Moral M, Caro-Tarrago A, Gomez-Diaz CJ, Navarro-Soto S. Transanal endoscopic surgery in rectal cancer. World Journal of Gastroenterology. 2014;20(33):11538-45.
10. Perez RO, Habr-Gama A, Sao Juliao GP, Proscurshim I, Coelho AQ, Figueiredo MN et al. Transanal local excision for distal rectal cancer and incomplete response to neoadjuvant chemoradiation – does baseline staging matter? Diseases of the Colon and Rectum. 2014;57(11):1253-9.
11. Habr-Gama A, Sao Juliao GP, Perez RO. Pitfalls of transanal endoscopic microsurgery for rectal cancer following neoadjuvant chemoradiation therapy. Minimally invasive therapy & allied technologies (MITAT): Official Journal of the Society for Minimally Invasive Therapy. 2014;23(2):63-9.
12. Perez RO, Habr-Gama A, Lynn PB, Sao Julião GP, Bianchi R, Proscurshim I et al. Transanal endoscopic microsurgery for residual rectal cancer (ypT0-2) following neoadjuvant chemoradiation therapy: another word of caution. Diseases of the Colon and Rectum. 2013;56(1):6-13.
13. Madsen HH, Kronborg O. Posterior transsphincteric rectotomy. Indications and safety. Dis Colon Rectum. 1987;30:939-41.
14. Barendse RM, Oors JM, de Graaf EJ, Bemelman WA, Fockens P, Dekker E et al. The effect of endoscopic mucosal resection and transanal endoscopic microsurgery on anorectal function. Colorectal Disease. 2013;15(9):e534-41.
15. Araujo SE, Seid VE, de Araújo Horcel L, de Araujo Horcel G, Bertoncini AB. Transanal endoscopic microsurgery: a Brazilian initial experience in private practice. Hepato-gastroenterology. 2012;59(118):1822-7.

Tratamento Adjuvante do Câncer de Reto Pós-ressecção Local Transanal

15

Bruna Borba Vailati
Rodrigo O. Perez
Patrícia Bailão Aguiar
Angelita Habr-Gama
Guilherme Pagin São Julião

INTRODUÇÃO

Nas últimas décadas, a ressecção local transanal na neoplasia de reto tem sido considerada uma alternativa valiosa em casos selecionados. Para diversos cirurgiões, parece muito vantajosa a possibilidade de remover os tumores de reto por via transanal, evitando o acesso abdominal e a dissecção retal, particularmente em pelves estreitas. Os procedimentos transanais vêm sendo realizados com taxas de morbidade e mortalidade mínimas, isso somado ao curto período de internação e à rara necessidade do uso de estomas.

Entretanto, os desfechos oncológicos da ressecção local do tumor primário, sem a realização de linfadenectomia apropriada, não se equiparam aos resultados obtidos com a cirurgia radical. Uma das hipóteses é que essas diferenças nos desfechos oncológicos ocorram em virtude do risco de metástases nos linfonodos do mesorreto não removidos durante a ressecção local transanal. Nesse contexto, o reconhecimento dos fatores de risco para metástases linfonodais no estadiamento pré-operatório é fundamental para a adequada seleção de pacientes para esse tipo de tratamento. Idealmente, esse procedimento seria reservado para pacientes com tumores primários pequenos, distais o suficiente para serem acessados pelo ânus e com risco mínimo de metástase linfonodal concomitante. Mesmo assim, muitos pacientes submetidos à ressecção transanal somente apresentam parâmetros anatomopatológicos que indicam alto risco de metástases linfonodais no momento do exame histopatológico final da peça cirúrgica ressecada. Isso significa que o cirurgião e a equipe interdisciplinar devem considerar a melhor alternativa terapêutica em um paciente com alto risco de metástases linfonodais depois de a ressecção local ter sido realizada. Em um paciente com tumor de reto com risco aumentado para metástase linfonodal, submetido à ressecção local transanal, as alternativas seriam complementação cirúrgica por excisão total do mesorreto (ETM), tratamento adjuvante com rádio e quimioterapia sistêmica ou, ainda, apenas seguimento clínico rigoroso. Antes de tomar a decisão quanto ao procedimento a ser escolhido, é necessário conhecer os fatores de risco nos tumores de reto para a presença de metástases linfonodais.

FATORES DE RISCO PARA METÁSTASE LINFONODAL

Diversos estudos avaliaram fatores de risco clínicos e patológicos para metástase linfonodal na neoplasia de reto, especialmente em pacientes com tumores pT1 e pT2, candidatos à excisão local transanal.

Um dos fatores de risco mais importantes para metástase linfonodal (N+) é a profundidade de invasão do tumor primário na parede do reto (pT). O risco de metástase linfonodal aumenta progressivamente em estádios mais avançados de classificação pT. Mesmo para lesões precoces (pT1), o risco global de metástase linfonodal é de 12 a 13%. Subclassificações de neoplasias pT1 em três níveis de acometimento da submucosa também são correlacionadas com o risco de metástase linfonodal, com risco de 0 a 3%, 8 a 11% e 11 a 25% em tumores invadindo Sm1 (acometimento até o terço superior da submucosa), Sm2 (acometimento até o terço médio da submucosa) e Sm3 (acometimento de toda a submucosa), respectivamente.[1,2] O risco de metástase linfonodal em pacientes com neoplasia de reto pT2 pode ser maior que 20%.[3]

Além da classificação pT, características anatomopatológicas, como invasão linfovascular e grau de diferenciação tumoral, têm sido associadas ao aumento do risco de metástase linfonodal.[4] A presença de invasão linfovascular e pouca diferenciação aumentam o risco de metástase linfonodal e, curiosamente, até mesmo tumores pT1 e pT2 podem ter chance de 100% de comprometimento linfonodal pela neoplasia, quando apresentam essas características ao mesmo tempo.[3] As neoplasias mais distais têm mais chance de apresentar comprometimento linfonodal, representando mais um fator de risco.[4] Portanto, um adenocarcinoma pequeno, classificado como pT1, restrito à Sm1, bem diferenciado e sem invasão linfovascular, seria o candidato ideal para o tratamento local, por apresentar risco praticamente nulo de metástase linfonodal.[5]

RESULTADOS DA EXCISÃO LOCAL PARA NEOPLASIA DE RETO T1

Por muito tempo, a excisão local isolada foi considerada um tratamento válido para as neoplasias de reto T1. Na ausência de estudos randomizados comparando a excisão local de espessura total à cirurgia radical (excisão total de mesorreto), a maioria dos dados resulta de análises retrospectivas e séries de casos. Estudos retrospectivos de pacientes selecionados com neoplasia de reto T1 submetidos à excisão local em espessura total mostraram resultados oncológicos (recorrência local, sobrevida) inferiores aos dos pacientes submetidos à cirurgia radical, incluindo aumento do risco de morte pela neoplasia.[6,7] Mesmo que nesses estudos nenhum dos pacientes tenha sido tratado por técnicas endoscópicas de ressecção transanal e não haja distinção entre fatores anatomopatológicos favoráveis e desfavoráveis, os autores sugerem que a excisão local seja restrita a pacientes com risco cirúrgico proibitivo para procedimentos de grande porte.

Um estudo prospectivo intitulado CALGB avaliou 59 pacientes com neoplasia de reto T1 submetidos à excisão local isolada.[8] As taxas de recorrência local e sistêmica, em 10 anos, foram, respectivamente, de 8 e 5%. Esses resultados encorajadores foram seguidos por estudos com menores taxas de sucesso em seus desfechos, descrevendo uma grande variação na recorrência local (0 a 30%). Em geral, esses estudos apresentam critérios de inclusão variáveis, estadiamento pré-tratamento inconsistente e falta de padronização do relatório anatomopatológico. A comparação retrospectiva da excisão local à cirurgia radical em neoplasia de reto estádio I, apesar de não apresentar randomização ou pareamento de casos, demonstra piores resultados oncológicos na ressecção local.[6]

Um estudo colaborativo europeu com 21 centros que realizaram cirurgia transanal endoscópica microcirúrgica em mais de 480 pacientes com tumores de reto revelou que o índice de recidiva local da doença, com intervalo de 3 anos, era menor que 5%, somente para os casos de tumores pequenos, com invasão superficial pT1 SM1, sem invasão angiolinfática e bem diferenciados.[9]

Apesar da melhora significativa da acurácia no estadiamento local pré-operatório e do refinamento técnico após a padronização dos procedimentos transanais endoscópicos, as taxas de recorrência após ressecção local de tumores pT1 seguem entre 10 e 20%.[10] Além das taxas de recorrência consideravelmente altas, os procedimentos de resgate após ressecção local têm resultados oncológicos ruins. Em revisão recente de 88 pacientes pT1 submetidos à TEM (*transanal endoscopic microsurgery*), a taxa de recorrência local foi de 20%.[11] Desse resultado, uma minoria apresentava critérios patológicos de mau prognóstico (Sm3, invasão linfovascular, neoplasia pouco diferenciada). Mais de 80% dos pacientes apresentaram doença avançada no momento do diagnóstico da recidiva e, mesmo que uma ressecção R0 seja possível na maioria dos casos, a sobrevida livre de doença em 3 anos foi de apenas 58%. Uma cirurgia de resgate imediatamente após a ressecção local pode ser alternativa viável e parece não comprometer resultados oncológicos em pacientes com neoplasias iniciais. Os resultados oncológicos de estudo retrospectivo em pacientes submetidos à excisão local seguida de cirurgia radical em um intervalo de 30 dias foram similares em comparação ao grupo-controle de pacientes submetidos à cirurgia radical inicialmente.[12]

Mesmo com a possibilidade de a operação de resgate precoce ou imediata, após ressecção local, apresentar resultados oncológicos aceitáveis, a ETM nesses casos não é de fácil execução. A qualidade do mesorreto ressecado nesse contexto pode ser significativamente comprometida (qualidade do mesorreto moderado ou ruim em 36%). Além disso, alguns aspectos do procedimento inicial, como a localização do tumor e o intervalo até o procedimento de resgate (maior ou igual a 7 semanas), são associados a aumento no risco de mesorreto com baixa qualidade.[13]

Metástases a distância, após ressecção local de tumores T1, geralmente são diagnosticadas com a recidiva local. Mesmo com a possibilidade de operação de resgate, a sobrevida pode ser limitada pelas lesões a distância.[11]

TRATAMENTO COMPLEMENTAR

Considerando os resultados mencionados, fica evidente que a grande maioria dos pacientes submetidos à ressecção local transanal para tumores de reto (mesmo para tumores pT1) apresenta risco de metástases linfonodais e de recidiva local superiores a 5%. A observação rigorosa sem tratamento complementar deve ser considerada apenas para pacientes que não tenham condições clínicas para o tratamento complementar, seja por meio de rádio e quimioterapia, seja por complementação da ETM.

Complementação com a excisão total do mesorreto

A complementação com ETM pode oferecer algumas vantagens para esses pacientes com lesões T1 ou T2 consideradas de alto risco. Primeiro, porque oferece estadiamento anatomopatológico definitivo da doença. Segundo, a ETM, em pacientes com lesões primarias T1-T2, está associada a excelentes índices de controle local da doença sem nenhum tipo de tratamento complementar mesmo na presença de metástases linfonodais.[14]

Algumas desvantagens devem ser consideradas nessa estratégia. Primeiro, o risco de a ETM resultar em amputação abdominoperineal do reto é bastante significativo. Estudos têm indicado que, depois de uma ressecção transanal, a complementação com ETM pode aumentar o risco de amputação do reto em quatro vezes em contrapartida à cirurgia com preservação esfincteriana.[15] Além disso, depois de uma ressecção transanal, em particular, se forem utilizadas plataformas endoscópicas microcirúrgicas, o risco de uma peça com mesorreto de pior qualidade (com falhas grosseiras) é bastante significativo.[13] Finalmente, mesmo na possibilidade de preservação esfincteriana, os resultados funcionais da cirurgia radical após ressecção local podem ser ainda piores que os observados após a cirurgia radical primária com anastomose baixa sem ressecção local prévia. Tendo em vista essas desvantagens, além do risco de morbimortalidade associado a um procedimento de grande porte, alternativas não cirúrgicas como rádio e quimioterapia têm sido consideradas nesse contexto.

Tratamento adjuvante com rádio e quimioterapia

Em pacientes com neoplasia de reto T1 e laudo anatomopatológico final evidenciando características de alto risco na peça cirúrgica ou, ainda, naqueles com neoplasia do tipo T2, uma alternativa à realização da cirurgia radical com ETM é a rádio e quimioterapia adjuvante (QRTa).

No estudo CALGB, foi oferecida quimiorradioterapia (QRT) adjuvante (5-fluorouracil + 54 Gy) para pacientes com neoplasia pT2 e margens negativas. Nele, as taxas de recorrência local e sistêmica em 10 anos de acompanhamento foram, respectivamente, de 18 e 12%. Curiosamente, a mediana de tempo para a recorrência nos tumores pT2 foi de aproximadamente 2 anos, intervalo significativamente mais curto do que para tumores pT1 (aproximadamente 4 anos) no mesmo estudo (tratados por excisão local exclusiva).[8]

No estudo RTOG, administrou-se QRT nos pacientes que tinham aspectos anatomopatológicos desfavoráveis em tumores pT1 e pT2, com doses ainda maiores de radioterapia naqueles com margens de ressecção comprometidas. Tumores pT1 de baixo risco foram submetidos a seguimento exclusivo, sem tratamento adicional. A taxa de recorrência local foi de 16% e a sobrevida livre de recorrência em 5 anos de 86% nos pacientes que receberam terapia adjuvante. Essas taxas são semelhantes a muitas séries de ETM na literatura. Não houve diferença na sobrevida livre de doença ou na sobrevida geral entre pacientes que receberam ou não QRT adjuvante. A taxa de recorrência local foi de 1/14 (7,1%) no grupo sem tratamento adicional e de 2/51 (3,9%) nos que receberam QRT.[16]

Chakravarti et al. publicaram estudo de coorte retrospectivo de tumores de reto T1/T2 tratados com ressecção local isolada ou associada à radioterapia adjuvante. No grupo que se submeteu à radioterapia, a taxa de controle local dos tumores pT1 de alto risco foi de 100% e de pT2 de 85%. No grupo submetido somente à ressecção local, as taxas de controle da doença foram, respectivamente, 89 e 33% para pT1 e pT2. A adição de terapia sistêmica com 5-fluorouracil não trouxe melhora significativa no controle local ou na sobrevida livre de recorrência no grupo que recebeu radioterapia. Com esses resultados, os autores recomendam QRT adjuvante somente para pacientes com tumores de alto risco após ressecção local.[17]

Em estudo retrospectivo realizado na China com 116 pacientes T1 a T3, dos quais 52 receberam radioterapia adjuvante com esquemas variáveis, não houve recorrência local nos pacientes T1 que receberam radioterapia e a recorrência nos pacientes pT2 foi de 14,6%. Não houve diferença significativa entre pacientes que fizeram e não fizeram radioterapia quanto à sobrevida e à recorrência.[18]

Embora a utilização do tratamento adjuvante (com QRT) após a ressecção local de tumores iniciais de reto (tumores pT1) pareça ser uma boa alternativa, os estudos existentes na literatura que compararam técnicas distintas de ressecção local, incluindo estadiamento local variável (T1 a T3), não relataram critérios anatomopatológicos de mau prognóstico e utilizaram radioterapia com esquemas, doses e técnicas muito variadas.

CONCLUSÕES

Pacientes com tumores de reto pT1 ou pT2 com a presença de fatores de risco para metástases linfonodais durante o exame anatomopatológico final depois de uma ressecção local transanal devem ser considerados, de alguma maneira, para o tratamento complementar. A cirurgia da ETM complementar deve ser a alternativa de escolha para pacientes com baixo risco de morbidade e mortalidade pós-operatória e com possibilidade de preservação esfincteriana. Pacientes com alto risco de morbimortalidade perioperatória ou pouca probabilidade de preservação esfincteriana podem beneficiar-se do tratamento com QRTa, particularmente para tumores T1, nos quais o controle local apenas com QRTa parece estar associado a resultados aceitáveis.

Referências

1. Kikuchi R, Takano M, Takagi K, Fujimoto N, Nozaki R, Fujiyoshi T, Uchida Y. Management of early invasive colorectal cancer. Risk of recurrence and clinical guidelines. Dis Colon Rectum. 1995;38:1286-95.
2. Maeda K, Koide Y, Katsuno H. When is local excision appropriate for "early" rectal cancer? Surg Today. 2014;44:2000-14.
3. Chang HC, Huang SC, Chen JS, Tang R, Changchien CR, Chiang JM et al. Risk factors for lymph node metastasis in pT1 and pT2 rectal cancer: a single-institute experience in 943 patients and literature review. Ann Surg Oncol. 2012;19:2477-84.
4. Nascimbeni R, Burgart LJ, Nivatvongs S, Larson DR. Risk of lymph node metastasis in T1 carcinoma of the colon and rectum. Dis Colon Rectum. 2002;45:200-6.
5. Nastro P, Beral D, Hartley J, Monson JR. Local excision of rectal cancer: review of literature. Dig Surg. 2005;22:6-15.

6. Nash GM, Weiser MR, Guillem JG, Temple LK, Shia J, Gonen M et al. Long-term survival after transanal excision of T1 rectal cancer. Dis Colon Rectum. 2009;52:577-82.

7. Peng J, Chen W, Sheng W, Xu Y, Cai G, Huang D, Cai S. Oncological outcome of T1 rectal cancer undergoing standard resection and local excision. Colorectal Dis. 2011;13:e14-9.

8. Greenberg JA, Shibata D, Herndon JE 2nd, Steele GD Jr., Mayer R, Bleday R. Local excision of distal rectal cancer: an update of cancer and leukemia group B 8984. Dis Colon Rectum. 2008;51:1185-91; discussion 1191-84.

9. Bach SP, Hill J, Monson JR, Simson JN, Lane L, Merrie A et al.; Association of Coloproctology of Great Britain and Ireland Transanal Endoscopic Microsurgery (TEM) Collaboration. A predictive model for local recurrence after transanal endoscopic microsurgery for rectal cancer. Br J Surg. 2009;96:280-90.

10. Tsai BM, Finne CO, Nordenstam JF, Christoforidis D, Madoff RD, Mellgren A. Transanal endoscopic microsurgery resection of rectal tumors: outcomes and recommendations. Dis Colon Rectum. 2010;53:16-23.

11. Doornebosch PG, Ferenschild FT, de Wilt JH, Dawson I, Tetteroo GW, de Graaf EJ. Treatment of recurrence after transanal endoscopic microsurgery (TEM) for T1 rectal cancer. Dis Colon Rectum. 2010;53:1234-9.

12. Hahnloser D, Wolff BG, Larson DW, Ping J, Nivatvongs S. Immediate radical resection after local excision of rectal cancer: an oncologic compromise? Dis Colon Rectum. 2005;48:429-37.

13. Hompes R, McDonald R, Buskens C, Lindsey I, Armitage N, Hill J et al.; Association of Coloproctology of Great Britain and Ireland Transanal Endoscopic Microsurgery Collaboration. Completion surgery following transanal endoscopic microsurgery: assessment of quality and short- and long-term outcome. Colorectal Dis. 2013;15:e576-e581.

14. Taylor FG, Quirke P, Heald RJ, Moran B, Blomqvist L, Swift I et al. Preoperative high-resolution magnetic resonance imaging can identify good prognosis stage I, II, and III rectal cancer best managed by surgery alone: a prospective, multicenter, European study. Ann Surg. 2011;253:711-9.

15. Morino M, Allaix ME, Arolfo S, Arezzo A. Previous transanal endoscopic microsurgery for rectal cancer represents a risk factor for an increased abdominoperineal resection rate. Surg Endosc. 2013;27:3315-21.

16. Russell AH, Harris J, Rosenberg PJ, Sause WT, Fisher BJ, Hoffman JP et al. Anal sphincter conservation for patients with adenocarcinoma of the distal rectum: long-term results of radiation therapy oncology group protocol 89-02. Int J Radiat Oncol Biol Phys. 2000;46:313-22.

17. Chakravarti A, Compton CC, Shellito PC, Wood WC, Landry J, Machuta SR et al. Long-term follow-up of patients with rectal cancer managed by local excision with and without adjuvant irradiation. Ann Surg. 1999;230:49-54.

18. Sun G, Tang Y, Li X, Meng J, Liang G. Analysis of 116 cases of rectal cancer treated by transanal local excision. World J Surg Oncol. 2014;12:202.

Estado Atual da Terapia Neoadjuvante

Paulo Marcelo Gehm Hoff
Mariana Scaranti
Fernando Costa Santini

INTRODUÇÃO

A incidência estimada do câncer colorretal no Brasil para o ano de 2016 foi de 34.280 novos casos, segundo dados do Instituto Nacional de Câncer. No mundo, o câncer colorretal é a terceira causa de neoplasia em homens e a segunda em mulheres.[1]

O pilar do tratamento do adenocarcinoma de reto é a cirurgia. Os tumores pequenos e com invasão superficial podem ser tratados exclusivamente com procedimento cirúrgicos mais simples e pouco mórbidos. Entretanto, a grande maioria dos pacientes apresenta doença localmente avançada, o que implicaria abordagem cirúrgica extensa, como a amputação abdominoperineal para tumores de reto distal. Nas últimas décadas, o papel da neoadjuvância (quimiorradioterapia) para tratamento do adenocarcinoma de reto foi estabelecido, com o objetivo de atingir um melhor controle local, com redução de recorrência e da morbidade da cirurgia, além de manutenção da funcionalidade esfincteriana.

A indicação clássica de neoadjuvância, respaldada por ensaio clínico randomizado, é a presença de tumor T3 ou T4. Com o passar do tempo, têm sido aceitas como indicações relativas de neoadjuvância: presença de tumores menores que os citados anteriormente, mas com linfonodos positivos detectados por exames de imagem; invasão de fáscia mesorretal; e tumores de reto distal. Nesta última situação, o objetivo é evitar a amputação abdominoperineal.

A racionalidade em realizar neoadjuvância baseia-se em múltiplos princípios. A terapia pré-operatória possibilita: testar a sensibilidade do tumor à quimioterapia; ganhar taxa de resposta e tornar possível a ressecção completa da lesão ou mesmo preservação esfincteriana em lesões distais; e melhor definição do território a ser irradiado e menor irradiação de tecidos normais. Além disso, fornece informação prognóstica baseada no índice de regressão tumoral.

HISTÓRIA DA NEOADJUVÂNCIA

O estudo pioneiro para introdução do tratamento neoadjuvante baseado em quimiorradioterapia no câncer de reto foi o German Trial.[2] Até o ano de 2004, o tratamento-padrão para câncer de reto localmente avançado consistia em cirurgia seguida de quimiorradioterapia adjuvante. Com base em resultados animadores de radioterapia pré-operatória, o Grupo Alemão de Pesquisa em Câncer Retal desenvolveu um ensaio clínico prospectivo que distribuiu aleatoriamente pacientes com neoplasia de reto com estádios clínicos T3, T4 ou linfonodos positivos para receber quimiorradioterapia pré ou pós-operatória. O tratamento pré-operatório era composto por 50,4 Gy em frações de 1,8 Gy por dia, 5 dias por semana, e 5-fluorouracil em infusão contínua durante 120 horas na dose de 1.000 mg/m² de superfície corpórea por dia durante a 1ª e a 5ª semana da radioterapia. A cirurgia de excisão total do mesorreto era realizada em 6 semanas após o término da quimiorradioterapia. Após 1 mês da realização da cirurgia, quatro ciclos de 5 dias de 5-fluorouracil (500 mg/m² por dia) eram administrados. No braço do tratamento pós-operatório sem neoadjuvância, o esquema de quimiorradioterapia foi idêntico ao de neoadjuvância, porém os pacientes recebiam também uma dose maior de radiação (*boost*) de 5,4 Gy. Foram randomizados 421 para receber quimiorradioterapia pré-operatória e 402 para quimiorradioterapia pós-operatória. Após mediana de seguimento de 46 meses, o estudo foi negativo para o seu objetivo primário de sobrevida global. Entretanto, houve redução de recorrência local em 5 anos no grupo que recebeu quimiorradioterapia pré-operatória (6% versus 13%, p = 0,006). Houve maior incidência de toxicidade aguda graus 3 e 4 no grupo que recebeu quimiorradioterapia pós-operatória (40% versus 27%, p = 0,001), assim como de toxicidade tardia (24% versus 14%, p = 0,01). O percentual de cirurgias com preservação esfincteriana foi duas vezes maior no grupo que recebeu quimiorradioterapia pré-operatória (39% versus 19%). Em resumo, o esquema de quimiorradioterapia pré-operatória, comparado ao regime pós-operatório, apresentou menores taxas de recorrência local e de toxicidades tanto precoces quanto tardias.[2]

De modo semelhante ao estudo alemão, o NSABP R03 comparou a administração de quimiorradioterapia pré-operatória à pós-operatória para neoplasia de reto. Os desfechos foram melhores para os pacientes que receberam o tratamento antes da cirurgia. Nesse estudo norte-americano, ambos os grupos recebiam o mesmo esquema de quimioterapia concomitante com radioterapia, seguido de quatro ciclos adicionais de 5-fluorouracil e leucovorin adjuvantes. Embora o estudo tenha recrutado um número menor do que o planejado, e, por isso, fechado precocemente, a análise dos 267 pacientes incluídos mostrou que a sobrevida livre de recorrência em 5 anos foi maior no grupo da quimiorradioterapia pré-operatória (64,7% versus 53,4%). Houve tendência de ganho de sobrevida global no grupo do tratamento neoadjuvante e taxa de resposta patológica completa de 15%.[3]

A abordagem ideal dos pacientes estádio clínico T3N0 definido por ultrassonografia endoscópica ou ressonância magnética não está clara. Alguns desses pacientes já teriam bom prognóstico somente com a cirurgia de excisão total de mesorreto, especialmente aqueles com tumores em reto proximal. Outro ponto importante é que pacientes com neoplasia de reto podem ter sua doença superestadiada e receber o tratamento neoadjuvante sem necessidade. No estudo alemão citado, 18% dos pacientes com estádio clínico T3N0 randomizados para cirurgia apresentavam estadiamento patológico pT1 ou pT2.[2] De fato, tanto a ultrassonografia endoscópica quanto a ressonância magnética têm limitações. A acurácia mediana para detecção de acometimento linfonodal por ecografia endoscópica em uma série de casos foi 80%.[4] Em outra série, entre 188 pacientes estadiados como T3N0 por ressonância magnética/ultrassonografia endoscópica, 22% apresentavam acometimento de linfonodos no mesorreto.[5] A análise desses dados mostra que a chance de superestadiar a doença parece ser menor que a de subestadiar. Assim, recomenda-se o tratamento neoadjuvante para paciente com neoplasia de reto estádio clínico T3N0.

Após os estudos alemão e norte-americano, um grupo coreano realizou outro ensaio clínico fase III que distribuiu aleatoriamente pacientes com diagnóstico de câncer de reto localmente avançado (cT3, cT4 ou N positivo) para receber quimiorradioterapia baseada em capecitabina pré ou pós-excisão total do mesorreto. A dose de radioterapia foi 50 Gy, dividida em 25 frações, e a capecitabina na dose de 825 mg/m², duas vezes ao dia, com início no 1º dia de radioterapia, com administração ininterrupta durante o curso de radioterapia. Todos os pacientes receberam quatro ciclos de capecitabina 2.500 mg/m² por dia no pós-operatório. Foram incluídos 240 pacientes, acompanhados por tempo mediano de 52 meses. A sobrevida livre de recorrência em 3 e 5 anos, a taxa de recorrência de local e a sobrevida global foram semelhantes entre os grupos. A taxa de resposta patológica completa foi de 17%. Para tumores de reto distal, a preservação esfincteriana foi maior no grupo que recebeu o tratamento neoadjuvante (68% versus 42%, p = 0,008).[6]

PAPEL DA QUIMIOTERAPIA

Com os resultados previamente citados, ficou claro o benefício da quimiorradioterapia pré-operatória em relação à mesma estratégia no pós-operatório. Entretanto, havia dúvida quanto à necessidade de associação de quimioterapia à radioterapia neoadjuvante e também quanto ao benefício de adjuvância após quimioterapia neoadjuvante e excisão total do mesorreto. O EORTC 22921 foi um estudo fase III, com desenho fatorial 2 × 2, que randomizou 1.011 pacientes com câncer de reto ressecável, estádio clínico T3 ou T4, para receber radioterapia isolada pré-operatória, quimiorradioterapia pré-operatória, radioterapia pré-operatória e quimioterapia pós-operatória, ou quimiorradioterapia pré-operatória e quimioterapia pós-operatória. A radioterapia consistia em 45 Gy administrados em um período de 5 semanas. Um ciclo de quimioterapia correspondia a 350 mg/m² de superfície corpórea de 5-fluorouracil e 20 mg/m² de leucovorin por dia, administrados em 5 dias. Dois ciclos desse esquema foram combinados à radioterapia nos grupos de quimiorradioterapia pré-operatória. Para os grupos que recebiam quimioterapia pós-operatória, foram planejados quatro ciclos. Não houve diferença quanto ao objetivo primário de sobrevida global entre os grupos que receberam quimioterapia no pré ou no pós-operatório. Os pacientes submetidos ao tratamento pré-operatório combinado apresentaram maior taxa de resposta patológica completa (14% versus 5%). Na última atualização do estudo, a incidência de recorrência local em 10 anos foi de 22,4% no grupo de radioterapia isolada e 11 a 15% nos outros grupos que receberam quimioterapia.[7-9] Em resumo, apesar da ausência de benefício em sobrevida global, o esquema de quimiorradioterapia pré-operatória esteve associado a maior taxa de preservação esfincteriana e menor taxa de recorrência local, consagrando a quimiorradioterapia neoadjuvante como tratamento-padrão do câncer de reto localmente avançado. Nesse momento, surge outra questão: qual o melhor esquema de quimioterapia a ser empregado?

Agentes quimioterápicos na neoadjuvância do câncer de reto

Dados retrospectivos sugerem que o emprego de 5-fluorouracil infusional concomitante à radioterapia aumenta as chances de resposta patológica completa em relação ao 5-fluorouracil administrado em *bolus*.[10] Quanto ao uso de fluoropirimidinas orais, ainda pairam incertezas.

Um estudo europeu fase II não randomizado envolvendo 94 pacientes com diagnóstico de câncer de reto localmente avançado empregou o UFT (uracil e tegafur) concomitantemente à radioterapia pré-operatória. A taxa de resposta patológica completa foi 9%. Diarreia foi o evento adverso mais comum. Ressalta-se que 23% dos pacientes apresentavam apenas focos residuais microscópicos de doença viável na peça cirúrgica.[11]

O emprego de capecitabina foi mais bem avaliado que o esquema previamente citado. Há dois estudos randomizados que compararam 5-fluorouracil infusional *versus* capecitabina no cenário de quimiorradioterapia neoadjuvante para câncer de reto. O estudo de não inferioridade fase III alemão randomizou 401 pacientes para receber quimiorradioterapia (50,4 Gy) baseada em capecitabina (825 mg/m², duas vezes ao dia, D1 a D38) ou 5-fluorouracil infusional (1.000 mg/m² em infusão contínua, do D1 a D5 e D29 a D33). No grupo que recebeu capecitabina, foram observadas maior incidência de fadiga e síndrome mão-pé e menores taxas de neutropenia (25%, no grupo 5-fluorouracil, e 3%, no grupo capecitabina, p = 0,04). Após mediana de 52 meses de seguimento, com 392 pacientes avaliáveis, a sobrevida global em 5 anos foi não inferior no grupo capecitabina em relação ao grupo do 5-fluorouracil. As taxas de recorrência local foram semelhantes (6% *versus* 7% no grupo 5-fluorouracil), porém a taxa de metástases a distância foi menor no grupo capecitabina (19% *versus* 28%).[12]

O estudo norte-americano NSABP R-04 avaliou quatro regimes diferentes de quimioterapia (capecitabina ou 5-fluorouracil associados ou não a oxaliplatina) combinados à radioterapia pré-operatória em 1.608 pacientes com câncer de reto estádios clínicos II ou III. O regime de 5-fluorouracil consistia em 225 mg/m² por dia, durante 5 dias por semana, associado ou não a 50 mg/m² de oxaliplatina semanalmente durante radioterapia com duração de 5 semanas. O esquema de capecitabina consistia em 825 mg/m², duas vezes ao dia, 5 dias por semana, associado ou não a 50 mg/m² de oxaliplatina semanal no período de radioterapia. Em comparação ao grupo que recebeu 5-fluorouracil, aquele que fez uso da capecitabina apresentou taxas de resposta patológica completa semelhantes (21% *versus* 18%, no grupo capecitabina e 5-fluorouracil, respectivamente), assim como taxas de controle locorregional muito similares. A sobrevida global em 5 anos não apresentou diferença entre os grupos.[13,14]

Dessa forma, os estudos previamente citados corroboram o uso de capecitabina concomitante à radioterapia como um tratamento-padrão além da quimiorradioterapia baseada em 5-fluorouracil infusional. Vale ressaltar que, apesar de produzirem resultados semelhantes em termos de eficácia, o perfil de toxicidade difere entre capecitabina e 5-fluorouracil infusional.

Em relação à oxaliplatina, seu uso no contexto de neoadjuvância de reto baseada em quimiorradioterapia não demonstrou benefício consistente em termos de recorrência local e foi associado a maior toxicidade em todos os ensaios clínicos realizados. Há pelo menos seis estudos clínicos randomizados publicados e os resultados dos principais estão descritos a seguir.

O estudo italiano STAR1 randomizou 747 pacientes com câncer de reto localmente avançado para receber quimiorradioterapia baseada em 5-fluorouracil associada ou não a oxaliplatina. A adição de oxaliplatina aumentou a incidência de toxicidade aguda graus 3 e 4 (24% *versus* 8% no grupo que não recebeu oxaliplatina), sem repercussão nas taxas de resposta patológica completa ou de preservação esfincteriana, que foram semelhantes entre os grupos. Ainda faltam dados maduros nesse estudo quanto à sobrevida global e sobrevida livre de recorrência.[15]

O estudo fase III ACCORD 12/0405 PRODIGE 2 incluiu 598 pacientes com câncer de reto T3/T4N0-N2 ressecável randomizados para receber radioterapia (45 Gy) associada à capecitabina ou radioterapia (50 Gy) associada à capecitabina e oxaliplatina. Nota-se que a maior dose de radioterapia e também a presença de oxaliplatina no segundo braço provocam confusão na análise do estudo. A adição da oxaliplatina associou-se ao aumento de toxicidade aguda graus 3 e 4 (25% *versus* 11% no grupo que não recebeu oxaliplatina). Não houve aumento com significância estatística quanto a preservação esfincteriana, resposta patológica completa, controle local e sobrevida global.[16,17]

O *NSABP R04*, cujo desenho já foi citado no corpo deste capítulo, também apresentou resultados concordantes com os estudos exibidos. Houve maior toxicidade durante quimiorradioterapia, sem benefício da oxaliplatina em nenhum dos desfechos clínicos avaliados.[13]

Com resultados divergentes dos estudos anteriores, o estudo alemão CAO/ARO/AIO-04 randomizou 1.265 pacientes com câncer retal localizados até 12 cm da borda anal e evidência clínica de acometimento da gordura perirretal ou dos linfonodos para receber quimiorradioterapia (50,4 Gy concomitantes com 5-fluorouracil 1.000 mg/m² por dia, D1-D5 e D29-D33), cirurgia e quatro ciclos de quimioterapia adjuvante com 5-fluorouracil ou quimiorradioterapia pré-operatória com 5-fluorouracil infusional associado a oxaliplatina, seguido de cirurgia e mFOLFOX6 adjuvante. Após mediana de 50 meses de seguimento, houve aumento de sobrevida livre de progressão de doença no grupo que recebeu oxaliplatina (75,9% *versus* 71,2%). O estudo é criticável, já que insere mais de uma variável entre os braços e, dessa forma, apesar do benefício relatado, o uso de oxaliplatina como padrão no cenário de neoadjuvância de reto não é recomendado.[18]

Quanto ao uso de irinotecano, um estudo árabe fase II randomizou 106 pacientes para receberem 5-fluorouracil infusional concomitante à radioterapia pré-operatória associada ou não ao irinotecano. As taxas de resposta patológica completa após cirurgia foram semelhantes entre os grupos (30% *versus* 26% no grupo que recebeu irinotecano).[19]

Estudos pequenos de fase II envolvendo a adição de bevacizumabe a 5-fluorouracil apresentam resultados mistos. Alguns estudos sugerem aumento de taxa de resposta patológica completa. Entretanto, até o momento, não há estudo de fase III que sustente essa combinação na neoadjuvância de reto. Há preocupação com complicações no pós-operatório, como deiscência de anastomose ou sangramento com uso desse antiangiogênico.[20-22] Quanto aos agentes anti-EGFR, como cetuximabe e panitumumabe, os resultados são variados e provenientes de estudos pequenos. Assim, o seu uso também não é recomendado na neoadjuvância de câncer de reto.[23-26]

RADIOTERAPIA DE CURSO CURTO

Até a década de 1990, diversos estudos randomizados de radioterapia pré-operatória apresentaram resultados controversos. Discutiu-se que muitos dos trabalhos mencionados utilizaram doses insuficientes de 20 Gy.

Em estudo randomizado realizado na região de Uppsala, Suécia, recrutando pacientes entre 1980 e 1985, a radioterapia pré-operatória de curso curto com 25,5 Gy em 5 dias a 7 dias, seguido de cirurgia em 1 semana, obteve maior controle local que a radioterapia pós-operatória (60 Gy em 8 semanas).[27] Resultado semelhante foi obtido pelo primeiro estudo do grupo de estudos de câncer colorretal de Estocolmo com radioterapia de curso curto *versus* cirurgia isoladamente.[28] Posteriormente, o grupo sueco publicou um trabalho seminal em 1997, sendo o único a comprovar ganho de sobrevida global com a radioterapia.[29] Entretanto, esses resultados foram obtidos às custas de maior número de infecções perineais pós-operatórias e disfunção do trato gastrintestinal e sexual.

A origem da excisão total do mesorreto na década de 1990 e seu ganho comprovado no controle da recorrência local e sobrevida global mudaram o panorama e o desenho dos estudos de radioterapia pré-operatória. Assim, no final da década de 1990, questionou-se o real benefício da adição da radioterapia pré-operatória ao benefício já comprovado da excisão total do mesorreto. Dois grandes estudos randomizados compararam a radioterapia pré-operatória de curso curto à cirurgia isoladamente seguida ou não de terapia adjuvante.

Em um estudo holandês, publicado em 2007, 1.861 pacientes com adenocarcinoma de reto localizados até 15 cm da borda anal foram randomizados entre radioterapia pré-operatória com 25 Gy em 5 frações ou cirurgia isoladamente. Não foi permitida quimioterapia concomitante ou adjuvante. Com mediana de seguimento de 6 anos, o risco de recorrência local foi de 5,6% no grupo da radioterapia seguida de cirurgia *versus* 10,9% no grupo da cirurgia direta (p < 0,001). Análise de subgrupo demonstrou efeito significativo da radioterapia nos pacientes com linfonodos acometidos, lesões entre 5 e 10 cm da borda anal e com margem de ressecção circunferencial comprometida. A sobrevida não foi diferente nos grupos. O grupo irradiado teve maior taxa de infecção perineal, disfunção sexual e disfunção intestinal.[29]

O estudo do Medical Research Council e do National Cancer Institute of Canada, publicado em 2009, randomizou 1.350 pacientes com adenocarcinoma de reto localizados até 15 cm da borda anal, em dois grupos: um recebeu 25 Gy em 5 dias consecutivos seguido de cirurgia em até 1 semana; outro foi operado inicialmente com seguimento de quimiorradioterapia (45 Gy em 25 frações + 5-fluorouracil) naquele subgrupo de pacientes com margem de ressecção circunferencial positiva (≤ 1 mm). Dos 676 pacientes alocados no grupo da cirurgia, 77 (17%) apresentaram margem de ressecção circunferencial positiva e, destes, 53 receberam quimiorradioterapia pós-operatória. De todos os pacientes randomizados, 92% foram submetidos à excisão total do mesorreto. A quimioterapia adjuvante foi administrada em 45% dos pacientes. Após seguimento de 4 anos, observaram-se redução de 61% no risco de recorrência local no grupo de radioterapia pré-operatória e diferença absoluta de 6,2% em 3 anos. Não houve diferença na sobrevida global. Os pacientes no grupo da radioterapia, porém, apresentaram maior taxa de disfunção sexual em 2 anos. Uma crítica ao desenho do estudo é que grande parte dos pacientes apresentava tumores estádio I.[30] Metanálise da Cochrane com os dois estudos citados demonstrou redução no risco de recorrência local de 62%.[31]

Historicamente, a radioterapia de curso curto, em comparação ao fracionamento convencional associado à quimioterapia, apresentava menor taxa de toxicidade precoce, conveniência para o paciente e menor custo. O uso de doses altas por fração, entretanto, relacionar-se-ia com maior toxicidade tardia. A grande desvantagem do tratamento de curso curto seria a possível menor taxa de preservação esfincteriana, que estaria associada ao menor grau de regressão tumoral.

Dois grandes estudos randomizados foram desenhados para responder a essas perguntas. O estudo polonês randomizou 316 pacientes, com tumores clinicamente T3 e T4 acessíveis ao exame retal digital, para radioterapia (25 Gy/5 frações) ou quimiorradioterapia (50,4 Gy/28 frações + 5-5-fluorouracil e leucovorin em *bolus*) seguido de cirurgia em 4 semanas a 6 semanas. A quimioterapia adjuvante pós-operatória foi opcional. A decisão final em relação à preservação do esfíncter era realizada no dia da cirurgia. O grupo da quimiorradioterapia convencional obteve maior taxa de resposta patológica completa (16% *versus* 1%) e menor número de casos com margem de ressecção circunferencial positiva; porém, a taxa de preservação de esfíncter foi a mesma (58% *versus* 61%). Esse grupo apresentou maior taxa de complicações precoces (18% *versus* 3%). Os grupos apresentaram taxas semelhantes de recorrência local (9% *versus* 14%) e toxicidade tardia grave (10% *versus* 7%), sem diferença de sobrevida global. O estudo foi criticado por não ter poder suficiente para detectar pequenas diferenças, por seu curto seguimento e pela heterogeneidade entre os grupos. No grupo de radioterapia de curso curto, houve maior proporção de pacientes submetidos à quimioterapia adjuvante.[32]

O estudo australiano Trans-Tasman Radiation Oncology Group Trial 01.04 randomizou 326 pacientes com adenocarcinoma de reto cT3, estadiados por ultrassonografia endorretal ou ressonância magnética, qualquer estádio linfonodal e situados até 12 cm da borda anal, entre radioterapia de curso curto e quimiorradioterapia com fracionamento convencional. Todos os pacientes receberam quimioterapia adjuvante baseada em 5-fluorouracil. Da mesma maneira que o estudo polonês citado, a taxa de resposta patológica completa foi maior no grupo do fracionamento convencional (15% *versus* 1%), porém sem diferença na taxa de preservação esfincteriana e positividade para margem de ressecção circunferencial. Com tempo de acompanhamento de aproximadamente 6 anos, o grupo do fracionamento convencional apresentou menor taxa de recorrência local em 3 anos (7,5% *versus* 4,4%) e em 5 anos (7,5% *versus* 5,7%), sem diferença significativa. Também não houve diferença em relação a recorrência a distância, sobrevida ou toxicidade tardia graus 3 e 4. Uma análise de subgrupo de tumores distais revelou incidência cumulativa de 12,5% para taxa de recorrência local no grupo do curso curto *versus* 0% no grupo do fracionamento convencional. Contudo, o estudo foi criticado pelo número pequeno de pacientes e pela ausência de poder para demonstrar equivalência.[33]

A mesma taxa de preservação esfincteriana em ambos os grupos desses dois estudos foi muito questionada.

Alguns grupos advogam que o grau de regressão tumoral pode ter sido insuficiente. Já outros teorizam que a decisão do cirurgião seria baseada na distância do tumor da borda anal pré-radioterapia, e não pré-operatória, com receio de deixar doença microscópica residual mesmo naqueles pacientes com ótima regressão tumoral. Existe ainda a preocupação com a toxicidade tardia do hipofracionamento que será mais bem avaliada com as publicações com tempo de acompanhamentos mais longos.

A comparação entre esses quatro estudos não é válida. Os dois primeiros estudos de radioterapia de curso curto *versus* cirurgia incluíram pacientes cT1-3Nx, enquanto os estudos de radioterapia de curso longo *versus* curto abrangeram apenas tumores cT3, com ou sem linfonodos positivos.

O aumento do intervalo entre radioterapia e cirurgia está sendo testado no estudo Stockholm III, que compara radioterapia de curso curto seguida de cirurgia imediata ou radioterapia de curso curto seguida de cirurgia após 4 a 8 semanas ou fracionamento longo (25 × 2 Gy) seguida de cirurgia em 4 a 8 semanas. Resultados preliminares demonstraram regressão tumoral quando a cirurgia é realizada entre 4 e 8 semanas após radioterapia de curso curto.[34]

Em muitas instituições, particularmente nas norte-americanas, a quimiorradioterapia de curso longo ainda é a primeira opção para a maioria dos pacientes, principalmente aqueles com tumores T4 e nos tumores distais, com vantagem do controle local, mesmo que pequena. Os defensores do curso curto advogam por sua conveniência e baixo custo. A radioterapia de curso curto pode ser considerada naqueles pacientes que não tolerariam o fracionamento convencional, no contexto de tumores sincrônicos ou no cenário metastático no qual não se deseja retardar a terapia sistêmica.

CONCLUSÃO

Com base nos estudos descritos neste texto, o tratamento-padrão neoadjuvante para neoplasia de reto consiste em quimiorradioterapia concomitante baseada em 5-fluorouracil, associado ou não ao leucovorin. A substituição por capecitabina é permitida, porém vale ressaltar que o perfil de toxicidade é diferente do esquema com 5-fluorouracil infusional ou em *bolus*. O uso de outros agentes quimioterápicos como irinotecano ou oxaliplatina não é recomendado, assim como o emprego de agentes biológicos como bevacizumabe, panitumumabe ou cetuximabe.

A intensificação do tratamento com acréscimo de quimioterapia de indução antes da quimiorradioterapia pré-operatória para pacientes com tumores T4 ou acometimento importante linfonodal é cada vez mais discutida. Contudo, ainda faltam dados de estudos fase III que sustentem essa prática e os dados que se têm hoje são provenientes de estudo fase II, o que não valida essa prática de rotina.

Referências

1. International Agency for Research on Cancer. GLOBOCAN 2012: Estimated Cancer Incidence, Mortality and Prevalence Worldwide in 2012. Disponível em: http://globocan.iarc.fr/Pages/fact_sheets_cancer.aspx. Acesso em: 25 ago 2016.
2. Sauer R, Becker H, Hohenberger W, Rodel C, Wittekind C, Fietkau R et al. Preoperative versus postoperative chemoradiotherapy for rectal cancer. N Engl J Med. 2004 Oct 21;351(17):1731-40.
3. Roh MS, Colangelo LH, O'Connell MJ, Yothers G, Deutsch M, Allegra CJ et al. Preoperative multimodality therapy improves disease-free survival in patients with carcinoma of the rectum: NSABP R-03. J Clin Oncol. 2009 Nov 1;27(31):5124-30.
4. Snady H, Merrick MA. Improving the treatment of colorectal cancer: the role of EUS. Cancer Invest. 1998;16(8):572-81.
5. Guillem JG, Diaz-Gonzalez JA, Minsky BD, Valentini V, Jeong SY, Rodriguez-Bigas MA et al. cT3N0 rectal cancer: potential overtreatment with preoperative chemoradiotherapy is warranted. J Clin Oncol. 2008 Jan 20;26(3):368-73.
6. Park JH, Yoon SM, Yu CS, Kim JH, Kim TW, Kim JC. Randomized phase 3 trial comparing preoperative and postoperative chemoradiotherapy with capecitabine for locally advanced rectal cancer. Cancer. 2011 Aug 15;117(16):3703-12.
7. Bosset JF, Calais G, Mineur L, Maingon P, Radosevic-Jelic L, Daban A et al. Enhanced tumorocidal effect of chemotherapy with preoperative radiotherapy for rectal cancer: preliminary results – EORTC 22921. J Clin Oncol. 2005 Aug 20;23(24):5620-7.
8. Bosset JF, Calais G, Mineur L, Maingon P, Stojanovic-Rundic S, Bensadoun RJ et al. Fluorouracil-based adjuvant chemotherapy after preoperative chemoradiotherapy in rectal cancer: long-term results of the EORTC 22921 randomised study. Lancet Oncol. 2014 Feb;15(2):184-90.
9. Bosset JF, Collette L, Calais G, Mineur L, Maingon P, Radosevic-Jelic L et al. Chemotherapy with preoperative radiotherapy in rectal cancer. N Engl J Med. 2006 Sep 14;355(11):1114-23.
10. Mohiuddin M, Regine WF, John WJ, Hagihara PF, McGrath PC, Kenady DE et al. Preoperative chemoradiation in fixed distal rectal cancer: dose time factors for pathological complete response. Int J Radiat Oncol Biol Phys. 2000 Mar 1;46(4):883-8.
11. Fernandez-Martos C, Aparicio J, Bosch C, Torregrosa M, Campos JM, Garcera S et al. Preoperative uracil, tegafur, and concomitant radiotherapy in operable rectal cancer: a phase II multicenter study with 3 years' follow-Up. J Clin Oncol. 2004 Aug 1;22(15):3016-22.
12. Hofheinz RD, Wenz F, Post S, Matzdorff A, Laechelt S, Hartmann JT et al. Chemoradiotherapy with capecitabine versus fluorouracil for locally advanced rectal cancer: a randomised, multicentre, non-inferiority, phase 3 trial. Lancet Oncol. 2012 Jun;13(6):579-88.
13. Allegra CJ, Yothers G, O'Connell MJ, Beart RW, Wozniak TF, Pitot HC et al. Neoadjuvant 5-FU or capecitabine plus radiation with or without oxaliplatin

in rectal cancer patients: a Phase III Randomized Clinical Trial. J Natl Cancer Inst. 2015 Nov;107(11).

14. O'Connell MJ, Colangelo LH, Beart RW, Petrelli NJ, Allegra CJ, Sharif S et al. Capecitabine and oxaliplatin in the preoperative multimodality treatment of rectal cancer: surgical end points from National Surgical Adjuvant Breast and Bowel Project trial R-04. J Clin Oncol. 2014 Jun 20;32(18):1927-34.

15. Aschele C, Cionini L, Lonardi S, Pinto C, Cordio S, Rosati G et al. Primary tumor response to preoperative chemoradiation with or without oxaliplatin in locally advanced rectal cancer: pathologic results of the STAR-01 randomized phase III trial. J Clin Oncol. 2011 Jul 10;29(20):2773-80.

16. Gerard JP, Azria D, Gourgou-Bourgade S, Martel-Lafay I, Hennequin C Etienne PL et al. Clinical outcome of the ACCORD 12/0405 PRODIGE 2 randomized trial in rectal cancer. J Clin Oncol. 2012 Dec 20;30(36):4558-65.

17. Gerard JP, Azria D, Gourgou-Bourgade S, Martel-Laffay I, Hennequin C, Etienne PL et al. Comparison of two neoadjuvant chemoradiotherapy regimens for locally advanced rectal cancer: results of the phase III trial ACCORD 12/0405-Prodige 2. J Clin Oncol. 2010 Apr 1;28(10):1638-44.

18. Rodel C, Graeven U, Fietkau R, Hohenberger W, Hothorn T, Arnold D et al. Oxaliplatin added to fluorouracil-based preoperative chemoradiotherapy and postoperative chemotherapy of locally advanced rectal cancer (the German CAO/ARO/AIO-04 study): final results of the multicentre, open-label, randomised, phase 3 trial. Lancet Oncol. 2015 Aug;16(8):979-89.

19. Mohiuddin M, Paulus R, Mitchell E, Hanna N, Yuen A, Nichols R et al. Neoadjuvant chemoradiation for distal rectal cancer: 5-year updated results of a randomized phase 2 study of neoadjuvant combined modality chemoradiation for distal rectal cancer. Int J Radiat Oncol Biol Phys. 2013 Jul 1;86(3):523-8.

20. Landry JC, Feng Y, Prabhu RS, Cohen SJ, Staley CA, Whittington R et al. Phase II trial of preoperative radiation with concurrent capecitabine, oxaliplatin, and bevacizumab followed by surgery and postoperative 5-fluorouracil, leucovorin, oxaliplatin (FOLFOX), and bevacizumab in patients with locally advanced rectal cancer: 5-year clinical outcomes ECOG-ACRIN Cancer Research Group E3204. Oncologist. 2015 Jun;20(6):615-6.

21. Uehara K, Hiramatsu K, Maeda A, Sakamoto E, Inoue M, Kobayashi S et al. Neoadjuvant oxaliplatin and capecitabine and bevacizumab without radiotherapy for poor-risk rectal cancer: N-SOG 03 Phase II trial. Jpn J Clin Oncol. 2013 Oct;43(10):964-71.

22. Willett CG, Duda DG, di Tomaso E, Boucher Y, Ancukiewicz M, Sahani DV et al. Efficacy, safety, and biomarkers of neoadjuvant bevacizumab, radiation therapy, and fluorouracil in rectal cancer: a multidisciplinary phase II study. J Clin Oncol. 2009 Jun 20;27(18):3020-6.

23. Dewdney A, Cunningham D, Tabernero J, Capdevila J, Glimelius B, Cervantes A et al. Multicenter randomized phase II clinical trial comparing neoadjuvant oxaliplatin, capecitabine, and preoperative radiotherapy with or without cetuximab followed by total mesorectal excision in patients with high-risk rectal cancer (EXPERT-C). J Clin Oncol. 2012 May 10;30(14):1620-7.

24. Helbling D, Bodoky G, Gautschi O, Sun H, Bosman F, Gloor B et al. Neoadjuvant chemoradiotherapy with or without panitumumab in patients with wild-type KRAS, locally advanced rectal cancer (LARC): a randomized, multicenter, phase II trial SAKK 41/07. Ann Oncol. 2013 Mar;24(3):718-25.

25. Horisberger K, Treschl A, Mai S, Barreto-Miranda M, Kienle P, Strobel P et al. Cetuximab in combination with capecitabine, irinotecan, and radiotherapy for patients with locally advanced rectal cancer: results of a Phase II MARGIT trial. Int J Radiat Oncol Biol Phys. 2009 Aug 1;74(5):1487-93.

26. Velenik V, Ocvirk J, Oblak I, Anderluh F. A phase II study of cetuximab, capecitabine and radiotherapy in neoadjuvant treatment of patients with locally advanced resectable rectal cancer. Eur J Surg Oncol. 2010 Mar;36(3):244-50.

27. Påhlman L, Glimelius B. Pre- or postoperative radiotherapy in rectal and rectosigmoid carcinoma. Report from a randomized multicenter trial. Annals of Surgery. 1990;211(2):187-95.

28. Cedermark B, Johansson H, Rutqvist LE, Wilking N. The Stockholm I trial of preoperative short-term radiotherapy in operable rectal carcinoma. A prospective randomized trial. Stockholm Colorectal Cancer Study Group. Cancer. 1995 May 1;75(9):2269-75.

29. Swedish Rectal Cancer Trial. Improved survival with preoperative radiotherapy in resectable rectal cancer. N Engl J Med. 1997 Apr 3;336(14):980-7.

30. Sebag-Montefiore D, Stephens RJ, Steele R, Monson J, Grieve R, Khanna S et al. Preoperative radiotherapy versus selective postoperative chemoradiotherapy in patients with rectal cancer (MRC CR07 and NCIC-CTG C016): a multicentre, randomised trial. Lancet. 2009 Mar 7;373(9666):811-20.

31. Wong RK, Tandan V, De Silva S, Figueredo A. Preoperative radiotherapy and curative surgery for the management of localized rectal carcinoma. Cochrane Database Syst Rev. 2007;(2):CD002102.

32. Bujko K, Nowacki MP, Nasierowska-Guttmejer A, Michalski W, Bebenek M, Kryj M. Long-term results of a randomized trial comparing preoperative short-course radiotherapy with preoperative conventionally fractionated chemoradiation for rectal cancer. Br J Surg. 2006 Oct;93(10):1215-23.

33. Ngan SY, Burmeister B, Fisher RJ, Solomon M, Goldstein D, Joseph D et al. Randomized trial of short-course radiotherapy versus long-course chemoradiation comparing rates of local recurrence in patients with T3 rectal cancer: Trans-Tasman Radiation Oncology Group trial 01.04. J Clin Oncol. 2012 Nov 1;30(31):3827-33.

34. Pettersson D, Lorinc E, Holm T, Iversen H, Cedermark B, Glimelius B et al. Tumor regression in the randomized Stockholm III Trial of radiotherapy regimens for rectal cancer. Br J Surg. 2015 Jul;102(8):972-8; discussion 8.

Conduta após Resposta Clínica Completa

Angelita Habr-Gama
Bruna Borba Vailati
Guilherme Pagin São Julião
Rodrigo O. Perez

INTRODUÇÃO

A complexidade do tratamento da neoplasia de reto vem aumentando nas últimas décadas.[1] O uso rotineiro de terapia neoadjuvante adicionou uma nova variável: mudança da conduta diante da resposta tumoral. O grau de regressão tumoral pode mudar drasticamente a conduta – de um procedimento radical a até mesmo um tratamento conservador, sem nenhuma terapêutica cirúrgica. Nesse contexto, os cirurgiões devem considerar diversos aspectos da doença antes de decidir o manejo definitivo, incluindo avaliação inicial, estratégia de tratamento, avaliação da resposta e decisão terapêutica final.

INDICAÇÕES DA TERAPIA NEOADJUVANTE

As indicações padronizadas para terapia neoadjuvante na neoplasia de reto são derivadas, principalmente, de estudos randomizados controlados que demonstraram benefícios no controle local em pacientes com doença localmente avançada (cT3-4 ou cN+) tratada com radioterapia ou quimiorradioterapia seguida de cirurgia radical.[2,3] Entretanto, atualizações recentes desses mesmos estudos, com períodos de seguimento mais longos, sugerem que os benefícios no controle local da doença após quimiorradioterapia neoadjuvante e cirurgia radical são discretos e até mesmo superados pela toxicidade associada ao tratamento.[4-6] Portanto, o uso rotineiro de quimiorradioterapia ou radioterapia neoadjuvante para todos os pacientes com cT3-4 ou cN+ vem sendo substituído por um emprego mais seletivo, baseado em aspectos radiológicos específicos.

A partir dos desfechos do estudo MERCURY, pacientes com alto risco de desenvolver recorrência local são aqueles com margem circunferencial comprometida, invasão vascular extramural, doença N2 e acometimento de linfonodos pélvicos.[1,7] Assim, somente esses pacientes com alto risco parecem ter melhora no controle local da doença com o uso de terapia neoadjuvante, e não todos aqueles com tumores de reto cT3 ou cN+.

Por sua vez, o tratamento neoadjuvante com radioterapia isolada, associado à quimioterapia ou até mesmo à quimioterapia isolada, pode provocar uma significativa regressão tumoral, resultando em redução significativa do tamanho e da profundidade da lesão, "esterilização" de linfonodos e até o desaparecimento total do tumor, denominado resposta patológica completa (pCR).[8,9] Os casos com pCR associam-se a melhores desfechos oncológicos. Além disso, por não haver células neoplásicas residuais na peça cirúrgica, pode se dar a oportunidade de evitar cirurgia radical imediata nesses pacientes e, consequentemente, prevenir a morbimortalidade pós-operatória, os transtornos funcionais potencialmente associados e a necessidade de estomia.[10,11]

Uma vez que a terapia neoadjuvante é oferecida somente para pacientes com doença avançada (com alto risco de recorrência), poucos desenvolverão resposta tumoral completa (até 30%). A terapia neoadjuvante pode ser muito útil para selecionar pacientes em que, ao apresentarem resposta completa, pode-se evitar uma cirurgia radical de maneira segura. Assim, a terapia neoadjuvante também poderia ser utilizada de modo mais amplo e efetivo, incluindo pacientes com doença precoce. Se essa estratégia terapêutica for oferecida para pacientes em estádio mais precoce da doença (incluindo cT2N0), a resposta completa pode ocorrer com maior frequência, atingindo taxas de 40 a 50% e possibilitando que mais pacientes sejam elegíveis para tratamentos mais conservadores.[12-16] Essa estratégia pode apresentar vantagens mais evidentes em pacientes com comorbidades e idade avançada. Considerando estudos recentes de mortalidade pós-operatória em cirurgia colorretal, estima-se que pacientes idosos e com comorbidades que tiveram resposta patológica completa têm sobrevida de 1 ano a menos quando submetidos à cirurgia radical em comparação àqueles submetidos a tratamento não operatório.[17]

TIPOS DE TERAPIA NEOADJUVANTE

Considerando o uso da terapia neoadjuvante com o propósito de individualizar a terapêutica cirúrgica com base na resposta tumoral, preferem-se as estratégias associadas à significativa regressão tumoral.[18] Para isso, a associação de quimioterapia e radiação (radioterapia com cursos longos e dose hiperfracionada) tem demonstrado maiores taxas de regressão tumoral, aumentando a chance de desenvolver resposta completa.[13,19] Por sua vez, cursos curtos de radioterapia isolada somente resultarão em significativa regressão tumoral se intervalos mais longos entre o término da radioterapia e a reavaliação forem utilizados.[20] O intervalo-padrão de 1 semana está associado a uma chance praticamente nula de pCR.[18]

Estudos com doses maiores de radioterapia para neoplasia de reto sugerem que doses adicionais podem aumentar as taxas de pCR e de resposta clínica completa (cCR). Diferentes estratégias podem incluir a combinação de radioterapia externa com incremento de radioterapia intrarretal. Essas técnicas seguem em investigação, para maximizar as taxas de reposta completa e possibilitar o uso de estratégias com preservação do reto. A radiação intrarretal pode ser administrada por radiação de contato (conhecida como técnica de Papillon) ou por braquiterapia endorretal de alta dose (HDBR).[21,22]

Mesmo que a maioria dos estudos sobre neoadjuvância avalie o efeito da radioterapia e da quimiorradioterapia, sugere-se que a quimioterapia isolada poderia promover desfechos similares com relação à taxa de pCR. Essa estratégia pode permitir que pacientes sejam poupados dos efeitos colaterais associados à radiação.[8] Além disso, dados de longo tempo de seguimento do *Swedish rectal cancer trials* sugerem que pacientes submetidos à quimiorradioterapia neoadjuvante têm maior propensão a desenvolver uma segunda neoplasia maligna e a readmissões hospitalares por obstrução de intestino delgado e dor abdominal.[23,24]

Um regime alternativo com uso de radiação e aumento no número de ciclos de quimioterapia tem resultado em taxas supreendentemente altas de cCR.[25] Nesse estudo, os pacientes receberam 54 Gy de radiação externa e quimioterapia concomitante com 5-fluorouracil. Entretanto, em vez de dois ciclos de quimioterapia serem administrados no início e no final da radioterapia, ciclos adicionais são administrados a cada 21 dias, mesmo após o término da radioterapia. Após completar os seis ciclos, ≥ 50% dos pacientes com neoplasia de reto e estadiamento inicial cT2/T3 desenvolveram cCR e evitou-se, assim, a cirurgia radical após um seguimento médio de 50 meses.[26] Pode-se questionar se a melhora das taxas de resposta completa, em comparação a controles históricos, resulta do modesto aumento na dose de radioterapia (de 50,4 para 54 Gy) ou do aumento do número de ciclos de quimioterapia (de 2 para 6 ciclos). Mesmo que o aumento nas taxas de resposta completa seja creditado ao maior número de ciclos de 5-fluorouracil, o aumento na dose de radioterapia também pode ter contribuído.

A avaliação da resposta a ciclos adicionais de quimioterapia também motivou um estudo multicêntrico recente no qual pacientes com neoplasia de reto avançada submetidos à quimiorradioterapia seguida de cirurgia radical foram comparados a pacientes que receberam doses adicionais de FOLFOX por 2, 4 ou 6 ciclos. Nesse estudo, foi descrita maior taxa de pCR com o aumento no número de ciclos de quimioterapia sem incremento de dificuldade técnica ou complicações cirúrgicas.[27]

Estratégias alternativas de neoadjuvância com o uso de diferentes esquemas e agentes quimioterápicos foram consideradas para melhorar as taxas de regressão tumoral, sem aumentar significativamente a toxicidade relacionada com o tratamento. Mesmo que a adição de um segundo medicamento aos regimes baseados em 5-fluorouracil tenha sido considerada fator preditivo de regressão tumoral completa, estudos falharam em demonstrar qualquer aumento na taxa de resposta patológica completa com a adição de oxaliplatina ou cetuximabe.

Outra estratégia possível é a administração da quimioterapia antes da quimiorradioterapia (quimioterapia de indução). A racionalidade desse regime é o tratamento da doença micrometastática em pacientes com alto risco de disseminação sistêmica, utilizando, inicialmente, quimioterapia (em adição à quimioterapia adjuvante após cirurgia radical). Diferentes esquemas de quimioterapia de indução com capecitabina/oxaliplatina (CAPOX) ou cetuximabe + CAPOX (CAPOX-C) foram estudados nesse contexto. Em um dos primeiros estudos que ofereceu essa estratégia de tratamento para pacientes com alto risco de recorrência sistêmica, as taxas de resposta completa não aumentaram significativamente. Por mais que os pacientes submetidos à quimioterapia de indução com CAPOX-C tenham apresentado resposta tumoral, as taxas de pCR não aumentaram significativamente, mesmo nos tumores sem mutação nos genes *KRAS/BRAF*. Uma atualização recente do seguimento de 5 anos de pacientes que receberam cetuximabe adicionalmente não demonstrou melhora significativa na sobrevida, independentemente do *status* dos genes *KRAS/BRAF*.[28] Estudo similar demonstrou que o uso de FOLFOX precocemente, seguido pelo esquema-padrão de quimiorradioterapia em um grupo amplo de pacientes (não somente os de alto risco) resultou em 38% de resposta completa (patológica ou clínica). Essa taxa consideravelmente alta de pCR e cCR fez que os autores sugerissem que esse regime poderia ser a plataforma ideal para estratégias de preservação de órgão.[29]

O entendimento dos efeitos da quimioterapia sistêmica isolada no tratamento da neoplasia primária de reto, sem uso de radioterapia, conduziu a um estudo fase II com quimioterapia neoadjuvante sem radioterapia. Resultados preliminares desse estudo mostram que, após seis ciclos de FOLFOX e bevacizumabe seguidos de cirurgia radical, foi observada pCR em 25% dos pacientes.[30] Esse achado corrobora a ideia de que a radioterapia poderia ser evitada em casos selecionados.

Esse questionamento em particular está em investigação em um estudo prospectivo (PROSPECT) no qual os pacientes são randomizados em quimiorradioterapia ou quimioterapia neoadjuvante somente associada a radioterapia nos que apresentam pouca resposta. Existe alguma possibilidade de que a radioterapia não seja realizada em significativa proporção dos pacientes que apresentarem boa resposta à quimioterapia isolada, evitando seus efeitos prejudiciais em curto e longo prazos.

AVALIAÇÃO DA RESPOSTA TUMORAL

A racionalidade da avaliação da resposta tumoral após a terapia neoadjuvante é definir a estratégia terapêutica final baseada na condição do tumor após a quimiorradioterapia. Porém, a avaliação da resposta tumoral é importante, mesmo que não modifique a conduta cirúrgica. Após a terapia neoadjuvante, os tumores apresentam redução significativa no seu tamanho, em sua profundidade e na proximidade com a fáscia mesorretal e, embora a excisão total do mesorreto seja a estratégia terapêutica definitiva, é útil conhecer previamente as dificuldades esperadas no procedimento cirúrgico.

Entretanto, em até 42% dos pacientes submetidos à quimiorradioterapia neoadjuvante pode ocorrer regressão completa do tumor, mesmo que, em vários casos, a cirurgia radical ainda seja necessária para confirmar a presença de pCR de maneira apropriada. No esforço de poupar os pacientes de uma cirurgia potencialmente desnecessária, cirurgiões colorretais procuram avaliar a resposta tumoral para prever o desenvolvimento de pCR por aspectos clínicos, radiológicos e endoscópicos. Nesse contexto, o termo "resposta clínica completa" (cCR) tem sido utilizado para pacientes sem evidência clínica de neoplasia residual após a terapia neoadjuvante. As características de uma cCR podem ser subjetivas e depender da experiência do cirurgião, das diferentes ferramentas diagnósticas e de fatores associados ao tratamento. Tentativas de padronização das definições de cCR estão disponíveis, especialmente com o uso de características endoscópicas e radiológicas.[31] Ainda assim, a avaliação clínica continua subjetiva e dependente do cirurgião.

Sugeriu-se que o seguimento sem cirurgia radical imediata pode ser oferecido nos casos de cCR. Em vez da cirurgia, vem sendo indicado um rigoroso controle, conhecido como estratégia *Watch & Wait*, com visitas frequentes ao cirurgião colorretal e exames complementares, que tornam possível um seguimento seguro. Estudos iniciais com o objetivo de estimar a acurácia da avaliação clínica na predição da resposta patológica foram desapontadores,[32] porém, estudos mais recentes mostraram que a avaliação clínica pode detectar com boa acurácia a pCR quando da utilização de critérios restritos.[33] Em estudo retrospectivo, cirurgiões foram questionados quanto à presença de resposta completa com base em fotografias de peças ressecadas, sem informações quanto ao exame físico ou a exames radiológicos e, curiosamente, os valores preditivos positivos e negativos dessa avaliação foram maiores que 90%. Isso significa que, em pacientes com cCR, utilizando esses critérios, o seguimento sem cirurgia imediata pode ser oferecido com segurança.[33,34] Contudo, a alta especificidade do uso dessas características para a identificação de pCR inevitavelmente levará um grande número de pacientes ao tratamento cirúrgico sem necessidade.

Todos esses dados sugerem que ainda são necessários critérios com maior acurácia na detecção de pCR para que uma proporção maior de pacientes possa evitar a cirurgia radical.[35]

Intervalo e métodos de avaliação

O intervalo entre o término da quimiorradioterapia e a avaliação da resposta também é relevante. Estudos sugerem que intervalos mais longos são associados a taxas maiores de pCR.[36-38] O único estudo randomizado comparando dois intervalos diferentes (2 e 6 semanas) após o término da quimiorradioterapia e a cirurgia demonstrou que pacientes operados após um intervalo de 6 semanas desenvolveram regressão tumoral mais significativa que aqueles operados após intervalo de 2 semanas. Mesmo não sendo evidenciado benefício quanto à sobrevida ou à preservação esfincteriana, o intervalo de 6 semanas tornou-se o padrão para a realização de cirurgia radical após quimiorradioterapia. Estudo retrospectivo sugeriu que intervalos mais longos que 6 semanas poderiam estar associados a taxas ainda maiores de regressão tumoral. De fato, diversas pequenas séries de casos demonstram taxas mais altas de pCR após 7 semanas do término da quimiorradioterapia. Finalmente, um estudo sugeriu que a taxa de resposta completa aumentaria progressivamente até um platô atingido em 12 semanas após o término da quimiorradioterapia.[36,37,39,40] Estudos randomizados pretendem definir o intervalo ideal para avaliação da resposta após quimiorradioterapia na tentativa de maximizar a chance dos pacientes de desenvolver resposta completa.[39] Há a possibilidade de que os intervalos de avaliação necessitem ser individualizados, porque os tumores podem responder de modo diferente, em virtude do tempo ao tratamento.[41] Na prática dos autores deste capítulo, a avaliação da resposta tumoral é feita 8 semanas após o término da quimiorradioterapia. Intervalos mais longos (até 12 semanas) têm sido utilizados para a maioria dos pacientes que não apresentem piora dos sintomas, evidência clínica ou radiológica de progressão da doença.

A avaliação da resposta tumoral é sempre iniciada pela caracterização dos sintomas. Poucos pacientes apresentam-se sintomáticos à avaliação e, raramente, apresentam resposta tumoral completa. Atualmente, o toque retal tornou-se uma das ferramentas mais relevantes para avaliar a resposta tumoral, uma vez que não existe uma ferramenta única que possa substituir as informações fornecidas. Frequentemente, as irregularidades da parede retal são mais bem sentidas do que visualizadas, e devem ser consideradas altamente suspeitas de neoplasia residual (Figura 17.1). O tratamento sem cirurgia não é considerado para nenhum paciente com presença de irregularidades, ulceração ou área de estenose na parede retal. No exame de toque retal, a cCR é a ausência de qualquer irregularidade na parede do reto. A área avaliada pode ser espessada e firme, mas, para ser considerada resposta completa, a superfície tem de ser regular e macia.[31]

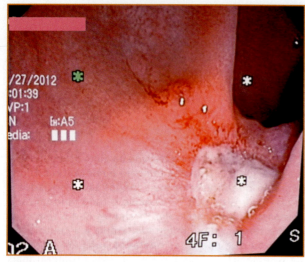

Figura 17.1. Exame endoscópico com úlcera compatível com resposta clínica incompleta.
Fonte: acervo dos autores.

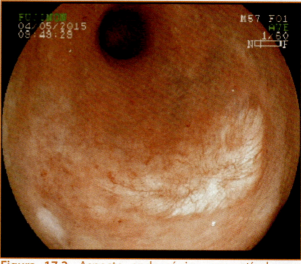

Figura 17.2. Aspecto endoscópico compatível com resposta clínica completa. Reto com área de mucosa esbranquiçada e telangiectasias no local onde se localizava a neoplasia.
Fonte: acervo dos autores.

A avaliação endoscópica também é de extrema importância. Mucosa esbranquiçada e telangiectasias são comumente vistas em pacientes com resposta clínica completa (Figura 17.2). A presença de qualquer ulceração ou irregularidade mucosa, não percebida no toque retal, torna necessários exames adicionais, geralmente excluindo a ocorrência de resposta completa. O toque retal deve, frequentemente, ser repetido após o exame endoscópico, utilizado como guia para achados sugestivos de neoplasia residual. Na retoscopia, rígida ou flexível, biópsias são frequentemente consideradas para a avaliação da resposta. Entretanto, se existe evidência clínica (endoscópica e ao toque retal) de resposta clínica completa, a biópsia raramente adiciona informações clínicas relevantes.[42] Do mesmo modo, quando existe evidência clínica de neoplasia residual (resposta incompleta), biópsias endoscópicas também são raramente úteis, exceto, caso seja positiva, para convencer os pacientes da presença de neoplasia residual. Mesmo quando há biópsias negativas para neoplasia, não deve ser oferecido tratamento sem cirurgia imediata quando existem sinais de resposta clínica incompleta.[42] Como já discutido, sugeriu-se que critérios clínicos são associados a valores preditivos positivos e negativos altos para a detecção de pCR. De fato, o achado de características clínicas compatíveis com resposta clínica completa foi estatisticamente relacionado com resposta patológica completa (ypT0). Entretanto, sua pouca sensibilidade para pCR indica que esses critérios subestimam o número real de pacientes com resposta completa. Ferramentas para aumentar a acurácia da detecção da pCR são extremamente necessárias. Considerando o baixo valor das biópsias endoscópicas, uma estratégia utilizando biópsias incisionais na peça cirúrgica foi testada. Após a proctectomia, realizaram-se biópsias incisionais nas peças cirúrgicas para avaliar a resposta da lesão primária à quimiorradioterapia. Na presença de resposta patológica incompleta, a biópsia incisional detectou neoplasia residual em somente 55% dos casos. Por isso, a biópsia incisional não pode ser considerada um método isolado confiável para a avaliação da possibilidade de inclusão de pacientes em protocolo de *Watch & Wait*. A utilidade potencial da biópsia incisional pode ficar restrita à identificação de pacientes com doença residual que tenham sinais de resposta completa por outros métodos. É provável que a fragmentação e a distribuição desigual de alguns tumores residuais sejam a razão da pouca sensibilidade das biópsias para a doença residual.[43] Em resumo, esses achados indicam que as biópsias não parecem ter acurácia suficiente para a identificação de resposta completa.[44]

Exérese local do sítio do tumor

Na presença de resposta clínica incompleta em pacientes que recusam a cirurgia radical ou sem condições clínicas para procedimentos de grande porte, um procedimento menos invasivo a ser considerado é a ressecção da parede retal na área da lesão residual, em espessura total, preferencialmente com o emprego de cirurgia endoscópica transanal. Essa "biópsia excisional", inicialmente considerada um procedimento diagnóstico, pode ser apropriada para pacientes com lesões pequenas (≤ 3 cm) e restritas à parede intestinal (ycT1/2N0). Seria possível, ainda, restringir essa indicação a pacientes em que o procedimento de escolha seria amputação abdominoperineal ou anastomose coloanal interesfincteriana.[45] Um estadiamento patológico adequado permitindo a avaliação do parâmetro ypT, do grau de regressão tumoral, da invasão linfovascular e perineural e da avaliação de margens de ressecção possibilitará a decisão final quanto à necessidade de excisão total de mesorreto e proctectomia.

A conduta dos autores deste capítulo consiste em oferecer seguimento com reavaliações frequentes aos pacientes com espécime patológico ypT0 após excisão transanal "diagnóstica". Essa estratégia é segura, pois, nos pacientes submetidos à quimiorradioterapia neoadjuvante seguidos de intervalos longos para avaliação da resposta (≥ 8 semanas), o risco de metástase linfonodal tem se mostrado pequeno. Esse padrão já é bem estabelecido para pacientes com ypT0, nos quais o risco de metástase linfonodal é considerado menor que 10% e, na maioria dos casos, menor que 5%.[46-48] Com a melhora significativa na qualidade dos exames de imagem, particularmente com a ressonância magnética (RM) de alta resolução e o uso de séries com difusão e outros agentes linfotrópicos, espera-se melhora na seleção de pacientes ycT0N0.[49] Contudo, nos pacientes com neoplasia residual ≥ ypT3 não identificada na avaliação pré-operatória, invasão linfovascular, margens de ressecção positivas e mais de 10% de células tumorais viáveis, recomenda-se cirurgia radical imediata.

Também são desafiadores os casos com neoplasia residual inicial: ypT1 ou ypT2 restritos à camada muscular superficial, sem invasão linfovascular ou outros critérios patológicos de mau prognóstico. Se o procedimento radical indicado for a anastomose coloanal ou a colostomia definitiva, a conduta dos autores deste capítulo tem sido, na presença de margens negativas (≥ 5 mm), o seguimento dos pacientes sem cirurgia radical imediata.

A estratégia de oferecer o procedimento local para pacientes com neoplasia residual superficial e estadiamento radiológico ycN0 é tentadora, entretanto, alguns problemas associados a essa prática podem ser apontados. Primeiro, a cicatrização dos defeitos gerados pela excisão local após quimiorradioterapia neoadjuvante é difícil e dolorosa, particularmente nas lesões mais próximas da borda anal.[50,51] As dificuldades para cicatrização são muito mais frequentes, e o processo pode demorar até 8 semanas para se completar. Mesmo que complicações graves não sejam frequentes, a dor pode ser significativa, muitas vezes necessitando de nova internação hospitalar para controle. O segundo problema é que, nesses casos, a preservação esfincteriana pode ser comprometida após excisão local de espessura total. Os poucos estudos que avaliaram esse aspecto relatam que os pacientes com indicação de cirurgia radical após ressecção local de espessura total frequentemente necessitaram de amputação abdominoperineal, mesmo que inicialmente fossem candidatos a procedimentos com preservação esfincteriana.[45,52] Finalmente, a realização de excisão total de mesorreto complementar nesses casos está associada a comprometimento da integridade do mesorreto à avaliação patológica. Uma revisão recente de pacientes submetidos à excisão total de mesorreto depois da ressecção local indicou que o procedimento foi fator de risco para uma peça cirúrgica de pouca qualidade.[53] Todos esses problemas associados à ressecção local indicam que o seu uso como método "diagnóstico" ou "terapêutico" deve ser restrito e muito bem avaliado.

Pode também promover dúvida a indicação de excisão local transanal para todos os pacientes com cCR para confirmação de pCR. Como mencionado, a cicatrização da ferida de excisão local após quimiorradioterapia neoadjuvante não é tão simples quanto nos casos em que não se realiza neoadjuvância. As taxas de deiscência de ferida operatória são altas e, não somente a dor, mas o processo de cicatrização por segunda intenção também pode ser um problema, pois a cicatriz exuberante é capaz de dificultar o seguimento pós-operatório. Mesmo que ypT0 possa estar associado a menor risco de recorrência local, esse risco não é nulo, e os pacientes necessitam de seguimento adequado. Diferenciar recorrência local e cicatrização por segunda intenção após ressecção local, com ou sem estenose retal pode ser difícil. Portanto, o seguimento na estratégia *Watch & Wait* pode ser facilitado pela preservação da integridade da parede retal, permitindo diagnóstico mais precoce de possíveis recorrências e, ainda, com melhores resultados funcionais.

AVALIAÇÃO DIAGNÓSTICA

Exames de imagem

A avaliação radiológica da resposta à quimiorradioterapia é de extrema importância para selecionar apropriadamente os pacientes para estratégias terapêuticas alternativas, como o *Watch & Wait* após cCR. De fato, a evolução dos métodos de imagem, incluindo tomografia por emissão de pósitrons (PET/TC) e RM, foi muito significativa nos últimos anos. Utiliza-se a RM com técnicas de imagens com difusão rotineiramente para avaliação da resposta tumoral. Atualmente, somente se pode considerar resposta completa quando, em associação à ausência de evidência de doença no exame clínico ou endoscópico, a RM mostre área de baixa intensidade de sinal no local onde previamente se localizava o tumor ou não apresente nenhuma anormalidade (Figura 17.3).

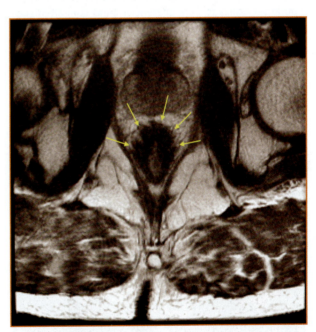

Figura 17.3. RM com área de baixo sinal no local onde se localizava o tumor percebida em imagens ponderadas em T2 – aspecto radiológico compatível com resposta completa.
Fonte: acervo dos autores.

Uma publicação recente descreveu três diferentes parâmetros da baixa intensidade de sinal que são compatíveis com resposta clínica completa: (1) fibrose mínima; (2) fibrose transmural; e (3) fibrose irregular.[54] Outros estudos tentaram estimar o grau de regressão tumoral (como o descrito para avaliação patológica)[55] pela RM-padrão.[56] Além disso, séries de RM com difusão podem evidenciar ausência de restrição à difusão para preencher critérios de resposta radiológica completa.[57] Na experiência inicial dos autores deste capítulo com a estratégia Watch & Wait, não havia RM disponível para uma considerável proporção dos pacientes[58] e, por isso, existe a expectativa de que a incorporação desses achados para seleção de pacientes com cCR promoverá um impacto significativo nos desfechos do Watch & Wait. Intensidade de sinal mista (Figura 17.4) na área da lesão prévia deve aumentar a suspeição de resposta incompleta.

Além da avaliação da parede retal, o mesorreto pode ser sede de doença residual, independentemente da resposta completa do tumor primário (ypT0N1). Por isso, a RM pode fornecer ao cirurgião colorretal informações sobre o comprometimento mesorretal (ou mesmo o comprometimento de linfonodos pélvicos laterais), independentemente da resposta do tumor primário (Figura 17.5).

A imagem molecular também desempenha um papel importante na avaliação da resposta tumoral. A PET/TC oferece informações do metabolismo da lesão além dos aspectos anatômicos. Nesse contexto, a PET/TC tem sido utilizada para a avaliação da resposta tumoral à quimiorradioterapia neoadjuvante.[12,59] Além da identificação visual da área com captação de fluorodeoxiglicose (FDG) no local do tumor ou no mesorreto, a PET/TC possibilita estimar a área metabolicamente ativa da lesão. O SUV (*standard uptake value*) é uma estimativa direta do metabolismo tecidual e pode ser utilizado para diferenciar áreas com alterações inflamatórias daquelas com neoplasia residual. A medida do SUV em dois intervalos diferentes após a administração do FDG é realizada rotineiramente (em 1 e 3 horas) e possibilita a avaliação de diferentes padrões do metabolismo. O aumento do SUV (entre 1 e 3 horas) sugere a presença de neoplasia residual, enquanto a queda indica alterações fibróticas e inflamatórias.[41] Em estudo prospectivo, quando utilizada para distinguir resposta completa de incompleta, a PET/TC apresentou uma acurácia geral aceitável (85%), entretanto pode não ser apropriada para uso rotineiro com esse propósito, principalmente pelo aumento nos custos e pela necessidade de múltiplos estudos com significativa exposição à radiação.[12] Em vez do uso rotineiro, essa modalidade de imagem molecular parece ser mais bem aplicada para pacientes com discordância entre resultados de exames, particularmente entre achados clínicos e radiológicos.

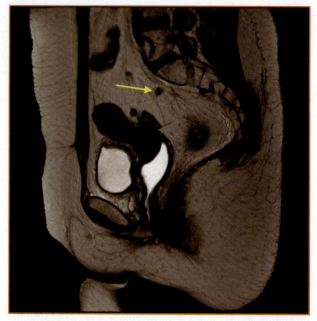

Figura 17.5. RM de paciente com resposta endoscópica e radiológica completa no sítio do tumor primário, mas com linfonodo mesorretal suspeito para acometimento pela neoplasia (seta amarela).
Fonte: acervo dos autores.

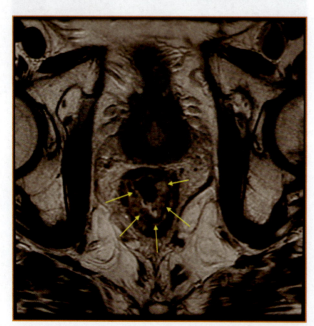

Figura 17.4. RM com área de sinal misto nas imagens ponderadas em T2, compatível com resposta radiológica incompleta.
Fonte: acervo dos autores.

ANTÍGENO CARCINOEMBRIONÁRIO (CEA)

Os níveis de CEA pré-tratamento são citados como preditores de resposta à quimiorradioterapia neoadjuvante e de sobrevida.[55,60] Os níveis de CEA pós-tratamento também são relevantes, e níveis normais são associados a maiores taxas de resposta clínica completa.[61] Níveis de CEA anormais antes ou depois da quimiorradioterapia devem aumentar a suspeição de resposta incompleta e/ou de disseminação metastática. Nesse contexto, níveis anormais de CEA deverão conduzir ao uso mais liberal da PET/TC para a avaliação da resposta tumoral, uma vez que o método também pode permitir, além do diagnóstico de resposta incompleta, a detecção de doença metastática oculta.

DECISÃO TERAPÊUTICA

Em geral, os pacientes são avaliados quanto à resposta tumoral à quimiorradioterapia neoadjuvante entre 8 e 10 semanas após o término do tratamento, independentemente do regime exato utilizado. Os aspectos clínicos e endoscópicos são avaliados pelo toque retal e pela retoscopia rígida. A retoscopia flexível é utilizada somente para documentação de imagens ou para situações nas quais seja necessária a realização de biópsias. Novamente, biópsias endoscópicas são raramente úteis, considerando seus valores preditivos negativos baixos. Ainda assim, podem sê-lo para convencer o paciente de que existe doença residual, quando positivas. Os cirurgiões colorretais não devem ficar obcecados pela obtenção de biópsias positivas antes da realização de cirurgia. A avaliação clínica demonstrando resposta incompleta deve ser suficiente.

Em pacientes com evidência clínica de resposta completa, a avaliação radiológica complementar é realizada por dois motivos: primeiro, para a confirmação de achados consistentes com resposta completa e, segundo, para confirmar a ausência de disseminação mesorretal ou para linfonodos laterais. Geralmente, a RM com difusão é suficiente. Nos pacientes com resposta clínica incompleta por irregularidades sutis na mucosa, estadiamento radiológico que indique resposta completa e valor de CEA normal (antes e após a quimiorradioterapia), a excisão local transanal (preferencialmente por microcirurgia endoscópica transanal) pode ser utilizada primariamente como um método diagnóstico. Em pacientes com resposta clínica completa e evidência radiológica de doença residual na RM ou níveis anormais de CEA, a PET/TC pode ser uma ferramenta útil. Uma PET/TC normal pode, ainda, permitir o uso de tratamento não operatório em casos selecionados, com o consentimento do paciente. Uma PET/TC anormal, nesse contexto, deve ser interpretada como altamente suspeita de neoplasia residual. Em caso de resposta clínica incompleta (lesão residual ou ulceração), precisa-se realizar reestadiamento para determinação da conduta cirúrgica definitiva, e as estratégias de tratamento não operatório nunca devem ser oferecidas.

SEGUIMENTO

Pacientes que desenvolvem resposta clínica completa são seguidos rigorosamente. O seguimento inclui visitas a cada 1 a 2 meses com o mesmo cirurgião colorretal, com realização de exame de toque retal.[62] Além disso, são realizadas proctoscopia rígida e dosagem de CEA a cada 2 a 3 meses. Após 1 ano de seguimento, os pacientes são examinados a cada 3 meses e, a partir do 3º ano, a cada 6 meses. Os exames de imagem (preferencialmente a RM) são utilizados para excluir comprometimento mesorretal na avaliação inicial da resposta. Se essa avaliação radiológica da resposta for normal ou consistente com resposta completa, a reavaliação radiológica pode ser feita após 6 meses da avaliação inicial e, então, anualmente. A vigilância para metástases a distância é feita, como recomendado para seguimento do câncer colorretal, com TC do abdome e do tórax regulares.

TERAPIA ADICIONAL

Até agora, nenhum estudo avaliou os benefícios da terapia adjuvante sistêmica para os pacientes com resposta clínica completa, e seu uso não é normalmente indicado. Entretanto, o risco de recorrência sistêmica nesses pacientes é significativo, o que pode justificar o uso de terapia adjuvante em grupos selecionados com base em aspectos radiológicos iniciais, como a evidência de comprometimento linfonodal. Por isso, mesmo que se considere a realização de tratamento não operatório para um paciente de alto risco (cT3N+ no estadiamento inicial) que apresente resposta clínica completa após quimiorradioterapia, talvez seja provado que a quimioterapia sistêmica adjuvante é benéfica. Mesmo que esse tratamento possa parecer apropriado, é necessária investigação adicional em estudos prospectivos adequadamente desenhados.

Mesmo pacientes com resposta patológica completa tratados por cirurgia radical ainda têm risco de desenvolver recorrência sistêmica. Em análise com mais de 2 mil pacientes com resposta patológica completa (aproximadamente 40% receberam terapia adjuvante), 11% desenvolveram recorrência sistêmica. Considerando pacientes com resposta clínica completa manejados sem cirurgia e sem terapia adjuvante, a taxa de metástases a distância foi de 18%. A introdução de terapia adjuvante nos pacientes submetidos a procedimento cirúrgico talvez possa explicar a diferença das taxas de doença metastática entre esses grupos.[9]

Uma explicação para o bom prognóstico após a resposta patológica completa é que a remissão completa da doença após a quimiorradioterapia pode ser indicativa de um perfil biológico de tumor favorável, com menor propensão a recidiva local e metástases a distância e com melhor sobrevida em comparação aos tumores com menor resposta.

Por fim, o uso de terapia neoadjuvante incorporando regimes adicionais de quimioterapia antes, durante ou depois da radioterapia pode ter a vantagem de promover um controle sistêmico adicional aos pacientes com neoplasia de reto, independentemente da resposta final do tumor primário.

RECORRÊNCIA LOCAL E RESGATE

Definição de recrescimento precoce e recidiva tardia

Uma das principais limitações do tratamento não operatório poderia ser a impossibilidade de cirurgia de resgate nos casos de recidiva local. É notório que a maioria dessas recorrências se desenvolve no 1º ano após o término da quimiorradioterapia. Estudos sugerem um ponto de corte definido em 12 meses após o término da quimiorradioterapia para a distinção entre recidiva precoce (≤ 12 meses) e tardia (> 12 meses). Mesmo que essas falhas locais não possam sempre ser distinguíveis do ponto de vista oncológico, recidivas mais precoces podem ter comportamento biológico distinto e representar um crescimento mais rápido das células neoplásicas residuais em comparação às tardias, tornando essa subdivisão clinicamente relevante.[62]

Resgate

Em estudo recente com 183 pacientes submetidos a um esquema-padrão de quimiorradioterapia neoadjuvante, 49% desenvolveram resposta clínica completa inicial. Quando foram avaliados recidiva tumoral precoce (< 12 meses de seguimento) e recidiva tardia, 28 pacientes (31%) apresentam recorrência local (após um tempo médio de seguimento de 60 meses). Mais da metade dessas recorrências se desenvolveram nos primeiros 12 meses de seguimento. Dos 28 pacientes, 26 foram submetidos à terapia de resgate. Em quatro deles, ocorreu nova recorrência local após resgate. A taxa geral de resgate foi de 93%, e a sobrevida livre de re-recorrência local em 5 anos foi de 94%. Ao final, 78% dos pacientes foram submetidos a estratégias de tratamento com preservação esfincteriana.[62]

Concluindo, a estratégia *Watch & Wait* sem cirurgia imediata e seguimento rigoroso em pacientes com cCR após quimiorradioterapia neoadjuvante está associada a desfechos oncológicos favoráveis em longo prazo e representa uma opção atrativa de preservação de órgão no tratamento da neoplasia de reto. O seguimento rigoroso torna possível o reconhecimento precoce da recorrência local, resultando na possibilidade de cirurgia de resgate na maioria dos pacientes (> 90%) e excelente controle local da doença (94%).

Referências

1. Kosinski L, Habr-Gama A, Ludwig K, Perez R. Shifting concepts in rectal cancer management: a review of contemporary primary rectal cancer treatment strategies. CA Cancer J Clin. 2012;62:173-202.
2. Sauer R, Becker H, Hohenberger W, Rodel C, Wittekind C, Fietkau R et al. Preoperative versus postoperative chemoradiotherapy for rectal cancer. N Engl J Med. 2004;351:1731-40.
3. Kapiteijn E, Marijnen CA, Nagtegaal ID, Putter H, Steup WH, Wiggers T et al. Preoperative radiotherapy combined with total mesorectal excision for resectable rectal cancer. N Engl J Med. 2001;345:638-46.
4. Sauer R, Liersch T, Merkel S, Fietkau R, Hohenberger W, Hess C et al. Preoperative versus postoperative chemoradiotherapy for locally advanced rectal cancer: results of the German CAO/ARO/AIO-94 randomized phase iii trial after a median follow-up of 11 years. J Clin Oncol. 2012;30:1926-33.
5. Peeters KC, van de Velde CJ, Leer JW, Martijn H, Junggeburt JM, Kranenbarg EK et al. Late side effects of short-course preoperative radiotherapy combined with total mesorectal excision for rectal cancer: increased bowel dysfunction in irradiated patients – a Dutch colorectal cancer group study. J Clin Oncol. 2005;23:6199-206.
6. van Gijn W, Marijnen CA, Nagtegaal ID, Kranenbarg EM, Putter H, Wiggers T et al. Preoperative radiotherapy combined with total mesorectal excision for resectable rectal cancer: 12-year follow-up of the multicentre, randomised controlled TME trial. Lancet Oncol. 2011;12:575-82.
7. Taylor FG, Quirke P, Heald RJ, Moran B, Blomqvist L, Swift I et al. Preoperative high-resolution magnetic resonance imaging can identify good prognosis stage I, II, and III rectal cancer best managed by surgery alone: a prospective, multicenter, European study. Ann Surg. 2011;253:711-9.
8. Schrag D, Weiser MR, Goodman KA, Gonen M, Cercek A, Reidy DL et al. Neoadjuvant FOLFOX-bev, without radiation, for locally advanced rectal cancer. J Clin Oncol. 2010;28:(suppl; abstr 3511).
9. Maas M, Nelemans PJ, Valentini V, Das P, Rodel C, Kuo LJ et al. Long-term outcome in patients with a pathological complete response after chemoradiation for rectal cancer: a pooled analysis of individual patient data. Lancet Oncol. 2010;11:835-44.
10. Smith FM, Waldron D, Winter DC. Rectum-conserving surgery in the era of chemoradiotherapy. Br J Surg. 2010;97:1752-64.
11. Habr-Gama A, Perez RO. Non-operative management of rectal cancer after neoadjuvant chemoradiation. Br J Surg. 2009;96:125-7.
12. Perez RO, Habr-Gama A, Gama-Rodrigues J, Proscurshim I, Juliao GP, Lynn P et al. Accuracy of positron emission tomography/computed tomography and clinical assessment in the detection of complete rectal tumor regression after neoadjuvant chemoradiation: long-term results of a prospective trial (National Clinical Trial 00254683). Cancer. 2012;118:3501-11.
13. Sanghera P, Wong DW, McConkey CC, Geh JI, Hartley A. Chemoradiotherapy for rectal cancer: an updated analysis of factors affecting pathological response. Clin Oncol (R Coll Radiol). 2008;20:176-83.
14. Garcia-Aguilar J, Shi Q, Thomas CR Jr., Chan E, Cataldo P, Marcet J et al. A phase II trial of neoadjuvant chemoradiation and local excision for T2N0 rectal cancer: preliminary results of the ACOSOG Z6041 trial. Ann Surg Oncol. 2012;19:384-91.
15. Lezoche E, Baldarelli M, Lezoche G, Paganini AM, Gesuita R, Guerrieri M. Randomized clinical trial of endoluminal locoregional resection versus laparoscopic total mesorectal excision for T2 rectal cancer after neoadjuvant therapy. Br J Surg. 2012;99:1211-8.
16. Habr-Gama A, Perez RO, Nadalin W, Sabbaga J, Ribeiro U Jr., Silva e Sousa AH Jr. et al. Operative versus nonoperative treatment for stage 0 distal rectal cancer following chemoradiation therapy: long-term results. Ann Surg. 2004;240:711-7; discussion 7-8.
17. Smith FM, Rao C, Oliva Perez R, Bujko K, Athanasiou T, Habr-Gama A et al. Avoiding radical surgery improves early survival in elderly patients with rectal cancer, demonstrating complete clinical response after neoadjuvant therapy: results of a decision-analytic model. Dis Colon Rectum. 2015;58:159-71.
18. Bujko K, Nowacki MP, Nasierowska-Guttmejer A, Michalski W, Bebenek M, Kryj M. Long-term results of a randomized trial comparing preoperative short-course radiotherapy with preoperative conventionally

fractionated chemoradiation for rectal cancer. Br J Surg. 2006;93:1215-23.

19. Bosset JF, Calais G, Mineur L, Maingon P, Radosevic-Jelic L, Daban A et al. Enhanced tumorocidal effect of chemotherapy with preoperative radiotherapy for rectal cancer: preliminary results – EORTC 22921. J Clin Oncol. 2005;23:5620-7.

20. Radu C, Berglund A, Pahlman L, Glimelius B. Short-course preoperative radiotherapy with delayed surgery in rectal cancer – a retrospective study. Radiother Oncol. 2008;87:343-9.

21. Gerard JP, Chapet O, Ortholan C, Benezery K, Barbet N, Romestaing P. French experience with contact X-ray endocavitary radiation for early rectal cancer. Clin Oncol (R Coll Radiol). 2007;19:661-73.

22. Vuong T, Devic S, Podgorsak E. High dose rate endorectal brachytherapy as a neoadjuvant treatment for patients with resectable rectal cancer. Clin Oncol (R Coll Radiol). 2007;19:701-5.

23. Birgisson H, Pahlman L, Gunnarsson U, Glimelius B. Occurrence of second cancers in patients treated with radiotherapy for rectal cancer. J Clin Oncol. 2005;23:6126-31.

24. Birgisson H, Pahlman L, Gunnarsson U, Glimelius B. Adverse effects of preoperative radiation therapy for rectal cancer: long-term follow-up of the Swedish Rectal Cancer Trial. J Clin Oncol. 2005;23:8697-705.

25. Habr-Gama A, Perez RO, Sabbaga J, Nadalin W, São Julião GP, Gama-Rodrigues J. Increasing the rates of complete response to neoadjuvant chemoradiotherapy for distal rectal cancer: results of a prospective study using additional chemotherapy during the resting period. Dis Colon Rectum. 2009;52:1927-34.

26. Habr-Gama A, Sabbaga J, Gama-Rodrigues J, São Julião GP, Proscurshim I, Bailão Aguilar P et al. Watch and wait approach following extended neoadjuvant chemoradiation for distal rectal cancer: are we getting closer to anal cancer management? Dis Colon Rectum. 2013;56:1109-17.

27. Garcia-Aguilar J, Chow OS, Smith DD, Marcet JE, Cataldo PA, Varma MG et al. Effect of adding mFOLFOX6 after neoadjuvant chemoradiation in locally advanced rectal cancer: a multicentre, phase 2 trial. Lancet Oncol. 2015;16:957-66.

28. Dewdney A, Cunningham D, Tabernero J, Capdevila J, Glimelius B, Cervantes A et al. Multicenter randomized phase II clinical trial comparing neoadjuvant oxaliplatin, capecitabine, and preoperative radiotherapy with or without cetuximab followed by total mesorectal excision in patients with high-risk rectal cancer (EXPERT-C). J Clin Oncol. 2012;30:1620-7.

29. Cercek A, Goodman KA, Hajj C, Weisberger E, Segal NH, Reidy-Lagunes DL et al. Neoadjuvant chemotherapy first, followed by chemoradiation and then surgery, in the management of locally advanced rectal cancer. J Natl Compr Canc Netw. 2014;12:513-9.

30. Schrag D, Weiser MR, Goodman KA, Gonen M, Hollywood E, Cercek A et al. Neoadjuvant chemotherapy without routine use of radiation therapy for patients with locally advanced rectal cancer: a pilot trial. J Clin Oncol. 2014;32:513-8.

31. Habr-Gama A, Perez RO, Wynn G, Marks J, Kessler H, Gama-Rodrigues J. Complete clinical response after neoadjuvant chemoradiation therapy for distal rectal cancer: characterization of clinical and endoscopic findings for standardization. Dis Colon Rectum. 2010;53:1692-8.

32. Hiotis SP, Weber SM, Cohen AM, Minsky BD, Paty PB, Guillem JG et al. Assessing the predictive value of clinical complete response to neoadjuvant therapy for rectal cancer: an analysis of 488 patients. J Am Coll Surg. 2002;194:131-5; discussion 5-6.

33. Smith FM, Chang KH, Sheahan K, Hyland J, O'Connell PR, Winter DC. The surgical significance of residual mucosal abnormalities in rectal cancer following neoadjuvant chemoradiotherapy. Br J Surg. 2012;99:993-1001.

34. Habr-Gama A, Perez RO. The surgical significance of residual mucosal abnormalities in rectal cancer following neoadjuvant chemoradiotherapy (Br J Surg 2012; 99: 993-1001). Br J Surg. 2012;99:1601; author reply-2.

35. Smith FM, Wiland H, Mace A, Pai RK, Kalady MF. Clinical criteria underestimate complete pathological response in rectal cancer treated with neoadjuvant chemoradiotherapy. Dis Colon Rectum. 2014;57: 311-5.

36. Kalady MF, de Campos-Lobato LF, Stocchi L, Geisler DP, Dietz D, Lavery IC et al. Predictive factors of pathologic complete response after neoadjuvant chemoradiation for rectal cancer. Ann Surg. 2009;250:582-9.

37. Tulchinsky H, Shmueli E, Figer A, Klausner JM, Rabau M. An interval > 7 weeks between neoadjuvant therapy and surgery improves pathologic complete response and disease-free survival in patients with locally advanced rectal cancer. Ann Surg Oncol. 2008;15:2661-7.

38. Francois Y, Nemoz CJ, Baulieux J, Vignal J, Grandjean JP, Partensky C et al. Influence of the interval between preoperative radiation therapy and surgery on downstaging and on the rate of sphincter-sparing surgery for rectal cancer: the Lyon R90-01 randomized trial. J Clin Oncol. 1999;17:2396.

39. Evans J, Tait D, Swift I, Pennert K, Tekkis P, Wotherspoon A et al. Timing of surgery following preoperative therapy in rectal cancer: the need for a prospective randomized trial? Dis Colon Rectum. 2011;54:1251-9.

40. Wolthuis AM, Penninckx F, Haustermans K, De Hertogh G, Fieuws S, Van Cutsem E et al. Impact of interval between neoadjuvant chemoradiotherapy and TME for locally advanced rectal cancer on pathologic response and oncologic outcome. Ann Surg Oncol. 2012;19:2833-41.

41. Perez RO, Habr-Gama A, São Julião GP, Gama-Rodrigues J, Sousa AH Jr., Campos FG et al. Optimal timing for assessment of tumor response to neoadjuvant

41. chemoradiation in patients with rectal cancer: do all patients benefit from waiting longer than 6 weeks? Int J Radiat Oncol Biol Phys. 2012;84:1159-65.

42. Perez RO, Habr-Gama A, Pereira GV, Lynn PB, Alves PA, Proscurshim I et al. Role of biopsies in patients with residual rectal cancer following neoadjuvant chemoradiation after downsizing: can they rule out persisting cancer? Colorectal Dis. 2012;14: 714-20.

43. Perez RO, Habr-Gama A, Smith FM, Kosinski L, São Julião GP, Grzona E et al. Fragmented pattern of tumor regression and lateral intramural spread may influence margin appropriateness after TEM for rectal cancer following neoadjuvant CRT. J Surg Oncol. 2014;109:853-8.

44. Smith FM, Wiland H, Mace A, Pai RK, Kalady MF. Assessment of a novel, full-thickness incisional biopsy model to restage rectal tumours after neoadjuvant chemoradiotherapy: results of an ex vivo pilot study. Tech Coloproctol. 2015;19:159-64.

45. Perez RO, Habr-Gama A, Lynn PB, São Julião GP, Bianchi R, Proscurshim I et al. Transanal endoscopic microsurgery for residual rectal cancer (ypT0-2) following neoadjuvant chemoradiation therapy: another word of caution. Dis Colon Rectum. 2013;56:6-13.

46. Mignanelli ED, de Campos-Lobato LF, Stocchi L, Lavery IC, Dietz DW. Downstaging after chemoradiotherapy for locally advanced rectal cancer: is there more (tumor) than meets the eye? Dis Colon Rectum. 2010;53:251-6.

47. Bujko K, Nowacki MP, Nasierowska-Guttmejer A, Kepka L, Winkler-Spytkowska B, Suwinski R et al. Prediction of mesorectal nodal metastases after chemoradiation for rectal cancer: results of a randomised trial: implication for subsequent local excision. Radiother Oncol. 2005;76:234-40.

48. Kim DW, Kim DY, Kim TH, Jung KH, Chang HJ, Sohn DK et al. Is T classification still correlated with lymph node status after preoperative chemoradiotherapy for rectal cancer? Cancer. 2006;106:1694-700.

49. Lambregts DM, Beets GL, Maas M, Kessels AG, Bakers FC, Cappendijk VC et al. Accuracy of gadofosveset-enhanced MRI for nodal staging and restaging in rectal cancer. Ann Surg. 2011;253:539-45.

50. Marks JH, Valsdottir EB, DeNittis A, Yarandi SS, Newman DA, Nweze I et al. Transanal endoscopic microsurgery for the treatment of rectal cancer: comparison of wound complication rates with and without neoadjuvant radiation therapy. Surg Endosc. 2009;23:1081-7.

51. Perez RO, Habr-Gama A, São Julião GP, Proscurshim I, Scanavini Neto A, Gama-Rodrigues J. Transanal endoscopic microsurgery for residual rectal cancer after neoadjuvant chemoradiation therapy is associated with significant immediate pain and hospital readmission rates. Dis Colon Rectum. 2011;54:545-51.

52. Bujko K, Richter P, Kolodziejczyk M, Nowacki MP, Kulig J, Popiela T et al. Preoperative radiotherapy and local excision of rectal cancer with immediate radical re-operation for poor responders. Radiother Oncol. 2009;92:195-201.

53. Hompes R, McDonald R, Buskens C, Lindsey I, Armitage N, Hill J et al. Completion surgery following transanal endoscopic microsurgery: assessment of quality and short- and long-term outcome. Colorectal Dis. 2013;15:e576-e81.

54. Lambregts DM, Maas M, Bakers FC, Cappendijk VC, Lammering G, Beets GL et al. Long-term follow-up features on rectal MRI during a wait-and-see approach after a clinical complete response in patients with rectal cancer treated with chemoradiotherapy. Dis Colon Rectum. 2011;54:1521-8.

55. Restivo A, Zorcolo L, Cocco IM, Manunza R, Margiani C, Marongiu L et al. Elevated CEA levels and low distance of the tumor from the anal verge are predictors of incomplete response to chemoradiation in patients with rectal cancer. Ann Surg Oncol. 2013;20:864-71.

56. Patel UB, Taylor F, Blomqvist L, George C, Evans H, Tekkis P et al. Magnetic resonance imaging-detected tumor response for locally advanced rectal cancer predicts survival outcomes: MERCURY experience. J Clin Oncol. 2011;29:3753-60.

57. Lambregts DM, Vandecaveye V, Barbaro B, Bakers FC, Lambrecht M, Maas M et al. Diffusion-weighted MRI for selection of complete responders after chemoradiation for locally advanced rectal cancer: a multicenter study. Ann Surg Oncol. 2011;18:2224-31.

58. Habr-Gama A, Perez RO, Nadalin W, Nahas SC, Ribeiro U Jr., Silva ESAH Jr. et al. Long-term results of preoperative chemoradiation for distal rectal cancer correlation between final stage and survival. J Gastrointest Surg. 2005;9:90-9; discussion 9-101.

59. Kristiansen C, Loft A, Berthelsen AK, Graff J, Lindebjerg J, Bisgaard C et al. PET/CT and histopathologic response to preoperative chemoradiation therapy in locally advanced rectal cancer. Dis Colon Rectum. 2008;51:21-5.

60. Das P, Skibber JM, Rodriguez-Bigas MA, Feig BW, Chang GJ, Wolff RA et al. Predictors of tumor response and downstaging in patients who receive preoperative chemoradiation for rectal cancer. Cancer. 2007;109:1750-5.

61. Perez RO, Sao Juliao GP, Habr-Gama A, Kiss D, Proscurshim I, Campos FG et al. The role of carcinoembriogenic antigen in predicting response and survival to neoadjuvant chemoradiotherapy for distal rectal cancer. Dis Colon Rectum. 2009;52:1137-43.

62. Habr-Gama A, Gama-Rodrigues J, São Juliao GP, Proscurshim I, Sabbagh C, Lynn PB et al. Local recurrence after complete clinical response and watch and wait in rectal cancer after neoadjuvant chemoradiation: impact of salvage therapy on local disease control. Int J Radiat Oncol Biol Phys. 2014;88:822-8.

Resposta Patológica Completa após Terapia Neoadjuvante: Fatores Prognósticos e Resultados da Literatura

Carlos Augusto Real Martinez
Fábio Guilherme C. M. de Campos

INTRODUÇÃO

Em 1985, o Grupo de Estudos de Tumores Gastrintestinais nos Estados Unidos demonstrou, pela primeira vez, que a associação de radioterapia e quimioterapia pré-operatória (nCRT) é uma estratégia mais eficiente, quando comparada à radioterapia isolada, para o tratamento do câncer de reto localmente avançado (CRLA).[1] O protocolo utilizando radioterapia na dose total de 50,4 Gy (dividida em doses diárias de 1,8 Gy durante 5 dias da semana) associada à infusão endovenosa contínua de 5-fluorouracil (5-FU) por 120 horas, na primeira e na última semanas após o início da radioterapia, aumentou a sobrevida global dos doentes em 29%, reduziu os índices de recidiva locorregional, aumentou o intervalo livre de doença e duplicou os índices de preservação esfincteriana.[2] Desde então, a quimiorradioterapia neoadjuvante (QRN) de longo curso seguida da ressecção cirúrgica do reto com excisão total do mesorreto (ETM) após 4 a 8 semanas (e, quando necessário, a complementação com quimioterapia adjuvante com 5-FU associado ou não à oxaliplatina) tornou-se, até os dias atuais, a estratégia mais utilizada para o tratamento do CRLA.[3,4]

Entretanto, embora essa estratégia apresente bons resultados oncológicos, ela determina elevados índices de mortalidade e morbidade pós-operatória, além de uma série de complicações que comprometem a qualidade de vida dos doentes.[5] Estima-se que 80% dos doentes submetidos à QRN associada à ETM apresentem algum tipo de complicação precoce ou tardia, representadas, principalmente, pelos altos índices de disfunções urinárias, sexuais e incontinência fecal que limitam, consideravelmente, a qualidade de vida dos doentes.[6,7] Outra limitação a ser considerada é que a amputação abdominoperineal do reto eventualmente se faz necessária, apesar da notável evolução dos grampeadores cirúrgicos, que possibilitam a confecção de anastomoses mecânicas cada vez mais próximas do canal anal. Estima-se, atualmente, que cerca de 50% dos pacientes com câncer no reto distal sejam submetidos à amputação abdominoperineal do reto. Desse modo, além das disfunções geniturinárias, um significativo número de doentes é condenado a conviver com os infortúnios da presença de um estoma pelo resto de suas vidas. Cabe lembrar que, quando é possível realizar intervenções cirúrgicas que preservem o aparelho esfincteriano, mais de 70% dos pacientes serão submetidos a anastomoses baixas ou ultrabaixas em um reto previamente irradiado. Essa condição aumenta consideravelmente a possibilidade de fístulas colorretais de difícil controle. Para reduzir a gravidade dessas fístulas, mais de 50% dos doentes são submetidos à confecção de estomas temporários, não sendo, em 10% deles, possível restabelecer o trânsito intestinal, tornando o estoma temporário em definitivo.[8] Uma série de estudos mostrou que o emprego da QRN proporciona variados graus de regressão do tumor (TRG, do inglês *tumor regression grade*) na parede do reto, bem como diminuição no número de linfonodos removidos da peça cirúrgica.[9-11] Um dos desfechos possíveis após a utilização da QRN para o tratamento do CRLA é a possibilidade de haver completo desaparecimento do tumor primário e dos linfonodos regionais no estudo anatomopatológico.[12] Essa condição é definida como resposta patológica completa (pCR). Estima-se que aproximadamente 15 a 30% dos indivíduos submetidos à QRN apresentem pCR, porém, esses valores podem chegar a mais de 40%, dependendo do protocolo de QRN utilizado e do tempo de espera até a realização do tratamento cirúrgico.[13] Embora existam controvérsias, a obtenção de pCR no espécime cirúrgico, após o emprego da QRN, geralmente configura um desfecho desejável, visto estar relacionada com menores índices de recidiva locorregional, maiores índices de sobrevida livre de doença e de sobrevida global.[14]

Entretanto, apesar do prognóstico favorável, ao receber o resultado do estudo histopatológico confirmando a inexistência de neoplasia residual no espécime ressecado, o cirurgião depara com dois sentimentos ambíguos: (1) a felicidade em ter proporcionado ao doente melhores indicadores de desfecho favorável; e (2) a angústia de ter removido um órgão livre de neoplasia. Esses sentimentos contraditórios mostraram que alguns questionamentos se faziam necessários:

- Seria ético continuar oferecendo uma única estratégia para doentes com CRLA que não mais apresentem neoplasia clinicamente detectável no exame de reavaliação, após a realização do protocolo de QRN?
- Qual seria o algoritmo propedêutico adequado para investigar os doentes com resposta clínica completa (cCR) e, assim, evitar uma ressecção cirúrgica desnecessária?
- É possível assegurar que a presença de cCR apresente correlação fidedigna com pCR?

Considerando todas essas dúvidas, a melhor estratégia terapêutica nos doentes que evoluíssem com cCR após a nCRT precisava ser individualizada, com o intuito de evitar que pacientes potencialmente curados pela nCRT fossem operados desnecessariamente, condenando a metade deles a viver com todos os infortúnios anteriormente descritos. Houve necessidade de mudança de paradigmas na racionalidade do tratamento do CRLA.[15] O tratamento ideal deveria ser indicado sob medida para cada doente, e não mais para o tratamento da doença.

Essa mudança de paradigma teve início quando se demonstrou que os pacientes com CRLA que apresentavam cCR poderiam ser conduzidos, a princípio, de maneira expectante.[16] A partir de então, foi introduzido o conceito de cCR para definir aqueles doentes que, após terem completado o protocolo de QRN, não apresentavam mais sinais de doença neoplásica residual detectável pelos diferentes métodos de avaliação disponíveis representados por toque retal, retoscopia com biópsia, caso necessária, dosagem do antígeno carcinoembrionário (CEA), ultrassonografia endorretal (USER), ressonância magnética (RM) da pelve convencional, técnicas de avaliação funcional do coeficiente aparente de difusão de água (RM-DW), além da tomografia por emissão de pósitrons/tomografia computadorizada (PET-CT).

No Brasil, em 2004, publicaram-se os resultados pioneiros de um estudo que avaliou 265 pacientes com CRLA ressecáveis, submetidos ao protocolo de QRN utilizando dois ciclos de 5-FU + leucovorin (1ª e 5ª semana) e radioterapia com dose total de 5.040 cGy.[16] Esse estudo mostrou que 71 (26,8%) doentes apresentavam sinais de cCR 8 semanas após o término da QRN. Esses pacientes com cCR não foram operados imediatamente, sendo acompanhados com rígido protocolo de seguimento. Os resultados após um período de seguimento médio de 57,3 meses mostraram que 92% dos pacientes continuavam vivos, sem evidência de doença, e, o mais impressionante, uma sobrevida global em 5 anos de 100%.[16] Constatou-se, ainda, que os doentes que evoluíram com cCR sustentada e que não foram submetidos ao tratamento cirúrgico apresentavam sobrevida semelhante à dos doentes operados que apresentavam pCR. É importante destacar que todos os doentes que apresentavam recidiva identificada durante o seguimento eram imediatamente submetidos à ETM. Assim, o novo protocolo preconizava que o tratamento expectante não fosse utilizado de modo indiscriminado, mas apenas que fosse oferecida a oportunidade aos doentes com cCR de serem seguidos criteriosamente e, caso não apresentassem evidência de recidiva, tivessem seu reto preservado.[16]

Animado com os resultados iniciais com a estratégia não operatória imediata, e tentando melhorar ainda mais os índices de cCR sustentada, o mesmo grupo de pesquisadores modificou o protocolo de QRN original. Os autores aumentaram a dose de radioterapia para 5.400 cGy e passaram a utilizar seis ciclos de quimioterapia com 5-FU + ácido fólico, administrados a cada 21 dias a partir do início da radioterapia.[17] Os pacientes passaram a ser avaliados mais tardiamente, na 10ª semana após a QRN, com o intuito de aguardar os efeitos residuais mais tardios da radioterapia. Os resultados encontrados mostraram-se ainda mais contundentes. Os autores verificaram que 57% dos doentes apresentavam cCR sustentada após seguimento médio de 56 meses, e 50% deles nunca foram operados. Constataram que, nos doentes que evoluíam com recidiva, a doença surgia com maior frequência na parede retal, na maioria dos casos, nos primeiros 12 meses de seguimento. Nos pacientes com recidiva local, o resgate cirúrgico pela ETM foi possível em mais de 90% dos casos, com preservação do reto em 78%.[18] Contudo, mais uma vez os autores alertaram que o protocolo não operatório só deveria ser realizado por instituições e profissionais capazes de acompanhar os doentes com cCR de modo frequente e meticuloso, principalmente no 1º ano de seguimento.[18] Esses centros deveriam dispor de USER, TC, RM, RM-DW, PET-CT e equipe de coloproctologia, oncologia, radiologia e radioterapia comprometidas e familiarizadas com o protocolo proposto. Na menor suspeita de recidiva, os doentes deveriam ser encaminhados para o tratamento cirúrgico radical. A Figura 18.1 mostra o algoritmo do protocolo não cirúrgico para o tratamento do CRLA nos doentes com cCR.[19]

Essa estratégia de acompanhar clinicamente sem operar de imediato os doentes que evoluíssem com cCR foi batizada Watch and Wait ("observe e espere") pelo Prof. Richard Bill Heald, o maior incentivador da técnica da ETM para o tratamento do CRLA.[20] Os resultados em longo prazo encontrados com o uso da estratégia Watch and Wait quebraram paradigmas estabelecidos há quase dois séculos, ao propor que doentes com CRLA que evoluíssem com cCR após a QRN poderiam ter o tratamento cirúrgico postergado e até mesmo evitado.[20] A proposição de um tratamento não cirúrgico para CRLA provocou grandes discussões na literatura e calorosos debates nos quais alguns autores, com base apenas em opiniões pessoais ou na avaliação de pequeno grupo de doentes, refutavam de maneira veemente a nova estratégia proposta.[21,22]

A partir daí, a possibilidade do manejo não cirúrgico imediato nos doentes que apresentavam cCR começou a ser considerada por outros centros.[23,24] Na Universidade de Maastricht, na Holanda, estudo apresentando a experiência

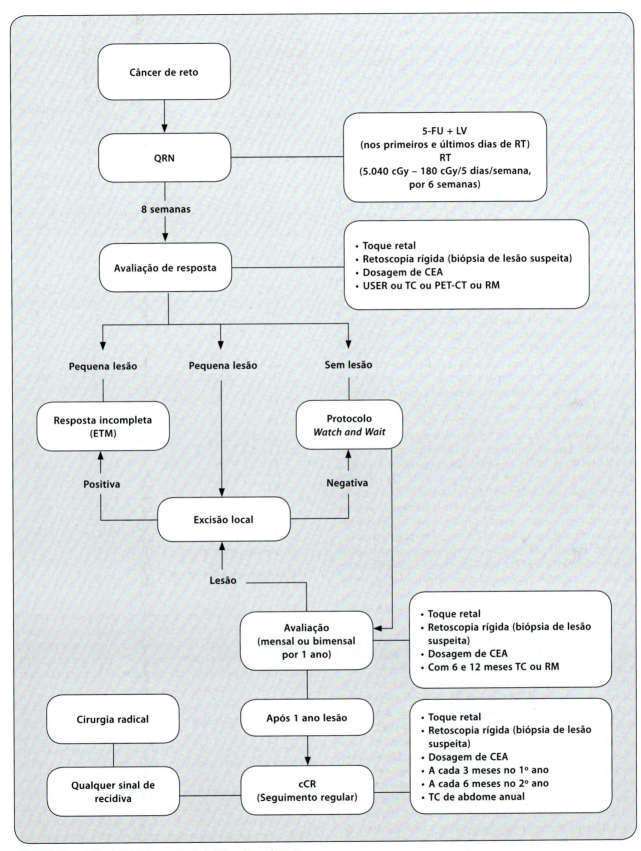

Figura 18.1. Algoritmo da estratégia *Watch and Wait*.
QRN: quimiorradioterapia neoadjuvante; 5-FU: 5-fluorouracil; LV: leucovorina; RT: radioterapia; CEA: antígeno carcinoembrionário; USER: ultrassonografia endorretal; TC: tomografia computadorizada; PET-CT: tomografia por emissão de pósitrons/tomografia computadorizada; RM: ressonância magnética; ETM: excisão total do mesorreto; cCR: resposta clínica completa.
Fonte: Habr-Gama et al., 2010.[19]

com 21 doentes que recusavam o tratamento cirúrgico ou a convivência com um estoma definitivo mostrou que o intervalo livre de doença e a sobrevida global não se modificavam quando comparavam enfermos encaminhados para o protocolo *Watch and Wait* àqueles submetidos à ressecção cirúrgica com ETM que apresentavam pCR.[25] Após período médio de seguimento de 25 meses, a sobrevida livre de doença nos pacientes submetidos ao protocolo *Watch and Wait* foi de 89%, e a sobrevida global, 100%. Apenas um doente apresentou recidiva local sendo tratado, com sucesso, pela cirurgia de resgate. Os autores verificaram, de modo semelhante ao Grupo de São Paulo, que a evolução dos doentes que evoluíam com cCR não operados imediatamente era semelhante aos que apresentavam pCR após ETM. Outro grupo, com o objetivo de avaliar os resultados tardios, comparou 18 doentes submetidos ao protocolo *Watch and Wait* a 21 doentes submetidos a ETM que apresentavam pCR.[26] Encontraram, nos doentes submetidos ao protocolo *Watch and Wait*, sobrevida em 5 anos e intervalo livre de doença de 100% e 69,78 meses, respectivamente, mostrando que a estratégia poderia ser factível em um grupo selecionado de doentes, sem prejuízo da evolução em longo prazo. Recentemente, a experiência do Memorial Sloan Kettering Cancer Center (MSKCC) publicada em 2012 foi revisada.[27] Nessa revisão, os autores passaram a oferecer a estratégia *Watch and Wait* quando deparavam com cCR. Compararam os resultados tardios aos encontrados em doentes submetidos a ETM que apresentavam pCR na peça cirúrgica. Em um período médio de seguimento de 3,5 anos, 54 de 73 (74%) doentes do grupo *Watch and Wait* apresentaram cCR sustentada. Eles encontraram recrescimento do tumor na parede retal em 19 de 71 (26%) doentes, todos passíveis de resgate cirúrgico com a técnica da ETM. De maneira semelhante às séries de São Paulo e Maastricht, os autores mostraram que 70% das recidivas se localizavam na parede retal, ocorriam nos primeiros 13 meses após a QRN e eram passíveis de resgate cirúrgico. Quando compararam os resultados da coorte de doentes acompanhados clinicamente àqueles submetidos à ETM, verificaram que a sobrevida livre de doença e a sobrevida global eram semelhantes entre os grupos, apesar de a presença de metástases a distância ser um pouco maior no grupo conduzido com a estratégia não cirúrgica (13% *versus* 7%).

A partir dos resultados promissores encontrados por outros grupos, a estratégia *Watch and Wait* para o tratamento do CRLA passou a ser considerada uma possibilidade factível para os doentes que apresentassem cCR. Os diferentes serviços ao redor do mundo passaram a considerar o protocolo não cirúrgico mais uma estratégia factível para grupos selecionados de doentes com CRLA.[12,25-29] Diante dessa nova opção de tratamento, não seria mais ético deixar de esclarecer aos doentes com cCR que eles poderiam ser beneficiados pelo tratamento expectante. Recentemente, em uma conferência de consenso organizada em Portugal intitulada *Câncer de reto, quando não operar*, estabeleceu-se que todos os pacientes com CRLA deveriam ser suficientemente esclarecidos sobre a possibilidade de uma opção não cirúrgica para o tratamento da doença.[28]

A Tabela 18.1 relaciona os resultados obtidos com a estratégia *Watch and Wait* por diferentes grupos.[28,30-44]

Tabela 18.1. Experiência internacional com a estratégia Watch and Wait com relação aos índices de cCR, ao período de seguimento médio e à porcentagem de recidiva local da doença

Referência	n	cCR	Seguimento médio (meses)	Recidiva local
13	118	25%	36	27%
14	265	27%	57	3%
22	260	28%	57	3%
28	361	27%	60	6%
30	475	38%	65	11%
31	16	38%	24	83%
32	48	56%	—	38%
34	32	12%	—	60%
35	23	—	72	43%
36	22	—	—	41%
37	192	21%	25	5%
38	12	24%	26	50%
39	—	32%	28	19%
40	577	5%	54	40%
41	—	73%	41	26%
42	—	42%	47	11%
43	141	6%	24 a 72	5%
44	18	100%	69	11%

cCR: resposta clínica completa.

Fonte: elaborada pelos autores.

Entretanto, como era de se esperar, uma série de dúvidas ainda precisava ser esclarecida com relação à segurança em oferecer a estratégia *Watch and Wait* aos doentes que evoluíssem com cCR.[45] Três preocupações povoavam os pensamentos de todos os entusiastas dessa nova proposta terapêutica.

Em primeiro lugar, quais métodos deveriam ser utilizados para o seguimento dos doentes com cCR que permitissem identificar o mais precoce possível a presença de tumor residual após a QRN ou recidiva da doença? Cabe lembrar que, apesar de a presença de uma boa regressão tumoral (ypT0-1) estar associada a menor possibilidade de comprometimento linfonodal, a certeza absoluta de se ter alcançado uma pCR somente pode ser afirmada após a análise histopatológica de todo o espécime cirúrgico. A peça cirúrgica analisada deve ser composta pelo reto, pelo mesorreto e pelos linfonodos perirretais e, na suspeita de comprometimento neoplásico, pelos linfonodos das cadeias laterais.

Em segundo lugar, como deveria ser sistematizado o protocolo de acompanhamento daqueles doentes que evoluíssem com cCR? Deveria sê-lo de maneira frequente o suficiente para tornar possível o resgate cirúrgico assim que o diagnóstico de recrescimento da lesão fosse identificado.

Por último, seria interessante encontrar um método capaz de selecionar, de modo mais preciso, os doentes que poderiam ou não se beneficiar da estratégia *Watch and Wait*.[41,42] Com isso, essa estratégia passaria a ser oferecida àqueles doentes com maior chance de cCR, evitando a demora do tratamento cirúrgico aos não respondedores.

Assim, a acurácia do protocolo de seguimento dos doentes após a conclusão da nCRT ganhou importância capital.[43] A busca de alcançar o melhor grau de regressão tumoral e, quando possível, identificar, entre os doentes que evoluíssem com cCR, aqueles que realmente apresentavam pCR tornou-se um dos principais desafios para avalizar o protocolo *Watch and Wait*.

Com a evolução dos equipamentos de RM, PET-CT e com o advento da RM-DW, que possibilitam a avaliação morfofuncional tanto dos tecidos retais quanto dos linfonodos perirretais, a possibilidade de identificar com maior acurácia a presença de pCR aumentou a chance de esse desafio ser alcançado.[44,45] Do mesmo modo, a introdução das novas técnicas de cirurgia endorretal minimamente invasiva – ressecção endoscópica transanal (TEM) e ressecção transanal minimamente invasiva (TAMIS) – possibilitou que a exérese de toda a área suspeita pudesse ser empreendida, possibilitando a avaliação histopatológica naqueles casos em que existia dúvida quanto à presença de neoplasia residual ou recidiva na parede retal.[46] O emprego desses procedimentos minimamente invasivos foi importante, pois mostrou que as lesões suspeitas, quando removidas, geralmente são benignas após estudo histopatológico.[46] Esse achado trouxe maior tranquilidade ao acompanhamento clínico dos doentes que apresentavam cCR após a nCRT. Todavia, é necessário ressaltar que a ressecção cirúrgica da parede retal irradiada não é isenta de complicações, bem como não possibilita a avaliação do estado linfonodal. Demonstrou-se a possibilidade de uma evolução pós-operatória desfavorável com a formação de úlceras profundas de difícil cicatrização e extremamente dolorosas, sangramento pós-operatório e estenose.[46]

AVALIANDO O GRAU DE REGRESSÃO TUMORAL APÓS NCRT

Um aspecto fundamental na avaliação da resposta patológica dos tumores do reto submetidos à QRN é uniformizar a nomenclatura no que tange à intensidade da regressão tumoral. O grau de regressão tumoral (TRG, *do inglês*) reflete a resposta obtida após a adoção de um protocolo de QRN. O TRG vem sendo considerado uma variável potencialmente capaz de predizer a sobrevida livre de doença e a sobrevida global em pacientes com CRLA submetidos à nCRT.[47] Dessa maneira, a correta estratificação dos graus de regressão tumoral é importante para uma avaliação precisa e uniforme dos diferentes protocolos de QRN utilizados para o tratamento do CRLA.

Em 1994, Mandard et al. propuseram uma escala para estratificar o grau de resposta patológica de tumores do esôfago após nCRT.[48] Os autores classificaram o TRG em cinco estágios, com base na presença de células neoplásicas residuais e tecido fibroso na peça cirúrgica. Doentes estratificados no grau I não apresentavam células neoplásicas no espécime cirúrgico, representando os doentes que apresentavam pCR, ao passo que o grau V era formado pelos doentes nos quais não havia regressão da neoplasia. Os autores constataram, em uma análise multivariada, que o TRG no espécime cirúrgico foi a única variável selecionada capaz de predizer com acurácia o intervalo livre de doença. Posteriormente, essa classificação passou a ser utilizada para avaliar o TRG em pacientes com CRLA submetidos à QRN. Todavia, a maior crítica ao emprego da escala de Mandard para avaliar o TRG em doentes com CRLA é o fato de ter sido idealizada para avaliar neoplasias originárias do epitélio pavimentoso estratificado do esôfago, e não do epitélio glandular existente no reto. Outra crítica reside no fato de a escala considerar apenas duas variáveis para estratificar os doentes: a presença de células neoplásicas e tecido fibroso. A escala de Mandard não levava em conta outros aspectos histológicos comumente encontrados nos tecidos neoplásicos irradiados.

Assim, com o objetivo de criar uma escala específica para avaliar o TRG em pacientes com câncer de reto, Dworak et al. propuseram uma escala de regressão tumoral considerando a presença de tecido neoplásico, alterações fibróticas, vasculopatia actínica e reação inflamatória peritumoral, como variáveis empregadas para estratificar os grupos.[49] Nessa escala, o grau 0 representava o grupo de doentes no qual não havia regressão tumoral após a QRN, e o grau V correspondia aos doentes com pCR no espécime cirúrgico. É importante salientar que o grau de estratificação nessa escala é o inverso do que foi proposto por Mandard.

Posteriormente, a American Joint Committee on Cancer (AJCC), na sua 7ª edição, publicada em 2010, propôs uma escala para estratificar o TRG de maneira mais simplificada.[50] O TRG foi estratificado em quatro graus, quais sejam: (1) TRG-0, no qual não era possível detectar a presença de células neoplásicas; (2) TRG-1, no qual se detectavam células neoplásicas isoladas ou pequeno grupo de células neoplásicas; (3) TRG-2, no qual se identificava tecido neoplásico residual permeando tecido fibroso; e (4) TRG-3, presença de neoplasia persistente.

Mais recentemente, com o objetivo de uniformizar os laudos anatomopatológicos, o Colégio de Patologistas da Grã-Bretanha propôs uma nova classificação (*RCPath-Dataset*) categorizando o TRG em: RCPath-A, no qual não se identificava presença de tecido neoplásico no espécime analisado; RCPath-B, quando se encontrava tecido neoplásico residual; e, finalmente, RCPath-C, quando não existia regressão tumoral.[51]

Recentemente, um estudo comparando as diferentes propostas para classificar o TRG mostrou que todos os sistemas são capazes de predizer a recidiva da doença de modo semelhante.[52] Existe concordância em 65 a 69% dos casos, entretanto, o sistema de classificação proposto pela AJCC parece apresentar maior acurácia.[52] A Tabela 18.2 sumariza os principais achados dos sistemas de classificação do TRG proposto até o momento.

Tabela 18.2. Resumo dos principais sistemas utilizados para avaliar o grau de regressão tumoral após QRN no câncer de reto

Dworak et al.[49]

TRG 0	Sem regressão
TRG 1	Tecido neoplásico predominante, com fibrose e/ou vasculopatia
TRG 2	Alterações fibróticas predominantes, com poucas células ou grupo de células neoplásicas (fáceis de identificar)
TRG 3	Poucas células neoplásicas (difíceis de identificar microscopicamente) presentes no tecido fibroso, com ou sem ocorrência de lagos de muco Ausência de células neoplásicas e presença apenas de tecido fibroso
TRG 4	Ausência de células neoplásicas e presença apenas de tecido fibroso

RCRG-System

RCRG 1	Esterilização ou apenas presença de focos microscópicos de células neoplásicas remanescentes, com marcada presença de fibrose
RCRG 2	Presença de fibrose marcante, mas com tecido neoplásico macroscópico presente
RCRG 3	Ausência ou pequena quantidade de tecido fibrótico, com abundante conteúdo de tecido neoplásico macroscópico

RCPath-Dataset

RCPath A	Ausência de tumor residual e/ou somente lagos de muco
RCPath B	Mínima quantidade de tumor residual, com focos de tecido neoplásico identificados com dificuldade
RCPath C	Ausência de regressão tumoral

TRG: Tumor Regression Grade; RCRG-System: Rectal Cancer Regression Grade System; RCPath: Royal College of Pathologists.

Fonte: Dworak et al., 1997.[49]

Recentemente, dois estudos publicados mostraram evidências de que o TRG é uma variável independente de prognóstico com relação à sobrevida de doentes com CRLA. No primeiro deles, uma metanálise, foi avaliado um total de 3.105 doentes que receberam QRN seguida de ETM.[53] Desse total, 484 (15,58%) apresentavam pCR. O grupo de doentes com pCR era constituído, principalmente, de tumores com menor invasão da parede retal (T1 ou T2) quando comparado àqueles sem pCR. Os que apresentavam pCR cursavam com maior sobrevida livre de doença, menor risco de recidivas localizadas, melhor chance de sobrevida livre de metástases e maior sobrevida global.[53] Os benefícios do TRG e, em particular, da presença de pCR foram confirmados na análise mutivariada.[53] Posteriormente, esses achados foram confirmados pelo estudo MERCURY, mostrando que os doentes que apresentavam peças cirúrgicas classificadas no estádio ypT0 reportavam maior tempo de sobrevida livre de doença e menor recidiva local.[54] A partir de então, a obtenção de pCR passou a ser considerada desfecho importante a ser conquistado após a QRN, com o intuito de melhorar os indicadores de sobrevida dos doentes com CRLA.[53,54] Todavia, ao revisar a literatura, é difícil avaliar o TRG nos diferentes estudos, pois, além de os esquemas de QRN não serem uniformes, o momento no qual o TRG é avaliado após o término do protocolo de QRN também não é semelhante. Na maioria dos estudos, o TRG é avaliado entre 6 e 10 semanas, porém, estudos mais recentes mostram que o maior grau de regressão tumoral acontece após 10 semanas da QRN, mostrando que a avaliação precoce (< 10 semanas) pode não representar o maior TRG que se poderia atingir. Diante dessas evidências, atualmente vem sendo proposta a avaliação do TRG após a 12ª semana da nCRT.[55] A identificação dos doentes que apresentam bom grau de regressão tumoral após 12 semanas pode ser mais uma estratégia a ser utilizada para a correta estratificação dos doentes que se beneficiariam da estratégia *Watch and Wait*. De modo oposto, doentes com pequeno grau de regressão tumoral após 12 semanas também seriam beneficiados ao não se postergar o tratamento cirúrgico em um enfermo que não se beneficiou da QRN.[12] Essa preocupação é baseada em observações, mostrando que estender o período de observação nos doentes que não apresentam resposta favorável a QRN pode aumentar o risco de desenvolvimento de metástases a distância.[12,27]

RESPOSTA PATOLÓGICA COMPLETA (PCR)

A pCR é definida como a ausência de células neoplásicas em todo o espécime cirúrgico após a realização de QRN. Assim, sua definição inclui a ausência de células neoplásicas na parede retal e nos linfonodos perirretais, bem como de células neoplásicas isoladas na gordura perirretal. Nos doentes que evoluem com pCR, geralmente, o patologista descreve a presença de tecido fibroso circundando lagos de muco dispersos pela parede retal (Figura 18.2). Diante desse conceito baseado estritamente no estudo histopatológico, deve-se depreender que, com quaisquer métodos de avaliação atualmente disponíveis, não se pode estabelecer uma correlação perfeita entre cCR e a verdadeira pCR.[12] Todavia, com o impressionante progresso dos exames de imagem, talvez, em um futuro bem próximo, essa correlação possa ser oferecida com maior precisão.

Estima-se que 15 a 40% dos doentes submetidos à QRN, dependendo do protocolo utilizado, possam apresentar pCR.[56] A resposta à QRN é considerada um marcador importante da biologia de cada tumor.[12] Até o momento, não existem fatores preditivos que possibilitem assegurar quais doentes responderão à QRN com base nos dados pré-operatórios. Assim, a pCR não pode ser considerada um marcador potencial pré-operatório, pois depende da análise do espécime após a ressecção cirúrgica. Como já dito anteriormente, a importância de alcançar pCR após a QRN é o fato de ela representar um fator independente de prognóstico favorável.

RESPOSTA CLÍNICA COMPLETA (CCR)

A definição de cCR difere entre os autores, sendo motivo de muita polêmica. A maioria acredita que se define como a impossibilidade de identificar a presença de tecido neoplásico após QRN utilizando exames clínicos, endoscópicos e de imagem, após um período mínimo de 12 meses de seguimento.[20,30,42,55] É importante lembrar que a ausência de tumor na superfície mucosa da parede retal não pode ser considerada cCR, pois é possível que existam células neoplásicas nas camadas mais profundas, em vasos linfáticos, no mesorreto e em linfonodos perirretais. Como se sabe, a presença de linfonodos comprometidos é um dos mais importantes fatores prognósticos nos doentes com câncer de reto. Assim, os doentes que apresentem cCR após QRN e optarem pela estratégia não cirúrgica devem ser suficientemente esclarecidos quanto ao risco de restarem células neoplásicas residuais.[57] Igualmente, devem ser esclarecidos que, até a presente data, não existem métodos 100% precisos para afastar a possibilidade de doença residual.[57] No protocolo inicialmente proposto pelo grupo de São Paulo, os pacientes eram avaliados 8 semanas após completarem o protocolo de QRN.[16] Todos eram submetidos a toque retal, retoscopia rígida, dosagem dos níveis séricos do CEA, concomitantemente com a tomografia computadorizada de tórax e abdome, para a avaliação de doença metastática.[16,58] Posteriormente, com o objetivo de aumentar a acurácia em avaliar a presença de cCR, a RM e a PET-CT foram acrescentadas ao protocolo de acompanhamento inicialmente proposto. Mais recentemente, com a possibilidade de realizar a pesquisa do coeficiente de difusão de água pela RM-DW, método de imagem que aumenta ainda mais a acurácia em identificar a presença de tecido neoplásico residual, essa técnica passou a fazer parte do protocolo de seguimento. Quando considerada isoladamente, a avaliação da cCR pela RM-DW vem se mostrando a ferramenta com maior acurácia para avaliar o TRG após a nCRT. Entretanto, é necessário frisar que todos esses métodos de avaliação são complementares. Portanto, a utilização conjunta de todos representa a estratégia com maior acurácia, valor preditivo positivo e negativo para identificação e acompanhamento de um doente que evolua com cCR sustentada.[59] O grupo do MSKCC, nos Estados Unidos, em trabalho recentemente publicado, considera com cCR o doente que apresente 16 a 18 semanas após a QRN: toque retal normal, retoscopia mostrando cicatriz plana, esbranquiçada, com telangiectasias na sua superfície, sem presença de nodulações ou ulcerações na mucosa irradiada, presença de imagem escura, sem sinais intermediários em T2, na RM e ausência de linfonodos, tumor visível e ausência ou pequeno sinal no coeficiente de difusão aparente de água na RM-DW.[3]

Avaliação da resposta clínica completa (CCR)

Toque retal

O toque retal, realizado minuciosamente por profissional acostumado com o manejo de doentes submetidos à QRN, é de importância fundamental para avaliar o TRG e, sobretudo, possivelmente identificar cCR. Sua importância fica evidente quando se consideram os resultados do estudo randomizado ACCORD-12/0405 PRODIGE-2.[45] Ele mostrou que, na avaliação da cCR, o toque retal e a retoscopia rígida aumentam significativamente a chance de preservar o reto e os esfíncteres em casos selecionados de CRLA.[45] É necessária a avaliação comparativa do grau de resposta tumoral; portanto, é importante que, na ficha clínica do doente, as diferentes características obtidas no exame inicial do tumor primário (antes da realização da QRN) sejam cuidadosamente anotadas. Assim, a distância do tumor da margem anal ou da linha pectínea, sua extensão cranial e caudal, o diâmetro, a localização na parede retal, o grau de comprometimento circunferencial, a mobilidade em relação à parede do reto, à próstata e à parede vaginal devem ser sempre detalhados. Todos esses dados tornam-se importantes quando da reavaliação da resposta após a QRN. Os resultados do estudo ACCORD-12/0405 PRODIGE-2 mostraram, por exemplo, que a profundidade de invasão na parede retal, o diâmetro do

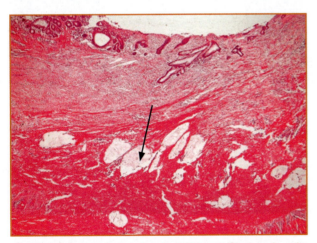

Figura 18.2. Parede retal após QRN com fibrose da submucosa e lagos de muco acelular (seta) na camada muscular própria (sinais de regressão tumoral completa).
Fonte: fotomicrografia gentilmente cedida pela Profa. Dra. Rita Barbosa de Carvalho (Gastrocento/Unicamp).

tumor (< 4 cm) e o comprometimento menor que 50% da circunferência do reto, antes da realização da QRN, foram variáveis associadas a maior possibilidade de obter cCR.[45]

Após a conclusão do protocolo de QRN, quando, no toque retal, não é possível sentir o tumor primário ou qualquer irregularidade na superfície mucosa, a possibilidade de cCR deve ser considerada. De modo oposto, quando o toque retal identifica nódulo ou área irregular na superfície mucosa, endurecida ou ulcerada, a possibilidade de lesão neoplásica residual deve ser sempre a primeira a ser considerada. Contudo, essa avaliação não é de tão simples realização. Em alguns casos, o toque retal pode identificar a presença de lesão ulcerada residual suspeita de origem neoplásica fazendo com que o doente seja classificado como um mal respondedor e encaminhado para a ETM. Contudo, quando a peça cirúrgica é encaminhada para o estudo histopatológico, não é possível identificar presença de células cancerosas (Figura 18.3). Talvez, se essas lesões residuais fossem avaliadas mais tardiamente (16 a 18 semanas após a QRN), o toque retal poderia identificar os achados macroscópicos característicos da cCR.

Retoscopia rígida

A retoscopia do doente que evolui com cCR geralmente identifica, na superfície mucosa retal, uma cicatriz pálida ou esbranquiçada, recoberta, em alguns casos por pequenos vasos sanguíneos (telangiectasias) em sua superfície (Figura 18.4).

Nos casos sugestivos de cCR, durante a insuflação manual do reto com ar para a realização da retoscopia, a parede retal distende-se de modo uniforme, não sendo observada nenhuma área de depressão ou retração. Em contraste, quando se identifica uma ulceração residual ou um nódulo, mesmo na presença de uma mucosa íntegra recobrindo a lesão, que impede a parede retal de distender uniformemente, deve-se considerar esses achados indicativos de reposta incompleta ou recidiva da doença, caso essas alterações sejam encontradas

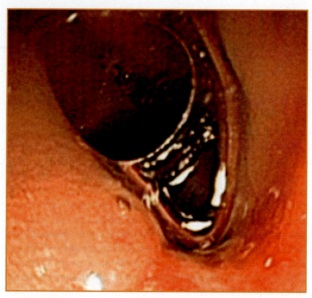

Figura 18.4. Aspecto endoscópico de doente com sinais de cCR. Notar presença de cicatriz esbranquiçada, plana, recoberta por pequenos vasos sanguíneos (telangiectasias). A parede retal expande-se de maneira uniforme à insuflação.
Fonte: fotografia endoscópica gentilmente cedida pelo Prof. Dr. Cláudio Saddy Rodrigues Coy.

durante o seguimento do doente. Diante dessas alterações, os doentes podem ser submetidos à ressecção completa da parede retal, com técnicas de cirurgia endoanal minimamente invasivas (TEM ou TAMIS) para confirmar a natureza neoplásica da lesão e, caso o diagnóstico histopatológico confirme a presença de tecido neoplásico, devem ser encaminhados, o mais rapidamente possível, para a ressecção cirúrgica radical com ETM (Figura 18.5).

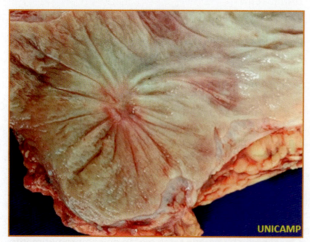

Figura 18.3. Lesão ulcerada residual após nCRT sugestiva de regressão incompleta do tumor primário na parede do reto. Contudo, o estudo histopatológico não encontrou presença de neoplasia residual no espécime cirúrgico, revelando tratar-se de pCR.
Fonte: acervo do Grupo de Coloproctologia do Ambulatório de Neoplasias Colorretais da Unicamp.

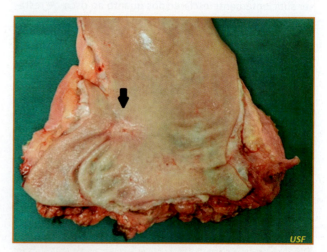

Figura 18.5. Produto de retossigmoidectomia anterior com ETM mostrando lesão ulcerada residual de pequenas dimensões cujo exame histopatológico exibiu a presença de células neoplásicas comprometendo a camada submucosa e muscular própria da parede retal.
Fonte: fotografia gentilmente cedida pelo Dr. Danilo Toshio Kanno.

As maiores limitações da avaliação realizada exclusivamente pelo toque retal e pela retoscopia rígida, mesmo acompanhada pela biópsia endoscópica, estão relacionadas com a incapacidade de todas essas estratégias em avaliar as camadas mais profundas da parede retal e o comprometimento linfonodal. Portanto, é imprescindível a avaliação concomitante a exames de imagem para tentar identificar lesões residuais na profundidade da parede do reto e o potencial comprometimento linfonodal. Em alguns doentes, apesar de o exame clínico sugerir a possibilidade de cCR, o exame de imagem pode identificar presença de tecido neoplásico na camadas profundas da parede do reto e encontrar linfonodos suspeitos no mesorreto ou nas cadeias laterais (Figura 18.6). Essa mesma crítica vale para as técnicas de ressecção das lesões suspeitas pelas técnicas de acesso minimamente invasivo. Esses procedimentos, embora possibilitem a remoção de toda a área suspeita na parede do reto, não permitem o acesso aos linfonodos do mesorreto e das cadeias laterais.

Antígeno carcinoembrionário (CEA)

A dosagem sérica do CEA vem sendo utilizada há vários anos no seguimento pós-operatório dos doentes com câncer colorretal. Elevação nos níveis circulantes pós-operatórios pode indicar recidiva da doença, e níveis muito elevados no pré-operatório, sugerir doença metastática. Uma série de estudos vem demonstrando que os doentes que apresentem níveis séricos de CEA elevados antes de serem submetidos à QRN têm menor chance de evoluir com pCR, apresentam menor TRG e pior sobrevida tardia.[60] De modo oposto, baixos níveis antes da nCRT ou a regressão para valores normais após a QRN podem ser considerados fatores independentes capazes de predizer a presença de pCR. Essas evidências reafirmam a importância da dosagem pré e pós-QRN nos doentes selecionados para o tratamento não operatório do câncer de reto.[61]

Um estudo avaliando a importância dos níveis do CEA em 352 doentes mostrou que, após a QRN 94 (26,7%), doentes apresentaram boa resposta ao tratamento.[62] Mostrou-se que os índices de resposta favorável eram inversamente relacionados com os níveis do CEA antes do início da QRN. Doentes que apresentavam níveis séricos de CEA menores que 3 ng/mL apresentavam maiores índices de resposta favorável quando comparados aos que cursavam com níveis pré-tratamento mais elevados (36,4% *versus* 17,3%). Constataram, ainda, que, nos doentes que mantinham valores de CEA após a QRN ≥ 3 ng/mL, o índice de resposta favorável foi de apenas 14,3%. A sobrevida livre de doença em 3 anos foi maior nos doentes com valores pré-QRN menores que 3 ng/mL (82%), em comparação aos que apresentavam valores maiores que 3 ng/mL (79%) e, principalmente, àqueles que mantinham valores de CEA após QRN superiores a 3 ng/mL (57%). O estudo concluiu que, nos doentes com CRLA, o nível sérico do CEA pode ser considerado uma variável capaz de predizer o grau de resposta à QRN e o prognóstico dos doentes antes da realização da QRN e da cirurgia curativa. Posteriormente, outros estudos, utilizando diferentes valores de corte, também chegaram às mesmas conclusões.[63,64] Entre os brasileiros, um estudo avaliando a importância dos níveis de CEA antes e após a QRN em 170 doentes mostrou que, valor sérico de CEA menor que 5 ng/mL após a QRN pode ser considerado uma variável prognóstica favorável e associada a doença precoce ou presença de cCR. Os autores sugerem que a dosagem dos níveis séricos do CEA após QRN possa ser um marcador útil para auxiliar na seleção dos doentes candidatos a estratégias de tratamento alternativas.

Ultrassonografia endorretal (USER)

Nas modalidades bidimensional ou tridimensional, a USER vem sendo utilizada para a avaliação da cCR após a QRN (Figura 18.7). Entretanto, a capacidade do exame em assegurar a presença de pCR ainda é um sonho distante.

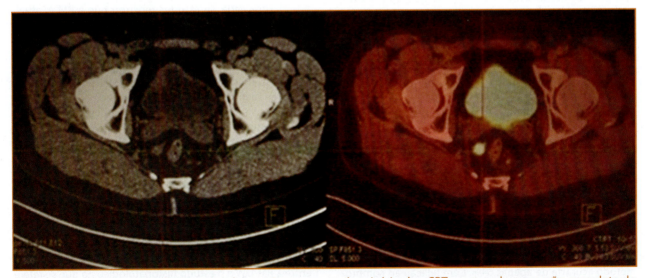

Figura 18.6. Imagem de PET-CT realizado na 10ª semana após o início da nCRT mostrando regressão completa do tumor primário na parede retal, mas com presença de captação do radiofármaco em linfonodo mesorretal.
Fonte: acervo do Grupo de Coloproctologia do Ambulatório de Neoplasias Colorretais da Universidade Estadual de Campinas (Unicamp).

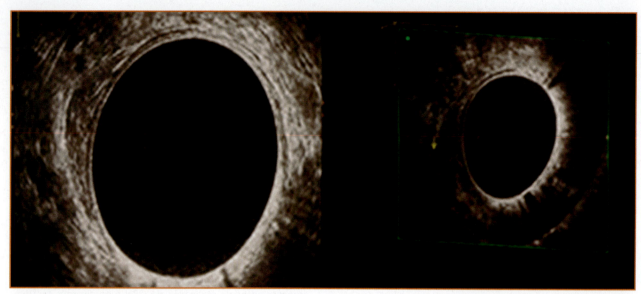

Figura 18.7. (A) USER realizada na 10ª semana após o início da nCRT mostrando presença de lesão residual. (B) USER mostrando linfonodo aumentado de tamanho na gordura perirretal, que, após ressecção cirúrgica, indicou comprometimento neoplásico.
Fonte: fotografias gentilmente cedidas pelo Dr. Umberto Morelli.

Em um estudo comparativo de 102 doentes, a acurácia da USER em relação à TC para a avaliação do comprometimento da parede retal (T) e do estado linfonodal (N) após QRNT mostrou que, apesar de a USER apresentar maior acurácia na detecção de infiltração tumoral residual na parede retal, presença de linfonodos perirretais suspeitos e capacidade de identificar a remissão da doença, os dados encontrados não mostraram significância estatística.[65] Mesmo assim, os autores sugerem que o exame seja o método de escolha para a avaliação do TRG.

Outro estudo avaliou a acurácia da USER imediatamente antes da realização de QRN e da ressecção do reto pela técnica da ETM.[66] Constatou-se que, após a QRN, 20% dos doentes apresentavam pCR no estudo histológico (ypT0N0). A USER foi capaz de predizer corretamente a pCR em apenas 10/16 doentes, mostrando, portanto, acurácia de apenas 62,5%. Esse estudo mostrou, ainda, que a acurácia geral do exame para avaliar o grau de penetração do tumor na parede retal foi de 48% e, na detecção do comprometimento linfonodal, 77%. A profundidade de invasão do tumor na parede retal foi corretamente identificada antes da operação em 41% dos doentes que responderam à QRN e em 67% daqueles que não o fizeram. Os autores julgam que a USER não é um método capaz de diferenciar com precisão as alterações teciduais benignas da presença de neoplasia residual.[66] Outras séries compararam os principais métodos de imagem disponíveis para avaliar o TRG após protocolo de QRN.[67] Demonstrou-se que a USER apresenta sensibilidade em predizer o grau de invasão da parede retal de 77%, especificidade de 33%, valor preditivo positivo de 74%, valor preditivo negativo de 36%, conferindo ao método acurácia de apenas 64%. Com relação ao comprometimento linfonodal (N+ versus N−), verificaram que o exame apresentava sensibilidade de 37%, especificidade de 67%, valor preditivo positivo de 21%, valor preditivo negativo de 81% com acurácia final de apenas 61%. Esses resultados mostram que, apesar de a USER mostrar boa capacidade de predizer o estado dos linfonodos após a QRN, ela não é capaz de confirmar a presença de pCR na parede retal.[67] Estudo recente, apesar de utilizar equipamentos com melhor capacidade de processamento de imagem, também sugere que a USER não é capaz de orientar corretamente a decisão de conduzir os doentes de maneira não cirúrgica após protocolos de QRN.[68]

Ressonância nuclear magnética (RM)

Uma série de estudos mostrou que a RM é, atualmente, a ferramenta mais importante para avaliar o TRG na parede retal e o estado dos linfonodos em doentes submetidos à QRN.[69-71] No início da experiência com uso da RM para a reavaliação do TRG a QRN, verificava-se que a precisão do exame era de apenas 43%. Em uma série de casos, enquanto a RM sugeria presença de cCR em 4% dos doentes, os índices de pCR após estudo histológico eram, na verdade, de 10%. A RM não era capaz de identificar todos os doentes que evoluíam com pCR, apresentando resultados falso-negativos. Entretanto, com a evolução da tecnologia, o emprego de equipamentos de alta resolução (unidades com 3 Tesla) e técnicas de imagem específicas, como a análise de imagens pesadas em T2 e a pesquisa do coeficiente de difusão de água no tecido tumoral (CDA) pela técnica da RM-DW, a acurácia na reavaliação do TRG nos doentes submetidos à QRN vem melhorando, de modo impressionante, a cada ano. Os índices de concordância entre a RM-DW e o estudo histopatológico no que se refere à invasão da parede retal pelo tumor passaram a ser de 82%, em relação ao comprometimento linfonodal de 82% e identificação de invasão vascular de 73%.[69-71]

As técnicas que utilizam imagem pesada em T2, com equipamentos de alta definição, modificaram significativamente a capacidade de avaliar a extensão do comprometimento da doença na parede retal, a infiltração vascular, as margens circunferenciais e o comprometimento linfonodal. Com o aprimoramento das imagens disponíveis para a avaliação da resposta do tumor à QRN, a RM-DW vem ocupando lugar de destaque. Com a atual capacidade dos equipamentos em predizer a resposta do tumor primário na parede retal e o estado dos linfonodos pelo estudo do CDA, mostrou-se que talvez seja possível estabelecer uma correlação entre o CDA e o TRG após tratamento QRN.[72] Da mesma maneira, a RM dinâmica com o uso de contrastes específicos (DCE-RM) vem melhorando ainda mais a capacidade de selecionar os doentes bons respondedores e potenciais candidatos à estratégia não operatória.[73] Revisão sistemática da literatura comparando a USER à RM na reavaliação dos doentes submetidos à QRN mostrou que a sensibilidade para confirmar a ausência de tumor na parede retal (T0) da USER mostrava-se maior que a da RM (37,0% versus 15,3%).[74] Ao analisar o comprometimento linfonodal, o estudo não encontrou diferenças significativas quanto à sensibilidade e à especificidade entre os dois métodos (49,8 versus 61,8% e 78,7 versus 72%, respectivamente). Contudo, a RM mostrou-se superior na avaliação do comprometimento neoplásico da margem circunferencial.[74] Mais recentemente, uma segunda revisão sistemática com metanálise considerando 63 estudos mostrou que a acurácia global da USER na avaliação do grau de invasão da parede retal foi de 65% (56 a 72%), e a da RM, 52% (44 a 59%), não existindo diferenças significativas.[75] Com relação ao comprometimento linfonodal, ambos os exames mostraram acurácia de 72%. Do mesmo modo, esse estudo confirmou a superioridade da RM para excluir comprometimento das margens circunferenciais pela neoplasia após QRN. Cabe destacar que a maioria dos estudos considerados em ambas metanálises levou em conta apenas as técnicas convencionais de RM.

Todavia, a associação da pesquisa do CDA durante a realização da RM aumentou sobremaneira a acurácia do exame. Estudo comparando a técnica convencional de RM à RM-DW com pesquisa do CDA mostrou que a sensibilidade da técnica de RM convencional para identificar a pCR foi de 52%. Quando se utilizava a RM-DW com pesquisa do CDA, a sensibilidade do exame aumentou para 64%. O grau de regressão do tumor após QRN e a pesquisa do CDA com a técnica da RM-DW, quando utilizados conjuntamente, também se mostraram úteis na avaliação da pCR. A comparação entre o volume do tumor e o CDA, antes e após a realização da QRN, mostrou que os valores antes do tratamento eram significativamente menores nos doentes que apresentavam pCR, com sensibilidade de 100% e especificidade de 86%. O grau de redução do tumor após a QRN também foi significativamente maior nos doentes que apresentavam pCR, com sensibilidade de 83% e especificidade de 86%. Esses novos parâmetros passaram a ser incorporados à avaliação dos doentes candidatos à estratégia não operatória para o tratamento do CRLA, aumentando a segurança em predizer a pCR. Os resultados do estudo MERCURY confirmaram o valor da RM-DW para identificar o TRG como variável relacionada com sobrevida dos doentes.[76] A manutenção de uma cCR persistente após avaliações periódicas com RM-DW sugere que o protocolo Watch and Wait possa ser adotado com maior segurança.

Novas opções técnicas estão aumentando ainda mais a confiabilidade da RM. Um estudo com o objetivo de analisar a RM utilizando um novo tipo de contraste (DCE-RM) avaliou a capacidade do exame em prever, com precisão, o grau de regressão tumoral em doentes com CRLA.[77] Trinta doentes foram submetidos à DCE-RM, 7 a 10 semanas após a QRN. Foram considerados diferentes aspectos dinâmicos relacionados com o padrão de expressão e perfusão do contraste em regiões da parede retal onde havia tumor, previamente selecionadas pela RM convencional, utilizando imagens pesadas em T2. Os autores constataram que o momento em que o conteúdo de contraste começava a reduzir na parede retal após sua aplicação endovenosa (washout) era capaz de diferenciar os doentes com boa resposta daqueles que não responderam à QRN. A DCE-RM mostrou acurácia de 90%, sensibilidade de 92%, especificidade de 82%, valor preditivo positivo de 80% e negativo de 93%. A partir desses resultados, os autores sugerem que o método possa ser útil para prever, antes do início da QRN, os tumores que responderão melhor ao tratamento QRN. Sugerem que a DCE-RM é uma ferramenta útil capaz de assegurar a escolha por opções personalizadas de tratamento em pacientes CRLA.

Todavia, as últimas revisões sistemáticas da literatura ou metanálises, avaliando a acurácia da RM-DW para identificar doentes que apresentaram pCR, mostraram resultados desapontadores. Um primeiro estudo mostrou os resultados de metanálise na qual os autores avaliaram 33 estudos publicados perfazendo um total 1.564 doentes submetidos à QRN por CRLA.[78] Os autores avaliaram a acurácia da RM-DW para predizer a presença de pCR. Concluíram que a baixa especificidade e o pequeno valor preditivo positivo tornam a técnica inadequada para monitorar a resposta tumoral nos doentes com CRLA submetidos à QRN, especialmente naqueles que apresentam tumores com padrão mucinoso.[78] Uma segunda revisão sistemática de 14 estudos avaliou a acurácia da RM-DW em predizer a presença de pCR após nCRT.[79] A revisão mostrou que a RM-DW realizada antes do início da QRN foi incapaz de prever a pCR, com acurácia variando entre 68 e 72% e valor preditivo positivo de apenas 54%. A análise qualitativa do CDA comparando os resultados encontrados antes e após 5 a 10 semanas da QRN mostrou que os valores são maiores (87 versus 78%) após a QRN, mas insuficientes para assegurar a presença de pCR. A maior utilidade da RM-DW foi a capacidade de identificar os indivíduos que não responderam à QRN e, portanto, não candidatos a estratégias de preservação do reto. Os autores concluíram que, até o momento, a RM-DW não é precisa o suficiente para selecionar com segurança os possíveis candidatos ao tratamento não operatório.[79]

Apesar de os resultados dessas duas metanálises demonstrarem que as diferentes técnicas de RM ainda sejam pouco confiáveis em assegurar a presença de pCR, a evolução dos equipamentos e a introdução de novas técnicas de análise de imagem computadorizadas vêm aumentando progressivamente a capacidade do exame em identificar os doentes que evoluem com pCR.[80] Recentemente, demonstrou-se que valores percentuais baixos, obtidos por meio de análise computacional gráfica, para os níveis encontrados de CDA após QRN, mostraram diferenças significativas ao se compararem doentes que apresentavam ou não pCR. Esses resultados sugerem que a avaliação quantitativa do CDA com o auxílio da análise de imagem assistida por computador possa ser ferramenta promissora para identificar os doentes que apresentam pCR após QRN.[80]

Tomografia por emissão de pósitrons (PET-CT)

Com o advento da PET-CT, o acesso à resposta tumoral em doentes com CRLA passou a contar com mais uma importante tecnologia. Estudo inicial avaliando 45 doentes submetidos a ETM mostrou que o valor máximo de SUV (SUVmax) nos pacientes com CRLA reduzia significativamente após a nCRT.[81] Todavia, quando o valor de SUVmax era considerado para avaliar o TRG segundo a escala proposta por Mandart, a especificidade do método era de 79,2%, a especificidade de 81,2%, o valor preditivo positivo de 77%, e o negativo de 88%, mostrando acurácia final de 80%.[81] Outro estudo mostrou que a PET-CT foi capaz de identificar corretamente 6/8 doentes que apresentaram pCR, mostrando especificidade de 75%. Todavia, a sensibilidade de exame em relação à TC foi de apenas 45%, o valor preditivo positivo de 83%, e o negativo de 33%, mostrando acurácia total de 53%.[82]

Apesar da utilização cada vez maior da PET-CT para avaliar o grau de resposta tumoral após QRN, os resultados encontrados na literatura ainda são conflitantes. Enquanto alguns estudos mostraram que a PET-CT apresenta piores resultados quando comparada a RM-DW ou TC, com índices mais elevados de resultados falso-negativos ou falso-positivos, outros mostraram que, após a análise de todas as variáveis funcionais obtidas durante a interpretação da PET-CT (SUV-máx, DSUVmax antes e após a QRN), o exame mostrou-se útil para avaliar o grau de pCR após a QRN, possibilitando selecionar potenciais candidatos ao protocolo Watch and Wait.[81-83]

Resultados de duas recentes revisões sistemáticas da literatura com metanálise encontraram resultados conflitantes. A primeira mostrou que a PET-CT apresentava sensibilidade de 73% e especificidade de 77%, traduzindo uma acurácia de 89% e recomendando o uso do exame para avaliar o grau de resposta após nCRT.[84] A segunda, analisando comparativamente parâmetros qualitativos e quantitativos fornecidos na interpretação da PET-CT antes e após a QRN, mostrou que PET-CT pode ser ferramenta útil para predizer a pCR.[85]

Assinatura genética

Não obstante a QRN ser considerada uma importante estratégia para o tratamento do câncer de reto nos estádios II e III, estima-se que 45% dos doentes apresentam graus satisfatórios de regressão tumoral e que apenas 20% atingem a pCR.[86] Assim, novos métodos que possam estratificar melhor os doentes que se beneficiarão do tratamento neoadjuvante ainda são necessários. Recentemente, despertou-se um grande interesse pela identificação de biomarcadores capazes de predizer a intensidade da resposta à QRN. A melhor seleção possibilitaria oferecer a QRN aos doentes que se beneficiarão do tratamento e poupar os não respondedores dos efeitos deletérios da QRN, da postergação do tratamento cirúrgico e dos custos envolvidos. Contudo, os resultados encontrados nesses estudos têm sido desalentadores, pois, embora tenham sido encontradas assinaturas de expressão gênica capazes de predizer corretamente a presença de pCR, a composição dessas assinaturas varia consideravelmente segundo a população estudada, além de não apresentar uma sobreposição quando se consideram os diferentes estudos. No entanto, quando se têm em conta os dados promissores já descritos no câncer de mama, as análises desses genes em grande escala, com técnicas de *microarray*, têm potencial para identificar os doentes que podem se beneficiar da QRN.[87]

Estudos iniciais demonstraram que os principais genes envolvidos na carcinogênese colorretal (*APC*, *DCC*, *k-ras*, *EGFR* e os genes de reparo) não eram capazes de predizer o grau de regressão tumoral após QRN.[88,89] Pelo contrário, os doentes que não apresentam mutações nesses genes parecem ter maior chance de atingir pCR após nCRT.[90] Uma série de estudos, utilizando diferentes métodos, vem sendo realizada com o objetivo de encontrar uma assinatura genética que possa ser correlacionada e preditiva de pCR após QRN. Chan et al., em 2013, avaliaram a expressão de mRNA pela técnica de cDNA *microarrays* em pacientes com CRLA.[86] Constataram que a assinatura genética, representada pelos níveis de expressão de três genes (*EHPBP1*, *STAT1* e *GAPDH*), mostrava-se correlacionada com a presença de pCR. Como esses três genes se encontram correlacionados com o gene *ubiquitim C* (*UBC*), os autores sugerem que a via de ubiquitização intracelular possa ser o mecanismo molecular envolvido na pCR.[86] Outro estudo, avaliando um total de 76 genes envolvidos em diferentes etapas da biologia celular (reparo do DNA, apoptose, proliferação celular, resposta imune), constatou que os polimorfismos rs4880 e rs1800925 dos genes *SOD2* e *IL-13* se mostraram significativamente associados ao TRG. Palma et al., em 2014, verificaram, comparando a expressão gênica de tecidos obtidos de doentes com CRLA antes da QRN, que a expressão aumentada dos genes *GNG4*, *c-MYC*, *POLA1* foi fator prognóstico de regressão tumoral. Encontraram sensibilidade de 60% e especificidade de 100% e acreditam que, em um futuro próximo, esses achados poderiam validar o uso dos níveis circulantes de mRNA desses genes com o objetivo de identificar os pacientes que respondem à terapia QRN.[91] De maneira semelhante, outro estudo sequenciou o genoma completo de quatro tumores de reto para identificar rearranjos cromossômicos específicos do doente.[92] Esses rearranjos foram posteriormente utilizados para monitorar os níveis circulantes de DNA do tumor (ctDNA) em biópsias líquidas coletadas no diagnóstico da doença, durante a QRN e no acompanhamento dos doentes. Esses dados foram comparados à resposta patológica do tumor após a neoadjuvância. Verificaram que os biomarcadores personalizados obtidos nas biópsias líquidas não foram sensíveis para detectar a presença de doença residual. No entanto, foram eficientes para monitorar o grau de resposta do tumor a QRN e detectar a recidiva da doença, precedendo, inclusive, a elevação dos níveis do CEA e o diagnóstico por imagem.

No Brasil, estudo realizado pelo grupo da Profa. Angelita Habr-Gama constatou que a expressão tecidual do micro RNA miR-21-5p se mostrou elevada nos doentes que apresentavam cCR.[93] Constatou-se que o miR-21-5p mostrava sensibilidade e especificidade em prever a resposta completa em 78 e 86% dos casos, respectivamente. Concluiu-se que a pesquisa do miR-21-5 é um biomarcador promissor para seleção dos doentes que evoluem com cCR após QRN e que, potencialmente, poderiam ser poupados da operação radical. Posteriormente, o mesmo grupo realizou a análise da expressão gênica em 25 biópsias obtidas de tecido de CRLA antes da QRN por RNA-seq.[94] Um algoritmo de aprendizagem supervisionada foi utilizado para identificar as assinaturas de expressão capazes de prever pCR, e o valor preditivo das referidas assinaturas foi validado utilizando amostras independentes. Os autores avaliaram também a utilidade de assinaturas genéticas de estudos previamente publicados em predizer resposta completa na coorte de doentes estudada. Identificaram 27 genes diferentemente expressos entre doentes com pCR e aqueles com resposta incompleta pós QRN. Encontraram um nível de precisão de 81,8%, no entanto, as assinaturas genéticas com maior sensibilidade cursavam com pouca especificidade, e vice-versa, quando aplicadas em um conjunto independente de doentes. Quando testaram as assinaturas genéticas publicadas por outros autores na coorte de doentes, também verificaram valor preditivo muito baixo. Os resultados indicam que as assinaturas disponíveis na atualidade são altamente dependentes do conjunto de amostras coletadas, e a sua precisão não se mostrou superior aos parâmetros clínicos e aos exames de imagem normalmente utilizados para avaliar a presença de cCR e orientar a indicação cirúrgica.

Recentemente, uma metanálise que incluiu nove relevantes estudos correlacionou seis polimorfismos nos genes timedilato sintetase, fator de crescimento epitelial, receptor do fator de crescimento epitelial, superóxido dismutase 2, interleucina 13 e ciclina D1, com o TRG e sobrevida após a QRN. Verificou-se que os alelos específicos de cada um dos polimorfismos de nucleotídeos foram os únicos fatores significativamente associados ao maior ou menor grau de regressão do tumor após a QRN, quando estudados isoladamente ou em conjunto com outros polimorfismos isolados. No entanto, essa metanálise confirmou que os estudos apresentam resultados discordantes sobre a verdadeira influência de certos polimorfismos de nucleotídeos no grau de regressão tumoral.[95]

É POSSÍVEL AUMENTAR OS ÍNDICES DE RESPOSTA PATOLÓGICA COMPLETA?

A presença de pCR é uma importante variável, relacionada com melhores índices de sobrevida global e livre de doença e global, assim como menor possibilidade de recidiva. Diante disso, estudos vêm propondo novas opções terapêuticas que, utilizadas em conjunto ou após a QRN, podem aumentar os índices de pCR. Radioterapia com intensidade modulada, radioterapia volumétrica e radioterapia guiada por exames de imagem, com o intuito de concentrar a irradiação no tumor e evitar o envolvimento dos órgãos e estruturas adjacentes, vêm mostrando melhora da tolerância à fluoropirimidina.[96] Essas técnicas possibilitam aumentar a dose de radiação sobre o tumor, com o intuito de oferecer ao doente estratégias não operatórias.[97] Outra opção é utilizar uma dose adicional (*booster*) de radioterapia de contato (braquiterapia). Demonstrou-se que, quando essa estratégia é utilizada, existe maior índice de redução do tumor primário e de linfonodos, assim como da pCR.[98] Recente estudo prospectivo propôs um novo esquema de QRN (60 Gy divididos em 30 sessões no tumor primário, 50 Gy divididos em 30 sessões nos linfonodos aumentados, 5 Gy de braquiterapia via endorretal associados à administração de fluorouracil na dose de 300 mg/m^2 diários por 6 semanas). De um total de 51 doentes elegíveis para o estudo, 40 evoluíram com cCR, sendo apenas observados por um período de 23,9 meses para avaliar a presença de recidiva. Constatou-se que 15,5% dos doentes apresentaram recidiva no 1º ano de seguimento. Quanto à toxicidade do esquema, os autores mostraram que 8% dos doentes apresentaram diarreia. A função esfincteriana foi considerada excelente em 72% dos doentes do grupo acompanhado clinicamente, e cerca de 70% dos doentes seguidos por mais de 2 anos não referiam incontinência. Os autores consideram que o esquema proposto pode ser útil quando se propõe a estratégia *Watch and Wait*.

Assim como ocorre com a radioterapia, demonstrou-se que a associação de outros agentes quimioterápicos ao esquema tradicional e a adição de quimioterapia antes ou após a QRN aumenta os índices de cCR e pCR, fazendo que possa ser oferecida a estratégia *Watch and Wait* a um maior grupo de doentes. Com o objetivo de avaliar os efeitos da utilização de agentes quimioterápicos adicionais no esquema clássico de nCRT, recente estudo comparou dois grupos de doentes.[99] Inicialmente, todos foram submetidos a protocolo de QRN utilizando 5-FU na dose de 225 mg/m^2 por dia por meio de infusão contínua, conjuntamente com radioterapia na dose de 45,0 Gy subdivididas em 25 sessões, 5 dias por semana por 5 semanas, acrescido por uma dose complementar de 5,4 Gy. O primeiro grupo foi encaminhado para ETM 6 a 8 semanas após a QRN. O segundo grupo recebeu 2 a 6 ciclos de mFOLFOX6 (leucovorina 200 mg/m^2 a 400 mg/m^2, oxaliplatina 85 mg/m^2 em uma infusão realizada em 2 horas, fluorouracil 400 mg/m^2 no 1º dia, seguida de uma infusão contínua de 2.400 mg/m^2 de fluorouracil por 46 horas). Concluiu-se que a administração de mFOLFOX6 após a QRN e antes da ETM tem o potencial de aumentar a proporção de pacientes elegíveis para estratégias de tratamento menos invasivos. Um ensaio randomizado multicêntrico está sendo realizado para avaliar os efeitos da associação de 5-FU + ácido fólico + irinotecano e benvacizumabe ou 5-FU + ácido fólico + oxaliplatina + irinotecano e benvacizumabe nos esquemas de QRN, com o intuito de avaliar os índices de resposta patológica em doentes com CRLA. Esse estudo randomizado, denominado BACCHUS, pode acrescentar novas evidências ao papel da associação de novos medicamentos ao esquema de QRN.[100] Entretanto, cabe destacar que os resultados da avaliação de mais de 3 mil pacientes com CRLA submetidos à QRN demonstraram que os doentes que evoluem com pCR, após os protocolos usuais de QRN, parecem não apresentar benefícios adicionais com a quimioterapia adjuvante.[101] Portanto, até a presente data, não existem evidências suficientes para indicar o tratamento adjuvante nos doentes com pCR.

Outro fator que parece influenciar o TRG após a QRN é o intervalo de tempo decorrido entre o final do tratamento e o momento em que é feita a reavaliação do doente. Inicialmente, com base nos resultados observados no tratamento do câncer do ânus e do canal anal, em que o maior grau de regressão tumoral ocorria após 8 semanas, propôs-se que os doentes com CRLA submetidos à QRN fossem reavaliados em 8 semanas em vez de 4.[102] Em pacientes com câncer de reto, estudos retrospectivos mostraram que intervalos mais longos para reavaliação estavam relacionados com maiores graus de resposta à QRN.[103] Esses achados foram posteriormente confirmados por estudos que demonstraram que, quanto mais se retarda a reavaliação, maior TRG é encontrado.[104] O aumento do intervalo de tempo entre a conclusão da QRN e a reavaliação do doente com o objetivo de identificar a presença de cCR vem mostrando que, quando se reavaliam os doentes após 8 semanas, existe maior possibilidade de encontrar pCR. Esse fato provavelmente está relacionado com o fato de os efeitos residuais da QRN perdurarem por várias semanas, reduzindo não apenas o tamanho do tumor, mas diminuindo o número de linfonodos totais e comprometidos pela doença, sem prejuízo da sobrevida.[105] Nos estudos iniciais com a estratégia *Watch and Wait*, os doentes eram reavaliados 6 a 8 semanas após o término da QRN. Com esse intervalo, os índices obtidos de cCR eram de 26,8 a 30,5%. Posteriormente, esse tempo foi progressivamente aumentando para 12 semanas. Recentemente, um estudo alemão propôs que a cirurgia de ETM seja retardada e realizada entre 15 e 16 semanas do início da QRN, com o objetivo aumentar a chance de pCR na peça cirúrgica.[13]

Talvez, um dos principais caminhos encontrados para aumentar os índices de pCR nos doentes portadores de CRLA submetidos à QRN seja o uso de substâncias que aumentem a sensibilidade à radioterapia e aos agentes quimioterápicos usualmente utilizados. Recentemente, demonstrou-se que o uso de metformina associado ao protocolo usual de nCRT (5-F% + ácido fólico + 5040 cGy) encontrou 16,6% de pCR em doentes do grupo-controle (indivíduos normais), 7,5% nos diabéticos que não utilizavam metformina e em 35% dos doentes que utilizavam a substância para o tratamento do diabetes.[106] Em análise univariada e multivariada, o uso de metformina mostrou-se significativamente associado à presença de pCR. Além disso, os doentes que utilizavam a substância aumentaram significativamente o intervalo livre de doença e a sobrevida global. Recente estudo sugere que a metformina, associada ou não à silibinina, um potente flavonoide com atividade antioxidante, parece aumentar a ativação da proteína pró-apoptótica caspase 3 e do fator de indução de apoptose.[107] Outros fármacos, como a curcumina, substância antioxidante obtida do rizoma da *Curcuma longa*, e as estatinas, habitualmente utilizadas para o tratamento das dislipidemias, também se mostraram úteis para aumentar a radiossensibilidade dos tumores de reto e, consequentemente, os índices de pCR.[108,109] Recente metanálise, incluindo 885 doentes que evoluíram com pCR, mostrou que o uso de estatinas e os níveis baixos do CEA antes da QRN foram variáveis relacionadas com presença de pCR.[110]

CONSIDERAÇÕES FINAIS

À semelhança do que ocorreu com o câncer de ânus e do canal anal, a adoção do tratamento não cirúrgico para o CRLA vem se tornando cada vez mais reconhecido em vários centros especializados. Apesar disso, dadas as dificuldades de correlacionar em 100% dos doentes a presença pCR com a identificação da cCR, o tratamento cirúrgico ainda representa a opção terapêutica considerada padrão-ouro para o tratamento do CRLA. Entretanto, quando se consideram as complicações relacionadas com o método e a necessidade do uso de estomas temporários ou definitivos na maioria dos doentes, o brilho desse padrão fica sensivelmente menos reluzente.

Nas próximas décadas, com o avanço dos testes genéticos (melhorando a seleção dos doentes que se beneficiarão do protocolo não cirúrgico), a evolução inexorável de métodos de imagem, permitindo correlacionar cCR e pCR com maior acurácia e, finalmente, a introdução de protocolos de QRN utilizando medicamentos mais potentes e de menor toxicidade, associados a novos agentes sensibilizantes, é possível que o tratamento cirúrgico do CRLA possa se tornar uma alternativa final para os doentes que não responderam à estratégia *Watch and Wait*. Os resultados dos estudos mais recentes mostram que 20 a 30% dos doentes submetidos a essa proposta já fazem parte dessa mudança de paradigma.

AGRADECIMENTOS

Os autores gostariam de agradecer aos Professores Cláudio Saddy Rodrigues Coy e Rita Barbosa Carvalho e aos Doutores Umberto Morelli e Danilo Toshio Kanno pelas fotografias que ilustram este capítulo.

Referências

1. Prolongation of the disease-free interval in surgically treated rectal carcinoma. Gastrointestinal Tumor Study Group. N Engl J Med. 1985;312(23):1465-72.
2. Habr-Gama A, Perez RO, Kiss DR, Rawet V, Scanavini A, Santinho PM et al. Preoperative chemoradiation therapy for low rectal cancer. Impact on downstaging and sphincter-saving operations. Hepatogastroenterology. 2004;51(60):1703-7.
3. Smith JJ, Chow OS, Gollub MJ, Nash GM, Temple LK, Weiser MR et al. Organ Preservation in Rectal Adenocarcinoma: a phase II randomized controlled trial evaluating 3-year disease-free survival in patients with locally advanced rectal cancer treated with chemoradiation plus induction or consolidation chemotherapy, and total mesorectal excision or nonoperative management. BMC Cancer. 2015;15:767.
4. Manceau G, Panis Y. Is there a place for organ preservation in infiltrating rectal cancer? Minerva Chir. 2015;70(4):283-96.

5. Ozgen Z, Ozden S, Atasoy BM, Ozyurt H, Gencosmanoglu R5, Imeryuz N. Long-term effects of neoadjuvant chemoradiotherapy followed by sphincter-preserving resection on anal sphincter function in relation to quality of life among locally advanced rectal cancer patients: a cross-sectional analysis. Radiat Oncol. 2015;10:168.

6. Martin ST, Heneghan HM, Winter DC. Systematic review and meta-analysis of outcomes following pathological complete response to neoadjuvant chemoradiotherapy for rectal cancer. Br J Surg. 2012;99(7):918-28.

7. How P, Shihab O, Tekkis P, Brown G, Quirke P, Heald R, Moran B. A systematic review of cancer related patient outcomes after anterior resection and abdominoperineal excision for rectal cancer in the total mesorectal excision era. Surg Oncol. 2011;20(4): e149-55.

8. Martin ST, Heneghan HM, Winter DC. Systematic review of outcomes after intersphincteric resection for low rectal cancer. Br J Surg. 2012;99(5):603-12.

9. Perez RO, Pereira DD, Proscurshim I, Gama-Rodrigues J, Rawet V, São Julião GP et al. Lymph node size in rectal cancer following neoadjuvant chemoradiation – can we rely on radiologic nodal staging after chemoradiation? Dis Colon Rectum. 2009;52(7):1278-84.

10. Habr-Gama A, de Souza PM, Ribeiro U Jr, Nadalin W, Gansl R, Sousa AH Jr et al. Low rectal cancer: impact of radiation and chemotherapy on surgical treatment. Dis Colon Rectum. 1998;41(9):1087-96.

11. Habr-Gama A, Perez RO, Nadalin W, Nahas SC, Ribeiro U, Silva e Sousa AH et al. Long-term results of preoperative chemoradiation for distal rectal cancer correlation between final stage and survival. J Gastrointest Surg. 2005;9(1):90-9.

12. Glynne-Jones R, Hughnes R. Complete response after chemoradiotherapy in rectal cancer (watch and wait): have we cracked the code. Clin Oncol (R Coll Radiol). 2016 Feb;28(2):152-60.

13. Sloothaak DA, Geijsen DE, van Leersum NJ, Punt CJ, Buskens CJ, Bemelman WA et al; Dutch Surgical Colorectal Audit. Optimal time interval between neoadjuvant chemoradiotherapy and surgery for rectal cancer. Br J Surg. 2013;100(7):933-9.

14. Capirci C, Valentini V, Cionini L, De Paoli A, Rodel C, Glynne-Jones R et al. Prognostic value of pathologic complete response after neoadjuvant therapy in locally advanced rectal cancer: long-term analysis of 566 ypCR patients. Int J Radiat Oncol Biol Phys. 2008;72(1):99-107.

15. Fichera A, Allaix M. Paradigm-shifting new evidence for treatment of rectal cancer. J Gastrointest Surg. 2014;18(2):391-7.

16. Habr-Gama A, Perez RO, Nadalin W, Sabbaga J, Ribeiro U Jr, Silva e Sousa AH Jr et al. Operative versus nonoperative treatment for stage 0 distal rectal cancer following chemoradiation therapy: long-term results. Ann Surg. 2004;240(4):711-7.

17. Habr-Gama A, Sabbaga J, Gama-Rodrigues J, São Julião GP, Proscurshim I, Bailão Aguilar P et al. Watch and wait approach following extended neoadjuvant chemoradiation for distal rectal cancer: are we getting closer to anal cancer management? Dis Colon Rectum. 2013;56(10):1109-17.

18. Habr-Gama A, Gama-Rodrigues J, São Julião GP, Proscurshim I, Sabbagh C, Lynn PB et al. Local recurrence after complete clinical response and watch and wait in rectal cancer after neoadjuvant chemoradiation: impact of salvage therapy on local disease control. Int J Radiat Oncol Biol Phys. 2014;88(4):822-8.

19. Habr-Gama A, Perez R, Proscurshim I, Gama-Rodrigues J. Complete clinical response after neoadjuvant chemoradiation for distal rectal cancer. Surg Oncol Clin N Am. 2010 Oct;19(4):829-45.

20. Habr-Gama A, Perez RO. Immediate surgery or clinical follow-up after a complete clinical response? Recent Results Cancer Res. 2014;203:203-10.

21. Nyasavjjala SM, Shaw AG, Khan AQ, Brown SR, Lund JN. Neoadjuvant chemo-radiotherapy and rectal cancer: can the UK watch and wait with Brazil? Colorectal Dis. 2010;12(1):33-6.

22. Glynne-Jones R, Wallace M, Livingstone JI, Meyrick-Thomas J. Complete clinical response after preoperative chemoradiation in rectal cancer: is a "wait and see" policy justified? Dis Colon Rectum. 2008;51(1):10-9.

23. Dalton RS, Velineni R, Osborne ME, Thomas R, Harries S, Gee AS et al. A single-centre experience of chemoradiotherapy for rectal cancer: is there potential for nonoperative management? Colorectal Dis. 2012;14(5):567-71.

24. Chang GJ. Watch-and-wait for rectal cancer: what's the way forward? Oncology (Williston Park). 2014; 28(7):617-8.

25. Maas M, Beets-Tan RG, Lambregts DM, Lammering G, Nelemans PJ, Engelen SM et al. Wait-and-see policy for clinical complete responders after chemoradiation for rectal cancer. J Clin Oncol. 2011;29(35):4633-40.

26. Lai CL, Lai MJ, Wu CC, Jao SW, Hsiao CW. Rectal cancer with complete clinical response after neoadjuvant chemoradiotherapy, surgery, or "watch and wait". Int J Colorectal Dis. 2015 Nov 25. [Epub ahead of print].

27. Smith JJ, Chow OS, Eaton A. Organ preservation in patients with rectal cancer with clinical complete response after neoadjuvant therapy (abstract 509). Paper presented at Gastrointestinal Cancers Symposium-American Society of Clinical Oncology, San Francisco, CA, January 15-17; 2015.

28. Heald RJ, Beets G, Carvalho C. Report from a consensus meeting: response to chemoradiotherapy in rectal cancer – predictor of cure and a crucial new choice for the patient: on behalf of the Champalimaud 2014 Faculty for 'Rectal cancer: when not to operate'. Colorectal Dis. 2014;16(5):334-7.

29. Habr-Gama A, Perez RO, Proscurshim I, Campos FG, Nadalin W, Kiss D et al. Patterns of failure and

survival for nonoperative treatment of stage c0 distal rectal cancer following neoadjuvant chemoradiation therapy. J Gastrointest Surg. 2006;10(10):1319-28.

30. Habr-Gama A, Perez RO, São Julião GP, Proscurshim I, Gama-Rodrigues J. Nonoperative approaches to rectal cancer: a critical evaluation. Semin Radiat Oncol. 2011;21(3):234-9.

31. Rossi B, Nakagawa W, Novaes P, Filho WD, Lopes A. Radiation and chemotherapy instead of surgery for low infiltrative rectal adenocarcinoma: a prospective trial. Ann Surg Oncol. 1998;5(2):113-8.

32. Lim L, Chao M, Shapiro J, Millar JL, Kipp D, Reazo A et al. Long term outcomes of patients with localized rectal cancer treated with chemoradiation or radiotherapy alone because of medical inoperability or patient refusal. Dis Colon Rectum. 2007;50(12):2032-9.

33. Hughes R, Harrison M, Glynne-Jones R. Could a wait and see policy be justified in T3/4 rectal cancers after chemo-radiotherapy? Acta Oncol. 2010;49(3):378-81.

34. Aylor Seshadri R, Kondaveeti SS, Jayanand SB, John A, Rajendranath R, Raj Ellusamy H et al. Complete clinical response to neoadjuvant chemoradiation in rectal cancers: can surgery be avoided? Hepatogastroenterology. 2013;60(123):410-4.

35. Yu SK, Brown G, Heald RJ. Deferral of rectal surgery following a continued response to preoperative chemoradiotherapy (Watch and Wait) study: a phase II multicenter study in the United Kingdom. J Clin Oncol. 2011;29(Suppl. 4)abstract 489.

36. Smith JD, Ruby JA, Goodman KA, Saltz LB, Guillem JG, Weiser MR et al. Nonoperative management of rectal cancer with complete clinical response after neoadjuvant therapy. Ann Surg. 2012;256(6):965-72.

37. Yeo SG, Kim DY, Oh JH. Long-term survival without surgery following a complete response to pre-operative chemoradiotherapy for rectal cancer: a case series. Oncol Lett. 2013;6(6):1573-6.

38. Araújo RO, Valadão M, Borges D, Linhares E, Jesus JP, Ferreira CG et al. Nonoperative management of rectal cancer after chemoradiation opposed to resection after complete clinical response: a comparative study. Eur J Surg Oncol. 2015;41(11):1456-63.

39. Marincas AM, Prunoiu VM, Bratucu E, Cirimbei C, Ionesco S, Buzatu R et al. Clinical and paraclinical criteria of patient selection for the non-operative treatment in completely responsive rectal cancer (after neoadjuvant radiochemotherapy). Chirurgia. 2015;110(4):351-5.

40. Swellengrebel HA, Bosch SL, Cats A, Vincent AD, Dewit LG, Verwaal VJ et al. Tumour regression grading after chemoradiotherapy for locally advanced rectal cancer: a near pathologic complete response does not translate into good clinical outcome. Radiother Oncol. 2014;112(1):44-51.

41. Das P, Minsky BD. A watch-and-wait approach to the management of rectal cancer. Oncology (Williston Park). 2013;27(10):962-8.

42. Habr-Gama A, São Julião GP, Perez RO. Nonoperative management of rectal cancer: identifying the ideal patients. Hematol Oncol Clin North Am. 2015;29(1):135-51.

43. Ryan JE, Warrier SK, Lynch AC, Heriot AG. Assessing pathological complete response to neoadjuvant chemoradiotherapy in locally advanced rectal cancer: a systematic review. Colorectal Dis. 2015;17(10):849-61.

44. Smith FM, Rao C, Oliva Perez R, Bujko K, Athanasiou T, Habr-Gama A et al. Avoiding radical surgery improves early survival in elderly patients with rectal cancer, demonstrating complete clinical response after neoadjuvant therapy: results of a decision-analytic model. Dis Colon Rectum. 2015;58(2):159-71.

45. Gérard JP, Chamorey E, Gourgou-Bourgade S, Benezery K, de Laroche G, Mahé MA et al. Clinical complete response (cCR) after neoadjuvant chemoradiotherapy and conservative treatment in rectal cancer. Findings from the ACCORD 12/PRODIGE 2 randomized trial. Radiother Oncol. 2015;115(2):246-52.

46. Perez RO, Habr-Gama A, São Julião GP, Proscurshim I, Coelho AQ, Figueiredo MN et al. Transanal local excision for distal rectal cancer and incomplete response to neoadjuvant chemoradiation: does baseline staging matter? Dis Colon Rectum. 2014; 57(11):1253-9.

47. McCoy MJ, Hemmings C, Hillery S, Penter C, Bulsara MK, Zeps N et al. Neoadjuvant chemoradiotherapy for rectal cancer: how important is tumour regression? ANZ J Surg. 2015 Dec 3. [Epub ahead of print].

48. Mandard AM, Dalibard F, Mandard JC, Marnay J, Henry-Amar M, Petiot JF et al. Pathologic assessment of tumor regression after preoperative chemoradiotherapy of esophageal carcinoma. Clinicopathologic correlations. Cancer. 1994;73:2680-6.

49. Dworak O, Keilholz L, Hoffmann A. Pathological features of rectal cancer after preoperative radiochemotherapy. Int J Colorectal Dis. 1997;12:19-23.

50. Edge SB; American Joint Committee on Cancer. AJCC cancer staging manual. 7. ed. New York: Springer; 2010.

51. Williams JT, Quirke P, Shepherd NA. Dataset for Colorectal Cancer. 2. ed. London: The Royal College of Pathologists, 2007. (Updated September 2007). Disponível em: http://www.rcpath.org/Resources/RCPath/Migrated%20Resources/Documents/G/G049-ColorectalDataset-Sep07.pdf. Acesso em: dez. 2015.

52. Trakarnsanga A, Gönen M, Shia J, Nash GM, Temple LK, Guillem JG et al. Comparison of tumor regression grade systems for locally advanced rectal cancer after multimodality treatment. J Natl Cancer Inst. 2014;106(10):pii:dju248.

53. Maas M, Nelemans PJ, Valentini V, Das P, Rödel C, Kuo LJ et al. Long-term outcome in patients with a pathological complete response after chemoradiation for rectal cancer: a pooled analysis of individual patient data. Lancet Oncol. 2010;11(9):855-44.

54. Patel UB, Taylor F, Blomqvist L, George C, Evans H, Tekkis P et al. Magnetic resonance imaging-detected

tumor response for locally advanced rectal cancer predicts survival outcomes: MERCURY experience. J Clin Oncol. 2011;29:3753-60.

55. Perez RO, Habr-Gama A, São Julião GP, Gama-Rodrigues J, Sousa AH Jr, Campos FG et al. Optimal timing for assessment of tumor response to neoadjuvant chemoradiation in patients with rectal cancer: do all patients benefit from waiting longer than 6 weeks? Int J Radiat Oncol Biol Phys. 2012;84(5):1159-65.

56. Andrade VA, Leal RF, Fagundes JJ, Coy CSR, Ayrizono MLS. Neoadjuvant therapy and surgery in rectal adenocarcinoma: analysis of patients with complete tumor remission. J. Coloproctol. (Rio J.). 2013;33(4):222-7.

57. Lim SB, Guillem JG. Nonoperative strategies for rectal cancer following a complete clinical response to preoperative chemoradiation: a few considerations. Oncology (Williston Park). 2014;28(7):620-1.

58. Habr-Gama A, Perez RO, Wynn G, Marks J, Kessler H, Gama-Rodrigues J. Complete clinical response after neoadjuvant chemoradiation therapy for distal rectal cancer: characterization of clinical and endoscopic findings for standardization. Dis Colon Rectum. 2010;53(12):1692-8.

59. Lambregts DM, Vandecaveye V, Barbaro B, Bakers FC, Lambrecht M, Maas M et al. Diffusion-weighted MRI for selection of complete responders after chemoradiation for locally advanced rectal cancer: a multicenter study. Ann Surg Oncol. 2011;18(8):2224-31.

60. Kleiman A, Al-Khamis A, Farsi A, Kezouh A, Vuong T, Gordon PH et al. Normalization of CEA levels post-neoadjuvant therapy is a strong predictor of pathological complete response in rectal cancer. J Gastrointest Surg. 2015;19(6):1106-12.

61. Perez RO, São Julião GP, Habr-Gama A, Kiss D, Proscurshim I, Campos FG et al. The role of carcinoembriogenic antigen in predicting response and survival to neoadjuvant chemoradiotherapy for distal rectal cancer. Dis Colon Rectum. 2009;52(6):1137-43.

62. Park JW, Lim SB, Kim DY, Jung KH, Hong YS, Chang HJ et al. Carcinoembryonic antigen as a predictor of pathologic response and a prognostic factor in locally advanced rectal cancer patients treated with preoperative chemoradiotherapy and surgery. Int J Radiat Oncol Biol Phys. 2009;74(3):810-7.

63. Yang KL, Yang SH, Liang WY, Kuo YJ, Lin JK, Lin TC et al. Carcinoembryonic antigen (CEA) level, CEA ratio, and treatment outcome of rectal cancer patients receiving pre-operative chemoradiation and surgery. Radiat Oncol. 2013;8:43.

64. Kim CW, Yu CS, Yang SS, Kim KH, Yoon YS, Yoon SN et al. Clinical significance of pre- to post-chemoradiotherapy s-CEA reduction ratio in rectal cancer patients treated with preoperative chemoradiotherapy and curative resection. Ann Surg Oncol. 2011;18(12):3271-7.

65. Liersch T, Langer C, Jakob C, Müller D, Ghadimi BM, Siemer A et al. Preoperative diagnostic procedures in locally advanced rectal carcinoma (> or = T3 or N+). What does endoluminal ultrasound achieve at staging and restaging (after neoadjuvant radiochemotherapy) in contrast to computed tomography? Chirurg. 2003;74(3):224-34.

66. Vanagunas A, Lin DE, Stryker SJ. Accuracy of endoscopic ultrasound for restaging rectal cancer following neoadjuvant chemoradiation therapy. Am J Gastroenterol. 2004;99(1):109-12.

67. Maretto I, Pomerri F, Pucciarelli S, Mescoli C, Belluco E, Burzi S et al. The potential of restaging in the prediction of pathologic response after preoperative chemoradiotherapy for rectal cancer. Ann Surg Oncol. 2007;14(2):455-61.

68. Zhao YL, Cao DM, Zhou QC, Yang N, Yao HL. Accuracy of endorectal endoscopic ultrasound (EUS) for locally advanced rectal cancer (LARC) restaging after neoadjuvant chemoradiotherapy (NAT): a meta-analysis. Hepatogastroenterology. 2014;61(132):978-83.

69. Koh DM, Chau I, Tait D, Wotherspoon A, Cunningham D, Brown G. Evaluating mesorectal lymph nodes in rectal cancer before and after neoadjuvant chemoradiation using thin-section T2-weighted magnetic resonance imaging. Int J Radiat Oncol Biol Phys. 2008;71(2):456-61.

70. Suppiah A, Hunter IA, Cowley J, Garimella V, Cast J, Hartley JE et al. Magnetic resonance imaging accuracy in assessing tumour down-staging following chemoradiation in rectal cancer. Colorectal Dis. 2009;11(3):249-53.

71. Johnston DF, Lawrence KM, Sizer BF, Arulampalam TH, Motson RW, Dove E et al. Locally advanced rectal cancer: histopathological correlation and predictive accuracy of serial MRI after neoadjuvant chemotherapy. Br J Radiol. 2009;82(976):332-6.

72. Tong T, Sun Y, Gollub MJ, Peng W, Cai S, Zhang Z et al. Dynamic contrast-enhanced MRI: use in predicting pathological complete response to neoadjuvant chemoradiation in locally advanced rectal cancer. J Magn Reson Imaging. 2015;42(3):673-80.

73. Martens MH, Subhani S, Heijnen LA, Lambregts DM, Buijsen J, Maas M et al. Can perfusion MRI predict response to preoperative treatment in rectal cancer? Radiother Oncol. 2015;114(2):218-23.

74. Zhao RS, Wang H, Zhou ZY, Zhou Q, Mulholland MW. Restaging of locally advanced rectal cancer with magnetic resonance imaging and endoluminal ultrasound after preoperative chemoradiotherapy: a systemic review and meta-analysis. Dis Colon Rectum. 2014;57(3):388-95.

75. Memon S, Lynch AC, Bressel M, Wise AG, Heriot AG. Systematic review and meta-analysis of the accuracy of MRI and endorectal ultrasound in the restaging and response assessment of rectal cancer following neoadjuvant therapy. Colorectal Dis. 2015;17(9):748-61.

76. Patel UB, Taylor F, Blomqvist L, George C, Evans H, Tekkis P et al. Magnetic resonance imaging-detected

tumor response for locally advanced rectal cancer predicts survival outcomes: MERCURY experience. J Clin Oncol. 2011;29(28):3753-60.

77. Martens MH, Subhani S, Heijnen LA, Lambregts DM, Buijsen J, Maas M et al. Can perfusion MRI predict response to preoperative treatment in rectal cancer? Radiother Oncol. 2015;114(2):218-23.

78. Li YL, Wu LM, Chen XX, Delproposto Z, Hu JN, Xu JR. Is diffusion-weighted MRI superior to FDG-PET or FDG-PET/CT in evaluating and predicting pathological response to preoperative neoadjuvant therapy in patients with rectal cancer? J Dig Dis. 2014;15(10):525-37.

79. Joye I, Deroose CM, Vandecaveye V, Haustermans K. The role of diffusion-weighted MRI and (18)F-FDG PET/CT in the prediction of pathologic complete response after radiochemotherapy for rectal cancer: a systematic review. Radiother Oncol. 2014;113(2):158-65.

80. Choi MH, Oh SN, Rha SE, Choi JI, Lee SH, Jang HS et al. Diffusion-weighted imaging: apparent diffusion coefficient histogram analysis for detecting pathologic complete response to chemoradiotherapy in locally advanced rectal cancer. J Magn Reson Imaging. 2016 Jul;44(1):212-20.

81. Capirci C, Rampin L, Erba PA, Galeotti F, Crepaldi G, Banti E et al. Sequential FDG-PET/CT reliably predicts response of locally advanced rectal cancer to neo-adjuvant chemo-radiation therapy. Eur J Nucl Med Mol Imaging. 2007;34(10):1583-93.

82. Kristiansen C, Loft A, Berthelsen AK, Graff J, Lindebjerg J, Bisgaard C et al. PET/CT and histopathologic response to preoperative chemoradiation therapy in locally advanced rectal cancer. Dis Colon Rectum. 2008;51(1):21-5.

83. Perez RO, Habr-Gama A, Gama-Rodrigues J, Proscurshim I, Julião GP, Lynn P et al. Accuracy of positron emission tomography/computed tomography and clinical assessment in the detection of complete rectal tumor regression after neoadjuvant chemoradiation: long-term results of a prospective trial (National Clinical Trial 00254683). Cancer. 2012;118(14):3501-11.

84. Maffione AM, Marzola MC, Capirci C, Colletti PM, Rubello D. Value of (18)F-FDG PET for predicting response to neoadjuvant therapy in rectal cancer: systematic review and meta-analysis. AJR Am J Roentgenol. 2015;204(6):1261-8.

85. Li C, Lan X, Yuan H, Feng H, Xia X, Zhang Y. 18F-FDG PET predicts pathological response to preoperative chemoradiotherapy in patients with primary rectal cancer: a meta-analysis. Ann Nucl Med. 2014; 28(5):436-46.

86. Chan J, Kinsella MT, Willis JE, Hu H, Reynolds H Jr, Delaney C et al. A predictive genetic signature for response to fluoropyrimidine-based neoadjuvant chemoradiation in clinical stage II and III rectal cancer. Front Oncol. 2013;3:288.

87. Akiyoshi T, Kobunai T, Watanabe T. Predicting the response to preoperative radiation or chemoradiation by a microarray analysis of the gene expression profiles in rectal cancer. Surg Today. 2012;42(8):713-9.

88. Zauber NP, Marotta SP, Berman E, Grann A, Rao M, Komati N et al. Molecular genetic changes associated with colorectal carcinogenesis are not prognostic for tumor regression following preoperative chemoradiation of rectal carcinoma. Int J Radiat Oncol Biol Phys. 2009;74(2):472-6.

89. Bengala C, Bettelli S, Bertolini F, Sartori G, Fontana A, Malavasi N et al. Prognostic role of EGFR gene copy number and KRAS mutation in patients with locally advanced rectal cancer treated with preoperative chemoradiotherapy. Br J Cancer. 2010;103(7):1019-24.

90. Russo AL, Ryan DP, Borger DR, Wo JY, Szymonifka J, Liang WY et al. Mutational and clinical predictors of pathologic complete response in the treatment of locally advanced rectal cancer. J Gastrointest Cancer. 2014;45(1):34-9.

91. Palma P, Cano C, Conde-Muiño R, Comino A, Bueno P, Ferrón JA et al. Expression profiling of rectal tumors defines response to neoadjuvant treatment related genes. PLoS One. 2014;9(11):e112189.

92. Carpinetti P, Donnard E, Bettoni F, Asprino P, Koyama F, Rozanski A et al. The use of personalized biomarkers and liquid biopsies to monitor treatment response and disease recurrence in locally advanced rectal cancer after neoadjuvant chemoradiation. Oncotarget. 2015;6(35):38360-71.

93. Lopes-Ramos CM, Habr-Gama A, Quevedo BS, Felício NM, Bettoni F, Koyama FC et al. Overexpression of miR-21-5p as a predictive marker for complete tumor regression to neoadjuvant chemoradiotherapy in rectal cancer patients. BMC Med Genomics. 2014;7:68.

94. Lopes-Ramos C, Koyama FC, Habr-Gama A, Salim AC, Bettoni F, Asprino PF et al. Comprehensive evaluation of the effectiveness of gene expression signatures to predict complete response to neoadjuvant chemoradiotherapy and guide surgical intervention in rectal cancer. Cancer Genet. 2015;208(6):319-26.

95. Maring ED, Tawadros PS, Steer CJ, Lee JT. Systematic review of candidate single-nucleotide polymorphisms as biomarkers for responsiveness to neoadjuvant chemoradiation for rectal cancer. Anticancer Res. 2015;35(7):3761-6.

96. Hong TS, Moughan J, Garofalo MC, Bendell J, Berger AC, Oldenburg NB et al. NRG Oncology Radiation Therapy Oncology Group 0822: a phase 2 study of preoperative chemoradiation therapy using intensity modulated radiation therapy in combination with capecitabine and oxaliplatin for patients with locally advanced rectal cancer. Int J Radiat Oncol Biol Phys. 2015;93(1):29-36.

97. Hernando-Requejo O, López M, Cubillo A, Rodriguez A, Ciervide R, Valero J et al. Complete pathological responses in locally advanced rectal cancer after pre-

operative IMRT and integrated-boost chemoradiation. Strahlenther Onkol. 2014;190(6):515-20.

98. Appelt AL, Ploen J, Vogelius IR, Bentzen JR, Jakobsen A. Radiation dose-response model for locally advanced rectal cancer after preoperative chemoradiation therapy. Int J Radiat Oncol Biol Phys. 2013;85(1):74-80.

99. Garcia-Aguillar J, Chow OS, Smith DD, Marcet JE, Cataldo PA, Varma MG et al. Effect of adding mFOLFOX6 after neoadjuvant chemoradiation in locally advanced rectal cancer: a multicentre, phase 2 trial. Lancet Oncol. 2015;16(8):957-66.

100. Glynne-Jones R, Hava N, Goh V, Bosompem S, Bridgewater J, Chau I et al. Bevacizumab and combination chemotherapy in rectal cancer until surgery (BACCHUS): a phase II, multicentre, open-label, randomised study of neoadjuvant chemotherapy alone in patients with high-risk cancer of the rectum. BMC Cancer. 2015;15:764.

101. Mass M, Nelemans PJ, Valentini V, Crane CH, Capirci C, Rödel C et al. Adjuvant chemotherapy in rectal cancer: defining subgroups who may benefit after neoadjuvant chemoradiation and resection: a pooled analysis of 3,313 patients. Int J Cancer. 2015;137(1):212-20.

102. Deniaud-Alexandre E, Touboul E, Tiret E, Sezeur A, Houry S, Gallot D et al. Results of definitive irradiation in a series of 305 epidermoid carcinomas of the anal canal.Int J Radiat Oncol Biol Phys. 2003; 56(5):1259-73.

103. Moore HG, Gittleman AE, Minsky BD, Wong D, Paty PB, Weiser M et al. Rate of pathologic complete response with increased interval between preoperative combined modality therapy and rectal cancer resection. Dis Colon Rectum. 2004;47(3):279-86.

104. Kalady MF, Campos-Lobato LF, Stocchi L, Geisler DP, Dietz D, Lavery IC et al. Predictive factors of pathologic complete response after neoadjuvant chemoradiation for rectal cancer. Ann Surg. 2009;250(4):582-9.

105. Habr-Gama A, Perez RO, Proscurshim I, Nunes Dos Santos RM, Kiss D, Gama-Rodrigues J et al. Interval between surgery and neoadjuvant chemoradiation therapy for distal rectal cancer: does delayed surgery have an impact on outcome? Int J Radiat Oncol Biol Phys. 2008;71(4):1181-8.

106. Skinner HD, Crane CH, Garrett CR, Eng C, Chang GJ, Skibber JM et al. Metformin use and improved response to therapy in rectal cancer. Cancer Med. 2013;2(1):99-107.

107. Tsai CC, Chuang TW, Chen LJ, Niu HS, Chung KM, Cheng JT et al. Increase in apoptosis by combination of metformin with silibinin in human colorectal cancer cells. World J Gastroenterol. 2015;21(14):4169-77.

108. James MI, Iwuji C, Irving G, Karmokar A, Higgins JA, Griffin-Teal N et al. Curcumin inhibits cancer stem cell phenotypes in ex vivo models of colorectal liver metastases, and is clinically safe and tolerable in combination with FOLFOX chemotherapy Cancer Lett. 2015;364(2):135-41.

109. Mace AG, Gantt GA, Skacel M, Pai R, Hammel JP, Kalady MF. Statin therapy is associated with improved pathologic response to neoadjuvant chemoradiation in rectal cancer. Dis Colon Rectum. 2013;56(11): 1217-27.

110. Armstrong D, Raissouni S, Price Hiller J, Mercer J, Powell E, MacLean A et al. Predictors of pathologic complete response after neoadjuvant treatment for rectal cancer: A multicenter study. Clin Colorectal Cancer. 2015;14(4):291-5.

CÂNCER DE RETO PROXIMAL: EXCISÃO PARCIAL DO MESORRETO E INDICAÇÕES DE TERAPIA NEOADJUVANTE

19

Fábio Guilherme C. M. de Campos
Rodrigo Gomes da Silva

INTRODUÇÃO

O procedimento denominado excisão total do mesorreto (ETM) foi pioneiramente descrito por Abel em 1931,[1] mas coube a Heald et al.[2] sua divulgação, padronização e maiores esforços no ensino dos aspectos técnicos envolvidos, inclusive com a divulgação de sua experiência institucional no North Hampshire Hospital em Basingstoke, Inglaterra.[2-5] Com a realização de numerosos *workshops* para treinamento técnico, inicialmente realizados na Europa e posteriormente em vários outros locais, os princípios técnicos rapidamente se difundiram e a ETM foi rapidamente reconhecida como fundamental na excisão de tumores retais invasivos do reto médio e distal.[3]

Tecnicamente, a ETM compreende a dissecção precisa e cuidadosa do reto na pelve, preservando a integridade da fáscia visceral do reto, camada mais externa do envelope de tecido gorduroso que o envolve circunferencialmente, e da fáscia parietal, que recobre a face anterior do sacro e da parede lateral da pelve.[3] Entretanto, existem controvérsias em relação à necessidade de ETM no manuseio de cânceres do reto proximal (CRP).

Uma série de ensaios clínicos desenvolvidos nos últimos 20 anos definiu melhor o papel da radioterapia (RT) e da quimioterapia (QT) no manuseio de pacientes com câncer retal ressecável, como o melhor momento para RT (pré-operatório *versus* pós-operatório), os méritos da RT de cursos curto ou longo e as vantagens da associação de ambas as modalidades.[6-9] Apesar disso, muitos temas ainda não encontraram solução definitiva, como a indicação de terapia neoadjuvante para todos os tumores retais, independentemente de sua localização.

A excisão parcial do mesorreto (EPM) tem sido recomendada para os tumores de terço proximal do reto.[10-12] Porém, enquanto a ETM[13] e a amputação abdominoperineal (AAP) cilíndrica[14] são bem padronizadas para os tumores de terço médio e distal, a padronização da técnica da EPM e a necessidade ou não de se estender a operação para a ETM nos tumores de terço proximal têm sido pouco avaliadas na literatura. Além disso, em tumores proximais mais avançados, questiona-se se a radioterapia poderia ser útil. De modo geral, tumores acima de 10 cm da borda anal são tratados com operação direta, sem tratamento neoadjuvante.

A análise do subgrupo de pacientes com câncer de reto do terço proximal do Dutch Study mostra que esses pacientes (tumores localizados acima de 10 cm da borda anal) não se beneficiaram da radioterapia pré-operatória.[7] O EORTC não avaliou esse subgrupo de pacientes apesar de ter mostrado benefícios da radioterapia em pacientes com câncer de reto (até 15 cm da borda anal).[15] Já o German Trial mostrou benefício da RT em tumores até 16 cm da borda anal, mas, também, sem analisar separadamente os tumores proximais.[8]

EXCISÃO PARCIAL DO MESORRETO (EPM)

O maior detalhamento sobre o mecanismo de disseminação do câncer retal contribuiu para uma indicação gradativamente maior das operações que preservam o esfíncter, reconhecendo-se que a disseminação intramural distal raramente ultrapassa 2 cm. Existem também depósitos de linfonodos (LN) no mesorreto distal à borda distal do tumor, que constituem outro tópico de debate. Esses depósitos constituíram a racionalidade original da ETM, em que havia a recomendação de ressecar todo o mesorreto distal ao tumor, a despeito de maior risco de deiscência e maior disfunção retal.[2-5]

De acordo com Heald et al.,[3] nas operações convencionais de ressecção anterior, a parte do mesorreto não excisada abrigaria focos potencialmente comprometidos de LN ou de invasão vascular linfática até 4 cm da borda inferior do tumor, o que seria responsável pela ocorrência de recidiva pélvica. Dessa forma, a exérese completa desses focos neoplásicos seria responsável pelos excelentes resultados em relação à recidiva local.

Por isso, hoje se recomenda progredir a dissecção do reto por pelo menos 5 cm abaixo da margem distal do tumor (sem conização) a fim de remover quaisquer micrometástases do tecido linfovascular que compõe o mesorreto com o tecido gorduroso perirretal, em bloco com o tumor primário.[6,10,11]

Embora na série original de Heald et al.[3] a ETM fosse realizada mesmo para pacientes com tumores proximais, essa rotina para todos os níveis é hoje considerada desnecessária. Uma vez que já se demonstrou que a disseminação intramural distal do adenocarcinoma do reto corresponde quase na totalidade dos casos à margem macroscópica, e, como a disseminação extramural no mesorreto dificilmente ultrapassaria 4 cm, parece que faltam evidências objetivas para justificar a prática da ETM para os tumores localizados no retossigmoide ou mesmo no reto proximal. Nesses casos, a ressecção anterior com margem macroscópica distal intramural e no mesorreto de no mínimo 5 cm, resultando em anastomose colorretal no nível do reto médio, representa a operação adequada para câncer do reto proximal, evitando-se o risco aumentado de deiscência de anastomose para as suturas posicionadas no reto distal.

Além disso, a remoção de todo esse tecido perirretal para tratamento do câncer retal em todos os níveis traria a necessidade de realizar anastomoses baixas com o reto distal ou canal anal, com consequências na morbidade e na função intestinal. Tudo isso torna a ETM mais complexa, determinando maior tempo operatório, maior possibilidade de perda sanguínea, maior hospitalização e maior risco de deiscência da anastomose e estoma.[16]

Assim, aceita-se que os pacientes com câncer de reto do terço proximal possam ser tratados com EPM, retirando-se 5 cm de parede do reto e de mesorreto distais à borda inferior tumoral. As ressecções anteriores assim realizadas são operações seguras, e determinam baixa mortalidade e morbidade aceitáveis.

Com essa abordagem, ou seja, EPM para CRP e ETM para tumores de reto médio e distal, grandes séries mostraram taxas de recorrência local baixas para a denominada EPM.[6,10,11,17] Contudo, é importante ressaltar que poucos estudos mostram os resultados da ETM e da EPM separadamente. Em um estudo clássico da Mayo Clinic, de 1998, Zaheer et al.[17] avaliaram 70 casos de CRP entre 514 pacientes com câncer de reto tratados naquela instituição. A taxa de recorrência para pacientes submetidos à ressecção anterior do reto, com excisão parcial ou total do mesorreto, foi de 7%. Os autores consideraram que pacientes com câncer do reto proximal deveriam ter 5 cm de parede retal e de mesorreto distais ressecados. Os resultados da EPM, porém, não foram apresentados separadamente. Em outro estudo, Law et al.[11] avaliaram 265 pacientes com câncer de reto situado entre 8 e 20 cm da borda anal. A transecção do reto e do mesorreto, quando houve excisão parcial, foi realizada a 4 a 5 cm da borda distal do tumor. Os pacientes submetidos à ressecção laparoscópica apresentaram taxa de recorrência local em 3 anos de 3,3% e aqueles submetidos à ressecção aberta, 4,9%. Os dados de EPM e ETM, entretanto, não foram apresentados separadamente.

IMPLICAÇÕES DA LOCALIZAÇÃO DO TUMOR NO RETO

O reto é definido pela classificação TNM da American Joint Committee on Cancer como o segmento distal do trato digestório, situado até 16 cm da borda anal.[18] Os tumores do terço proximal, segundo essa mesma classificação, são aqueles que se situam entre 12 e 16 cm.[19] No entanto, essa divisão do reto não é aceita por todos os autores. Vários deles consideram os tumores do reto proximal aqueles situados entre 10,1 e 15 cm.[17,20] Consequentemente, alguns cirurgiões indicam tratamento neoadjuvante para tumores situados entre 10,1 e 11,9 cm, mas outros não. Alguns autores chegam a considerar pacientes com câncer de reto com lesões tumorais até 20 cm da borda anal.[21]

Simplificadamente, o reto pode ser dividido em intraperitoneal, quando acima da reflexão peritoneal, ou extraperitoneal, quando abaixo desse marco anatômico. A distância da reflexão peritoneal da borda anal é controversa e pode variar de acordo com o método utilizado para a mensuração. A identificação de um tumor intraperitoneal, diferenciando-o da localização extraperitoneal, pode ser muito útil no manejo desse paciente. Assim, pacientes com tumores intraperitoneais, portanto, do terço proximal do reto, podem ser submetidos a EPM em vez da ETM e, também, se beneficiar pelo fato de não serem submetidos à terapia neoadjuvante. Contudo, diferenciar tumor de terço distal e médio na retossigmoidoscopia rígida pode ser considerado irrelevante para fins de escolha do tratamento neoadjuvante, visto que as duas localizações são consideradas alvo da radioterapia. Para avaliar a invasão esfincteriana, o exame digital feito por um cirurgião experiente, associado à anuscopia, além da avaliação imaginológica, pode avaliar melhor entre operação com preservação esfincteriana e amputação abdominoperineal do reto.

Menmon et al.[22] conduziram um estudo realizado durante a operação do câncer de reto de avaliação da transição do sigmoide para reto. Os autores consideraram que o mesossigmoide inicia quando o cirurgião sentia que o meso era móvel. Uma retossigmoidoscopia rígida (RSR) *per annum* foi realizada com o abdome aberto em uma laparatomia mediana infraumbilical. Eles identificaram que a distância média da reflexão peritoneal era de 11,9 cm em homens e 10 cm em mulheres. A confluência das tênias, outro parâmetro para identificar a transição do sigmoide com o reto, não foi diferente entre os sexos, com média de 20,3 cm, em homens, e 19,8 cm, em mulheres. Não houve diferença também na distância entre a borda anal e o início do mesocólon sigmoide móvel, que foi de 18,8 cm e 19,1 cm em homens e mulheres, respectivamente. O índice de massa corporal não se correlacionou com nenhuma dessas medidas. Com base nesses achados, os autores consideram que a radioterapia poderia ser oferecida em tumores localizados até 19 cm.[22]

Meylemans et al.[23] compararam a eficácia da colonoscopia, da RSR e da ressonância magnética (RM) em localizar tumor de reto com o objetivo de selecionar adequadamente os pacientes para receber rádio e quimioterapia neoadjuvantes. A RM calculava a distância do tumor com uma reta entre o tumor e a borda anal ou, de outra maneira, com traços retos menores que acompanhavam a forma curvilínea do reto. Quanto mais proximal o tumor no reto, maior foi a diferença entre as medidas da colonoscopia em comparação à RSR. Dos pacientes, a localização em 5 entre 16 foi alterada do terço médio para o terço distal, quando compararam colonoscopia e RSR. As medidas da RM entre a retilínea e a curvilínea também piora quanto mais proximal é o tumor. A melhor correlação foi identificada entre a RSR e a medida retilínea da RM. Os autores concluíram que a avaliação do tumor por RM pode ser um substituto da RSR, mas que mais estudos devem ser feitos.[23]

Em um estudo coreano, Jung et al.[24] avaliaram a localização do tumor de reto com a RM da pelve em 54 pacientes com câncer de reto. Os tumores foram classificados entre três posições em relação à reflexão peritoneal: tumor completamente proximal à reflexão peritoneal, tumor no nível da reflexão peritoneal e tumor completamente distal à reflexão peritoneal. Esses dados foram comparados com os achados intraoperatórios. Durante o procedimento cirúrgico, o cirurgião avaliou a localização do tumor em relação à reflexão peritoneal. A acurácia da RM em localizar o tumor de reto foi de 90,7%. A acurácia para tumores localizados acima da reflexão peritoneal foi de 93,5%, enquanto aqueles situados na reflexão ou abaixo dela foi de 90 e 84%, respectivamente. A acurácia caiu à medida que o tumor aumentava em tamanho, mas não foi influenciada pelo sexo ou índice de massa corporal.[24]

As diretrizes da European Society of Medical Oncology (ESMO) de 2012 ressalta a importância de se localizar um tumor de reto do terço proximal.[12] Tumores entre 10,1 e 15 cm da borda anal, medidos pela restossigmoidoscopia rígida ou flexível, ou entre 8 e 12 cm da junção anorretal, medida pela RM, são considerados tumores intraperitoneais do terço proximal do reto. A RM é o método de primeira escolha na determinação da localização do tumor.[12]

Conclui-se com as informações descritas, que a associação dos achados da RSR e da RM deve ser levada em conta para se identificar o paciente com CRTP que deve ser submetido a EPM sem terapia adjuvante.

Resultados oncológicos da EPM

Em termos de recidiva e sobrevida, sugere-se que a EPM para tumores altos determina resultados comparáveis à ETM para tumores extraperitoneais. No clássico estudo de Lopez-Kostner et al.,[10] os resultados dos tumores do reto proximal diferiram favoravelmente daqueles do reto distal, revelando recidiva local (4,7%) similar às neoplasias no sigmoide (3,9%), enquanto os valores do reto distal foram significativamente maiores (12,9%). Resultados semelhantes foram reportados em um grupo de 147 doentes em que os autores identificaram o envolvimento de margem de ressecção circunferencial (MRC) ao exame patológico como o único fator independente de risco para recidiva local.[25] Em outro estudo, Law e Chu[11] relataram que tumores acima de 10 cm da borda anal tratados por EPM apresentaram recidiva local em 5 anos comparáveis a tumores abaixo de 10 cm e tratados com ETM (7,4% versus 10,7%; p = 0,20).[11]

Não obstante, uma análise institucional recente registrou que tumores do terço proximal operados por EPM e RT adjuvante têm índices de recidiva (15,5%) comparáveis aos do terço médio do reto (11,7%) e sigmoide (6,3%), advogando um tratamento mais agressivo com radioterapia pré-operatória (nRT).[26] Entretanto, nesse estudo não foi realizada a avaliação da qualidade da excisão do mesorreto. No reto superior, os índices de ressecção completa do mesorreto variam entre 57,8 e 89%,[27-29] o que pode parcialmente justificar a variação de recidiva local desses tumores entre cirurgiões e instituições.

Esses resultados sugerem que a ETM não é necessária para obter baixos índices de recidiva local em tumores altos, em concordância com as recomendações atuais da Sociedade Americana de Cirurgiões Colorretais.[30]

Assim, a indicação seletiva de ETM de acordo com o nível do tumor parece se tornar uma tática razoável a fim de evitar esses inconvenientes. De modo geral, pacientes com câncer de reto extraperitoneal estadiados com T3/T4 e/ou N positivo são tratados com radioterapia associada com quimioterapias neoadjuvantes. Esse tratamento também é indicado para doentes com margem circunferencial (MRC) potencialmente comprometida.[7,8]

O papel da margem distal

Apesar de recomendada a transecção do reto e do mesorreto 5 cm abaixo da borda distal do tumor, muitos autores recomendam 3 ou 4 cm. Como já foi dito, a racionalidade para a transecção ser a 5 cm se baseia no fato de que Heald et al. encontraram depósitos de células tumorais até 4 cm distalmente à borda inferior do tumor. Desse modo, a recomendação de 5 cm englobaria todos os possíveis depósitos dessas células tumorais no mesorreto. Em um recente estudo da Dinamarca, Bondeven et al.,[20] avaliaram 247 pacientes com câncer de reto. Os pacientes com câncer de reto proximal (10,1 a 15 cm da borda anal) foram tratados com cirurgia direta, sem rádio e quimioterapia neoadjuvantes. Os tumores de terço médio e distal foram tratados com ETM e AAP cilíndrica, recebendo radioquimioterapia neoadjuvante de acordo com o estadiamento. As taxas de recorrência local em 3 anos foram de 2,9% após ETM e de 5,7% após AAP cilíndrica. Todavia, a taxa de recorrência local dos tumores proximais tratados com EPM foi de 13,5% (p < 0,05). A margem distal avaliada pelo patologista foi menor que 3 cm em 54% dos casos dos pacientes submetidos a EPM. Aqueles com margens menores que 3 cm tiveram taxa de recorrência de 20,1% versus 6,8% daqueles com margem maior que 3 cm. Os autores avaliaram que a alta taxa de recorrência local pode ser por problemas técnicos ou pela falta da radioterapia neoadjuvante.

Um outro estudo recente avaliou pacientes com CRP submetidos à EPM com transecção de 3 a 5cm distalmente à borda inferior do tumor, mostrando resultados ruins. Rosenberg et al.[26] compararam os resultados oncológicos de pacientes com câncer de sigmoide, câncer de reto proximal (situados entre 10,1 e 15 cm) e tumores de reto médio. Pacientes com câncer de sigmoide tiveram melhores taxas de sobrevida quando comparados com pacientes com tumores de reto proximal. As taxas de recorrência local em 5 anos foram de 6,3% para câncer de sigmoide, 15,5% para câncer de reto do terço proximal e 10,7% para câncer de reto médio. Foi criado um escore de pontuação entre 0 e 3 pontos. Os graus variáveis grau de diferenciação G3/G4, classificação pT3/pT4 e pN1/pN2 recebiam um ponto cada. Pacientes com 2 ou 3 pontos apresentaram sobrevida câncer-específica em 5 anos significativamente reduzida (46 e 34%, respectivamente), quando comparados com pacientes com um ponto apenas (83,4%). Eles questionaram se a radioterapia deveria ser oferecida aos pacientes com câncer do terço proximal com maior risco de recorrência. Os autores concluíram que o câncer de reto proximal se comporta mais como um câncer de reto médio do que como um câncer de sigmoide, mas que o tratamento do câncer de reto proximal deveria ser mais bem estudado. Apesar de indicarem margem distal entre 3 e 5 cm, os autores não avaliaram detalhadamente a margem entre os pacientes com e sem recidiva, o que poderia ser responsável pelos resultados adversos.

Mais recentemente, Bondeven et al.[28] avaliaram o grau de contração tecidual que a peça cirúrgica apresenta após a ressecção da excisão parcial do mesorreto, medindo a margem distal com RM da peça a fresco e na peça fixada, comparando com o exame histopatológico. Os autores observaram contração tecidual de 70%, com redução da margem distal de 30%. Em outras palavras, se o objetivo do cirurgião é a margem de 5 cm, uma margem distal de 3,5 cm na peça fixada deve ser obtida pelo patologista para se atestar a radicalidade da operação.[28]

O mesorreto

Além do nível variado da transecção do mesorreto, o risco de ruptura da fáscia visceral do mesorreto parece existir na EPM. Isso pode influenciar na positividade da margem circunferencial do mesorreto, com risco 4,4 vezes maior de recorrência local em pacientes avaliados como mesorreto incompleto ou quase completo no estudo de Garcia-Granero.[29]

Nesse estudo, a taxa de mesorreto intacto ou completo em pacientes com CRP foi alta (89%), refletindo, provavelmente, o nível de especialização do serviço. Por outro lado, no estudo multicêntrico de Quirke et al.,[27] a taxa de plano mesorretal correta, portanto, sem rupturas do mesorreto, foi obtida em apenas 57,8%. Os planos intramesorretal e o plano da muscular própria foram de 31,21 e 10,98%, respectivamente. Isso pode refletir as diferenças entre as taxas de recorrência local encontradas na literatura para CRP.

Outro ponto de risco é a conização do mesorreto (Figura 19.1).

Nessa situação, o cirurgião não faz a transecção do mesorreto no mesmo nível da transecção do reto, afunilando a dissecção em um ponto mais proximal da fáscia visceral do mesorreto, indo em direção distal à parede retal. Consequentemente, deixa-se mesorreto distal aos 5 cm da borda inferior do tumor. Um estudo do grupo de Arhus,[31] na Dinamarca, mostrou que a conização do mesorreto ocorreu em 63% dos casos de excisão parcial do mesorreto. Além disso, 80% dos pacientes submetidos a EPM tinha margem menor que 5 cm e 53% apresentavam margem menor que 3 cm, medida pela RM pós-operatória. Defeitos de volume de mesorreto foram observados em 52% dos pacientes submetidos a EPM. De fato, todos os pacientes com recorrência local apresentavam sinais de mesorreto residual. Outro dado interessante desse estudo foi o fato de 26% dos pacientes tratados com EPM tinham tumores localizados no terço médio do reto, que seriam, na verdade, indicados para excisão total do mesorreto, mostrando a dificuldade de se determinar a localização de alguns tumores.[31]

Indicação de radioterapia para tumores proximais

Há evidência substancial pelo emprego de radioquimioterapia neoadjuvante (nRQT) no tratamento de tumores retais localmente avançados. A racionalidade de se empregar nRQT em vez de RT isolada inclui a maior possibilidade de obter redução tumoral, resultando em maior ressecabilidade e maior chance de preservação esfincteriana, efeitos proporcionados pela radiosensibilização.[7,8,31]

Por outro lado, a análise da literatura sobre o tratamento multidisciplinar dos tumores do reto proximal é fraca e revela a ausência de evidência específica nesse subgrupo de pacientes. Esses tumores estariam numa porção móvel do mesentério e não seriam alvo adequado da

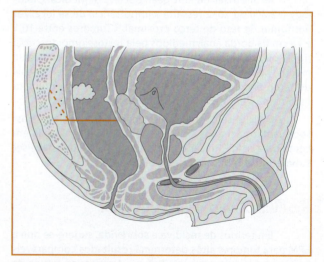

Figura 19.1. Desenho esquemático do reto. A linha contínua mostra o ponto ideal de secção do mesorreto e do reto. A linha de dissecção oblíqua fica acima do ideal e deixa-se focos de células tumorais no mesorreto residual. *Fonte: elaborada pelos autores.*

radioterapia. Além disso, tem sido reportado que tumores situados no terço proximal do reto apresentam resultados oncológicos similares aos tumores do sigmoide, sugerindo que a ETM não seria necessária nesses casos. Assim, esses tumores podem ser tratados com EPM, obtendo-se índices baixos de recidiva local.[4,10] Além de benefícios ainda não comprovados, a ETM nesse segmento poderia determinar maior morbidade.[10,11]

Os estudos seminais que introduziram o conceito de ETM e avaliaram a eficácia da ETM com terapia neoadjuvante consideram o reto como uma unidade, apresentando diferenciação dos terços do reto apenas na apresentação dos resultados.[5,7,8,14] Além disso, a relação do reto com a reflexão peritoneal não é rotineiramente considerada para se recomendar ou não nRQT.

RT neoadjuvante de curso curto não é recomendada para tumores do reto proximal devido aos benefícios limitados na forma como é executada atualmente.[7,31,32] Mais ainda, a indicação mais restrita de RT poderá ainda evitar problemas funcionais relacionados com a radiação, como incontinência, urgência evacuatória e frequência aumentada do funcionamento intestinal.[25] Na avaliação retrospectiva de Marinello et al.,[25] os autores mostram que a maioria dos tumores retais proximais podem ser tratados com EPM adequada mesmo sem o uso sistemático de RT neoadjuvante.

A recente inclusão da RM no estadiamento do câncer retal permitiu a melhor seleção dos candidatos à radioquimioterapia neoadjuvante (nRQT), pela identificação de fatores de risco para recorrência.[13,33-35] Nesse contexto, é necessário ressaltar que a avaliação da reflexão peritoneal com RM assume fundamental importância, pois ela separa os tumores intra e extraperitoneais, permitindo definir estratégias terapêuticas distintas.[24,35]

As recomendações atuais para nRQT devem estar ajustadas para fatores de risco para recorrência, sendo o mais importante a avaliação da margem circunferencial (MRC). A constatação de um potencial envolvimento da fáscia mesorretal pela RM no pré-operatório tem sido muito útil para selecionar a indicação de nRQT, reduzir os índices de MRC positiva e recidiva local.[34-36]

Dados sobre MRC em tumores do reto proximal são pouco disponíveis. O Grupo Norueguês de Câncer Colorretal (NCCG) reportou 7,6% de recidiva local em 918 doentes com doentes com tumores do terço proximal submetidos a ETM sem radioterapia. Na análise multivariada, identificou-se CRM < 2 mm e comprometimento linfonodal N2 como fatores preditivos independentes para recidiva local.[37] Dessa forma, o envolvimento da fáscia mesorretal em tumores proximais parece ser essencial para indicar nRQT.[25] Entretanto, essa avaliação no reto superior não pode ser adequadamente realizada em tumores intraperitoneais, pois a serosa na superfície anterolateral é separada por uma fina camada de tecido conjuntivo da muscular própria.[38,39]

Nessa situação, seria mais apropriado classificar os tumores intraperitoneais como T4a quando a serosa estiver comprometida acima ou na reflexão peritoneal. Mas essas características não são apreciadas em estudos que relatam resultados oncológicos em tumores proximais. A divisão arbitrária do reto (15 a 16 cm) em terços não leva em conta a relação do reto com o peritônio.[7,8,10,11,37]

A RM pode prover essa informação com alta acurácia (90,7%). Em tumores altos que perfuram o peritônio visceral, existe a possibilidade de disseminação na cavidade peritoneal. Por esse motivo, a Sociedade Europeia de Oncologia Clínica recomenda RT neoadjuvante para tumores altos com extensão para estruturas adjacentes ou reflexão peritoneal, enquanto tumores T4a devem ser tratados como lesões do sigmoide.[12]

Burton et al.[35] avaliaram o papel da RT em tumores avançados de reto proximal (situados entre 10 cm ≤ 12 cm da borda anal), junção retossigmoidiana (entre 12 cm ≤ 15 cm) e sigmoide distal (> 15 cm). Foram avaliados 75 pacientes, sendo que 18 desses receberam terapia neoadjuvante, com rádio e quimioterapia. Entre os 18, 15 tinham margem circunferencial comprometida à RM antes da neoadjuvância. Desses, 13 tiveram margem convertidas para negativas na análise histopatológica. Outros três pacientes, entre aqueles 18 que receberam neoadjuvância, apresentavam classificação T4 à RM antes da radioterapia. Dois desses três pacientes tiveram margem circunferencial negativa na análise final da peça cirúrgica. A sobrevida câncer-específica em 3 anos foi de 92% para os pacientes com bom prognóstico (T1, T2, T3a, N0-N1, margem circunferência negativa, sem invasão venosa na RM) e de 62,2% para os pacientes com mal prognóstico submetidos a tratamento cirúrgico sem neoadjuvância (p < 0,05). Os pacientes com mal prognóstico submetidos a rádio e quimioterapia (T4 ou margem circunferencial positiva na RM) tiveram taxa de sobrevida câncer-específica de 81,4%.[35]

CONCLUSÕES

A associação dos achados da RSR e da RM deve ser levada em consideração para identificar o paciente com CRP que deve ser submetido a EPM sem terapia adjuvante. A RM é considerada o método de primeira escolha na determinação da localização do tumor.

A ETM não é necessária para obter baixos índices de recidiva local em CRP. Sua indicação é seletiva de acordo com o nível do tumor, em que pacientes com câncer de reto extraperitoneal (T3/T4 e/ou N positivo) são tratados com radioterapia associada à quimioterapia neoadjuvante. Entretanto, pacientes com MRC potencialmente comprometida deverão ser submetidos à nRQT.

Recomenda-se progredir a dissecção do reto por pelo menos 5 cm abaixo da margem distal do tumor (sem conização) a fim de remover quaisquer micrometástases do tecido linfovascular que compõem o mesorreto com o tecido gorduroso perirretal, em bloco com o tumor primário.

A decisão entre ETM ou EPM deve ser tomada pelo cirurgião colorretal no pré-operatório, e não no intraoperatório.

Referências

1. Abel AL. The modern treatment of cancer of the rectum. Milwaukee Proc. 1931;296-300.

2. Heald RJ. A new approach to rectal cancer. Br J Hosp Med. 1979;22:277-81.

3. Heald RJ, Husband EM, Ryall RD. The mesorectum in rectal cancer surgery – the clue to pelvic recurrence? Br J Surg. 1982;69:613-6.

4. Hainsworth PJ, Egan MJ, Cunliffe WJ. Evaluation of a policy of total mesorectal excision for rectal and rectosigmoid cancers. Br J Surg. 1997;84:652-6.

5. Heald RJ, Moran BJ, Ryall RD, Sexton R, MacFarlane JK. Rectal cancer: the Basingstoke experience of total mesorectal excision, 1978-1997. Arch Surg. 1998;133:894-9.

6. Church JM. Optimizing the outcome for patients with rectal cancer. Dis Colon Rectum. 2003;46:389-402.

7. Kapiteijn E, Marijnen CA, Nagtegaal ID, Putter H, Steup WH, Wiggers T et al.; Dutch Colorectal Cancer Group. Preoperative radiotherapy combined with total mesorectal excision for resectable rectal cancer. N Engl J Med. 2001;345:638-46.

8. Sauer R, Becker H, Hohenberger W, Rödel C, Wittekind C, Fietkau R et al.; German Rectal Cancer Study Group. Preoperative versus postoperative chemoradiotherapy for rectal cancer. N Engl J Med. 2004;351:1731-40.

9. Araújo SE, Seid VE, Bertoncini A, Campos FG, Sousa A Jr, Nahas SC, Cecconello I. Laparoscopic total mesorectal excision for rectal cancer after neoadjuvant treatment: targeting sphincter-preserving surgery. Hepatogastroenterology. 2011;58:1545-54.

10. Lopez-Kostner F, Lavery IC, Hool GR, Rybicki LA, Fazio VW. Total mesorectal excision is not necessary for cancers of the upper rectum. Surgery. 1998;124:612-7.

11. Law WL, Chu KW. Anterior resection for rectal cancer with mesorectal excision: a prospective evaluation of 622 patients. Ann Surg. 2004;240:260-8.

12. Schomoll HJ, Cutsem EV, Stein A, Valentini V, Glimelius B, Haustermans K et al. ESMO consensus guidelines for management of patients with colon and rectal cancer: a personalized approach to clinical decision making. Ann Oncol. 2012;23:2479-516.

13. MERCURY Study Group. Diagnostic accuracy of preoperative magnetic resonance imaging in predicting curative resec- tion of rectal cancer: prospective observational study. BMJ. 2006 Oct 14;333(7572):779.

14. Murty M, Enker WE, Martz J. Current status of total mesorectal excision and autonomic nerve preservation in rectal cancer. Semin Surg Oncol. 2000;19:321-8.

15. Marr R, Birbeck K, Garvican J, Macklin CP, Tiffin NJ, Parsons WJ et al. The modern abdominoperineal excision. The next challenge after total mesorectal excision. Ann Surg. 2005;242:74-82.

16. Gupta RK, Agrawal CS, Pathania OP, Bajracharya A, Sah SP, Lal Sah P. Anterior resection for rectal cancer with mesorectal excision: institutional review. Indian J Surg. 2013;75:10-6.

17. Zaheer S, Pemberton JH, Farouk R, Dozois RR, Wolff BG, Ilstrup D. Surgical treatment of adenocarcinoma of the rectum. Ann Surg. 1998;6:800-11.

18. Wittekind C, Greene FL, Henson C (eds.). UICC. TNM Classification of Malignant Tumors. 6. ed. Nova York: John Wiley & Sons; 2002.

19. Bosset JF, Calais G, Mineur L, Maingon P, Radosevic-Jelic L, Daban A et al. Enhanced tumoricidal effect of chemotherapy with preoperative radiotherapy for rectal cancer: preliminary results – EORTC 22921. J Clin Oncol. 2005;23:5620-7.

20. Bondeven P, Lauberg S, Hagermann-Madsen RH, Pedersen B. Suboptimal surgery and omission of neoadjuvant therapy for upper rectal cancer is associated with a high risk local recurrence. Colorectal Dis. 2015;17:216-24.

21. Law WL, Lee YM, Choi HK, Seto CL, Ho JW. Laparoscopic and open anterior resection for upper and mid rectal cancer: an evaluation of outcomes. Dis Colon Rectum. 2006;49:1108-15.

22. Menmon S, Keating JP, Cookke HS, Dennett E. A study into external rectal anatomy: improving patient selection for radiotherapy for rectal cancer. Dis Colon Rectum. 2009;52:87-90.

23. Meylemans D, Penninckx F, Vanbeckevoort D, Wolthuis AM, Fieuws AM, D'Hoore A. Endoscopic versus radiology based location of rectal cancer. Acta Chirg Belg. 2014;114:364-9.

24. Jung EJ, Ryu CG, Kim G, Kim SR, Nam SE, Park HS et al. Is rectal MRI beneficial for determining the location of rectal cancer with respect to the peritoneal reflection? Radiol Oncol. 2012;46:296-301.

25. Marinello FG, Baguena G, Cervantes A, Espí A. Elective approach for upper rectal cancer treatment: total mesorectal excision and preoperative chemoradiation are seldom necessary. Dis Colon Rectum. 2015;58:556-65.

26. Rosenberg R, Maak M, Schuster T, Becker K, Friess H, Gertler R. Does a rectal cancer of the upper third behave more like a colon or a rectal cancer? Dis Colon Rectum. 2010;53:761-70.

27. Quirke P, Steele R, Monson J, Grieve R, Khanna S, Couture J et al.; MRC CR07/NCIC-CTG CO16 Trial Investigators; NCRI Colorectal Cancer Study Group. Effect of the plane of surgery achieved on local recurrence in patients with operable rectal cancer: a prospective study using data from the MRC CR07 and NCIC-CTG CO16 randomised clinical trial. Lancet. 2009;373:821-8.

28. Bondeven P, Hagemann-Madsen RH, Bro L, Moran BJ, Laurberg S, Pedersen BG. Objective measurement of the distal resection margin by MRI of the fresh and fixed specimen after partial mesorectal excision for rectal cancer: 5cm is not just 5cm and depends on when measured. Acta Radiol. 2016 Jul;57(7):789-95.

29. García-Granero E, Faiz O, Muñoz E, Flor B, Navarro S, Faus C et al. Macroscopic assessment of mesorectal

excision in rectal cancer: a useful tool for improving quality control in a multidisciplinary team. Cancer. 2009;115:3400-11.

30. Monson JR, Weiser MR, Buie WD, Chang GJ, Rafferty JF; Standards Practice Task Force of the American Society of Colon and Rectal Surgeons. Practice parameters for the management of rectal cancer (revised). Dis Colon Rectum. 2013;56:535-50.

31. Bondeven P, Hagermann-Madsen RH, Lauberg S, Pedersen B. Extent and completeness of mesorectal excision evaluated by postoperative magnetic resonance imaging. Br J Surg. 2013;100:1357-1367.

32. Peeters KC, Marijnen CA, Nagtegaal ID, Kranembarg EK, Putter H, Wiggers T et al.; Dutch Colorectal Cancer Group. The TME trial after a median follow-up of 6 years: increased local control but no survival benefit in irradiated patients with resectable rectal carcinoma. Ann Surg. 2007;246:693-701.

33. Sebag-Montefiore D, Stephens RJ, Steele R, Monson J, Grieve R, Khanna S et al. Preoperative radiotherapy versus selective postoperative chemoradiotherapy in patients with rectal cancer (MRC CR07 and NCIC--CTG C016): a multicentre, randomised trial. Lancet. 2009;373:811-20.

34. Taylor FG, Quirke P, Heald RJ, Moran B, Blomqvist L, Swift I et al.; MERCURY study group. One millimetre is the safe cut-off for magnetic resonance imaging prediction of surgical margin status in rectal cancer. Br J Surg. 2011;98:872-9.

35. Burton S, Brown G, Daniels I, Norman A, Swift I, Abulafi M et al. MRI identified prognostic features of tumors in distal sigmoid, rectosigmoid, and upper rectum: treatment with radiotherapy and chemotherapy. Int J Radiat Oncol Biol Phys. 2006;65:445-51.

36. Frasson M, Garcia-Granero E, Roda D, Flor-Lorente B, Roselló S, Esclapez P et al. Preoperative chemoradiation may not always be needed for patients with T3 and T2N+ rectal cancer. Cancer. 2011;117: 3118-25.

37. Bernstein TE, Endreseth BH, Romundstad P, Wibe A; Norwegian Colorectal Cancer Group. Circumferential resection margin as a prognostic factor in rectal cancer. Br J Surg. 2009;96:1348-57.

38. Parfitt JR, Driman DK. The total mesorectal excision specimen for rectal cancer: a review of its pathological assessment. J Clin Pathol. 2007;60:849-55.

39. Gollub MJ, Maas M, Weiser M, Beets GL, Goodman K, Berkers L et al. Recognition of the anterior peritoneal reflection at rectal MRI. AJR Am J Roentgenol. 2013;200:97-101.

EXCISÃO TOTAL DO MESORRETO: TÉCNICA CIRÚRGICA CONVENCIONAL E RESULTADOS

20

Francesco Di Fabio
Brendan Moran

INTRODUÇÃO

A excisão total do mesorreto (ETM) representa o padrão-ouro do tratamento cirúrgico dos cânceres dos terços médio e distal do reto desde a descrição por Heald (Basingstoke, Reino Unido), que demonstrou o benefício oncológico inequívoco na realização da dissecção precisa no plano da fáscia mesorretal.[1-4] Seu objetivo é alcançar uma peça cirúrgica sem violar a fáscia do mesorreto.[1-4]

O processo de tomada de decisão clínica e a experiência cirúrgica são dois aspectos cruciais para otimizar os resultados. A decisão de proceder à ETM é o resultado final de um processo sistematizado de tomada decisão clínica, mais bem coordenado por uma reunião de equipe multidisciplinar (EMD). O manejo do câncer de reto com intenção curativa é um processo complexo que deve ser individualizado. Os fatores que influenciam o processo de tomada de decisão podem ser resumidos em:

- Fatores relacionados com o tumor: essencialmente, a distância do tumor da borda anal, a mobilidade do tumor e a presença de doença metastática.
- Fatores relacionados com o paciente: biotipo, tamanho e profundidade da pelve e integridade e função do esfíncter anal.
- Fatores relacionados com o cirurgião: disponibilidade de recursos (geralmente, grampeadores e afastadores adequados) e de um assistente cirúrgico devidamente capacitado, bem como de uma equipe cirúrgica.

As opções cirúrgicas do câncer de reto incluem: excisão local para tumores iniciais (aproximadamente 5 a 10% dos pacientes com câncer de reto); amputação abdominoperineal do reto (AAP) com colostomia definitiva para 10 a 15% dos tumores que acometem o complexo anal esfincteriano ou os músculos elevadores; e ressecção anterior do reto nos restantes 70 a 80% dos pacientes com câncer retal.[5] O manejo do câncer de reto com intenção curativa também inclui a conduta *Watch and Wait* para os pacientes com resposta completa após terapia neoadjuvante.[6,7] As diversas opções cirúrgicas para o tratamento operatório do câncer de reto médio-distal estão resumidas no Quadro 20.1.

Quadro 20.1. Opções de conduta para cânceres de reto médio e distal com intenção curativa

Ressecção cirúrgica
Excisão total do mesorreto (ETM)
ETM transanal
Amputação abdominoperineal (AAP)
Com ou sem terapia neoadjuvante
Tratamento local
Microcirurgia endoscópica transanal (*transanal endoscopic microsurgery* – TEMS)
Cirurgia minimamente invasiva transanal (*transanal minimally invasive surgery* – TAMIS)
Ressecção endoscópica extramucosa
Dissecção submucosa endocópica (ESD)
Tratamento local com radioterapia de contato
***Watch and Wait*: conduta para pacientes com resposta completa após radioquimioterapia**

Fonte: elaborado pelos autores.

Atualmente, a melhor prática incorpora o estadiamento sistêmico por tomografia computadorizada (TC) de tórax e abdome e estadiamento pélvico local do tumor retal com ressonância magnética (RM), a fim de avaliar a relação do tumor com a fáscia mesorretal. A combinação do exame clínico com a RM de boa qualidade facilita a seleção de pacientes para radioterapia ou radioquimioterapia pré-operatórias, devendo ser o equilíbrio entre o benefício do controle do tumor e os efeitos colaterais de curto e longo prazos.[8,9]

O tratamento cirúrgico pode ser feito por via convencional aberta, via laparoscópica ou robótica. O acesso minimamente invasivo tem o potencial de melhorar o acesso e a visão, mas nunca deve comprometer a precisão cirúrgica baseada nos detalhes anatômicos e embriológicos.[10]

PRINCÍPIOS DA EXCISÃO TOTAL DO MESORRETO

Os princípios fundamentais da ETM convencional incluem:

- Dissecção cortante no plano sacral (*holy plane*) perimesorretal com diatermia, sob visão direta, com tração tridirecional e contratração para esticar o tecido areolar.
- Ter como meta obter mesorreto intacto, sem rupturas na superfície e sem acometimento da margem circunferencial (MC) ou da margem distal. O envolvimento da margem geralmente representa uma falha do planejamento cirúrgico ou da técnica cirúrgica.
- Preservação dos nervos e plexos autonômicos para reduzir as disfunções sexual e vesical.
- Secção do reto, usualmente com a técnica de triplo grampeamento de Moran,[11] e reconstrução da continuidade intestinal com anastomose lateroterminal ou com bolsa colônica curta no reto distal ou no canal anal.
- Disseminação mesorretal distal do tumor raramente se estende mais do que 2 a 3 cm além da borda distal do tumor. Entretanto, um clareamento mesorretal distal de 5 cm, onde possível, é recomendado quando da realização de uma transecção de mesorreto.
- Câncer retal raramente dissemina distalmente ao longo do tubo muscular. O clareamento de 2 cm distal além do tumor macroscópico fornece margem distal segura e mesmo margens menores podem ser adequadas para ressecções ultrabaixas.[12] Assim, em uma ETM para câncer de reto distal, a margem do tubo muscular pode ser, ocasionalmente, de apenas 1 cm ou menos.

A PEÇA CIRÚRGICA DA EXCISÃO TOTAL DO MESORRETO

Os princípios da ETM têm enfoque na operação orientada pela peça cirúrgica. A inspecção visual do aspecto anterior de uma peça cirúrgica bem-feita de ETM deve ter três características primordiais:

- Borda de secção da reflexão peritoneal (Figura 20.1).
- Superfície lisa e brilhante do mesorreto anterior do terço médio.
- Aspecto anterior quase nu do tubo muscular anorretal nas ressecções anteriores mais distais.

Lateralmente, o mesorreto gorduroso expande distalmente para além de um sulco anteroposterior feito pelos nervos erigentes de modo que uma peça cirúrgica perfeita tem uma dilatação lateral, distalmente, correspondente à parte relacionada com o interior dos músculos elevadores para além das suas origens a partir da parede lateral pélvica. Posteriormente, uma peça cirúrgica perfeita exibe o formato de "nádegas" curvas com um sulco central, correspondente à linha média da rafe anococcígea (Figuras 20.2 e 20.3).

EXCISÃO TOTAL DO MESORRETO CONVENCIONAL

Realiza-se com o paciente em posição de litotomia-Trendelenburg, o que possibilita o exame retal, uma lavagem do reto e a inserção do grampeador circular para realizar a anastomose. Além disso, um segundo assistente pode se posicionar entre as pernas do paciente.

O exame retal é feito antes de o procedimento cirúrgico ter início. Uma longa incisão mediana, em geral se estendendo até a sínfise púbica, é realizada para obter um ótimo acesso ao abdome e à pelve. A cavidade abdominal é completamente explorada, e o procedimento cirúrgico, planejado de acordo com os conceitos da ETM.

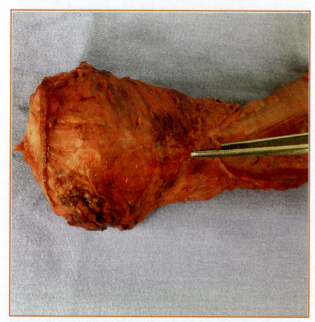

Figura 20.1. Aspecto anterior de peça cirúrgica de excisão total do mesorreto. Nota-se borda da reflexão anterior. *Fonte: acervo UFMG.*

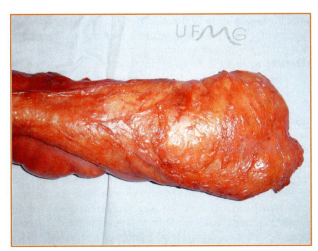

Figura 20.2. Aspecto posterior da fáscia visceral do mesorreto intacta.
Fonte: acervo UFMG.

Mobilização da flexura esplênica

A mobilização da flexura esplênica do cólon é quase sempre necessária; se requerida, é de preferência pessoal do cirurgião procedê-la no início da operação para evitar a tentação de fazê-la inadequadamente no final de um longo procedimento.

O cirurgião principal se posiciona no lado esquerdo do paciente. O assistente, à direita do paciente, eleva o cólon sigmoide anteriormente e para a direita dele. A reflexão peritoneal no lado esquerdo do cólon, a linha de Toldt, é identificada e seccionada por diatermia em direção cranial até a flexura esplênica. O plano no quadrante superior esquerdo entre o cólon e as estruturas urogenitais, a fáscia de Gerota e os vasos gonadais, é desenvolvido. Nesse ponto, se o baço é móvel no diafragma, uma compressa é delicadamente colocada entre o baço e o diafragma, ajudando a empurrar o baço e facilitando a mobilização da flexura esplênica. O omento maior é, então, afastado anteriormente e para a esquerda do paciente, e um plano avascular entre o cólon transverso e o omento se desenvolve com eletrocautério. A porção cranial dos ligamentos da flexura esplênica é vista pela tração caudal do cólon a partir do lado direito do paciente com a contratração de um afastador subcostal. Faz-se a secção dos ligamentos laterais do cólon por um assistente que está à esquerda do paciente ou temporariamente entre as pernas do paciente.

Ligadura e secção dos vasos mesentéricos inferiores

Continua-se a mobilização do lado esquerdo do cólon inferiormente identificando-se o ureter (em geral, situado medialmente aos vasos gonadais e atravessando a bifurcação da artéria ilíaca comum) e a fáscia que cobre a parte proximal do mesorreto. Essa manobra é facilitada pela aplicação de tração do sigmoide anteriormente e para

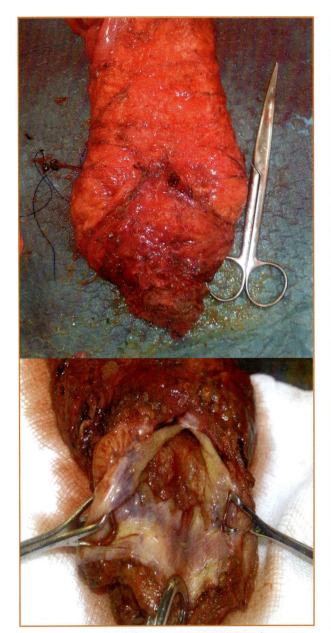

Figura 20.3. Fotografias de peça cirúrgica de excisão total do mesorreto com amputação abdominoperineal interesfincteriana.
Fonte: acervo dos autores.

a direita pelo primeiro assistente. Uma vez que o plano de dissecção tenha sido desenvolvido até a cavidade pélvica, uma gaze montada com ponta delicada pode empurrar o mesentério do cólon e o mesorreto no nível da pelve. A tração do cólon sigmoide é alterada, e o cirurgião à direita do paciente pode identificar o plano exato para incisar o peritônio do lado direito pela combinação de ar nos tecidos e pelo deslocamento do mesentério anteriormente. Uma gaze montada ajuda a proteger os nervos autonômicos no nível da cavidade pélvica pelo deslocamento do mesentério cólico anteriormente. O peritônio do lado direito é excisado caudalmente até a cavidade pélvica e cranialmente em direção à raiz da artéria mesentérica inferior. Nesse ponto, o cirurgião à esquerda do paciente coloca o dedo indicador atrás do pedículo, com o dedo polegar anteriormente, palpando o vaso entre os dedos. As aderências peritoneais são seccionadas e as estruturas nervosas pré-aórticas mobilizadas para a esquerda do pedículo por dissecção cortante. Avança-se o dedo indicador, então, cranialmente no lado esquerdo, paralelamente à linha mediana, em que uma janela será identificada acima da origem da artéria mesentérica inferior (AMI) entre a aorta e a veia mesentérica inferior (VMI). A janela é aberta e os nervos autonômicos são liberados até a raiz da AMI e claramente identificados. É importante checar se o ureter esquerdo não foi elevado nessa manobra, identificando-se as estruturas à esquerda do pedículo. Uma vez isolado o pedículo da AMI, ele é clampeado, seccionado e ligado aproximadamente 2 cm da aorta para reduzir o risco de lesão dos nervos autonômicos. Para maximizar a mobilidade do cólon esquerdo, a VMI deve de ser seccionada na borda inferior do pâncreas.

Mobilização do mesorreto e do reto

A dissecção pélvica é o estágio crucial da operação. É útil seccionar o cólon descendente bem proximal ao câncer nesse estágio, ação denominada "secção de conveniência", com o grampeador linear cortante, como o GIA 60. Essa secção permite a ótima mobilização da parte proximal da peça cirúrgica e facilita a abertura dos planos perimesorretais por tração e contratração em qualquer direção em toda a dissecção pélvica. Uma vez seccionado o cólon, o intestino delgado e o cólon transverso podem ser afastados para direita e em direção cranial. Pode-se colocar uma compressa na raiz do ceco para afastar o intestino delgado e um rolo de compressas na raiz do mesentério. Um afastador autoestático é aberto para possibilitar a visão da pelve.

A dissecção pélvica do câncer de reto é um procedimento dinâmico e envolve a ressecção circunferencial que se inicia posteriormente; continua lateralmente e, então, anteriormente, com mudanças frequentes do local de dissecção, em vez de prosseguir em apenas um local. Comumente, o local mais fácil de dissecção é o aspecto posterior do mesorreto.

O princípio fundamental é que a dissecção deve prosseguir somente no tecido areolar (o "plano sacral"), preservando-se os plexos nervosos autonômicos, identificando-se a gordura pressacral não visceral (quando presente), a fáscia parietal da pelve menor, os plexos hipogástricos, as vesículas seminais e a próstata, nos pacientes do sexo masculino, e a vagina, nas mulheres. Toda a dissecção deve ser cortante com diatermia ou tesoura, sob visão direta e boa iluminação. Em todo o procedimento, os assistentes devem apresentar tração tridirecional para abrir o plano de dissecção para o cirurgião principal: diatermia pode ser usada com segurança somente quando o tecido areolar está sob tração.

Dissecção posterior

Identifica-se o plano de tecido avascular areolar que circunda o mesorreto, o qual, vale a pena relembrar, se assemelha a um lipoma bilobulado. O reto é elevado cuidadosamente da bifurcação dos nervos hipogástricos (Figura 20.4), e a dissecção se inicia na linha mediana com diatermia, objetivando minimizar o risco de lesão nervosa direta ou indireta, pelo calor da diatermia. A dissecção se estende em direção caudal anterior e se curva no sacro na superfície da fáscia mesorretal. Uma vez que haja espaço suficiente, um afastador de reto St. Marks é introduzido posteriormente ao mesorreto. Isso ajuda a identificar os nervos hipogástricos na medida em que são afastados e formam uma "tenda". É importante que se posicione o afastador de St. Marks gentilmente e se aplique pressão moderada para expor a fáscia mesorretal e a camada de tecido areolar onde a dissecção deve prosseguir. Também, é importante focar na mobilização circunferencial em vez de prosseguir muito distal posteriormente nesse estágio. Nessa fase, alguma dissecção lateral e anterior é recomendada.

Ao prosseguir posteriormente, uma condensação da fáscia (fáscia de Waldeyer) frequentemente apresenta uma barreira para o cirurgião abaixo do promontório. Logo em frente à fáscia retossacral (também referida como ligamento retossacral), dentro do mesorreto, os vasos retais superiores podem frequentemente ser vistos no aspecto posterior da fáscia mesorretal, dentro do qual os linfonodos potencialmente metastáticos podem estar presentes, em geral a alguns poucos milímetros da fáscia.

Uma fáscia visceral intacta, brilhante, deve ser zelosamente perseguida, evitando-se a todo custo que haja rupturas nela. Isso representa um dos maiores perigos da dissecção manual romba ou de qualquer procedimento com pressa ou com manobra brusca, uma vez que o ligamento retossacral pode ser mais forte que a fáscia superficial sobre os linfonodos. Assim, a ruptura dos linfáticos causada por dissecção manual torna-se um risco real, o que, provavelmente, ocorria no passado. A dissecção cortante sob visão direta é mandatória, tornando-se uma boa iluminação crucial.

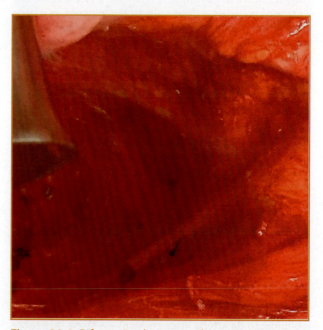

Figura 20.4. Bifurcação dos nervos hipogástricos no nível do promontório.
Fonte: acervo UFMG.

Além dessa área do ligamento, o plano é fácil de reconhecer e prosseguir, exceto pela angulação anterior que exige forte retração anterodistal para facilitar a visualização direta. Entender a importância dessa angulação anterior é fundamental para dominar a tração e a contratração necessárias na ETM aberta, laparoscópica e robótica.

Dissecção lateral

As aderências laterais são mobilizadas ao prosseguir a dissecção da linha mediana posteriormente em direção às paredes laterais da pelve. É importante lembrar que o plexo hipogástrico inferior (formado pelos nervos hipogástricos e pelos nervos parassimpáticos pélvicos) passa tangencialmente em torno da superfície do mesorreto em estrita proximidade. Os nervos erigentes (nervos parassimpáticos pélvicos responsáveis pela ereção nos homens) estão localizados mais posteriormente, no mesmo plano que os nervos hipogástricos, devendo ser identificados e preservados (Figura 20.5).

Os nervos erigentes saem do forame sacral e convergem com os nervos hipogástricos para formar os feixes neurovasculares de Walsh. Assim, os nervos se situam na borda externa da fáscia de Denonvilliers e estão em risco de lesão nas posições anterolaterais de 10 horas e de 2 horas, logo posteriormente às bordas laterais das vesículas seminais nos homens. Mais distalmente, os nervos passam em direção anterior, fora de risco de lesão. À medida que a dissecção lateral avança, um ou dois vasos retais médios podem ser encontrados e, ocasionalmente, hemostasiados com diatermia ou ligadura após aplicação de pinça reta delicada. Quase sempre há pequenos ramos nervosos nesse ponto, sendo eles que formam o denominado "ligamento lateral". Quando se faz tração medial, esses ramos formam uma "tenda" no plexo; é importante seccioná-los com diatermia ou dissecção cortante com tesoura na superfície do mesorreto. A pinça reta delicada previamente descrita é desnecessária e tem o potencial de causar mais lesões aos nervos pélvicos. Ademais, causa um resíduo substancial de tecido mesorretal perigoso – provavelmente responsável por 30 a 40% das recorrências locais, que eram comuns. Se surge algum sangramento, é uma sábia decisão colocar uma compressa (a preferência dos autores é colocar uma compressa úmida com epinefrina) e mudar a área de dissecção, talvez o outro lado ou anteriormente.

Dissecção anterior

Uma abordagem adequada para a dissecção anterior no homem é seguir o plano encontrado, de posterior para anterior, em ambos os lados, até a identificação das vesículas seminais. O plano imediatamente anterior em frente à fáscia de Denonvilliers é desenvolvido com dissecção cortante na região mediana anteriormente e, então, estendido com cuidado lateralmente para que seja encontrada a dissecção lateral – deve-se prestar atenção ao fato de que os nervos autonômicos convergem para formar os feixes neurovasculares na borda externa da fáscia de Denonvilliers. Esta marca o aspecto anterior do "envelope tumoral" e encontra-se como um aventai anterior do mesorreto, atrás das vesículas, até se fundir posteriormente com a fáscia posterior da próstata. Por essa razão, a fáscia de Denonvilliers tem de ser seccionada por tesoura ou por eletrocautério para que os poucos centímetros distais do reto sejam acessados. Isso deve estar bem além da borda inferior do tumor, exceto na ressecção ultrabaixa do câncer de reto distal.

Em geral, a dissecção anterior na mulher é mais fácil de realizar, desde que o útero tenha sido bem fixado anteriormente. Há uma condensação de tecido fibroso anteriormente ("o septo retovaginal"), análogo à fáscia de Denonvilliers no homem, mas quase sempre uma estrutura mais tênue. Com frequência, é difícil achar um plano avascular atrás do cérvix uterino sem sangramento do plexo venoso. Se ocorre hemorragia da vagina, tentativas de controle podem não ter sucesso até que a vagina seja completamente mobilizada do reto anterior.

TÉCNICAS DE GRAMPEAMENTO, IRRIGAÇÃO DISTAL E ANASTOMOSE

A parte final da ETM envolve a dissecção para clarear o tubo muscular do reto, no qual um clampe reto pode ser aplicado além da borda inferior do tumor. Esse é um momento desafiador que requer tanto habilidade quanto experiência. Os autores do capítulo preferem usar um grampeador linear em vez de um clampe de ângulo reto (a técnica de triplo grampeamento de Moran).[11] Primeiro, um TA-45 ou TA-30 (Covidien/Medtronic) sela o tubo muscular, possibilitando que a luz anorretal seja irrigada com água ou solução tumoricida. Um segundo TA-45 é aplicado abaixo da primeira linha de sutura, em uma porção já irrigada do tubo muscular do reto. O reto é seccionado com bisturi entre as duas linhas de grampeamento. Assim, elimina-se o risco de incorporar células intraluminais esfoliadas na segunda linha de sutura. Esse procedimento, na visão dos autores do capítulo, justifica o custo de uma segunda linha de sutura por causa da segurança maior contra o implante de células tumorais esfoliadas. Apenas a linha de sutura irrigada permanece no paciente.

A disseminação distal ao longo do tubo muscular não é um fator significativo na recorrência: uma margem

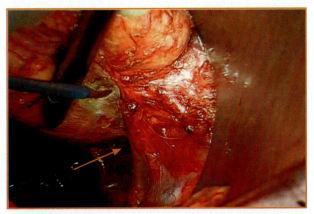

Figura 20.5. Nervos parassimpáticos pélvicos (seta) em dissecção lateral direita.
Fonte: acervo dos autores.

de 2 cm é mais do que adequada; e 1 cm mais o anel do grampeamento circular (*doughnut*) é aceitável quando o tumor é muito distal e a preservação do esfíncter anal depende dessa pequena margem.[12]

O exame cuidadoso da peça cirúrgica ressecada é necessário se houver dúvida quanto à margem. A linha de grampeamento é removida e a luz, inspecionada. Apenas após checar a peça cirúrgica, o grampeador distal deve ser removido. Ocasionalmente, quando a margem é exígua, o grampeador distal pode ser tracionado e outra linha de grampeamento linear é feita distalmente à segunda linha de grampeamento, embora isso seja menos eficaz que o clareamento realizado da primeira vez. Se, após a inspeção, não houver dúvida sobre a margem distal, o grampeador linear distal é removido, deixando um coto retal grampeado.[11]

A cavidade pélvica é irrigada e inspecionada para avaliar se há sangramento. A hemostasia, se necessária, é segura com diatermia ou sutura. Para sangramento pressacral ou da parede lateral ou qualquer outro sangramento, um agente hemostático como o Tachosil® pode ser muito útil. Outra estratégia a ser considerada, mais do que tentativas fúteis com diatermia ou sutura, é colocar compressas na pelve por 10 a 15 minutos.

Para proceder à anastomose, é essencial avaliar a adequada liberação do ângulo esplênico para o cólon alcançar a pelve. A preferência pessoal dos autores deste capítulo é realizar uma anastomose lateroterminal (lateral do cólon e terminal do coto anorretal) com grampeador circular. Alternativamente, a bolsa colônica em J ou a coloplastia pode ser utilizada.

Anastomose com grampeador circular

O coto retal remanescente deve ser examinado por toque retal entre as pernas do paciente. O canal anal é gentilmente dilatado para acomodar o grampeador circular lubrificado. Relaxamento do esfíncter anal por aplicação de creme trinitrato de gliceril (GTN) via perianal, 30 a 60 minutos antes do grampeamento, ou por *spray* sublingual 5 minutos antes pode facilitar a introdução do grampeador. O corpo do grampeador circular, em geral o CEEA-31, é inserido transanalmente. É essencial, na anastomose ultrabaixa, certificar-se de que somente o esfíncter anal interno seja incluído no anel distal de tecido resultante do grampeamento. Para essa finalidade, deve-se confirmar que apenas um espessamento de músculo é percebido ao redor do cartucho do grampeador. É preciso ser cuidadoso para não romper a linha de sutura transversa do coto retal. O cirurgião abdominal pode auxiliar bimanualmente nessa etapa a fim de assegurar a colocação segura do grampeador circular. O afastador de St. Mark auxilia a exposição do coto anorretal.

Uma vez que o anel circular do grampeador circular é claramente visível por meio da parede intestinal, o pino obturador é acionado, idealmente perfurando o coto retal abaixo da linha de grampeamento linear. A ogiva colocada no cólon proximal é encaixada no pino obturador, e os tecidos são aproximados, com visão do mecanismo indicador na haste do grampeador. Nesse ponto, é mandatório checar o alinhamento do cólon, para assegurar que não há rotação de 360° do mesocólon antes de disparar o grampeador.

Então, o grampeador é disparado de acordo com os manuais do fabricante: esperar 1 minuto ou mais para abrir o grampeador é um fator de diminuição de hemorragia na linha de grampeamento.

Os anéis (*dougnuts*) são inspecionados para avaliar se estão completos. Se houver alguma dúvida sobre a margem distal no câncer de reto inferior, o anel distal deve ser enviado para exame histopatológico. A anastomose é gentilmente tocada para que sua integridade seja avaliada, e pode-se fazer o teste de ar ao se encher a pelve com solução salina e insuflar ar pelo canal anal com uma seringa. Se houver escape aéreo no teste, pode-se reparar com sutura de pontos separados, se necessário, via transanal.

Dois drenos de baixa sucção tipo Abdovac™ são colocados. Eles devem ser retirados em 48 horas, quando não são mais necessários, exceto se houver drenagem abundante após esse período. O objetivo é evitar hematoma na cavidade pélvica, que pode se tornar infectado, formando um abscesso, que, por sua vez, pode drenar para a anastomose ou perto dela, criando uma fístula tardia 10 a 20 dias mais tarde.

Estomia protetora ou não?

Mesmo que o teste da anastomose seja negativo para escape de ar, deve-se considerar a estomia protetora da toda anastomose coloanal após a ETM. Um estudo randomizado sueco relatou taxa de 28% de fístula nos pacientes sem uma estomia em alça, em comparação a uma taxa de 10% nos pacientes com estomia protetora.[13]

Os fatores descritos na literatura que aumentam os riscos da fístula anastomótica são: distância da anastomose da borda anal (particularmente abaixo de 5 cm, o que inclui todos os pacientes com ETM); sexo masculino; radioquimioterapia pré-operatória; e fatores técnicos, como sangramento importante e ausência de uma estomia em alça. Tanto a colostomia transversa em alça quanto a ileostomia em alça são opções válidas, embora a segunda possa resultar em um estoma de alto débito, enquanto a primeira apresenta uma maior taxa de infecção de ferida operatória e de hérnia incisional após o seu fechamento.[14]

Se a recuperação pós-operatória ocorre sem complicações, o estoma pode ser fechado em 6 a 8 semanas após o enema opaco hidrossolúvel e o toque retal; para verificar se não há fístula e para dilatar qualquer estenose leve, que é muito comum após uma anastomose protegida por estomia.

Se uma estomia temporária não foi feita e há indícios de complicação no período pós-operatório, uma possível fístula anastomótica deve ser avaliada por um estudo contrastado via retal (frequentemente feito em associação a uma tomografia computadorizada do abdome e da pelve). Se uma fístula é diagnosticada, antibióticos de amplo espectro devem ser iniciados, enquanto se prepara o paciente para uma reoperação de emergência, que necessitará de uma estomia. Nessa ocasião, é possível salvar a anastomose com a combinação de colostomia proximal em alça, lavagem do cólon distal à colostomia e drenagem da pelve. Em alguns pacientes, entretanto, desfazer a anastomose e fazer uma colostomia terminal podem ser atos necessários.

RESULTADOS PÓS-OPERATÓRIOS

Morbidade e mortalidade

As complicações pós-ETM envolvem fatores relacionados com o paciente, o tumor e o cirurgião. Aproximadamente um terço dos pacientes desenvolverão uma complicação e por volta de 10% apresentarão uma complicação grave (grau ≥ 3 da classificação de Clavien-Dindo).[15] As taxas de fístula anastomótica variam entre os cirurgiões. Após anastomoses ultrabaixas, a incidência de fístula varia entre 10 e 28%.[13] Fatores como anastomose baixa, sexo masculino, índice de massa corporal alto e radioterapia pré-operatória podem aumentar a taxa de fístula. Poucos estudos clínicos randomizados e metanálises dão sustentação à estomia protetora como um fator redutor da taxa de fístula ou da consequência clínica da fístula.[16,17]

A mortalidade hospitalar da operação do câncer de reto, em séries recentes, varia entre 1 e 2%.[18,19] Entretanto, nos pacientes acima de 80 anos, as taxas de mortalidade podem ser tão altas quanto 6 a 16%.[20]

Recorrência local

A recorrência local é definida como a presença de doença na pelve, incluindo o local da anastomose e o períneo.[21] As taxas de recorrência local relatadas variam entre 2,6 e 32%, sendo influenciadas pela técnica cirúrgica.[22,23] Uma ETM adequadamente realizada é consistentemente associada a menores taxas de recorrência.[24] O recente estudo multicêntrico randomizado COLOR II relatou taxa de recorrência local de 5% após operações aberta e laparoscópica para o câncer de reto.[25]

Vários fatores parecem influenciar na taxa de recorrência local: envolvimento da margem de ressecção circunferencial;[24] distância do tumor da borda anal;[20] invasão vascular extramural;[26] diferenciação tumoral;[26] *status* linfonodal;[24] envolvimento peritoneal do tumor;[27] e técnica cirúrgica subótima.

Resultados funcionais

Após a ETM para tumores dos terços médio e distal do reto, até 90% dos pacientes apresentarão uma mudança do hábito intestinal, incluindo incontinência fecal, aumento da frequência das evacuações e dificuldades de esvaziamento.[28,29] Esse amplo espectro de sintomas após a ressecção e a reconstrução do reto tem sido denominado síndrome da ressecção anterior do reto. Os resultados do estudo holandês sobre ETM demonstraram que 39% dos pacientes submetidos à ETM sem radioterapia e 62% daqueles que receberam radioterapia pré-operatória relataram algum grau de incontinência em 5 anos.[29] Atualmente, há poucas opções de tratamento específico para a síndrome da ressecção anterior do reto. Há dados que dão sustentação para a eficácia de programas de reabilitação do assoalho pélvico para melhorar a função do "neorreto".[28] Uma recente metanálise apoia o papel da estimulação neurossacral no manejo da incontinência fecal depois de ressecção anterior do reto baixa.[30]

A incidência de problemas sexuais após a ETM tem sido relatada entre 10 e 35% tanto em homens quanto em mulheres. A disfunção urinária vem sendo relatada em 5% dos casos.[31-34] Os fatores que influenciam nas disfunções sexual e urinária são: relacionados com o tumor; técnica cirúrgica inadequada; radioterapia prévia; e presença de estomia.[33,34] Muitos relatos sobre a influência do estoma na qualidade de vida mostram grande influência das diferenças culturais.[35]

A ETM resistiu ao teste do tempo, como a conduta adequada no tratamento cirúrgico do câncer de reto. A precisão cirúrgica, com enfoque na "operação orientada pela peça cirúrgica", pode reduzir a recorrência local, melhorar a sobrevida e curar muitos pacientes.

Referências

1. Heald RJ, Ryall RD. Recurrence and survival after total mesorectal excision for rectal cancer. Lancet. 1986;1:1479-82.
2. Enker WE. Total mesorectal excision – the new golden standard of surgery for rectal cancer. Ann Med. 1997;29:127-33.
3. Cecil TD, Sexton R, Moran BJ, Heald RJ. Total mesorectal excision results in low local recurrence rates in lymph node-positive rectal cancer. Dis Colon Rectum. 2004;47:1145-9.
4. Heald RJ, Moran BJ, Ryall RD, Sexton R, MacFarlane JK. Rectal cancer: the Basingstoke experience of total mesorectal excision, 1978-1997. Arch Surg. 1998;133:894-9.
5. Moran B, RJ Heald. Manual of total mesorectal excision. Boca Raton: CRC Press; 2013.
6. Habr-Gama A, Sabbaga J, Gama-Rodrigues J, São Julião GP, Proscurshim I, Bailão Aguilar P et al. Watch and wait approach following extended neoadjuvant chemoradiation for distal rectal cancer: are we getting closer to anal cancer management? Dis Colon Rectum. 2013;56:1109-17.
7. Habr-Gama A, Perez RO, Wynn G, Marks J, Kessler H, Gama-Rodrigues J. Complete clinical response after neoadjuvant chemoradiation therapy for distal rectal cancer: characterization of clinical and endoscopic findings for standardization. Dis Colon Rectum. 2010;53:1692-8.
8. Chand M, Evans J, Swift RI, Tekkis PP, West NP, Stamp G et al. The prognostic significance of post-chemoradiotherapy high-resolution MRI and histopathology detected extramural venous invasion in rectal cancer. Ann Surg. 2015;261:473-9.
9. Taylor FG, Quirke P, Heald RJ, Moran BJ, Blomqvist L, Swift IR et al. Magnetic Resonance Imaging in Rectal Cancer European Equivalence Study Group. Preoperative magnetic resonance imaging assessment of circumferential resection margin predicts disease-free survival and local recurrence: 5-year

follow-up results of the MERCURY study. J Clin Oncol. 2014;32:34-43.

10. Moran B. Surgical precision and non-operative treatment of colorectal cancer: the 'H' factor concept. Colorectal Dis. 2015;17:372-3.

11. Edwards DP, Sexton R, Heald RJ, Moran BJ. Long-term results show triple stapling facilitates safe low colorectal and coloanal anastomosis and is associated with low rates of local recurrence after anterior resection for rectal cancer. Tech Coloproctol. 2007;11:17-21.

12. Karanjia ND, Schache DJ, North WR, Heald RJ. 'Close shave' in anterior resection. Br J Surg. 1990;77:510.

13. Matthiessen P, Hallböök O, Rutegård J, Simert G, Sjödahl R. Defunctioning stoma reduces symptomatic anastomotic leakage after low anterior resection of the rectum for cancer: a randomized multicenter trial. Ann Surg. 2007;246:207-14.

14. Geng HZ, Nasier D, Liu B, Gao H, Xu YK. Meta-analysis of elective surgical complications related to defunctioning loop ileostomy compared with loop colostomy after low anterior resection for rectal carcinoma. Ann R Coll Surg Engl. 2015;97:494-501.

15. Dindo D, Demartines N, Clavien PA. Classification of surgical complications: a new proposal with evaluation in a cohort of 6336 patients and results of a survey. Ann Surg. 2004;240:205-13.

16. Caulfield H, Hyman NH. Anastomotic leak after low anterior resection: a spectrum of clinical entities. JAMA Surg. 2013;148:177-82.

17. Moran BJ. Predicting the risk and diminishing the consequences of anastomotic leakage after anterior resection for rectal cancer. Acta Chir Iugosl. 2010;57:47-50.

18. van der Pas MH, Haglind E, Cuesta MA, Fürst A, Lacy AM, Hop WC, Bonjer HJ; Colorectal cancer Laparoscopic or Open Resection II (COLOR II) Study Group. Laparoscopic versus open surgery for rectal cancer (COLOR II): short-term outcomes of a randomised, phase 3 trial. Lancet Oncol. 2013;14:210-8.

19. Vennix S, Pelzers L, Bouvy N, Beets GL, Pierie JP, Wiggers T, Breukink S. Laparoscopic versus open total mesorectal excision for rectal cancer. Cochrane Database Syst Rev. 2014 Apr 15;4.

20. Al-Refaie WB, Parsons HM, Habermann EB, Kwaan M, Spencer MP, Henderson WG, Rothenberger DA. Operative outcomes beyond 30-day mortality: colorectal cancer surgery in oldest old. Ann Surg. 2011;253:947-52.

21. Marsh PJ, James RD, Schofield PF. Definition of local recurrence after surgery for rectal carcinoma. Br J Surg. 1995;82:465-8.

22. Scholefield JH. How does surgical technique affect outcomes in rectal cancer? J Gastroenterol. 2000;(35 Suppl)12:126-9.

23. Docherty JG, McGregor JR, O'Dwyer PJ, Galloway DJ. Local recurrence of colorectal cancer: the problem, mechanisms management and adjuvant therapy. Br J Surg. 1994;81:1082.

24. Quirke P, Durdey P, Dixon MF, Williams NS. Local recurrence of rectal adenocarcinoma due to inadequate surgical resection. Histopathological study of lateral tumour spread and surgical excision. Lancet. 1986;2:996-9.

25. Bonjer HJ, Deijen CL, Abis GA, Cuesta MA, van der Pas MH, de Lange-de Klerk ES et al.; COLOR II Study Group. A randomized trial of laparoscopic versus open surgery for rectal cancer. N Engl J Med. 2015;372:1324-32.

26. Hermanek P. International documentation system for colorectal cancer – reporting pathological findings. Verh Dtsch Ges Pathol. 1991;75:386-8.

27. Shepherd NA, Baxter KJ, Love SB. Influence of local peritoneal involvement on pelvic recurrence and prognosis in rectal cancer. J Clin Pathol. 1995;48:849-55.

28. Visser WS, Te Riele WW, Boerma D, van Ramshorst B, van Westreenen HL. Pelvic floor rehabilitation to improve functional outcome after a low anterior resection: a systematic review. Ann Coloproctol. 2014;30:109-14.

29. Peeters KC, van de Velde CJ, Leer JW, Martijn H, Junggeburt JM, Kranenbarg EK et al. Late side effects of short-course preoperative radiotherapy combined with total mesorectal excision for rectal cancer: increased bowel dysfunction in irradiated patients – a Dutch colorectal cancer group study. J Clin Oncol. 2005;23:6199-206.

30. Ramage L, Qiu S, Kontovounisios C, Tekkis P, Rasheed S, Tan E. A systematic review of sacral nerve stimulation for low anterior resection syndrome. Colorectal Dis. 2015;17:762-71.

31. Havenga K, EnkerWE, McDermott K, Cohen AM, Minsky BD, Guillem J. Male and female sexual and urinary function after total mesorectal excision with autonomic nerve preservation for carcinoma of the rectum. J Am Coll Surg. 1996;182:495-502.

32. Hendren SK, O'Connor BI, Liu M, Asano T, Cohen Z, Swallow CJ et al. Prevalence of male and female sexual dysfunction is high following surgery for rectal cancer. Ann Surg. 2005;242:212-23.

33. Ho VP, Lee Y, Stein SL, Temple LK. Sexual function after treatment for rectal cancer: a review. Dis Colon Rectum. 2011;54:113-25.

34. Lange MM, van de Velde CJ. Urinary and sexual dysfunction after rectal cancer treatment. Nat Rev Urol. 2011;8:51-7.

35. Black PK. Psychological, sexual and cultural issues for patients with a stoma. Br J Nurs. 2004;13:692-7.

Linfadenectomia Pélvica Lateral: Técnica e Resultados

Claudio Saddy Rodrigues Coy

INTRODUÇÃO

O tratamento do câncer do reto evoluiu ao longo das últimas décadas com a incorporação de conceitos que se estabeleceram como fundamentais para a obtenção de melhores resultados, sendo os mais relevantes a terapia neoadjuvante e a excisão total do mesorreto preconizada por Heald.[1,2] Porém, a linfadenectomia extramesorretal, também denominada linfadenectomia pélvica lateral, não se enquadra nesse conceito, sendo motivo de controvérsias e críticas. Essa técnica consiste na remoção de linfonodos localizados fora dos limites do mesorreto, denominados linfonodos pélvicos laterais (LPL), que, em geral, acompanham os vasos ilíacos, sendo a via de drenagem linfática da porção extraperitoneal do reto e do canal anal. A linfadenectomia pélvica lateral baseia-se no conceito de que, em lesões mais avançadas, a excisão total do mesorreto não seria suficiente para a remoção de todos os linfonodos potencialmente acometidos (Figuras 21.1 e 21.2).

Em 1940, Coller et al.[3] evidenciaram em carcinomas do reto distal e do canal anal alta prevalência de metástases em LPL (36,8%) e enfatizaram a importância de uma ressecção cirúrgica mais ampla. O primeiro estudo avaliando os resultados da linfadenectomia lateral foi publicado em 1951 por Sauer e Bacon;[4] porém, em 1959, Stearns e Deddish[5] não relataram benefícios relacionados com o emprego da linfadenectomia lateral em casuística com 122 pacientes. Assim, serviços com importante atuação como formadores de opinião, particularmente dos Estados Unidos, deixaram de utilizá-la, impossibilitando, assim, maior experiência e avaliação crítica desse tipo de cirurgia mais alargada. Desde então, a linfadenectomia pélvica lateral foi pouco difundida

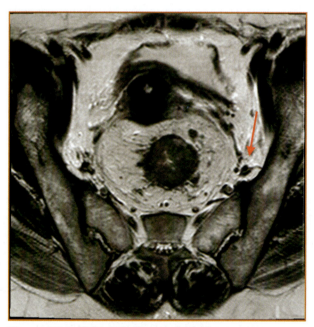

Figura 21.1. RNM de linfonodo lateral.
Fonte: acervo do departamento de Radiologia da FCM/Unicamp.

e empregada em países ocidentais. Contribuíram também a dificuldade técnica, a maior morbidade, a falta de estudos randomizados e os avanços obtidos recentemente com a terapia neoadjuvante, que estaria associada a menor acometimento tumoral em linfonodos e melhor controle local.[6,7]

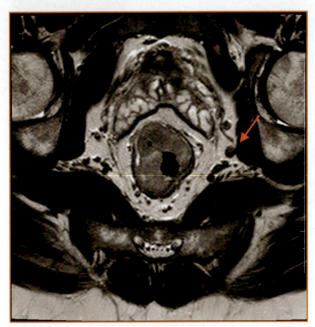

Figura 21.2. RNM de linfonodo lateral.
Fonte: acervo do departamento de Radiologia da FCM/Unicamp.

Uma metanálise que avaliou 20 trabalhos em período de 25 anos evidenciou que a linfadenectomia pélvica lateral traz pouco benefício em termos de sobrevida e recidiva local, em comparação à presença de LPL positivos e negativos em peças cirúrgicas, destacando-se a elevada ocorrência de disfunção sexual e miccional.[8] Entretanto, em análise crítica dessa revisão, Moriya[9] relata que o longo período de avaliação não considera a melhor seleção dos pacientes existente hoje baseada no avanço dos exames de imagem, assim como o desenvolvimento técnico com a preservação autonômica.

Desse modo, o Japão consolidou-se como centro difusor da linfadenectomia ampliada. Naquele país, a LPL tem sido empregada sistematicamente desde a década de 1970 para o tratamento do câncer de reto extraperitoneal, com fundamentações baseadas em estudos de drenagem linfática e achados anatomopatológicos em peças cirúrgicas de ressecção. A identificação de linfonodos perirretais suspeitos de acometimento neoplásico e da invasão do mesorreto para tumores com limite inferior distal à reflexão peritoneal é a diretriz básica para a realização da linfadenectomia lateral.[10] Relatos de estudos retrospectivos japoneses evidenciam que o emprego do esvaziamento pélvico lateral associa-se à redução da recidiva local em até 50% e aumento da sobrevida em 8%.[11-14]

O Grupo de Coloproctologia da Universidade Estadual de Campinas (Unicamp) adota os princípios do esvaziamento pélvico lateral para o tratamento do câncer de reto extraperitoneal, pois é grande a influência da escola japonesa – desde a criação do Gastrocentro-FCM-Unicamp, em 1985, em cooperação com a Japan International Cooperation Agency (JICA) e, posteriormente, por contato com o prof. Yoshihiro Moriya, por ocasião de sua atuação no National Cancer Center de Tóquio.

ASPECTOS ANATÔMICOS

Os marcos anatômicos para a ressecção dos linfonodos laterais são os vasos pélvicos e, assim, correspondentes às artérias ilíacas comum, externa, interna e obturadora (Figura 21.3).[15] Os linfonodos denominados ilíacos comuns encontram-se entre as duas artérias ilíacas comuns e com limite inferior ao nível da bifurcação. Os linfonodos ilíacos internos estão compreendidos entre a artéria ilíaca interna, a artéria vesical superior e a região compreendida entre os nervos hipogástricos e o plexo pélvico e limite inferior no canal de Alcock. Os linfonodos obturadores situam-se entre as artérias ilíaca externa, interna e vesical superior, com limite inferior que se estende ao forame obturador (Figuras 21.4 e 21.5).

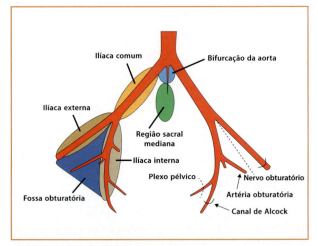

Figura 21.3. Esquema da classificação dos linfonodos pélvicos das seis áreas pélvicas laterais: ilíaca interna, obturatória, ilíaca externa, ilíaca comum, bifurcação da aorta e mediana sacral.
Fonte: adaptada de Akiyoshi et al., 2012.[15]

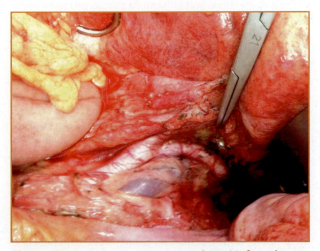

Figura 21.4. Aspecto intraoperatório. Linfonodo em fossa obturatória.
Fonte: acervo do Grupo de Coloproctologia da FCM/Unicamp.

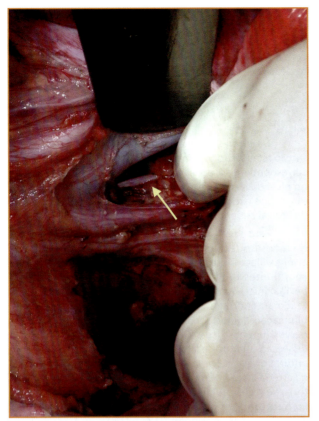

Figura 21.5. Aspecto intraoperatório. Nervo obturatório.
Fonte: acervo do Grupo de Coloproctologia da FCM/Unicamp.

VIAS DE DRENAGEM LINFÁTICA DO CÂNCER DE RETO EXTRAPERITONEAL

Os primeiros relatos da drenagem linfática do reto se originam do século XVII a partir de estudos em cadáveres por meio da injeção de mercúrio ou corantes por Sappey e Gerota.[16] Em 1925, Villemin et al.,[17] em estudo detalhado sobre a drenagem linfática, relataram que, na porção extraperitoneal do reto, ela pode ocorrer lateralmente acompanhando os vasos ilíacos internos, externos e em linfonodos próximos ao promontório. Posteriormente, estudos com cintilografia por meio da injeção peritumoral de [99m]tecnécio confirmaram os achados obtidos previamente com corantes.[18,19] Um estudo[20] da avaliação da via de drenagem linfática no mesorreto em pacientes com adenocarcinoma de reto localizado até 10 cm da margem anal, tratados com terapia neoadjuvante, feito por meio da injeção peritumoral de corante azul patente e técnicas de clareamento do mesorreto, identificou metástases em linfonodos em 60% dos casos. Com relação à distribuição por setores, a incidência de metástases no setor anterolateral direito foi de 27,3%, posterior, 57,6%, e anterolateral esquerdo, 12,1%. Esse trabalho, apesar de não analisar os linfonodos laterais, demonstrou alta incidência de metástases em linfonodos após terapia neoadjuvante, por meio de técnicas que sensibilizaram a pesquisa de linfonodos, o que pode supor que, frequentemente, a incidência de metástases pós-neoadjuvância pode estar sendo subestimada. Um estudo realizado pelo Grupo de Coloproctologia da Unicamp[21] demonstrou que o subestadiamento patológico pode decorrer das limitações do exame convencional. A pesquisa de acometimento metastático em LPL de 15 pacientes com adenocarcinoma de reto submetidos à linfadenectomia lateral foi realizada por técnica imuno-histoquímica. Em 20% dos casos, o acometimento neoplásico em linfonodos não foi detectado pelo exame por hematoxilina-eosina.

A ocorrência de metástase em LPL aumenta nas porções distais do reto e no grau de invasão na parede e quando de acometimento tumoral em linfonodos do mesorreto. Kobayashi et al.[22] avaliaram 117 pacientes com metástases em LPL e as correlacionaram com o grau de invasão. A incidência de metástases para estádios pT1, pT2, pT3 3 pT4 foi de 5,4%, 8,2%, 16,5% e 37,2 %, respectivamente.

FUNDAMENTAÇÃO TEÓRICA PARA A REALIZAÇÃO DA LINFADENECTOMIA PÉLVICA LATERAL

O acometimento de linfonodos no câncer de reto associa-se a menor sobrevida e taxas mais elevadas de recidiva local;[23-25] assim, sua remoção ou tratamento por rádio ou quimioterapia tem impacto no prognóstico. No adenocarcinoma do reto, a presença de metástases em linfonodos ocorre em até 40% dos casos, estando, na maioria dos casos, presente ao longo do trajeto dos vasos mesentéricos inferiores. Porém, em 10 a 25% podem ser identificados linfonodos acometidos na cadeia lateral que acompanha a artéria obturadora, os vasos ilíacos internos e a face medial da artéria ilíaca comum.[23]

A incidência de acometimento de LPL no adenocarcinoma de reto extraperitoneal foi reportada por Ueno et al.[26] em 17% dos casos, sendo de até 40% nas lesões localizadas até 2 cm acima da linha pectínea. Estudo multicêntrico realizado no Japão constatou a incidência de 16,7% de metástases em linfonodos laterais.[10] Moriya et al.[12] relataram que o acometimento em linfonodos laterais se deu em 27% dos pacientes com adenocarcinoma de reto distal classificados como Dukes C.

A excisão do mesorreto acompanhada por terapia neoadjuvante diminuiu drasticamente a recidiva local. Constitui-se, em nosso meio, na terapia mais empregada, uma vez que o plano de dissecção é facilmente identificável na maioria dos casos e possibilita a preservação dos nervos autonômicos pélvicos. Além disso, nos últimos anos, novos esquemas de quimioterapia, avanço dos equipamentos de radioterapia e novas técnicas de planejamento possibilitaram respostas terapêuticas cada vez melhores. Contudo, é razoável supor, considerando ser o comportamento biológico do adenocarcinoma do reto bastante heterogêneo, que essa forma de terapêutica padronizada, isto é, excisão total do mesorreto associada à terapia neoadjuvante, não possibilitará a melhor abordagem terapêutica em todos os casos. O papel dos LPL na recidiva pélvica foi demonstrado por Kim et al.[27] em pacientes submetidos à terapia neoadjuvante. Nesse estudo, a recidiva pélvica foi de 7,9%, estando presente, entre os pacientes que apresentaram recidiva, a localização lateral em 82,7% dos casos. A análise multivariada demonstrou que os fatores associados à recidiva lateral foram a presença de linfonodos acometidos e o tamanho maior que 10 mm dos linfonodos laterais. Nesse estudo, constatou-se que, mesmo quando se faz terapia neoadjuvante e com índice de recidiva pélvica aceitável, um grupo de pacientes pode beneficiar-se da linfadenectomia estendida, baseando-se na detecção de linfonodos suspeitos. No Japão, a presença de LPL acometidos é considerada doença locorregional e, dessa forma, passível de tratamento com intenção curativa, sendo que, no atual estágio do desenvolvimento científico, essa situação ainda implica a ressecção operatória.

Em 1982, Hojo et al.[28] publicaram os resultados com ressecção ampliada para o tratamento do câncer de reto extraperitoneal, observando importante redução na recidiva local. Resultados semelhantes foram relatados em 1984 por Koyama et al.[11] com relação à recidiva pélvica (Dukes B 26,1% *versus* 8,4%, p < 0,05; Dukes C 44,3% *versus* 24,5%, p < 0,05), assim como melhor sobrevida (Dukes B 83,2% *versus* 63,7%, p < 0,05; Dukes C 52,5% *versus* 30,8%, p < 0,05). Estudo multicêntrico retrospectivo evidenciou que a linfadenectomia pélvica lateral associou-se a menor recidiva local em pacientes com tumores T3/T4, recomendando, portanto, sua prática de maneira rotineira.[14] Resultados semelhantes foram descritos previamente, em outros dois estudos japoneses, nos quais se realizou a linfadenectomia lateral conjuntamente com a preservação autonômica, com menor ocorrência de disfunções sexual e miccional.[12,29]

A recidiva local pode ser secundária à ruptura da parede retal no nível da lesão tumoral, com margens comprometidas, excisão incompleta do mesorreto ou presença de lesão residual. Pode haver doença neoplásica em linfonodos laterais, a qual nem sempre será eliminada exclusivamente com rádio e quimioterapia, entretanto sua ocorrência está estimada em até 25%,[22] o que significa que, na maioria das vezes, o esvaziamento lateral pode ser desnecessário. A indicação para a realização de esvaziamento lateral no câncer de reto baseia-se no estadiamento pré-operatório e, menos frequentemente, em achados intraoperatórios. Assim, a avaliação por meio de exames de imagem constitui importante ferramenta para o estabelecimento da melhor estratégia terapêutica. A ressonância magnética (RM) apresenta-se como o melhor método diagnóstico para a avaliação do acometimento locorregional, pois, além da avaliação da extensão do acometimento da parede do reto, o acometimento de linfonodos pode ser estimado pelo tamanho, pela forma e pela intensidade do sinal.[30,31]

Alguns estudos foram realizados com o objetivo de avaliar o emprego da RM na identificação de pacientes com câncer de reto extraperitoneal que se beneficiariam do esvaziamento pélvico lateral. Ogawa et al.[32] avaliaram a correlação dos achados por RM e o diagnóstico histológico em 449 pacientes com adenocarcinoma de reto submetidos à excisão total do mesorreto, sendo 324 com linfadenectomia pélvica lateral, considerando os tamanhos de linfonodos pela RM de 5 mm e 10 mm. A incidência de metástases em LPL à direita foi de 19% e, à esquerda, de 17,1%. A correlação dos achados da RM com o exame histológico evidenciou acurácia, à direita e à esquerda, de 77,6 e 79,3%, respectivamente.

Outro estudo com o objetivo de avaliar os LPL por meio de RM identificou a incidência de 11,7% de achados sugestivos para acometimento neoplásico. A correlação com a sobrevida livre doença em 5 anos foi de 42 e 70,7%, respectivamente, para os pacientes com e sem esse achado.[33]

ASPECTOS TÉCNICOS

Os autores japoneses padronizaram três níveis de ressecção retal para o tratamento do adenocarcinoma: ressecção correspondente à excisão do mesorreto (nível I); dissecção no nível da fáscia pélvica no nível dos vasos ilíacos internos (nível II); e excisão dos vasos ilíacos internos e preservação da vesical superior e nervo obturatório (nível III).

Para a realização da linfadenectomia pélvica lateral, resseca-se o tecido adiposo que envolve os LPL entre as artérias ilíacas interna e externa e a região lateral ao reto com limites definidos pela artéria ilíaca interna e pela bexiga. Inicia-se a ressecção com remoção do tecido localizado anteriormente aos vasos ilíacos comuns, a partir da bifurcação da aorta, com identificação e preservação dos nervos hipogástricos até a bifurcação dos vasos ilíacos. A dissecção estende-se lateralmente, identificando-se o nervo obturador e a artéria vesical superior. Continua-se ao longo da artéria ilíaca interna, com preservação da artéria obturatória, veia vesical inferior e nervo pélvico, e terminando-a ao ressecar o tecido adiposo localizado anteriormente ao músculo piriforme (Figuras 21.6 a 21.8).

CONCLUSÃO

Apesar de os cirurgiões japoneses estabelecerem a linfadenectomia pélvica lateral como procedimento-padrão para o tratamento cirúrgico do adenocarcinoma avançado do reto,[14] as controvérsias relacionadas com esse procedimento baseiam-se na falta de estudos prospectivos randomizados e na maior morbidade. O acometimento de linfonodos no câncer de reto é estimado em até 40%[34] e

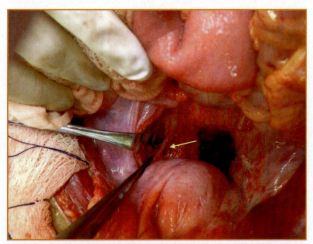

Figura 21.6. Aspecto pós-esvaziamento da fossa obturatória.
Fonte: acervo do Grupo de Coloproctologia da FCM/Unicamp.

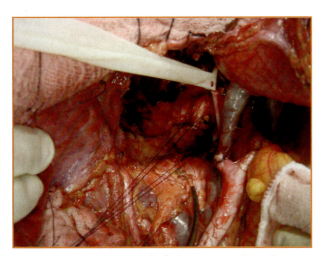

Figura 21.7. Aspecto pós-linfadenectomia lateral. Nota-se ligadura da artéria ilíaca interna.
Fonte: acervo do Grupo de Coloproctologia da FCM/Unicamp.

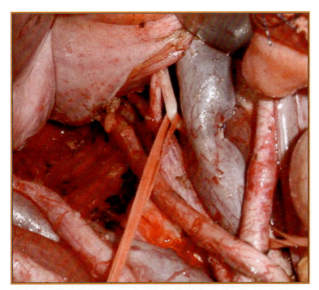

Figura 21.8. Aspecto pós-linfadenectomia lateral. Nota-se sutura na veia ilíaca externa.
Fonte: acervo do Grupo de Coloproctologia da FCM/Unicamp.

constitui importante fator prognóstico.[35] A cirurgia ainda é base do tratamento do câncer de reto, apesar dos avanços com o emprego de esquemas mais eficazes de rádio e quimioterapia que podem associar-se à eliminação total da lesão neoplásica em até 20% dos casos e na conduta não operatória conhecida como *Watch and Wait*, preconizada por Habr-Gama.[36,37] Assim, na maioria dos casos, a atuação do cirurgião torna-se fundamental para a obtenção dos melhores resultados, e o estadiamento por meio de RM deve orientar a extensão da linfadenectomia. Considera-se também que as informações anatomopatológicas oriundas do espécime cirúrgico possibilitam a identificação de fatores de risco associados a recidiva local, sobrevida e indicação de terapia adjuvante. O subestadiamento deve ser evitado, tanto por exame histopatológico inadequado quanto por falta de dados de uma ressecção incompleta.

O emprego de terapia neoadjuvante e da excisão total do mesorreto é conduta padronizada em países ocidentais e pode ser suficiente na maioria dos casos. Contudo, uma vez que os fatores relacionados com recidiva local estão mais conhecidos e os avanços dos exames de imagem possibilitam identificar casos mais avançados ou de risco, atualmente existem melhores condições para a seleção dos pacientes que se beneficiarão com a linfadenectomia pélvica lateral, sem aumentar a morbidade intra e pós-operatória.

Referências

1. Heald RJ. The holy plane of rectal surgery. J R Soc Med. 1988;81:50-8.
2. Heald RJ, Moran BJ, Rydall RD, Sexton R, MacFarlane JK. Rectal cancer – the Basingstoke experience of total mesorectal excision 1978-1997. Arch Surg. 1998;133:894-9.
3. Coller FA, Kay EB, MacIntyre RS. Regional lymphatic metastasis of carcinoma of the rectum. Surgery. 1940;8:294-311.
4. Sauer I, BaconH. Influence of lateral spread of cancer of the rectum on radicability of operation and prognosis. Am J Surg. 1951;81:111-20.
5. Stearns MW Jr, Deddish M. Five-year results of abdominopelvic lymph node dissection for carcinoma of the rectum. Dis Colon Rectum. 1959;2:169-72.
6. Multidisciplinary Rectal Cancer Management: 2nd European Rectal Cancer Consensus Conference (EURECA-CC2); Valentini V, Aristei C, Glimelius B, Minsky BD, Beets-Tan R, Borras JM et al. Scientific Committee. Radiother Oncol. 2009;92:148-63.
7. Wang Z, Loh KY, Tan KY, Woo EC. The role of lateral lymph node dissection in the management of lower rectal cancer. Langenbecks Arch Surg. 2012;397:353-61.
8. Georgiou P, Tan E, Gouvas N, Brown G, Nicholls RJ, Tekkis P. Extended lymphadenectomy versus conventional surgery for rectal cancer: a meta-analysis. Lancet Oncol. 2009;10:1053-62.
9. Moriya Y. Differences in rectal cancer surgery: east versus west. Lancet Oncol. 2009;10:1026-7.
10. Watanabe T, Itabashi M, Shimada Y, Tanaka S, Ito Y, Ajioka Y et al. Japanese Society for Cancer of the Colon and Rectum (JSCCR) guidelines 2010 for the treatment of colorectal cancer. Int J Clin Oncol. 2012;17:1-29.
11. Koyama Y, Moriya Y, Hojo K. Effects of extended systematic lymphadenectomy for adenocarcinoma of the rectum – significant improvement of survival rate and decrease of local recurrence. Jpn J Clin Oncol. 1984;14:623-32.

12. Sugihara K, Moriya Y, Akasu T, Fujita S. Pelvic autonomic nerve preservation for patients with rectal carcinoma. Oncologic and functional outcome. Cancer. 1996;78:1871-80.
13. Moriya Y, Sugihara K, Akasu T, Fujita S. Importance of extended lymphadenectomy with lateral node dissection for advanced lower rectal cancer. World J Surg. 1997;21:728-32.
14. Sugihara K, Kobayashi H, Kato T, Mori T, Mochizuki H, Kameoka S et al. Indication and benefit of pelvic sidewall dissection for rectal cancer. Dis Colon Rectum. 2006;49:1663-72.
15. Akiyoshi T, Watanabe T, Miyata S, Kotake K, Muto T, Sugihara K; Japanese Society for Cancer of the Colon and Rectum. Results of a Japanese nationwide multi-institutional study on lateral pelvic lymph node metastasis in low rectal cancer: is it regional or distant disease? Ann Surg. 2012 Jun;255(6):1129-34.
16. Sappey C. Description et iconographie des vaisseaux lymphatiques considérés chez l'homme et les vertébrés. Delahaye, Paris. Gerota D. Die Lymphgefässe des Rectums und des Anus. Archiv für Anatomie und Physiologie Ann Abt. 1895:240-56. Apud Bell S, Sasaki J, Sinclair G, Chapuis PH, Bokey EL. Understanding the anatomy of lymphatic drainage and the use of blue-dye mapping to determine the extent of lymphadenectomy in rectal cancer surgery: unresolved issues. Colorectal Dis. 2009;11:443-9.
17. Villemin F, Huard P, Montagné M. Recherches anatomiques sur les lymphatiques du rectum et de l'anus. Leurs applications dans le traitement chirurgical du cancer. Rev de Chir. 1925;63:39-80.
18. Kaplan WD. Iliopelvic lymphoscintigraphy. Semin Nucl Med. 1983;13:42-53.
19. Arnaud JP, Bergamaschi R, Schloegel M, Ollier JC, Haegele P, Grob JC, Adloff M. Progress in the assessment of lymphatic spread in rectal cancer. Rectal endoscopic lymphoscintigraphy. Dis Colon Rectum. 1990;33:398-401.
20. Farinella E, Viganò L, Fava MC, Mineccia M, Bertolino F, CapussottiInt L. In vivo lymph node mapping and pattern of metastasis spread in locally advanced mid/low rectal cancer after neoadjuvant chemoradiotherapy. J Colorectal Dis. 2013;28:1523-9.
21. Coy CSR, Fagundes JJ, Meirelles LR, Leal RF, Ayrizono MLS, Góes JRN. Evaluation of lateral lymph node metastases in advanced distal rectal cancer. Hepato-Gastroenterology. 2010;57:1363-6.
22. Kobayashi H, Mochizuki H, Kato T, Mori T, Kameoka S, Shirouzu K et al. Outcomes of surgery alone for lower rectal cancer with and without pelvic sidewall dissection. Dis Colon Rectum. 2009; 52:567-76.
23. Hida J, Yasutomi M, Fujimoto K, Maruyama T, Okuno K, Shindo K. Does lateral lymph node dissection improve survival in rectal carcinoma? Examination of node metastases by the clearing method. J Am Coll Surg. 1997;184:475-80.
24. Sugihara K, Moriya Y, Akasu T, Fujita S. Pelvic autonomic nerve preservation for patients with rectal carcinoma. Oncologic and functional outcome. Cancer. 1996;78:1871-80.
25. Steup WH, Moriya Y, van de Velde CJ. Patterns of lymphatic spread in rectal cancer. A topographical analysis on lymph node metastases. Eur J Cancer. 2002;38:911-8.
26. Ueno M, Oya M, Azekura K, Yamaguchi T, Muto T. Incidence and prognostic significance of lateral lymph node metastasis in patients with advanced low rectal cancer. Br J Surg. 2005;92:756-63.
27. Kim TH, Jeong SY, Choi DH, Kim DY, Jung KH, Moon SH et al. Lateral lymph node metastasis is a major cause of locoregional recurrence in rectal cancer treated with preoperative chemoradiotherapy and curative resection. Ann Surg Oncol. 2008;15:729-37.
28. Hojo K, Koyama Y. The effectiveness of wide anatomical resection and radical lymphadenectomy for patients with rectal cancer. Jpn J Surg. 1982;12:111-6.
29. Mori T, Takahashi K, Yasuno M. Radical resection with autonomic nerve preservation and lymph node dissection techniques in lower rectal cancer surgery and its results: the impact of lateral lymph node dissection. Langenbecks Arch Surg. 1998;383:409-15.
30. Brown G, Richards CJ, Bourne MW, Newcombe RG, Radcliffe AG, Dallimore NS et al. Morphologic predictors of lymph node status in rectal cancer with use of high-spatial-resolution MR imaging with histopathologic comparison. Radiology. 2003;227:371-77.
31. Al-Sukhni E, Milot L, Fruitman M, Beyene J, Victor JC, Schmocker S et al. Diagnostic accuracy of MRI for assessment of T category, lymph node metastases, and circumferential resection margin involvement in patients with rectal cancer: a systematic review and meta-analysis. Ann Surg Oncol. 2012;19:2212-23.
32. Ogawa S, Hida JI, Ike H, Kinugasa T, Ota M, Shinto E et al. Selection of lymph node-positive cases based on perirectal and lateral pelvic lymph nodes using magnetic resonance imaging: study of the Japanese Society for Cancer of the Colon and Rectum. Ann Surg Oncol. 2015;Dec 15. [Epub ahead of print].
33. Shihab OC, Taylor F, Bees N, Blake H, Jeyadevan N, Bleehen R et al. Relevance of magnetic resonance imaging-detected pelvic sidewall lymph node involvement in rectal cancer. MERCURY Study Group. Br J Surg. 2011;98:1798-804.
34. Colombo PE, Patani N, Bibeau F, Assenat E, Bernard MM, Senesse P et al. Clinical impact of lymph node status in rectal cancer. Surg Oncol. 2011;20:e227-e233.
35. Kim JS, Sohn DK, Park JW, Kim DY, Chang HJ, Choi HS et al. Prognostic significance of distribution of lymph node metastasis in advanced mid or low rectal cancer. J Surg Oncol. 2011;104:486-92.
36. Habr-Gama A. Assessment and management of the complete clinical response of rectal cancer to chemoradiotherapy. Colorectal Dis. 2006;8(Suppl. 3):21-4.
37. Habr-Gama A, Sabbaga J, Gama-Rodrigues J, São Julião GP, Proscurshim I, Bailão Aguilar P et al. Watch and wait approach following extended neoadjuvant chemoradiation for distal rectal cancer: are we getting closer to anal cancer management? Dis Colon Rectum. 2013;56:1109-17.

Acesso Laparoscópico: Técnica Operatória

Armando Geraldo Franchini Melani
Luis Gustavo Capochin Romagnolo

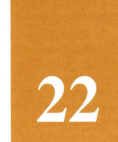

INTRODUÇÃO

Os preceitos da cirurgia do câncer de reto estão muito bem sedimentados. A técnica foi bem estudada e padronizada. Independentemente do acesso, laparotômico ou por cirurgia minimamente invasiva, laparoscopia, devem-se seguir as recomendações propostas por Heald,[1] ou seja, a excisão total do mesorreto.[2,3]

Assim, existe uma importante diferença na técnica empregada para o tratamento do câncer de reto intraperitoneal (que se comporta de modo muito similar ao câncer da junção retossigmoide) e extraperitoneal.

O câncer do reto extraperitoneal exige maior conhecimento das relações anatômicas com as estruturas adjacentes, uma vez que, atualmente, além de tratar a doença, também interessam os resultados funcionais do procedimento executado.[4-6]

A preservação dos espaços anatômicos e planos embriológicos bem descritos por Heald[7] é extremamente importante para a boa execução do procedimento cirúrgico.

Os passos técnicos laparoscópicos, com acesso medial para lateral inicialmente descritos por Milson,[8] atualmente, bem padronizados, são comuns a 90% dos cirurgiões, como constatado em consenso recentemente realizado.[9]

Em situações distintas, a depender de características do paciente, das características do próprio tumor ou do material a ser utilizado, poderá haver variações na padronização do procedimento.[10]

O procedimento cirúrgico deve ser preparado em todos os detalhes, observando-se a característica da mesa operatória, o equipamento de videocirurgia disponível e, também, a fonte de energia a ser utilizada.[11] A óptica de eleição é de 10 mm e 30°.

Detalhes da condução anestésica e do controle de capnografia são extremamente importantes para uma maior segurança no transcorrer do procedimento.[12-15]

A averiguação prévia da disponibilidade do material descartável de uso específico, como os endogrampeadores, é primordial na definição da tática cirúrgica, que pode sofrer variações entre uma cirurgia totalmente laparoscópica e uma cirurgia videoassitida na impossibilidade de utilização daqueles.

PREPARO PRÉ-OPERATÓRIO

O preparo mecânico do cólon pode ser uma das variáveis que mais influenciam na realização da videocirurgia. A utilização de manitol pode provocar distensão generalizada das alças intestinais, dificultando ou até mesmo impedindo o procedimento por videolaparoscopia. Nas cirurgias do reto extraperitoneal, no paciente submetido a tratamento neoadjuvante com radioterapia e quimioterapia, realiza-se rotineiramente um estoma de proteção e, somente nesse caso, acredita-se na importância do preparo mecânico do cólon.[16] Os autores deste capítulo não recomendam o manitol e preferem outras medicações disponíveis no mercado, dependendo da tolerância e dos riscos dos pacientes.[17] O período adequado para a realização da cirurgia de excisão total do mesorreto após o tratamento neoadjuvante com radioterapia, combinado com quimioterapia, segundo a preferência dos autores deste capítulo e bem demonstrado por alguns autores, é pelo intervalo de 12 semanas.[18]

PREPARO PERIOPERATÓRIO

Na fase perioperatória, é muito importante a comunicação entre a equipe de cirurgia e o pessoal do centro cirúrgico.[19] Até mesmo a correta escolha da sala operatória é primordial.

A sala operatória deverá apresentar uma mesa cirúrgica capaz de permitir posições extremas de céfalo-aclive e declive, assim como lateralidades. Preferencialmente, os autores deste capítulo escolhem mesas com possibilidade de abdução dos membros inferiores. Apenas em casos nos quais está indicada a anastomose coloanal ou a amputação abdominoperineal do reto, eles utilizam perneiras pneumáticas tipo bota.

O equipamento de laparoscopia também deverá ser adequado. Recomenda-se uma câmera de alta definição. Esse cuidado está justificado porque, com esse grau de detalhamento, realiza-se o reconhecimento facilitado das estruturas anatômicas, que são os pontos de referência para uma boa técnica cirúrgica.

O aparelho de insuflação de gás carbônico deverá ter uma capacidade de no mínimo 40 L por minuto. Isso garante, em caso de evacuação de gás da cavidade abdominal, uma rápida reinsuflação com manutenção do campo cirúrgico adequado para o cirurgião. Recomenda-se também que o gás seja insuflado após aquecimento. Sabe-se, atualmente, que, em cirurgias de alta complexidade, com exagerada troca de gás, existe maior risco de hipotermia para os pacientes. O colchão térmico também deve ser utilizado para minimizar a hipotermia.

A fonte de energia também deverá ser adequadamente escolhida para a execução do procedimento cirúrgico.[11] Em cirurgias nas quais há necessidade de uma dissecção mais ampla, envolvendo múltiplos quadrantes, ligadura de vasos calibrosos, recomenda-se o uso avançado de energia. Na atualidade, estão disponíveis instrumentais que utilizam a energia elétrica convencional (eletrocautério e seladoras) e a energia mecânica (energia ultrassônica).[20] Cada uma delas apresenta características peculiares de uso, sendo muito pessoal a eleição preferencial desses instrumentais.[21]

A indução anestésica é de extrema importância.[12] A intubação rápida é mandatória, evitando-se a ventilação prolongada com máscara. Assim, previne-se a insuflação de ar não só no estômago, mas também, e principalmente, a passagem de ar pelo piloro para o intestino delgado. A distensão gástrica pode ser evacuada com a passagem de um cateter orogástrico, porém, este não alivia o ar acumulado no delgado. O relaxamento muscular também é muito importante. Com o paciente adequadamente relaxado, em plano anestésico profundo, tem-se uma melhor cavidade de trabalho criada pela insuflação de CO_2 na cavidade.[22] É também primordial o controle de capnografia e de temperatura do paciente.[14]

Uma vez anestesiado o paciente, ele é posicionado com a região glútea próximo ao limite inferior da mesa cirúrgica. Esse detalhe é muito importante para garantir fácil acesso à região anal para a aplicação do grampeador mecânico circular. A fixação do paciente à mesa também é um ponto a ser lembrado. Pode-se fazê-lo com ombreiras, apesar do risco de lesão do plexo braquial ou com o uso de faixas sobre o tórax e a pelve. Os membros superiores são preferencialmente posicionados ao longo do corpo do paciente. Finalizando o preparo, realiza-se o cateterismo vesical com cateter de demora.

TÉCNICA CIRÚRGICA

O pneumoperitôneo pode ser realizado por meio de uma punção fechada ou aberta. Os autores deste capítulo recomendam a punção aberta, descrita por Hasson, para minimizar as complicações em pacientes com distensão abdominal, cicatrizes prévias e antecedente de peritonite. A punção com agulha – clássica Veress – em região periumbilical ou em região de Palmer (hipocôndrio esquerdo) pode ser também utilizada. Essa é a via preferencial para os cirurgiões mais experientes. A insuflação deve ser iniciada com um fluxo de gás baixo, não ultrapassando 2 L por minuto, a fim de evitar alteração imediata do débito cardíaco.

Após atingir uma pressão de 12 mm de mercúrio, pode-se realizar a punção com trocarte de 10 mm na região umbilical para a passagem da óptica.

Visualizando a cavidade abdominal, avaliam-se, inicialmente, a superfície peritoneal, o omento maior e a pelve. Realiza-se a segunda punção abdominal no quadrante superior direito com um portal de 5 mm sob visão direta. Geralmente, essa punção se dá na mesma altura ou um pouco cranial à cicatriz umbilical. Os outros trocartes são puncionados de acordo com as seguintes variantes anatômicas: flexura esplênica; redundância do cólon sigmoide; e anatomia pélvica. No flanco esquerdo, passa-se um trocarte auxiliar de 5 mm e, na fossa ilíaca direita (acima da crista ilíaca mas medianizado, proximamente aos vasos hipogástricos direitos), de 12 mm. Usualmente, colocam-se os trocartes da direita do paciente, favorecendo a dissecção do reto e os trocartes da esquerda, favorecendo a dissecção da flexura esplênica. Assim, quando há alguma dificuldade, o cirurgião pode alternar os seu portais de trabalho utilizando as mãos em diagonais opostas. Em geral, o trocarte da fossa ilíaca direita é colocado mais medial possível para facilitar o grampeamento do reto inferior (Figura 22.1).

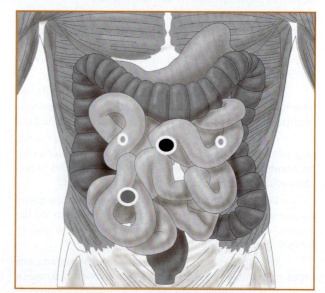

Figura 22.1. Posicionamento dos trocartes.
Fonte: adaptada do acervo do Hospital de Barretos.

Prepara-se a cavidade abdominal com uma pinça de apreensão para mobilizar o omento maior sobre o estômago e o fígado combinado com o movimento da mesa cirúrgica de céfalo-declive (Trendelemburg). Com um segundo movimento, o de alavanca, realizado pela pinça no trocarte do flanco direito, introduzida debaixo do mesentério do jejuno, movimentam-se as alças de delgado da esquerda para a direita, com o objetivo da exposição da silhueta da aorta, veia mesentérica inferior, expondo o ângulo de Treitz. Esse movimento é combinado com a lateralização da mesa cirúrgica para o lado direito do paciente, com angulação podendo chegar até 25°. Rotineiramente, a secção do ligamento falciforme do fígado não é realizada. Porém, essa manobra pode ser útil em pacientes obesos.

Primeira etapa da dissecção – liberação do ângulo esplênico

Após o descrito anteriormente, os seguintes passos são realizados: identificação da veia mesentérica inferior (VMI); dissecção do mesentério do cólon descendente; abertura da janela para a retrocavidade dos epíplons; ligadura da VMI; e descolamento do mesocólon transverso distal do retroperitônio (pâncreas) e liberação da flexura esplênica.

Assim, após a identificação intracavitária das estruturas anatômicas de referência para a realização do procedimento, realiza-se a apreensão, pela pinça auxiliar localizada no flanco esquerdo, da silhueta da veia mesentérica inferior, acompanhada de um movimento de tração em direção à parede abdominal (Figura 22.2). Faz-se uma incisão no peritônio visceral, abaixo da VMI, para acesso ao retroperitônio (Figura 22.3). O pneumoperitônio ajuda nessa dissecção, evidenciando o plano areolar avascular. A dissecção do mesocólon nesse nível impede a lesão inadvertida do ureter e dos vasos gonadais.

Prosseguindo-se a dissecção, encontra-se a linha embriológica que separa o mesocólon descendente do retroperitônio (Figura 22.4).

Com movimentos verticais, rombos, o cirurgião, com a mão direita, realiza a dissecção na direção medial para a lateral, alcançando a parede posterior do cólon descendente (Figuras 22.5 a 22.7). Para o sucesso dessa etapa de dissecção, com a mão esquerda, o cirurgião realiza uma tração constante do mesocólon, com o auxílio de uma gaze, para evitar lesão inadvertida da arcada marginal. Ao mesmo tempo, o auxiliar vai tracionando a veia mesentérica inferior delicadamente em direção à parede abdominal.

Segunda etapa da dissecção

Consiste na identificação e na abertura da janela para acesso à retrocavidade dos epíplons. Nesse momento, o auxiliar realiza a apreensão do mesocólon transverso, efetuando a tração em direção à parede abdominal e ao diafragma. Assim, tem-se a exposição da veia mesentérica inferior e da silhueta do pâncreas (Figura 22.8).

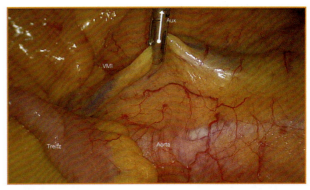

Figura 22.2. Apreensão da veia mesentérica inferior.
Fonte: acervo dos autores.

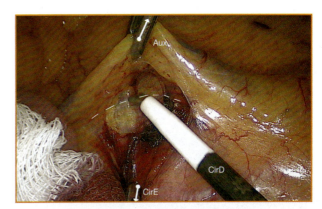

Figura 22.3. Dissecção de peritônio visceral abaixo da veia mesentérica inferior.
Fonte: acervo dos autores.

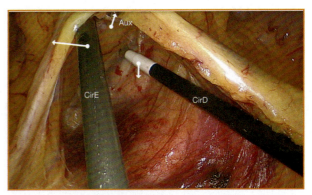

Figura 22.4. Plano de dissecção que divide o mesocólon.
Fonte: acervo dos autores.

Utilizando a VMI como parâmetro, imagina-se um ponto que se inicia na origem da veia junto à borda inferior do pâncreas. Desse ponto, traça-se uma linha de 2 cm cruzando o corpo pancreático superiormente, originando um segundo ponto. Desse segundo ponto, uma linha de 2 cm em direção à cauda do pâncreas à esquerda é o ponto de secção (Figura 22.9).

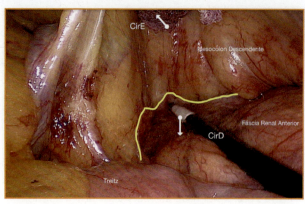

Figura 22.5. Dissecção medial-lateral até a parede posterior do cólon descendente, com plano embriológico em destaque.
Fonte: acervo dos autores.

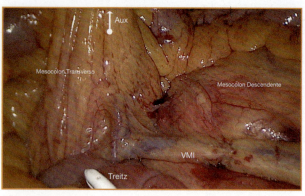

Figura 22.8. Exposição da veia mesentérica inferior e silhueta do pâncreas – acesso à retrocavidade.
Fonte: acervo dos autores.

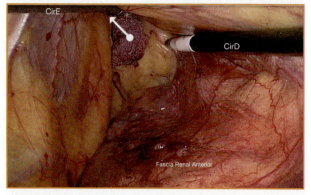

Figura 22.6. Dissecção medial-lateral. Gaze como método para melhorar a tração e a dissecção.
Fonte: acervo dos autores.

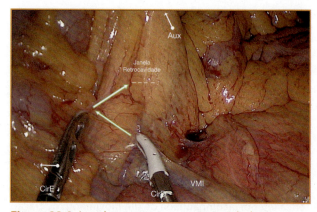

Figura 22.9. Local para acesso a retrocavidade.
Fonte: acervo dos autores.

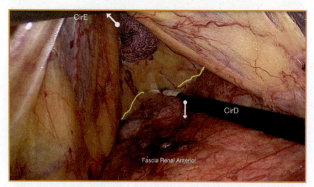

Figura 22.7. Dissecção medial-lateral: linha embriológica em destaque sendo descolada.
Fonte: acervo dos autores.

Realiza-se a secção do mesocólon transverso, possibilitando a dissecção na retrocavidade dos epíplons (Figuras 22.10 e 22.11).

Prossegue-se cranialmente em direção ao ângulo de Treitz e à borda inferior do pâncreas. Identifica-se a veia mesentérica inferior, que é, então, dissecada, individualizada, ligada e seccionada (Figura 22.12).

Após a ligadura da VMI, disseca-se, de forma romba, entre o tecido areolar da porção posterior do mesentério do mesocólon transverso e do corpo pancreático, no sentido do corpo para a cauda, onde se identifica o espaço entre a retrocavidade dos epíplons, do estômago e do cólon (Figura 22.13).

Prossegue-se a dissecção, liberando o tecido entre a borda superior do pâncreas e o mesocólon transverso em direção ao ângulo esplênico (Figura 22.14).

Com a exposição do cólon transverso, realiza-se a liberação do ligamento intercoloepiploico, iniciando-se medialmente em direção ao baço (Figura 22.15).

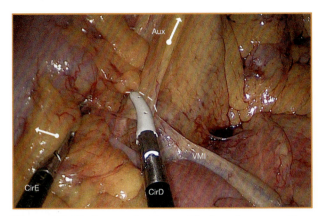

Figura 22.10. Acesso à retrocavidade pelo mesocólon transverso.
Fonte: acervo dos autores.

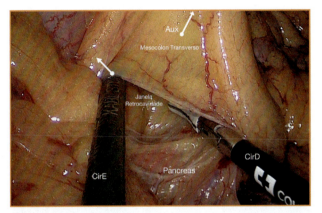

Figura 22.11. Visualização de estruturas como referência ao acesso à retrocavidade.
Fonte: acervo dos autores.

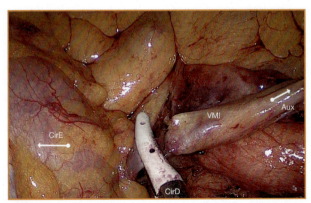

Figura 22.12. Dissecção, ligadura e secção de veia mesentérica inferior.
Fonte: acervo dos autores.

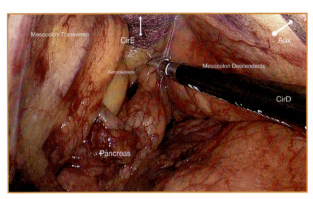

Figura 22.13. Visualização de retrocavidade para liberação do pâncreas.
Fonte: acervo dos autores.

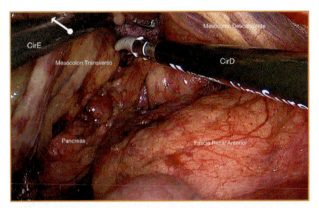

Figura 22.14. Dissecção da borda superior do pâncreas.
Fonte: acervo dos autores.

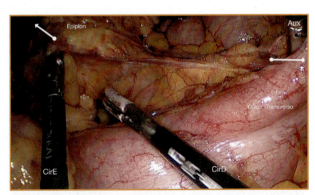

Figura 22.15. Liberação do ligamento intercoloepiploico.
Fonte: acervo dos autores.

Essa abordagem torna possíveis a visualização e a secção de eventuais aderências entre o estômago e o mesocólon e do plano previamente dissecado com a exposição do pâncreas (Figura 22.16). Assim, a flexura esplênica é completamente liberada.

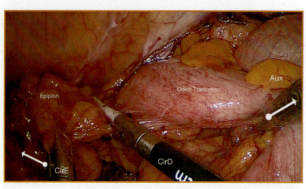

Figura 22.16. Liberação do ângulo esplênico.
Fonte: acervo dos autores.

Terceira etapa da dissecção

Consiste em dissecção da artéria mesentérica inferior (AMI), preservação dos feixes de nervos simpáticos, secção da artéria, dissecção complementar do mesocólon sigmoide, identificação do ureter esquerdo e dos vasos gonadais e liberação da goteira parietocólica esquerda.

Apreende-se o mesentério do sigmoide medialmente, com tração de posterior para anterior e cranial para caudal pela pinça auxiliar localizada na fossa ilíaca esquerda. Observa-se a formação de uma tenda do mesentério, com o estiramento da AMI, que emerge cranialmente a cerca de 4 cm da bifurcação da aorta. O assoalho dessa tenda refere-se à proeminência do promontório.

Fazem-se a tração do peritônio e sua abertura com instrumento de corte no mesentério, na face medial, pouco acima e paralelamente à artéria ilíaca comum direita, evidenciando, no nível de promontório, um tecido areolar frouxo. Prossegue-se a dissecção do espaço posterior ao mesentério em direção à parede lateral da pelve à esquerda com a identificação dos nervos hipogástricos, ureter e gonadais à esquerda. Uma vez liberado esse espaço, a pinça auxiliar passa a realizar a apreensão da borda da tenda anteriormente criada, mantendo o mesmo sentido de tração descrito anteriormente, expondo a silhueta da AMI (Figura 22.17). O cirurgião realiza a secção do peritônio parietal cranialmente paralelamente às artérias ilíaca direita e aorta.

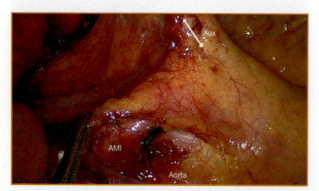

Figura 22.17. Dissecção da artéria mesentérica inferior.
Fonte: acervo dos autores.

Realiza-se, então, a identificação da emergência da AMI. Ela é isolada e ligada, inferiormente, com três endoclipes e, superiormente, com dois endoclipes. Finalmente, procede-se à secção da AMI entre os endoclipes.

Após a secção da AMI, obtém-se uma abertura ampla da região posterior ao mesentério do cólon descendente e sigmoide, visualizando-se o retroperitônio e a fáscia renal anterior. Reposiciona-se a pinça auxiliar, que é deslocada para a apreensão do mesentério acima da ligadura da artéria, e o cirurgião posiciona a pinça de trabalho sob o mesocólon, expondo o plano retroperitoneal, onde prossegue a dissecção de medial para lateral na linha de Toldt até a goteira parietocólica, obtendo-se a identificação do ureter esquerdo, em seu terço proximal, e o dos vasos gonadais à esquerda. O descolamento da goteira parietocólica tem início no nível dos vasos ilíacos à esquerda em direção cranial, completando a liberação do cólon descendente.

Quarta etapa da dissecção: a pelve

Prossegue-se a dissecação no nível do promontório, onde se inicia o procedimento cirúrgico em direção caudal. Assim, pode-se imediatamente visualizar a bifurcação dos nervos hipogástricos junto ao promontório e à pelve (Figura 22.18).

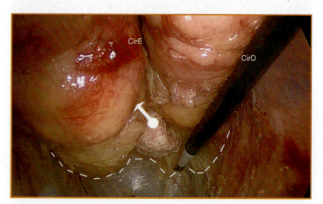

Figura 22.18. Dissecção de parede pélvica posterior.
Fonte: acervo dos autores.

Disseca-se o espaço pélvico retrorretal em direção à musculatura dos elevadores. Tracionando o reto anterior e lateralmente, evidencia-se o plano areolar da gordura perirretal, o mesorreto. Inicia-se a dissecação lateral das denominadas asas laterais do reto, prosseguindo também com a liberação do peritônio na parede anterior do reto (Figuras 22.19 a 22.21).

Na parede anterior, em pacientes do sexo masculino, o plano de dissecação situa-se acima da fáscia de Denonvelliers, onde se prossegue caudalmente com a exposição, no aspecto anterior das vesículas seminais e da próstata (Figuras 22.22 a 22.24).

Nas pacientes do sexo feminino, o plano de dissecação situa-se na parede anterior, entre o reto e a vagina. Para facilitar essa exposição, realiza-se a fixação externa do corpo uterino (Figura 22.25).

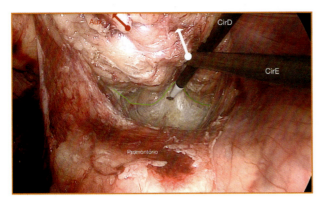

Figura 22.19. Dissecção de parede posterior, com exposição de estruturas adjacentes.
Fonte: acervo dos autores.

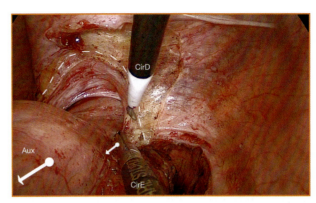

Figura 22.22. Abertura de fáscia anterior do reto.
Fonte: acervo dos autores.

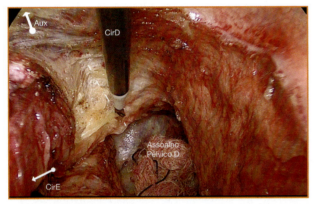

Figura 22.20. Dissecção de parede posterior do reto até os músculos elevadores.
Fonte: acervo dos autores.

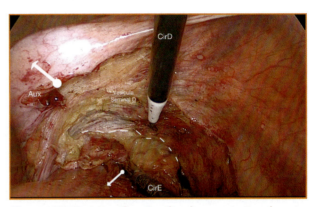

Figura 22.23. Identificação de plano anterior do reto para a correta dissecção.
Fonte: acervo dos autores.

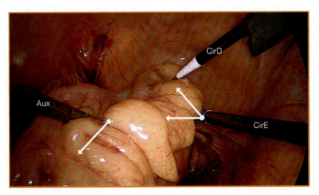

Figura 22.21. Início da dissecção de plano anterior.
Fonte: acervo dos autores.

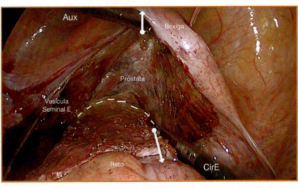

Figura 22.24. Referências anatômicas em pelve masculina.
Fonte: acervo dos autores.

Continua-se a dissecção da gordura periretal, circunferencialmente, em direção aos músculos elevadores até sua exposição completa nas faces posterior, anterior e nas laterais direita e esquerda. Tem-se, assim, a completa dissecção do reto extraperitoneal.

Realiza-se laparotomia transversa suprapúbica. Obtém-se a exposição dos músculos piramidais e dos músculos retoabdominais. Faz-se a secção transversa dessa musculatura com eletrocautério e hemostasia rigorosa. Exposto o peritônio subjacente, ele é pinçado e, antes

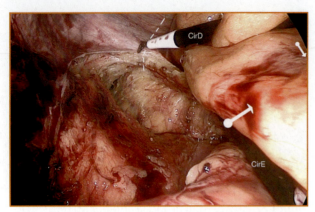

Figura 22.25. Dissecção de plano lateral esquerdo do reto.
Fonte: acervo dos autores.

de ser seccionado, a cavidade é lentamente esvaziada do pneumoperitônio. Após a secção do peritônio, determina-se, manualmente, a margem de grampeamento distal.

Para a secção do reto distalmente à lesão, pode-se utilizar um grampeador convencional introduzido pela incisão suprapúbica ou por endogrampeador introduzido por trocarte de 12 mm da fossa ilíaca direita ou um novo trocarte de 12 mm na região suprapúbica mediana.

Introduz-se o grampeador convencional linear (fixo ou articulado), cujos tamanho e características dependem da distância da borda anal e da configuração anatômica da pelve do paciente. Após a certificação da margem e do grampeamento, dispara-se o instrumento. A peça cirúrgica é seccionada em sua porção distal e exteriorizada pela incisão suprapúbica.

Quando utilizado o endogrampeador, ele deve ser introduzido pelo trocarte situado na fossa ilíaca direita. Cargas adicionais podem ser necessárias. O uso de duas cargas é preferível ao uso de três cargas. Outra opção é manter o endogrampeador reto e disparar o grampeamento por meio de um trocarte de 12 mm colocado na linha mediana suprapúbica, evitando-se, assim, o uso de múltiplas cargas. Os autores deste capítulo preferem o grampeador convencional para a secção distal do reto.

Com o cólon exposto, realiza-se a ligadura da artéria marginal e identifica-se o local para a secção proximal do cólon. Os troncos da artéria e da veia mesentéricas inferiores, sigmoidianas e retal superior ficarão na peça cirúrgica.

Realiza-se a liberação da boca distal do cólon a ser anastomosado. É colocada a pinça de Furniss para a realização de sutura em bolsa. O cólon é seccionado entre a pinça e a peça cirúrgica. Realiza-se a abertura da pinça de sutura em bolsa, verificando-se a integridade desta. Coloca-se a ogiva do grampeador intraluminal e ata-se a sutura em bolsa.

Verifica-se, com a abertura da peça cirúrgica, em local apropriado, se a margem distal da neoplasia está adequada. Introduz-se, via anal, o grampeador intraluminal circular, atentando-se ao local onde o reto será perfurado pelo guia do grampeador, direcionando-o. A ogiva é conectada ao grampeador e este é disparado e retirado, confeccionando uma anastomose colorretal direta.

Realizam-se o inventário local e a lavagem com soro fisiológico da cavidade.

Identificam-se o ceco e o íleo terminal, percorrendo-o em sentido proximal e escolhendo-se o local para exteriorização e confecção de ileostomia de proteção. O local onde será confeccionada a ileostomia, previamente demarcado por um estomaterapeuta, é incisado, e o íleo, exteriorizado. Retiram-se os portais e posiciona-se um dreno de silicone voltado para a região pélvica.

Fecham-se o peritônio, a aponeurose e a pele da incisão suprapúbica, assim como os portais.

LESÕES DO RETO DISTAL – ANASTOMOSE COLOANAL (TATA)

Pacientes com lesões do reto distal nos quais não é possível o grampeamento distal à lesão são candidatos a anastomose coloanal, o que envolve um tempo perineal.

Após a completa dissecação do reto extraperitoneal conforme descrito, a equipe cirúrgica dirige-se para a realização do tempo perineal.

Expõe-se o canal anal com fixadores ou pontos radiais após dilatação anal. Administra-se solução de epinefrina local e realiza-se a secção circunferencial do reto no nível do canal anal. Após a liberação completa do reto, a peça cirúrgica é tracionada, via anal, identificando-se a artéria e a veia mesentéricas inferiores já seccionadas. Realizam-se a secção da arcada marginal e a liberação do mesentério até o local da secção da peça cirúrgica. O cólon proximal é seccionado e, então, reposicionado pelo períneo para o interior da cavidade abdominal. Realiza-se a anastomose coloanal manual com pontos separados com fio absorvível. Um estoma de proteção e a drenagem da pelve são realizados a seguir.

COMENTÁRIOS

Para iniciar a excisão total do mesorreto laparoscópica, deve-se ter em mente a necessidade de materiais mínimos para a realização de tal procedimento avançado. Em primeiro lugar, a mesa cirúrgica comporta-se como um auxiliar importantíssimo no procedimento. Ela deve possibilitar o posicionamento com Trendelemburg forçado de até 40° e lateral de até 25°. Sem esse posicionamento, em muitas oportunidades, pode-se ter grande dificuldade na exposição do campo a ser dissecado. Assim, com o auxílio de duas pinças de apreensão, posiciona-se o intestino delgado. Outra questão importante é o equipamento de videocirurgia, que deve ser suficiente e ter iluminação adequada, pois se trabalha em mais de dois quadrantes na cavidade abdominal. Em geral, os novos equipamentos com câmeras de 3 CCD e fonte de xênon são bem adequados. O insuflador com potência acima de 20 L por minuto é capaz de manter o pneumoperitônio durante o procedimento, mesmo com escape excessivo da gás. Quando possível, o aquecimento de gás promove conforto maior durante o procedimento, pois evita as inúmeras retiradas de óptica para a limpeza desta. A óptica utilizada deve ser sempre a de 30°.

O posicionamento dos trocartes laterais pode variar de acordo com o biótipo do paciente. Eles podem ser deslocados em conjunto superior ou inferiormente, dependendo da localização da lesão principal e da necessidade de abordagem da flexura esplênica. Em algumas casos, utilizam-se portais adicionais para facilitar o procedimento, os quais podem ser supra ou infraumbilicais e, eventualmente, suprapúbicos.

Cuidados devem ser tomados para diminuir os riscos de implantes nos portais e na ferida operatória. Rotineiramente, fixam-se todos os trocartes, mas, principalmente, deve-se ter cuidado com o de 12 mm localizado na fossa ilíaca da direita, pois esse é o local onde se realiza com maior frequência a troca de instrumentais de diferentes calibres. Na retirada da peça cirúrgica, também deve-se proteger a parede abdominal com a passagem da peça cirúrgica por um saco plástico (camisa da óptica ou protetores específicos). O tamanho da incisão deve ser adequado e suficiente para a passagem do espécime sem traumatismos.

Durante o procedimento, a manipulação das pinças de apreensão deve ser muito delicada. Evita-se a apreensão direta do cólon e, preferencialmente, realiza-se a apreensão do mesentério ou dos apêndices epiploicos. Evita-se a apreensão do mesentério na região da flexura esplênica para evitar lesão inadvertida da arcada marginal. No momento em que se trabalha por debaixo do mesocólon, as pinças atuam muitas vezes como apoio das estruturas, evitando-se a apreensão delas.

Em tumores distais à reflexão peritoneal, apesar de se dispor de grampeadores endoscópicos articulados, acredita-se que uma incisão transversa suprapúbica associada ao duplo grampeamento não altera a evolução pós-operatória do paciente. Além disso, possibilita a palpação do tumor e a colocação adequada do grampeador, sendo essa a preferência dos autores do capítulo.

Em relação ao tratamento neoadjuvante e ao procedimento laparoscópico, em 2006, os autores deste capítulo publicaram um estudo comparativo entre a cirurgia laparoscópica e a abordagem convencional com 20 pacientes operados no mesmo período, sem evidenciar dificuldade no método. Hoje, com uma série de 76 pacientes operados submetidos à neoadjuvância, é possível inferir que a cirurgia laparoscópica promove melhor visualização dos planos anatômicos e sangramento mínimo, com um aumento de tempo cirúrgico. No período entre janeiro de 2000 e dezembro de 2005, os autores deste capítulo realizaram, na instituição em que atuam, 133 retossigmoidectomias laparoscópicas em decorrência de neoplasia de reto. A taxa de conversão foi de 2,2%, e a morbidade associada, de 29%. Em 3,5% dos casos, ocorreram lesões intraoperatórias (ureter, vascular, esplênica). A taxa de mortalidade foi de 2,6%. A taxa de deiscência de anastomose foi de 6,6%. A taxa de recidiva local nesta série foi de 3,4 %, sendo a sobrevida de 5 anos, para um seguimento médio de 66 meses, nos estádios I a III, de 86,4%.

Apesar de ainda ser preciso aguardar mais estudos prospectivos e randomizados para poder realizar a cirurgia para o câncer de reto rotineiramente, diversos trabalhos sugerem que a cirurgia laparoscópica terá o seu espaço no tratamento dessa afecção em casos selecionados.

Referências

1. Heald RJ. The 'Holy Plane' of rectal surgery. J R Soc Med. 1988;81(9):503-8.
2. Fung A, Aly E. Systematic review of single – incision laparoscopic colonic surgery. Br J Surg. 2012;99(10):1354-64.
3. Huscher CG, Mingoli A, Sgarzini G, Mereu A, Binda B, Brachini G et al. Standard laparoscopic versus single-incision laparoscopic colectomy for cancer: early results of a randomized prospective study. Am J Surg. 2012;204(1):115-20.
4. Leroy, J, Jamali F, Forbes L, Smith M, Rubino F, Mutter D et al. Laparoscopic total mesorectal excision (TME) for rectal cancer surgery: long-term outcomes. Surg Endosc. 2004;18(2):281-9.
5. Liang JT, Lai HS, Lee PH. Laparoscopic pelvic autonomic nerve-preserving surgery for patients with lower rectal cancer after chemoradiation therapy. Ann Surg Oncol. 2007;14(4):1285-7.
6. Orsenigo E, Di Palo S, Vignali A, Staudacher C. Laparoscopic intersphincteric resection for low rectal cancer. Surgical Oncology. 2007;16(Suppl 1):S117-20.
7. Heald RJ, Moran BJ. Embryology and anatomy of the rectum. Semin Surg Oncol. 1998;15(2):66-71.
8. Milsom, JW, Bohm B, Decanini C, Fazio VW. Laparoscopic oncologic proctosigmoidectomy with low colorectal anastomosis in a cadaver model. Surg Endosc. 1994;8(9):1117-23.
9. Miskovic, D, Foster J, Agha A, Delaney CP, Francis N, Hasegawa H et al. Standardization of laparoscopic total mesorectal excision for rectal cancer: a structured international expert consensus. Ann Surg. 2015;261(4):716-22.
10. Feroci F, Vannucchi A, Bianchi PP, Cantafio S, Garzi A, Formisano G et al. Total mesorectal excision for mid and low rectal cancer: Laparoscopic vs robotic surgery. World Journal of Gastroenterology: WJG. 2016;22(13):3602-10.
11. Tou S, Malik AI, Wexner SD, Nelson RL. Energy source instruments for laparoscopic colectomy. Cochrane Database Syst Rev. 2011(5):CD007886.
12. Chui PT, Gin T, Oh TE. Anaesthesia for laparoscopic general surgery. Anaesth Intensive Care. 1993;21(2):163-71.
13. Oti C, Mahendran M, Sabir N. Anaesthesia for laparoscopic surgery. Br J Hosp Med (Lond). 2016;77(1):24-8.
14. Puri GD, Singh H. Ventilatory effects of laparoscopy under general anaesthesia. Br J Anaesth. 1992;68(2):211-3.
15. Shankar KB, Kumar AY, Moseley H. Ventilatory effects of laparoscopy under general anaesthesia. Br J Anaesth. 1992;69(5):542-3.
16. Bretagnol F, Panis Y, Rullier E, Rouanet P, Berdah S, Dousset B et al. Rectal cancer surgery with or without bowel preparation: The French GRECCAR III multicenter single-blinded randomized trial. Ann Surg. 2010;252(5):863-8.
17. Yahya S, Zarkar A, Southgate E, Nightingale P, Webster G. Which bowel preparation is best? Comparison

of a high-fibre diet leaflet, daily microenema and no preparation in prostate cancer patients treated with radical radiotherapy to assess the effect on planned target volume shifts due to rectal distension. Br J Radiol. 2013;86(1031):20130457.

18. Habr-Gama A, Perez RO, Sabbaga J, Nadalin W, Sao Julião GP, Gama-Rodrigues J. Increasing the rates of complete response to neoadjuvant chemoradiotherapy for distal rectal cancer: results of a prospective study using additional chemotherapy during the resting period. Dis Colon Rectum. 2009;52(12):1927-34.

19. Flin R, Mitchell L, McLeod B. Non-technical skills of the scrub practitioner: the SPLINTS system. ORNAC J. 2014;32(3):33-8.

20. Allaix ME, Furnee EJ, Arezzo A, Mistrangelo M, Morino M. Energy sources for laparoscopic colorectal surgery: is one better than the others? J Laparoendosc Adv Surg Tech A. 2016;26(4):264-9.

21. Di Lorenzo N, Franceschilli L, Allaix ME, Asimakopoulos AD, Sileri P, Gaspari AL. Radiofrequency versus ultrasonic energy in laparoscopic colorectal surgery: a metaanalysis of operative time and blood loss. Surg Endosc. 2012;26(10):2917-24.

22. Han C, Ding Z, Fan J, Sun J, Qian Y. Comparison of the stress response in patients undergoing gynecological laparoscopic surgery using carbon dioxide pneumoperitoneum or abdominal wall-lifting methods. J Laparoendosc Adv Surg Tech A. 2012;22(4):330-5.

Análise Crítica dos Resultados do Acesso Laparoscópico

23

Francisco Sérgio Pinheiro Regadas
Graziela Olivia da Silva Fernandes
Francisco Sérgio Pinheiro Regadas Filho

INTRODUÇÃO

A ressecção cirúrgica do câncer no reto é complexa e implica muitos desafios. Existem várias discussões com relação ao tratamento mais adequado dessa afecção, sendo uma delas a escolha da abordagem cirúrgica e se o acesso laparoscópico seria o mais adequado.

A abordagem laparoscópica para o câncer no cólon apresenta vantagens cientificamente comprovadas em curto prazo, quando comparada ao acesso laparotômico, e é considerada oncologicamente segura. Já a videolaparoscopia para tratamento do câncer no reto está ainda em discussão, embora existam vários estudos demonstrando seus resultados técnicos e oncológicos satisfatórios.

DADOS HISTÓRICOS DA COLECTOMIA VIDEOLAPAROSCÓPICA

As colectomias videolaparoscópicas foram introduzidas no início de 1990 nos Estados Unidos por Jacobs et al.[1] e, em 1991, na América Latina por Regadas et al.,[2] sendo inicialmente indicadas somente para afecções benignas.[3-7] Naquela ocasião, referiam-se a um acesso cirúrgico em evolução e sem nenhuma comprovação com relação à segurança oncológica. Os relatórios iniciais de casos com descrição de metástases nos sítios dos portais como uma complicação da cirurgia laparoscópica para o câncer causaram grande alarme, com os primeiros relatos em pequenas séries de casos observando taxas de metástase elevadas, de até 21%.[8]

Muitos cirurgiões questionaram se havia risco maior para a disseminação de células tumorais durante a videolaparoscopia, em comparação à operação convencional (aberta). Os mecanismos propostos incluíam implante de células tumorais durante a confecção do pneumoperitônio, implantação do tumor diretamente de um instrumento contaminado, implantação durante a extração da peça cirúrgica por meio de uma pequena incisão, estimulação do crescimento do tumor pela insuflação de gás e a própria técnica videolaparoscópica.

Embora a etiologia subjacente ainda seja incerta, o desenvolvimento de câncer recorrente em um local da cirurgia anterior não é exclusivo dos procedimentos videolaparoscópicos, ocorrendo também após a operação aberta. Duas revisões retrospectivas de colectomia aberta para o câncer colorretal, cada uma com mais de 1.500 pacientes, demonstraram incidência de 0,6 a 0,68% de tumores metastáticos incisionais.[8,9]

Vários estudos demonstraram que a incidência de metástase no sítio dos portais após a operação laparoscópica é baixa e semelhante aos resultados da operação laparotômica.[10] Subsequentemente, o emprego do acesso videolaparoscópico nas ressecções de câncer de cólon continuou a ser indicado e avaliado clinicamente. No entanto, foi somente após a publicação do estudo COST em 2004 que o acesso videolaparoscópico tornou-se prática aceita no tratamento do câncer colorretal.[11-13] Nesse estudo, foram randomizados 872 pacientes em 48 instituições submetidos a colectomias para tratamento de câncer de cólon (abertas *versus* videolaparoscópicas). Esses pacientes foram acompanhados por longo prazo (90% em 5 anos ou mais), demonstrando-se sobrevida livre de doença após 5 anos de 69,2% para videolaparoscopia e 68,4% para a operação laparotômica. Houve sobrevida global de 5 anos de 76,4% para videolaparoscopia e 74,6% para a operação laparotômica e um padrão de recorrência semelhante para ambas as abordagens.[11,12,14]

Com a publicação de vários estudos multicêntricos, prospectivos, randomizados, ficou claro que a colectomia laparoscópica é equivalente à colectomia laparotômica em termos de segurança oncológica no câncer de cólon, assim como com relação às margens de ressecção, ao número de linfonodos ressecados, às taxas de sobrevivência relacionadas com o câncer e às taxas de complicações e mortalidade.[11-13,15-20] Outros importantes estudos demonstraram os benefícios e a segurança da operação colorretal laparoscópica, tornando-se atualmente a abordagem preferida no tratamento cirúrgico de muitas doenças colorretais.[11-13]

Guillou et al.[21] randomizaram 794 pacientes com câncer colorretal em 27 instituições para serem submetidos a operações videolaparoscópicas e laparotômicas. Os resultados em curto prazo foram semelhantes entre os grupos estudados. Mais tarde, publicaram resultados em longo prazo e demonstraram a não inferioridade da abordagem videolaparoscópica.[22] Não houve diferença entre videolaparoscopia e operação laparotômica em termos de sobrevida global, sobrevida livre de doença e recorrência local e a distância.[22]

Além disso, a cirurgia videolaparoscópica está associada a benefícios bem conhecidos em virtude da redução do trauma tecidual. Essas vantagens incluem a redução da dor pós-operatória, o retorno mais precoce da função intestinal e a menor incidência de complicações respiratórias pós-operatórias e relacionadas com a ferida (infecções de sítio cirúrgico e hérnia incisional). A maioria dos estudos demonstra redução de aproximadamente 1 dia na duração do íleo adinâmico, deambulação e alta precoces, possíveis benefícios ao sistema imunológico e melhores resultados cosméticos, em comparação à laparotomia.[11,13,21,23-27]

PAPEL DA VIDEOLAPAROSCOPIA NO MANEJO DO CÂNCER NO RETO

A operação para câncer no reto implica muitos desafios e há vários debates sobre a maneira adequada de conduzir essa doença. Alguns deles referem-se à tomada de decisões em relação ao melhor meio para completar o estadiamento pré-operatório, ao papel da radioquimioterapia neoadjuvante e ao uso adequado das modalidades de ressecção local (excisão transanal, ressecção endoscópica transanal, microcirurgia etc.) para as lesões precoces.

Outros debates se relacionam unicamente com os aspectos técnicos da operação radical do câncer retal, como a preservação do esfíncter, a melhor reconstrução funcional do reservatório retal e a escolha da abordagem cirúrgica. Esses debates surgiram em razão de vários desafios técnicos colocados pela cirurgia retal e pélvica: a cavidade profunda e estreita, composta pelos ossos pélvicos, em que o cirurgião precisa operar; a proximidade do tumor em relação à margem de ressecção circunferencial (MRC); a proximidade da margem de ressecção distal (MRD) em relação ao complexo esfincteriano; e a ausência do reservatório retal com a necessidade de reconstruí-lo após a ressecção.

Nas últimas duas décadas, vários estudos têm demonstrado resultados pós-operatórios imediatos melhores na videolaparoscopia em relação à laparotomia. Os benefícios da videolaparoscopia têm sido comprovados para outras operações abdominais, incluindo cirurgias para ressecção de cólon.[11,13,21,23] Mesmo assim, a questão de saber se existe benefício na videolaparoscopia especificamente para as ressecções do câncer retal ainda persiste em debate. Isso se deve à alta complexidade técnica dessas operações, o que levanta o questionamento quanto à morbidade pós-operatória e à segurança oncológica.

CURVA DE APRENDIZADO E TREINAMENTO DE CIRURGIÕES PARA CIRURGIA VIDEOLAPAROSCÓPICA RETAL

Park et al.[26] realizaram uma análise da curva de aprendizado para operação de câncer retal por acesso videolaparoscópico. A experiência cirúrgica de um cirurgião foi dividida em quatro períodos. O tempo operatório diminuiu depois de 90 operações. A taxa de deiscência de anastomose global foi de 3,7% (10,3% no primeiro período; 3,1% no segundo; 1,7% no terceiro; e 1,6% no quarto). A taxa global de conversão foi de 2,9% (5,6% no primeiro período; 4,3% no segundo; 1,1% no terceiro; e 1,5% no quarto). As taxas de deiscência de anastomose e de conversão atingiram seus respectivos platôs após 140 procedimentos cirúrgicos.

Ogiso et al.[27] analisaram um sistema de treinamento para ressecção anterior baixa videolaparoscópica para médicos residentes. Antes de iniciar a operação videolaparoscópica retal, os residentes foram obrigados a auxiliar pelo menos 20 cirurgias e, em seguida, realizar pelo menos 30 operações videolaparoscópicas de cólon. Analisaram também os resultados em curto prazo de 137 pacientes que se submeteram à ressecção anterior baixa videolaparoscópica, dos quais 75 apresentavam câncer no reto intraperitoneal e 62 câncer no reto extraperitoneal. Dos 75 pacientes com câncer retal intraperitoneal, 40 foram operados por cirurgiões experientes e 35 por cirurgiões residentes. Dos 62 pacientes com câncer no reto extraperitoneal, 51 foram operados por cirurgiões experientes e 11 por residentes. O tempo operatório para operação retal extraperitoneal por cirurgiões residentes foi maior do que por cirurgiões experientes. No entanto, os resultados em curto prazo, incluindo perda de sangue, deiscência de anastomose, conversão para operação aberta e número de linfonodos ressecados, foram semelhantes. Concluiu-se que, sob a supervisão de cirurgiões experientes, os cirurgiões residentes poderiam realizar ressecção anterior baixa videolaparoscópica com resultados satisfatórios em curto prazo, comparáveis aos procedimentos realizados por cirurgiões experientes. Enfatizou-se também nesse estudo a importância de um procedimento padronizado para a manutenção da qualidade da operação. Finalmente, concluíram que o número de operações necessárias para realizar a cirurgia laparoscópica retal apropriada pode ser reduzido com supervisão especializada e procedimentos padronizados.[27]

RESULTADOS EM CURTO PRAZO

Com relação aos resultados em curto prazo, avaliaram-se o tempo operatório, a perda de sangue intraoperatória, o retorno da função intestinal, o tempo de internação hospitalar, a taxa de infecção no sítio cirúrgico, a taxa de conversão, a taxa de deiscência de anastomose e a morbimortalidade. A operação videolaparoscópica no câncer retal requer tempo operatório mais longo, mas está associada a menor perda de sangue de acordo com os estudos randomizados. O tempo operatório para operação retal videolaparoscópica varia entre 120 e 262 minutos, sendo aproximadamente 14 a 59 minutos a mais que a operação laparotômica.[21,28-30] Araújo et al.[28] relataram tempo cirúrgico videolaparoscópico significativamente menor, um resultado atribuído ao fato de a operação videolaparoscópica ter sido realizada por uma única equipe cirúrgica, enquanto, no grupo convencional, várias equipes o fizeram.

Em relação à perda de sangue em operação videolaparoscópica retal, o volume varia entre 20 e 321 mL, o que corresponde a 17 a 234 mL a menos que no procedimento convencional.[21,29-36]

Em virtude das sensações táteis limitadas na operação videolaparoscópica, manter a visão clara é extremamente importante. Os cirurgiões devem controlar cuidadosamente todos os sangramentos para que seja possível uma visualização adequada. Esse pode ser um dos motivos que justificam o fato de a operação videolaparoscópica apresentar menor perda de sangue, mas ser mais demorada que a operação convencional.

Vários estudos controlados randomizados demonstraram que a morbidade e a mortalidade foram semelhantes nos dois acessos. A morbidade e a mortalidade da operação videolaparoscópica retal variaram entre 6,1 e 69% e 0 e 4%, respectivamente.[21,28-36]

Van der Pas et al.[35] randomizaram prospectivamente 1.103 doentes com câncer retal submetidos à videolaparoscopia ou operação convencional, dos quais 1.044 foram elegíveis para análise. Os pacientes no grupo videolaparoscópico sofreram menor perda de sangue do que aqueles no grupo convencional (200 mL versus 400 mL, p < 0,0001). No grupo videolaparoscópico, a função intestinal retornou mais cedo do que no grupo aberto (2 dias versus 3 dias, p < 0,0001) e o tempo de internação hospitalar foi menor (8 dias versus 9 dias, p = 0,036). Os procedimentos videolaparoscópicos apresentaram maior tempo operatório (240 minutos versus 188 minutos, p < 0,0001). A morbidade em 28 dias e a mortalidade foram semelhantes entre os dois grupos.

Boutros et al.[36] compararam 234 pacientes que se submeteram à excisão total do mesorreto convencional ou videolaparoscópica para câncer retal ao longo de 57 meses. Esse estudo demonstrou que, embora a videolaparoscopia tenha sido associada a maior tempo operatório (245 minutos versus 213 minutos, p = 0,002), relacionou-se com menor perda de sangue (284 mL versus 388 mL, p = 0,01), menor tempo de internação hospitalar (7 dias versus 8 dias, p = 0,05) e menores taxas de morbidade geral pós-operatória em 30 dias e morbidade geral (25% versus 43%, p = 0,04) e especificamente por infecções de sítio cirúrgico (de 9% versus 20%, p = 0,04).

Lee et al.[37] compararam ambos os acessos em um estudo retrospectivo com 160 pacientes para câncer retal estádio I. A morbidade e a mortalidade foram semelhantes nos grupos. O tempo cirúrgico foi maior (221 minutos versus 184 minutos, p = 0,008) no grupo videolaparoscópico, mas a perda de sangue (150 mL versus 200 mL, p = 0,03), o tempo para o primeira evacuação (2,44 dias versus 3,54 dias, p < 0,001), a taxa de infecção cirúrgica superficial local (0% versus 7,5%, p = 0,03) e o tempo de internação pós-operatória (8 dias versus 11 dias, p < 0,001) foram todos melhores no grupo videolaparoscópico.

Arezzo et al.[38] realizaram metanálise de estudos prospectivos comparando a ressecção retal convencional e videolaparoscópica para câncer. Foram incluídos 23 estudos, oito dos quais randomizados, representando 4.539 pacientes. Observaram incidência de 1% de mortalidade no grupo videolaparoscópico, em comparação a 2,4% no grupo aberto (p = 0,048), e taxa de morbidade global de 31,8% no grupo videolaparoscópico, em comparação a 35,4% no grupo aberto (p < 0,001).

O tempo de internação hospitalar após a operação videolaparoscópica variou entre 8 e 11 dias, geralmente 1 a 2 dias mais curto.[16,21-28] Depois da operação videolaparoscópica retal, os pacientes toleram deambulação precoce, evacuam normalmente entre o 3º e 5º dia pós-operatório e podem ingerir normalmente os alimentos entre o 3º e o 6º dia pós-operatório. Essas vantagens resultam em alta hospitalar mais precoce (Tabela 23.1).[32,39-45]

A taxa de conversão para operação convencional varia entre 0 e 34%.[21,28,30-35] A conversão é necessária principalmente pela anatomia do paciente, pela extensão do tumor e pela experiência do cirurgião. Estudos multicêntricos tendem a demonstrar maior índice de conversão, em comparação aos estudos realizados em um único centro, em virtude das diferenças entre os centros participantes com relação à experiência cirúrgica e da qualidade da avaliação pré-operatória com relação à extensão do tumor. O estudo multicêntrico CLASICC, realizado na era laparoscópica precoce (1996-2002), apresentou a maior taxa de conversão (34%) entre os estudos randomizados controlados que compararam o acesso videolaparoscópico e convencional para o câncer de reto.[21] Ele apresentava o pré-requisito de que cada cirurgião participante tivesse realizado anteriormente pelo menos 20 procedimentos colorretais videolaparoscópicos. O índice de conversão reduziu gradualmente ano após ano durante o estudo CLASICC (38% no 1º ano, 16% no 6º), o que indica claramente a existência de uma curva de aprendizado.[21]

Outro grande estudo multicêntrico comparando a ressecção do câncer no reto por acesso videolaparoscópico ou convencional, denominado COLOR II (2004-2010), demonstrou índice de conversão mais baixo (16%). Exigiu-se como pré-requisito que as equipes cirúrgicas apresentassem um vídeo inédito de excisão total do mesorreto por acesso videolaparoscópico antes de participarem do estudo. Esse controle de qualidade dos cirurgiões e o período de estudo mais recente, durante o qual a avaliação pré-operatória para identificar a extensão do tumor foi adequadamente realizada e já utilizando melhores dispositivos cirúrgicos e técnicas melhor estabelecidas, poderiam justificar o menor índice de conversão.[35]

Outro estudo multicêntrico randomizado (COREAN), que comparou a cirurgia videolaparoscópica à convencional para ressecção de câncer de reto médio e baixo após radioquimioterapia, demonstrou índice de conversão ainda menor (1,2%).[34]

Tabela 23.1. Resultados operatórios de estudos comparando a operação videolaparoscópica a convencional para câncer de reto

Autor	Pacientes (n)	Tempo cirúrgico (minutos)	Perda de sangue (mL)	Taxa de conversão
Araújo et al.[28]	L = 13	L = 228	NA	0%
	C = 15	C = 284 *		
Zhou et al.[29]	L = 82	L = 120	L = 20	NA
	C = 89	C = 106	C = 92 *	
Guillou et al.[21]	L = 253	L = 180	NA	34%
	C = 128	C = 135*		
Braga et al.[30]	L = 83	L = 262	L = 213	7,2%
	C = 85	C = 209 *	C = 396 *	
Ng et al.[31]	L = 51	L = 213	L = 321	9,8%
	C = 48	C = 163 *	C = 555	
Ng et al.[32]	L = 76	L = 213	L = 280	30,3%
	C = 77	C = 154 *	C = 337	
Lujan et al.[33]	L = 101	L = 193	L = 127	7,9%
	C = 103	C = 172 *	C = 234 *	
Kang et al.[34]	L = 170	L = 244	L = 200	1,2%
	C = 170	C = 197 *	C = 217 *	
Van der Pas et al.[35]	L = 699	L = 240	L = 200	16%
	C = 345	C = 188 *	C = 400 *	

*Diferença estatisticamente significante. C: convencional; L: videolaparoscópica; NA: não avaliado; n: número de pacientes.

Fonte: Toda e Kuroyanagi, 2014.[45]

Park et al.[26] avaliaram a curva de aprendizado para cirurgia retal videolaparoscópica para um cirurgião. A experiência de um único cirurgião foi dividida em quatro períodos. O índice de conversão reduziu de 4,3% no segundo período para 1,1% no terceiro. Nesse estudo, o número de procedimentos necessários para reduzir o índice de conversão foi de 146, representando o número total de pacientes tratados no primeiro e no segundo períodos.

Poon e Law[46] observaram que a definição de conversão variava entre os ensaios randomizados. A conversão é definida como uma "incisão abdominal vertical, maior em tamanho do que a necessária para a recuperação do espécime",[21] "exigência de qualquer incisão não planejada adicional para completar o procedimento",[40] "necessidade de laparotomia mediana convencional"[47] ou "qualquer parte do procedimento com o acesso convencional".[48] A abordagem híbrida usando a técnica de minilaparotomia para recuperação da peça cirúrgica não é considerada conversão a partir de algumas dessas definições. A taxa de conversão não pode ser simplesmente comparada entre os estudos por causa de tais diferenças de definição. Os pacientes que necessitam de conversão são suscetíveis a apresentar maior morbidade e mortalidade pós-operatória e pior sobrevida em longo prazo do que aqueles que não necessitaram de conversão.[21,22,49-50]

No estudo CLASICC, os pacientes submetidos a conversão apresentaram maior índice de morbidade (convencional de 37% versus videolaparoscópica de 32% versus grupo convertido de 59%) e mortalidade intra-hospitalar (convencional de 5% versus videolaparoscópica de 1% versus grupo convertido de 9%). Além disso, a sobrevida global em longo prazo de pacientes convertidos foi significativamente inferior (convencional de 58,5% versus videolaparoscópica de 62,5% versus grupo convertido de 49,6%, p = 0,005), enquanto a sobrevida livre de doença não foi significativamente diferente.[21,22] Esses resultados sugerem que a sobrevida global reduzida foi atribuída a maior mortalidade hospitalar, e não à recorrência do câncer. Thorpe et al.,[50] analisando os dados do estudo CLASICC, concluíram que o índice de massa corporal elevado, o sexo masculino e a metástase peritoneal foram os fatores de risco para conversão. Laurent et al.[47] demonstraram também que o sexo masculino, a anastomose grampeada e a fixação do tumor foram os fatores de risco independentes para a conversão, podendo também ser incluída a ressecção anterior baixa. Portanto, a avaliação pré-operatória adequada e a seleção de pacientes com base na experiência da equipe cirúrgica são essenciais para minimizar a taxa de conversão.[51]

Os índices de deiscência de anastomose são semelhantes entre ambos os acessos, variando entre 1 e 13%.[21,29-36]

As deiscências são influenciadas por fatores diversos, como a realização de anastomose baixa, a transecção inadequada do reto distal, a tensão e o fluxo sanguíneo insuficiente na anastomose.

Kuroyanagi et al.[52] relataram que a adequada padronização da técnica com anastomose duplo-grampeada apresenta baixo índice de deiscência anastomótica (2,6%). Várias sugestões práticas foram dadas nesse estudo. Estabeleceu-se acesso com trocarte no quadrante inferior direito tão baixo quanto possível, de modo que um endograpeador possa ser inserido na porta de um ângulo reto para com o eixo longitudinal do reto distal. A mobilização distal do reto deve ser além da linha de transecção esperada para garantir o controle completo sobre a transecção retal. Movimentos suaves e coordenados entre o cirurgião e o assistente são essenciais. Já Kim et al.[53] analisaram 270 pacientes submetidos a anastomose videolaparoscópica pela técnica de duplo grampeamento e relataram que o câncer no reto médio e baixo foi fator de risco independente para a deiscência de anastomose. Esses mesmos resultados foram confirmados por Akiyoshi et al.,[54] que avaliaram 363 pacientes. Em uma análise retrospectiva de 1.609 pacientes com câncer retal provenientes de 11 instituições coreanas, Park et al.[55] demonstraram que sexo masculino, anastomose baixa, quimiorradioterapia pré-operatória, estádio avançado do tumor, transfusão perioperatória e vários disparos do grampeador elevaram o risco de deiscência da anastomose. Os resultados desses grandes estudos retrospectivos indicam que os cirurgiões devem realizar as ressecções videolaparoscópicas baixas com rigorosa técnica de dissecção (Tabela 23.2). Em um estudo retrospectivo e multicêntrico, envolvendo 4.744 pacientes, sendo 2.389 (50%) com câncer colorretal, Campos e Valarini[56] demonstraram conversão em somente 5,5% dos casos e recidiva em ferida de trocarte em 0,8% no grupo de pacientes operados por câncer colorretal, demonstrando que as técnicas atualmente adotadas oferecem segurança oncológica semelhante à do acesso aberto, quando os pacientes são devidamente selecionados.

Um aspecto específico dos resultados em curto prazo da cirurgia de câncer retal é a disfunção sexual e urinária, um risco estabelecido após a cirurgia pélvica, em decorrência da proximidade dos nervos autonômicos que inervam o sistema urogenital. McGlone et al.[57] analisaram o impacto da abordagem cirúrgica (convencional *versus* videolaparoscópica) nos resultados funcionais urogenitais em pacientes submetidos à ressecção de câncer retal. Utilizaram questionários enviados para os pacientes sobreviventes para avaliar as suas funções sexuais e urinárias pós-operatórias. Compararam 78 pacientes submetidos à ressecção retal

Tabela 23.2. Índices de morbimortalidade pós-operatória – cirurgia videolaparoscópica *versus* convencional para tratamento de câncer no reto

Autor	Pacientes (n)	Morbidade (%)	Mortalidade (%)	Deiscência anastomose (%)	Tempo de internação
Araujo et al.[28]	L = 13	L = 69	NA	NA	L = 10,5 dias
	C = 15	C = 46,7			C = 10,5 dias
Zhou et al.[29]	L = 82	L = 6,1	L = 0	L = 1,2%	L = 8,1 dias
	C = 89	C = 12,4*	C = 0	C = 3,4%	C = 13,3 dias*
Guillou et al.[21]	L = 253	L = 40	L = 4	L = 10%	L = 11 dias
	C = 128	C = 37	C = 5	C = 7%	C = 13 dias
Braga et al.[30]	L = 83	L = 28,9	L = 1,2	L = 9,6%	L = 10 dias
	C = 85	C = 40	C = 1,2	C = 10,6%	C = 13,6 dias*
Ng et al.[31]	L = 51	L = 45,1	L = 2	NA	L = 10,8 dias
	C = 48	C = 52,1	C = 2,1		C = 11,5 dias
Ng et al.[32]	L = 76	L = 30,3	L = 2,6	L = 1%	L = 8,4 dias
	C = 77	C = 31,2	C = 3,9	C = 3%	C = 10 dias*
Lujan et al.[33]	L = 101	L = 33	L = 1,9	L = 6%	L = 8,2 dias
	C = 103	C = 33,7	C = 2,9	C = 12%	C = 9,9 dias
Kang et al.[34]	L = 170	L = 21,2	L = 0	L = 1,2%	L = 8 dias
	C = 170	C = 23,5	C = 0	C = 0%	C = 9 dias
Van der Pas et al.[35]	L = 699	L = 40	L = 1	L = 13%	L = 8 dias
	C = 345	C = 37	C = 2	C = 10%	C = 9 dias*

*Diferença estatisticamente significativa. C: convencional; L: videolaparoscópica; NA: não avaliado, n: número de pacientes.

Fonte: Toda e Kuroyanagi, 2014.[45]

videolaparoscópica (49 homens e 29 mulheres) e 65 à ressecção pelo acesso convencional (41 homens e 24 mulheres), identificando que ambos os grupos apresentaram redução na função urinária e sexual. O resultado funcional da bexiga após a cirurgia videolaparoscópica retal é semelhante ao encontrado depois da cirurgia convencional.

As evidências para a função sexual masculina têm sido contraditórias. Dois ensaios randomizados realizados no período inicial da era videolaparoscópica demonstraram disfunção sexual masculina mais elevada após a cirurgia videolaparoscópica do que após a cirurgia convencional, sem diferença significativa na taxa de disfunção urinária. Em um estudo randomizado realizado por Quah et al.,[58] 111 dos 170 pacientes (65%) estavam vivos no momento da pesquisa e 80 deles (72%) devolveram o questionário postal sobre as funções urinária e sexual. A função urinária foi semelhante após as operações retais videolaparoscópicas e convencional para o câncer retal. Dos 15 homens sexualmente ativos no grupo videolaparoscópico, sete relataram impotência ou ejaculação prejudicada, em comparação a apenas um dos 22 pacientes no grupo convencional (p = 0,004).

Jayne et al.[59] analisaram os dados de 794 pacientes no estudo CLASICC e, com base em critérios de exclusão adicionais para o seu estudo sobre as disfunções urinária e sexual, observaram que 347 pacientes (43,7%) eram elegíveis para participar do estudo. Destes, 247 pacientes (71,2%) devolveram o questionário sobre as funções urinária e função sexual. A função sexual geral e a função erétil de acordo com o Índice Internacional de Função Erétil tenderam a ser piores em homens após a cirurgia videolaparoscópica retal do que após a cirurgia retal convencional (p = 0,063 e p = 0,068, respectivamente). Já em estudos recentes, tem sido demonstrada função sexual semelhante ou melhor em pacientes submetidos à videolaparoscopia.[59,60] Stamopoulos et al.[60] avaliaram 56 pacientes submetidos à cirurgia de câncer retal (38 convencional, 18 videolaparoscópica) e identificaram semelhança na pontuação do Índice Internacional de Função Erétil. Já outros estudos têm demonstrado maior preservação da função sexual masculina nos procedimentos realizados por videolaparoscopia.[58,61,62] Esses melhores resultados são justificados pela melhor visibilização e, consequentemente, maior preservação dos nervos autônomos durante os procedimentos videolaparoscópicos. A provável razão para obtenção de piores resultados funcionais nos dois ensaios randomizados citados inicialmente é que existe claramente uma curva de aprendizagem para a técnica videolaparoscópica e o reconhecimento da anatomia pélvica. Apesar disso, um estudo realizado na Universidade Federal de Minas Gerais com pacientes sexualmente ativos submetidos à operação para câncer de reto convencional e videolaparoscópica, durante a curva de aprendizado videolaparoscópico no câncer de reto, mas com cirurgiões experientes em cirurgia de cólon videolaparoscópica, mostrou melhores resultados funcionais no grupo videolaparoscópico.[63] Entretanto, como se tratava de curva de aprendizado, há o viés de seleção de pacientes para a cirurgia videolaparoscópica. Os resultados dos próximos estudos controlados randomizados serão necessários para que seja confirmada a vantagem do acesso videolaparoscópico na preservação da função sexual masculina.

QUALIDADE DA PEÇA CIRÚRGICA NA CIRURGIA RETAL VIDEOLAPAROSCÓPICA

Durante os últimos 10 anos, muitos estudos têm sido publicados avaliando a qualidade da peça cirúrgica obtida nos procedimentos cirúrgicos videolaparoscópicos para câncer retal, comparando-a às ressecadas pelo acesso convencional. A qualidade do espécime pode ser medida por vários fatores. Em primeiro lugar, são essenciais a integridade da ressecção do tumor e as taxas de envolvimento das margens cirúrgicas. Tornou-se padrão para os patologistas descrever a distância do tumor, tanto da margem de ressecção distal quanto da ressecção circunferencial como um fator para avaliar a qualidade da ressecção. Distâncias do tumor da margem distal de pelo menos 1 cm e da margem circunferencial de pelo menos 1 mm são consideradas oncologicamente seguras.[62] Outro modo de avaliar a qualidade da ressecção de acordo com a margem de ressecção circunferencial é descrever se a fáscia mesorretal está íntegra ou não. Além disso, a integridade da ressecção pode ser avaliada indiretamente pelo número de linfonodos na amostra. O acometimento linfonodal é considerado o mais forte preditor de desfecho patológico do paciente.[64,65] A recomendação do Instituto Nacional do Câncer dos Estados Unidos é que um mínimo de 12 linfonodos negativos para a doença devem ser examinados para confirmar a inexistência de envolvimento linfonodal.[66] Estudos têm demonstrado semelhança tanto na margem de ressecção quanto no número de linfonodos (13,7 videolaparoscópica versus 12,7 convencional) comparando os acessos convencional e videolaparoscópico em pacientes com câncer no reto.[67] Mais recentemente, Boutros et al.[36] demonstraram semelhança na margem de ressecção circunferencial entre os dois grupos, assim como na margem distal menor que 1,0 cm e completa excisão do mesorreto. O grupo videolaparoscópico apresentou maior número de linfonodos (26 versus 21, p = 0,02). Em outro estudo, a taxa de margem de ressecção circunferencial inferior a 2 mm foi de 10% dos pacientes em cada grupo (p = 0,85) e a distância média da margem distal a partir do tumor foi de 3 cm em ambos os grupos (p = 0,676).[32] Demonstraram também que a taxa de margem de ressecção circunferencial positiva em pacientes com câncer retal baixo foi significativamente menor no grupo videolaparoscópico do que no grupo aberto (9% versus 22%; p = 0,014) e atribuem esse resultado ao fato de o acesso videolaparoscópico oferecer melhor visibilização da pelve. No entanto, a taxa de margem de ressecção circunferencial positiva de pacientes com câncer retal médio foi mais elevada no grupo videolaparoscópico do que no convencional (10% versus 3%, p = 0,068), embora sem diferença estatisticamente significativa.

O estudo CLASICC apresentou maior incidência de margem circunferencial positiva no grupo com ressecção anterior videolaparoscópica, embora sem significância estatística (grupo convencional, 12% versus 6%; p = 0,19).[21] Nagtegaal et al.[67] demonstraram diferença significativa no índice de recorrência local nos pacientes com margem de ressecção circunferencial menor que 2 mm em comparação à margem de ressecção circunferencial igual ou maior que 2 mm (convencional 16% versus laparoscópica 5,8%, p < 0,0001). Lujan et al.,[33] em estudo multicêntrico, prospectivo, não randomizado com 4.405 pacientes, também relataram resultados superiores da abordagem videolaparoscópica, tanto macroscópica quanto microscopicamente. Em outro estudo retrospectivo com 2.660 pacientes provenientes de 82 hospitais, os autores demonstraram índices equivalentes de excisão total do mesorreto incompleto, positividade da margem de ressecção circunferencial e de linfonodos ressecados entre os dois grupos. Contudo, relataram menor índice de morbidade e menor tempo de permanência hospitalar no grupo videolaparoscópico.[68]

Com base nesses estudos, pode-se concluir que não existe diferença entre a abordagem videolaparoscópica e a convencional com relação à margem de ressecção distal do espécime, à positividade da margem cirúrgica circunferencial ou ao número de linfonodos ressecados. Esses dados sugerem que a ressecção videolaparoscópica retal não somente é tecnicamente possível, mas também parece ser oncologicamente segura.

CUSTO DOS PROCEDIMENTOS LAPAROSCÓPICOS

O custo direto dos procedimentos colorretais videolaparoscópicos é maior que o dos procedimentos convencionais. Ng et al.[31] demonstraram que o custo direto dos procedimentos videolaparoscópicos foi US$ 2.000 maior, e Braga et al.[30] relataram também custo mais elevado, em US$ 1.748, atribuindo o valor de US$ 1.194 para os instrumentos cirúrgicos e US$ 554 pelo maior tempo operatório, mas com redução de US$ 647 quanto ao menor tempo de internação e US$ 749 pela menor incidência de complicações pós-operatórias, no total de US$ 1.396. Concluíram, então, que a elevação do custo dos procedimentos colorretais por videolaparoscopia foi de US$ 352.

RESULTADOS ONCOLÓGICOS

Tão importante quanto os resultados do procedimento cirúrgico em curto prazo e a qualidade da peça cirúrgica ressecada é o resultado oncológico em longo prazo. As mesmas dúvidas que existiam com relação aos resultados oncológicos em longo prazo e à recidiva tumoral nas feridas ou nos sítios dos portais no tratamento cirúrgico videolaparoscópico do câncer nos cólons ainda existem em relação ao câncer retal.

As incidências de metástase no sítio do portal e na ferida mostraram-se semelhantes entre os acessos videolaparoscópico e convencional. Artigos recentes têm relatado a incidência de metástases no sítio do portal entre 0 e 0,69% em cirurgia videolaparoscópica, que é comparável a recorrência nas feridas dos procedimentos convencionais (0,6%).[8,32] As metástases nas feridas da parede abdominal podem ser evitadas utilizando técnica padronizada para cirurgia oncológica, tendo como rotina um protetor na ferida durante a extração do peça cirúrgica.

Morino et al.,[42] em 2005, analisaram 191 pacientes com câncer no reto operados pelo acesso videolaparoscópico (n = 98) e convencional (n = 93) e demonstraram sobrevida global em 5 anos e sobrevida livre de doença estatisticamente equivalentes entre os grupos (80% e 65,4% no grupo laparoscópico versus 68,9% e 58,9%, no grupo aberto) e índice de recorrência local significativamente mais baixo no grupo laparoscópico (3,2% versus 12,6%, p < 0,05).

Braga et al.[30] relataram que a morbidade tardia do grupo videolaparoscópico foi de 2,4%, enquanto, no grupo convencional, de 10,6% (p = 0,07), e a baixa morbidade tardia resultou em redução de custos. No estudo de Ng et al.,[48] a morbidade tardia foi de 13,6% no grupo laparoscópico e 25,7% no convencional (p = 0,012), com um longo período de acompanhamento de 112,5 meses. Avaliando o subgrupo de pacientes com câncer retal do estudo CLASICC, houve também os mesmos índices de sobrevida global em 5 anos entre os grupo videolaparoscópico (60,3%) e convencional (52,9%) (p = 0,132). O índice de recorrência local após a ressecção anterior foi de 9,4% no grupo videolaparoscópico e 7,6% no convencional (p = 0,74).[16]

Em recente estudo retrospectivo com 160 pacientes, Lee et al.[37] demonstraram que não houve nenhuma diferença na sobrevida global em 5 anos (98,6% versus 97,1%, p = 0,41) ou sobrevida livre de doença (98,2% versus 96,4%, p = 0,30) entre a ressecção convencional e a videolaparoscópica, respectivamente, para tratamento de câncer retal. Também resultados semelhantes de recorrência local (videolaparoscopia 5% versus convencional 2%, p = 0,349) e sobrevida livre de doença em 5 anos (videolaparoscopia 70% versus convencional 71%, p = 0,862) foram demonstrados no tratamento de câncer retal baixo utilizando ressecção interesfinctérica.[68,69] Em outro estudo com seguimento médio de 34 meses, os resultados das ressecções interesfincterianas via videolaparoscópica foram semelhantes com relação aos índices de recorrência local (videolaparoscópica 2,6% versus convencional 7,7%, p = 0,18) e de sobrevida livre de doença em 3 anos (videolaparoscópica 82,1% versus convencional 77,0%, p = 0,52).[70]

Tem sido demonstrado maior índice de recorrência a distância nos pacientes com câncer no reto do que em pacientes com câncer no cólon, mas não houve diferença entre os acessos videolaparoscópico e convencional para câncer retal.[70,71]

Até o momento, não foram publicados estudos randomizados sobre resultados oncológicos em longo prazo que comparem acesso videolaparoscópico ao acesso convencional para câncer retal em estádio avançado.

PERSPECTIVAS

Em virtude da crescente demonstração de evidências sobre a segurança e a viabilidade do acesso videolaparoscópico para o tratamento do câncer retal, outras abordagens minimamente invasivas para a ressecção radical do câncer colorretal foram descritas.

O acesso por portal único é uma abordagem que tem demonstrado ser viável para procedimentos laparoscópicos e, em alguns centros, tornou-se rotina, especialmente em procedimentos mais simples do que a ressecção do câncer retal. Recentemente, o acesso videolaparoscópico por portal único tem sido descrito em relatos de casos e séries curtas como abordagem viável para excisão total de mesorreto com bons resultados em curto prazo e qualidade da peça cirúrgica aceitável em pacientes selecionados com câncer retal.

Contudo, não existem ainda relatos de grandes séries ou de resultados em longo prazo para essa abordagem cirúrgica.

A evidência crescente da viabilidade e da segurança da abordagem videolaparoscópica para câncer de reto em associação à experiência crescente de excisão local dos tumores do reto iniciada por meio da microcirurgia endoscópica transanal (TEM) tem levado ao desenvolvimento de uma técnica híbrida. Alguns relatos demonstraram viabilidade dessas abordagens, mas não existem ainda evidências sobre sua aplicação em pacientes não selecionados. Embora estudos recentes tenham demonstrado que estão de acordo com os conceitos oncológicos para a cirurgia de alta qualidade do câncer retal, não existem dados sobre a segurança oncológica dessas abordagens em longo prazo.

Mesmo se a videolaparoscopia por portal único e cirurgia por orifícios naturais se revelar viável e segura em ambas as perspectivas de resultados em curto prazo e de segurança oncológica em longo prazo, ainda continua a dúvida a respeito de quais seriam os reais benefícios oferecidos aos pacientes, quando comparada a uma abordagem videolaparoscópica padrão. Com relação à cirurgia robótica assistida e às abordagens minimamente invasivas inovadoras para tratamento do câncer retal, ainda não demonstraram vantagens sobre a abordagem videolaparoscópica padrão.

CONCLUSÃO

A cirurgia para câncer retal implica muitos desafios complexos. Enquanto se demonstrou que a abordagem videolaparoscópica, e, especificamente, para câncer nos cólons, há bastante tempo, apresenta benefícios em curto prazo e se estabeleceu segura oncologicamente, essa verdade é um tema discutível quando se lida com câncer retal.

Vários estudos já foram publicados demonstrando resultados semelhantes com relação aos índices de recidiva e sobrevida em 5 anos e apresentando melhores resultados do acesso videolaparoscópicos com relação à evolução clínica e redução de complicações pulmonares e de feridas abdominais. Mas os reais benefícios e a segurança oncológica poderão ser demonstrados após a conclusão dos estudos randomizados, prospectivos e multicêntricos que já estão sendo atualmente desenvolvidos em vários centros oncológicos.

De acordo com as evidências atuais, a maioria dos pacientes com câncer colorretal é candidata à abordagem videolaparoscópica, tornando-se o método preferido para ressecção intestinal. Quando realizado por equipe cirúrgica experiente, o acesso videolaparoscópico pode ser indicado como primeira opção mesmo em pacientes com história de cirurgia abdominal prévia.

Referências

1. Jacobs M, Verdeja JC, Goldstein HS. Minimally invasive colon resection (laparoscopic colectomy). Surg Laparosc Endosc. 1991;(3):144-50.
2. Regadas FSP, Nicodemo AM, Rodrigues LV, Garcia JHP, Nobrega AGS. Anastomose Colorretal por via laparoscópica. Apresentação de dois casos e descrição da técnica operatória. Rev Bras Coloproct. 1992;12(1):21-3.
3. Schlinkert RT. Laparoscopic-assisted right hemicolectomy. Dis Colon Rectum. 1991;34:1030-1.
4. Berends FJ, Kazemier G, Bonjer HJ, Lange JF. Subcutaneous metastases after laparoscopic colectomy. Lancet. 1994;344(8914):58.
5. Regadas FSP, Ramos JR, Sousa JV, Neto JA, Gama AH, Campos F et al. Laparoscopic colorectal procedures: a multicenter Brazilian experience. Surg. Laparosc Endosc Percuntan Tech. 1999;9(6):395-8.
6. Regadas FSP, Regadas SM. Ressecções colorretais laparoscópicas. Análise de 110 casos. Rev Cir Videoendosc. 1997;1:26-31.
7. Regadas FSP, Regadas SM, Rodrigues LV. Tratamento cirúrgico da doença diverticular através do acesso vídeo-laparoscópico. Apresentação de 35 casos. Rev Bras Coloproctol. 1998;18(1):35-9.
8. Reilly WT, Nelson H, Schroeder G, Wieand HS, Bolton J, O'Connell MJ. Wound recurrence following conventional treatment of colorectal cancer. Dis Colon Rectum. 1996;39(2):200-7.
9. Hughes ESR, McDermott FT, Polglase AL, Johnson WR. Tumor recurrence in the abdominal wall scar after large-bowel cancer surgery. Dis Colon Rectum. 1983;26:571-2.
10. Vukasin P, Ortega AE, Greene FL, Steele GD, Simons AJ, Anthone GJ et al. Wound recurrence following laparoscopic colon cancer resection. Results of the American Society of Colon and Rectal Surgeons Laparoscopic Registry. Dis Colon Rectum. 1996;39:20-3.
11. The Clinical Outcomes of Surgical Therapy Study Group. A comparison of laparoscopically assisted and open colectomy for colon cancer. N Engl J Me. 2004;350(20):2050-9.
12. Weeks JC, Nelson H, Gelber S; Clinical Outcomes of Surgical Therapy (COST) Study Group. Short-term quality of life outcomes following laparoscopic-assisted colectomy vs open colectomy for colon cancer: a randomized trial. JAMA. 2002;287(3):321-8.
13. Veldkamp R, Kuhry E, Hop WC. Colon cancer Laparoscopic or Open Resection Study Group (color). Laparoscopic surgery versus open surgery for colon cancer: short-term outcomes of a randomized trial. Lancet Oncol. 2005;(7):477-84.
14. Fleshman J, Sargent DJ, Green E, Anvari M, Stryker SJ, Beart RW et al. Laparoscopic colectomy for cancer is not inferior to open surgery based on 5-year data from the Cost Study Group trial. Ann Surg. 2007;246(4):655-62; discussion 662-4.
15. Lacy AM, García-Valdecasas JC, Delgado S, Castells A, Taurá P, Piqué JM et al. Laparoscopy-assisted colectomy versus open colectomy for treatment of non-metastatic colon cancer: a randomised trial. Lancet. 2002;359(9325):2224-9.
16. Milsom JW, Böhm B, Hammerhofer KA, Fazio V, Steiger E, Elson P. A prospective, randomized trial comparing laparoscopic versus conventional techniques

in colorectal cancer surgery: a preliminary report. J Am Coll Surg. 1998;187(1):46-54.

17. Franklin ME, Rosenthal D, Abrego-Medina D, Dorman JP, Glass JL, Norem R et al. Prospective comparison of open vs laparoscopic colon surgery for carcinoma. Five-year results. Dis Colon Rectum. 1996;39:S35-46.

18. Lechaux D, Trebuchet G, Le Calve JL. Five-year results of 206 laparoscopic left colectomies for cancer. Surg Endosc. 2002;16(10):1409-12.

19. Hasegawa H, Kabeshima Y, Watanabe M, Yamamoto S, Kitajima M. Randomized controlled trial of laparoscopic versus open colectomy for advanced colorectal cancer. Surg Endosc. 2003;(4):636-40.

20. Regadas FSP, Regadas SMM, Rodrigues LV, Leão PHS, Ribeiro FJC, Bezzerra, JP et al. Índices de recidiva e sobrevida no tratamento do câncer colorretal comparando os acessos laparoscópico e laparotômico em cinco anos. Rev Bras Coloproctol. 2001;21(3):144-7.

21. Guillou PJ, Quirke P, Thorpe H, Walker J, Jayne DG, Smith AM et al. Short-term endpoints of conventional versus laparoscopic-assisted surgery in patients with colorectal cancer (MRC CLASICC Trial): multicentre, randomized controlled trial. Lancet. 2005;365:1718-26.

22. Jayne DG, Thorpe HC, Copeland J, Quirke P, Brown JM, Guillou PJ. Five-year follow-up of the Medical Research Council CLASICC trial of laparoscopically assisted versus open surgery for colorectal cancer. Br J Surg. 2010;97:1638-45.

23. Schwenk W, Haase O, Neudecker J, Müller JM. Short term benefits for laparoscopic colorectal resection. Cochrane Database Syst Rev. 2005;20(3):CD003145.

24. Regadas FSP, Rodrigues LV, Siebra JA, Ribeiro FJC, Cruz SMM. Retossimoidectomia videolaparoscópica. Experiência de 47 casos. Rev Bras Coloproct. 1996;16:63-6.

25. Regadas FSP, Rodrigues LV, Nicodemo AM, Siebra JA. Intervenções colorretais videolaparoscópicas. Experiência de 102 casos. Rev Bras Coloproct. 1995;15(3):110-3.

26. Park IJ, Choi GS, Lim KH, Kang BM, Jun SH. Multidimensional analysis of the learning curve for laparoscopic resection in rectal cancer. J Gastrointest Surg. 2009;13:275-81.

27. Ogiso S, Yamaguchi T, Hata H, Kuroyanagi H, Sakai Y. Introduction of laparoscopic low anterior resection for rectal cancer early during residency: A single institutional study on short-term outcomes. Surg Endosc. 2010;24:2822-9.

28. Araújo SEA, Jr. Sousa AHS, De Campos FGCM, Habr-Gama Angelita, Dumarco RB, Caravatto PPP et al. Conventional approach x laparoscopic abdominoperineal resection for rectal cancer treatment after neoadjuvant chemoradiation: Results of a prospective randomized trial. Rev Hosp Clin Fac Med São Paulo. 2003;58:133-40.

29. Zhou ZG, Hu M, Li Y, Lei WZ, Yu YY, Cheng Z et al. Laparoscopic versus open total mesorectal excision with anal sphincter preservation for low rectal cancer. Surg Endosc. 2004;18:1211-5.

30. Braga M, Frasson M, Vignali A, Zuliani W, Capretti G, Di Carlo V. Laparoscopic resection in rectal cancer patients: Outcome and cost-benefit analysis. Dis Colon Rectum. 2007;50:464-71.

31. Ng SS, Leung KL, Lee JF, Yiu RY, Li JC, Teoh AY et al. Laparoscopic-assisted versus open abdominoperineal resection for low rectal cancer: a prospective randomized trial. Ann Surg Oncol. 2008;15:2418-25.

32. Ng SS, Leung KL, Lee JF, Yiu RY, Li JC, Hon SS. Long-term morbidity and oncologic outcomes of laparoscopic-assisted anterior resection for upper rectal cancer: Ten-year results of a prospective, randomized trial. Dis Colon Rectum. 2009;52:558-66.

33. Lujan J, Valero G, Hernandez Q, Sanchez A, Frutos MD, Parrilla P. Randomized clinical trial comparing laparoscopic and open surgery in patients with rectal cancer. Br J Surg. 2009;96:982-9.

34. Kang SB, Park JW, Jeong SY, Nam BH, Choi HS, Kim DW et al. Open versus laparoscopic surgery for mid or low rectal cancer after neoadjuvant chemoradiotherapy (Corean trial): Short-term outcomes of an open-label randomised controlled trial. Lancet Oncol. 2010;11:637-45.

35. Van der Pas MH, Haglind E, Cuesta MA, Fürst A, Lacy AM, Hop WC et al. Laparoscopic versus open surgery for rectal cancer (color II): Shortterm outcomes of a randomised, phase 3 trial. Lancet Oncol. 2013;14:210-8.

36. Boutros M, Hippalgaonkar N, Silva E, Allende D, Wexner SD, Berho M. Laparoscopic resection of rectal cancer results in higher lymph node yield and better short-term outcomes than open surgery: a large single-center comparative study. Dis Colon Rectum. 2013;56:679-88.

37. Lee SD, Park SC, Park JW, Kim DY, Choi HS, Oh JH. Laparoscopic versus open surgery for stage I rectal cancer: long-term oncologic outcomes. World J Surg. 2013;37:646-51.

38. Arezzo A, Passera R, Scozzari G, Verra M, Morino M. Laparoscopy for rectal cancer reduces short-term mortality and morbidity: results of a systematic review and meta-analysis. Surg Endosc. 2013;27:1485-502.

39. Kim SH, Park IJ, Joh YG, Hahn KY. Laparoscopic resection for rectal cancer: a prospective analysis of thirty-month follow-up outcomes in 312 patients. Surg Endosc. 2006;20:1197-202.

40. Law WL, Lee YM, Choi HK, Seto CL, Ho JW. Laparoscopic and open anterior resection for upper and mid rectal cancer: An evaluation of outcomes. Dis Colon Rectum. 2006;49:1108-15.

41. Leroy J, Jamali F, Forbes L, Smith M, Rubino F, Mutter D et al. Laparoscopic total mesorectal excision (TME) for rectal cancer surgery: long-term outcomes. Surg Endosc. 2004;18:281-9.

42. Morino M, Allaix ME, Giraudo G, Corno F, Garrone C. Laparoscopic versus open surgery for extraperitoneal rectal cancer: A prospective comparative study. Surg Endosc. 2005;19:1460-7.

43. Ng SS, Leung KL, Lee JF, Yiu RY, Li JC. MRC CLASICC trial. Lancet. 2005;366(9487):713, author reply 713-4.
44. Pugliese R, Di Lernia S, Sansonna F, Maggioni D, Ferrari GC, Magistro C et al. Laparoscopic resection for rectal adenocarcinoma. Eur J Surg Oncol. 2009;35:497-503.
45. Toda S, Kuroyanagi H. Laparoscopic surgery for rectal cancer: current status and future perspective. Asian J Endosc Surg. 2014;7:2-10.
46. Poon JT, Law WL. Laparoscopic resection for rectal cancer: a review. Ann Surg Oncol. 2009;16:3038-47.
47. Laurent C, Leblanc F, Gineste C, Saric J, Rullier E. Laparoscopic approach in surgical treatment of rectal cancer. Br J Surg. 2007;94:1555-61.
48. Ng KH, Ng DC, Cheung HY, Wong JC, Yau KK, Chung CC et al. Laparoscopic resection for rectal cancers: Lessons learned from 579 cases. Ann Surg. 2009;249:82-6.
49. Marusch F, Gastinger I, Schneider C, Scheidbach H, Konradt J, Bruch HP et al. Importance of conversion for results obtained with laparoscopic colorectal surgery. Dis Colon Rectum. 2001;44:207-14.
50. Thorpe H, Jayne DG, Guillou PJ, Quirke P, Copeland J, Brown JM et al. Patient factors influencing conversion from laparoscopically assisted to open surgery for colorectal cancer. Br J Surg. 2008;95:199-205.
51. Yamamoto S, Fukunaga M, Miyajima N, Okuda J, Konish F, Watanabe M. Impact of conversion on surgical outcomes after laparoscopic operation for rectal carcinoma: a retrospective study of 1073 patients. J Am Coll Surg. 2009;208:383-9.
52. Kuroyanagi H, Oya M, Ueno M, Fujimoto Y, Yamaguchi T, Muto T et al. Standardized technique of laparoscopic intracorporeal rectal transection and anastomosis for low anterior resection. Surg Endosc. 2008;22:557-61.
53. Kim JS, Cho SY, Min BS, Kim NK. Risk factors for anastomotic leakage after laparoscopic intracorporeal colorectal anastomosis with a double stapling technique. J Am Coll Surg. 2009;209:694-701.
54. Akiyoshi T, Ueno M, Fukunaga Y, Nagayama S, Fujimoto Y, Konishi T et al. Incidence of and risk factors for anastomotic leakage after laparoscopic anterior resection with intracorporeal rectal transection and doublestapling technique anastomosis for rectal cancer. Am J Surg. 2011;202:259-64.
55. Park JS, Choi GS, Kim SH, Kim HR, Kim NK, Lee KY et al. Multicenter analysis of risk factors for anastomotic leakage after laparoscopic rectal cancer excision: the Korean laparoscopic colorectal surgery study group. Ann Surg. 2013;257:665-71.
56. Campos FG, Valarini R. Evolution of laparoscopic colorectal surgery in Brazil. Results of 4.744 patients from the National Registry. Surg Laparosc Endosc Percutan Tech. 2009;19(3):249-54.
57. McGlone ER, Khan O, Flashman K, Khan J, Parvaiz A. Urogenital function following laparoscopic and open rectal cancer resection: a comparative study. Surg Endosc. 2012;26:2559-65.
58. Quah HM, Jayne DG, Eu KW, Seow-Choen F. Bladder and sexual dysfunction following laparoscopically assisted and conventional open mesorectal resection for cancer. Br J Surg. 2002;89:1551-6.
59. Jayne DG, Brown JM, Thorpe H, Walker J, Quirke P, Guillou PJ. Bladder and sexual function following resection for rectal cancer in a randomized clinical trial of laparoscopic versus open technique. Br J Surg. 2005;92:1124-32.
60. Stamopoulos P, Theodoropoulos GE, Papailiou J, Savidis D, Golemati C, Bramis K et al. Prospective evaluation of sexual function after open and laparoscopic surgery for rectal cancer. Surg Endosc. 2009;23:2665-74.
61. Asoglu O, Matlim T, Karanlik H, Atar M, Muslumanoglu M, Kapran Y et al. Impact of laparoscopic surgery on bladder and sexual function after total mesorectal excision for rectal cancer. Surg Endosc. 2009;23:296-303.
62. Balch GC, De Meo A, Guillem JG. Modern management of rectal cancer: a 2006 update. World J Gastroenterol. 2006;12:3186-95.
63. Alvim RG, de Queiroz FL, Lacerda-Filho A, da Silva RG. Male sexual function after total mesorectal excision: a comparison between laparoscopic and open surgery during the learning curve period. Surg Laparosc Endosc Percutan Tech. 2015 Apr;25(2):e51-6.
64. Baxter NN, Virnig DJ, Rothenberger DA, Morris AM, Jessurun J, Virnig BA. Lymph node evaluation in colorectal cancer patients: a population-based study. J Natl Cancer Inst. 2005;97:219-25.
65. Nelson H, Petrelli N, Carlin A, Couture J, Fleshman J, Guillem J et al. Guidelines 2000 for colon and rectal cancer surgery. J Natl Cancer Inst. 2001;93:583-96.
66. Sara S, Poncet G, Voirin D, Laverriere MH, Anglade D, Faucheron JL. Can adequate lymphadenectomy be obtained by laparoscopic resection in rectal cancer? Results of a casecontrol study in 200 patients. J Gastrointest Surg. 2010;14:1244-7.
67. Nagtegaal ID, Marijnen CA, Kranenbarg EK, Van de Velde CJ, Van Krieken JH. Circumferential margin involvement is still an important predictor of local recurrence in rectal carcinoma: Not one millimeter but two millimeters is the limit. Am J Surg Pathol. 2002;26:350-7.
68. Penninckx F, Kartheuser A, Van de Stadt J, Pattyn P, Mansvelt B, Bertrand C et al. Outcome following laparoscopic and open total mesorectal excision for rectal cancer. Br J Surg. 2013;100:1368-75.
69. Laurent C, Paumet T, Leblanc F, Denost Q, Rullier E. Intersphincteric resection for low rectal cancer: laparoscopic vs open surgery approach. Colorectal Dis. 2012;14:35-41.
70. Park JS, Choi GS, Jun SH, Hasegawa S, Sakai Y. Laparoscopic versus open intersphincteric resection and coloanal anastomosis for low rectal cancer: intermediate-term oncologic outcomes. Ann Surg. 2011;254:941-6.
71. Green BL, Marshall HC, Collinson F, Quirke P, Guillou P, Jayne DG et al. Long-term follow-up of the Medical Research Council CLASICC trial of conventional versus laparoscopically assisted resection in colorectal cancer. Br J Surg. 2013;100:75-82.

Assistência Robótica em Cirurgia Colorretal: Técnica e Resultados

Meagan Costedio
*Vanessa Kozak**

INTRODUÇÃO

O primeiro sistema robótico descrito foi o AESOP® (Computer Motion Inc., Goleta, CA, Estados Unidos), comercializado inicialmente em 1993. Ele consistia de um braço endomecânico robótico que segurava o laparoscópio e possibilitava sua movimentação pelo cirurgião por meio de um pedal ou por um *joystick*.[1] Desde então, muitos sistemas robóticos foram desenvolvidos para melhorar ainda mais as técnicas cirúrgicas da cirurgia minimamente invasiva. Atualmente, a plataforma mais amplamente utilizada é a da Intuitive Surgical Inc., Sunnyvale, CA, Estados Unidos. Esse sistema fornece ao cirurgião sentado no console uma visão tridimensional do campo operatório e que ele controle inteiramente até quatro braços robóticos providos de pinças cirúrgicas que gozam de movimentos com alcance superior a 180°. Isso possibilita ao cirurgião o controle da câmera e de três braços de trabalho enquanto permanece sentado em um console não estéril. Os benefícios da robótica incluem eliminação do tremor, movimentos similares aos de um punho, impossíveis laparoscopicamente, e maior controle por parte do cirurgião. As principais desvantagens do robô são custo, perda de sensibilidade tátil e incapacidade de mover a mesa cirúrgica enquanto o robô está posicionado.

Os primeiros sistemas robóticos foram utilizados principalmente na urologia. Estudos iniciais mostraram que o robô é seguro, mas há poucos estudos que demonstraram benefício significativo para os pacientes operados por via robótica, em comparação às técnicas laparoscópicas convencionais. Cirurgiões que utilizam robôs concordam que eles têm maior controle sobre a operação e que ficam ergonomicamente mais confortáveis, se comparados à videolaparoscopia convencional.

OPÇÕES ROBÓTICAS

As opções limitadas de sistemas de robótica aprovados pela Food and Drug Administration (FDA), dos Estados Unidos, são o principal motivo pelo qual os custos permanecem altos para os hospitais. O sistema cirúrgico *Single Port Orifice Robotic Technology* – SPORT™ (Titan Medical Inc., Toronto, Ontário, Canadá) ainda não está disponível para comercialização. O Telelap ALF-X™ (TransEnterix Inc., Morrisville, NC, Estados Unidos) introduz o *feedback* tátil (*haptic feedback*), bem como o movimento da câmera 3D, controlados pelo movimento dos olhos, o que resolverá alguns dos atuais desafios na robótica. Esse sistema ainda não está disponível para comercialização. O Surgibot™ (TransEnterix Inc., Morrisville, NC, Estados Unidos) é um sistema robótico de portal único que ainda está com aprovação pendente pelo FDA.

Atualmente, a principal plataforma robótica é a da Intutite Surgical. Os sistemas atuais aprovados pelo FDA para uso nos Estados Unidos são os modelos Da Vinci S®, Si® e Xi® (Intuitive Surgical, Sunnyvale CA, Estados Unidos) (Tabela 24.1). O modelo Xi®, ainda não aprovado para uso no Brasil (nota do editor), oferece uma maca cirúrgica que se move com o carrinho do paciente, possibilitando a movimentação da mesa cirúrgica durante a operação, sem a necessidade de desconectar o sistema robótico. Ele também permite movimentação ao redor do abdome sem a necessidade de reinstalar o sistema (*redocking*). Os sistemas S® and Si® necessitam de instrumentos de 8 mm e uma câmera de 12 mm. As opções de instrumentais atualmente utilizadas nas operações colorretais incluem tesouras monopolares, clipadores Weck médio e grande, pinças de apreensão tipo

---

* Tradução: Rodrigo Gomes da Silva, Sérgio Eduardo Alonso Araújo, Fábio Guilherme Campos.

Maryland ou bipolar fenestrada para o controle vascular. As pinças tipo Cadiere ou pinças de apreensão fenestradas são utilizadas na mão não dominante, para contratração. Porta-agulhas longos também estão disponíveis para sutura. Aspiradores robóticos articulados, seladores de vasos articulados e endograampeadores robóticos também estão disponíveis para os sistemas Si® e Xi®, porém, ainda pendentes de autorização para uso no Brasil (nota do editor). Os instrumentores robóticos são reutilizáveis, porém, somente para 10 reúsos, o que também contribui para os custos mais altos associados à robótica em comparação à videolaparoscopia. Há câmeras de 0 e de 30° que podem ser utilizadas indistintamente. Os seladores de vasos não são reutilizáveis. O grampeador robótico possibilita 50 disparos e pode ser utilizado em vários pacientes.

Tabela 24.1. Diferenças entre da Vinci® Surgical Systems S, Si e Xi

da Vinci® Surgical System	S™ (2006)	Si™ (2009)	Xi™ (2014)
Câmera 3D HD	•	•	•
4 braços	•	•	•
Instrumental EndoWrist®	•	•	•
Portais de 8mm	•	•	•
FireFly™		•	•
Single-Site™		•	
Skills®-Simulator™		•	•
Duplo console		•	•
Sucção/Irrigação		•	•
Grampeador		•	•
Selador de vaso		•	•
Portais de 5mm	•	•	
Acesso multiquadrante			•
Autofoco			•

Fonte: elaborada pelos autores.

INSTALAÇÃO DOS SISTEMAS S®/SI®

O robô deve ser instalado em uma sala de operação grande que tenha capacidade de acomodar o equipamento adicional. O console do cirurgião pode ficar em qualquer área da sala com espaço adicional. Em geral, o carrinho de visão (*vision cart*) é colocado à esquerda do paciente, próximo à torre da fonte de energia, de modo que a energia possa ser transferida rapidamente. O carrinho do paciente (*patient cart*) pode ser colocado entre as pernas (posição *middock*). Essa posição não permite acessar a flexura esplênica e impede o acesso ao ânus. Em virtude dessas limitações, os autores deste capítulo preferem realizar o *docking* lateral (*side docking*) com o carrinho do paciente posicionado em ângulo de 45° com o pé da maca cirúrgica (Figura 24.1). Monitores laparoscópicos adicionais são necessários e devem ser colocados em posição oposta ao carrinho de visão. O assistente geralmente fica sentado no lado direito do paciente, sempre do lado oposto ao carrinho do paciente, enquanto a instrumentadora e a mesa cirúrgica ficam posicionadas próximas ao pé direito do paciente.

Iniciar um programa robótico é um trabalho intensivo que requer treinamento *hands on*, assistentes cirúrgicos, enfermeiros e instrumentadores cirúrgicos. É benéfico ter um perito do fabricante do sistema robótico disponível para assistência com a instalação robótica, bem como no caso de mau funcionamento do equipamento.

O preparo dos pacientes é o mesmo para a operação colorretal laparoscópica: eles recebem preparo intestinal com antibióticos por via oral, bem como heparina subcutânea profilática e antibióticos intravenosos. Anestesia geral endotraqueal é induzida e cateter urinário e tubo orogástrico, introduzidos.

TÉCNICA OPERATÓRIA

Ressecção anterior baixa

O paciente é colocado na posição de litotomia, com os braços ao longo do corpo, mas com leve flexão do cotovelo, e fixados à mesa cirúrgica de acordo com a preferência do cirurgião. O ânus deve ser posicionado fora da mesa cirúrgica, para o acesso do grampeador. As pernas permanecem quase retas, para que os joelhos não interfiram nos braços robóticos. É possível utilizar o robô para liberação da flexura esplênica e para o tempo pélvico do procedimento com reposicionamento do robô. Um trocarte com balão de 12 mm é inserido no portal umbilical para a câmera. Portais robóticos de 8 mm são colocados na linha hemiclavicular entre a cicatriz umbilical e a espinha ilíaca anterossuperior (EIAS) à direita e à esquerda; se uma estomia é planejada, o portal do quadrante inferior direito pode ter sua posição ajustada para esse fim. Um portal de 8 mm é colocado no quadrante superior esquerdo, um pouco medialmente ao portal do quadrante inferior esquerdo. Um portal de 5 mm é colocado na linha axilar anterior direita, e outro, de 8 mm, no abdome superior direito, três dedos de distância da margem costal, longe do ligamento falciforme, para tornar possível o acesso ao quadrante superior esquerdo (Figuras 24.2 e 24.3). A exploração abdominal laparoscópica é realizada à procura de doença metastática. O paciente é colocado em posição de Trendelenburg e em lateral direita. O robô está posicionado na lateral com o centro dos braços direcionados para a posição lateral esquerda (Figura 24.1). Tesouras robóticas de 8 mm são utilizadas no braço 1 com cabo monopolar através do portal do quadrante inferior direito. O braço 3 é colocado para o portal do quadrante superior direito, e insere-se uma pinça de apreensão tipo bipolar fenestrado (Figura 24.4). O portal do quadrante inferior esquerdo não é utilizado. O portal auxiliar de 5 mm pode ser utilizado para apreensão ou aspiração. A flexura esplênica é liberada, e os vasos mesentéricos, ligados com ligaduras altas. Isso pode ser feito com clipes robóticos Weck, selador robótico de vasos ou qualquer outro método laparoscópico.[2]

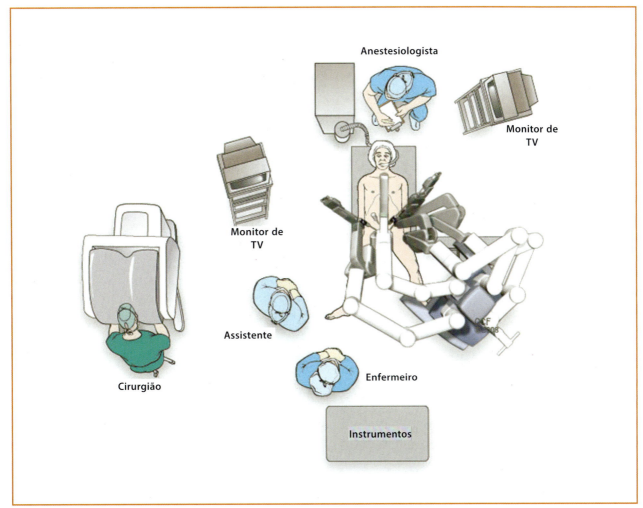

Figura 24.1. Configuração da sala cirúrgica – sistema da Vinci Si®.
Fonte: Reprinted with permission, Cleveland Clinic Center for Medical Art & Photography© 2016. All Rights Reserved.

No momento em que o cólon sigmoide é liberado medialmente, faz-se novo posicionamento do robô (*redocking*). A mesa cirúrgica é colocada em leve lateral direito e Trendelemburg o suficiente para manter o intestino delgado fora da pelve. O centro dos braços é colocado agora em direção à pelve (Figura 24.5). O braço 1 é novamente colocado no portal do quadrante inferior direito com uma tesoura monopolar. O braço 2 é posicionado para o portal do quadrante inferior esquerdo com a pinça bipolar fenestrada. E se posiciona o braço 3 no portal do quadrante superior esquerdo com uma pinça tipo Cadiere.

Para o tempo pélvico, tanto o portal robótico do quadrante superior direito quanto o portal auxiliar de 5 mm são utilizados pelo assistente. Inicia-se a dissecção com preservação dos nervos, se oncologicamente possível.[3] Uma vez que ultrapassado o promontório sacral pela dissecção, é útil passar uma fita umbilical ao redor do reto para que o assistente possa tracionar o reto sem ruptura do mesorreto pelo portal do quadrante superior direito. Quando pronto para o grampeamento, o portal do quadrante inferior direito de 8 mm é trocado por um de 12 mm ou cria-se um portal no local da estomia protetora e se coloca um trocarte de 12 mm com um protetor de ferida para manter a insuflação. Apesar da perda do braço 1, o robô pode ser mantido nesse mesmo posicionamento, e o cirurgião tem o controle sobre os braços 2 e 3 e a câmera, enquanto o assistente tem uma mão para contratração e controle do grampeador. A peça cirúrgica é, então, extraída pelo sítio de extração separado ou pelo local da estomia, se possível. A aponeurose do portal de 12 mm é fechada, mas as aponeuroses dos portais de 8 mm não precisam sê-lo (Figura 24.6).

Amputação abdominoperineal (AAP)

Um portal com balonete de 12 mm é colocado com a técnica de Hasson através da cicatriz umbilical. Portais robóticos de 8 mm são postos nos quadrantes inferiores direito e esquerdo, na linha hemiclavicular. Pode-se ajustar o portal do lado esquerdo para ser incluído no local da colostomia, se houver espaço entre ele e o portal umbilical. Um terceiro portal robótico de 8 mm é colocado à esquerda da linha axilar anterior em posição em linha com o portal umbilical, e um portal auxiliar de 5 mm pode ser colocado em posição similar na linha axilar anterior direita, o que é

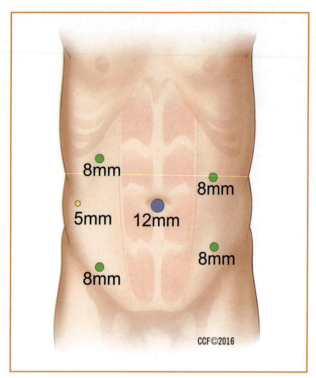

Figura 24.2. Posição dos portais para ressecção anterior baixa com o sistema da Vinci Si®. Durante a liberação da flexura esplênica, utiliza-se tesoura monopolar na fossa ilíaca direita, pinça bipolar fenestrada no hipocôndrio direito e Cadiere no hipocôndrio esquerdo. O portal auxiliar de 5 mm pode ser utilizado para o aspirador ou pinça de preensão atraumática.
Fonte: Reprinted with permission, Cleveland Clinic Center for Medical Art & Photography© 2016. All Rights Reserved.

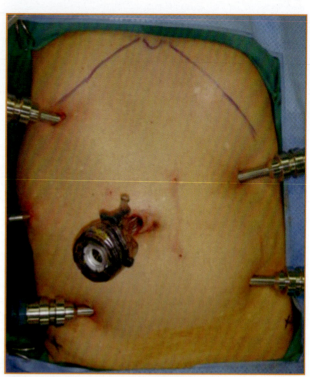

Figura 24.3. Posição dos portais para ressecção anterior baixa com o sistema da Vinci Si®. Durante a dissecção pélvica, a tesoura monopolar é mantida na fossa ilíaca direita, enquanto a pinça bipolar fenestrada é transferida para a fossa ilíaca esquerda. A pinça Cadiere é utilizada no hipocôndrio esquerdo. Agora, o portal do hipocôndrio direito, assim como o de 5 mm, são utilizados pelo auxiliar.
Fonte: Reprinted with permission, Cleveland Clinic Center for Medical Art & Photography© 2016. All Rights Reserved.

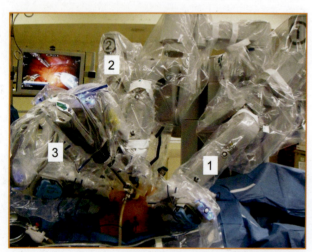

Figura 24.4. Sistema robótico posicionado para a liberação do ângulo esplênico. Carrinho ao lado esquerdo do paciente com os braços robóticos direcionados para o hemiabdome esquerdo.
Fonte: Reprinted with permission, Cleveland Clinic Center for Medical Art & Photography© 2016. All Rights Reserved.

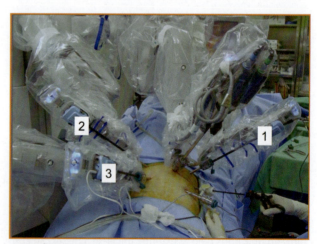

Figura 24.5. Sistema robótico posicionado para a dissecção pélvica. Carrinho ao lado esquerdo do paciente, com os braços robóticos agora direcionados para a pelve.
Fonte: Reprinted with permission, Cleveland Clinic Center for Medical Art & Photography© 2016. All Rights Reserved.

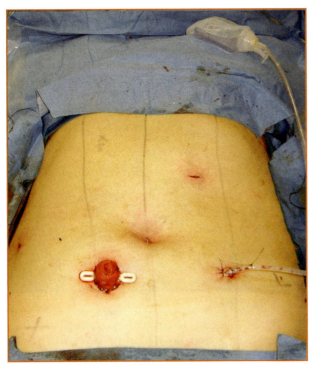

Figura 24.6. Resultado cosmético final de uma ressecção anterior baixa robótica. O portal da fossa ilíaca direita pode ser introduzido no local do *future estoma*.
Fonte: Reprinted with permission, Cleveland Clinic Center for Medical Art & Photography© 2016. All Rights Reserved.

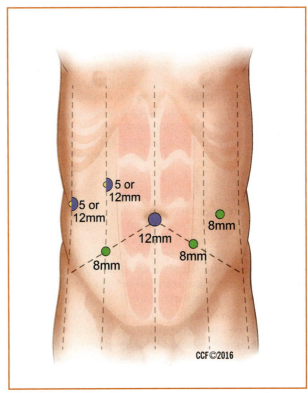

Figura 24.7. Posição dos portais para AAP e retopexia[4] com o sistema da Vinci Si®. Durante a AAP, utiliza-se a tesoura monopolar na fossa ilíaca direita, pinça bipolar fenestrada na fossa ilíaca esquerda e Cadiere no portal da linha axilar anterior esquerda. Durante a dissecção pélvica para retopexia, a única diferença e o instrumento da fossa ilíaca esquerda, onde se utiliza uma Maryland. No momento da sutura, porta-agulhas são utilizados em ambas as fossas ilíacas.
Fonte: Reprinted with permission, Cleveland Clinic Center for Medical Art & Photography© 2016. All Rights Reserved.

similar ao posicionamento que se usa na retopexia[4] (Figura 24.7). No paciente de sexo masculino obeso, um segundo portal de 5 mm pode ser colocado no quadrante superior direito. O robô é instalado, como descrito anteriormente, no canto esquerdo da mesa, e os braços, direcionados à pelve. Os braços são posicionados como para o tempo operatório pélvico da ressecção anterior do reto, com o braço 1 colocado no quadrante inferior direito com tesoura monopolar. Põe-se o braço 2 no quadrante inferior esquerdo, no portal da linha hemiclavicular, com fórceps fenestrado bipolar e o braço 3 no portal da linha axilar anterior esquerda com pinça tipo Cadiere. Com emprego da assistência robótica, é possível seccionar seletivamente os músculos elevadores no nível do cóccix para realizar a AAP extraelevadora a partir da dissecção abdominal, facilitando a dissecção perineal na posição de litotomia.

XI®

O sistema Da Vinci Xi® é a mais nova plataforma robótica, com a vantagem principal de possibilitar o acesso multiquadrante com o mínimo de mudança de posição do robô (*redocking*). Há outro benefício: não requer a colocação de capas de plástico estéreis para cada cirurgia em cada um dos braços robóticos, o que contribui para reduzir os custos por cada caso. A diferença principal entre os sistemas é que a câmera pode ser colocada através de qualquer portal robótico de 8 mm e, assim, ser movimentada, também permitindo autofoco. A disposição dos equipamentos na sala de operações é similar à dos sistemas S®/Si®, tanto para o console do cirurgião quanto para o carrinho de visão. A diferença maior é que o carrinho do paciente é instalado 90° diretamente à esquerda ou à direita dele, dependendo do tipo de operação. Se a maca cirúrgica for adquirida com o sistema dedicado, a posição do paciente pode ser ajustada em qualquer momento da operação, mesmo que o robô esteja já instalado, pois, nessa situação, o carrinho do paciente se desloca automaticamente e em resposta precisa à movimentação da mesa. A colocação dos trocartes é significativamente diferente daquela descrita previamente com o sistema Si®. Para a ressecção anterior do reto, sugere-se que a colocação dos trocartes seja iniciada com o portal de 8 mm na fossa ilíaca direita; mede-se uma linha reta até a linha hemiclavicular esquerda na margem costal. Os três trocartes de 8 mm restantes são mais bem posicionados abaixo e à direita da cicatriz umbilical, acima e à esquerda da cicatriz umbilical e, idealmente, no quadrante superior esquerdo com 8 cm de distância entre eles (Figura 24.8). Um dos portais do lado direito pode ser trocado para um de 12 mm com redutor, para permitir o grampeamento, no caso de não ser utilizado o grampeador robótico (Figura 24.9). O robô é direcionado a partir da posição lateral esquerda ao paciente, e as miras *laser* são acionadas pelo portal que segurará o sistema ótico. O paciente é colocado em lateral direito e na posição de Trendelemburg de aproximadamente 30°, com a câmera inserida. A óptica é apontada para o pedículo da artéria mesentérica inferior (AMI) e o direcionamento, realizado.[5] Então, a estativa que sustenta os braços do robô é ajustada para a correta configuração da AMI e liberação da flexura, e os braços são instalados. (Figura 24.10). Uma tesoura monopolar é utilizada através do braço 1 no quadrante inferior direito, e a câmera é colocada próximo a esse trocarte; os braços 2 e 3 são instalados em linha a partir da direita para a esquerda com a pinça de apreensão fenestrada bipolar, e se utiliza uma pinça Cadiere no braço 3 no quarto portal. O robô pode ser reconfigurado ou "redirecionado" para a pelve, o que muda a direção da estativa e dos braços. Os mesmos instrumentos podem ser utilizados para a excisão do mesorreto. A principal diferença entre os sistemas é que a câmera pode ser colocada através de qualquer portal de 8 mm.

Na retopexia, portais de 8 mm são colocados em linha reta acima da cicatriz umbilical (Figura 24.11). Na AAP, pode-se utilizar disposição similar dos portais, mas o portal do lado esquerdo pode ser um pouco mais cefálico, em vez de uma linha reta. Isso possibilita a exposição do sigmoide. Os mesmos instrumentos já descritos são utilizados.

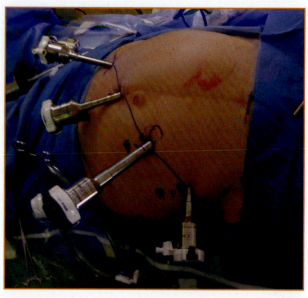

Figura 24.9. Posição dos portais para ressecção anterior baixa com o sistema da Vinci Xi®. A colocação dos portais segue uma linha reta da fossa ilíaca direita a linha hemiclavicular esquerda.
Fonte: Reprinted with permission, Cleveland Clinic Center for Medical Art & Photography© 2016. All Rights Reserved.

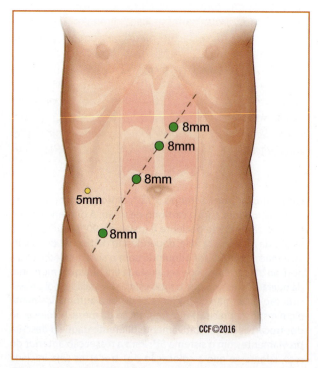

Figura 24.8. Posição dos portais para ressecção anterior baixa com o sistema da Vinci Xi®. Da direita para a esquerda do paciente, utiliza-se tesoura monopolar no primeiro portal, câmera no segundo, pinça bipolar fenestrada no terceiro e Cadiere no quarto.
Fonte: Reprinted with permission, Cleveland Clinic Center for Medical Art & Photography© 2016. All Rights Reserved.

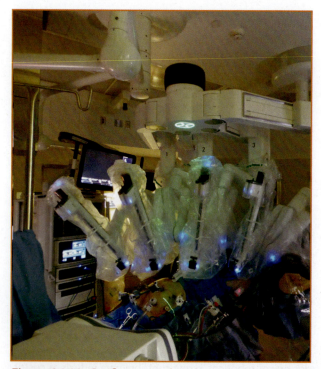

Figura 24.10. Configuração da sala cirúrgica – sistema da Vinci Xi®.
Fonte: Reprinted with permission, Cleveland Clinic Center for Medical Art & Photography© 2016. All Rights Reserved.

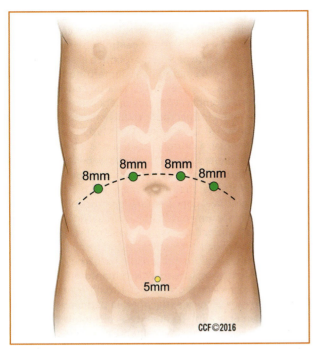

Figura 24.11. Posição dos portais para AAP e retopexia com o sistema da Vinci Xi®. Da direita para a esquerda do paciente, utiliza-se tesoura monopolar no primeiro portal, câmera no segundo, pinça bipolar fenestrada no terceiro e Cadiere no quarto.
Fonte: Reprinted with permission, Cleveland Clinic Center for Medical Art & Photography© 2016. All Rights Reserved.

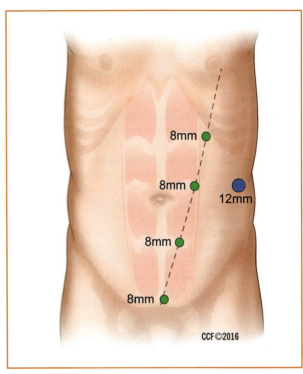

Figura 24.12. Posição dos portais para hemicolectomia direita com o sistema da Vinci Xi®. A colocação dos portais segue uma linha reta do pubis à linha hemiclavicular esquerda.
Fonte: Reprinted with permission, Cleveland Clinic Center for Medical Art & Photography© 2016. All Rights Reserved.

A cirurgia do cólon é muito mais fácil com esse sistema, e uma colectomia direita é possível, apesar da necessidade de se operar em diferentes quadrantes. Uma linha reta é utilizada a partir do púbis até a linha hemiclavicular do quadrante superior esquerdo (Figura 24.12). Um portal auxiliar pode ser colocado na posição lateral esquerda e ser um portal de 12 mm, caso se planeje anastomose intracorpórea com necessidade de endogrampeador.

RESULTADOS

Os benefícios das técnicas minimamente invasivas sobre a operação aberta têm sido demonstrados.[6,7] Redução do trauma intraoperatório, recuperação mais rápida, menor dor pós-operatória, menores taxas de hospitalização e melhor cosmética são vantagens aceitas da via laparoscópica.[6-8] Apesar desses benefícios, dificuldades técnicas e limitações dos instrumentos atuais impedem a disseminação mais abrangente da cirurgia laparoscópica do câncer de reto.[6,9,10] Imagem bidimensional, plataforma de câmera instável, ergonomia ruim, desalinhamento de instrumentos e pontas fixas dos instrumentos podem fazer que a dissecção dentro da pelve seja tecnicamente trabalhosa.[11-14] Um alto nível de *expertise* e experiência é necessário para mobilização e secção do reto por via laparoscópica, a fim de garantir firme aderência aos princípios oncológicos.[11,15,16] A tecnologia robótica foi desenvolvida para superar essas limitações, otimizando a capacidade dos cirurgiões para realizar tarefas cirúrgicas complexas por método minimamente invasivo.[6,12,13,17] Benefícios adicionais do sistema robótico incluem visão tridimensional com manipulação intuitiva de instrumentos, uma plataforma de câmera estável controlada pelo cirurgião, instrumentos com movimentos similares aos do punho humano, com maior liberdade de movimentação, contratração superior a partir do terceiro braço fixo, filtragem do tremor, movimentação fina escalonada e posição de operar ergonomicamente ideal.[6,11,15,18-20] Essas características resultam, potencialmente, em uma curva de aprendizado mais rápida que a laparoscopia.[10,15,17,20,21] Alguns estudos relatam que um *expert* em operação aberta, mas novato na laparoscópica, pode se adaptar à excisão total do mesorreto após 20 casos, sem aumento das taxas de complicações.[22] Essa mesma curva de aprendizado para videolaparoscopia seria de pelo menos 30 casos para segurança cirúrgica (taxas de fístula anastomótica comparáveis) e até 60 casos para segurança oncológica (taxas de recorrência local comparáveis).[23] O tempo operatório alcança um platô após 90 casos laparoscópicos,[23] ao passo que há dois platôs para a cirurgia robótica, um aos 30 casos[19,22] e um segundo aos 70.[22]

Melhorias na ergonomia associadas à cirurgia robótica assistida, têm sido frequentemente mencionadas com uma vantagem subjetiva,[10,12,14,19,20] visto que o cirurgião permanece sentado, operando controles manuais delicados apenas com os dedos e em melhores condições térmicas, visto que não há necessidade de uso de capotes estéreis.[24] O estresse musculoesquelético associado à laparoscopia tem sido relatado por estudos que mostram que muitos cirurgiões experimentam dor cervical, nas costas, nos ombros e nas mãos, durante e após a laparoscopia.[25] Lesões permanentes relacionadas com cirurgia podem ser englobadas por um espectro descrito como síndrome de morbidade do cirurgião relacionada com acesso minimamente invasivo.[25] Zihni et al. realizaram uma comparação quantitativa do estresse ergonômico associado à operação laparoscópica versus operação robótica utilizando eletromiografia (EMG), a qual tem sido amplamente utilizada no âmbito da indústria, para quantificar sobretrabalho, a fim de avaliar a tensão muscular durante a operação. Monitorado por EMG, um único cirurgião com experiência em ambas as plataformas cirúrgicas realizou 18 operações. Medidas dos músculos bíceps, tríceps, deltoide e trapézio foram obtidas bilateralmente. Ativação muscular foi maior durante a laparoscopia nos músculos bíceps, tríceps e deltoide bilateralmente. Não se observou diferença no músculo trapézio, o que possibilitou aos autores hipotetizar que a tensão nesse grupo muscular seja secundária à postura com a cabeça abaixada tipicamente empregada pelo cirurgião durante a utilização do console robótico.[26] Lesões musculoesqueléticas de longa duração ou dor crônica em decorrência da tensão ergométrica podem diminuir o tempo de trabalho estimado do cirurgião. Assim, essa deve ser uma das preocupações, embora isso seja difícil de medir e provavelmente sub-relatado na literatura.

Durante a experiência urológica inicial com as prostatectomias robóticas, algumas instituições mudaram diretamente da cirurgia aberta para a robótica.[6,21] No entanto, na cirurgia colorretal, a adoção da robótica por cirurgiões sem experiência significativa em laparoscópica é mais lenta, e provavelmente relacionada com diferenças significativas entre as vias laparoscópica e aberta. A maioria dos procedimentos colorretais necessita de significativa manipulação intra-abdominal para exposição, por exemplo, na liberação do ângulo esplênico e na ligadura vascular alta, o que dificulta o aprendizado laparoscópico.[15] Além disso, o sistema Da Vinci Si® tem amplitude limitada de movimentos dos braços e uma posição fixa do robô, fazendo que muitos cirurgiões utilizem a laparoscopia para mobilizar o cólon esquerdo e o robô para dissecção pélvica.[6,12,15,20] Essa técnica híbrida economiza tempo e evita a necessidade de realocar o robô durante a operação, o que economiza tempo.[12] Embora a última versão (Xi®) possibilite liberdade de movimento de 180° e realocação mais rápida do robô, ainda é necessário o "redirecionamento" para permitir acesso aos diferentes quadrantes.

No que se refere à colectomia direita, o acesso robótico não parece apresentar qualquer benefício. Estudos falharam em mostrar benefício associado a colectomia direita robótica, quando comparada ao acesso laparoscópico. De fato, o tempo operatório e os custos associados aumentam com a técnica robótica.[27,28] Uma vez que a colectomia direita laparoscópica não é tão difícil como a operação do reto, as vantagens técnicas relacionadas com o robô não se traduzem em melhora do desempenho cirúrgico. Os sistemas robóticos são desenhados, primariamente, para aumentar a capacidade de movimentação, otimizando a abordagem a um campo operatório confinado, o que não é o caso da colectomia direita. Além disso, por causa da natureza fixa do robô, pode ser difícil a contratração de um cólon redundante.[27] Um ensaio randomizado controlado[27] mostrou que não há diferença entre os acessos robótico e laparoscópico em termos de perda sanguínea, número de linfonodos na peça cirúrgica, margem distal, taxa de conversão para cirurgia aberta, complicações pós-operatórias e tempo de hospitalização. A cirurgia robótica foi associada a maiores tempo operatório e custos. Esses dados fazem concluir que, no momento atual, a cirurgia robótica não é benéfica para a colectomia direita. Dito isso, um dos benefícios do robô é facilitar a sutura; assim, se uma anastomose intracorpórea após colectomia direita é planejada e o cirurgião não se sente confortável com a sutura laparoscópica, a sutura robótica pode ser uma opção. Há alguma evidência de que a anastomose intracorpórea após uma colectomia direita laparoscópica pode ser benéfica, com retorno mais rápido da função intestinal, menor hospitalização e diminuição de medicamentos analgésicos.[29] No entanto, em virtude da dificuldade técnica de proceder à anastomose intracorpórea laparoscópica, a técnica extracorpórea permanece como a mais amplamente adotada durante a colectomia direita.[29,30] A literatura recente mostra melhores resultados de curto prazo para colectomia robótica com anastomose intracorpórea, quando comparada à colectomia laparoscópica com anastomose extracorpórea,[29,31] mas sua superioridade em comparação à colectomia laparoscópica com anastomose intracorpórea ainda necessita ser mais bem avaliada.[29,30]

Em relação ao papel da robótica no tratamento do prolapso retal, a retopexia com prótese ventral robótica-assistida é pelo menos equivalente à laparoscopia em termos de taxa de complicação, tempo de permanência hospitalar e recorrência, entretanto, há aumento de custo e de tempo operatório.[32,33] Recente metanálise também falhou em demonstrar qualquer benefício em termos de taxa de conversão.[33] No entanto, como já descrito, o robô atenua as dificuldades da sutura realizada pela via laparoscópica,[17] que pode ser ainda mais pronunciada na pelve durante a retopexia com sutura.[32]

Dito isso, deve-se ressaltar que os desafios técnicos impostos pela cirurgia retal fazem desse tópico específico um cenário distinto, com uma aparente necessidade para assistência adicional na pelve profunda. O papel da cirurgia robô-assistida no tratamento do câncer de reto será abordado mais adiante neste capítulo.

RESULTADOS INTRAOPERATÓRIOS E DE CURTO PRAZO

Estudos atuais não revelam qualquer desvantagem para a cirurgia robótica sobre o reto, quando se avaliam as complicações intraoperatórias. Apesar do fato de a maioria do resultados publicados em robótica ter incluído casos do início da curva da aprendizado, comparados a casos realizados por laparoscopistas experientes, não há aumento significativo nas taxas de complicações.[6,8,10,11,18,19,34] Há incidentes intraoperatórios que podem ser relacionados com a própria técnica robótica, como lesão de tração resultante da falta de retorno tátil,[18] sangramentos acidentais e lesões viscerais secundárias à perda de visão de um instrumento secundária à conização da visão,[11] mas esses são raros casos isolados. A estimativa de perda sanguínea durante a cirurgia robótica para câncer retal é usualmente relatada como menor, quando comparada ao acesso aberto,[6,35] e é similar à cirurgia laparoscópica.[7,11,13,34,36,37] Entretanto, há poucos relatos de perda sanguínea significativamente menor, quando comparada a procedimentos laparoscópicos.[8,16]

Outro aspecto específico da robótica é relacionado com as partes mecânicas automatizadas. Embora o cirurgião seja responsável por dar o comando para as tarefas cirúrgicas necessárias, o sistema automatizado é que, em última análise, faz a tarefa por meio do braço robótico[38] e dos instrumentos conectados. Uma revisão de 223 procedimentos cirúrgicos gerais realizados relatou 10 casos (4,5%) de mau funcionamento do sistema robótico.[39] Outros estudos na literatura têm relatado taxas entre 0,4 e 4,6%.[38-40] Falhas descritas incluem dos instrumentos robóticos, dos braços, do sistema óptico e do console cirúrgico, e, ainda, erros do sistema. Mau funcionamento dos instrumentos, incluindo articulações empenadas, defeitos de revestimento e má oclusão das pontas, usualmente pode ser solucionado simplesmente pela substituição destes,[38-40] sem impactar no curso do procedimento. Em geral, erros do sistema são resolvidos com encerramento e reinicialização do sistema,[38-40] mas outros problemas do console, como não inicialização do sistema[39] e fios cortados do braço do console,[40] podem, em última instância, provocar conversão, a menos que outro robô esteja disponível. Disfunção do sistema óptico, como visão embaçada ou desfocada, falha da fonte de luz e perda de visão dos olhos robóticos também podem resultar em conversão.[38,39] No geral, falhas mecânicas são muito raras, e a maioria pode ser resolvida durante o procedimento, permitindo que seja completado com segurança. Pode-se tentar a conversão para laparoscopia em vez de conversão para procedimento aberto. É importante que o cirurgião conheça as potenciais disfunções e esteja apto a testar o sistema durante a configuração inicial, evitando eventuais imprevistos intraoperatórios.[38-40] Recente publicação utilizando dados do *Manufacturer and User Facility Device Experience* (MAUDE), um banco de dados aberto que inclui descrição de eventos que ocorrem com o uso de equipamentos médicos aprovados pela FDA, mostrou que, em procedimentos ginecológicos robótico-assistidos, de um total de 280 eventos relatados, 24 (8,5%) resultaram em morte.[41] Embora 11 das 24 mortes não tenham sido relacionadas com o uso do robô, é difícil tirar conclusões sobre a causa da morte nos 13 restantes, principalmente em casos envolvendo lesões vasculares maiores e perfuração intestinal. Em um dos casos, o sistema desligou e o engenheiro foi notificado. Quando o sistema foi religado, a artéria aorta estava lesada. Eles relataram que não ficou claro se isso foi um problema cirúrgico ou um erro mecânico. Para garantir a segurança, o sistema Da Vinci® tem um instrumento de emergência que desconecta o sistema dos braços, o qual pode ser acionado caso o sistema não obedeça ao comando de "pare".[39]

A maioria dos estudos relata taxas de complicações pós-operatórias, incluindo íleo, obstrução intestinal precoce, infecção de ferida, abscesso pélvico e fístula anastomótica, similares àquelas reportadas em operações abertas[6,8,35,36,42] e em procedimentos laparoscópicos.[11,16,18,19,34,37,43,44] Um estudo prospectivo coreano conduzido por Baik et al. incluiu 113 pacientes e identificou taxas significativamente maiores de complicações em cirurgia laparoscópica, em comparação à protectomia robótica.[45]

O tempo operatório é consistentemente mais longo com a via robótica. Muitos relatos, incluindo estudos multicêntricos, mostram aumentos que variam de 30 a 74 minutos a mais no tempo operatório médio em comparação à ressecção do reto por via laparoscópica.[6,11,13,19,46,47] Duas metanálises corroboram esse achado.[43,44] É importante ressaltar que a maioria dos estudos se refere a descrições de resultados de cirurgiões que estavam em suas curvas de aprendizado inicial em robótica, em comparação a cirurgiões experientes em laparoscopia. Os estudos mencionados que avaliaram a curva de aprendizado mostraram que o tempo operatório diminui com a experiência até atingir um platô após aproximadamente 30 casos.[19,22] Um segundo platô, com diminuição adicional no tempo de console, foi descrito após 70 casos.[22] Portanto, experiência cumulativa pode reduzir essa diferença de tempo entre procedimentos laparoscópicos e robóticos. O tempo de "docagem" tem sido relatado separadamente em alguns estudos, variando de 3,9 a 20 minutos.[6,20,22] Utilizar a técnica híbrida com mobilização laparoscópica do cólon esquerdo ajuda a reduzir o tempo operatório global.[45] Outra desvantagem potencial em tempo é a conversão para a cirurgia aberta (que pode ser necessária em casos de sangramentos graves), a qual requer tempo extra de desinstalação do sistema e o tempo do cirurgião em escovar-se e paramentar-se para a operação.[45]

Quando se analisa o tempo de permanência hospitalar, a robótica parece reproduzir os mesmos benefícios da laparoscópica, com menor tempo de estadia, quando comparada à cirurgia aberta. Quando se compara a robótica à laparoscópica, a maioria dos estudos não mostra diferença no tempo de hospitalização.[6-8,11,19,46,47] Há poucos estudos não randomizados[12,16,45] que mostram menor taxa de hospitalização em pacientes submetidos à cirurgia retal robótica. Esses resultados não têm sido confirmados em ensaios randomizados.

Estudos que avaliaram dados de anatomia patológica comparando as vias de acesso robótica, aberta e laparoscópica no câncer de reto não revelaram diferenças no clareamento das margens proximal, distal e circunferencial, assim como no número de linfonodos identificados.[6-8,11,12,16,19,34,35,44,46] Esses resultados similares mostram que há adequada ressecção oncológica no acesso robótico. A robótica oferece melhores tração e visão tridimensional, o que resulta em visão superior da fáscia mesorretal, provavelmente facilitando uma ressecção melhor.[12-14] Isso é particularmente verdade nos casos de pacientes obesos, visto que um mesorreto volumoso em uma pelve estreita torna a protectomia laparoscópica mais desafiadora.[14,20,46,48] Embora não haja claros benefícios mensuráveis na literatura, a melhoria do controle durante a cirurgia explica o porquê de os cirurgiões estarem escolhendo usar a robótica para pacientes obesos com câncer de reto.[14,49]

Embora nenhuma diferença tenha sido mostrada na margem circunferencial, uma das expectativas da tecnologia robótica é que as vantagens técnicas mencionadas durante a dissecção pélvica possam trazer melhores resultados em termos de qualidade da excisão total do mesorreto (ETM). É bem sabido que manter a integridade do mesorreto associa-se a menores taxas de recorrência local.[50,51] Entretanto, apenas um estudo que avaliou a integridade macroscópica do mesorreto mostrou aumento estatisticamente significativo na taxa de ETM completa (mesorreto intacto) para ressecções pelo acesso robótico.[45] Esses achados não têm sido confirmados pelos mais recentes estudos publicados ou por ensaios randomizados.[8,19,36,37]

Alguns autores não utilizam o acesso robótico em pacientes clinicamente estadiados com T4,[6,12,13,20] visto que a perda de sensação tátil poderia prejudicar a avaliação da disseminação extrarretal.[6] Todavia, em casos com suspeita radiológica de invasão contígua de órgãos no compartimento anterior, é uma prática comum envolver outros especialistas com *expertise* em robótica para proceder à ressecção em bloco do órgão afetado, como útero, vagina, bexiga ou próstata. Por sua vez, tumores T4 com disseminação lateral ou posterior determinam uma dissecção trabalhosa, com maior risco de lesão vascular grave. Assim, esses casos devem ser, provavelmente, mais bem conduzidos por via aberta.

Outro achado promissor é a menor taxa de conversão para via aberta para a protectomia robótica, quando comparada à via laparoscópica.[8,15,16,34,43,44,45,47] Conseguir ótima tração na pelve, mantendo o mesorreto intacto, e fazer a secção do reto distal permanecem tarefas particularmente trabalhosas, especialmente nos tumores de reto dos terços médio e distal,[6] o que pode resultar em conversão. Como já mencionado, o sistema Da Vinci® foi criado para ajudar nessas limitações laparoscópicas. Os cabos dos sistemas foram desenhados para serem similares aos ligamentos do punho humano,[12] e essa liberdade de movimentos adicionada ajuda a superar as dificuldades de dissecção em espaços ósseos confinados. Uma metanálise que incluiu 353 proctectomias robóticas e 401 procedimentos laparoscópicos identificou aumento significativo na taxa de conversão para via aberta de 7%, favorecendo a via robótica. Há maiores taxas de conversão na laparoscópica convencional, quando comparada à robótica em todos os estudos incluídos.[43] Enquanto diferentes séries na literatura mostram taxa de conversão do procedimento robótico variando entre 0 e 9,4%, estudos prévios têm mostrado taxas tão altas quanto 17 a 34% para a protectomia laparoscópica.[52,53] As causas de conversão relatadas durante procedimentos robóticos são aderências extensas, tumores localmente avançados e alto índice de massa corpórea.[44,48]

O ensaio clínico *Conventional versus Laparoscopic-Assisted Surgery In Colorectal Cancer* (CLASICC), que comparou a segurança oncológica e a eficácia da cirurgia laparoscópica-assistida à cirurgia aberta para o tratamento do câncer colorretal, demonstrou uma associação entre conversão para cirurgia aberta e piores resultados. O estudo mostrou uma tendência a menores taxas de sobrevida livre de doença e sobrevida global nos pacientes com câncer de reto convertidos para cirurgia aberta. A razão para tal fato permanece incerta.[54] Nos resultados de curto prazo, a taxa de complicações e o tempo de hospitalização foram também mais altos nos pacientes que tiveram conversão para cirurgia aberta.[53] É razoável concluir que as menores taxas de conversão obtidas nos procedimentos robóticos podem ter impacto positivo tanto nos resultados de curto prazo quanto naqueles de longo prazo.[54]

Um importante e claro inconveniente do sistema robótico é seu alto custo. Praticamente todos os estudos comparando os custos entre a cirurgia laparoscópica-assistida à robótica-assistida demonstraram aumento dos custos da última, não somente no câncer retal,[8,43,46,55] mas também para retopexia,[33] colectomia direita[27] e mesmo para a prostatectomia.[56,57] Entre todos esses procedimentos, apenas a prostatectomia parece ter melhores resultados associados que poderiam compensar os encargos financeiros.[56,57] O custo do sistema robótico é maior que US$ 2 milhões, além das despesas adicionais de manutenção e custos de instrumentos descartáveis.[45] Custo-efetividade deve ser o desfecho final, mas essa avaliação de dados está pendente. Certamente, com a entrada de mais sistemas robóticos no mercado, os preços cairão, fazendo que os custos possivelmente sejam mais equivalentes aos da laparoscopia.

RESULTADOS DE LONGO PRAZO

Em virtude da recente adoção dessa técnica na cirurgia colorretal, dados de resultados funcionais e oncológicos de longo prazo ainda são limitados. Como mencionado previamente, há alguma especulação quanto à melhora da qualidade da ETM. Respeitar o plano mesorretal relaciona-se não somente com menor recorrência, mas também com melhor preservação da inervação autonômica. Além disso, a magnificação tridimensional do robô pode facilitar a identificação dos nervos pélvicos.[8,58-60] Estudos relatam que a função sexual é prejudicada em curto prazo após a ressecção do reto robótica, mas retorna ao nível pré-operatório dentro de 1 ano após o procedimento cirúrgico.[60] Além disso, uma recente metanálise mostrou que, quando comparada à cirurgia laparoscópica, a ressecção do câncer de reto robótica pode melhorar a função sexual.[58] Com relação ao funcionamento intestinal após o fechamento da ileostomia, dois estudos que compararam a ressecção interesfincteriana robótica e a laparoscópica não mostraram diferença nas taxas de incontinência, urgência, frequência, necessidade de medicação antidiarreica ou escore de Wexner entre os dois grupos.[13,46]

Considerando os resultados oncológicos de longo prazo, as taxas de sobrevida global e de sobrevida livre de doença em 3 e 5 anos são comparáveis àquelas encontradas nos procedimentos laparoscópicos[11,13,46] e aberto.[35] As taxas de recorrência local também são similares, embora um estudo não randomizado tenha mostrado redução significativa na recorrência local na cirurgia robótica.[35] Um estudo multicêntrico incluindo 212 pacientes submetidos à ressecção interesfinctérica (106 laparoscópia e 106 robótica), pareados por idade, sexo, nível de CEA basal, altura do tumor, quimiorradiação pré-operatória e estádio T, mostrou taxa de sobrevida global de 5 anos de 88,4 e 88,5% para procedimentos laparoscópico e robótico, respectivamente. As taxas de sobrevida livre de doença em 5 anos foram de 82,8 e 80,6%, respectivamente.[46] Nenhum estudo relatou piora dos resultados oncológicos com o acesso robótico.

Espera-se que muitas perguntas sejam respondidas pelo estudo prospectivo randomizado multicêntrico internacional em andamento denominado *Robotic versus Laparoscopic Resection for Rectal Cancer* – ROLARR.[61] Ele foi planejado para recrutar 400 pacientes e avaliar diferenças em termos de taxa de conversão para cirurgia aberta, envolvimento da margem circunferencial, taxas de recorrência local, livre de doença, global em 3 anos, além de morbidade e mortalidade operatórias, qualidade de vida e custo-eficácia.[61] Esse estudo foi planejado para finalizar a coleta de dados a fim de mensurar os resultados primários em dezembro de 2017.

PERSPECTIVAS

Outra alternativa, proposta poucos anos atrás, para suplantar as limitações da dissecção do reto laparoscópica é a ETM transanal, que consiste em uma abordagem *down-to-up* utilizando dispositivos transanais multiportais com instrumentos laparoscópicos usuais para sua realização, o que pode facilitar a dissecção pélvica, quando comparada ao acesso de cima para baixo, com resultados oncológicos aparentemente similares.[62] Tanto a triangulação instrumental quanto o posicionamento da câmera podem ser difíceis. Nesse sentido, a vantagem de uma plataforma de câmera estável da robótica e de instrumentos que fazem movimentação similar à do punho pode ajudar nesse procedimento. A chamada cirurgia robótica assistida transanal para excisão total do mesorreto (*robotic-assisted transanal surgery for total mesorectal excision* – RATS-TME) foi inicialmente descrita por Atallah et al. em 2013,[63] cujos passos cirúrgicos ocorrem como se segue.

Com o paciente na posição de Lloyd-Davies modificada, eles procederam a uma abordagem híbrida na qual o primeiro passo é o completo tempo abdominal da colectomia por via laparoscópica. Então, as pernas do paciente são elevadas nas perneiras, e o períneo, preparado para o tempo perineal. A dissecção pode ser iniciada na linha pectínea para pacientes com câncer de reto distal ou polipose adenomatosa familiar ou em uma altura adequada para que haja margem distal apropriada. Com a divisão circunferencial da parede retal em toda sua espessura, o lúmen deve ser fechado com uma sutura em bolsa; então, o dispositivo para cirurgia transanal minimamente invasiva (*transanal minimally invasive surgery* – TAMIS) é colocado e suturado à pele. O paciente é posicionado em moderada posição de Trendelenburg, e as pernas são trazidas de volta para a posição de Lloyd-Davies normal. O carrinho do robô é instalado ao longo do lado direito do paciente, e os braços robóticos passam por cima do abdome, direcionando-se em direção ao ânus. Com uma câmera de 30°, uma pinça de apreensão Cadiere ou pinça de Maryland no braço esquerdo e um *hook* monopolar no braço direito, a dissecção circunferencial no sentido caudal para cefálico se inicia. É prático começar a dissecção nos aspectos posterior e lateral primeiramente, para evitar que o reto caia posteriormente por gravidade, o que dificultaria a dissecção posterior subsequente.[63] Uma série recentemente publicada de 7 RATS-TME relatou mesorreto completo em 6 pacientes e quase completo em 1, com ressecção R0 em todos os pacientes.[64]

CONCLUSÃO

Há pouca dúvida de que o robô disponibiliza ao cirurgião mais autonomia por meio do controle da câmera e dos três braços disponíveis, além de maior destreza, movimentos mais amplos na pelve profunda, com instrumentos que se movimentam, como o punho humano, e melhora do conforto em decorrência da diminuição da tensão ergonômica. Fatores associados ao cirurgião e ao mercado são os direcionadores para aumentar a utilização do robô, apesar da escassez de literatura que dê suporte a resultados melhores. O acesso robótico-assistido pode melhorar a preservação nervosa, bem como reduzir as taxas de conversão para cirurgia aberta, mas estudos randomizados são necessários para confirmar esses achados. No entanto, quando se trata de câncer retal, os resultados oncológicos são cruciais para definir o papel de novas técnicas no seu tratamento. Estudos randomizados controlados demonstrando uma vantagem oncológica objetiva estão ainda pendentes e podem ser necessários para justificar o uso dessa tecnologia, dados o alto custo associado e o maior tempo operatório, em comparação à laparoscopia convencional.

Referências

1. Sackier JM, Wang Y. Robotically assisted laparoscopic surgery. From concept to development. Surg Endosc. 1994 Jan;8(1):63-6.
2. Kim SH, Kwak JM. Robotic total mesorectal excision: operative technique and review of the literature. Tech Coloproctol. 2013 Feb;17(Suppl 1):S47-53.
3. Kim NK, Kim YW, Cho MS. Total mesorectal excision for rectal cancer with emphasis on pelvic autonomic nerve preservation: expert technical tips for robotic surgery. Surg Oncol. 2015 Sep;24(3):172-80.
4. Munz Y, Moorthy K, Kudchadkar R, Hernandez JD, Martin S, Darzi A et al. Robotic assisted rectopexy. Am J Surg. 2004 Jan;187(1):88-92.
5. Morelli L, Guadagni S, Di Franco G, Palmeri M, Caprili G, D'Isidoro C et al. Use of the new Da Vinci Xi during robotic rectal resection for cancer: technical considerations and early experience. Int J Colorectal Dis. 2015 Sep;30(9):1281-3.
6. de Souza AL, Prasad LM, Ricci J, Park JJ, Marecik SJ, Zimmern A et al. A comparison of open and robotic total mesorectal excision for rectal adenocarcinoma. Dis Colon Rectum. 2011 Mar;54(3):275-82.
7. Patel CB, Ragupathi M, Ramos-Valadez DI, Haas EM. A three-arm (laparoscopic, hand-assisted, and robotic) matched-case analysis of intraoperative and postoperative outcomes in minimally invasive colorectal surgery. Dis Colon Rectum. 2011 Feb;54(2):144-50.
8. Ramji KM, Cleghorn MC, Josse JM, MacNeill A, O'Brien C, Urbach D et al. Comparison of clinical and economic outcomes between robotic, laparoscopic, and open rectal cancer surgery: early experience at a tertiary care center. Surg Endosc. 2015:1-7.
9. Park JS, Choi GS, Lim KH, Jang YS, Jun SH. S052: a comparison of robot-assisted, laparoscopic, and open surgery in the treatment of rectal cancer. Surg Endosc. 2011 Jan;25(1):240-8.
10. Akmal Y, Baek JH, McKenzie S, Garcia-Aguilar J, Pigazzi A. Robot-assisted total mesorectal excision: is there a learning curve? Surg Endosc. 2012 Sep;26(9):2471-6.

11. Saklani AP, Lim DR, Hur H, Min BS, Baik SH, Lee KY et al. Robotic versus laparoscopic surgery for mid--low rectal cancer after neoadjuvant chemoradiation therapy: comparison of oncologic outcomes. Int J Colorectal Dis. 2013 Dec;28(12):1689-98.

12. Baik SH, Ko YT, Kang CM, Lee WJ, Kim NK, Sohn SK et al. Robotic tumor-specific mesorectal excision of rectal cancer: short-term outcome of a pilot randomized trial. Surg Endosc. 2008 Jul;22(7):1601-8.

13. Yoo BE, Cho JS, Shin JW, Lee DW, Kwak JM, Kim J et al. Robotic versus laparoscopic intersphincteric resection for low rectal cancer: comparison of the operative, oncological, and functional outcomes. Ann Surg Oncol. 2015 Apr;22(4):1219-25.

14. deSouza AL, Prasad LM, Marecik SJ, Blumetti J, Park JJ, Zimmern A et al. Total mesorectal excision for rectal cancer: the potential advantage of robotic assistance. Dis Colon Rectum. 2010 Dec;53(12):1611-7.

15. Baek JH, McKenzie S, Garcia-Aguilar J, Pigazzi A. Oncologic outcomes of robotic-assisted total mesorectal excision for the treatment of rectal cancer. Ann Surg. 2010 May;251(5):882-6.

16. Yamaguchi T, Kinugasa Y, Shiomi A, Tomioka H, Kagawa H, Yamakawa Y. Robotic-assisted vs. conventional laparoscopic surgery for rectal cancer: short-term outcomes at a single center. Surg Today. 2015:1-6.

17. Moore LJ, Wilson MR, Waine E, Masters RS, McGrath JS, Vine SJ. Robotic technology results in faster and more robust surgical skill acquisition than traditional laparoscopy. J Robot Surg. 2015 Mar;9(1):67-73.

18. Patel CB, Ragupathi M, Ramos-Valadez DI, Haas EM. A three-arm (laparoscopic, hand-assisted, and robotic) matched-case analysis of intraoperative and postoperative outcomes in minimally invasive colorectal surgery. Dis Colon Rectum. 2011 Feb;54(2):144-50.

19. Park JS, Choi GS, Lim KH, Jang YS, Jun SH. S052: a comparison of robot-assisted, laparoscopic, and open surgery in the treatment of rectal cancer. Surg Endosc. 2011 Jan;25(1):240-8.

20. Hellan M, Anderson C, Ellenhorn JD, Paz B, Pigazzi A. Short-term outcomes after robotic-assisted total mesorectal excision for rectal cancer. Ann Surg Oncol. 2007 Nov;14(11):3168-73.

21. Munver R, Volfson IA, Kesler SS, Nazmy M, Sawczuk IS. Transition from open to robotic-assisted radical prostatectomy: 7 years experience at Hackensack University Medical Center. J Robot Surg. 2007;1(2):155-9.

22. Kim HJ, Choi GS, Park JS, Park SY. Multidimensional analysis of the learning curve for robotic total mesorectal excision for rectal cancer: lessons from a single surgeon's experience. Dis Colon Rectum. 2014 Sep;57(9):1066-74.

23. Park IJ, Choi GS, Lim KH, Kang BM, Jun SH. Multidimensional analysis of the learning curve for laparoscopic resection in rectal cancer. J Gastrointest Surg. 2009 Feb;13(2):275-81.

24. Zwolinska M, Bogdan A. Impact of the medical clothing on the thermal stress of surgeons. Appl Ergon. 2012 Nov;43(6):1096-104.

25. Sari V, Nieboer TE, Vierhout ME, Stegeman DF, Kluivers KB. The operation room as a hostile environment for surgeons: physical complaints during and after laparoscopy. Minim Invasive Ther Allied Technol. 2010 Apr;19(2):105-9.

26. Zihni AM, Ohu I, Cavallo JA, Cho S, Awad MM. Ergonomic analysis of robot-assisted and traditional laparoscopic procedures. Surg Endosc. 2014 Dec;28(12):3379-84.

27. Park JS, Choi GS, Park SY, Kim HJ, Ryuk JP. Randomized clinical trial of robot-assisted versus standard laparoscopic right colectomy. Br J Surg. 2012 Sep;99(9):1219-26.

28. Petrucciani N, Sirimarco D, Nigri GR, Magistri P, La Torre M, Aurello P et al. Robotic right colectomy: a worthwhile procedure? Results of a meta-analysis of trials comparing robotic versus laparoscopic right colectomy. J Minim Access Surg. 2015 Jan--Mar;11(1):22-8.

29. Trastulli S, Coratti A, Guarino S, Piagnerelli R, Annecchiarico M, Coratti F et al. Robotic right colectomy with intracorporeal anastomosis compared with laparoscopic right colectomy with extracorporeal and intracorporeal anastomosis: a retrospective multicentre study. Surg Endosc. 2014;29(6):1512-21.

30. Lujan HJ, Molano A, Burgos A, Rivera B, Plasencia G. Robotic right colectomy with intracorporeal anastomosis: experience with 52 consecutive cases. Journal of Laparoendoscopic & Advanced Surgical Techniques. 2015;25(2):117-22.

31. Morpurgo E, Contardo T, Molaro R, Zerbinati A, Orsini C, D'Annibale A. Robotic-assisted intracorporeal anastomosis versus extracorporeal anastomosis in laparoscopic right hemicolectomy for cancer: a case control study. Journal of Laparoendoscopic & Advanced Surgical Techniques. 2013;23(5):414-7.

32. Mehmood RK, Parker J, Bhuvimanian L, Qasem E, Mohammed AA, Zeeshan M et al. Short-term outcome of laparoscopic versus robotic ventral mesh rectopexy for full-thickness rectal prolapse. Is robotic superior? Int J Colorectal Dis. 2014;29(9):1113-8.

33. Ramage L, Georgiou P, Tekkis P, Tan E. Is robotic ventral mesh rectopexy better than laparoscopy in the treatment of rectal prolapse and obstructed defecation? A meta-analysis. Tech Coloproctol. 2015 Jul;19(7):381-9.

34. Park EJ, Cho MS, Baek SJ, Hur H, Min BS, Baik SH et al. Long-term oncologic outcomes of robotic low anterior resection for rectal cancer: a comparative study with laparoscopic surgery. Ann Surg. 2015 Jan;261(1):129-37.

35. Ghezzi TL, Luca F, Valvo M, Corleta OC, Zuccaro M, Cenciarelli S et al. Robotic versus open total mesorectal excision for rectal cancer: comparative

study of short and long-term outcomes. Eur J Surg Oncol. 2014 Sep;40(9):1072-9.

36. Barnajian M, Pettet D,3rd, Kazi E, Foppa C, Bergamaschi R. Quality of total mesorectal excision and depth of circumferential resection margin in rectal cancer: a matched comparison of the first 20 robotic cases. Colorectal Dis. 2014 Aug;16(8):603-9.

37. Fernandez R, Anaya DA, Li LT, Orcutt ST, Balentine CJ, Awad SA et al. Laparoscopic versus robotic rectal resection for rectal cancer in a veteran population. The American Journal of Surgery. 2013;206(4):509-17.

38. Buchs NC, Pugin F, Volonte F, Morel P. Reliability of robotic system during general surgical procedures in a university hospital. Am J Surg. 2014 Jan;207(1):84-8.

39. Agcaoglu O, Aliyev S, Taskin HE, Chalikonda S, Walsh M, Costedio MM et al. Malfunction and failure of robotic systems during general surgical procedures. Surg Endosc. 2012 Dec;26(12):3580-3.

40. Kim WT, Ham WS, Jeong W, Song HJ, Rha KH, Choi YD. Failure and malfunction of da Vinci Surgical systems during various robotic surgeries: experience from six departments at a single institute. Urology. 2009 Dec;74(6):1234-7.

41. Manoucheri E, Fuchs-Weizman N, Cohen SL, Wang KC, Einarsson J. MAUDE: analysis of robotic-assisted gynecologic surgery. J Minim Invasive Gynecol. 2014 Jul-Aug;21(4):592-5.

42. Kim JC, Lim SB, Yoon YS, Park IJ, Kim CW, Kim CN. Completely abdominal intersphincteric resection for lower rectal cancer: feasibility and comparison of robot-assisted and open surgery. Surg Endosc. 2014 Sep;28(9):2734-44.

43. Memon S, Heriot AG, Murphy DG, Bressel M, Lynch AC. Robotic versus laparoscopic proctectomy for rectal cancer: a meta-analysis. Ann Surg Oncol. 2012 Jul;19(7):2095-101.

44. Mirnezami AH, Mirnezami R, Venkatasubramaniam AK, Chandrakumaran K, Cecil TD, Moran BJ. Robotic colorectal surgery: hype or new hope? A systematic review of robotics in colorectal surgery. Colorectal Dis. 2010 Nov;12(11):1084-93.

45. Baik SH, Kwon HY, Kim JS, Hur H, Sohn SK, Cho CH et al. Robotic versus laparoscopic low anterior resection of rectal cancer: short-term outcome of a prospective comparative study. Ann Surg Oncol. 2009 Jun;16(6):1480-7.

46. Park JS, Kim NK, Kim SH, Lee KY, Lee KY, Shin JY et al. Multicentre study of robotic intersphincteric resection for low rectal cancer. Br J Surg. 2015 Nov;102(12):1567-73.

47. Tam MS, Kaoutzanis C, Mullard AJ, Regenbogen SE, Franz MG, Hendren S et al. A population-based study comparing laparoscopic and robotic outcomes in colorectal surgery. Surg Endosc. 2016;30(2):455-63.

48. Jimenez Rodriguez RM, De la Portilla, De Juan F, Diaz Pavon JM, Rodriguez Rodriguez A, Prendes Sillero E et al. Analysis of conversion factors in robotic-assisted rectal cancer surgery. Int J Colorectal Dis. 2014 Jun;29(6):701-8.

49. Scarpinata R, Aly EH. Does robotic rectal cancer surgery offer improved early postoperative outcomes? Dis Colon Rectum. 2013 Feb;56(2):253-62.

50. Heald RJ, Ryall RD. Recurrence and survival after total mesorectal excision for rectal cancer. Lancet. 1986 Jun 28;1(8496):1479-82.

51. Kapiteijn E, Putter H, van de Velde CJ; Cooperative investigators of the Dutch ColoRectal Cancer Group. Impact of the introduction and training of total mesorectal excision on recurrence and survival in rectal cancer in The Netherlands. Br J Surg. 2002 Sep;89(9):1142-9.

52. van der Pas, Martijn HGM, Haglind E, Cuesta MA, Fürst A, Lacy AM et al. Laparoscopic versus open surgery for rectal cancer (COLOR II): short-term outcomes of a randomised, phase 3 trial. Lancet Oncology. 2013;14(3):210-8.

53. Guillou PJ, Quirke P, Thorpe H, Walker J, Jayne DG, Smith AM et al. Short-term endpoints of conventional versus laparoscopic-assisted surgery in patients with colorectal cancer (MRC CLASICC trial): multicentre, randomised controlled trial. Lancet. 2005 May 14-20;365(9472):1718-26.

54. Green BL, Marshall HC, Collinson F, Quirke P, Guillou P, Jayne DG et al. Long-term follow-up of the Medical Research Council CLASICC trial of conventional versus laparoscopically assisted resection in colorectal cancer. Br J Surg. 2013 Jan;100(1):75-82.

55. Pai A, Marecik SJ, Park JJ, Melich G, Sulo S, Prasad LM. Oncologic and clinicopathologic outcomes of robot-assisted total mesorectal excision for rectal cancer. Dis Colon Rectum. 2015 Jul;58(7):659-67.

56. Close A, Robertson C, Rushton S, Shirley M, Vale L, Ramsay C et al. Comparative cost-effectiveness of robot-assisted and standard laparoscopic prostatectomy as alternatives to open radical prostatectomy for treatment of men with localised prostate cancer: a health technology assessment from the perspective of the UK National Health Service. Eur Urol. 2013 Sep;64(3):361-9.

57. Sugihara T, Yasunaga H, Horiguchi H, Matsui H, Fujimura T, Nishimatsu H et al. Robot-assisted versus other types of radical prostatectomy: population-based safety and cost comparison in Japan, 2012-2013. Cancer Sci. 2014 Nov;105(11):1421-6.

58. Broholm M, Pommergaard HC, Gogenur I. Possible benefits of robot-assisted rectal cancer surgery regarding urological and sexual dysfunction: a systematic review and meta-analysis. Colorectal Dis. 2015 May;17(5):375-81.

59. Ozeki S, Maeda K, Hanai T, Masumori K, Katsuno H, Takahashi H. Effects of robotic rectal surgery on sexual and urinary functions in male patients. Surg Today. 2016 Apr;46(4):491-500.

60. Luca F, Valvo M, Ghezzi TL, Zuccaro M, Cenciarelli S, Trovato C et al. Impact of robotic surgery on sexual

and urinary functions after fully robotic nerve-sparing total mesorectal excision for rectal cancer. Ann Surg. 2013 Apr;257(4):672-8.

61. Collinson FJ, Jayne DG, Pigazzi A, Tsang C, Barrie JM, Edlin R et al. An international, multicentre, prospective, randomised, controlled, unblinded, parallel-group trial of robotic-assisted versus standard laparoscopic surgery for the curative treatment of rectal cancer. Int J Colorectal Dis. 2012 Feb; 27(2):233-41.

62. de'Angelis N, Portigliotti L, Azoulay D, Brunetti F. Transanal total mesorectal excision for rectal cancer: a single center experience and systematic review of the literature. Langenbecks Arch Surg. 2015 Dec;400(8):945-59.

63. Atallah S, Nassif G, Polavarapu H, Ouyang J, Albert M, Larach S. Robotic-assisted transanal surgery for total mesorectal excision (RATS-TME): a description of a novel surgical approach with video demonstration. Techniques in Coloproctology. 2013;17(4):441-7.

64. Huscher CG, Bretagnol F, Ponzano C. Robotic-assisted transanal total mesorectal excision: the key against the achilles' heel of rectal cancer? Ann Surg. 2015;261(5):e120-1.

Detalhes Técnicos Fundamentais na Confecção das Anastomoses Colorretais e Coloanais

José Reinan Ramos

INTRODUÇÃO

A partir do conhecimento da importância da margem circunferencial de ressecção na excisão total do mesorreto (ETM)[1] em associação à quimiorradioterapia neoadjuvante (QRT),[2] difundiram-se várias técnicas cirúrgicas para a preservação esfincteriana. A individualização da melhor operação no câncer de reto, atualmente facilitada pelo exame de ressonância magnética (RM) pélvica,[3] foi recentemente preconizada por Rullier *et al*.[4] Esses autores propuseram uma classificação dividida em quatro tipos de tumores, de acordo com sua localização no canal anal: (1) supra-anal; (2) justa-anal; (3) intra-anal; e (4) transanal (Figura 25.1). Eles associaram cada tipo de tumor a, respectivamente, quatro tipos de operações: (1) ressecção anterior ultrabaixa; (2) ressecção interesfinctérica (RI) parcial; (3) RI total; e (4) amputação abdominoperineal do reto (AAP). A individualização da amputação abdominoperineal do reto cilíndrica também foi recentemente proposta por Han et al.,[5] que selecionaram a extensão da cirurgia de acordo com a invasão dos músculos elevadores do ânus. Na melhor prática clínica atual, essas estratégias de tratamento do câncer do reto devem ser discutidas por um grupo multidisciplinar para ampliar o consenso com relação ao melhor tratamento individualizado, que tem como objetivo principal melhorar a qualidade de vida do paciente, sem, entretanto, prejudicar a possibilidade de cura definitiva.

Estudos randomizados (CLASICC,[6] COREAN,[7] COLOR II[8]) e não randomizados[9-11] confirmaram, com variadas evidências, os benefícios da cirurgia videolaparoscópica no tratamento do câncer de reto. Entretanto, pela longa curva de aprendizado e pelo elevado índice de conversão, o impacto mundial do emprego dessa tecnologia ainda é pequeno, principalmente nos pacientes obesos e do sexo masculino. Os estudos randomizados norte-americano (American College of Surgeons Oncology Group – ACOSOG)[12] e australiano (AlaCaRT),[13] publicados recentemente, investigaram a não inferioridade da dissecção pélvica da cirurgia laparoscópica comparada à cirurgia aberta no câncer do reto. Esses estudos, com quase 1.000 pacientes, demonstraram melhores resultados com a cirurgia aberta, apesar de as diferenças não terem ultrapassado os valores prefixados para não inferioridade (> 6% e > 8%). Estima-se que somente 20% dos casos de câncer retal sejam atualmente tratados por videolaparoscopia. O uso da plataforma robótica, como acesso minimamente invasivo, vem ganhando muito interesse na área da cirurgia do câncer de reto em todo o mundo.[14,15] O sistema robótico melhora a visualização, a exposição e a dissecção das estruturas anatômicas pélvicas na excisão total do mesorreto, tornando-se uma excelente opção na cirurgia do câncer de reto.

Em serviços especializados em cirurgia colorretal, a ressecção anterior ultrabaixa do reto com anastomose coloanal por duplo grampeamento é rotina para o tratamento de pacientes selecionados, com câncer do terço inferior de reto. No entanto, tanto a reconstrução com reservatório colônico quanto a utilização dos acessos minimamente invasivos (laparoscópico, robótico ou transanal) ainda não têm aceitação universal e dependem da seleção adequada dos pacientes e da experiência do cirurgião.

O objetivo deste capítulo é apresentar os principais aspectos técnicos para a confecção segura das anastomoses colorretais e coloanais por duplo grampeamento, grampeamento simples ou por sutura manual. As ressecções e anastomoses podem ser realizadas por vias aberta, laparoscópica ou robótica. Também é apresentada a técnica para anastomose colorretal e coloanal pela moderna cirurgia de excisão total do mesorreto transanal (TaTME), combinada com a via robótica ou laparoscópica abdominal.

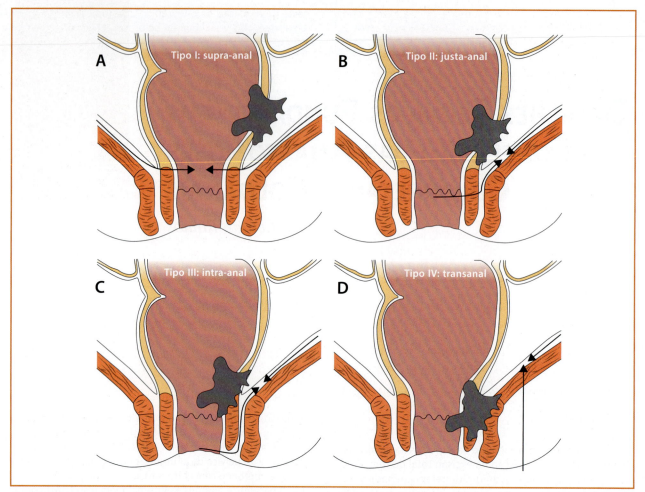

Figura 25.1. Câncer do reto ultrabaixo: classificação de Rullier – tipos I, II, III e IV.
Fonte: adaptada de Rullier et al., 2013.[4]

TÉCNICAS OPERATÓRIAS

É importante que o cirurgião colorretal conheça os fenômenos envolvidos na cicatrização anastomótica. A integridade da anastomose é também função do tipo de sutura utilizado, principalmente na fase aguda inflamatória e no início da fase proliferativa de atividade dos fibroblastos, da síntese do colágeno e da maior atividade das metaloproteínas. A perfusão anastomótica adequada é outro componente-chave para a integridade anastomótica. Os fatores de risco que influenciam a cicatrização anastomótica, como comorbidades e o *status* de cada paciente, também devem ser conhecidos. O adequado suprimento sanguíneo do cólon sigmoide proximal que será anastomosado e a sua ampla mobilização para promover anastomose sem tensão são os dois aspectos técnicos mais importantes antes de escolher o tipo de anastomose colorretal ou coloanal.

A confecção de uma anastomose colorretal alta, baixa ou coloanal depende da localização do tumor. No tumor localizado no terço proximal do reto, indica-se a excisão parcial do mesorreto (EPM) com anastomose colorretal alta. Contudo, no tumor localizado no reto médio e no reto inferior, é necessária a ETM, e a anastomose é, respectivamente, colorretal baixa ou coloanal. A anastomose colorretal alta por via aberta pode ser feita por sutura manual, um plano com sutura extramucosa com fios inabsorvíveis ou de absorção tardia, monofilamentar,[16] por grampeamento simples ou, preferencialmente, por duplo grampeamento. Na anastomose colorretal baixa, a preferência tanto na via aberta quanto na via laparoscópica/robótica é pela anastomose por duplo grampeamento. O grampeamento para secção do reto deve ser realizado, de preferência, com uma única carga (grampeador Contour® – Ethicon, endogrampeador articulado laparoscópico ou robótico). A anastomose colorretal ou coloanal deve ser feita, quando possível, de modo lateroterminal, utilizando um grampeador circular de 29 a 31 mm. Na ressecção interesfinctérica, a anastomose deve ser manual em plano único e realizada via transanal.

Secção do reto distal e anastomose coloanal ou colorretal baixa

Após a liberação total do reto inferior, procede-se à transecção do reto 2 a 3 cm distalmente ao tumor, utilizando-

-se um endogrampeador linear cortante articulado com carga azul, roxa ou dourada de 6 cm na cirurgia laparoscópica ou robótica ou o grampeador robótico com cargas de 4,5 cm. Na cirurgia aberta, utiliza-se o grampeador Contour® com linha de secção de 6 cm ou grampeadores lineares. Na técnica robótica, a pinça do segundo braço robótico traciona o reto superiormente, e a do terceiro braço traciona a vagina ou a próstata anteriormente. Também pode-se tentar esse tipo de exposição tanto pela via aberta quanto pela via laparoscópica com os afastadores específicos, como a válvula de St. Marks. Essa exposição facilita a colocação do endogrampeador no topo do canal anal. Na maior parte das vezes, é necessário um grampeamento adicional para completar a secção total do reto (Figura 25.2). Se a operação se der pelas técnicas minimamente invasivas, pode-se proceder a uma incisão transversa suprapúbica de 5 cm, com a colocação do retrator de parede Alexis. O reto e o sigmoide são ressecados, realizando-se a secção do cólon sigmoide proximal. Coloca-se a ogiva do grampeador circular (29 ou 31 mm) perfurando com a haste a parede antimesentérica do cólon sigmoide proximal, cerca de 4 a 5 cm de distância da extremidade terminal, para a realização de uma anastomose lateroterminal. O sigmoide é fechado com um grampeamento com carga azul de 6 cm. Quando não for tecnicamente possível, pode-se realizar a anastomose do tipo terminoterminal. A bolsa colônica em J de 5 cm é realizada raramente. O afastador Alexis é obstruído, e refaz-se o pneumoperitônio na cirurgia laparoscópica. A anastomose colorretal ultrabaixa ou coloanal lateroterminal por duplo grampeamento é realizada via laparoscópica ou via aberta (Figura 25.3). A operação termina após a realização do teste de avaliação da integridade anastomótica ("manobra do Borracheiro"), a colocação de dreno pélvico a vácuo e de sonda de Foley retal transanastomótica e a ileostomia lateral temporária, em casos selecionados.

Ressecção interesfinctérica (RI) e anastomose coloanal lateroterminal manual

Quando o tumor é justa-anal ou intra-anal, indica-se a ressecção interesfinctérica parcial ou total via perineal. Após o final da dissecção pélvica do reto, as perneiras são reposicionadas, para melhor exposição da região anal. Uma incisão circunferencial na mucosa do canal anal acima, abaixo ou no nível da linha pectínea, dependendo da margem distal do tumor, o que engloba o esfíncter interno total ou parcialmente, é realizada depois do fechamento do ânus com sutura em chuleio com fio de polipropileno 2-0. Em seguida, coloca-se o afastador Lone Star® e progride-se a dissecção interesfinctérica com eletrocautério até a liberação completa do canal anal encontrar o final da dissecção pélvica robótica, laparoscópica ou aberta no plano posterior. Completam-se a liberação anterior e laterais do reto com o tumor e retira-se a peça via transanal. A transsecção do cólon sigmoide proximal é feita com grampeador linear cortante de 7,5 cm e a anastomose coloanal lateroterminal manual em plano único, com pontos separados de poliglactina 2-0 ou 3-0 (Figura 25.4). A operação termina após colocação de dreno pélvico e a realização de ileostomia protetora no flanco abdominal direito do paciente.

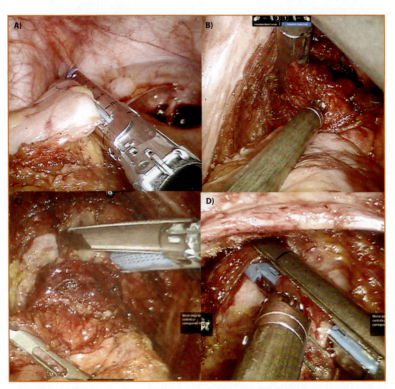

Figura 25.2. Transsecção do reto. A) Transsecção transversal do reto superior com endogrampeador com carga azul de 6 cm. B) Transsecção vertical do reto inferior com endogrampeador articulado com carga azul de 6 cm. C e D) Transsecção transversal do reto inferior com endogrampeador articulado com uso de duas cargas.
Fonte: acervo do autor.

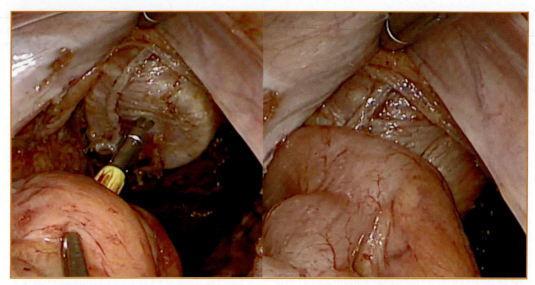

Figura 25.3. Anastomose colorretal baixa lateroterminal por duplo grampeamento.
Fonte: acervo do autor.

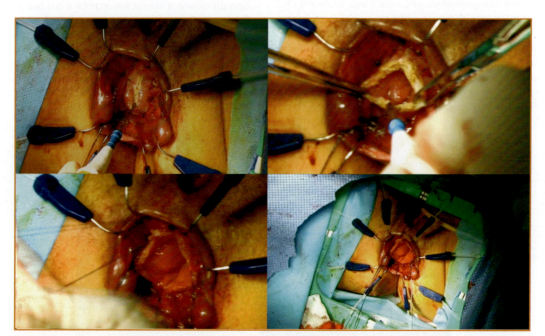

Figura 25.4. Anastomose coloanal manual lateroterminal com exposição do canal anal pelo afastador Lone Star®.
Fonte: acervo do autor.

Anastomose colorretal ou coloanal após excisão total do mesorreto via transanal (TaTME)

A realização da anastomose colorretal ou coloanal é uma etapa importante após a TaTME associada à ressecção abdominal por cirurgia laparoscópica ou robótica. Prefere-se a anastomose coloanal lateroterminal, que pode ser realizada da maneira habitual em plano único, com pontos separados de poliglactina 2-0 ou 3-0. Entretanto, a anastomose colorretal por grampeamento simples é mais complexa e pode ser feita de várias maneiras.

A primeira se dá fechando-se o coto retal com sutura chuleio em bolsa com fio de polipropileno 2-0 ou 0 por via transanal através de uma plataforma de acesso anal (GelPoint Path-Applied Medical® ou TEO-Storz®). Em seguida, a peça é retirada pela incisão suprapúbica, a ogiva do grampeador circular 29 ou 31 mm é colocada no local do cólon escolhido para a anastomose lateroterminal e o cólon terminal é fechado com grampeador linear a 3 ou 4 cm de distância do local da anastomose. Coloca-se uma sonda de aspiração de 10 Fr na haste da ogiva, a qual é tracionada por uma pinça de Allis (Figura 25.5 A) através do coto retal, após o pneumoperitônio ser refeito. A sutura em chuleio é fechada, a sonda retirada, o grampeador acoplado e, após o disparo, a anastomose por grampeamento simples está realizada.

A segunda maneira é utilizar o grampeador para hemorroidas (AutoSuture EEA®), que tem uma haste de 13,5 cm e diâmetro de 33 mm, dispensando, assim, o uso da sonda e facilitando o acoplamento do grampeador. Quando a peça é retirada via transanal (*pull-through*), não é necessário o uso de sonda. Coloca-se o afastador de Lone Star® (Applied Medical©) para melhorar a exposição transanal e realiza-se a anastomose lateroterminal da maneira convencional, com qualquer um dos grampeadores circulares disponíveis. A anastomose colorretal é avaliada pela imagem da câmera via transanal (Figura 25.5 C), e pode ser colocada uma sonda de Foley via transanal 5 cm acima da anastomose.[17] Ileostomia e drenagem pélvica são realizadas nos casos indicados (Figura 25.5 B).

FUNDAMENTOS IMPORTANTES NA CONFECÇÃO DAS ANASTOMOSES COLORRETAIS E COLOANAIS

Papel da ressonância magnética pélvica na escolha da anastomose colorretal ou coloanal

Na moderna cirurgia do câncer de reto, é essencial que o cirurgião colorretal conheça os detalhes anatômicos da infiltração tumoral, principalmente o envolvimento dos músculos elevadores do ânus, nos casos de tumores distais, quando é necessário selecionar a melhor opção cirúrgica: ressecção anterior do reto ultrabaixa com anastomose coloanal manual ou grampeada; ressecção interesfinctérica com anastomose coloanal manual; ou mesmo ressecção abdominoperineal do reto.

A RM pélvica é o exame de imagem-padrão para o planejamento do tratamento operatório do câncer de reto. Inclusive, utiliza-se a RM para escolher o tipo de anastomose, principalmente no casos depois de QRT. A RM proporciona a precisa identificação da fáscia mesorretal e sua relação com o tumor retal (estadiamento T) e o *status* linfonodal (estadiamento N), bem como a correta localização anatômica do tumor em relação a importantes estruturas anatômicas pélvicas. A relação da margem distal do tumor com os esfíncteres anais e a identificação da invasão da musculatura esfincteriana interna ou externa ou do plano interesfinctérico podem ser mensuradas pela RM (Figura 25.6). Assim, o risco de ressecções retais não oncológicas é minimizado, e a decisão pré-operatória do cirurgião na escolha entre anastomose coloanal grampeada ou manual transanal, facilitada. No tumor da parede anterior do reto proximal, a invasão peritoneal pode ser diagnosticada (T4a), assim como a avaliação do prognóstico pelo grau de fibrose e regressão tumoral pós-quimiorradioterapia (TRG).

Os estudos MERCURY[18] e DISTANCE[3] definiram categoricamente a importância da RM no estadiamento local do câncer do reto, tornando possível orientar os cirurgiões na escolha da melhor opção de tratamento cirúrgico, incluindo os tipos de ressecção e de anastomose (Quadro 25.1).

Ligadura dos vasos meséntericos inferiores e liberação do ângulo esplênico nas anastomoses colorretais e coloanais

Ainda não há consenso a respeito do nível da ligadura da artéria mesentérica inferior na cirurgia do câncer de reto. Por razões oncológicas, muitos cirurgiões realizam a ligadura acima da origem da artéria cólica esquerda, denominada ligadura alta, preconizada por Moynihan, em 1908.[19] Contudo, por razões anatômicas, outros autores preconizam a ligadura abaixo da origem da artéria cólica esquerda, ou seja, na artéria retal superior, chamada ligadura baixa, preconizada por Miles, também em 1908.[20]

É evidente a importância do envolvimento linfonodal como fator prognóstico para a cura do câncer retal. Entretanto, a incidência de metástase linfonodal na origem da artéria mesentérica inferior é relativamente baixa (0,3

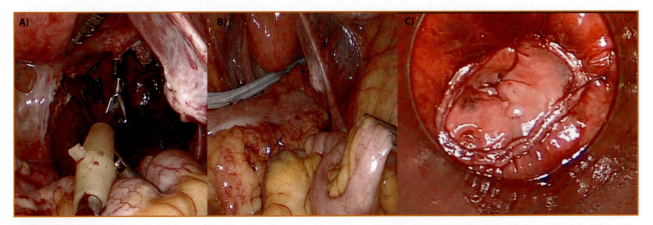

Figura 25.5. Anastomose colorretal baixa na excisão total do mesorreto por via transanal (TaTME). A) Tração da haste do grampeador circular por via transretal. B) Visão transanal da integridade da anastomose colorretal. C) Dreno pélvico e preparo para ileostomia lateral.
Fonte: acervo do autor.

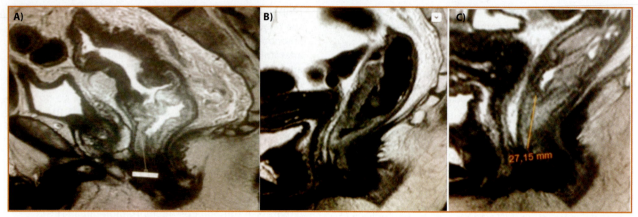

Figura 25.6. Ressonância magnética pélvica no planejamento cirúrgico. A) Adenocarcinoma extenso e circular do reto médio sem invasão das vesículas seminais (anastomose colorretal baixa por duplo grampeamento via abdominal). B e C) Adenocarcinoma da parede anterior do reto inferior sem invasão da vagina pré (B) e pós-quimiorradioterapia (C) (anastomose coloanal por duplo grampeamento via robótica).
Fonte: acervo do autor.

Quadro 25.1. Ressonância magnética no câncer do reto
DIS: distância entre a parte inferior do tumor e a borda anal
Terço inferior (< 5 cm)
Terço médio (5-10 cm)
Terço superior (> 10 cm)
T: estágio T – invasão extramural e peritoneal
T1: o tumor invade a submucosa
T2: o tumor invade, mas não penetra a *muscularis propria*
T3: o tumor invade a subserosa através da *muscularis propria*
T3a: tumor se estende < 1 mm além da *muscularis propria*
T3b: tumor se estende ≥ 1-5 mm além da *muscularis propria*
T3c: tumor se estende > 5-15 mm além da *muscularis propria*
T3d: tumor se estende > 15 mm além da *muscularis propria*
T4: tumor invadindo a reflexão peritonial (T4a) ou em outros órgãos (T4b)
A: classificação do tumor do canal anal
Estágio 1: o tumor invade parcialmente a *muscularis propria*
Estágio 2: o tumor invade toda a espessura da *muscularis propria*
Estágio 3: o tumor invade o plano interesfinctérico
Estágio 4: tumor < 1 mm do MPR ou invadindo o MPR
N: estágio N
N0: linfonodos não metastáticos
N1: metástase em 1-3 nódulos perirretais
N2: metástase em 4 ou mais nódulos perirretais
Linfonodos da parede lateral pélvica devem ser relatados para avaliação radioterápica e cirúrgica
C: CRM (*circumferential resection margin*)
Uma margem positiva é definida como: tumor, linfonodo, EMVI ou depósitos tumorais com margem (≤ 1 mm) da fáscia mesorretal
E: Invasão vascular extramural

Fonte: Nougaret et al., 2013.[3]

a 8,6%),[21] principalmente nos estádios iniciais. A moderna era da QRT e da ETM também alterou a avaliação do prognóstico do câncer de reto. Essas considerações oncológicas são favoráveis à realização da ligadura alta seletivamente e, sobretudo, nos casos avançados de câncer retal proximal, já que a ligadura baixa não compromete a radicalidade da operação, e pode ser associada à linfadenectomia na origem da artéria mesentérica inferior, quando indicado.[22,23]

O nível da ligadura da artéria mesentérica inferior pode influenciar na vascularização e na mobilidade do cólon a ser abaixado para a anastomose. Na ligadura alta, a irrigação do cólon esquerdo e sigmoide proximal depende exclusivamente do ramo esquerdo da artéria cólica média e das artérias marginais (arcada de Riolan), o que pode diminuir a perfusão do cólon distal abaixado e provocar isquemia, principalmente nos pacientes idosos ou com doença ateroesclerótica. Consequentemente, pode-se necessitar de maior extensão da ressecção do cólon sigmoide e de liberação completa da flexura esplênica. Além disso, na ligadura alta, apesar de mais difícil, é importante a preservação do sistema nervoso autônomo periaórtico simpático próximo à artéria mesentérica inferior, para prevenir disfunção urogenital e da defecação (Figura 25.7). Essas considerações anatômicas menos invasivas favorecem a realização da ligadura baixa da artéria mesentérica inferior. A utilização por via robótica da técnica *firefly* (*Intraoperative Near-Infrared Fluorescence* – INIF) após injeção de *endocianina green* (ICG) facilita a identificação e a dissecção da artéria cólica esquerda.[24]

Também é evidente a correlação da tensão da anastomose colorretal ou coloanal com o risco aumentado da incidência de fístula anastomótica, à medida que a anastomose se aproxima do canal anal (*tension-free anastomosis*). As ligaduras altas da artéria e da veia mesentéricas inferiores (VMI) são passos técnicos indispensáveis para o abaixamento do cólon sem tensão. Entretanto, deve-se tomar cuidados especiais na liberação da VMI, para não lesar os ramos ascendentes dos vasos cólicos esquerdos e da arcada de Riolan. Também pode-se ter mobilização mais ampla do cólon com a confecção de uma anastomose sem tensão na ligadura baixa, mesmo na anastomose coloanal. Para isso, é necessário ligar e secionar o ramo descendente da artéria cólica esquerda e preservar o ramo ascendente. O ganho em comprimento do cólon abaixado é de 19,1 cm, na ligadura alta, e de 8,8 cm, na ligadura baixa.[25] Porém, após a divisão do ramo descendente da artéria cólica esquerda, o comprimento é quase similar (19,1 cm *versus* 17 cm; $p = 0,089$).[25] Assim, a ligadura alta da VMI e a liberação completa do ângulo esplênico podem ser realizadas seletivamente, mesmo nas anastomoses coloanais, sobretudo nos pacientes com o cólon sigmoide longo (Figura 25.8).[26] O estudo randomizado HIGHLOW *trial*,[27] iniciado em 2015, com 200 pacientes, avaliará o nível da ligadura esperando encontrar melhores resultados, menor incidência de fístula anastomótica e melhor função genitourinária no grupo com ligadura baixa (*low tie*).

Tipos de anastomose coloanal com reservatório colônico

Classicamente, o reservatório colônico em J (BJ) é indicado para a reconstrução do trânsito intestinal após a ressecção de tumores localizados no reto extraperitonial, especialmente na porção distal do terço médio do reto e

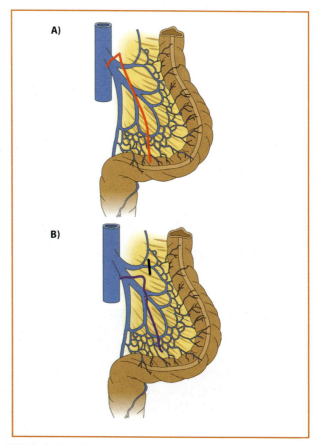

Figura 25.8. Vascularização do cólon sigmoide e reto. A) Ligadura alta da artéria mesentérica inferior (linha vermelha). B) Ligadura baixa da artéria mesentérica inferior (linha azul) e ligadura do ramo descendente da artéria cólica esquerda (linha preta).
Fonte: adaptada de Cavalcanti, 1997.[26]

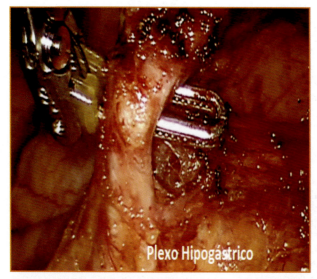

Figura 25.7. Identificação da artéria mesentérica inferior e preservação do plexo hipogástrico por via robótica.
Fonte: acervo do autor.

no terço inferior, quando não há invasão da musculatura esfincteriana ou dos músculos elevadores do ânus. O cólon sigmoide proximal pode ser utilizado para a realização do reservatório em J sem prejuízo da radicalidade oncológica. O tamanho da bolsa colônica (5 cm) é mais importante que o segmento colônico utilizado. Essa medida confere um adequado tamanho reservatório e também propicia um bom esvaziamento intestinal.[28]

Os resultados funcionais da BJ de 5 cm são melhores que os da anastomose coloanal direta. Isso decorre, provavelmente, mais pela diminuição da motilidade do cólon que pela capacidade volumétrica da bolsa. No entanto, alguns fatores de ordem técnica podem inviabilizar a realização da BJ, como impossibilidade de mobilização do cólon, comprimento do cólon inadequado, doença diverticular difusa, pelve muito estreita e cólon adiposo. Z'Graggen et al.[29] e Fazio et al.[30] descreveram a técnica de coloplastia transversa, similar à piloroplastia tipo Heinecke-Mikulicz, propondo-a como método alternativo à BJ. Ho et al.,[31] entretanto, relataram maior incidência de fístula anastomótica (0 versus 15,9%; p = 0,0121) e de complicações (9,1% versus 31,8%; p = 0,02287) nos pacientes com coloplastia. Huber et al.[32] relataram resultados clínicos (complicações pós-operatórias) e funcionais satisfatórios, após seis meses, quando utilizaram a anastomose coloanal direta lateroterminal sem bolsa. Os três reservatórios apresentam resultados funcionais semelhantes[33] (Figura 25.9) Acredita-se que os menores índices de fístulas observados nas anastomoses com BJ estejam relacionados com a melhor vascularização do ápice da bolsa colônica, quando comparada à vascularização da porção distal do cólon na anastomose direta, como mostra um estudo de avaliação do fluxo sanguíneo com laser Doppler.[34]

O impacto da técnica de anastomose colorretal lateroterminal na incidência de fístula anastomótica foi comprovado no estudo de Shekarriz et al.,[35] quando foram compararam 382 anastomoses colorretais terminoterminais a 362 lateroterminais, observando-se taxa de fístula anastomótica de, respectivamente, 8,64% versus 1,93%, p < 0,001. Em uma recente revisão de metanálise com 1.636 pacientes, Huttner et al.[36] confirmaram os bons resultados funcionais no 1º ano de pós-operatório no grupo com anastomose lateroterminal. Atualmente, em virtude dessas evidências, a anastomose lateroterminal é a opção preferida pela maioria dos cirurgiões especialistas.

Risco de fístula anastomótica nas anastomoses colorretais e coloanais

Na maior parte das séries, a incidência de fístula anastomótica na cirurgia do câncer retal é de aproximadamente 10%.[37,38] A causa da fístula anastomótica colorretal é multifatorial, e a sua ocorrência tem enorme impacto nas taxas de

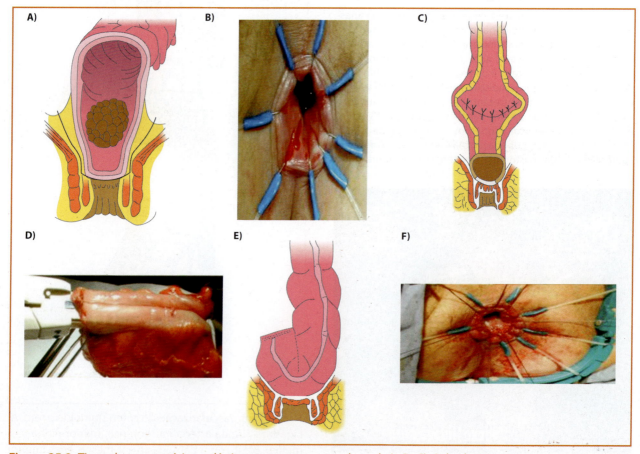

Figura 25.9. Tipos de reservatórios colônicos e anastomose coloanal. A, B, C) Coloplastia transversa e anastomose coloanal. D, E, F) Bolsa colônica em J e anastomose coloanal.
Fonte: elaborada pelo autor.

mortalidade e complicação em 30 dias, além de ter influência na taxa global de sobrevida dos pacientes pelo aumento da incidência de recidiva local e de metástases a distância.

São fatores de risco gerais que aumentam a incidência de fístula anastomótica: sexo masculino, irrigação anastomótica inadequada, anastomose com tensão, aumento da pressão intraluminal, sangramento intraoperatório importante, tempo operatório prolongado, obesidade e radioterapia pré-operatória. Além disso, hemotransfusão pós-operatória e ASA > 3 são fatores preditivos independentes de fístula anastomótica colorretal. A distância da anastomose da borda anal é o fator de risco local mais significativo para fístula anastomótica. Quanto mais distal é a anastomose (particularmente se situada até 5 cm da borda anal), maior é o risco de fístula. Rullier et al.[39] relataram incidência de fístula de 12% em 272 ressecções anteriores do reto, sendo 6,5 vezes maior nas anastomoses até 5 cm da borda anal. O aumento da proteína C reativa fora da curva no pós-operatório imediato, maior que 146 mg/L no 2º dia de pós-operatório na cirurgia laparoscópica e maior que 209 mg/L no 3º dia na cirurgia aberta, são valores preditivos de fístula anastomótica colorretal.[40]

A anastomose colorretal ou coloanal por duplo grampeamento é o tipo mais frequentemente utilizado na cirurgia do câncer do reto. O número de cargas necessárias para o grampeamento e secção do reto parece estar diretamente associado a maior incidência de fístula, principalmente no paciente do sexo masculino (p = 0,023) e no tumor do reto distal (p = 0,034).[41] O uso de múltiplas cargas (≥ 3 disparos) está associado a maior incidência de fístula precoce (26% versus 9,9% com dois disparos e 6,7% com um disparo, p = 0,041). A compressão do grampeador linear por 30 segundos antes do disparo diminui a taxa de fístula (28,6% versus 8,7% p = 0,008).[42] Quando possível, o ponto de intersecção do grampeamento deve ser englobado pelo grampeamento circular, o qual deve ser disparado após 2 minutos de compressão. O grampeamento vertical do reto é melhor que o transversal, porque o número de cargas necessárias para seccionar e grampear o reto é menor (15% versus 45%; p = 0,03).[43]

Trencheva et al.[44] reportaram significativa diminuição da taxa de fístula anastomótica colorretal na ligadura baixa da artéria mesentérica inferior, preservando a artéria cólica esquerda (p = 0,0281), em estudo prospectivo com 616 pacientes. Komen et al.,[45] utilizando Doppler fluxometria a laser, detectaram aumento do fluxo sanguíneo na anastomose, quando a artéria cólica esquerda era preservada, e Rutegard et al.[46] demonstraram diminuição da perfusão sanguínea do quadrante posterior do coto retal. Degett et al.[47] relataram menor índice de fístula anastomótica colorretal no grupo em que foi aplicada a técnica firefly para avaliar a perfusão do cólon abaixado e do reto (3,3% versus 8,5%). Jafari et al. e Kudszus et al. e demonstraram diminuição de mais de 60% na incidência de fístula anastomótica quando utilizaram a técnica de fluorescência angiográfica, mudando o local da secção do cólon com pior microperfusão em 14 e 19%, respectivamente. O recente estudo PILLAR II+ confirmou esses benefícios (Figura 25.10).[48-50]

Zhao et al.,[51] em estudo prospectivo, mostraram menor incidência de fístula anastomótica (2,5% versus 7,8%, p = 0,160) no grupo de pacientes em que foi utilizada uma sonda transanal para diminuir a pressão intraluminal. Kawada

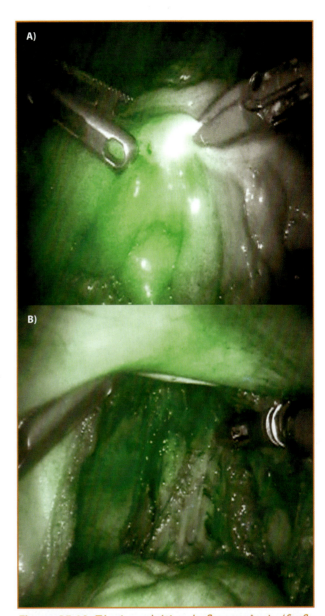

Figura 25.10. Técnica robótica de fluorescência (firefly technique). A) Determinação do local de ótima perfusão do cólon sigmoide que será abaixado. B) Avaliação da perfusão do coto retal.
Fonte: acervo do autor.

et al.[42] também relataram incidência de fístula menor no grupo que usou sonda transanal por 5 dias (10,2% versus 23,1%, p = 0,096). Brandia et al.[52] relataram não apenas menor índice de fístula (3,6% versus 13,6%; p = 0,007), mas também menor gravidade das complicações (Clavien-Dindo ≥ 3b: 20% versus 92,9%; p = 0,006). Dois estudos de metanálise,[53,54] com 909 pacientes, confirmaram esses benefícios [(3,49% versus 12,01% de fístula); RR: 0,30; 95% IC: 0,16 a 0,55; p = 0,0001].

Ainda não há evidências da redução do índice de fístula anastomótica colorretal com o uso de reforço das anastomoses, seja com cola de fibrina, seja com película bioabsorvível na linha de sutura do grampeador circular.[55,56] Placer et al.,[55] em estudo randomizado, não demonstraram benefícios no grupo em que foi feito o reforço da anastomose grampeada, com taxas de fístula anastomótica de 6,6% versus 4,8%; p = 0,518, e de estenose anastomótica de 2,9% versus 6,8%; p = 0,128. Senagore et al.[57] relataram menor incidência de estenose no grupo que utilizou reforço (bioabsorbable staple line reinforcement), entretanto, a taxa de fístula anastomótica foi semelhante (11,4% versus 12,6%).

Estudos recentes não randomizados mostraram incidência maior de fístula anastomótica nas ressecções anteriores, principalmente naquelas ultrabaixas realizadas por via laparoscópica, e menor nas realizadas pela técnica robótica, 13 a 15% versus 3 a 6%.[58,59] Entretanto, a incidência de fístula anastomótica relatada nos dois recentes e muito importantes estudos randomizados (AlaCaRT e ACOSOG), que compararam cirurgia aberta à laparoscópica, foi também muito baixa (respectivamente, 3% versus 3%; p = 0,98 – e 2,3% versus 2,1%). Ileostomia protetora foi realizada em 96,5% dos casos nesses estudos.[12,13]

Papel do estoma de proteção nas anastomoses colorretais

A principal indicação do estoma de derivação é para minimizar as complicações advindas das fístulas anastomóticas colorretais ou coloanais, como sepse pélvica, estenose anastomótica ou resultados funcionais insatisfatórios. A análise do cirurgião, no pré-operatório e no transoperatório, dos fatores que podem aumentar o risco de fístula anastomótica colorretal é importante na tomada da decisão de realizar ou não o estoma protetor. A qualidade (perfusão, tensão e sutura) da anastomose colorretal é fundamental para essa escolha. A integridade dos anéis nas anastomoses circulares grampeadas e o número baixo (≤ 2) de cargas necessárias para a secção do reto distal, bem como a ausência de vazamentos pelo teste de integridade anastomótica ("manobra do borracheiro"), são imprescindíveis. Nas anastomoses colorretais baixas e coloanais, o risco de fístula é maior, principalmente no paciente obeso, do sexo masculino, tabagista, etilista, idoso, em uso de corticosteroides ou que tenha sido submetido à QRT. Nos pacientes com essas condições de risco, é prudente indicar a realização do estoma protetor. Uma recente revisão de metanálise,[60] que avaliou estoma versus não estoma nas anastomoses colorretais baixas e coloanais em 8.002 pacientes, mostrou redução no índice de fístulas clínicas de 50% (9,5% versus 4,7%, RR: 0,47; p < 0,0001) e de reoperação de 65% (9,3% versus 3,2%, RR: 0,36; p < 0,00001).

Ainda existem controvérsias com relação à escolha do melhor tipo de derivação: transversostomia em alça ou ileostomia em alça. Apesar da maior incidência de íleo pós-operatório no grupo de pacientes com ileostomia, o impacto na qualidade de vida dos pacientes ileostomizados é menor, principalmente quando a ileostomia lateral (Figura 25.11) é realizada seguindo todos os princípios técnicos. Além disso, a incidência de prolapso é menor, e a confecção da ileostomia, mais fácil, principalmente no paciente obeso.[61]

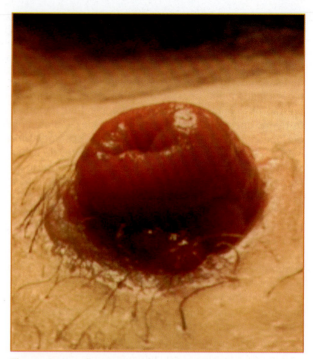

Figura 25.11. Ileostomia lateral à Brooke sem complicações após três meses.
Fonte: acervo do autor.

Síndrome da ressecção anterior baixa do reto (LARS) versus tipo de anastomose

A LARS pode ocorrer em 60 a 90% dos pacientes submetidos à anastomose colorretal baixa ou coloanal.[62,63] Os complexos sintomas relacionados com alteração da função intestinal que se dão na LARS provocam desconforto e estresse para os pacientes e têm um imenso impacto negativo na qualidade de vida desses doentes. A qualidade de vida dos pacientes operados de câncer retal está intimamente associada à gravidade da LARS. Portanto, é muito importante que os cirurgiões especialistas no tratamento do câncer retal tenham maior conhecimento dessa síndrome, a fim de esclarecer os pacientes e familiares.

A LARS engloba várias alterações da função evacuatória de grau e gravidade variáveis. Sintomas como aumento da frequência e do tipo de evacuação, urgência evacuatória, evacuação fracionada (clustering), incontinência anal e maior formação de gases são frequentes. O escore LARS[63] avalia detalhadamente os diferentes sintomas e parece ser, atualmente, a melhor classificação para ser usada pelo cirurgião.

Os dois fatores mais importantes na ocorrência de LARS grave são radioterapia neoadjuvante e anastomose colorretal baixa ou coloanal. O grupo de estudo inglês LARS-Study Group avaliou 578 pacientes e encontrou LARS grave em 60% dos pacientes submetidos à ressecção anterior baixa do reto que tinham sido submetidos à radioterapia neoadjuvante e em 45% dos casos, quando não utilizaram radioterapia. Nas anastomoses colorretais altas, a incidência de LARS foi menor (47% com RT e 33% sem RT).[64]

Os efeitos tardios da irradiação pré-operatória nos resultados funcionais dos pacientes com câncer do reto distal tratados com ressecção anterior ultrabaixa e bolsa colônica em J ainda não são totalmente conhecidos. Estudos sugerem que a anastomose da bolsa colônica em J deva ser realizada no canal anal, e não no reto residual irradiado. Também se aconselha evitar a irradiação dos esfíncteres anais, já que os danos da radioterapia são cumulativos e a disfunção dos esfíncteres pode ser progressiva no decorrer dos anos. No estudo da Cleveland Clinic Florida,[65] quando comparados os grupos de cirurgia exclusiva *versus* cirurgia associada à radioquimioterapia pré ou pós-operatória, observou-se diferença nos seguintes parâmetros avaliados, com resultados piores nos pacientes irradiados: diminuição da pressão de repouso do canal anal (24% *versus* 51%; p = 0,03); alteração da continência anal (p < 0,001); utilização de forro protetor (18% *versus* 53%; p = 0,02) e problemas evacuatórios (p < 0,001).

Saito et al.[66] investigaram os resultados oncológicos e funcionais em 228 pacientes com câncer do reto localizado até 5 cm acima da borda anal que foram submetidos à ressecção interesfinctérica pela técnica aberta em sete instituições do Japão. A continência anal após 2 anos foi boa em 68% dos pacientes e ruim em 7%, principalmente naqueles em que as ressecções dos esfíncteres foram extensas. Ito et al.[67] concluíram, em estudo com 96 pacientes, que a quimiorradioterapia é o fator de risco de maior impacto negativo nos resultados funcionais dos pacientes submetidos a ressecções interesfinctéricas.

CONCLUSÃO

A confecção de uma anastomose colorretal alta, baixa ou coloanal depende da localização do tumor. No tumor localizado no terço proximal do reto, está indicada a EPM com anastomose colorretal alta, geralmente por duplo grampeamento. Por sua vez, no tumor localizado no reto médio e no reto distal, são necessárias a ETM e a anastomose é, respectivamente, colorretal baixa, por duplo grampeamento, ou coloanal manual. Quando o tumor é justa-anal ou intra-anal, a ressecção interesfinctérica parcial ou total por via perineal está indicada. A RM pélvica é o exame de imagem-padrão para o planejamento do tratamento operatório do câncer de reto, sendo, inclusive, utilizada para escolher o tipo de anastomose. Ainda não há consenso quanto ao nível da ligadura da artéria mesentérica inferior na cirurgia do câncer retal. Porém, o nível da ligadura da artéria mesentérica inferior pode influenciar na vascularização e na mobilidade do cólon a ser abaixado para a anastomose. Pode-se ter mobilização mais ampla do cólon com a confecção de uma anastomose sem tensão na ligadura baixa, mesmo na anastomose coloanal. Para isso, é necessário ligar e secionar o ramo descendente da artéria cólica esquerda e preservar o ramo ascendente. O reservatório colônico em J é classicamente indicado para a reconstrução do trânsito intestinal após a ressecção de tumores localizados no reto extraperitonial, especialmente na porção distal do terço médio do reto e no terço inferior, quando não há invasão da musculatura esfincteriana ou dos músculos elevadores do ânus. Porém, atualmente, a anastomose lateroterminal é a opção preferida pela maioria dos cirurgiões especialistas. Quanto mais distal é a anastomose (particularmente se situada até 5 cm da borda anal), maior é o risco de fístula. O uso de múltiplas cargas para secção do reto está associado à maior incidência de fístula anastomótica. A compressão do grampeador linear por 30 segundos antes do disparo diminui a taxa de fístula, assim como a colocação de sonda transanal acima da anastomose. A principal indicação do estoma de derivação é para minimizar as complicações advindas das fístulas anastomóticas colorretais ou coloanais, como sepse pélvica, estenose anastomótica ou resultados funcionais insatisfatórios.

Referências

1. MacFarlane JK, Ryall RD, Heald RJ. Mesorectal excision for rectal cancer. Lancet. 1993;341(8843):457-60.

2. Habr-Gama A, Sabbaga J, Gama-Rodrigues J, São Julião GP, Proscurshim I, Bailão Aguilar P et al. Watch and wait approach following extended neoadjuvant chemoradiation for distal rectal cancer: are we getting closer to anal cancer management? Dis Colon Rectum. 2013;56:1109-17.

3. Nougaret S, Reinhold C, Mikhael HW, Rouanet P, Bibeau F, Brown G. The use of MR Imaging in treatment planning for patients with rectal carcinoma: Have you checked the "DISTANCE"? Radiology. 2013:268:330-44.

4. Rullier E, Denost Q, Vendrely V, Rullier A, Laurent C. Low rectal cancer: classification and standardization of surgery. Dis Colon Rectum. 2013;56:560-7.

5. Han JG, Wang ZJ, Wei GH, Gao ZG, Yang Y, Yi BQ et al. Technical improvements and results of individual cylindrical abdominoperineal resection for locally advanced low rectal cancer. Zhonghua Wai Ke Za Zhi. 2013;51:335-8.

6. Jayne DG, Thorpe HC, Copeland J, Quirke P, Brown JM, Guillou PJ. Five-year follow-up of the Medical Research Council CLASICC trial of laparoscopically assisted versus open surgery for colorectal cancer. Br J Surg. 2010;97:1638-45.

7. Kang SB, Park JW, Jeong SY, Nam BH, Choi HS, Kim DW et al. Open versus laparoscopic surgery for mid or low rectal cancer after neoadjuvant chemoradiotherapy (COREAN trial): short-term outcomes of an open-label randomised controlled trial. Lancet Oncol. 2010;11:637-45.

8. van der Pas MH, Haglind E, Cuesta MA, Furst A, Lacy A, Hoo WC, Bonier HJ. Laparoscopic versus open surgery for rectal cancer (COLOR II): short-term outcomes of a randomized, phase 3 trial. Color cancer Laparoscopic or Open Resection II (COLOR II) study group. Lancet Oncol. 2013;14:210-8.

9. Greenblatt DY, Rajamanickam V, Pugely AJ, Heise CP, Foley EF, Kennedy GD. Short-term outcomes after laparoscopic-assisted proctectomy for rectal

cancer: results from the ACS NSQIP. Am Coll Surg. 2011;212:844-54.

10. Arezzo A, Passera R, Scozzari G, Verra M, Morino M. Laparoscopy for rectal cancer reduces short-term mortality and mormibity: results of a systematic review and meta-analysis. Surg Endosc. 2013;27:1485-502.

11. Ramos JR, Petrosemolo RH, Valory EA, Polania FC, Peçanha R. Abdominoperineal resection: laparoscopic versus conventional. Laparosc Endosc. 1997;7:148-52.

12. Fleshman J, Branda M, Sargent DJ, Boller AM, George V, Abbas M et al. Effect of laparoscopic-assisted resection vs open resection of stage II or III rectal cancer on pathologic outcomes: the ACOSOG Z6051 randomized clinical trial. JAMA. 2015;314:1346-55.

13. Stevenson AR, Solomon MJ, Lumley JW, Hewett P, Clouston AD, Gebski VJ et al.; ALaCaRT Investigators. Effect of laparoscopic-assisted resection vs open resection on pathological outcomes in rectal cancer: the ALaCaRT randomized clinical trial. JAMA. 2015;314:1356-63.

14. Roy S, Evans C. Overview of robotic colorectal surgery: current and future practical developments. World J Gastrointest Surg. 2016;8:143-50.

15. Park EJ, Baik SH. Robotic surgery for colon and rectal cancer. Curr Oncol Rep. 2016;18:5.

16. Slieker JC, Daams F, Mulder IM, Jeekel J, Lange JF. Systematic review of the technique of colorectal anastomosis. JAMA Surg. 2013;148:190-201.

17. Penna M, Knol JJ, Tuynman JB, Tekkis PP, Mortensen NJ, Hompes R. Four anastomotic techniques following transanal total mesorectal excision (TaTME). Tech Coloproctol. 2016;20:185-91.

18. Battersby NJ, How P, Moran B, Stelzner S, West NP, Branagan G et al.; MERCURY II Study Group. Prospective validation of a low rectal cancer magnetic resonance imaging staging system and development of a local recurrence risk stratification model: the MERCURY II study. Ann Surg. 2016;263:751-60.

19. Moynihan BG. The surgical treatment of cancer of the sigmoid flexure and rectum. Surg Gynecol Obstet. 1908;463.

20. Miles WE. A method of performing abdomino-perineal excision for carcinoma of the rectum and of the terminal portion of the pelvic colon (1908). CA Cancer J Clin. 1971;21:361-4.

21. Lange MM, Buunen M, Cornelis J, van de Velde H, Lange JF. Level of arterial ligation in rectal cancer surgery: low tie preferred over high tie. A review. Dis Colon Rectum. 2008;51:1139-45.

22. Goh N, Fong SS, How KY, Wong KY, Loong TH, Tay GT. Apical lymph node dissection of the inferior mesenteric artery (ALMA). Colorectal Dis. 2016 Jun;18(6):O206-9.

23. Yasuda K, Kawai K, Ishihara S, Murono K, Otani K, Nishikawa T et al. Level of arterial ligation in sigmoid colon and rectal cancer surgery. World J Surg Oncol. 2016;14:99.

24. Bae SU, Min BS, Kim NK. Robotic low ligation of the inferior mesenteric artery for rectal cancer using the firefly technique. Yonsei Med J. 2015;56:1028-35.

25. Bonnet S, Berger A, Hentati N, Abid B, Chevallier JM, Wind P, Delmas V, Douard R. High tie versus low tie vascular ligation of the inferior mesenteric artery in colorectal cancer surgery: impact on the gain in colon length and implications on the feasibility of anastomoses. Dis Colon Rectum. 2012;55:515-21.

26. Cavalcanti EM. A vascularização arterial do cólon terminal: anatomia cirúrgica da artéria mesentérica inferior. Rev Bras Coloproct. 1997;17(2):126-41.

27. Mari G, Maggioni D, Costanzi A, Miranda A, Rigamonti L, Crippa J et al. High or low inferior mesenteric artery ligation in laparoscopic low anterior resection: study protocol for a randomized controlled trial (HIGHLOW trial). Trials. 2015;16:21.

28. Amin AI, Hallbook O, Lee AJ, Sexton R, Moran BJ, Heald RJ. A 5-cm colonic J pouch colo-anal reconstruction following anterior resection for low rectal cancer results in acceptable evacuation and continence in the long term. Colorectal Disease. 2003;5:33.

29. Fazio VW, Mantyh CR, Hull TL. Colonic "coloplasty": novel technique to enhance low colorectal or coloanal anastomosis. Dis Colon Rectum. 2000;43:1448-50.

30. Z'Graggen K, Maurer C, Mettler D, Stoupis C, Wildi S, Buchler MW. A novel colon pouch and its comparison with a straight coloanal and colon J-pouch-anal anastomosis: preliminary results in pigs. Surgery. 1999;125:105-12.

31. Ho YH, Brown S, Heah SM, Tsang C, Seow-Choen F, Eu KW. Comparison of J-pouch and coloplasty pouch for low rectal cancers: a randomized, controlled trial investigating functional results and comparative anastomotic leak rates. Ann Surg. 2002;236:49-55.

32. Huber FT, Herter B, Siewert JR. Colonic pouch vs. side-to-end anastomosis in low anterior resection. Dis Colon Rectum 1999;42:896-902.

33. Doeksen A, Bakx R, Vincent A, van Tets WF, Sprangers MA, Gerhards MF et al. J-pouch vs side-to-end coloanal anastomosis after preoperative radiotherapy and total mesorectal excision for rectal cancer: a multicentre randomized trial. Colorectal Dis. 2012;14:705-13.

34. Hallböök O, Johansson K, Sjödahl R. Laser Doppler blood flow measurement in the rectal resection for carcinoma – comparison between the straight and colonic J pouch reconstruction. Br J Surg. 1996;83:389-92.

35. Shekarriz H, Eigenwald J, Shekarriz B, Upadhyay J, Shekarriz J, Zoubie D et al. Anastomotic leak in colorectal surgery: are 75% preventable? Int J Colorectal Dis. 2015;30:1525-31.

36. Hüttner FJ, Tenckhoff S, Jensen K, Uhlmann L, Kulu Y, Büchler MW et al. Meta-analysis of reconstruction techniques after low anterior resection for rectal cancer. Br J Surg. 2015;102:735-45.

37. Tanaka J, Nishikawa T, Tanaka T, Kiyomatsu T, Hata K, Kawai K et al. Analysis of anastomotic leakage after rectal surgery: a case-control study. Ann Med Surg. 2015;4:183-6.
38. Lim SB, Yu CS, Kim CW, Yoon YS, Park IJ, Kim JC. The types of anastomotic leakage that develop following anterior resection for rectal cancer demonstrate distinct characteristics and oncologic outcomes. Int J Colorectal Dis. 2015;30:1533-40.
39. Rullier E, Laurent C, Garrelon JL, Michel P, Saric J, Parneix M. Risk factors for anastomotic leakage after resection of rectal cancer. Br J Surg. 1998;85:355-8.
40. Waterland P, Ng J, Jones A, Broadley G, Nicol D, Patel H, Pandey S. Using CRP to predict anastomotic leakage after open and laparoscopic colorectal surgery: is there a difference? Int J Colorectal Dis. 2016;31:861-8.
41. Kim JS, Cho SY, Min BS, Kim NK. Risk factors for anastomotic leakage after laparoscopic intracorporeal colorectal anastomosis with a double stapling technique. J Am Coll Surg. 2009;209:694-701.
42. Kawada K, Hasegawa S, Hida K, Hirai K, Okoshi K, Nomura A et al. Risk factors for anastomotic leakage after laparoscopic low anterior resection with DST anastomosis. Surg Endosc. 2014;28:2988-95.
43. Ito M, Sugito M, Kobayashi A, Nishizawa Y, Tsunoda Y, Saito N. Relationship between multiple numbers of stapler firings during rectal division and anastomotic leakage after laparoscopic rectal resection. Int J Colorectal Dis. 2008;23:703-7.
44. Trencheva K, Morrissey KP, Wells M, Mancuso CA, Lee SW, Sonoda T et al. Identifying important predictors for anastomotic leak after colon and rectal resection: prospective study on 616 patients. Ann Surg. 2013;257:108-13.
45. Komen N, Slieker J, de Kort P, de Wilt JH, van der Harst E, Coene PP et al. High tie versus low tie in rectal surgery: comparison of anastomotic perfusion. Int J Colorectal Dis. 2011;26:1075-8.
46. Rutegård M, Rutegård J. Anastomotic leakage in rectal cancer surgery: the role of blood perfusion. World J Gastrointest Surg. 2015;7:289-92.
47. Degett TH, Andersen HS, Gögenur I. Indocyanine green fluorescence angiography for intraoperative assessment of gastrointestinal anastomotic perfusion: a systematic review of clinical trials. Langenbecks Arch Surg. 2016 Sep;401(6):767-75.
48. Jafari MD, Lee KH, Halabi WJ, Mills SD, Carmichael JC, Stamos MJ, Pigazzi A. The use of indocyanine green fluorescence to assess anastomotic perfusion during robotic assisted laparoscopic rectal surgery. Surgical Endosc. 2013;27:3003-8.
49. Kudszu S, Roesel C, Schachtrupp A, Hoer JJ. Intraoperative laser fluorescence angiography in colorectal surgery: a noninvasive analysis to reduce the rate of anastomotic leakage. Langenbeck's Arch Surg. 2010;395:1025-30.
50. Jafari MD, Wexner SD, Martz JE, McLemore EC, Margolin DA, Sherwinter DA et al. Perfusion assessment in laparoscopic left-sided/anterior resection (PILLAR II): a multi-institutional study. J Am Coll Surg. 2015;220:82-92.
51. Zhao WT, Hu FL, Li YY, Li HJ, Luo WM, Sun F. Use of a transanal drainage tube for prevention of anastomotic leakage and bleeding after anterior resection for rectal cancer. World J Surg. 2013;37:227-32.
52. Brandl A, Czipin S, Mittermair R, Weiss S, Pratschke J, Kafka-Ritsch R. Transanal drainage tube reduces rate and severity of anastomotic leakage in patients with colorectal anastomosis: a case controlled study. Ann Med Surg. 2016;6:12-6.
53. Wang S, Zhang Z, Liu M, Li S, Jiang C. Efficacy of transanal tube placement after anterior resection for rectal cancer: a systematic review and meta-analysis. World J Surg Oncol. 2016;14:92.
54. Okabayashi K, Baba H, Hasegawa H, Tsuruta M, Yamafuji K, Kubochi K et al. A meta-analysis of the use of a transanal drainage tube to prevent anastomotic leakage after anterior resection by double-stapling technique for rectal cancer. Surg Endosc. 2016;30:543-50.
55. Placer C, Enríquez-Navascués JM, Elorza G, Timoteo A, Mugica JA, Borda N et al. Preventing complications in colorectal anastomosis: results of a randomized controlled trial using bioabsorbable staple line reinforcement for circular stapler. Dis Colon Rectum. 2014;57:1195-201.
56. Wu Z, Vakalopoulos KA, Kroese LF, Boersema GS, Kleinrensink GJ, Jeekel J. Reducing anastomotic leakage by reinforcement of colorectal anastomosis with cyanoacrylate glue. Eur Surg Res. 2013;50:255-61.
57. Senagore A, Lane FR, Lee E, Wexner S, Dujovny N, Sklow B et al.; Study Group. Bioabsorbable staple line reinforcement bioabsorbable staple line reinforcement in restorative proctectomy and anterior resection: a randomized study. Dis Colon Rectum. 2014;57:324-30.
58. Zeng DZ, Shi Y, Lei X, Tang B, Hao YX, Luo HX et al. Short-term efficacy of da Vinci robotic surgical system on rectal cancer in 101 patients. Zhonghua Wei Chang Wai Ke Za Zhi. 2013;16:451-4.
59. de Souza AL, Prasad LM, Marecik SJ, Blumetti J, Park JJ, Zimmern A et al. Total mesorectal excision for rectal cancer: the potential advantage of robotic assistance. Dis Colon Rectum. 2010;53:1611-7.
60. Gu WL, Wu SW. Meta-analysis of defunctioning stoma in low anterior resection with total mesorectal excision for rectal cancer: evidence based on thirteen studies. World J Surg Oncol. 2015;24;13-9.
61. Chen J, Wang DR, Zhang JR, Li P, Niu G, Lu Q. Meta-analysis of temporary ileostomy versus colostomy for colorectal anastomoses. Acta Chir Belg. 2013;113:330-9.
62. Juul T, Ahlberg M, Biondo S, Espin E, Jimenez LM, Matzel KE et al. Low anterior resection syndrome and quality of life: an international multicenter study. Dis Colon Rectum. 2014;57:585-91.
63. Chen TY, Emmertsen KJ, Laurberg S. Bowel dysfunction after rectal cancer treatment: a study comparing

the specialist's versus patient's perspective. BMJ Open. 2014;4(1):e003374.

64. Battersby NJ, Juul T, Christensen P, Janjua AZ, Branagan G, Emmertsen KJ et al.; United Kingdom Low Anterior Resection Syndrome Study Group. predicting the risk of bowel-related quality-of-life impairment after restorative resection for rectal cancer: a multicenter cross-sectional study. Dis Colon Rectum. 2016;59:270-80.

65. Gervaz P, Rotholtz N, Wexner SD, You SY, Saigusa N, Kaplan E et al. Colonic J-pouch function in rectal cancer patients: impact of adjuvant chemoradiotherapy. Dis Colon Rectum. 2001;44:1667-75.

66. Saito N, Moriya Y, Shirouzu K, Maeda K, Mochizuki H, Koda K et al. Intersphincteric resection in patients with very low rectal cancer: a review of the Japanese experience. Dis Colon Rectum. 2006;49(10):s13-s22.

67. Ito M, Saito N, Sugito M, Kobayashi A, Nishizawa Y, Tsunoda Y. Analysis of clinical factors associated with anal function after intersphincteric resection for very low rectal cancer. Dis Colon Rectum. 2009;52:64-70.

Conduta nas Complicações das Anastomoses Distais

26

Antonio Lacerda-Filho
Adriana Cherem Alves

INTRODUÇÃO

O tratamento do câncer de reto distal apresentou vários avanços nos últimos 30 anos. Operações radicais foram substituídas por tratamentos multidisciplinares, que não somente propiciaram melhores resultados oncológicos, como também a possibilidade de preservação da musculatura esfincteriana. A melhor compreensão da anatomia da pelve e da fisiologia do assoalho pélvico, o desenvolvimento de grampeadores cirúrgicos, a adoção de tratamento neoadjuvante com associação de radioterapia e quimioterapia, a melhor avaliação do tumor pela ressonância magnética, antes e depois da neoadjuvância, e o desenvolvimento de novas técnicas operatórias para o câncer de reto médio e distal resultaram na realização de anastomoses coloanais e colorretais baixas ou ultrabaixas, antes consideradas impossíveis no tratamento dessa doença.[1-3]

Apesar disso, as taxas de preservação esfincteriana com anastomoses baixas para tumores de reto são bastante variáveis. Serviços especializados em cirurgia colorretal relatam índices de 70 a 90%,[4,5] ao passo que, em serviços não especializados, ou com pequeno volume cirúrgico, esses índices são bastante inferiores.[6,7] Um estudo multicêntrico norte-americano, envolvendo sete centros especializados em operações oncológicas, com 674 pacientes com diagnóstico de câncer de reto, relatou taxa de 77% de preservação esfincteriana,[6] ao passo que, em um estudo populacional, que avaliou 41.631 pacientes, essa taxa foi de aproximadamente 40%.[8] No Hospital das Clínicas da Universidade Federal de Minas Gerais, a taxa de preservação esfincteriana no tratamento do câncer retal é de aproximadamente 85%.[9]

As anastomoses colorretais podem ser divididas em:

- Altas: realizadas na altura do promontório, normalmente entre 8 e 16 cm da borda anal, dependendo da constituição física do paciente.
- Baixas: localizadas abaixo da reflexão peritoneal, entre 5 e 8 cm da borda anal, e ultrabaixas, confeccionadas na junção anorretal ou no topo do canal anal, localizadas entre 3 e 5 cm da borda anal.
- Distais: realizadas até 8 cm da margem anal, isto é, no reto extraperitoneal.

A melhor compreensão do comportamento biológico dos tumores de reto distal e do mecanismo de continência anal possibilitou que as anastomoses colorretais baixas e coloanais fossem realizadas com resultados funcionais satisfatórios. Evidenciou-se que a ressecção dos 2 cm distais do reto e mesmo da porção superior do esfíncter anal interno não comprometia de maneira significativa a continência.[10] Estudos demonstraram que, mesmo quando a anastomose é realizada no canal anal ou quando o esfíncter interno é ressecado, na chamada ressecção interesfincteriana, resultados funcionais aceitáveis podem ser obtidos.[3,11-14]

A função anal adequada após a realização de anastomoses baixas, entretanto, não depende apenas da preservação esfincteriana. Complicações nessas anastomoses são uma das principais causas de comprometimento funcional, sobretudo naqueles pacientes que evoluem com controle oncológico adequado de sua doença e sobrevida prolongada, o que tem sido observado cada vez mais após a introdução da excisão total do mesorreto (ETM).[15,16] Assim, o paciente curado após a realização da ETM pode ter a qualidade de vida bastante comprometida por resultados funcionais insatisfatórios.

Complicações nas anastomoses distais, sobretudo de fístula anastomótica, que ocorre entre 3 e 15% dos casos, dependendo da série, são uma das principais causas de morbidade cirúrgica após a realização de ETM com preservação esfincteriana.[2] O risco de fístula aumenta de 2,5 a 6,5 vezes quando a anastomose está localizada a até 5 cm em relação à borda anal.[2] Sexo masculino e transfusão de sangue também têm sido considerados fatores de risco independentes para essa complicação.[2]

Além disso, as complicações das anastomoses distais acarretam risco significativo de permanência definitiva de estoma. Celerier et al.[2] avaliaram o risco de estoma definitivo em 10 anos de acompanhamento em 297 pacientes submetidos à ETM com anastomose baixa. A incidência de estoma definitivo aumentou de 11%, no 1º ano, para 22%, em 10 anos. Os principais fatores para o estoma permanente foram o não fechamento da ileostomia em alça por recusa do paciente ou óbito nos primeiros 2 meses após cirurgia (4,7% dos pacientes), complicações anastomóticas – incluindo fístulas, abscessos pélvicos e estenoses (6,5%) –, incontinência anal (8%) e recorrência local (5,2%). Os fatores de risco independentes para estoma definitivo foram idade maior que 65 anos e complicações anastomóticas.

PRINCIPAIS TÉCNICAS DE ANASTOMOSES DISTAIS

As opções para confecção de anastomoses distais são via abdominal (laparotômica, laparoscópica ou robótica) ou via transanal, podendo ser realizadas manualmente ou com o uso de grampeadores.

A confecção de anastomoses colorretais baixas ou coloanais, via abdominal, é um procedimento considerado tecnicamente difícil. Um dos mais importantes avanços tecnológicos, que possibilitaram a difusão dessas anastomoses, corresponde à introdução dos grampeadores cirúrgicos, sendo os circulares e os cortantes os mais utilizados, pela técnica conhecida como duplo grampeamento. Essa técnica possibilita a realização de anastomoses distais, em pelves profundas e estreitas via abdominal. Ela consiste na secção do reto com um grampeador cortante (reto ou curvo) ou um endogrampeador, no caso da via laparoscópica ou robótica, sendo a anastomose completada com a utilização do grampeador circular, introduzido pelo ânus (58) (Figura 26.1).[17]

Antes do disparo dos grampeadores, deve-se fazer cuidadosa avaliação da pelve, com atenção especial à exclusão da parede vaginal nas linhas de grampeamento, a fim de minimizar os riscos de fístula retovaginal.[18] Após o término da confecção da anastomose, sua integridade deve ser avaliada com testes mecânicos ou endoscópicos.[19]

As anastomoses colorretais ultrabaixas ou coloanais manuais são preferencialmente realizadas via transanal. Nesses casos, faz-se o afastamento das margens anais por afastadores tipo Lone Star Rectractor System™ ou por pontos cirúrgicos, e a anastomose é realizada manualmente na linha pectínea (Figura 26.2). Esse tipo de anastomose é empregado depois de ressecções ultrabaixas, nas quais o reto é seccionado via anal após sua completa liberação via abdominal e após dissecção interesfincteriana e ressecção do esfíncter interno para ampliação da margem distal.[3,13] O grampeador circular também pode ser utilizado para a confecção de anastomoses transanais, substituindo-se o fechamento do coto retoanal com o grampeador pela sutura em bolsa do coto.

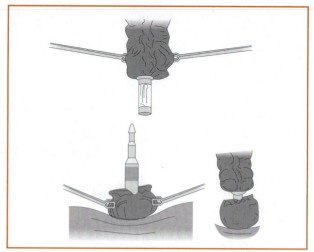

Figura 26.1. Técnica de duplo grampeamento para confecção de anastomoses colorretais baixas.
Fonte: adaptada de Steele et al., 2016.[17]

Atualmente pouco utilizada, a anastomose colorretal retardada[20] consiste no abaixamento do cólon por dentro do coto retal aberto, até o ânus, com exteriorização de cerca de 10 cm, em forma de colostomia *per anum*. A realização ou não de mucosectomia dependerá da extensão do remanescente retal. Após 2 semanas, o cólon é seccionado na borda anal, uma vez que, nesse momento, já houve aderência da serosa do cólon abaixado ao coto retal, sendo confeccionada anastomose manual coloanal na altura da linha pectínea.[21,22] Essa técnica pode ser uma alternativa quando há falha no grampeamento e a anastomose precisa ser refeita ou em casos nos quais a anastomose primária deve ser evitada, como na presença de doença actínica. A realização de estoma abdominal após esse tipo de anastomose é dispensada, de modo geral.[22]

Após a realização de proctectomias, tem sido indicada a confecção de reservatórios colônicos ("neorretos") na tentativa de diminuir sintomas de urgência, incontinência e *soiling*, que definem a síndrome de ressecção anterior baixa do reto (LARS, do inglês *low anterior resection syndrome*).[23] Os mais utilizados são a bolsa colônica em J, a anastomose colorretal lateroterminal e, menos comumente, a coloplastia transversa. Em metanálise[23] incluindo 965 estudos com 1.636 pacientes, a bolsa em J colônica e a anastomose lateroterminal representaram menor frequência fecal e menor uso de antidiarreicos no 1º ano de pós-operatório, quando comparadas à anastomose terminoterminal. As taxas de fístulas anastomótica, estenoses, reoperações e mortalidade pós-operatória foram semelhantes entre os grupos.

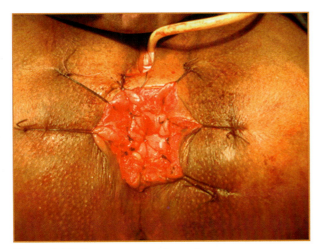

Figura 26.2. Anastomose coloanal.
Fonte: acervo da UFMG.

Pacientes que tiveram trânsito intestinal reconstruído com bolsa colônica em J, quando comparados àqueles submetidos à anastomose terminoterminal, apresentam menor incidência de fístulas.[24] Isso decorre, provavelmente, da realização da anastomose lateroterminal em região mais bem vascularizada que a extremidade da alça colônica da anastomose terminoterminal. Também foi aventada a possibilidade de ocorrer menor incidência de fístula pelo fato de a bolsa colônica preencher melhor a cavidade pélvica, diminuindo o espaço para a formação de seromas e hematomas, que poderiam ser precursores da fístula anastomótica.[25]

COMPLICAÇÕES DAS ANASTOMOSES DISTAIS

Podem ser classificadas em transoperatórias ou pós-operatórias.

Complicações transoperatórias

As complicações anastomóticas transoperatórias mais frequentes são a isquemia da anastomose, o grampeamento incompleto com escape nos testes de integridade de anastomose e a hemorragia na linha de grampeamento.

Ao contrário dos fatores de risco pré-operatórios, sobre os quais o cirurgião tem pouco controle, os fatores transoperatórios são passíveis de intervenção direta do cirurgião. Por isso, vários estudos tentam estabelecer critérios mais objetivos de avaliação intraoperatória da integridade da anastomose e da viabilidade do cólon abaixado.[19] Entre as técnicas mais utilizadas, estão os testes mecânicos, a avaliação endoscópica e os testes de microperfusão.

Os testes mecânicos[19] possibilitam a avaliação indireta da anastomose pela verificação de extravasamento ou não de substância injetada via anal, com simultânea compressão do cólon proximal à anastomose. A "manobra do borracheiro" consiste na infusão e no preenchimento da pelve com soro fisiológico e insuflação de ar via anal, geralmente utilizando seringa de 60 mL. A formação de bolhas indicativas de escape aéreo sugere a ruptura da linha de sutura, ou seja, grampeamento inadequado.

Outra maneira de testar mecanicamente a anastomose é com corantes instilados pelo ânus. Entre os corantes utilizados para testar a integridade anastomótica, o azul de metileno é o mais empregado. Dilui-se uma ampola em 500 mL de solução salina e injeta-se via anal, verificando, assim, se há extravasamento do contraste na cavidade pélvica, com consequente tingimento de gazes montadas posicionadas ao redor da anastomose. Quando o teste é positivo, as possibilidades de tratamento são sutura simples do local de escape, desvio de trânsito intestinal por estoma, sutura associada ao desvio de trânsito ou confecção de nova anastomose, no caso de extravasamento grosseiro. Pode-se, ainda, associar a colocação de dreno pélvico às condutas citadas. Uma metanálise recente demonstrou aumento significativo do risco de fístula quando o teste mecânico é positivo ou em pacientes nos quais o teste não é realizado, quando comparados àqueles em que é realizado rotineiramente.[19]

Os testes endoscópicos tornam possível o acesso direto à anastomose, para checar sua integridade, verificar escape aéreo, sangramento na linha de grampeamento ou alterações isquêmicas em mucosa adjacente, sobretudo a do cólon abaixado, estando a positividade do teste significativamente associada a complicações anastomóticas[19] (Figura 26.3). A colonoscopia possibilita, ainda, intervenção terapêutica nos casos de hemorragia na linha de grampeamento, com aplicação de clipes metálicos ou injeção de substâncias vasoconstritoras.

As técnicas de microperfusão são aquelas nas quais se empregam tecnologias para analisar o fluxo de sangue ou perfusão tecidual, seja via transabdominal, seja via endoscópica.[19] Tais técnicas têm sido lentamente introduzidas na prática clínica por vários motivos: deficiência de reprodutibilidade; alta complexidade; alto custo dos equipamentos;

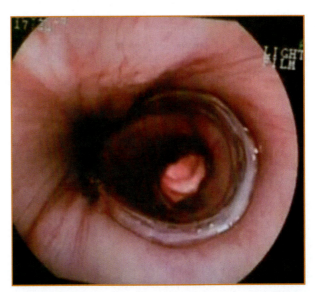

Figura 26.3. Avaliação colonoscópica intraoperatória da linha de grampeamento.
Fonte: acervo dos autores.

e, na maioria das vezes, necessidade de especialista para analisar os resultados dos testes de perfusão.[19] Os testes mais utilizados na tentativa de tornar mais objetivos os critérios de perfusão da anastomose são o Doppler, a tonometria-tensão tecidual de oxigênio, a espectroscopia, a fluxometria e a angiografia com fluorescência por *laser* ou após injeção de indocianina verde.[19]

O teste de perfusão que vem sendo mais utilizado é a injeção de indocianina verde, um tricarboxiamino solúvel em água, estéril, que absorve luz com pico de absorção espectral em 800 nm. Quando aplicada via intravenosa, passa rapidamente para o plasma e tem mínimo escape para o interstício. Rapidamente, é metabolizada pelo fígado, sem produção de metabolitos tóxicos. Essas qualidades tornam a utilização desse corante, associada à laparoscopia com utilização de infravermelho, uma alternativa promissora para acessar a perfusão tecidual nas anastomoses.[26] Em estudo de caso-controle com 40 pacientes submetidos à ressecção anterior do reto via robótica, Jafari et al.[26] utilizaram indocianina verde para acessar a perfusão tecidual e observaram que a taxa de fístula foi de 18% no grupo-controle e 6% com a utilização dessa tecnologia. Apesar de ser um método factível e promissor, porém de alto custo, geralmente associado à plataforma robótica, resultados mais robustos ainda são aguardados em grandes estudos prospectivos.

Nos casos de identificação de isquemia da anastomose, por observação direta, endoscópica ou injeção de indocianina, a conduta dependerá da extensão do processo isquêmico. Em casos de pequenas áreas de isquemia na anastomose ou perianastomótica, pode-se optar apenas pela realização de estomia protetora, com posicionamento ou não de dreno-sentinela. Nesses casos, o paciente e o cirurgião deverão assumir o ônus de possíveis complicações anastomóticas, como a ocorrência de abscesso, fístula ou estenose futura. Quando há isquemia em segmento mais extenso de cólon abaixado, este deve ser ressecado, e o cólon proximal, novamente mobilizado, e a anastomose, refeita ou, dependendo das condições locais ou do estado do paciente, pode-se optar por ressecção do segmento isquêmico e confecção de colostomia terminal, com fechamento ou não do coto retal, dependendo de sua extensão.

O ideal é que o teste com indocianina possa ser realizado não somente ao término da confecção da anastomose, mas também logo após a transecção do mesocólon, para verificar a vascularização da extremidade do cólon.[27] Um estudo multicêntrico recente (PILLAR II) demonstrou modificação da programação cirúrgica em cerca de 8% dos casos, o que incluiu alteração do local de transecção do cólon proximal e colocação de estoma protetor.[28]

Complicações pós-operatórias

As complicações pós-operatórias mais frequentes das anastomoses distais são formação de abscesso, fístula, estenose, sínus perianastomótico, fístula retovaginal e ocorrência de hemorragia.

Fístula anastomótica

A fístula é a principal causa de morbimortalidade nas ressecções retais com anastomoses distais, responsável por internações hospitalares prolongadas e piora importante da qualidade de vida dos pacientes.[15] Embora seja um constante pesadelo para todo cirurgião colorretal, não há uniformidade na literatura para o conceito de fístula de anastomose colorretal,[28] já tendo sido descritas cerca de 30 definições diferentes.[29]

O Grupo de Estudos de Infecções Cirúrgicas do Reino Unido propôs, em 1991, a definição de fístula de anastomose como "escape de conteúdo luminal na união cirúrgica de duas vísceras ocas".[30] Esse conteúdo pode extravasar por drenos, pela ferida cirúrgica ou colecionar no sítio da anastomose ou extravasar grosseiramente, resultando em quadros de peritonite.[28] Por essa definição, também aqueles extravasamentos de contraste observados apenas em exames pós-operatórios de rotina ("fístula radiológica"), sem significado clínico, estariam incluídos no conceito de fístula (Figura 26.4).

Outros autores aceitam uma definição mais completa, que inclui conceitos clínicos, dosagem de marcadores bioquímicos, estudos radiológicos e achados operatórios (Tabela 26.1).[28]

Na tentativa de uniformizar e tornar as condutas mais objetivas, tornando possível que os resultados sejam comparáveis, publicou-se, em 2010, uma definição geral que propôs o estadiamento da fístula de anastomose distal com base em seu impacto clínico.[31] Por esse consenso, a fístula anastomótica deve ser considerada o defeito da parede intestinal no local da anastomose (incluindo suturas e linhas de grampeamento de reservatórios neorretais) que ocasiona a comunicação entre os compartimentos intraluminal e extraluminal. A gravidade da fístula anastomótica deve ser graduada de acordo com seu impacto clínico e a conduta – no grau A, a fístula anastomótica implica conduta expectante; no grau B, intervenção terapêutica ativa, porém sem nova laparotomia ou laparoscopia; e, no grau C, haveria necessidade de relaparotomia (Tabela 26.2).[31]

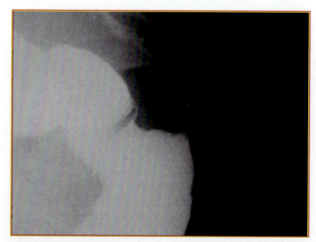

Figura 26.4. Fístula anastomótica em exame de enema opaco.
Fonte: acervo da UFMG.

Tabela 26.1. Definição clínica, bioquímica e radiológica de fístula

Parâmetros	Alterações
Clínicos	Dor abdominal, sinais de irritação peritoneal, drenagem fecal pela ferida cirúrgica ou por dreno e drenagem purulenta via anal
Laboratoriais	Leucocitose, elevação da proteína C reativa[30,31]
Radiológicos	Coleções líquidas e/ou com gás de permeio, gás livre na cavidade em grande volume, extravasamento de contraste na linha de anastomose
Achados cirúrgicos	Contaminação fecal, peritonite purulenta, coleção perianastomótica, deiscência da anastomose

Fonte: Kingham e Patcher, 2009.[28]

Tabela 26.2. Classificação das fístulas de anastomoses colorretais, de acordo com sua apresentação e conduta

	Grau A	Grau B	Grau C
Condição clínica	Bom estado geral	Desconforto moderado	Gravemente comprometido
Sintomas	Não	Sim Dor pélvica abdominal Febre Secreção purulenta, fecal ou vaginal (fístula retovaginal)	Sim Peritonite Sepse
Conteúdo do dreno (se presente)	Seroso, fluido Pode ter secreção turva ou fecaloide	Turva, purulenta ou fecal	Fecal ou purulenta
Testes laboratoriais	Normais	Leucocitose Elevação de proteína C reativa	Leucocitose Elevação da proteína C reativa Alterações sépticas, como leucopenia
Avaliação radiológica	Fístula pequena, contida	Fístula, pode ter complicações locais, como abscesso	Fístula, complicações generalizadas, como peritonite
Tratamento específico	Não	Sim Antibióticos, drenagem intervencionista, lavagem ou drenagem transanal	Sim Relaparotomia com controle do foco séptico

Fonte: Rahbari et al., 2010.[31]

Baseando-se nessa definição, a chamada "fístula radiológica" estaria classificada como grau A. As fístulas sintomáticas são classificadas como B e C. Trata-se de classificação objetiva, fácil de ser aplicada e com implicação direta na conduta, de acordo com o tipo da fístula.

Kulu et al.[32] validaram, recentemente, o estadiamento da fístula anastomótica descrito em estudo com 746 pacientes. A taxa de fístula foi de 7,5% (56 casos), sendo 16% deles grau A, 23%, grau B, e 61%, grau C. Os pacientes graus B e C apresentaram níveis de proteína C reativa estatisticamente maiores que os do grau A (p < 0,001). A média de internação hospitalar de pacientes grau C foi significativamente maior que a de pacientes graus A e B, assim como o tempo de internação em centro de tratamento intensivo (CTI).

A elevação da proteína C reativa é um achado muito útil nos exames bioquímicos, com capacidade de predizer complicações infecciosas, inclusive fístulas precoces em cirurgia colorretal.[32-34] A proteína C reativa é uma proteína inflamatória de fase aguda, encontrada no sangue em resposta à estimulação de interleucina 6 e fator de necrose tumoral alfa. Nason et al.[33] avaliaram 169 pacientes submetidos à cirurgia colorretal laparoscópica. A incidência de complicações infecciosas foi de 12,4%, e a de fístula, 3,6%. A elevação da proteína C reativa no 3º e no 5º dias de pós-operatório esteve significativamente relacionada com complicações infecciosas. No 3º dia, o valor de corte de proteína C reativa de 148 mg/L apresentou 86% de sensibilidade e 77% de especificidade. No mesmo estudo, a elevação da contagem global de leucócitos foi significativa no 6º dia pós-operatório, com valor de corte em 8.800 leucócitos por mm^3, com 74% de sensibilidade e 70% especificidade.

Considerando a importante morbidade da fístula anastomótica, existe grande interesse em estabelecer quais seriam os fatores de risco para sua formação e quais seriam os critérios mais objetivos para prevenir essa complicação.

Vários fatores predisponentes têm sido estudados, muitas vezes com resultados conflitantes, como hiper-hidratação perioperatória, transfusão sanguínea, tipo de anastomose, distância da anastomose à borda anal, sepse, tempo operatório, sexo masculino, obesidade, presença de comorbidades, classificação ASA, desnutrição, tabagismo, estádio tumoral, uso de corticosteroides, uso de radioterapia neoadjuvante e de medicamentos em terapia adjuvante (p. ex., bevacizumabe).[35]

A fístula após proctectomias ocorre mais frequentemente do que depois de ressecções em outros segmentos do trato gastrointestinal, e sua incidência parece estar diretamente relacionada com a distância da anastomose em relação à borda anal.[36-38] O exato mecanismo de sua formação é desconhecido. Uma hipótese considerável é que a dificuldade técnica de realizar anastomose distal na pelve é muito maior que em outras regiões, resultando em trauma tecidual aumentado e prejuízo do suprimento sanguíneo.[28] Outros fatores de risco, também relacionados com a dificuldade técnica, são a obesidade e o sexo masculino, no qual a pelve estreita é uma constante.[37]

Bertelsen et al.,[37] em estudo com 1.495 pacientes submetidos à ressecção anterior do reto por adenocarcinoma, encontraram taxa de fístula de 11%. Em análise multivariada, os autores concluíram que a anastomose até 10 cm da borda anal, sexo masculino, perda de sangue no perioperatório e tabagismo foram fatores de risco independentes. Os pacientes tabagistas apresentam maior risco de complicações infecciosas em feridas em geral e comprometimento do processo de cicatrização. Alguns dos mecanismos propostos são o prejuízo na atividade bactericida dos neutrófilos e a deficiência na formação de colágeno e na vascularização provocadas pelo tabaco.[37]

Boesen et al.[39] avaliaram 124 pacientes submetidos à ressecção anterior do reto com anastomose distal para câncer retal. A taxa de fístulas foi de 17,7%. Aqueles pacientes que receberam mais de 8.000 mL de fluidos no perioperatório (nas primeiras 72 horas) tiveram maior risco para fístula anastomótica. Kobayashi et al.[40] evidenciaram, como fatores de risco para formação de fístula em 633 pacientes submetidos a ressecções colorretais eletivas, a classificação ASA, o tempo cirúrgico e a utilização de radioterapia neoadjuvante.

Shogan et al.[41] analisaram 20 estudos prospectivos randomizados que avaliaram técnicas de anastomose: manuais em um ou dois planos; com sutura contínua ou com pontos separados; grampeadas e via aberta, laparoscópica ou robótica. Não houve diferença nos resultados nas taxas de fístula entre as diferentes técnicas. Os autores concluíram que nenhum método de confecção de anastomose é superior e que a técnica cirúrgica deve ser baseada na preferência do cirurgião. Um importante consenso norte-americano[41] concluiu que a mais provável causa de fístula anastomótica é a falha na técnica cirúrgica, com confecção de anastomose tensa e pouco vascularizada. Portanto, o tipo de anastomose parece ter pouca influência nas taxas de fístula, desde que sua confecção atenda aos preceitos técnicos básicos, como ser hermética, bem vascularizada e livre de tensão.[41]

Liu et al.[38] avaliaram 1.060 pacientes submetidos à ressecção anterior do reto por câncer e a relação com potenciais fatores de risco, como sexo, idade, índice de massa corporal, diabetes, radioterapia pré-operatória, tamanho do tumor, nível da anastomose, perda de sangue transoperatória, ressecção conjunta de outros órgãos e estádio TNM. A análise multivariada identificou fatores independentes para a ocorrência de fístula – o sexo masculino, a altura da anastomose em relação à borda anal e a ocorrência de sangramento transoperatório. Com base nesses resultados, os autores propuseram um escore de avaliação de risco para fístula, no qual o sexo masculino equivaleria a 1 ponto, assim como a perda de sangue transoperatória maior que 200 mL. Quanto ao nível da anastomose em relação à borda anal, atribui-se zero ponto se acima de 5 cm, dois pontos se entre 3 e 5 cm e três pontos se até 3 cm da borda anal. Com base nessa pontuação, os pacientes foram classificados em risco baixo (escores de 0 e 1), intermediário (escores de 2 e 3) e de alto, com escores de 4 e 5. As taxas de fístula foram, respectivamente, de 1,9, 8 e 16,1% (p < 0,001). Os autores concluíram que esse é um sistema de escore efetivo e acurado para identificar pacientes de alto risco para fístula anastomótica.[38]

O bevacizumabe é um anticorpo monoclonal que se liga ao receptor do fator de crescimento endotelial. Esse medicamento, frequentemente associado aos esquemas quimioterápicos para o câncer colorretal metastático, apresenta como efeito secundário a formação de microtrombos arteriais, podendo provocar perfuração colônica. Além desse mecanismo, a diminuição da angiogênese prejudicaria o suprimento vascular e a cicatrização das anastomoses.[28,35] A meia-vida desse fármaco é de 20 dias, e a recomendação é adiar procedimentos cirúrgicos por 45 a 60 dias após a última dose.[28]

O estoma de proteção não diminui a incidência de fístulas, mas reduz o risco de peritonite e a necessidade de reoperação. Entretanto, um trabalho sueco, multicêntrico, randomizado e prospectivo descreveu taxas mais elevadas de fístula anastomótica sintomática em pacientes com anastomoses distais sem estomia de proteção, quando comparados a pacientes com estomia protetora (28% *versus* 10%; p < 0,001).[42] Assim, é prática corrente e consagrada a confecção de estoma protetor, na maioria das vezes, uma ileostomia, após a ETM com reconstrução do trânsito com anastomoses distais.

Conceitos recentes envolvendo alguns estudos sobre microbiota intestinal sugerem que bactérias patogênicas poderiam ter papel no desenvolvimento da fístula anastomótica.[41,43] Olivas et al.[43] testaram a hipótese de que a fístula se desenvolve quando patógenos colonizam sítios anastomóticos, expressando fenótipos destruidores de tecidos. Ratos expostos à radiação pré-operatória e à ressecção do cólon distal com anastomose foram inoculados com *pseudomonas aeruginosa*, uma bactéria colonizadora frequentemente encontrada no intestino irradiado. A análise dos fenótipos comparando a cepa original inoculada (P1) e a cepa coletada dos tecidos fistulosos (P2) demonstrou que P2 apresentava, entre outras alterações, um fenótipo destruidor de células epiteliais intestinais cultivadas (apoptose, função de barreira, citólise).

As consequências da fístula são bem conhecidas em termos de morbimortalidade e piora da qualidade de vida.[15,44] Porém, seu impacto oncológico continua controverso.[45,46] Kim et al.[45] evidenciaram aumento significativo de recorrência local em pacientes com adenocarcinoma colorretal estádios II e III que desenvolveram fístula. Uma provável explicação é que os pacientes estádio III que fistulizaram receberam menos terapia adjuvante em decorrência da complicação do que aqueles que não fistulizaram (p = 0,007). A média de tempo para iniciar a quimioterapia também foi maior nos pacientes estádio III que apresentaram fístula, mas sem significância estatística (p = 0,08). Já Espín et al.,[46] em estudo multicêntrico com 1.181 pacientes com adenocarcinoma retal, observaram que a ocorrência de fístula não esteve associada a recorrência local (p = 0,648) nem a aumento específico da mortalidade por câncer (p = 0,421).

A abordagem da fístula extraperitoneal depende da apresentação clínica, do tamanho e das características do abscesso, da extensão do defeito da anastomose e da presença ou não de estoma protetor na primeira abordagem. Os abscessos menores de 3 cm são considerados pequenos, devendo-se avaliar se são únicos ou múltiplos e se são multiloculados.[47] Não há consenso quanto à definição do tamanho do defeito da anastomose, sendo considerados pequenos aqueles defeitos menores que 1 cm ou que um terço da circunferência.[47] Com base em tais características, tem sido proposta a abordagem da fístula extraperitoneal conforme se segue.[47]

Em pacientes com peritonite generalizada ou sépticos, as condutas imediatas são a ressuscitação volêmica e a abordagem cirúrgica, que pode ser via laparotômica ou, excepcionalmente, via laparoscópica, dependendo da experiência do serviço e dos recursos disponíveis na urgência. Quando se encontra flegmão pélvico inabordável, as propostas são apenas drenagem e derivação fecal. Nos casos de grandes defeitos de anastomose, as opções disponíveis são o procedimento de Hartmann ou a ressecção e reanastomose com derivação proximal, em casos muito selecionados. Em caso de defeitos menores da anastomose, realiza-se apenas a drenagem perianastomótica, com reparo primário ou não do defeito, dependendo das condições locais e da altura da anastomose e da derivação proximal.

Quando a abordagem cirúrgica é necessária, a taxa de colostomia terminal e de reanastomose depende muito da experiência da equipe cirúrgica.[21] As opções de reanastomose incluem anastomose coloanal primária ou coloanal retardada.[21] As taxas de morbidade para a reanastomose são altas. Lefreve et al.[48] realizaram estudo com 33 pacientes com falha anastomótica secundárias a fístulas, estenoses ou ambas, nos quais foram realizadas uma nova anastomose. A morbidade dessa reabordagem foi de 55%, com 27% de novas fístulas ou abscessos.[48] Nesse mesmo estudo, a taxa de fechamento de estoma protetor foi de 79%, com tempo médio de permanência de 3,9 meses. A taxa de falha da reanastomose foi de 33% no grupo de pacientes em que a abordagem inicial já consistia em uma anastomose coloanal e de 5% quando a anastomose era colorretal.[21]

Entretanto, como a maior parte dos pacientes submetidos à anastomose distal já se encontra com ileostomia protetora desde a primeira abordagem cirúrgica, muitas vezes, a apresentação é subclínica e o tratamento pode ser conduzido de maneira minimamente invasiva. Em pacientes com peritonite localizada e poucos sintomas sépticos, indica-se a realização de exames de imagem (tomografia computadorizada ou ressonância magnética) para definição do tamanho e das características do abscesso e subsequente avaliação de drenagem, geralmente via endoanal ou vaginal e com uso de antibioticoterapia venosa, como será visto adiante.

A maior parte das fístulas extraperitoneais, quando diagnosticadas precocemente, pode ser tratada de maneira minimamente invasiva. Joh et al.[49] conduziram um estudo com 307 pacientes com adenocarcinoma de reto submetidos à ressecção laparoscópica. A taxa de fístula foi de 9,4%, e 34,5% dos pacientes que fistulizaram foram abordados com tratamento conservador (drenagem e antibioticoterapia), e 58,6%, com tratamento laparoscópico (lavagem da cavidade e ileostomia). Apenas um paciente necessitou de laparotomia e colostomia com fechamento do coto retal a Hartmann (Figura 26.5).

Abscesso pélvico

Pode ser o resultado (Figura 26.6) de uma fístula anastomótica ou do acúmulo de fluidos na pelve (hematoma ou seroma) e sua posterior contaminação, sem continuidade com a anastomose. Estes últimos são denominados abscessos contidos.[47] A profundidade pélvica, sua pressão negativa e o espaço vazio após a ETM favorecem a formação de coleções que podem se infectar e dar origem aos abscessos, que, por sua vez, poderiam drenar para dentro da anastomose, ocasionando o desenvolvimento de fístula.

A utilização de dreno pélvico de rotina após ETM, com confecção de anastomose distal, proporcionaria a drenagem precoce dos fluidos acumulados, evitando a formação de coleções e abscessos e diminuindo a taxa de fístulas. Poderia, ainda, contribuir para detecção precoce de fístulas e menor índice de drenagens pós-operatórias e reabordagens cirúrgicas.[50] Entretanto, também são descritas complicações relacionadas com os drenos, como perfuração intestinal, criação de potencial sítio para contaminação da cavidade pélvica, assim como lesões de órgãos e vasos durante a remoção destes.[50]

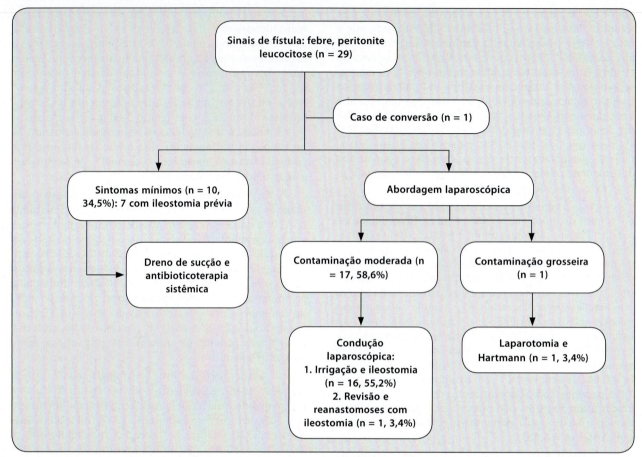

Figura 26.5. Condução da fístula anastomótica após ressecção retal laparoscópica.
Fonte: Joh et al., 2009.[49]

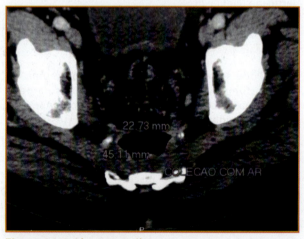

Figura 26.6. Abscesso pélvico.
Fonte: acervo da UFMG.

Assim, vários estudos têm sido conduzidos para responder à dúvida dos cirurgiões sobre drenar ou não drenar a pelve de rotina após confecção de anastomoses distais.[50-52] Metanálise publicada em 2013 avaliou oito desses estudos, sendo três randomizados, com total de 2.277 pacientes. Na avaliação de todas as publicações, a presença de dreno diminuiu estatisticamente o risco de fístula anastomótica e a necessidade de reabordagem. Porém, na avaliação apenas do subgrupo dos estudos randomizados, esse benefício não foi evidente.[50]

Como já referido, a maior parte dos pacientes com abscesso pélvico por fístula anastomótica baixa já está com estoma protetor. Nesse contexto, o adequado tratamento do abscesso pode prevenir uma nova abordagem cirúrgica. Em abscessos contidos, únicos, menores que 3 cm e pacientes estáveis, o tratamento pode ser realizado apenas com antibioticoterapia venosa. Em abscessos maiores que 3 cm, múltiplos ou multiloculados, deve-se associar drenagem à antibioticoterapia venosa.[47]

As opções terapêuticas são drenagem transanal (por meio da anastomose), transvaginal ou via percutânea guiadas por tomografia computadorizada (transglútea ou transabdominal) (Figura 26.7).

Estudo recente,[52] que comparou as abordagens transanal e percutânea, não demonstrou diferentes taxas de sucesso entre elas. Contudo, a abordagem transanal de abscessos contidos (não relacionados com anastomose pelos exames de imagem) não é recomendada por alguns autores,[47] haja vista a possibilidade do desenvolvimento de fístula.

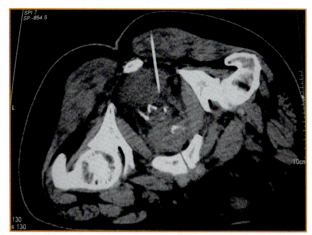

Figura 26.7. Punção guiada parassacral de abscesso pélvico.
Fonte: acervo dos autores.

Apesar do controle eficaz da sepse local, em alguns pacientes, a anastomose não cicatriza, e os pacientes desenvolverão um sínus perianastomótico crônico.

Sínus anastomótico

Resultado da não cicatrização da anastomose após ocorrência de uma fístula, apesar do controle da sepse, com formação de loja em contato direto com a fístula na pelve (Figura 26.8).

Van Coperen et al.[53] avaliaram a incidência de sínus anastomótico pressacral em 834 pacientes submetidos à ressecção anterior do reto por tumor. Vinte pacientes desenvolveram sínus (2,3%), com metade deles apresentando resolução espontânea em 1 ano.[53] Apesar de boa parte dos pacientes que desenvolvem sínus apresentarem cicatrização, com o decorrer do tempo, a fibrose adjacente pode piorar a função do neoreto.[51] Com base nessa premissa, alguns autores advogam a abordagem precoce desses casos.

O tratamento pode ser realizado com cola de fibrina, clipes, endoesponja, próteses (*stents*), plugues, marsupialização ou destelhamento do sínus. Em último caso, na falência das abordagens minimamente invasivas anteriores, a reanastomose ou o estoma terminal devem ser realizados.

Os principais tratamentos endoscópicos são endoesponja, *stents* e clipes. A endoesponja utiliza um composto de poliuretano conectado a um sistema de drenagem a vácuo. A esponja é posicionada por endoscopia na cavidade pélvica, pelo defeito da anastomose. É trocada a cada 48 a 72 horas por uma de tamanho menor.[51] *Stents* de metal, plástico e materiais biodegradáveis podem ser colocados com sucesso por endoscopia. Porém, o *stent* deve ficar posicionado a 5 cm ou mais da margem anal. Portanto, essa não é uma alternativa válida para anastomoses muito baixas.[51]

Outra possibilidade endoscópica é a colocação de clipes para aproximar as bordas da fístula anastomótica. Os clipes endoscópicos convencionais não são ideais, pois apresentam limitação de tamanho e força tênsil e pelo fato de as paredes na fístula serem de tecido fibrótico e frequentemente irradiado. Melhores resultados têm sido apresentados com um sistema de clipes de nitinol (OTSC, Ovesco Endoscopy, Tubingen, Alemanha).[51]

A cola de fibrina é utilizada em defeitos pequenos ou em combinação com tratamentos endoscópicos.[51] Swain e Ellis[54] descreveram os resultados da utilização de cola de fibrina em sete pacientes. Em 1 semana, todos apresentaram cicatrização completa, sem recorrências após 11 meses de acompanhamento.

O plugue anal[55] é um composto acelular derivado da mucosa de intestino delgado de suínos, formado por 90% de colágeno e 10% de glicoproteínas, glicosaminas e lipídeos. Quando implantado, as células do tecido hospedeiro e vasos sanguíneos colonizam-no. É resistente à infecção e não promove reação de corpo estranho ou de células gigantes. A matriz extracelular estará completamente substituída por células do hospedeiro em 3 a 6 meses. Porém, apenas relatos de casos estão disponíveis na literatura para essa abordagem.[55]

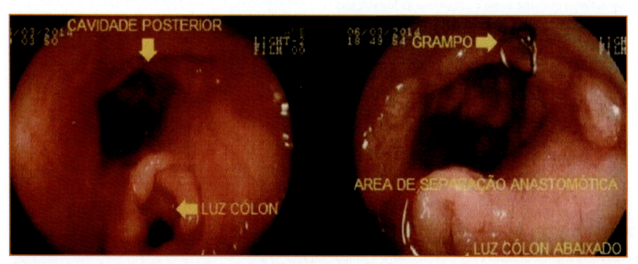

Figura 26.8. Sínus pressacral identificado na colonoscopia.
Fonte: acervo da UFMG.

A marsupialização[51,56,57] consiste na abertura do sínus para a luz retoanal com o uso de endogrampeador linear via anal entre o sínus e a parede da anastomose. Alsanea e Alabbad[57] descreveram os resultados em quatro pacientes submetidos a essa técnica. A cicatrização do sínus foi confirmada com enema contrastado em todos os pacientes. O tempo médio de cicatrização foi de 10 semanas. Todas as ileostomias foram fechadas com sucesso. Abild et al.[56] relataram o procedimento de marsupialização em seis pacientes. Quatro apresentaram cicatrização em 4 semanas e evoluíram sem recorrências. O paciente restante apresentou cicatrização em 12 semanas. A reversão do estoma se deu em dois deles.

O destelhamento do sínus[58] segue os mesmos princípios da marsupialização. Com a passagem endoanal de proctoscópio rígido, identifica-se a abertura que conecta o sínus à luz intestinal. A parede entre o sínus e o lúmen é dividida por visão direta com cautério laparoscópico e tesoura coaguladora via anal. Whitlow et al.[58] realizaram o destelhamento do sínus em seis pacientes. Em 1 mês, houve resolução em cinco deles e, no paciente restante, a cicatrização ocorreu após 12 meses.

No reparo transanal,[59] pode-se utilizar sutura simples, curetagem ou retalhos. Com o paciente em posição de *jack-knife* e afastador tipo Lone-Star Retractor System™, a anastomose e o orifício do sínus são identificados e ressecados. O trajeto é curetado. Um retalho de base larga, em formato de U contendo mucosa, submucosa e músculo, é mobilizado para sutura sobre anastomose. Se esse procedimento apresentar tensão, um retalho de anoderma também pode ser associado. Nas fístulas coloanais, eventualmente, apenas o retalho de anoderma pode ser suficiente. Blumeti et al.[59] realizaram reparo transanal em cinco pacientes, com resolução completa em quatro deles.

Estenose

A incidência de estenose de anastomoses distais pode variar entre 3 e 30%,[60] provavelmente por critérios de definição diversos.[61] Apesar disso, a maior parte dos autores tem definido estenose como o estreitamento luminal que não possibilita a passagem do retoscópio de 18 mm[62] ou 19 mm[61] (Figura 26.9).

Contudo, nem toda estenose anatômica é sintomática.[61,62] Assim, as diferentes condutas na realização de exames endoscópicos, se indicados apenas em pacientes sintomáticos ou realizados de rotina, também influenciam na taxa de incidência de estenose de anastomose.

Polese et al.,[62] em avaliação prospectiva de 198 pacientes submetidos à anastomose colorretal, encontraram incidência de 13% de estenose, estando 73% deles sintomáticos. Já Bannura et al.[61] relataram incidência de 20,1% de estenose, sendo 78% dos pacientes considerados assintomáticos. Os autores avaliaram os possíveis fatores de risco sugeridos em diferentes estudos, como radioterapia prévia, sexo, idade, comorbidades, altura da anastomose, tamanho e diâmetro do grampeador circular, uso de estoma protetor, ocorrência de fístula e sepse pélvica prévia e tempo decorrido da confecção da anastomose colorretal. Apenas o sexo masculino e o tempo operatório foram estatisticamente significativos na análise multivariada, sendo o sexo masculino 2,4 vezes mais propenso a apresentar estenose anastomótica. Quanto ao tempo decorrido da cirurgia, a estenose foi 2,9 vezes mais frequente em pacientes com 4 meses ou menos da confecção da anastomose.[61] Em geral, estenoses cicatriciais são assintomáticas e tendem a se resolver espontaneamente.

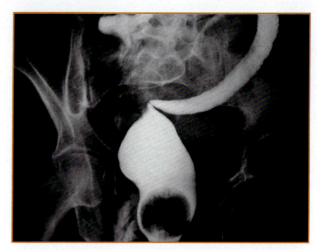

Figura 26.9. Estenose da anastomose em enema opaco. *Fonte: acervo dos autores.*

Outros fatores de risco relatados na literatura são confecção de anastomose mecânica,[63] obesidade, ocorrência de sepse pélvica, realização de radioterapia, surgimento de fístula e presença de estoma proximal.[61]

Os principais sintomas relacionados com as estenoses de anastomose são constipação, evacuação fragmentada, eliminação de fezes em fita, dor em cólica e distensão abdominal.[62]

A anastomose deve ser cuidadosamente avaliada, para excluir estenose tumoral por recidiva direta na linha de anastomose ou, mais comumente, recidiva pélvica invadindo a anastomose. Se o retossigmoidoscópio rígido ou flexível não ultrapassar a anastomose, enema com duplo contraste ou colonoscopia virtual devem ser solicitados.

Quando a estenose é sintomática, o tratamento preferencial é via endoscópica,[62,64,65] com dilatação por balão simples ou duplo ou, ainda, dilatação por balão guiado por fluoroscopia[65] (Figura 26.10).

As recidivas são comuns, mas geralmente há boa resposta com a repetição das sessões.[65] Pode-se realizar dilatação com vela de Hegar, se a anastomose for facilmente acessível. O tratamento cirúrgico consiste em incisões diatérmicas radiais, reconstrução da anastomose ou, em raros casos, estoma definitivo.[62]

Fístula retovaginal

Trata-se de uma comunicação anormal entre o reto e a vagina, com passagem de gases, fezes ou secreção purulenta pela vagina[66] (Figura 26.11).

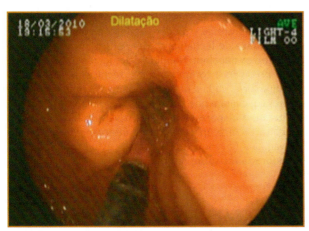

Figura 26.10. Dilatação colonoscópica da estenose com balão.
Fonte: acervo dos autores.

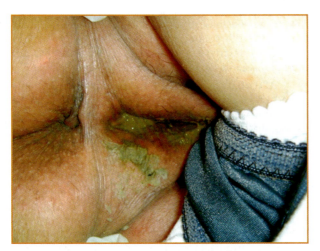

Figura 26.11. Fístula retovaginal após ETM.
Fonte: acervo da UFMG.

No pós-operatório da ressecção anterior do reto, se o paciente estiver com estoma protetor, a fístula retovaginal pode ser assintomática ou oligossintomática e detectada apenas em exames de imagem contrastados realizados de rotina, antes da reconstrução do trânsito (Figura 26.12).

A causa principal é a formação de abscesso pélvico, com subsequente drenagem para a vagina, geralmente quando há excessiva desvascularização pela dissecção baixa do reto. Outra possibilidade é o grampeamento da vagina junto ao coto retal com grampeador circular endoanal. Por causa disso, é essencial a clara identificação da parede vaginal posterior no momento do grampeamento. O toque vaginal pode ajudar nessa identificação.[18] O coto retal e a parede vaginal devem estar separados, e o ângulo do grampeador circular, orientado posteriormente.[18]

A incidência de fístula retovaginal após ressecção anterior do reto em diferentes estudos varia entre 0,9 e 9%.[67,68] Estudo retrospectivo multi-institucional[67] com 371

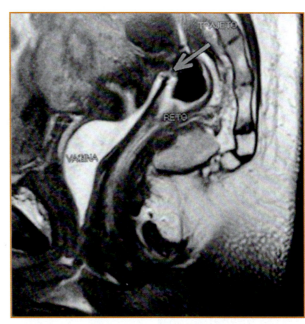

Figura 26.12. Fístula retovaginal após ETM vista na RM.
Fonte: acervo da UFMG.

pacientes submetidas à ressecção anterior do reto por adenocarcinoma identificou 3% de fístula retovaginal. Os fatores de risco independentes foram: desnutrição, quimioterapia pré-operatória, tumor maior que 5 cm, sangramento transoperatório maior que 200 mL, e dissecção lateral linfonodal.

Várias técnicas cirúrgicas foram descritas para a correção da fístula retovaginal. Provavelmente, a abordagem transperineal simples é a técnica mais utilizada nas fístulas baixas secundárias à inclusão da parede vaginal durante a confecção da anastomose com o grampeador circular. Por meio de incisão perineal, realizam-se dissecção cuidadosa do septo retovaginal e identificação da fístula, com suturas separadas dos defeitos retal e vaginal, que não devem ficar superpostas. Sempre que possível, deve-se interpor retalho de parede vaginal ou do músculo pubococcígeo, que é liberado lateralmente e mobilizado medialmente entre as linhas de sutura.[69]

O retalho de Martius[66] consiste no uso do músculo bulbocavernoso e da gordura labial para correção de fístulas cistovaginais e retovaginais. Refere-se a um procedimento de baixa morbidade, que desenvolve um pedículo bem vascularizado e móvel. Entretanto, essa técnica também está indicada apenas para tratar fístulas baixas, até 5 cm do introito vaginal[66] (Figura 26.13).

A interposição do músculo grácil, ou graciloplastia, consiste na sua mobilização ao longo da parte medial da coxa, com preservação do feixe neuromuscular. Após realização de incisão perineal, com dissecção do plano retovaginal, o trajeto fistuloso é identificado e ressecado, e o músculo transposto, fixado nesse ponto. Em um estudo alemão com 10 pacientes operadas por essa técnica, com seguimento que variou entre 8 e 60 meses, foram observados quatro recidivas e duas complicações, uma deiscência de ferida operatória e um hematoma.[53]

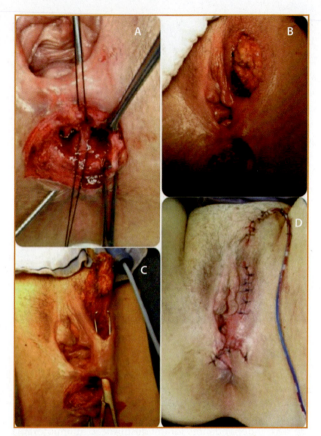

Figura 26.13. Retalho de Martius. A. Identificação do trajeto fistuloso retovaginal. B. Mobilização do coxim. C. Passagem do retalho por túnel cutâneo. D. Aspecto final da cirurgia.
Fonte: acervo da UFMG.

O retalho de prega glútea, embora mais utilizado para fístulas baixas, pode, em alguns casos, ser empregado em fístulas mais altas. Esse retalho em formato triangular ou de diamante, contendo pele, gordura subcutânea e fáscia superficial, é rodado 180° e avançado na vagina para cobrir o orifício fistuloso, sendo o defeito glúteo fechado primariamente.[68] Dependendo da extensão de sua mobilização, o retalho pode alcançar até 15 cm para cobrir também fístulas altas.[68] Kosugi et al.[68] avaliaram os resultados dessa técnica em cinco pacientes submetidas à ressecção anterior do reto por adenocarcinoma que evoluíram no pós-operatório tardio com fístula retovaginal. Não houve recidiva em nenhum dos casos operados em mais de 1 ano de acompanhamento, não tendo sido observadas também complicações como sangramento, infecção ou necrose do retalho.[68]

A abordagem abdominal é a mais utilizada para o reparo de fístulas altas, com a realização de ressecção e reanastomose via convencional ou laparoscópica. O posicionamento do omento entre a vagina e a anastomose retal também pode ser associado.[70]

Göttgens et al.,[71] em revisão sistemática da literatura, separaram os artigos sobre técnicas de reparo de fístula retovaginal nas seguintes categorias: avanço de retalho (endorretal e endovaginal); fechamento transperineal; fechamento transabdominal; ressecções retais (reabaixamento); procedimento de Martius; interposição de músculo grácil; reparo com próteses; e plugues endoscópicos e com biomateriais. A taxa de fechamento das fístulas variou entre 0 e 80% entre os trabalhos. Nenhum deles foi randomizado. Não foram possíveis a comparação das técnicas e a realização de metanálise, dada a baixa qualidade das publicações. Os autores concluíram que, com o que há atualmente publicado na literatura disponível, não é possível estabelecer qual é a melhor técnica operatória para intervenção em fístulas retovaginais, havendo necessidade de estudos prospectivos e randomizados sobre o tema.

HEMORRAGIA

A taxa de hemorragia volumosa na anastomose grampeada após a ETM é de 0,5%, embora seja frequente a presença de sangramento limitado na primeira evacuação.[71]

O primeiro passo na condução deve ser ressuscitação volêmica e hemotransfusão, se necessário. A colonoscopia possibilita, além da confirmação diagnóstica, a lavagem da linha de anastomose com solução salina e aplicação de clipes, escleroterapia e eletrocoagulação.[56] Outra opção terapêutica descrita é a localização do sangramento por angiografia e infusão de angiotensina ou embolização.[71]

O risco de fístula após o tratamento da hemorragia não está bem estabelecido. Teoricamente, a insuflação de ar, a eletrocoagulação em colonoscopia e a embolização por angiografia seriam fatores de risco.[72] Porém, pela raridade da hemorragia, a associação não pode ser comprovada.

Um estudo chinês[73] avaliou pacientes submetidos à ressecção do reto por adenocarcinoma com anastomose colorretal grampeada e evidenciou hemorragia pós-operatória em seis pacientes (0,3%). Estes foram submetidos a abordagem colonoscópica, com lavagem da linha de grampo e identificação do sangramento. Se o sangramento identificado fosse arterial, prosseguia-se com clipagem do vaso. Se o sangramento fosse por ruptura mucosa, realizava-se eletrocoagulação. Houve ressangramento apenas em um paciente após o procedimento, porém, ele foi submetido novamente à eletrocoagulação, dessa vez com sucesso. Não houve fístulas ou estenoses da anastomose após o tratamento colonoscópico. Concluiu-se que o tratamento colonoscópico é a primeira escolha na condução da hemorragia pós-operatória.

O tratamento cirúrgico é opção quando há instabilidade hemodinâmica, apesar de ressuscitação volêmica otimizada ou em casos de persistência do sangramento.[72]

Referências

1. Rullier E, Laurent C, Bretagnol F, Rullier A, Vendrely V, Zerbib F. Sphincter-saving resection for all rectal carcinomas: the end of the 2-cm distal rule. Ann Surg. 2005;241(3):465-9.

2. Celerier B, Denost Q, VanGeluwe B, Pontallier A, Rullier E. The risk of definitive stoma formation at ten years after low and ultra-low anterior ressection for rectal cancer. Colorectal Dis. 2016;18(1):59-66.

3. Tekkis P, Tan E, Kontovounisios C, Kinross J, Georgiuo C, Nicholls RJ et al. Hand-sewn coloanal anastomosis for low rectal cancer: technique and long-term outcome. Colorectal Dis. 2015;17:1062-70.
4. Abraham NS, Davila JA, Rabeneck L, Berger DH, El-Serag HB. Increased use of low anterior resection for veterans with rectal cancer. Aliment Pharmacol Ther. 2005;21(1):35-41.
5. Purves H, Pietrobon R, Hervey S, Guller U, Miller W, Ludwig K. Relationship between surgeon caseload and sphincter preservation in patients with rectal cancer. Dis Colon Rectum. 2005;48(2):195-202; discussion 202-4.
6. Temple LK, Romanus D, Niland J, Veer AT, Weiser MR, Skibber J et al. Factors associated with sphincter-preserving surgery for rectal cancer at national comprehensive cancer network centers. Ann Surg. 2009;250(2):260-7.
7. Hodgson DC, Zhang W, Zaslavsky AM, Fuchs CS, Wright WE, Ayanian JZ. Relation of hospital volume to colostomy rates and survival for patients with rectal cancer. J Natl Cancer Inst. 2003;95(10):708-16.
8. Ricciardi R, Virnig BA, Madoff RD, Rothenberger DA, Baxter NN. The status of radical proctectomy and sphincter-sparing surgery in the United States. Dis Colon Rectum. 2007;50(8):1119-27; discussion 1126-7.
9. TB S. Impacto da introdução da técnica de excisão total do mesorreto na recidiva locorregional e na sobrevida de pacientes com adenocarcinoma de reto operados no Hospital das Clínicas da Universidade Federal de Minas Gerais [dissertação mestrado]. Belo Horizonte: Departamento de Cirurgia e Oftalmologia/Universidade Federal de Minas Gerais; 2006. p. 148.
10. Williams NS, Johnston D, Dixon MF. Anal function after low rectal stapled anastomoses. Br J Surg. 1984;71(6):478.
11. Rullier E, Zerbib F, Laurent C, Bonnel C, Caudry M, Saric J et al. Intersphincteric resection with excision of internal anal sphincter for conservative treatment of very low rectal cancer. Dis Colon Rectum. 1999;42(9):1168-75.
12. Bretagnol F, Rullier E, Laurent C, Zerbib F, Gontier R, Saric J. Comparison of functional results and quality of life between intersphincteric resection and conventional coloanal anastomosis for low rectal cancer. Dis Colon Rectum. 2004;47(6):832-8.
13. Schiessel R, Novi G, Holzer B, Rosen HR, Renner K, Hölbling N et al. Technique and long-term results of intersphincteric resection for low rectal cancer. Dis Colon Rectum. 2005;48(10):1858-65; discussion 1865-7.
14. Lim SB, Heo SC, Lee MR, Kang S-B, Park YJ, Park KJ et al. Changes in outcome with sphincter preserving surgery for rectal cancer in Korea, 1991-2000. Eur J Surg Oncol. 2005;31(3):242-9.
15. Marinatou A, Theodoropoulos G, Karanika S, Karantanos T, Siakavellas S, Spyropoulos BG et al. Do anastomotic leaks impair postoperative health-related quality of life after rectal cancer surgery? A Case-matched Study. Dis Colon Rectum. 2014;57(2):158-66.
16. Ashburn JH, Stocchi L, Kiran RP, Dietz DW, Remzi FH. Consequences of anastomotic leak after restorative proctectomy for cancer: effect on long-term function and quality of life. Dis Colon Rectum. 2013;56(3):275-80.
17. Steele SR, Hull TL, Read TE, Saclarides TJ, Senagore AJ, Whitlow CB (eds.). The ASCRS Textbook of Colon and Rectal Surgery. 3. ed. New York: Springer; 2016.
18. Sugarbaker PH. Rectovaginal fistula following low circular stapled anastomosis in women with rectal cancer. J Surg Oncol. 1996;61(2):155-8.
19. Nachiappan S, Askari A, Currie A, Kennedy RH, Faiz O. Intraoperative assessment of colorectal anastomotic integrity: a systematic review. Surg Endosc. 2014;28(9):2513-30.
20. Neto JAR, Neto Junior JAR, Kagohara OH, Neto JS, Neto JR. Anastomose colorretal baixa: técnica de Mandache modificada. Rev Bras Coloproct. 2002;23(4):278-83.
21. Sabbagh C, Maggiori L, Panis Y. Management of failed low colorectal and coloanal anastomosis. J Visc Surg. 2013;150(3):181-7.
22. Jarry J, Faucheron JL, Moreno W, Bellera CA, Evrard S. Delayed colo-anal anastomosis is an alternative to prophylactic diverting stoma after total mesorectal excision for middle and low rectal carcinomas. Eur J Surg Oncol. 2011;37(2):127-33.
23. Hüttner FJ, Tenckhoff S, Jensen K, Uhlmann L, Kulu Y, Büchler MW et al. Meta-analysis of reconstruction techniques after low anterior resection for rectal cancer. Br J Surg. 2015;102(7):735-45.
24. Ho YH, Brown S, Heah S-M, Tsang C, Seow-Choen F, Eu K-W et al. Comparison of J-pouch and coloplasty pouch for low rectal cancers: a randomized, controlled trial investigating functional results and comparative anastomotic leak rates. Ann Surg. 2002;236(1):49-55.
25. Fürst A, Suttner S, Agha A, Beham A, Jauch KW. Colonic J-pouch vs. coloplasty following resection of distal rectal cancer: early results of a prospective, randomized, pilot study. Dis Colon Rectum. 2003;46(9):1161-6.
26. Jafari MD, Lee KH, Halabi WJ, Mills SD, Carmichael JC, Stamos MJ et al. The use of indocyanine green fluorescence to acess anastomotic perfusion during robotic assisted laparoscopic rectal surgery. Surg Endosc. 2013;27:3003-8.
27. Jafari MD, Wexner SD, Martz JE, McLemore EC, Margolin DA, Sherwinter DA et al. Perfusion assessment in laparoscopic left-sided/anterior resection (PILLAR II): a multi-institutional study. J Am Coll Surg. 2015;220(1):82-92.e1.
28. Kingham PT, Patcher HL. Colonic anastomotic leak: risk factors diagnosis, and treatment. J Am Coll Surg. 2009;208(2):269-78.

29. Bruce J, Krukowski ZH, Al-Khairy G, Russell EM, Park KG. Systematic review of the definition and measurement of anastomotic leak after gastrointestinal surgery. Br J Surg. 2001;88:1157-68.

30. Peel AL, Taylor EW. Proposed definition for the audit of post-operative infection: a discussion paper. Surgical Infection Study Group. Ann R Coll Surg Engl. 1991;73:385-8.

31. Rahbari NN, Weitz J, Hohenberger W, Heald RJ, Moran B, Ulrich A et al. Definition and grading of anastomotic leakage following anterior resection of the rectum: a proposal by the International Study Group of Rectal Cancer. Surgery. 2010;147(3):339-51.

32. Kulu Y, Ulrich A, Bruckener T, Contin P, Welsch T, Rahbari NN et al. International Study Group of Rectal Cancer. Validation of the International Study Group of Rectal Cancer definition and severity grading of anastomotic leakage. Surgery. 2013;153(6):753-61.

33. Nason GJ, Barry BD, Obinwa O, McMacken E, Rajaretnam NS, Neary PC. Early rise in C-reactive protein is a marker for infective complications in laparoscopic colorectal surgery. Surg Laparosc Endosc Percutan Tech. 2014;24(1):57-61.

34. Warschkow R, Beutner U, Steffen T, Muller SA, Schmied BM, Güller U et al. Safe and early discharge after colorectal surgery due to C-reactive protein: a diagnostic meta-analysis of 1.832 patients. Ann Surg. 2012 Aug;256(2):245-50.

35. August DA, Serrano D, Poplin E. "Spontaneous", delayed colon and rectal anastomotic complications associated with bevacizumab therapy. J Surg Oncol. 2008;97(2):180-5.

36. Akiyoshi T, Ueno M, Fukunaga Y, Nagayama S, Fujimoto Y, Konishi T et al. Incidence of and risk factors for anastomotic leakage after laparoscopic anterior resection with intracorporeal rectal transection and double-stapling technique anastomosis for rectal cancer. Am J Surg. 2011;202(3):259-64.

37. Bertelsen CA, Andreasen AH, Jørgensen T, Harling H; Danish Colorectal Cancer Group. Anastomotic leakage after anterior resection for rectal cancer: risk factors. Colorectal Dis. 2010;12(1):37-43.

38. Liu Y, Wan X, Wang G, Ren Y, Cheng Y, Zhao Y et al. A scoring system to predict the risk of anastomotic leakage after anterior resection for rectal cancer. J Surg Oncol. 2014;109(2):122-5.

39. Boesen AK, Maeda Y, Rorbaek Madsen M. Perioperative fluid infusion and its influence on anastomotic leakage after rectal cancer surgery: implications for prevention strategies. Colorectal Dis. 2013;15(9):e522-7.

40. Kobayashi M, Mohri Y, Ohi M, Inoue Y, Araki T, Okita Y et al. Risk factors for anastomotic leakage and favorable antimicrobial treatment as empirical therapy for intra-abdominal infection in patients undergoing colorectal surgery. Surg Today. 2014;44(3):487-93.

41. Shogan BD, Carlisle EM, Alverdy JC, Umanskiy K. Do we really know why colorectal anastomoses leak? J Gastrointest Surg. 2013;17(9):1698-707.

42. Matthiessen P, Hallböök O, Rutegård J, Simert G, Sjödahl R. Defunctioning stoma reduces symptomatic anastomotic leakage after low anterior resection of the rectum for cancer: a randomized multicenter trial. Ann Surg. 2007;246(2):207-14.

43. Olivas AD, Shogan BD, Valuckaite V, Zaborin A, Belogortseva N, Musch M et al. Intestinal tissues induce an SNP mutation in Pseudomonas aeruginosa that enhances its virulence: possible role in anastomotic leak. PLoS One. 2012;7(8):e44326.

44. Nesbakken A, Nygaard K, Lunde OC. Outcome and late functional results after anastomotic leakage following mesorectal excision for rectal cancer. Br J Surg. 2001;88(3):400-4.

45. Kim IY, Kim BR, Kim YW. The impact of anastomotic leakage on oncologic outcomes and the receipt and timing of adjuvant chemotherapy after colorectal cancer surgery. Int J Surg. 2015;22:3-9.

46. Espín E, Ciga MA, Pera M, Ortiz H; Spanish Rectal Cancer Project. Oncological outcome following anastomotic leak in rectal surgery. Br J Surg. 2015;102(4):416-22.

47. Phitayakorn R, Delaney CP, Reynolds HL, Champagne BJ, Heriot AG, Neary P et al. Standardized algorithms for management of anastomotic leaks and related abdominal and pelvic abscesses after colorectal surgery. World J Surg. 2008;32(6):1147-56.

48. Lefevre JH, Bretagnol F, Maggiori L, Ferron M, Alves A, Panis Y. Redo surgery for failed colorectal or coloanal anastomosis: a valuable surgical challenge. Surgery. 2011;149(1):65-71.

49. Joh YG, Kim SH, Hahn KY, Stulberg J, Chung CS, Lee DK. Anastomotic leakage after laparoscopic protectomy can be managed by a minimally invasive approach. Dis Colon Rectum. 2009;52(1):91-6.

50. Rondelli F, Bugiantella W, Vedovati MC, Balzarotti R, Avenia N, Mariani E et al. To drain or not to drain extraperitoneal colorectal anastomosis? A systematic review and meta-analysis. Colorectal Dis. 2014;16(2):O35-42.

51. Blumetti J, Abcarian H. Management of low colorectal anastomotic leak: Preserving the anastomosis. World J Gastrointest Surg. 2015;7(12):378-83.

52. Kirat HT, Remzi FH, Shen B, Kiran RP. Pelvic abscess associated with anastomotic leak in patients with ileal pouch-anal anastomosis (IPAA): transanastomotic or CT-guided drainage? Int J Colorectal Dis. 2011;26(11):1469-74.

53. van Koperen PJ, van der Zaag ES, Omloo JM, Slors JF, Bemelman WA. The persisting presacral sinus after anastomotic leakage following anterior resection or restorative proctocolectomy. Colorectal Dis. 2011;13(1):26-9.

54. Swain BT, Ellis CN. Fibrin glue treatment of low rectal and pouch-anal anastomotic sinuses. Dis Colon Rectum. 2004;47(2):253-5.

55. Patsouras D, Schizas A, George ML. Novel application of anal fistula plug for the treatment of chronic anastomotic sinus. Int J Colorectal Dis. 2015;30(12):1735-6.

56. Abild N, Bulut O, Nielsen CB. Endoscopic stapled marsupialisation of chronic presacral sinus following low anterior resection: a simple option in selected cases. Scand J Surg. 2012;101(4):307-10.

57. Alsanea N, Alabbad S. Use of the endostapler for the treatment of non-healing sinus secondary to a dehisced colorectal anastomosis. Tech Coloproctol. 2010;14(3):249-51.

58. Whitlow CB, Opelka FG, Gathright JB Jr., Beck DE. Treatment of colorectal and ileoanal anastomotic sinuses. Dis Colon Rectum. 1997;40(7):760-3.

59. Blumetti J, Chaudhry V, Prasad L, Abcarian H. Delayed transanal repair of persistent coloanal anastomotic leak in diverted patients after resection for rectal cancer. Colorectal Dis. 2012;14(10):1238-41.

60. Luchtefeld MA, Milsom JW, Senagore A, Surrell JA, Mazier WP. Colorectal anastomotic stenosis. Results of a survey of the ASCRS membership. Dis Colon Rectum. 1989;32(9):733-6.

61. Bannura CG, Cumsille MA, Barrera AE, Contreras JP, Melo CL, Soto DC. Predictive factors of stenosis after stapled colorectal anastomosis: prospective analysis of 179 consecutive patients. World J Surg. 2004;28:921-5.

62. Polese L, Vecchiato M, Frigo AC, Sarzo G, Cadrobi R, Rizzato R et al. Risk factors for colorectal anastomotic stenoses and their impact on quality of life: what are the lessons to learn? Colorectal Dis. 2012;14(3):e124-128.

63. Lustosa SAS, Matos D, Atallah AN, Castro AA. Stapled versus handsewn methods for colorectal anastomosis surgery: a systematic review of randomized controlled trials. Sao Paulo Med J. 2002;120(5):132-6.

64. Nguyen-Tang T, Huber O, Gervaz P, Dumonceau JM. Long-term quality of life after endoscopic dilation of strictured colorectal or colocolonic anastomoses. Surg Endosc. 2008;22:1660-6.

65. Kim PH, Song HY, Park JH, Kim JH, Na HK, Lee YJ. Safe and effective treatment of colorectal anastomotic stricture using a well-defined balloon dilation protocol. J Vasc Interv Radiol. 2012;23(5):675-80.

66. Kniery K, Johnson EK, Steele SR. How I do it: Martius flap for rectovaginal fistulas. J Gastrointest Surg. 2015;19(3):570-4.

67. Watanabe J, Ota M, Kawaguchi D, Shima H, Kaida S, Osada S et al. Incidence and risk factors for rectovaginal fistula after low anterior resection for rectal cancer. Int J Colorectal Dis. 2015;30(12):1659-66.

68. Kosugi C, Saito N, Kimata Y, Ono M, Sugito M, Ito M et al. Rectovaginal fistulas after rectal cancer surgery: incidence and operative repair by gluteal-fold flap repair. Surgery. 2005;137(3):329-36.

69. Pata G, Pasini M, Roncali S, Tognali D, Ragni F. Iatrogenic rectovaginal fistula repair by trans-perineal approach and pubo-coccygeus muscle interposition. Int J Surg Case Rep. 2014;5(8):527-31.

70. Ommer A, Herold A, Berg E, Fürst Am Schiedeck T, Sailer M. German S3-Guideline: rectovaginal fistula. Ger Med Sci. 2012;10:Doc15.

71. Göttgens KW, Smeets RR, Stassen LP, Beets G, Breukink SO. The disappointing quality of published studies on operative techniques for rectovaginal fistulas: a lueprint for a prospective multi-institutional study. Dis Colon Rectum. 2014;58:888-98.

72. Martinez-Serrano MA, Parés D, Pera M, Pascual M, Courtier R, Egea MJ et al. Management of lower gastrointestinal bleeding after colorectal resection and stapled anastomosis. Tech Coloproctol. 2009;13(1):49-53.

73. Lou Z, Zhang W, Yu E, Meng R, Fu C. Colonoscopy is the first choice for early postoperative rectal anastomotic bleeding. World J Surg Oncol. 2014;12:376.

TRATAMENTO ENDOSCÓPICO DAS COMPLICAÇÕES DAS ANASTOMOSES DISTAIS

Vitor Arantes
Ranieri Leonardo de Andrade Santos

INTRODUÇÃO

Eventos adversos anastomóticos após ressecções colorretais incluem sangramentos, fístulas e estenoses. As fístulas e estenoses anastomóticas são complicações que acarretam elevada morbimortalidade e internação prolongada.[1]

Fístulas anastomóticas são definidas como defeito na parede intestinal no sítio da anastomose com comunicação entre os compartimentos intra e extraluminal.[1] O risco varia de acordo com a topografia da anastomose, mais frequente em anastomoses colorretais, com incidência estimada entre 10 e 20%, sendo aquelas localizadas a menos de 5 cm da margem anal particularmente vulneráveis.[2] A maioria dos pacientes com suspeita clínica de fístula anastomótica é submetida a exames de imagem para confirmação radiológica, com posterior instituição de medidas clínicas, como antibioticoterapia parenteral, suspensão da dieta oral, drenagem percutânea de coleções, nutrição parenteral e, eventualmente, medidas cirúrgicas (p. ex., estomias de proteção).[3] Caso seja necessária a abordagem cirúrgica, a anastomose pode ser desfeita, com fechamento do coto retal e confecção de colostomia terminal, com taxas de mortalidade que podem alcançar 25 a 35%.[4]

A estenose anastomótica após ressecções colorretais, definida pela impossibilidade de passagem de colonoscópio de 12 mm, é complicação frequente, ocorrendo em até 30% dos pacientes, podendo parte destes desenvolver sintomas de obstrução intestinal parcial ou completa.[5,6]

Historicamente, essas complicações eram tratadas por acesso cirúrgico laparotômico, com elevada morbimortalidade. Com os recentes avanços de técnicas endoscópicas, essas afecções podem sê-lo de maneira menos invasiva, evitando o procedimento cirúrgico. Diversas ferramentas e técnicas estão disponíveis para o manejo endoscópico dessas complicações, como os clipes *through the scope* (TTS), os clipes *over the scope*, os dispositivos de sutura endoscópica, os selantes, os *stents* endoluminais, os balões de dilatação, os dispositivos de sucção endoscópica e os plugues para fístulas. No entanto, até o presente momento, não foram publicados ensaios randomizados avaliando a eficácia e a segurança dessas modalidades endoscópicas, sendo a evidência científica disponível baseada em séries com pequeno número de casos e revisões retrospectivas.[7] O objetivo deste capítulo é proporcionar ao leitor revisão atualizada das opções endoscópicas disponíveis para o manejo das principais complicações de anastomoses colorretais.

FÍSTULA ANASTOMÓTICA

Fístulas anastomóticas colorretais constituem complicações pós-operatórias complexas, e a opção pelo tratamento endoscópico somente deve ser considerada na abordagem multimodal que inclua a otimização do estado nutricional, o tratamento de infecções, a ablação do trajeto fistuloso, a remoção de corpos estranhos e o tratamento de obstruções distais.[7]

O tempo até a apresentação da fístula anastomótica guarda relação com sua etiologia. Csendes et al. definiram a apresentação das fístulas como aguda (entre 1 e 4 dias de pós-operatório), intermediária (entre 5 e 9 dias) e tardia (após 10 ou mais dias).[8] Fístulas que ocorrem em menos de 2 dias do procedimento cirúrgico denotam falha técnica, como problemas no disparo de grampeadores.

Por sua vez, as fístulas com apresentação entre 5 e 7 dias, mais frequentemente, estão associadas à isquemia dos segmentos mobilizados.[9]

Há vários dispositivos disponíveis para tratamento endoscópico de fístulas anastomóticas, descritos a seguir.

Clipes *through the scope*

Utilizados pelo canal de trabalho do endoscópio e aplicados no lúmen do trato gastrintestinal, também denominados hemoclipes ou endoclipes (Figura 27.1), foram delineados, inicialmente, para hemostasia e marcação endoluminal. No fim da década de 1990, foram publicados os primeiros trabalhos que descreveram sua utilização como método de síntese para perfurações gástricas e colônicas.[10,11] Embora efetivos no fechamento de pequenos defeitos, a capacidade para fechar defeitos de maior dimensão é menor, dadas as pequenas dimensão dos clipes e a força de apreensão, sendo incapazes de apreender firmemente tecidos mais profundos.[10]

Dispositivos de sutura endoscópica

A plataforma de sutura endoscópica (Overstitch™ – Apollo Endosurgery) consiste em um dispositivo adaptado à extremidade de um endoscópio terapêutico de duplo canal. Possibilita a realização de suturas em espessura total, absorvíveis ou não absorvíveis, contínuas ou em pontos simples, separados. Tem sido utilizada com sucesso na abordagem de fístulas, perfurações agudas, nos sítios de ressecção endoscópica e na ancoragem de *stents* para prevenção de migração.[12,13]

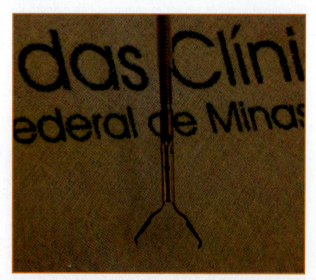

Figura 27.1. Exemplo de clipe TTS: Resolution Clip (Boston Scientific™) aberto após a exposição do clipe por tração de sua bainha.
Fonte: acervo dos autores.

Selantes

Adesivos teciduais e agentes hemostáticos, incluindo o selante de fibrina, têm sido utilizados com taxas de sucesso variáveis no manejo dos defeitos anastomóticos colorretais. Os selantes de fibrina são compostos por fibrinogênio e trombina, combinados para confeccionar tampão acelular no local de aplicação. Em geral, os selantes são utilizados como terapia adjuvante associados a outros métodos, como colocação de clipes ou sutura endoscópica, para obtenção de melhores resultados (Figura 27.2).[1,14]

Plugues para fístulas

Tem-se descrito a utilização de plugues para fístulas como material colágeno bioprotético (submucosa de intestino delgado porcino – Surgisis®, Cook Medical). Outro material que pode ser empregado para essa finalidade é a esponja de poliuretano (EndoSponge®, Braun Surgical). Roldán et al. descreveram a utilização dessa esponja nas deiscências anastomóticas colorretais quase completas (superiores a 75% da circunferência), em associação ao posicionamento de endopróteses, com bons resultados.[15]

Dispositivos de sucção endoscópica

O fechamento de defeitos colorretais por esponja assistida por vácuo constitui um novo conceito na abordagem de fístulas recentemente descrito. Consiste em uma técnica simples com corte de esponja discretamente menor que o defeito a ser preenchido, que é posteriormente suturada à extremidade distal de cateter nasogástrico. Com o auxílio de pinças endoscópicas, o dispositivo é introduzido na solução de continuidade anastomótica, aplicando-se, posteriormente, sucção externa contínua. As esponjas são trocadas a cada 2 a 3 dias. Postula-se que a aplicação de vácuo diminua o escape de secreções pelo defeito e aumente o fluxo sanguíneo para a referida área. Além disso, a esponja induz a formação de tecido de granulação com aceleração da cicatrização. Defeitos pequenos associados a coleções adjacentes fluidas e não septadas estão associados aos melhores resultados com essa técnica.[1]

Clipes *over the scope*

Os clipes *over the scope (Ovesco Clip)* ganharam aceitação na síntese de defeitos do trato gastrintestinal em virtude de sua fácil aplicação, da pequena curva de aprendizado e da grande capacidade de apreensão tecidual. Consistem em dispositivos elásticos, biocompatíveis (nitinol), capazes de estabelecer o fechamento de defeitos de até 2 cm de diâmetro.[16]

Em virtude da maior dimensão em relação aos clipes TTS, são capazes de realizar apreensão de tecidos perianastomóticos em espessura total e proporcionar síntese de defeitos de maior dimensão. Várias séries de casos já descreveram seu emprego no tratamento de perfurações agudas, extravasamento anastomótico e fístulas, com ta-

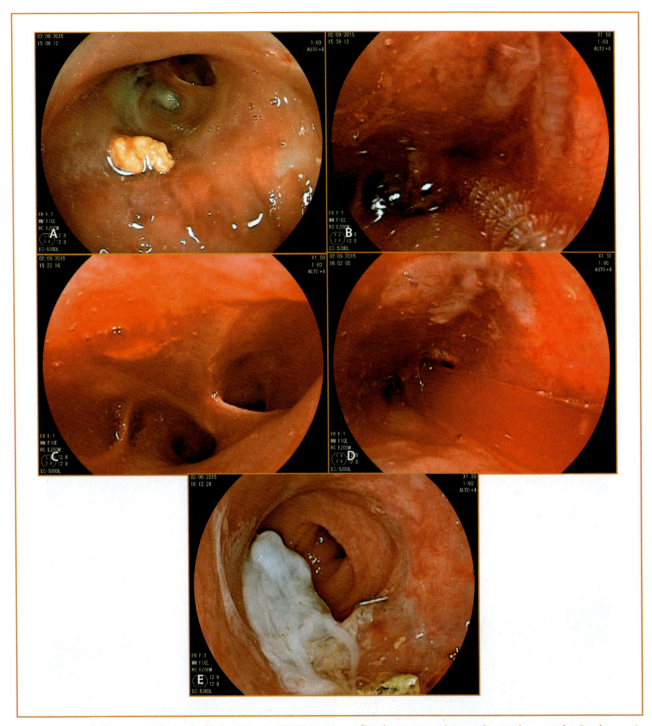

Figura 27.2. Aplicação de cola de fibrina Tissucol™ (Baxter) em fístula anastomótica colorretal com solução de continuidade de pequena dimensão. A. Imagem endoscópica da fístula com drenagem de secreção purulenta. B. Curetagem por escova para remoção do tecido de granulação. C. Aspecto após a curetagem. D. Injeção da cola por meio de cateter. E. Aspecto endoscópico final após a aplicação da cola.
Fonte: acervo dos autores.

xas de sucesso que variam de 71 a 100%.[17-20] Um cuidado importante que deve ser observado em sua aplicação é evitar aspiração exagerada ao liberar o clipe, dado o risco de aprisionar estruturas ou vísceras adjacentes no momento do disparo.

ESTENOSES ANASTOMÓTICAS

Embora seja uma afecção bem conhecida, a estenose anastomótica colorretal não dispõe de definição universal entre os autores. Um discreto estreitamento para uns pode ser uma estenose grave ou uma "anastomose pérvia e bem constituída" para outros. A estenose anastomótica pode ser definida de maneira mais objetiva pela impossibilidade de passagem de colonoscópio de 12 mm. Como consequência dessas variações de definição, é difícil determinar a verdadeira taxa de ocorrência dessa complicação.

Ambrosetti et al. encontraram uma incidência de 17,6% de estenose anastomótica colorretal sintomática com necessidade de dilatação endoscópica após sigmoidectomia laparoscópica eletiva para tratamento de doença diverticular em série de 68 pacientes.[21]

Em um estudo com 179 pacientes (94 homens) submetidos a ressecções com anastomose colorretal, Bannura et al. definiram a estenose como impossibilidade de progressão de retossigmoidoscópio rígido pela anastomose. Segundo tal critério, a estenose de anastomose colorretal foi observada em 21,1% dos casos.[22]

Dependendo da localização da anastomose, toque retal com dilatação digital ou dilatação por vela de Hegar podem ser manobras mais simples e com boa taxa de resposta e alívio sintomático.[23] Outra opção para as anastomoses distais é a dilatação por velas de Savary-Gilliard. Em um estudo com 256 pacientes consecutivos submetidos à ressecção anterior do reto, Werre et al. identificaram 21 (8,2%) pacientes com estenose anastomótica, com início de sintomas em tempo médio de 7,7 meses. Dos 21 pacientes com estenose, 15 foram submetidos a dilatações seriadas por velas de Savary-Gilliard, com diâmetros progressivamente maiores, de 10 a 19 mm. Defecação normal, com completa resolução dos sintomas, ocorreu em 10 dos 15 pacientes. Em cinco deles, a resposta foi parcial, sendo que três necessitaram de reabordagem operatória. Interessante notar que o padrão normal de defecação não foi alcançado quando necessárias mais de três sessões de dilatação.[24]

Dispositivos disponíveis para tratamento endoscópico de estenoses anastomóticas

Balão *through the scope*

Várias técnicas podem ser empregadas para o tratamento de estenoses anastomóticas colorretais, sendo a mais popular a dilatação por balão hidrostático introduzido pelo canal de trabalho do endoscópio (*through the scope* – TTS; Figura 27.3). Placer et al. reportaram taxa de sucesso de 88% na resolução da estenose após um número médio de duas sessões de dilatação por balão hidrostático.[25] Ou-

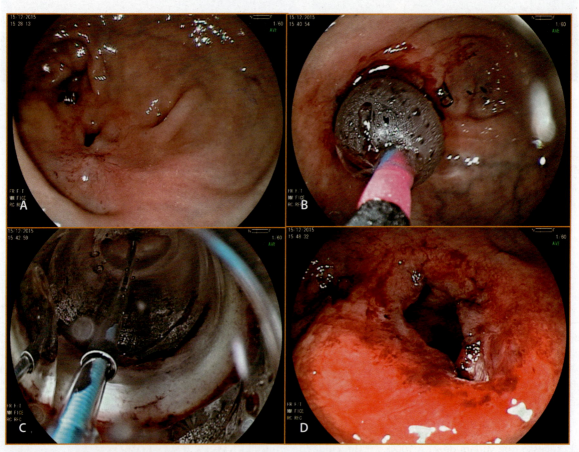

Figura 27.3. Dilatação endoscópica de estenose anastomótica colorretal por meio de balão TTS. A. Imagem endoscópica inicial da estenose anastomótica. B e C. Posicionamento do balão seguido de sua insuflação. D. Aspecto endoscópico final.
Fonte: acervo dos autores.

tros autores, como Xinopoulos et al., demonstraram que a dilatação de estenose anastomótica colorretal por balão TTS é um procedimento seguro e efetivo, embora apresente custo muito elevado se comparado à técnica de dilatação com material reprocessável, como velas de Savary-Gilliard ou Eder-Puestow.[26]

Diversos outros autores relataram elevadas taxas de sucesso com a técnica de dilatação por balão nas estenoses anastomóticas sintomáticas – taxas de sucesso técnico superiores a 95%, taxas de sucesso clínico com alívio de sintomas de cerca de 70% após a dilatação inicial e de 85 a 100% após sessões subsequentes, caso necessárias.[27-29]

Lucha et al. descreveram, em pequena série de três casos de estenose anastomótica colorretal, inicialmente refratários à terapia endoscópica de dilatação por balão com rápida recorrência da estenose, boa resposta à adição de injeção de acetato de triancinolona no sítio anastomótico. Esses pacientes foram submetidos à sessão de dilatação por balão seguido de injeção de 40 mg de triancinolona (dose dividida nos quatro quadrantes da estenose), com subsequente resolução completa da estenose.[30]

Em caso de falência no tratamento endoscópico de estenose anastomótica colorretal por técnica de dilatação por balão, restam poucas opções terapêuticas para evitar uma nova laparotomia e eventual estomia, que, por vezes, pode ser definitiva. Nesse cenário, a opção mais aceita é o posicionamento de stent.

Dispositivos disponíveis para tratamento endoscópico de fístulas e estenoses anastomóticas

Stents

A utilização de stents é considerada uma das mais eficientes alternativas existentes para o manejo de fístulas e estenoses anastomóticas no trato gastrintestinal, embora ainda não tenha sido aprovada pela Food and Drug Administration (FDA). O posicionamento do stent proporciona uma derivação do conteúdo colônico, evitando seu escape pelo local do defeito anastomótico. Múltiplos tipos de stents têm sido estudados, incluindo os metálicos (parcialmente ou totalmente recobertos), os plásticos (recobertos, expansíveis) e os biodegradáveis. Os stents têm importante papel na abordagem de defeitos de grande dimensão (> 1,5 cm), como nas deiscências anastomóticas e no tratamento de estenoses refratárias.

O comprimento do stent a ser empregado depende, fundamentalmente, da dimensão da solução de continuidade anastomótica ou da estenose. Os autores recomendam uso de stents longos, para evitar sua liberação em zonas de angulação do intestino. Embora existam variações da técnica, em geral o procedimento se inicia por posicionamento de fio-guia sob visão endoscópica ou por radioscopia, caso a primeira não seja possível. O fio-guia a ser empregado pode ser metálico do tipo Savary ou hidrofílico. O gastroscópio ultrafino pode ser utilizado para confirmar o adequado posicionamento do fio-guia e do stent proximalmente à fístula ou à estenose.

Pode haver migração da prótese em até 20 a 30% dos casos, sendo necessário observar, com frequência, o monitoramento radiológico. Técnicas adicionais, como o posicionamento de clipes, a aplicação de colas e a utilização de dispositivo de sutura endoscópica, foram desenvolvidas para melhorar a ancoragem das próteses e reduzir as taxas de migração distal.[1,7] Outra estratégia possível, conforme descrito por Cooper et al. em uma série de oito casos, seria o posicionamento de próteses de maior diâmetro caso ocorra migração. Nessa série, foram utilizados, inicialmente, stents metálicos autoexpansíveis totalmente recobertos, de 18 mm nos casos de estenose e 21 mm nos de solução de continuidade anastomótica. Quando houve a migração do stent, optou-se pelo reposicionamento de próteses mais largas com 23 mm de diâmetro, sem recorrência da migração.[1] Vanbiervliet et al. relataram uma série de casos de 43 pacientes submetidos ao posicionamento de próteses metálicas autoexpansíveis totalmente recobertas para tratamento de estenoses colônicas benignas, a maioria (93%) em topografia anastomótica. Os stents foram posicionados e removidos após 4 a 6 semanas. O sucesso clínico na resolução da estenose foi de 81%. A migração da prótese ocorreu em 63% dos pacientes. A análise estatística demonstrou que stents com diâmetro superior a 20 mm estavam relacionados com menor taxa de migração.[31]

As principais complicações associadas ao uso de stents em anastomoses colorretais são perfuração, obstrução e supercrescimento da mucosa proximal e distal às extremidades do stent, dificultando sua posterior remoção.

FATORES RELACIONADOS COM DESFECHOS FAVORÁVEIS

Muitos fatores estão envolvidos na taxa de sucesso terapêutico observada em qualquer uma das técnicas endoscópicas citadas. O tamanho do defeito, mais especificamente, a dimensão da solução de continuidade anastomótica, e não o comprimento do trajeto fistuloso, está estabelecido como fator prognóstico para a resolução após tratamento endoscópico, com defeitos de menor dimensão relacionados com maiores taxas de fechamento. Isso decorre, seguramente, da dificuldade técnica relacionada com o fechamento de defeitos de maior dimensão.[7] Um estudo experimental em modelo animal com soluções de continuidade de grande dimensão (até 3 cm) utilizando clipes over the scope, ideais para esse tipo de defeito, revelou pressões de apreensão muito menores nos defeitos de maior dimensão.[32]

Outro fator importante relacionado com a taxa de sucesso é o tempo de evolução da solução de continuidade anastomótica. Fístulas abordadas via endoscópica precocemente tendem a apresentar evolução mais favorável.[33,34]

São considerados fatores associados a desfechos desfavoráveis ao fechamento das fístulas anastomóticas: radioterapia pré-operatória, presença de corpos estranhos, como fios de sutura ou grampos metálicos, processo inflamatório ou infeccioso persistente, epitelização do trajeto fistuloso, obstrução mecânica distal à anastomose e uso de corticosteroides. Sempre que possível, devem ser corrigidos para elevação das taxas de sucesso do tratamento endoscópico.[35,36]

Corpo estranho na abertura endoluminal anastomótica contribuiu para a persistência do defeito, em razão da contínua reação inflamatória local. Alguns autores recomendam a remoção de qualquer tipo de corpo estranho perianastomótico, como fios e grampos.[7]

RECOMENDAÇÕES PARA O TRATAMENTO ENDOSCÓPICO DAS FÍSTULAS ANASTOMÓTICAS COLORRETAIS

Diante de um paciente com suspeita de fístula anastomótica colorretal, se as condições clínicas forem estáveis, deve ser procedida imediatamente à avaliação local. Se o tratamento endoscópico for viável, deve ser instituído o mais precocemente possível. Uma contraindicação absoluta à terapia endoscópica é o achado clínico de peritonite ao exame físico abdominal.

O exame endoscópico local possibilita determinar com precisão a localização e a extensão do defeito. O melhor método a ser empregado no defeito anastomótico depende de três fatores principais:

1. Localização do defeito.
2. Dimensão da solução de continuidade.
3. Experiência do operador com cada modalidade terapêutica.

Como previamente enfatizado, corpos estranhos devem ser removidos. Coleções perianastomáticas precisam ser adequadamente tratadas, seja por punção e drenagem percutânea, seja por acesso laparoscópico/laparotômico, associados à cobertura antimicrobiana adequada, para controle infeccioso local e elevação das taxas de sucesso com o tratamento endoscópico. O processo inflamatório no pertuito fistuloso é fator sabidamente conhecido para a falência na resolução da solução de continuidade. Bordas inflamadas ou fibróticas dificilmente alcançam uma aposição adequada para proporcionar o fechamento da fístula.[33] A cauterização das bordas da fístula tem sido postulada de maneira sistemática por alguns autores para facilitar a síntese do defeito anteriormente à aplicação de clipes *over the scope*.[7]

O estado nutricional adequado é fator imprescindível para a adequada cicatrização de uma fístula anastomótica colorretal. Para tanto, diversas estratégias podem ser utilizadas, como dieta de baixo resíduo associada a nutrição parenteral ou suporte nutricional enteral.

Como regra geral, soluções de continuidade de menor dimensão podem ser abordadas com clipes *through the scope*, em combinação ou não com selantes de fibrina, ao passo que defeitos maiores necessitarão de outras modalidades terapêuticas, como clipes *over the scope* ou *stents*.

Fístulas anastomóticas distais, muito próximo da linha pectínea, podem ser tratadas com *stents*, embora tenesmo e dor anal, determinados pela sensibilidade somática local, possam ocorrer. Song et al. relataram taxa de tenesmo de 60% se posicionamento de *stent* até a 5 cm da borda anal, todavia, a maioria dos pacientes apresentou boa tolerância, sem necessidade de utilização de analgésicos.[37]

Em caso de falência do tratamento endoscópico inicial, múltiplas tentativas com outras modalidades terapêuticas, podem ser necessárias até o fechamento definitivo do defeito sendo, portanto, muito importante que o endoscopista envolvido esteja familiarizado com as diversas técnicas disponíveis.

A epitelização do trajeto fistuloso pode ser abordada por técnicas mecânicas ou de ablação. Frequentemente, a coagulação por plasma de argônio é utilizada na ablação da superfície epitelizada do trato fistuloso para prevenção de recorrência. Outros autores descreveram técnicas como o debridamento mecânico por pinça de biópsia ou por escovas para destruição da superfície epitelial, que pode estar presente nos trajetos de mais longa evolução.[7]

A estenose ou obstrução distal à solução de continuidade anastomótica colorretal deve ser abordada no mesmo tempo ou previamente à abordagem endoscópica do defeito fistuloso. Isso pode envolver a dilatação digital, por velas de Hegar, por balões TTS e até mesmo, nos casos com resposta insuficiente, pelo posicionamento de *stents*.[7]

Para os pacientes em tratamento com corticosteroides, sobretudo por condições não relacionadas com a intervenção operatória inicial, a discussão com a equipe assistente sobre a possibilidade de suspensão ou redução das doses do esteroide na ocasião da tentativa de tratamento endoscópico pode elevar as chances de sucesso da terapia. Essa estratégia não é possível em todos os casos e, por consequência, deve ser individualizada.

Como regra geral, defeitos complexos requererão o emprego de multimodalidades terapêuticas endoscópicas. Por exemplo, uma solução de continuidade anastomótica colorretal complexa e com longo tempo de evolução necessitará de remoção endoscópica de corpos estranhos, como fios de sutura ou grampos metálicos, aplicação de plasma de argônio para ablação do tecido de epitelização do trajeto fistuloso, utilização de dispositivo de sutura endoscópica nas porções de maior dimensão do defeito e aplicação de clipes *over the scope* nas áreas de menor dimensão, além de dilatação de estenose distalmente ao defeito, caso presente. Certamente, se essas técnicas não forem empregadas de maneira combinada, o risco de falência do tratamento endoscópico torna-se muito elevado.[7]

SANGRAMENTO ANASTOMÓTICO COLORRETAL

O sangramento anastomótico, embora incomum, pode ser grave, associado a elevadas morbidade e mortalidade e, em alguns casos, necessitar inclusive de reoperação.[38-40] Estima-se a incidência entre 0,4 e 4% após ressecções com anastomose colorretal, sendo as menores taxas de ocorrência obtidas quando realizada sobressutura de reforço ou sobressutura com finalidade hemostática.[41,42] Em geral, o sangramento anastomótico pode se manifestar no período de horas até o 9º dia de pós-operatório.[43] Até o presente momento, os fatores de risco relacionados com a ocorrência de sangramento anastomótico não foram completamente elucidados e, por consequência, essa complicação não pode ser completamente prevista ou prevenida.

Em virtude do número limitado de casos com essa complicação, existem poucas publicações com ênfase no tratamento endoscópico, e a maioria dos relatos consiste em séries com pequeno número de casos. Apesar do baixo nível de evidência, sabe-se que a intervenção colonoscópica para hemostasia é a melhor modalidade terapêutica nos casos de sangramento anastomótico colorretal no pós-operatório precoce, em virtude da possibilidade de identificação direta do ponto hemorrágico e da aplicação de técnicas de hemostasia, com reduzida morbimortalidade, custo e tempo de permanência hospitalar, se comparada à reoperação.[44]

Em alguns casos, o preparo de cólon pode não ser necessário, especialmente quando hemorragia nas primeiras 24 ou 48 horas, portanto, antes do reinício da alimentação oral. Sangue e coágulos frequentemente impedem a adequada visão do ponto de sangramento; por consequência, a primeira medida a ser adotada é o preenchimento do lúmen intestinal com água para exata localização do problema. Existem duas estratégias endoscópicas hemostáticas aceitas para diferentes tipos de sangramento anastomótico:[44]

- Se a colonoscopia evidenciar sangramento ativo e contínuo oriundo de artéria junto à anastomose, deve-se adotar o posicionamento de clipes TTS.
- Caso se observe sangramento mucoso difuso, a eletrocoagulação deve ser empregada.

Todavia, existem duas limitações da intervenção colonoscópica nesse cenário. Primeiro, a colonoscopia é um procedimento invasivo e até mesmo arriscado para realização no período pós-operatório precoce, em virtude da insuflação de ar e do trauma local condicionado pelo aparelho. Por consequência, deve ser realizado por endoscopista experiente, familiarizado com as técnicas de controle hemostático. Outra limitação é a possibilidade de ruptura anastomótica e subsequente fístula em virtude de eletrocoagulação colonoscópica no período pós-operatório precoce. Cirocco e Gollub relataram sucesso na interrupção do sangramento com essa técnica em série de seis pacientes, embora um destes tenha cursado com fístula anastomótica, atribuída pelos autores à modalidade empregada.[44,45]

Alguns autores advogam a realização rotineira do exame colonoscópico intraoperatório para inspeção da linha de grampeamento da anastomose colorretal. No trabalho conduzido por Shamiyeh et al.,[46] foram selecionados, inicialmente, 338 pacientes submetidos à anastomose colorretal. O exame colonoscópico no perioperatório foi realizado em 85 pacientes, sendo que 5,9% necessitaram de intervenção endoscópica com posicionamento de hemoclipes. Nesse mesmo trabalho, a taxa de sangramento anastomótico clinicamente relevante nos dois grupos foi similar, assim como a necessidade de intervenção endoscópica no período pós-operatório (2,8% no grupo não submetido à colonoscopia perioperatória e 2,4% no grupo submetido à colonoscopia perioperatória – *p* estatisticamente não significativo). A despeito dos resultados encontrados, os referidos autores recomendam que a endoscopia intraoperatória seja empregada rotineiramente, com benefícios sobrepujando os riscos, embora não existam evidências estatísticas de redução de incidência de sangramento anastomótico pós-operatório, bem como redução de complicações como fístulas e estenoses.[46]

Referências

1. Cooper CJ, Morales A, Othman MO. Outcomes of the use of fully covered esophageal self-expandable stent in the management of colorectal anastomotic strictures and leaks. Diagnostic and Terapeutic Endoscopy. 2014;(2014):6.
2. Hirst NA, Tiernan JP, Millner PA, Jayne DG. Systematic review of methods to predict and detect anastomotic leakage in colorectal surgery. Colorectal Disease. 2014;16(2):95-109.
3. DiMaio CJ, Dorfman MP, Gardner GJ, Nash GM, Schattner MA, Markowitz AJ et al. Covered esophageal self-expandable metal stents in the nonoperative management of postoperative colorectal anastomotic leaks. Gastrointestinal Endoscopy. 2012;76(2):431-5.
4. Fraccalvieri D, Biondo D, Saez J, Milan M, Kreisler E, Golda T et al. Management of colorectal anastomotic leakage: differences between salvage and anastomotic takedown. The American Journal of Surgery. 2012;204(5):671-6.
5. Kim PH, Song HY, Park JH, Kim JH, Na HK, Lee YJ. Safe and effective treatment of colorectal anastomotic stricture using a well-defined balloon dilation protocol. Journal of Vascular and Interventional Radiology. 2012;23(5):675-80.
6. Suchan KL, Muldner A, Manegold BC. Endoscopic treatment of postoperative colorectal anastomotic strictures. Surgical Endoscopy and Other Interventional Techniques. 2003;17(7):1110-3.
7. Winder JS, Pauli EM. Comprehensive management of full-thickness luminal defects: the next frontier of gastrointestinal endoscopy. World J Gastrointest Endosc. 2015;7(8):756-68.
8. Csendes A, Burdiles P, Burgos AM, Maluenda F, Diaz JC. Conservative management of anastomotic leaks after 557 open gastric bypasses. Obes Surg. 2005;15(9):1252-6.
9. Baker RS, Foote J, Kemmeter P, Brady R, Vroegop T, Serveld M. The science of stapling and leaks. Obes Surg. 2004;14(10):1290-8.
10. Binmoeller KF, Grimm H, Soehendra N. Endoscopic closure of a perforation using metallic clips after snare excision of a gastric leiomyoma. Gastrointest Endosc. 1993;39(2):172-4.
11. Yoshikane H, Hidano H, Sakakibara A, Ayakawa T, Mori S, Kawashima H et al. Endoscopic repair by clipping of iatrogenic colonic perforation. Gastrointest Endosc. 1997;46(5):464-6.
12. Juza RM, Pauli EM, Mathew A. Endoscopic resection of a gastric gastrointestinal stromal cell tumor with full thickness defect flosure using endoscopic suturing device. American College of Surgeons Clinical Congress; 2014 October 27; San Fransisco, CA: Moscone Convention Center.
13. Kantsevoy SV, Thuluvath PJ. Successful closure of a chronic refractory gastrocutaneous fistula with a new

endoscopic suturing device (with video). Gastrointest Endosc. 2012;75(3):688-90.

14. Rábago LR, Ventosa N, Castro JL, Marco J, Herrera N, Gea F. Endoscopic treatment of postoperative fistulas resistant to conservative management using biological fibrin glue. Endoscopy. 2002;34(8):632-8.

15. Roldán FP, Carro PG, García MCV, Rabih SA, Huidobro MLL, Martín EB et al. Endoscopic treatment of postsurgical colorectal anastomotic leak (with videos). Gastrointest Endosc. 2013;77(6):967-71.

16. Al Ghossaini N, Lucidarme D, Bulois P. Endoscopic treatment of iatrogenic gastrointestinal perforations: an overview. Dig Liver Dis. 2014;46(3):195-203.

17. Lee WC, Ko WJ, Cho JH, Lee TH, Jeon SR, Kim HG et al. Endoscopic treatment of various gastrointestinal tract defects with an over-the-scope clip – case series from a tertiary referral hospital. Clin Endosc. 2014;47(2):178-82.

18. Mercky P, Gonzalez JM, Aimore Bonin E, Emungania O, Brunet J, Grimaud JC et al. Usefulness of over-the-scope clipping system for closing digestive fistulas. Dig Endosc. 2015;27(1):18-24.

19. Manta R, Manno M, Bertani H, Barbera C, Pigò F, Mirante V et al. Endoscopic treatment of gastrointestinal fistulas using an over-the-scope clip (OTSC) device – case series from a tertiary referral center. Endoscopy. 2011;43(6):545-8.

20. Mennigen R, Colombo-Benkmann M, Senninger N, Laukoetter M. Endoscopic closure of postoperative gastrointestinal leakages and fistulas with the Over-the-Scope Clip (OTSC). J Gastrointest Surg. 2013;17(6):1058-65.

21. Ambrosetti P, Francis K, De Peyer R, Frossard JL. Colorectal anastomotic stenosis after elective laparoscopic sigmoidectomy for diverticular disease: a prospective evaluation of 68 patients. Dis Colon Rectum. 2008;51(9):1345-9.

22. Bannura GC, Cumsille MA, Barrera AE, Contreras JP, Melo CL, Soto DC. Predictive factors of stenosis after stapled colorectal anastomosis: prospective analysis of 179 consecutive patients. World J Surg. 2004;28(9):921-5.

23. Davis B, Rivadeneira DE. Complications of colorectal anastomoses: leaks, strictures, and bleeding. Surg Clin North Am. 2013;93(1):61-87.

24. Werre A, Mulder C, van Heteren C, Bilgen ES. Dilation of benign strictures following low anterior resection using Savary-Gilliard bougies. Endoscopy. 2000;32(5):385-8.

25. Placer C, Urdapilleta G, Markinez I, Mugika F, Múgica JA, Elósegui JL et al. Benign anastomotic strictures after oncologic rectal cancer surgery. Results of treatment with hydrostatic dilation. Cir Esp. 2010;87(4):239-43.

26. Xinopoulos D, Kypreos D, Bassioukas SP, Korkolis D, Mavridis K, Scorilas A et al. Comparative study of balloon and metal olive dilators for endoscopic management of benign anastomotic rectal strictures: clinical and cost-effectiveness outcomes. Surg Endosc. 2011;25(3):756-63.

27. Virgilio C, Cosentino S, Favara C, Russo V, Russo A. Endoscopic treatment of postoperative colonic strictures using an achalasia dilator: short-term and long-term results. Endoscopy. 1995;27(3):219-22.

28. Di ZH, Shin JH, Kim JH, Song HY. Colorectal anastomotic strictures: treatment by fluoroscopic double balloon dilation. J Vasc Interv Radiol. 2005;16(1):75-80.

29. Pucciarelli S, Toppan P, Pilati PL, Piccoli A, Chemello F, Lise M. Efficacy of dilatations for anastomotic colorectal stenoses – prognostic factors. Int J Colorectal Dis. 1994;9(3):149-52.

30. Lucha PA Jr, Fticsar JE, Francis MJ. The strictured anastomosis: successful treatment by corticosteroid injections – report of three cases and review of the literature. Dis Colon Rectum. 2005;48(4):862-5.

31. Vanbiervliet G, Bichard P, Demarquay JF, Ben-Soussan E, Lecleire S, Brange K et al. Fully covered self-expanding metal stents for benign colonic strictures. Endoscopy. 2013;45(1):35-41.

32. Matthes K, Jung Y, Kato M, Gromski MA, Chuttani R. Efficacy of full-thickness GI perforation closure with a novel over-the-scope clip application device: an animal study. Gastrointest Endosc. 2011;74(6):1369-75.

33. Albert JG, Friedrich-Rust M, Woeste G, Strey C, Bechstein WO, Zeuzem S et al. Benefit of a clipping device in use in intestinal bleeding and intestinal leakage. Gastrointest Endosc. 2011;74(2):389-97.

34. Haito-Chavez Y, Law JK, Kratt T, Arezzo A, Verra M, Morino M et al. International multicenter experience with an overthe-scope clipping device for endoscopic management of GI defects (with video). Gastrointest Endosc. 2014;80(4):610-22.

35. Winder JS, Kulaylat AN, Schubart J, Hal HM, Pauli EM. Management of gastrointestinal defects using the over the scope clip (OTSC): a retrospective review of one institution's experience. SAGES Annual Surgical Meeting; 2015 April 15.

36. von Renteln D, Denzer UW, Schachschal G, Anders M, Groth S, Rösch T. Endoscopic closure of GI fistulae by using an over-the-scope clip (with videos). Gastrointest Endosc. 2010;72(6):1289-96.

37. Song HY, Kim JH, Kim KR, Shin JH, Kim HC, Yu CS et al. Malignant rectal obstruction within 5 cm of the anal verge: is there a role for expandable metallic stent placement? Gastrointestinal Endoscopy. 2008;68(4):713-20.

38. Petronella P, Scorzelli M, Manganiello A, Nunziata L, Ferretti M, Campitiello F et al. Our experience of total mesorectal excision for rectal cancers. Hepatogastroenterology. 2010;57(99-100):482-6.

39. Ishihara S, Watanabe T, Nagawa H. Intraoperative colonoscopy for stapled anastomosis in colorectal surgery. Surg Today. 2008;38(11):1063-5.

40. Fukunaga Y, Higashino M, Tanimura S, Takemura M, Fujiwara Y. Laparoscopic rectal surgery for middle and lower rectal cancer. Surg Endosc. 2010;10(2):2014.
41. Malik AH, East JE, Buchanan GN, Kennedy RH. Endoscopic haemostasis of staple-line haemorrhage following colorectal resection. Colorectal Dis. 2008;10(6):616-8.
42. Linn TY, Moran BJ, Cecil TD. Staple line haemorrhage following laparoscopic left-sided colorectal resections may be more common when the inferior mesenteric artery is preserved. Tech Coloproctol. 2008;12(4):289-93.
43. Perez RO, Sousa A Jr, Bresciani C, Proscurshim I, Coser R, Kiss D et al. Endoscopic management of postoperative stapled colorectal anastomosis hemorrhage. Tech Coloproctol. 2007;11(1):64-6.
44. Lou Z, Zhang W, Yu E, Meng R, Fu C. Colonoscopy is the first choice for early postoperative rectal anastomotic bleeding. World Journal of Surgical Oncology. 2014;12:376.
45. Cirocco WC, Golub RW. Endoscopic treatment of postoperative hemorrhage from a stapled colorectal anastomosis. Am Surg. 1995;61(5):460-3.
46. Shamiyeh A, Szabo K, Ulf Wayand W, Zehetner J. Intraoperative endoscopy for the assessment of circular-stapled anastomosis in laparoscopic colon surgery. Surg Laparosc Endosc Percutan Tech. 2012;22(1):65-7.

Excisão Total do Mesorreto Transanal

28

Sergio Eduardo Alonso Araujo

INTRODUÇÃO

Em 1982, Heald et al.[1] introduziram a técnica de excisão total do mesorreto (ETM) como o princípio cirúrgico mais importante a ser seguido durante o tratamento cirúrgico radical do câncer do reto. Os primeiros resultados foram bastante surpreendentes após a ETM. Observaram-se taxas extremamente baixas de recidiva local, demonstrando, assim, que a ETM bem conduzida poderia diminuir a recidiva local para menos de 10% e aumentar a sobrevida global para mais de 80% após 5 anos.[2]

Até há poucos meses, acreditava-se, com elevada confiança, que a ETM laparoscópica havia melhorado a qualidade da operação pela melhor visão do campo operatório.[3,4] No entanto, sabia-se que a dissecção laparoscópica oncológica do reto poderia, ocasionalmente, representar uma tarefa bastante desafiadora, em virtude, principalmente, de variáveis relacionadas com o paciente ou com o próprio tumor. Entre as causas para exposição pélvica restrita durante a ETM por vídeo, deve-se considerar a realização dessa operação em pacientes obesos do sexo masculino, em pacientes com tumor na face anterior do reto extraperitoneal, além daqueles pacientes com tumores grandes ou com resposta ruim à quimio e à radioterapia neoadjuvante.[5] Em todos esses pacientes, a exposição adequada requer extrema retração, sem a qual a dissecção pélvica laparoscópica pode ser complicada por acometimento da margem circunferencial, violação da fáscia visceral ou dificuldade na caracterização da margem distal intramural. Todas essas dificuldades podem resultar em conversão. As taxas de conversão tão altas quanto em 34% dos casos após ETM por vídeo já foram relatadas, casos em que um significativo aumento da morbidade pode ser verificado.[6,7]

Associadamente, exposição ou retração subótimas geram a dificuldade na transecção retal com emprego de endogrampeadores. Há evidência razoável acerca do maior risco de complicações infecciosas quando mais de dois disparos de um endogrampeador são necessários para adequada transecção e fechamento do coto retal, durante a construção da anastomose por duplo grampeamento. A necessidade de gerenciar esses desafios tem motivado cirurgiões a desenvolver diversas técnicas minimamente invasivas, para realizar com êxito a dissecção oncológica do reto médio e distal. Ainda que alguns grupos tenham empregado com sucesso a assistência robótica para o manejo do câncer do reto, os resultados de superioridade com essa via de acesso carecem de validação independente e multicêntrica. Associadamente, os resultados de recidiva e sobrevida após ETM com assistência robótica são desconhecidos.[8]

A microcirurgia endoscópica transanal (TEM, do inglês *transanal endoscopic microsurgery*) foi introduzida em 1983 por Buess et al. como técnica minimamente invasiva para ressecção de adenomas retais e carcinomas de baixo risco.[9] As limitações associadas a essa plataforma derivam do fato de ela exigir um retoscópio cirúrgico especializado e rígido, além de, à época, um sistema de vídeo, insuflação de gás carbônico e fonte de luz dedicados. Por quase 30 anos, a plataforma idealizada de maneira pioneira por Buess et al. sofreu mais críticas do que alusões à sua natureza revolucionária. Isso ocorreu porque o dispositivo era o único portal disponível para a cirurgia minimamente invasiva por orifício natural. Muitas das publicações sobre TEM, por anos, versaram sobre como aquele cirurgião pioneiro, mesmo antes do advento da videocirurgia colorretal, resolveu os problemas técnicos associados a ressecções retais por TEM, cuja plataforma foi desenvolvida em colaboração por Buess e Richard Wolf. Posteriormente, com o lançamento pela Karl Storz de uma plataforma para cirurgia transanal muito similar (a plataforma TEO, do inglês *transanal endoscopic operations*), mas que prescindia de um sistema óptico, de insuflação e iluminação dedicados, deu-se um novo salto da cirurgia transanal, sobretudo no Brasil.[10] Em 2009, como alternativa para as plataformas TEM/TEO, Atallah et al.[11] demonstraram a viabilidade da utilização de um portal único de videocirurgia para ter acesso à ampola retal utilizando instrumentos laparoscópicos comuns e conduzir excisões de lesões retais via endoscópica transanal. Então, o termo TAMIS (*transanal minimally invasive surgery*) foi cunhado pelo grupo.

Este capítulo visa abordar as técnicas e os resultados da abordagem endoscópica transanal recentemente introduzida com o objetivo de facilitar o acesso e a mobilização do reto médio e distal, contornando as dificuldades observadas durante a ETM por vídeo. Essa nova via de acesso ao reto, chamada excisão total do mesorreto transanal (TaTME, do inglês *transanal total mesorectal excision*), é um procedimento e conceito minimente invasivos novos que, basicamente, fundem os conceitos das várias formas de cirurgia transanal. A TaTME foi desenvolvida como o corolário natural das técnicas de retossigmoidectomia transanal-abdominal-transanal (do inglês TATA, *transanal abdominal transanal proctosygmoidectomy*),[12] TAMIS,[11] NOSE[13] (do inglês, *natural orifice specimen extraction*) e NOTES (do inglês, *natural orifice translumenal endoscopic surgery*). A hipótese a ser analisada neste capítulo recai sobre a possibilidade presente de a TaTME resultar em margens distal e radial seguras e para pacientes selecionados com tumores do reto médio e distal, para quem a dissecção pélvica laparoscópica convencional poderia ser considerada tecnicamente difícil. Vale lembrar que a TaTME em nada se parece com uma ETM laparoscópica com NOSE. Na segunda, a ETM é completamente realizada por laparoscopia até o nível dos elevadores. Em seguida, realiza-se uma incisão retal de espessura total circunferencial, para tornar possíveis a exteriorização transanal da peça cirúrgica e a confecção da anastomose. Já a TaTME pressupõe, mais modernamente, um tempo laparoscópico no qual a mobilização para a colectomia esquerda com mobilização do ângulo esplênico e ligadura vascular arterial e venosa são realizadas como primeiro tempo ou em associação à proctectomia retrógrada. Na TaTME, o tempo abdominal minimente invasivo pode ser feito via aberta, por laparoscopia multiportais, minilaparoscopia, com auxílio de portal único ou, ainda, com assistência robótica. Já a TaTME pode ser realizada empregando a plataforma rígida (TEM/TEO) ou flexível (TAMIS).

EXPERIÊNCIA COM MODELOS EXPERIMENTAIS EM ANIMAIS E EM CADÁVERES

O acesso transanal para as ressecções do cólon e do reto foi demonstrado viável e seguro no modelo suíno e em cadáveres humanos.[14-16]

Possivelmente, a experiência inicial com a proctectomia endoscópica transanal foi realizada por Sylla et al.[15] Nesse estudo-piloto de viabilidade, utilizou-se um modelo de não sobrevivência com a plataforma TEM. A ressecção do reto e do sigmoide utilizando TEM foi realizada em sete cadáveres de suínos e em dois animais vivos em modelo de não sobrevivência. Nessa técnica, após a aplicação de sutura em bolsa no reto distal, para evitar a contaminação fecal, fez-se uma incisão circunferencial em toda a espessura do reto distal. Em seguida, por dissecção endoscópica transanal, a entrada no espaço pressacral era realizada. Após entrada na cavidade peritoneal por violação do fundo de saco, a dissecção do cólon proximal continuou até que limitações anatômicas e de instrumental foram experimentadas. O cólon foi exteriorizado pelo orifício anal, e, após a transecção do espécime, construiu-se uma anastomose coloanal por grampeamento circular simples. Os principais resultados desse estudo preliminar foram que o ângulo agudo do promontório sacral e a pelve estreita dos suínos impediram a dissecção proximal, e que a adição de um acesso endoscópico transgástrico para dissecção resultou em ganho médio de cerca de 6 cm de comprimento do cólon proximal. Nesse estudo de viabilidade, todos os espécimes ressecados estavam intactos.

Trunzo e Delaney[17] relataram um caso de proctectomia endoscópica transanal sem assistência transabdominal em suíno empregando a plataforma TEM e um endoscópico flexível para a dissecção. A ressecção do reto em extensão de 10 cm pôde ser realizada. Após 3 horas de operação, optou-se pela anastomose mecânica. O mesmo procedimento pôde ser repetido pelo grupo de trabalho do autor deste capítulo com sucesso.[18]

Em 2010, Sylla et al.[19] conduziram ensaio experimental em 20 suínos, empregando modelo de sobrevivência. Neste, os resultados após o acesso endoscópica transanal puro foram comparados aos de uma abordagem combinada com assistência endoscópica transgástrica. Embora a utilização da assistência transgástrica tenha sido seguida por aumento significativo no comprimento do espécime, todos os procedimentos foram realizados com sucesso e todas as peças cirúrgicas obtidas estavam intactas, segundo os autores. Esse foi um estudo de sobrevivência de 2 semanas, sem a observação de nenhuma mortalidade.

Em preparação para a aplicação clínica, os modelos de cadáveres humanos frescos foram utilizados para a validação da técnica de TaTME. Três importantes estudos em modelos de cadáveres humanos foram realizados.[8,12,13] Em 2007, Whiteford et al.[14] operaram três cadáveres humanos do sexo masculino. Nesses estudos, empregou-se o acesso transanal utilizando-se a plataforma TEM, sem assistência transabdominal ou transgástrica. Em todos os casos, a mobilização do cólon sigmoide por um único cirurgião, seguida da ligadura alta vascular e da linfadenectomia em bloco, pôde ser realizada. Optou-se pela anastomose mecânica terminoterminal, realizada com sucesso. Todos os cadáveres foram submetidos à laparotomia exploradora ao final do procedimento, em busca de lesões insuspeitadas.

Em 2013, Telem et al.[20] conduziram em cadáveres o maior estudo experimental sobre TaTME já realizado. Nele, a plataforma TEO (Karl Storz, Tuttlingen, Alemanha) foi empregada. Os autores operaram 32 cadáveres utilizando o acesso endoscópico transanal isolado (n = 19), com assistência transgástrica (n = 5) ou com a assistência laparoscópica multiportal (n = 8). O mesorreto foi dissecado com eletrocautério monopolar ou com bipolar. Após a dissecção do reto extraperitoneal, a reflexão peritoneal foi incisada anteriormente após a separação cuidadosa da vagina/próstata formar a parede anterior do reto. Uma vez o espécime de retossigmoide completamente mobilizado, ele era exteriorizado e seccionado. Em seguida, a anastomose coloanal manual era a opção dos autores. O tempo operatório médio foi de 5,1 (3 a 8) horas. O comprimento médio da peça cirúrgica foi de 53 (15 a 91) cm. O mesorreto foi considerado intacto em 100% dos casos. Quanto ao tipo de assistência à técnica endoscópica transanal, concluiu-se que um espécime significativamente mais extenso pôde ser obtido quando se associava à assistência laparoscópica (67,7 cm versus 45,4 cm), em oposição à técnica transanal isolada (p = 0,013). Em 8 (25%) casos, detectou-se uma perfuração do cólon. Os autores concluíram que a TaTME em transição para aplicação clínica não poderia prescindir da assistência laparoscópica para superar as limitações relacionadas com a exclusiva instrumentação transanal. Os autores também afirmaram que o treinamento em cadáver resulta em aquisição de habilidades para a solução de problemas e maior capacidade de superação de curva de aprendizado.

McLemore et al.[21] realizaram o primeiro ensaio em modelo de cadáver para a realização de TaTME utilizando uma plataforma flexível (TAMIS). A TaTME foi realizada em cinco cadáveres empregando-se a plataforma Gelpoint Path TAMIS (Applied Medical, Rancho Santa Margarita, CA, Estados Unidos) via transanal. Para a realização dessas operações, realizou-se a assistência transabdominal com via de acesso laparoscópica uniportal, utilizando a plataforma Gelpoint. O dispositivo de acesso único foi colocado no quadrante inferior direito em local habitual para a criação de uma ileostomia temporária. Assistiu-se o procedimento por um portal de 5 mm adicional colocado no quadrante inferior esquerdo, considerado o local habitual de um dreno pélvico transabdominal após ETM. Pelo portal transanal, a TaTME foi conduzida da maneira retrógrada habitual: em primeiro lugar, a parede retal posterior seguida da anterior e, por último, as laterais. A reflexão peritoneal foi incisada na parede anterior do reto, etapa realizada com controle laparoscópico. Então, a dissecção retal lateral foi realizada utilizando o eletrocautério monopolar ou dispositivos de energia ultrassônica. Nessa experiência, empregou-se um bipolar avançado para a dissecção das paredes laterais do reto. O restante da operação foi executado principalmente pelo portal único Gelpoint, com dissecção de medial para lateral do cólon esquerdo. A artéria mesentérica inferior foi dissecada e selada empregando-se o bipolar avançado EnSeal (Ethicon Endo-Surgery, Cincinnati, OH, Estados Unidos) posicionado, nesses casos, via transanal. Depois da mobilização da flexura esplênica, a plataforma TAMIS foi removida, e a peça cirúrgica, exteriorizada e seccionada. A anastomose coloanal realizada foi manual ou mecânica, por grampeamento simples ou duplo. Avaliou-se a integridade da anastomose via laparoscópica com prova do borracheiro. Nessa casuística, o tempo operatório médio foi de 200 (128 a 249) minutos. A qualidade da ETM foi grau I (completa), com mesorreto intacto em todos os cinco casos. O comprimento da peça cirúrgica foi de 36,8 ± 3,4 cm. Os autores afirmaram que a TaTME pode revolucionar o tratamento cirúrgico do câncer de reto, sendo necessários mais estudos para justificar a segurança oncológica antes de sua aplicação generalizada.

Mais evidências sobre a segurança oncológica da TaTME haviam sido publicadas 2 anos antes, por Rieder et al.[22] Nesse estudo, quatro cadáveres do sexo masculino foram alocados aleatoriamente para TaTME com TEM sem assistência laparoscópica, e outros dois foram submetidos à ETM laparoscópica. A presença de uma lesão no cólon sigmoide foi simulada a 25 cm da borda anal. Não houve diferença entre os dois grupos com relação à extensão da dissecção linfonodal (mediana 5 versus 4,5). No entanto, em um caso de TaTME, a lesão simulada no sigmoide não foi ressecada. Além disso, o comprimento médio das peças cirúrgicas foi de 16 ± 4 cm no grupo TaTME e de 31 ± 9 cm no grupo ETM por vídeo (p < 0,01). O tempo cirúrgico foi significativamente mais longo (247 ± 15 versus 110 ± 14 minutos) após TaTME. Os autores observaram que, embora a TaTME utilizando a plataforma TEM não possibilite a mobilização de cólon suficiente, a extensão da linfadenectomia pode ser semelhante à de uma abordagem laparoscópica convencional. No entanto, parece necessário haver alguma preocupação a respeito da redução significativa do número de linfonodos recuperados nesse estudo. A questão certamente permanece em aberto.

EXPERIÊNCIA CLÍNICA COM A EXCISÃO TOTAL DO MESORRETO TRANSANAL

Aspectos técnicos

A TaTME foi desenvolvida com o objetivo de suplantar as dificuldades técnicas inerentes à ETM quando esta é realizada via convencional ou laparoscópica. Iniciar a ETM no sentido retrógrado (bottom-to-up) oferece vantagens inequívocas de visão cirúrgica, o que contribui para definir de maneira mais clara ou precisa as margens radial e distal.

Apesar de o conceito de iniciar a dissecção pelo períneo não ser novo, a inovação reside no emprego da assistência endoscópica para a realização da ETM, por uma plataforma reutilizável (TEO-TME o TEM-TME) ou descartável (TAMIS-TME). Durante algum tempo, houve dúvidas sobre qual tempo operatório deveria ser iniciado antes, se o abdominal[5,23,24] ou transanal.[13,25-27] Subsequentemente, tendeu-se à realização do tempo abdominal antes, sobretudo em virtude do impacto sobre a dissecção abdominal causado pela insuflação do reto e do cólon e, também, pela infiltração do retroperitônio por gás carbônico (pneumorretroperitônio). E, mais modernamente, com o objetivo de economizar tempo, verifica-se uma tendência a realizar os tempos abdominal e transanal simultaneamente.[28-30]

Mais dúvidas existem sobre a melhor plataforma transanal a ser empregada. A plataforma transanal pode ser rígida/reutilizável [TEM (Richard-Wolf, Knittlingen, Alemanha), ou TEO (Karl Storz, Tuttlingen, Alemanha)] ou flexível/descartável. Para o emprego de uma plataforma de TAMIS, existem várias opções, mas, no Brasil, utiliza-se principalmente o GelPOINT Path Transanal Access Platform (Applied Medical, Inc., Rancho Santa Margarita, CA, Estados Unidos), o SILS Port (Covidien, Mansfield, MA, Estados Unidos) e o TriPort (Olympus Medical Europe Holding GmbH, Alemanha).

Outro aspecto técnico importante diz respeito à confecção da sutura em bolsa previamente ao início da dissecção. Durante a TaTME, a margem distal intramural é definida pelo cirurgião de maneira precisa logo no início do procedimento. Quando se indica a dissecção interesfincteriana, ela é mais comumente realizada sob visão direta de modo adequado, com o auxílio de um afastador do tipo Lone-Star (Lone Star Medical Products Inc., Houston, TX, Estados Unidos). Ao fim da dissecção interesfincteriana, a sutura em bolsa é aplicada diretamente e, em seguida, o Lone Star, removido, e a plataforma para TaTME, instalada. Quando a dissecção interesfincteriana não está indicada, a sutura em bolsa deve ser idealmente realizada 1 a 2 cm distalmente à borda inferior do tumor. E, então, numerosas variações técnicas para a confecção da sutura e para o nó podem ser utilizadas. Mais comumente, realiza-se sutura em bolsa por acesso endoscópico, ou seja, pela plataforma dedicada. Ao final, ela deve ser adequadamente nodada e, portanto, impermeável ao CO_2. Quando se emprega a plataforma rígida (TEO), opta-se por nodar a sutura em bolsa com o auxílio de um empurrador de nós. Quando a plataforma flexível com duas peças é empregada, como o GelPOINT Path, provavelmente o mais simples é remover a tampa e nodar sob visão direta, empregando as mãos. Quando a plataforma flexível de peça única (como o SILS Port) é utilizada, exige-se a realização do nó sob visão endoscópica, o que pode demandar um pouco mais de habilidade do cirurgião. Quando se prevê a confecção de uma anastomose mecânica, considera-se sempre uma última, mas não menos importante, opção técnica: a confecção da sutura em bolsa de maneira direta, sem o auxílio das plataformas, contudo, com a assistência dos afastadores do equipamento de sutura mecânica. Um dos grampeadores circulares mais utilizados até o momento é o EEA HEM 3348 (Covidien, Mansfield, MA, Estados Unidos), para o tratamento cirúrgico do prolapso do reto, a intussuscepção retal e a retocele. Nesse equipamento, duas caraterísticas técnicas são importantes:

1. A ogiva é longa e destacável.
2. Os grampos têm a espessura de 4,7 mm, quando fechados, sendo ideais para o grampeamento circunferencial de espessura total.

Assim, quando se prevê sua utilização, esse equipamento pode ser aberto no início da operação, e a confecção da sutura em bolsa consegue ser rápida e facilmente utilizada empregando o *kit* de afastadores anais que acompanha o produto.

O pneumorreto ou a pneumopelve são instalados empregando-se um insuflador laparoscópico convencional. A ETM começa retrogradamente no nível do músculo puborretal. O plano posterior embriológico entre a fáscia mesorretal e a fáscia parietal deve ser desenvolvido sob visão direta, por meio de dissecção delicada. Mais frequentemente, o gancho laparoscópico curvo ou reto acoplado ao eletrocautério monopolar é empregado para a realização da dissecção. Após a mobilização posterior até um limite cranial onde esta passa a ficar difícil, o plano anterior é desenvolvido no nível do septo retovaginal ou da fáscia de Denonvillier (plano retoprostático) até a abertura cranial do fundo de saco de Douglas. Nesse momento, para a realização da dissecção lateral esquerda e direita, o controle laparoscópico é importante. A assistência laparoscópica pode ser convencional (multiportal),[5,31] por portal único[24,27] ou, ainda, empregando-se minilaparoscopia.[29,30] A ligadura na origem da artéria mesentérica inferior e alta da veia mesentérica inferior deve ser realizada, e a mobilização do ângulo esplênico é defendida pela maioria dos cirurgiões. Após completa mobilização do cólon esquerdo e finalização da TaTME, a peça cirúrgica deve ser preferencialmente exteriorizada via transanal, exceto nos casos de mesorreto volumoso, quando a extração transanal pode causar dano ao mesorreto ou mesmo a perfuração do tumor nos casos mais extremos. A anastomose coloanal a ser realizada pode ser mecânica ou manual, terminoterminal ou lateroterminal e, ainda, envolver a confecção de um reservatório ou coloplastia.

RESULTADOS DOS ESTUDOS NÃO COMPARATIVOS

A análise da evidência científica sobre TaTME esbarra nas dificuldades encontradas quando uma técnica cirúrgica inovadora é comparada a uma mais tradicional. Muitas das experiências mais significativas publicadas na literatura advêm de séries de casos, os chamados estudos-piloto. Ocorre que esses mesmos estudos, que carregam evidência científica fraca para muitos padrões de prática médica, são exatamente os mesmos que possibilitam algum grau de padronização técnica absolutamente necessária ao desenho de estudos prospectivos comparativos e multicêntricos.

A despeito de Sylla et al.[16] terem reportado o primeiro caso clínico de TaTME em janeiro de 2010, há evidência de que Rouanet et al.[5] teriam feito o primeiro caso em 2009, apesar de a publicação ser de 2013. O conhecimento e a experiência levantada a partir de estudos em animais e cadáveres resultaram na realização dos primeiros casos em seres humanos em todo o mundo. No relato de Sylla et al.,[16] uma mulher de 76 anos de idade com adenocarcinoma do reto T2N2 foi submetida a TaTME após o tratamento neoadjuvante. Visualização e algum grau de assistência durante a TaTME foram providenciados por laparoscopia multiportal, uma porta transabdominal de 5 mm, que se tornou o local do estoma, e duas portas de minilaparoscopia de 2 mm, uma delas utilizada como um local de drenagem. A ETM foi completamente realizada via transanal empregando-se a plataforma rígida TEO. A mobilização do ângulo esplênico foi realizada por videolaparoscopia. Após a TaTME, construiu-se uma anastomose coloanal. O tempo operatório foi de 4,5 horas, confeccionando-se uma ileostomia de proteção. A paciente recebeu alta no quarto dia. O exame anatomopatológico final revelou um caso de ypT1N0, com mesorreto intacto. Vinte e três linfonodos negativos para neoplasia foram dissecados na peça cirúrgica.

No relato de caso publicado por Tuech et al.,[27] uma mulher de 45 anos foi submetida a tratamento cirúrgico por adenocarcinoma do reto situado 3 cm acima da linha pectínea. Para essa operação, empregou-se o portal transanal com assistência laparoscópica multiportais. O portal para TaTMe foi o Endorec (Aspid, França). Depois de a dissecção progredir até a cavidade peritoneal, um segundo portal Endorec foi posicionado no local proposto para a ileostomia. Na abordagem laparoscópica, o cólon esquerdo e a flexura esplênica foram mobilizados, e a artéria mesentérica inferior, ligada. O retossigmoide foi exteriorizado via transanal e, após a transecção do cólon, uma anastomose manual lateroterminal foi confeccionada, seguida de ileostomia em alça. O tempo operatório foi de 5 horas. A excisão do mesorreto foi considerada completa, e o mesorreto, intacto.

Em 2012, Zorron et al.[31] publicaram dois casos de TaTME para pacientes com câncer do reto. No primeiro caso, um homem de 54 anos com adenocarcinoma não irradiado e lesão obstrutiva localizada a 8 cm da borda anal. Segundo o autor, esse paciente foi submetido a uma TaTME com o auxílio de um videocolonoscópio inserido no espaço perirretal por meio de uma incisão no reto distal posterior de 2,5 cm. Uma vez que a dissecção entrou na cavidade peritoneal, a TaTME foi concluída empregando-se acesso laparoscópico multiportais. Ao final da operação, a peça cirúrgica foi exteriorizada via transanal e uma anastomose mecânica seguida por uma colostomia transversal foram empregadas. O tempo operatório foi de 350 minutos, e a patologia revelou um tumor pT3N1. O segundo caso da casuística foi realizado em uma mulher de 73 anos de idade, com um adenocarcinoma do reto localizado a 6 cm da borda anal. Essa paciente foi submetida a tratamento inicial por quimio e radioterapia. A TaTME foi realizada empregando-se um portal SILSport (Covidien, Mansfield, Massachusetts, Estados Unidos). A assistência laparoscópica foi por laparoscopia multiportal. Os dois pacientes recuperaram-se sem intercorrências e receberam alta no sexto dia de pós-operatório.

Leroy et al.[32] relataram o primeiro caso clínico de TaTME realizado por meio de uma abordagem totalmente transanal. Neste, uma paciente do sexo feminino de 56 anos de idade com uma neoplasia do reto médio foi submetida a uma TaTME empregando-se exclusivamente a plataforma TEO. Não se empregou ileostomia de proteção.

Em 2013, Velthuis et al.[33] publicaram a primeira série clínica (com cinco pacientes). Nesse estudo, os pacientes com adenocarcinoma do reto T2/T3 foram submetidos à radioterapia ou tratamento quimio e radioterápico e, após 1 ou 6 semanas, respectivamente, de acordo com as diretrizes holandesas para o tratamento de câncer do reto, foram operados. O procedimento teve início com a fase transanal. Um acesso circunferencial de espessura total ao reto distal distal foi facilitado pela utilização do afastador Scott (Lone Star Medical Products, Houston, Texas, Estados Unidos). Então, o coto retal foi fechado com uma sutura em bolsa. Um portal tipo SILS Port (Covidien, Mansfield, Estados Unidos) foi introduzido no orifício anal. A pneumopelve criada foi de 15 mmHg. Utilizou-se uma óptica de 5 mm, de 30°. O plano avascular posterior foi desenvolvido inicialmente utilizando dissecção com LigaSure. O plano de dissecção foi, então, estendido anteriormente e, por fim, lateralmente. Após a dissecção circunferencial do mesorreto, a reflexão peritoneal foi incisada. Em seguida, um segundo portal SILS foi instalado no local da ileostomia temporária no quadrante inferior direito do abdome. Para mobilizar o descendente e o sigmoide, a dissecção, utilizando o portal único abdominal, seguiu os princípios do acesso médio lateral. A artéria mesentérica inferior e a veia foram seladas com o emprego do LigaSure. O cólon foi exteriorizado via transanal. Confeccionou-se a coloplastia seguida de anastomose coloanal direta manual ou mecânica. Fez-se a ileostomia em alça em todos os casos. Em virtude do mesocólon volumoso, duas portas adicionais laparoscópicas foram utilizados em um caso. O tempo operatório médio foi de 175 (160 a 194) minutos. Um paciente apresentou pneumorretroperitônio como complicação intraoperatória, evoluindo com íleo prolongado no pós-operatório e uma infecção pulmonar. Em outro caso, foi necessária a drenagem laparoscópica de um abcesso pressacral, sem fístula. Os autores concluíram que a TaTME poderia ser útil para proporcionar uma margem de ressecção distal clara e, possivelmente, reduzir o número de conversões.

Outro relato de uma pequena série clínica de três pacientes foi publicado por Lacy et al.[30] seguindo o princípio da cirurgia por orifício natural assistida por minilaparoscopia (*minilaparoscopic-assisted natural orifice surgery* ou MANOS). Nessa série, a assistência laparoscópica para o portal transanal foi realizada com o emprego de um portal umbilical de 10 mm, outro de 5 mm no local da ileostomia e um de 2 mm na fossa ilíaca esquerda (empregado posteriormente para drenagem). Uma óptica flexível 3D foi utilizada para o tempo transanal, com o emprego da plataforma TAMIS por GelPOINT (Applied Medical). A completa mobilização da flexura esplênica foi necessária em dois casos. Em todos os três casos, a anastomose coloanal foi mecânica. O tempo operatório médio correspondeu a 143 minutos. A qualidade da ressecção mesorretal foi satisfatória em todos os casos. A readmissão por desidratação atribuída a alto débito pela ileostomia ocorreu em um caso.

Lacy et al.[29] logo reportaram os resultados de curto prazo de 20 pacientes submetidos à TaTME. Os pacientes foram operados no período de agosto de 2011 a julho de 2012. As contraindicações relatadas nessa série foram índice de massa corporal (IMC) acima de 35 kg/m^2, estadiamento cT4, recorrência e contraindicações para pneumoperitônio. Em 14 pacientes, a quimio e a radioterapia neoadjuvantes foram empregadas tendo sido os pacientes operados entre 6 e 8 semanas após o final do tratamento. O IMC médio para a série foi de 25,3 kg/m^2. Das lesões retais, 50% foram consideradas localizadas no meio do reto. A média de distância da borda anal foi de 6,5 cm. As operações foram iniciadas via laparoscópica. Utilizaram-se um trocarte de 12 mm no umbigo, um de 5 mm na fossa ilíaca direita e outro de 2 mm no quadrante inferior esquerdo. Após o estadiamento laparoscópico, seguiu-se a instalação do portal GelPOINT Path Transanal (Applied Medical, Rancho Santa Margarita, Estados Unidos). As dissecções laparoscópica abdominal e transanal combinadas foram empregadas em todos os casos. Para as lesões muito distais, o acesso transanal inicial era precedido pela utilização do Lone Star Retractor System (CooperSurgical, Estados Unidos). Os vasos mesentéricos inferiores foram seccionados e ligados empregando-se clipes vasculares. Após a mobilização do cólon, o retossigmoide era exteriorizado pelo ânus com o afastador Lone Star. Empregou-se, para reconstrução, a anastomose lateroterminal ou terminoterminal mecânica. O número médio de linfonodos removidos foi de 15,9. Por esse estudo, os autores concluíram que a técnica pode ser utilizada com sucesso em casos de câncer do reto selecionados, embora os autores não tenham sido capazes de indicar exatamente qual tipo de seleção. Além disso, asseguraram que a assistência laparoscópica exerce papel central no auxílio à dissecção transanal.

Rouanet et al.[5] publicaram uma das séries individuais de TaTME mais importantes até o momento, pelo fato de os autores terem delineado muito bem quais seriam as melhores indicações para a técnica. Isso se torna relevante porque, há algum tempo, ao revisar sistematicamente os casos publicados de TaTME, não foi possível identificar qualquer característica que definisse, nos pacientes operados, uma característica que justificasse o emprego da proctectomia retrógrada.[34] Em outras palavras, pareceu que o que vinha ocorrendo (e que provavelmente continua) é que essa nova técnica estava sendo empregada para pacientes do sexo feminino, com IMC não elevado e, por vezes, com neoplasias do reto médio, para os quais, muito possivelmente, a ETM por vídeo com anastomose por duplo grampeamento poderia ser realizada com bons resultados. Vale lembrar que anastomoses coloanais manuais cursam com resultados funcionais inferiores, quando comparadas às realizadas por duplo grampeamento. Nesse contexto, auditar as indicações de TaTME nos estudos publicados parece uma boa ideia. Na série publicada por Rouanet et al.,[5] as indicações para TaTME ficaram claras em 30 pacientes do sexo masculino operados no período de janeiro de 2009 a junho de 2011. As indicações incluíram uma combinação de pelve estreita (definida como distância intertuberositária de menos de 10 cm e interisquiática com menos de 12 cm), mesorreto volumoso, aspectos tumorais desfavoráveis (tumores grandes e situados na face anterior do reto) e, finalmente a estimativa de possível comprometimento da margem circunferencial anterior à ressonância magnética. A operação era iniciada pelo tempo transanal com o auxílio da plataforma rígida TEO. A dissecção incluía o uso de bisturi ultrassônico. A assistência laparoscópica era multiportal. Retirava-se a peça cirúrgica por uma incisão suprapúbica ou via transanal. Uma anastomose coloanal – com ou sem bolsa – e a ileostomia eram, então, confeccionadas. Nessa casuística, a terapia neoadjuvante foi realizada em 26 (86,7%) pacientes. A conversão para operação aberta foi necessária em 2 (7%) pacientes. A excisão do mesorreto foi classificada como "boa" (grau 3, segundo a classificação de Quirke[35]) em todos os casos. A mediana da extensão da linfadenectomia foi de 13.[8-32] Quatro (13%) pacientes apresentaram margens de ressecção circunferenciais histologicamente comprometidas. Houve três complicações intraoperatórias: uma embolia aérea e duas lesões uretrais. Houve 10 complicações pós-operatórias, incluindo quatro casos de sepse (taxa de morbidade de 30 dias de pós-operatório de 30%). Não houve mortalidade em 30 dias. A sobrevida livre de doença após 21 meses foi de 43,3%. Após esse intervalo, e a taxa de recorrência local foi de 13,3% (quatro pacientes) e taxa de recidiva tumoral total de 40%. As taxas de sobrevida global após 12 e 24 meses foram de 96,6 e 80,5%, respectivamente.

Na Tabela 28.1, encontram-se os dados clínicos relativos às séries de casos de TaTME publicadas na literatura.

Quando se analisam os resultados das séries de casos publicadas na literatura, verifica-se que o número de casos operados em cada um desses ensaios unicêntricos é bastante reduzido, o que, possivelmente, reflete a seleção de casos. Sabe-se que a ETM por vídeo é difícil, sobretudo em homens obesos, frequentemente com IMC acima de 30. No entanto, verifica-se que, muito possivelmente, a média de IMC para os pacientes reportados na literatura se encontra significativamente abaixo desse valor. Por último, cabe mencionar que TEM/TEO-TME ou TAMIS-TME não representam operações livres de complicações. Na medida em que permanecem indefinidos quais são os pré-requisitos que um cirurgião deve reunir para se habilitar em TaTME, é bastante preocupante observar taxas de complicações que podem chegar a mais de 40%. Mesmo que não haja parâmetro de comparação, uma vez que estes não são ensaios comparativos, verifica-se que a morbidade pode ser significativa após a TaTME e, por sua vez, ser especificamente associada à operação, como as lesões de uretra, que devem representar um fenômeno de ocorrência no mínimo rara após a ETM por vídeo.

Da Tabela 28.2, figuram as variáveis anatomopatológicas associadas a pacientes submetidos a TaTME reportadas na literatura.[36-40]

Em que pese ser difícil inferir sobre a qualidade das peças cirúrgicas removidas, uma vez que dados comparativos não estão disponíveis, os resultados que figuram da Tabela 28.2 indicam não haver violação grosseira dos parâmetros anatomopatológicos convencionais obtidos após a ETM por vídeo.[41]

RESULTADOS DOS ESTUDOS COMPARATIVOS

A despeito da validade da evidência científica promovida a partir de séries de casos (nesse tipo de estudo, chegar à padronização técnica representa o mais importante resultado a ser obtido), nenhuma conclusão definitiva ainda pode ser tirada acerca da TaTME, de modo que, atualmente,

Tabela 28.1. Dados clínicos das séries de pacientes submetidos a TaTME para o tratamento cirúrgico radical do câncer do reto

Autor, ano	Número de pacientes	IMC (kg/m²)	Tempo operatório (minutos)	Conversão (%)	Complicações (%)
Sylla, 2013[36]	5	26 ± 2,3	274,6	0	60
Velthuis, 2013[33]	5	25 (20-36)	175	0	40
Wolthuis, 2014[37]	14	25 (17-32)	148	18	42,9

Fonte: elaborada pelos autores.

Tabela 28.2. Variáveis do exame anatomopatológico nas séries de casos de pacientes submetidos a TaTME para o tratamento cirúrgico radical do câncer do reto

Autor, ano	Número de pacientes	Qualidade da ETM	Margem circunferencial positiva (%)	Margem distal intramural acometida (%) ou em cm	Extensão da linfadenectomia
Sylla, 2013[36]	5	Intacta em 100%	0	0%	33
Velthuis, 2013[33]	5	Intacta em 100%	0	0%	12
Wolthuis, 2014[37]	14	N/A	N/A	N/A	N/A
Lacy, 2013[29]	20	Satisfatória em 100%	0	2,6 cm	15,9
Rouanet, 2013[5]	30	Boa em 100%	13,3	0,9 cm	13
Atallah, 2014[38]	20	Completa ou quase completa em 89,5%	5	5%	22,5
Chouillard, 2014[25]	16	Intacta em 100%	0	3,6 cm	21
Muratore, 2015[39]	26	Completa em 88,5%	0	1,9 cm	10
Knol, 2015[23]	10	Intacta em 90%	0	1,94 cm	10,5
Tuech, 2015[40]	56	Intacta em 84% e quase intacta em 16%	5,4	1 cm	12

Fonte: elaborada pelos autores.

essa técnica pode e deve ser considerada método experimental. Assim como as outras formas de ETM minimamente invasiva, a laparoscópica e a robótica, a TaTME deverá, no momento da indicação cirúrgica, ser comparada ao padrão de tratamento: a ETM por laparotomia. Persiste ainda controversa a ideia sobre se casos de TaTME devem apenas ser executados dentro de estudos desenhados especificamente para conhecer desfechos imediatos e tardios oncológicos. Aspectos éticos e legais particulares de cada país precisam ser considerados, e obter o consentimento informado do paciente não pressupõe liderá-lo ou recrutá-lo para uma pesquisa clínica. De qualquer maneira, é provável que um registro prospectivo de localização declarada (não necessariamente de acesso universal) seja altamente recomendável.[42]

Estudos comparativos são, sim, necessários à introdução de uma nova técnica ou tecnologia, sobretudo os randomizados. Sobre a TaTME, está-se longe disso (pode-se acessar o protocolo do estudo COLOR III ou mesmo recrutar ao ler o manuscrito de Deijen et al.[43]). Os resultados oncológicos tardios não estão disponíveis, e os resultados clínicos e anatomopatológicos imediatos foram abordados em, até o momento, apenas duas publicações,[24,44] ambas comparando pacientes submetidos a TaTME e a ETM por vídeo. A publicação de Velthuis et al.[24] enfocou resultados anatomopatológicos, e a de Fernándes-Hevia,[44] desfechos cirúrgicos imediatos. Infelizmente, em ambas, o tratamento padrão (ETM por vídeo) foi comparado ao experimental (TaTME) empregando-se grupo-controle histórico, o que resulta em viés indissociável e dificuldade do controle de variáveis clínicas importantes.

Na experiência de Velthuis et al.,[24] uma coorte de pacientes submetidos a TaTME (25 pacientes operados entre 2012 e 2013) foi comparada a uma coorte pareada de pacientes submetidos a ETM por vídeo. No grupo TaTME, 96% das peças cirúrgicas foram representativas de ETM completa. Esse resultado foi de 72% (p < 0,05) no grupo de ETM por vídeo. Na análise de pacientes submetidos à amputação do reto, essa diferença foi maior (83 versus 33%), favorecendo o grupo TaTME. Margem circunferencial comprometida foi observada em 4% dos casos após TaTME e em 8% após ETM por vídeo (p = não significativo). A extensão da linfadenectomia e o comprimento da margem distal intramural foram similares nos dois grupos. Os autores concluíram pela eventual superioridade da TaTME no que se refere ao potencial para obter ETM completa.

Na experiência de Fernándes-Hevia et al.,[44] 37 pacientes foram incluídos em cada grupo de estudo, TaTME e ETM por vídeo. A análise das variáveis clínicas demonstrou que o tempo operatório foi maior (252 versus 215 minutos, p < 0,01) no grupo de ETM por vídeo e, apesar de não se ter demonstrado diferença na morbidade até 30 dias (51% após ETM por vídeo e 32% após TaTME, p = 0,16), houve significativamente mais readmissões (22% versus 6%, p = 0,03) após ETM por vídeo. Certamente, esses resultados precisam ser confirmados por outros autores.

ANÁLISE CRÍTICA DA EVIDÊNCIA CIENTÍFICA DISPONÍVEL

A TaTME representa um procedimento desenvolvido para superar as dificuldades técnicas associadas à ETM por vídeo. A evidência atual sugere que se trata de um procedimento viável e seguro para pacientes selecionados, conforme demonstrado experimentalmente e na experiência clínica. A análise dos resultados disponíveis indica que a operação oncologicamente adequada pode ser realizada em relação a margens circunferenciais e distal, à qualidade da ETM e, também, à extensão da linfadenectomia. A aplicação clínica é promissora. Complicações específicas associadas à TaTME precisam ser auditadas, bem como resultados oncológicos em longo prazo que permanecem desconhecidos. Portanto, parece consensual que, por enquanto, a TaTME deva ser realizada preferencialmente dentro de um projeto revisado por comitê de ética em pesquisa e por cirurgiões colorretais com experiência em cirurgia minimamente invasiva e em TEM.

No entanto, apresentam-se evidências de que a TaTME persiste sendo realizada de maneira não padronizada, o que denota que os cirurgiões envolvidos com os casos de TaTME seguem explorando os limites e as possibilidades da técnica. A heterogeneidade na seleção dos pacientes e na descrição das técnicas cirúrgicas empregadas corrobora essa impressão. Até o momento, observa-se que o procedimento pode ser personalizado para cada paciente, sobretudo no que diz respeito à extensão da proctectomia retrógrada.

A TaTME apresenta vantagens sobre a ETM por vídeo, mas persistem dúvidas a serem dirimidas. Em pacientes obesos do sexo masculino, com pelve estreita e com tumores situados na face anterior do reto médio e distal, estão caracterizadas ameaças conhecidas à obtenção de uma margem circunferencial livre. Para esse grupo selecionado de pacientes, a TaTME, com poucas dúvidas, representa alternativa atraente e, ainda, com a vantagem de prescindir da incisão abdominal e de suas complicações. Parece ser consenso, também, que uma abordagem híbrida (laparoscópica e transanal) ainda é necessária e que os tempos abdominal e transanal podem ser feitos simultaneamente, com evidente impacto sobre a redução do tempo operatório. Sobre se a TaTME deve ser puramente transanal ou híbrida, persistem controvérsias. Se padronizar o procedimento é uma necessidade vigente, parece que perseguir a via puramente transanal vai na contramão das prioridades, mas há de se reconhecer que alguns grupos caminham mais apressadamente em direção à NOTES-TME.[32]

Para a realização da TaTME, plataformas rígidas (TEM/TEO-TME) ou flexíveis (TAMIS-TME) vêm sendo empregadas. A plataforma TEM/TEO é reutilizável, estável e prescinde da presença do assistente. No entanto, o custo inicial associado à aquisição do equipamento deve ser considerado na equação. Com relação às plataformas TAMIS, mais triangulação e graus de liberdade são verificados durante a cirurgia, além da possibilidade de se empregar instrumental laparoscópico convencional.

Há evidência de que, após a TaTME, uma boa qualidade da ETM e adequada extensão adequada de linfadenectomia podem ser comprovadas. No entanto, a segurança oncológica ainda não foi definida, necessitando-se maior número de casos, de preferência, operados em estudos multicêntricos. Finalmente, se a TaTME deve ser uma indicação para casos selecionados, para os quais se espera um obstáculo associado à ETM por vídeo, desafios de implementação desses estudos ainda estão por vir.

Referências

1. Heald RJ, Husband EM, Ryall RD. The mesorectum in rectal cancer surgery: the clue to pelvic recurrence? Br J Surg. 1982;69(10):613-6.
2. Heald RJ, Ryall RD. Recurrence and survival after total mesorectal excision for rectal cancer. Lancet. 1986;1(8496):1479-82.
3. Fleshman J, Branda M, Sargent DJ, Boller AM, George V, Abbas M et al. Effect of laparoscopic-assisted resection vs open resection of stage II or III rectal cancer on pathologic outcomes: the ACOSOG z6051 randomized clinical trial. JAMA. 2015;314(13):1346-55.
4. Stevenson ARL, Solomon MJ, Lumley JW, Hewett P, Clouston AD, Gebski VJ et al. Effect of laparoscopic-assisted resection vs open resection on pathological outcomes in rectal cancer: The ALaCaRT Randomized Clinical Trial. JAMA. 2015;314(13):1356-63.
5. Rouanet P, Mourregot A, Azar CC, Carrere S, Gutowski M, Quenet F et al. Transanal endoscopic proctectomy: an innovative procedure for difficult resection of rectal tumors in men with narrow pelvis. Dis Colon Rectum 2013;56(4):408-15.
6. Guillou PJ, Quirke P, Thorpe H, Walker J, Jayne DG, Smith AMH et al. Short-term endpoints of conventional versus laparoscopic-assisted surgery in patients with colorectal cancer (MRC CLASICC trial): multicentre, randomised controlled trial. Lancet. 2005;365(9472):1718-26.
7. Braga M, Frasson M, Vignali A, Zuliani W, Capretti G, Di Carlo V. Laparoscopic resection in rectal cancer patients: outcome and cost-benefit analysis. Dis Colon Rectum. 2007;50(4):464-71.
8. Araujo SEA, Seid VE, Klajner S. Robotic surgery for rectal cancer: current immediate clinical and oncological outcomes. World J Gastroenterol. 2014;20(39):14359-70.
9. Buess G, Theiss R, Hutterer F, Pichlmaier H, Pelz C, Holfeld T et al. Transanal endoscopic surgery of the rectum: testing a new method in animal experiments. Leber Magen Darm. 1983;13(2):73-7.
10. Araujo SEA, Seid VE, de Araujo Horcel L, de Araujo Horcel G, Bertoncini AB. Transanal endoscopic microsurgery: a Brazilian initial experience in private practice. Hepatogastroenterology. 2012;59(118):1822-7.
11. Atallah S, Albert M, Larach S. Transanal minimally invasive surgery: a giant leap forward. Surg Endosc. 2010;24(9):2200-5.
12. Marks J, Nassif G, Schoonyoung H, DeNittis A, Zeger E, Mohiuddin M et al. Sphincter-sparing surgery for adenocarcinoma of the distal 3 cm of the true rectum: results after neoadjuvant therapy and minimally invasive radical surgery or local excision. Surg Endosc. 2013;27(12):4469-77.

13. Wolthuis AM, de Buck van Overstraeten A, D'Hoore A. Laparoscopic natural orifice specimen extraction-colectomy: a systematic review. World J Gastroenterol. 2014;20(36):12981-92.
14. Whiteford MH, Denk PM, Swanström LL. Feasibility of radical sigmoid colectomy performed as natural orifice translumenal endoscopic surgery (NOTES) using transanal endoscopic microsurgery. Surg Endosc. 2007;21(10):1870-4.
15. Sylla P, Willingham FF, Sohn DK, Gee D, Brugge WR, Rattner DW. NOTES rectosigmoid resection using transanal endoscopic microsurgery (TEM) with transgastric endoscopic assistance: a pilot study in swine. J Gastrointest Surg. 2008;12(10):1717-23.
16. Sylla P, Rattner DW, Delgado S, Lacy AM. NOTES transanal rectal cancer resection using transanal endoscopic microsurgery and laparoscopic assistance. Surg Endosc. 2010;24(5):1205-10.
17. Trunzo JA, Delaney CP. Natural orifice proctectomy using a transanal endoscopic microsurgical technique in a porcine model. Surg Innov. 2010;17(1):48-52.
18. Araujo SEA, Seid VE, Horcel L de A. Transanal endoscopic proctectomy: a case in swine. Hepatogastroenterology. 2014;61(130):333-5.
19. Sylla P, Sohn DK, Cizginer S, Konuk Y, Turner BG, Gee DW et al. Survival study of natural orifice translumenal endoscopic surgery for rectosigmoid resection using transanal endoscopic microsurgery with or without transgastric endoscopic assistance in a swine model. Surg Endosc. 2010;24(8):2022-30.
20. Telem DA, Han KS, Kim M-C, Ajari I, Sohn DK, Woods K et al. Transanal rectosigmoid resection via natural orifice translumenal endoscopic surgery (NOTES) with total mesorectal excision in a large human cadaver series. Surg Endosc. 2013;27(1):74-80.
21. McLemore EC, Coker AM, Devaraj B, Chakedis J, Maawy A, Inui T et al. TAMIS-assisted laparoscopic low anterior resection with total mesorectal excision in a cadaveric series. Surg Endosc. 2013;27(9):3478-84.
22. Rieder E, Spaun GO, Khajanchee YS, Martinec DV, Arnold BN, Smith Sehdev AE et al. A natural orifice transrectal approach for oncologic resection of the rectosigmoid: an experimental study and comparison with conventional laparoscopy. Surg Endosc. 2011;25(10):3357-63.
23. Knol JJ, D'Hondt M, Souverijns G, Heald B, Vangertruyden G. Transanal endoscopic total mesorectal excision: technical aspects of approaching the mesorectal plane from below: a preliminary report. Tech Coloproctol. 2015;19(4):221-9.
24. Velthuis S, Nieuwenhuis DH, Ruijter TEG, Cuesta MA, Bonjer HJ, Sietses C. Transanal versus traditional laparoscopic total mesorectal excision for rectal carcinoma. Surg Endosc. 2014;28(12):3494-9.
25. Chouillard E, Chahine E, Khoury G, Vinson-Bonnet B, Gumbs A, Azoulay D et al. Notes total mesorectal excision (TME) for patients with rectal neoplasia: a preliminary experience. Surg Endosc. 2014;28(11):3150-7.
26. Dumont F, Goéré D, Honoré C, Elias D. Transanal endoscopic total mesorectal excision combined with single-port laparoscopy. Dis Colon Rectum. 2012;55(9):996-1001.
27. Tuech J-J, Bridoux V, Kianifard B, Schwarz L, Tsilividis B, Huet E et al. Natural orifice total mesorectal excision using transanal port and laparoscopic assistance. Eur J Surg Oncol. 2011;37(4):334-5.
28. Meng W, Lau K. Synchronous laparoscopic low anterior and transanal endoscopic microsurgery total mesorectal resection. Minim Invasive Ther Allied Technol. 2014;23(2):70-3.
29. Lacy AM, Rattner DW, Adelsdorfer C, Tasende MM, Fernández M, Delgado S et al. Transanal natural orifice transluminal endoscopic surgery (NOTES) rectal resection: "down-to-up" total mesorectal excision (TME): short-term outcomes in the first 20 cases. Surg Endosc. 2013;27(9):3165-72.
30. Lacy AM, Adelsdorfer C, Delgado S, Sylla P, Rattner DW. Minilaparoscopy-assisted transrectal low anterior resection (LAR): a preliminary study. Surg Endosc. 2013;27(1):339-46.
31. Zorron R, Phillips HN, Coelho D, Flach L, Lemos FB, Vassallo RC. Perirectal NOTES access: "down-to-up" total mesorectal excision for rectal cancer. Surg Innov. 2012;19(1):11-9.
32. Leroy J, Barry BD, Melani A, Mutter D, Marescaux J. No-scar transanal total mesorectal excision: the last step to pure NOTES for colorectal surgery. JAMA Surg. 2013;148(3):226-30.
33. Velthuis S, van den Boezem PB, van der Peet DL, Cuesta MA, Sietses C. Feasibility study of transanal total mesorectal excision. Br J Surg. 2013;100(6):828-31.
34. Araujo SE, Crawshaw B, Mendes CR, Delaney CP. Transanal total mesorectal excision: a systematic review of the experimental and clinical evidence. Tech Coloproctol. 2015;19(2):69-82.
35. Quirke P, Steele R, Monson J, Grieve R, Khanna S, Couture J et al. Effect of the plane of surgery achieved on local recurrence in patients with operable rectal cancer: a prospective study using data from the MRC CR07 and NCIC-CTG CO16 randomised clinical trial. Lancet. 2009;373(9666):821-8.
36. Sylla P, Bordeianou LG, Berger D, Han KS, Lauwers GY, Sahani DV et al. A pilot study of natural orifice transanal endoscopic total mesorectal excision with laparoscopic assistance for rectal cancer. Surg Endosc. 2013;27(9):3396-405.
37. Wolthuis AM, de Buck van Overstraeten A, D'Hoore A. Dynamic article: transanal rectal excision: a pilot study. Dis Colon Rectum. 2014;57(1):105-9.
38. Atallah S, Martin-Perez B, Albert M, deBeche-Adams T, Nassif G, Hunter L et al. Transanal minimally invasive surgery for total mesorectal excision

(TAMIS-TME): results and experience with the first 20 patients undergoing curative-intent rectal cancer surgery at a single institution. Tech Coloproctol. 2014;18(5):473-80.

39. Muratore A, Mellano A, Marsanic P, De Simone M. Transanal total mesorectal excision (taTME) for cancer located in the lower rectum: short- and mid-term results. Eur J Surg Oncol. 2015;41(4):478-83.

40. Tuech J-J, Karoui M, Lelong B, De Chaisemartin C, Bridoux V, Manceau G et al. A step toward NOTES total mesorectal excision for rectal cancer: endoscopic transanal proctectomy. Ann Surg. 2015;261(2):228-33.

41. Cecconello I, Araujo SEA, Seid VE, Nahas SC. Laparoscopic total mesorectal excision: early and late results. Asian J Endosc Surg. 2011;4(3):99-106.

42. McLemore EC, Harnsberger CR, Broderick RC, Leland H, Sylla P, Coker AM et al. Transanal total mesorectal excision (taTME) for rectal cancer: a training pathway. Surg Endosc. 2016 Sep;30(9):4130-5.

43. Deijen CL, Velthuis S, Tsai A, Mavroveli S, de Lange-de Klerk ESM, Sietses C et al. COLOR III: a multicentre randomised clinical trial comparing transanal TME versus laparoscopic TME for mid and low rectal cancer. Surg Endosc. 2016 Aug;30(8):3210-5.

44. Fernández-Hevia M, Delgado S, Castells A, Tasende M, Momblan D, Díaz del Gobbo G et al. Transanal total mesorectal excision in rectal cancer: short-term outcomes in comparison with laparoscopic surgery. Ann Surg. 2015;261(2):221-7.

Amputação Abdominoperineal do Reto: Aspectos Técnicos e Resultados

Torbjörn Holm
Rodrigo Gomes da Silva

INTRODUÇÃO

Uma proporção significativa de pacientes com tumores de reto localizados até 5 cm da borda anal poderão necessitar de uma amputação abdominoperineal (AAP) do reto. No entanto, a diferença observada nas taxas de AAP entre os diversos serviços especializados mostra que critérios distintos têm sido adotados.[1-7] Em geral, centros muito especializados em operações de câncer de reto tendem a apresentar menores taxas de amputação.[1] Nos Estados Unidos, Ricciardi et al.[2] demonstraram extensa variabilidade nas taxas de AAP no país, com base na geografia. Dependendo de onde o paciente mora, podem-se esperar diferentes procedimentos cirúrgicos para tumores similares. Em mais de 25% dos municípios estudados, a taxa de colostomia era maior que 60%. Em 19.912 proctectomias para câncer de reto, no período entre 2002 e 2004, 49,9% dos pacientes se submeteram a uma colostomia definitiva.[2] Um estudo recente mostrou que a taxa de amputação variou entre 27 e 88%, com média de 48%, em 10 hospitais no Canadá.[4] Na Austrália, Marwan et al.[1] relataram taxas de AAP do reto para tumores de terço distal de 42,8% para cirurgiões especializados contra 60,6% para cirurgiões não especializados.[1] Contudo, Chau et al.,[5] na França, relataram os resultados de 189 pacientes com câncer de reto do terço distal tratados em centro de excelência em câncer de reto. Os autores apresentaram taxa de apenas 12% de AAP nesses pacientes.[5] Porém, outro estudo, da Suécia, mostrou que, entre os pacientes com câncer de reto distal (até 6 cm), no período de 1995 a 2011, as taxas de AAP variaram entre 80 e 95%.[8] Além de questões técnicas, observa-se que até mesmo aspectos culturais parecem entrar na decisão do cirurgião ao realizar ou não a amputação de reto.

Recentemente, a AAP do reto foi tecnicamente modificada. Isso ocorreu em virtude dos resultados oncológicos inferiores observados após a AAP do reto em comparação à ressecção anterior do reto, como será visto adiante. Nessa operação, denominada procedimento de Holm, a peça cirúrgica é cilíndrica, com excisão de toda a musculatura elevadora. A dissecção pélvica via abdominal difere da dissecção da ressecção anterior do reto com excisão total do mesorreto. Em geral, a posição recomendada é a prona. Este capítulo visa apresentar a técnica cirúrgica e os resultados da AAP convencional e da AAP extraelevadora. O histórico da operação de Milles até a AAP extraelevadora pode ser visto no Capítulo 1 deste livro. A AAP resulta em maior defeito na região perineal, e as opções de fechamento do períneo são discutidas no Capítulo 30.

INDICAÇÃO DE AMPUTAÇÃO

Nem todos os pacientes com tumores localizados no terço distal do reto devem ser submetidos a AAP do reto. As opções cirúrgicas com preservação do esfíncter anal são ressecção anterior do reto com anastomose colorretal por duplo grampeamento ou ressecção interesfincteriana com anastomose coloanal manual e ressecção local. Recentemente, Rullier et al.[9] propuseram uma classificação dos tumores de reto quanto à localização, com implicações na indicação do tipo da cirurgia (Tabela 29.1).

Tabela 29.1. Classificação cirúrgica do câncer de reto distal		
Classificação	**Definição**	**Procedimento cirúrgico**
Tipo I	Tumor supra-anal > 1 cm do canal anal	Coloanal convencional
Tipo II	Tumor justa-anal < 1 cm do canal anal	Ressecção interesfincteriana parcial
Tipo III	Tumor intra-anal com invasão do esfíncter anal interno	Ressecção interesfincteriana total
Tipo IV	Tumor intra-anal com invasão do esfíncter anal externo	Amputação abdominoperineal do reto

IVa: incluem os músculos elevadores; IVb: esfíncter externo; IVc: músculos elevadores e esfíncter anal externo.

Fonte: Rullier et al., 2013.[9]

Nessa classificação, que deve ser realizada antes da neoadjuvância, os tumores classificados como tipo IV são os que invadem o esfíncter anal externo e, portanto, devem ter indicação para a AAP. Subdivide-se o tipo IV em: IVa, quando há invasão dos músculos elevadores; IVb, do esfíncter externo; IVc, dos músculos elevadores e esfíncter anal externo (Figura 29.1).

A classificação proposta por Rullier et al.[9] possibilita que se decida qual a melhor técnica cirúrgica antes do início da operação, evitando-se a "cintura" da peça cirúrgica da amputação que ocorre quando a dissecção é estendida até o assoalho pélvico, característica da ressecção anterior do reto com excisão total do mesorreto. Para essa classificação, são necessários o exame digital e a ressonância magnética com ênfase no reto.

No entanto, algum fator subjetivo sempre ocorre na indicação da AAP do reto. No estudo de Sauer et al.,[10] em uma avaliação por intenção de tratamento, não houve

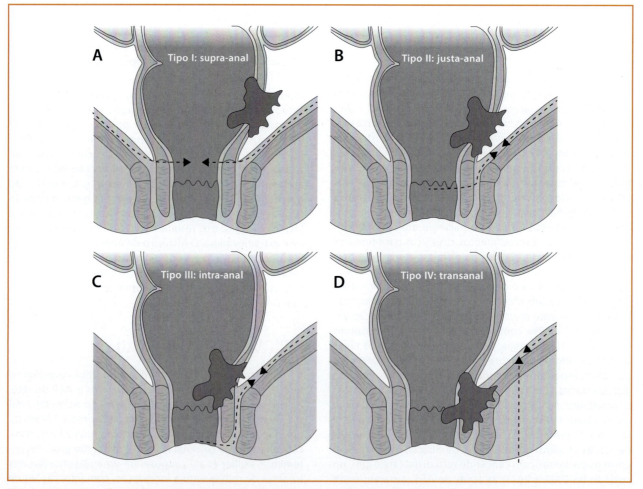

Figura 29.1. Classificação cirúrgica do câncer de reto distal. A. Tipo I: supra-anal. B. Tipo II: justa-anal. C. Tipo III: intra-anal. D. Tipo IV: transanal. As linhas pontilhadas correspondem ao plano de dissecção cirúrgica.
Fonte: adaptada de Rullier et al., 2013.[9]

diferença significativa entre as taxas de amputação dos pacientes distribuídos aleatoriamente para receber radioquimioterapia pré-operatória (26%) ou pós-operatória (23%). Porém, os autores avaliaram a indicação da AAP antes da randomização dos pacientes, ou seja, tanto no grupo que recebeu neoadjuvância quanto naquele que foi direto para a cirurgia. No grupo sorteado para neoadjuvância, 116 pacientes foram julgados inicialmente como candidatos a AAP do reto. No entanto, entre eles, 45 (39%) foram finalmente submetidos a uma operação com preservação do esfíncter, o que seria, intuitivamente, relacionado com a contração tecidual secundária à radioquimioterapia. Interessantemente, os autores relataram que, entre os 384 pacientes sorteados para receber a radioquimioterapia pós-operatória, ou seja, cirurgia como tratamento inicial, 78 foram julgados como tendo indicação de AAP do reto antes da randomização. Porém, em 15 (19%) deles, houve mudança da técnica de AAP do reto para operação com preservação esfincteriana, ou seja, sem nenhuma ação da radioterapia como fator de mudança da tática operatória.[10] Ressalta-se que esse estudo foi publicado em 2004, com inclusão de pacientes no período de 1995 e 2002, sem o emprego de ressonância magnética.

A decisão de proceder à AAP pode ser secundária à localização do tumor, mas também se relacionar com as condições clínicas do paciente. Os resultados funcionais de uma anastomose coloanal podem ser muito ruins, principalmente em um paciente que já tem queixa de incontinência fecal. Os resultados funcionais são piores ainda caso o paciente necessite receber radioterapia.[11] Assim, em alguns casos, pode-se decidir pela AAP em virtude da expectativa de disfunção anal significativa em paciente com incontinência fecal prévia.

Contudo, a presença da colostomia terminal definitiva poderia ser associada a pior qualidade de vida nos pacientes submetidos a AAP, o que poderia influenciar na indicação entre ressecção interesfincteriana e amputação abdominoperineal do reto, nos casos em que essa dúvida existe. How et al.,[12] em estudo prospectivo, avaliaram a qualidade de vida de pacientes submetidos a AAP e compararam-nos a pacientes submetidos à ressecção do reto após 1 ano da operação. Os escores de qualidade de vida foram similares entre as duas técnicas, mas os pacientes submetidos à AAP tiveram melhores funções cognitiva e social, além de menos sintomatologia de dor e de distúrbio do sono. Pacientes com incontinência fecal apresentaram melhores escores na função sexual, mas a taxa de incontinência fecal foi de 72%.[12] Esses dados são concordantes com a metanálise publicada por Cornish et al.,[13] que avaliaram 11 estudos comparativos e concluíram que não havia diferença significativa na qualidade de vida de pacientes submetidos à AAP, quando comparados àqueles submetidos à ressecção anterior do reto. Esses estudos indicam que não se deve contraindicar a AAP com a justificativa de que a qualidade de vida seria pior. Esta parece ser uma suposição do paciente e do cirurgião não confirmada pelos estudos de qualidade de vida. De fato, pacientes submetidos a AAP e a ressecção anterior do reto apresentam diferentes problemas que interferem na qualidade de vida, os quais devem ser informados ao paciente.[14]

TIPOS DE AMPUTAÇÃO

A indicação da AAP do reto depende de fatores do paciente e do tumor.[11] Holm descreve três tipos de AAP do reto: (1) AAP interesfincteriana; (2) AAP isquioanal; e (3) AAP extraelevadora (ELAPE – do inglês, *extralevator abominoperineal excision*).

A AAP interesfincteriana é aquela na qual o cirurgião não faz a reconstrução do trânsito intestino em virtude da incontinência fecal prévia, da comorbidade do paciente – fatal no caso de complicação da anastomose – ou da preferência do paciente. Nessa situação, a operação perineal é a mesma da ressecção anterior do reto interesfincterina. Porém, o cirurgião procede ao fechamento do esfíncter com colostomia terminal, e não há anastomose coloanal.

A AAP isquioanal é aquela na qual o tumor é avançado e infiltra os músculos elevadores, a gordura isquioanal ou a pele perianal. Também indicada nos casos em que houve perfuração com abscesso ou fístula no compartimento isquioanal (Figura 29.2).

A AAP extraelevadora é a operação para os tumores T2-T4 situados a menos de 1 cm da linha pectínea ou com risco de margem circunferencial positiva.

Como apresenta o novo conceito de ressecar toda a musculatura extraelevadora, a literatura tem chamado a AAP que não segue os preceitos de Holm de AAP convencional ou clássica.[15]

RACIONALIDADE PARA A AMPUTAÇÃO ABDOMINOPERINEAL EXTRAELEVADORA – PERFURAÇÃO INTRAOPERATÓRIA E MARGEM CIRCUNFERENCIAL

A racionalidade para adotar a AAP extraelevadora veio da hipótese de que a interrupção da dissecção do mesorreto nos níveis recomendados por Holm resultaria em

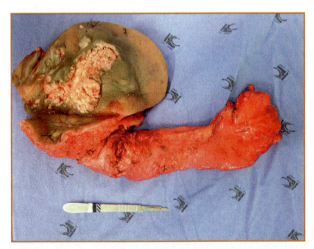

Figura 29.2. Peça cirúrgica de AAP isquioanal. Nota-se a extensão da ressecção da pele perianal.
Fonte: acervo dos autores.

uma peça cilíndrica, sem a "cintura" observada nas peças de AAP convencional.[11] Isso, por sua vez, resultaria em menores taxas de perfuração intraoperatória do tumor e maiores taxas de margem circunferencial negativas.

Em 2005, Marr et al.[16] compararam o acometimento da margem circunferencial entre 181 pacientes submetidos à AAP e 355 submetidos à ressecção anterior. Os autores observaram maior taxa de margem circunferencial positiva entre os pacientes amputados (36,5%), quando comparados àqueles submetidos à ressecção anterior (22,3%), impactando nas taxas de recorrência local, que foram de 23,8 e 13,5% para AAP e ressecção anterior, respectivamente.[16] Os autores concluíram que a introdução da excisão total do mesorreto não havia resolvido o problema da margem circunferencial nos pacientes submetidos a AAP do reto, sugerindo que uma operação mais radical deveria ser adotada.[16] Esses resultados são concordantes com outros grandes estudos. No *Dutch Trial*, a margem circunferencial positiva foi maior entre os pacientes submetidos a AAP (29%), quando comparados àqueles submetidos à ressecção anterior (12%).[17] Wibe et al.,[18] do Norwegian Rectal Cancer Group, em 2004, publicaram uma coorte populacional de 2.136 pacientes submetidos ao tratamento cirúrgico do câncer de reto, com os princípios da excisão total do mesorreto introduzidos por Heald, na Escandinávia. A perfuração tumoral intraoperatória ocorreu em 9% dos casos, sendo maior no terço distal (13%), quando comparado aos terços médio e proximal, e nos pacientes submetidos a AAP (16 *versus* 4%), em comparação à ressecção anterior do reto.[18] Já a margem circunferencial foi positiva em 12% dos pacientes submetidos à AAP do reto *versus* 5% daqueles submetidos à ressecção anterior do reto. Isso refletiu na taxa de recorrência local, que foi maior na AAP (15%), do que na ressecção anterior do reto (10%).[18] Aqui, é importante ressaltar que se trata de um estudo populacional, que traduz melhor o que ocorre no mundo real do que os estudos de apenas um centro muito especializado.

Em uma das primeiras publicações da AAP extraelevadora, Holm et al.[19] avaliaram 28 pacientes que receberam radioquimioterapia neoadjuvante. Perfuração intraoperatória ocorreu em apenas um paciente, e a margem circunferencial foi positiva em apenas dois. Após um tempo de acompanhamento de 16 meses, a taxa de recorrência local foi de 7,4% (2/28). Em outro estudo clássico do mesmo grupo, West et al.[20] avaliaram morfometricamente as peças cirúrgicas de AAP cilíndrica e clássica de 128 pacientes operados na Universidade de Leeds (Inglaterra), e no Instituto Karolinska (Suécia). Maiores margens laterais, anterior e posterior foram observadas no grupo AAP extraelevadora. Além disso, a taxa de margem circunferencial positiva foi menor nos pacientes submetidos à AAP extraelevadora (14,8 *versus* 40,6%). A taxa de perfuração intraoperatória também foi significativamente menor no grupo AAP extraelevadora (3,7%), quando comparados à AAP clássica (22,8%). Os dados de recorrência local não foram mostrados nesse estudo.[20]

Em 2010, West et al.[21] compararam 176 peças cirúrgicas de pacientes submetidos a AAP extraelevadora de 11 cirurgiões colorretais a 124 peças cirúrgicas de AAP clássica de um centro da Inglaterra. Maiores margens laterais, anterior e posterior foram observadas no grupo AAP cilíndrica. A taxa de margem circunferencial positiva foi menor nos pacientes submetidos à AAP extraelevadora (20,3% *versus* 49,6%). A taxa de perfuração intraoperatória também foi significativamente menor no grupo AAP extraelevadora (8,2%), quando comparados à AAP clássica (28,2%).[21] Os dados de recorrência local também não foram mostrados nesse estudo.

TÉCNICA CIRÚRGICA

Os autores deste capítulo utilizam a AAP extraelevadora, técnica que será descrita a seguir. Aqui, chamar-se-á a atenção para as diferenças existentes entre a AAP extraelevadora e a convencional.

Fase abdominal aberta

Faz-se uma incisão mediana desde a sínfise púbica até o ponto médio entre o apêndice xifoide e a cicatriz umbilical. Alternativamente, pode-se utilizar uma incisão transversa ampla, 2 cm acima da sínfise púbica, com secção dos músculos retos abdominais. Entretanto, se o cirurgião planeja utilizar o músculo reto abdominal direito para o retalho de fechamento do defeito perineal, a incisão transversa secciona o pedículo vascular necessário e não possibilita, portanto, o seu uso.

Faz-se o inventário da cavidade, e qualquer suspeita de implantes peritoneais deve ser submetida a exame histológico. O intestino delgado é acomodado sob compressas para o lado direito do abdome. A utilização de dois afastadores autoestáticos em forma de X facilita a exposição.

Inicia-se a dissecção na linha de Toldt, com dissecção cortante com eletrocautério ou tesoura. Os vasos gonadais e o ureter esquerdo são identificados e preservados. A fáscia de Gerota é deixada intacta e separada do mesocólon sigmoide. Não é necessário liberar o ângulo esplênico do cólon.

Uma incisão no lado medial do mesocólon, logo abaixo da artéria retal superior, é feita. Disseca-se ao longo da borda inferior desse vaso até a emergência da artéria mesentérica inferior (AMI). Nesse momento, devem-se identificar os nervos simpáticos. A AMI é dissecada e ligada duplamente, com transfixação, a aproximadamente 1 cm da sua emergência. Incisa-se o mesocólon medial em direção cranial até a emergência da veia mesentérica inferior, que é ligada duplamente e seccionada.

Acima da veia mesentérica secionada, traça-se uma linha de secção até o ponto do sigmoide, ou descendente, escolhido para a colostomia terminal. É importante que o cólon terminal utilizado para a colostomia não tenha tensão, esteja bem vascularizado e sem redundância. Esse ponto escolhido é secionado com grampeador linear cortante, o que torna possível a passagem do cólon fechado pela parede abdominal, evitando-se a contaminação do subcutâneo.

Com o cólon sigmoide distal fechado, procede-se à dissecção cortante com eletrocautério, com ponta longa ou tesoura mais longa. Inicia-se essa dissecção posteriormente, próximo à borda inferior da artéria retal superior, continuação da AMI, após a emergência da artéria cólica esquerda. No nível do promontório e logo abaixo desse ponto, os nervos hipogástricos direito e esquerdo já devem ser identificados e preservados. Eles devem ser acompanhados em seu trajeto durante a dissecção lateral. Nesse momento, os dois ureteres precisam estar identificados, para evitar lesões.

A dissecção posterior e lateral não deve ser realizada até o assoalho pélvico. Na AAP convencional, os autores recomendavam continuar a dissecção até o final do mesorreto, o que possibilitaria a visão dos músculos elevadores. Este é um ponto de diferenciação crucial entre a AAP clássica e a AAP extraelevadora (Figura 29.3).[19] Se o cirurgião continuar a dissecção até o assoalho pélvico, corre-se o risco de perfurar o tumor, que, geralmente, se situa nesse ponto final do mesorreto, no nível dos músculos elevadores, ou de ter uma margem circunferencial positiva. Além disso, após a dissecção perineal, observa-se, na AAP convencional, que a peça cirúrgica apresenta uma "cintura" ou o formato de ampulheta (Figura 29.4). Por sua vez, na AAP extraelevadora, Holm et al.[19] propuseram interromper a dissecção posterior na borda proximal do cóccix, sem romper a fáscia retossacral e sem alcançar os elevadores na dissecção abdominal, que não são descolados do mesorreto. Assim, após a dissecção perineal mais alargada, consegue-se, na AAP extraelevadora, uma peça cirúrgica sem "cintura" e, portanto, cilíndrica.

Isso evitaria a perfuração do tumor e aumentaria a margem de segurança circunferencial.

Após identificar o ponto posterior de interrupção da dissecção posterior, o cirurgião deve realizar a dissecção lateral até esse mesmo nível. Assim, não há secção das denominadas "asas laterais do reto". Na dissecção anterior, é mais fácil saber onde parar. No homem, a dissecção é interrompida logo abaixo das vesículas seminais. Já nas mulheres, realiza-se a dissecção no septo retovaginal logo abaixo da cérvix uterina. Desse modo, a dissecção não alcança os elevadores em nenhum dos aspectos, posterior, laterais e anterior.[19]

Com o retossigmoide dissecado, procede-se à confecção da colostomia terminal. Para facilitar a dissecção pélvica posterior, via perineal, deixa-se uma compressa atrás do mesorreto dissecado. Para evitar a hérnia paracolostômica, pode-se colocar uma prótese de polipropileno ao redor da saída do cólon ou passar o cólon em um túnel de peritônio criado na parede lateral esquerda. Deixa-se o cólon ainda fechado pela abertura da parede abdominal, transrretal, em local previamente demarcado por um estomaterapeuta.

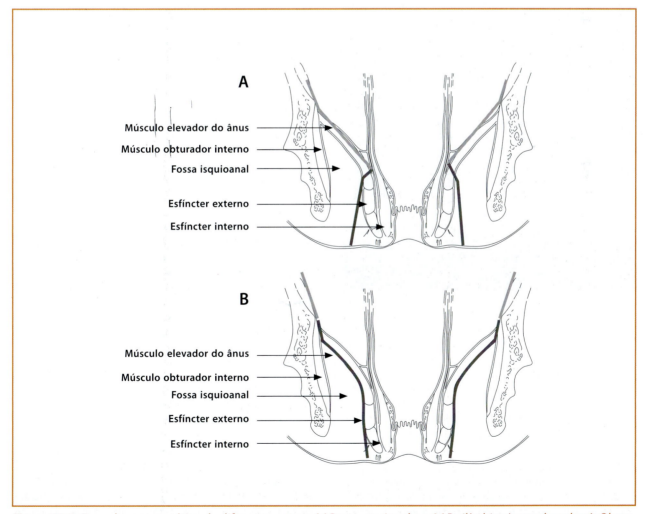

Figura 29.3. Desenho esquemático da diferença entre a AAP convencional e a AAP cilíndrica (extraelevadora). Observa-se que, em (B), toda a musculatura elevadora é ressecada.
Fonte: adaptada de Holm et al., 2007.[19]

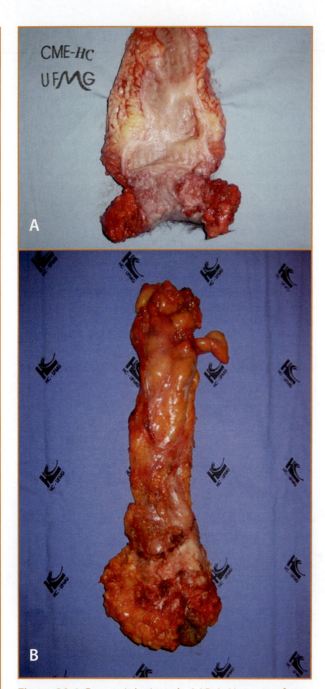

Figura 29.4. Peças cirúrgicas de AAP. A. Nota-se a forma de ampulheta da peça cirúrgica de AAP convencional. B. A peça é cilíndrica, sem "cintura".
Fonte: acervo dos autores.

A colocação da colostomia pararretal aumenta o risco de hérnia paracolostômica. Procede-se à laparorrafia em um plano, contínuo, com fio inabsorvível ou absorvível de longa duração. Faz-se a sutura da pele. Por fim, a colostomia é maturada precocemente com pequena eversão da borda, que não deve ser tão evertida quanto uma ileostomia de Brooke. Uma bolsa de colostomia transparente é colocada no final da operação, para possibilitar o exame da viabilidade da colostomia e verificar se houve retração no pós-operatório precoce. O paciente é posicionado para a dissecção perineal.

Fase abdominal laparoscópica

A AAP extraelevadora via laparoscópica proporciona peças cirúrgicas idênticas às obtidas pela AAP aberta. A interrupção da dissecção na pelve ocorre nos mesmos níveis (Figura 29.5).

Com o paciente sob anestesia geral, faz-se o pneumoperitônio. Trocartes de 10 mm, na cicatriz umbilical, 12 mm, na fossa ilíaca direita, 5 mm, no quadrante superior direito, e 5 mm a 2 cm da sínfise púbica, na linha mediana, são colocados. O trocarte de 12 mm permitirá a passagem do endogrampeador para seccionar o descendente/sigmoide no ponto escolhido para a colostomia terminal.

Após o inventário da cavidade, inicia-se a dissecção medialmente para lateral. Pode-se iniciar abrindo um espaço abaixo da AMI ou da VMI, em geral com fonte de energia (bisturi harmônico ou similar). Ao se iniciar pela AMI, faz-se uma dissecção medial para lateral até identificar o ureter esquerdo e os vasos gonadais esquerdos. Os nervos simpáticos, que cursam à esquerda da artéria aorta, são identificados e preservados. A AMI é individualizada, clipada com endoclipes de 400 ou 300, e seccionada a 1 cm da sua emergência da aorta, com preservação dos nervos simpáticos.

A dissecção medial continua até a VMI, que é identificada, clipada e seccionada. Todo o mesocólon é liberado posteriormente. Inicia-se, então, a dissecção lateral, na linha de Toldt, desde a pelve até o ângulo esplênico do cólon, porém, sem liberá-lo completamente.

Com o cólon todo liberado, procede-se à dissecção pélvica do reto até os pontos anatômicos já referidos. Após as dissecções abdominal e pélvica estarem completas, procede-se à secção do mesocólon até o ponto escolhido para realizar a colostomia, iniciando-se superiormente à VMI. O cólon é, então, secionado com endogrampeador introduzido pelo trocarte de 12 mm da fossa ilíaca direita. A porção proximal que formará a colostomia será tracionada por meio da abertura, transrretal, na parede abdominal, no ponto previamente demarcado pelo enfermeiro estomaterapeuta. A colostomia é maturada precocemente com pequena eversão da borda, após as suturas da pele e a laparorrafia do portal umbilical. Uma bolsa de colostomia transparente é colocada. Posiciona-se o paciente para a dissecção perineal.

Posicionamento do paciente

Pode-se realizar a AAP do reto em posição de litotomia ou na prona. A posição prona não é o fator mais importante para alcançar uma peça cirúrgica cilíndrica, sem ruptura, sem fratura do tumor e com margem circunferencial segura. O mais fundamental parece ser a interrupção da dissecção pélvica na abordagem abdominal e a excisão de toda a musculatura elevadora.[11,19]

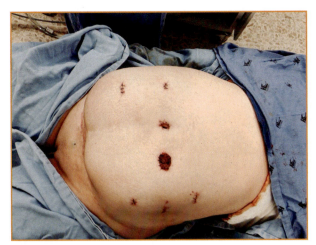

Figura 29.5. Fotografia de paciente submetida à AAP via laparoscópica. Os portais à esquerda foram utilizados para mobilização do músculo reto abdominal direito, sem ilha de pele e subcutâneo, utilizado para fechamento do defeito perineal.
Fonte: acervo dos autores.

Conforme proposto por Holm et al.,[19] a posição de escolha dos autores deste capítulo é pela posição prona em *jack-knife*, com as pernas abertas, permitindo que o cirurgião fique entre as pernas do paciente, e os auxiliares, um de cada lado dele (Figura 29.6).

Isso requer entre 10 e 15 minutos para colocar o paciente para nova antissepsia perineal. Deve-se tomar cuidado para evitar compressões nervosas e estiramentos. O anestesiologista deve tomar cuidados com o tubo orotraqueal e auxiliar a equipe cirúrgica no posicionamento. Não se deve colocar coxim nas espinhas isquiáticas anterossuperiores para elevar a região perineal, porque isso pode comprimir as alças intestinais e causar isquemia durante a operação, caso haja deslocamento do coxim para o abdome.

As vantagens dessa posição em comparação à posição de litotomia é que o cirurgião ficará mais confortável, com visão ampla, e os auxiliares também terão visão privilegiada e ajudarão de maneira mais eficaz; e, talvez o mais importante, o cirurgião ficará à vontade para rodar o retalho do músculo glúteo ou outro retalho fáscio-cutâneo, para fechar o defeito pélvico. A desvantagem é que essa posição em prona não é o usual para as equipes cirúrgica e anestésica, requerendo cuidados com o posicionamento. A anatomia cirúrgica também não é comum ao cirurgião, e deve-se tomar cuidado, principalmente, na dissecção anterior no homem.

Fase perineal

A seguir, será descrita a dissecção perineal na posição prona da AAP extraelevadora. Antes da incisão do períneo, o orifício anal é cerclado com fio de polipropileno 0, para evitar extravasamento de células tumorais durante a dissecção. Os limites cirúrgicos do períneo são identificados. O cóccix está na posição mais superior da visão do cirurgião. As tuberosidades isquiáticas estão lateralmente e, na visão mais inferior do campo cirúrgico do cirurgião, situa-se o corpo perineal.

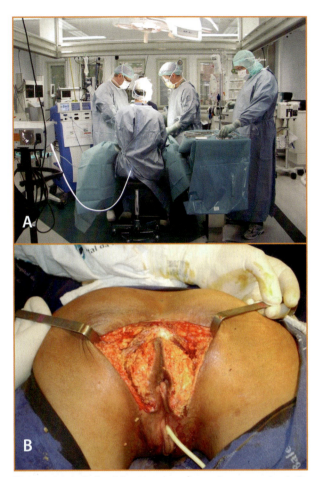

Figura 29.6. A. Posicionamento do paciente em posição prona, com o cirurgião entre suas pernas (Dr. David Edler, Instituto Karolinska). B. Visão do cirurgião.
Fonte: acervo dos autores.

A incisão não deve ser oval ou elíptica. Em vez disso, a incisão deve ser em forma de gota. Inicia-se estreita desde o nível do cóccix até a região posterior do ânus, ampliando-se e tomando forma de uma gota ao redor do ânus, terminando no corpo perineal.[19]

A dissecção cortante com eletrocautério em alta voltagem (50 a 60 W de potência) vai se ampliando nas fossas isquiorretais, fora da porção subcutânea do esfíncter anal externo, em busca dos marcos cirúrgicos. Os auxiliares podem utilizar afastadores de Farabeuf ou válvulas de Doyen, dependendo do panículo adiposo do paciente. Posteriormente, o cirurgião vai em busca do cóccix e, lateralmente, a dissecção fica bem próximo às tuberosidades isquiáticas, na superfície externa dos músculos elevadores, até a sua inserção na parede lateral pélvica, sendo importante expor os músculos elevadores em toda a circunferência antes de entrar na cavidade pélvica.[19] Nesse ponto, os músculos elevadores já são visíveis, e o cóccix pode ser palpado. Faz-se a desarticulação do cóccix com eletrocautério. A dissecção continua posteriormente ao cóccix desarticulado, e alcança-se a fáscia de Waldeyer. Se uma compressa foi deixada na fase abdominal, ela é encontrada nesse momento e retirada. Esse é o ponto no qual a dissecção abdominal foi interrompida.

Os músculos elevadores são retirados nos seus limites. Pode-se introduzir o dedo indicador para guiar a secção do músculo, mas deve-se ter cuidado para não descolar o mesorreto, que precisa estar aderido à porção interna dos músculos elevadores. Assim, desde o cóccix até as tuberosidades isquiáticas, os músculos são seccionados, de posterior para anterior.[19]

A região anterior é a mais difícil, principalmente no homem, no qual a dissecção pode causar secção inadvertida da uretra membranosa. A palpação da sonda de Foley pode auxiliar o cirurgião. Após a dissecção lateral estar bem avançada, o cirurgião pode fazer incisão entre o reto e a próstata. Os músculos retouretrais são seccionados de cada lado, e a dissecção continua posteriormente à fáscia de Denovilliers, até a cavidade pélvica. Se essa dissecção não está segura, o cirurgião pode mudar a tática e tracionar o sigmoide pela abertura posterior do períneo, identificar o plano anterior da dissecção abdominal, que deve ter sido interrompida logo que se identificarem as vesículas seminais, e continuar em sentido caudal à dissecção, deixando a próstata "para baixo" e a peça cirúrgica "para cima". Na mulher, a introdução do dedo indicador na vagina possibilita que o cirurgião se guie na dissecção do septo retovaginal.

Então, a peça cirúrgica é extraída, sempre por via perineal (Figura 29.7).

Ao término da dissecção, a hemostasia deve ser rigorosa. Eletrocauterização e ligaduras com sutura podem ser necessárias. Para minimizar o sangramento, alguns autores recomendam a utilização de bisturi harmônico. Os autores deste capítulo utilizam o eletrocautério em alta voltagem, reduzindo, assim, o sangramento.

Como todos os músculos elevadores foram retirados, não há como proceder ao fechamento da musculatura, como ocorre na AAP convencional (Figura 29.8).[15]

Assim, se o cirurgião optou por um retalho do músculo reto abdominal direito ou um retalho pediculado de omento, estes devem estar acessíveis ao se tracionar o sigmoide para exteriorização da peça. Basta proceder a um ponto entre o retalho/omento e o sigmoide distal seccionado por grampeador. Outros retalhos e a colocação de próteses têm sido propostos (ver Capítulo 30). Retalhos fáscio-cutâneos também podem ser necessários para o fechamento do defeito perineal, principalmente se o tumor invade a margem anal. Qualquer que seja a técnica de fechamento no períneo, um dreno perineal deve ser colocado, para evitar acúmulo de líquido e hematoma.

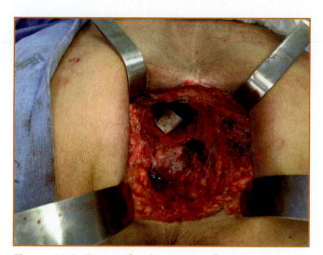

Figura 29.8. Fotografia de aspecto final da dissecção perineal. Nota-se a ausência da musculatura elevadora. *Fonte: acervo dos autores.*

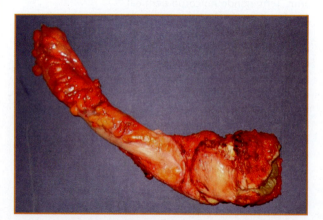

Figura 29.7. Fotografia de peça cirúrgica de AAP cilíndrica. *Fonte: acervo dos autores.*

POSIÇÃO DO PACIENTE – LITOTOMIA *VERSUS* PRONA

A posição do paciente para a dissecção perineal pode ser a de litotomia – a mais utilizada na AAP convencional –, lateral esquerda ou em prona. A influência desse posicionamento nos resultados oncológicos foi avaliada. Um estudo publicado recentemente relata a experiência da Mayo Clinic, que mudou a rotina do posicionamento para a posição prona em 2004.[22] A qualidade do mesorreto foi avaliada por um patologista com especial interesse em câncer de reto. Nesse estudo retrospectivo, os autores compararam 63 pacientes operados em litotomia a 58 operados na posição prona. Não houve diferença entre os dois grupos de pacientes quanto à positividade da margem circunferencial, à taxa de perfuração intraoperatória e ao estadiamento TNM. A qualidade do mesorreto classificado como ruim foi significativamente maior nos pacientes operados na posição de litotomia. A taxa de recorrência local foi significativamente menor em pacientes operados na posição prona (5%) do que posição de litotomia (23%).[22] Esses dados estão concordantes com o estudo de Anderin et al.,[23] que publicaram um ensaio prospectivo de 466 pacientes submetidos à AAP extraelevadora em posição supina ou prona em sete diferentes hospitais na região de Estocolmo-Gotland, na Suécia, entre 2001 e 2010. A perfuração intraoperatória do tumor foi mais comum nos pacientes operados em posição de litotomia, quando comparados à posição prona: 12 *versus* 4%. O mesorreto foi classificado pelos patologistas como completo mais comumente nos pacientes operados na posição prona. Calculou-se redução de 39% na taxa de recorrência local com a posição prona.[23] Contudo, esses estudos discordam de outro estudo norte-americano que avaliou a possível influência da posição do paciente submetido à AAP. De Campos-Lobato et al.,[24] da Cleveland Clinic, de Ohio, publicaram seus resultados de pacientes submetidos a AAP operados entre 1997 e 2007. Os autores descreveram que, após a ligadura alta da artéria mesentérica inferior, "o mesorreto era dissecado até o final". A parte perineal, porém, tinha o objetivo de ressecar todo os músculos elevadores, tanto na posição prona quanto na de litotomia. O cóccix não era rotineiramente desarticulado. O fechamento não envolveu a rotação de retalhos em nenhum dos pacientes. Entre 168 pacientes analisados, 87 (52%) foram operados na posição de litotomia e 81 (48%) na posição prona. Não houve diferença na taxa de recorrência local entre os dois grupos, e a posição não foi uma variável independente associada a recorrência local. Os autores concluíram que a posição deve ser uma escolha do cirurgião.[24] Holm, em editorial sobre esse artigo, ressalta que ensinar a técnica de AAP cilíndrica na posição prona pode ser mais fácil que na posição de litotomia, o que poderia propagar, em larga escala, os bons resultados da técnica.[25]

RESULTADOS ONCOLÓGICOS DA AMPUTAÇÃO ABDOMINOPERINEAL

Assim como há grande variabilidade nas taxas de indicação de AAP do reto, existem diferenças acentuadas entre as taxas de recorrência local após AAP. Há muito tempo, sabe-se da variabilidade de cirurgião para cirurgião, de hospitais de grande volume para hospitais com baixo volume nos resultados cirúrgicos ou oncológicos.[6,7] Provavelmente, diferenças técnicas, muitas vezes não descritas, não relatadas em congressos ou não mostradas em vídeos devem ser as responsáveis por essa variação.

Na fase de introdução da excisão total do mesorreto, os resultados da ressecção anterior geralmente eram superiores aos da AAP. Em 1997, Heald et al.[26] publicaram uma série de 105 pacientes com câncer do terço distal do reto. Apenas 23% (31/105) deles foram submetidos à AAP. Apenas um paciente teve recorrência local entre 85 submetidos à ressecção anterior (1,1%), com estimativa de 6 anos pela curva de Kaplan-Mayer de 4%. Contudo, houve nove recorrências locais entre os 31 pacientes submetidos à AAP, com estimativa de recorrência local em 6 anos de 37%.[26] Em outro estudo clássico de Heald et al.,[27] a experiência completa de Basingstoke entre 1978 e 1997 foi relatada. A taxa de recorrência local entre 37 pacientes submetidos à AAP convencional, ou seja, na qual o cirurgião continua a dissecção do mesorreto até o assoalho pélvico, foi de 17%, em 5 anos, e 37%, em 10 anos. Para comparação, as taxas de recorrência local entre os pacientes submetidos à ressecção anterior do reto foram de 5 e 7,1% em 5 e 10 anos, respectivamente. Os autores acreditavam que o problema da recorrência se devia ao extravasamento *per annum* de células tumorais durante a operação da AAP.[27]

Em 2001, Nissan et al.,[28] do Memorial Sloan Ketterin Cancer Center, avaliaram a série de 292 pacientes submetidos à AAP clássica (18% de todos pacientes com câncer de reto) entre 1987 e 1997. Os autores descreveram que, no tempo abdominal da operação, todo o mesorreto era dissecado, com ligadura do chamado ligamento lateral do reto, mas não detalharam a parte perineal. Radioterapia pré-operatória foi utilizada em 123 pacientes, e 65% receberam radioterapia pós-operatória. A taxa crua de recorrência local foi de apenas 6,4% (18/292 pacientes). Entretanto, o risco cumulativo de recorrência local em 5 anos foi calculado em 13, 12 e 10% para os pacientes não submetidos à radioterapia, aos submetidos à radioterapia pós-operatória e aos submetidos à radioterapia pré-operatória, respectivamente.[28] Outro estudo norte-americano de um centro especializado em câncer de reto, a Mayo Clinic, mostrou resultados semelhantes, com baixa taxa de recorrência local. Zaheer et al.,[29] em 1998, avaliaram 169 pacientes submetidos à AAP entre 514 tratados apenas com cirurgia, chamando a atenção para o fato de que todo o mesorreto era retirado e que a mesma abordagem para a anastomose coloanal ou AAP era realizada. Não se fez nenhum relato pormenorizado da dissecção perineal. A taxa de recorrência local foi de 4% entre todos os pacientes com câncer de reto submetidos a AAP, sendo 7% quando eram classificados com estádio III. Os bons resultados mostrados nesses dois centros norte-americanos mostram que havia diferenças técnicas não descritas apropriadamente pelos autores. Em 2005, Chuwa e Seow-Choen,[30] de Singapura, relataram os resultados de 93 pacientes submetidos à AAP e 677 submetidos à ressecção anterior. As taxas de recorrência local foram similares (5,4% na AAP e 3,6% na ressecção anterior). Nota-se que os autores não descreveram detalhadamente a técnica, mas chamam a atenção para o fato de que os resultados similares entre as técnicas "somente podem ser alcançados com a apreciação das relações anatômicas do reto, sacro e cóccix", refletindo, assim, o cuidado da dissecção perineal nesse estudo de um centro especializado.

Outros estudos mostraram resultados muitos ruins com a AAP. Baker et al.,[31] em 2002, na Inglaterra, mostraram os resultados de 89 pacientes submetidos à AAP, sendo 28 por laparoscópica, e 61, por via aberta. A taxa de recorrência local foi de 33,3% na AAP laparoscópica e 32,7% na AAP aberta.[31] No estudo multicêntrico e randomizado, CLASICC, Jayne et al.[32] avaliaram as taxas de recorrência local de pacientes submetidos a operações do reto por via aberta e laparoscópica. A taxa de recorrência local global para todo o estudo foi de 8%. Quando analisados os dados da AAP, nota-se que 21% dos pacientes submetidos à AAP aberta e 15,1% daqueles submetidos à AAP laparoscópica tiveram recorrência local, na avaliação de 3 anos.[32] Porém, na avaliação de longo prazo, publicada recentemente, não houve diferença entre as taxas de recorrência local da AAP e da ressecção anterior, 15,3 e 9,9%, respectivamente.[33] Law e Chu,[34] de Hong Kong, em 2004, avaliaram 69 pacientes submetidos à AAP e 435 submetidos à ressecção anterior do reto, com ou sem anastomose, em uma taxa de AAP de 13,7%. A taxa de recorrência local foi de 23% na AAP, contra 10,2% na ressecção anterior. A taxa de sobrevida foi menor nos pacientes submetidos à AAP (60%), quando comparados aos submetidos à ressecção anterior (74%). É interessante notar que os autores descrevem detalhadamente a conduta de decidir pela amputação no intraoperatório, feita "após a completa mobilização do reto", ou seja, após toda a dissecção do mesorreto.[34] À luz do conhecimento atual, entretanto, a amputação deve ser decidida antes da operação, para evitar a ruptura do tumor.

Recentemente, Han et al.,[35] na China, relataram um estudo prospectivo, multicêntrico, com a técnica de AAP extraelevadora. Foram avaliados 102 pacientes submetidos à AAP extraelevadora em sete centros chineses com tumores até 5 cm da borda anal, T3 ou T4, que receberam radioquimioterapia neoadjuvante. Apesar de não obrigatória, a desarticulação do cóccix foi realizada em quase 90% dos pacientes. A margem circunferencial foi positiva em 5,9% dos casos, e a perfuração intraoperatória ocorreu em 3,9% dos pacientes. Em todos os casos de margem radial positiva e perfuração, o tumor estava localizado anteriormente. A taxa de recorrência local foi de 4,9% (5/102 pacientes).[35] Em outro estudo chinês, Shen et al.[36] compararam prospectivamente 36 pacientes submetidos à AAP extraelevadora a 33 submetidos à AAP convencional. Embora a taxa de margem circunferencial positiva não tenha sido diferente, a de perfuração intraoperatória do tumor foi maior no grupo AAP clássica. A taxa de recorrência local foi menor no grupo AAP extraelevadora.[36]

Em 2014, o grupo do Instituto Karolinska mostrou os resultados oncológicos de 193 pacientes, sendo 65% deles classificados como rmT4, com câncer de reto situados até 6 cm da borda submetidos à AAP extraelevadora, no período entre 2000 e 2013.[37] Os autores excluíram tumores rmT1-T2, os quais foram submetidos à amputação menos radical. Perfuração intraoperatória ocorreu em 10% dos casos, sendo a maioria em homens. A margem circunferencial foi positiva em 19 pacientes (10%). Doze pacientes (6%) apresentaram recorrência local, sendo oito estadiados como rmT4, sete tiveram margem positiva e três apresentaram perfuração intraoperatória.[37]

Várias metanálises avaliaram os primeiros estudos comparativos entre a AAP convencional e a extraelevadora.[38-41] Em 2014, Huang et al.[38] avaliaram seis estudos que incluíam 881 pacientes submetidos aos dois procedimentos cirúrgicos. Todos os estudos foram favoráveis a menor taxa de margem circunferencial comprometida na AAP extraelevadora, e quatro apresentaram menores taxas de recorrência local nos pacientes submetidos à AAP extraelevadora.[38] Em outra metanálise e revisão sistemática, de Nardi et al.[39] mostraram diferenças significativas entre as duas técnicas. Eles avaliaram 58 publicações, entre coortes, estudos randomizados e não randomizados. A AAP clássica apresentou maior chance de desfechos desfavoráveis, quais sejam: razões de chance (*odds ratio*) de 2,9 para margem circunferencial positiva, de 4,3, para perfuração intraoperatória e de 2,52, para recorrência local.[39] Na mais recentemente publicada metanálise de Yang et al.,[40] os autores avaliaram 10 estudos que incluíram 1.797 pacientes, sendo 1.099 submetidos à AAP extraelevadora, e 698, à AAP convencional. Observou-se que não houve diferença entre as taxas de margem circunferencial comprometida e complicações de ferida operatória. No entanto, em concordância com outras metanálises,[38,39] houve menor taxa de perfuração intraoperatória e de recorrência local nos pacientes submetidos à AAP extraelevadora. Entre as mais recentes metanálises, o estudo de Zhou et al.[41] mostrou resultados conflitantes. Os autores incluíram sete estudos, com 2.672 pacientes. Não foi observada diferença entre positividade de margem circunferencial e complicações da ferida perineal entre as duas técnicas. Apesar da menor taxa de perfuração intraoperatória observada na AAP extraelevadora, não se observou diferença estatisticamente significativa.[41] Deve-se ressaltar que todas essas metanálises incluíram predominantemente estudos retrospectivos, com tempos de acompanhamento variados e geralmente curtos.

No entanto, alguns autores questionam se a AAP cilíndrica deve ser considerada a técnica-padrão da excisão abdominoperineal do reto.[15,42-44] Um recente estudo populacional, que utilizou o *Swedish Colorectal Cancer Registry*, fez uma comparação entre pacientes operados de "procedimento de Holm", submetidos à AAP convencional e não classificados (não especificado). Os autores leram as notas operatórias de 1.397 pacientes operados entre 2007 e 2009 e consideraram que o paciente tinha sido submetido à AAP extraelevadora (n = 509) se, na descrição, havia o termo "procedimento de Holm", se foi descrito que a peça cirúrgica era cilíndrica ou se foi determinado que o músculo elevador foi dissecado lateralmente.[42] Se não havia esses termos nas descrições cirúrgicas, considerou-se que o paciente foi submetido à AAP convencional (n = 209). Além disso, se os autores não conseguiram determinar qual a técnica utilizada, os pacientes foram agrupados em um terceiro grupo "não especificado" (n = 592). Quando considerados os tumores distais (até 4 cm da borda anal), não houve diferença na taxa de recorrência local; mas, considerando-se todos os pacientes operados (tumores localizados até 9 cm), a taxa de recorrência local em 3 anos foi maior no grupo submetido à AAP extraelevadora. A perfuração intraoperatória foi associada a maior taxa de recorrência local. Interessante notar que a taxa de perfuração foi menor no subgrupo de pacientes com tumores distais, até 4 cm da borda anal, no grupo AAP extraelevadora. Com esses dados, os autores sugeriram que a AAP extraelevadora deveria ser utilizada com critério.[42] Entretanto, com os dados apresentados, é óbvio que os pacientes submetidos à ELAPE tinham tumores mais distais e mais avançados quando comparados àqueles submetidos à AAP convencional.

Messenger et al.,[15] de Toronto, no Canadá, relataram os resultados de 115 pacientes submetidos à AAP convencional. Os autores obtiveram taxa de recorrência local em 5 anos de 10,6% e de sobrevida livre de doença em 5 anos de 67,4%, concluindo que a técnica convencional pode apresentar resultados comparáveis aos observados com a técnica da ELAPE. Ressalta-se que os autores descrevem que o fechamento do períneo é feito com o músculo elevador residual, caracterizando bem a AAP convencional, mas relatam também que evitam o descolamento do tumor dos músculos elevadores, mostrando uma fotografia na qual, com esse cuidado técnico, não há a "cintura" da peça cirúrgica.[15] Esses dados são concordantes com um recente estudo caso-controle, multicêntrico, realizado na Espanha, que não mostrou resultados superiores da ELAPE.[43] Os autores avaliaram 1.429 pacientes submetidos à AAP convencional e 480 submetidos à AAP extraelevadora. Entre eles, foram pareados 457 casos em cada grupo. Assim, a maioria dos pacientes do grupo convencional foi excluída da análise. Com o pareamento pela qualidade da peça cirúrgica, não surpreende o fato de não ter havido diferença na taxa de perfuração intraoperatória do tumor, na positividade da margem circunferencial e na taxa de recorrência local em 2 anos entre os dois grupos.[43]

CONCLUSÃO

A ressonância magnética com ênfase no reto deve auxiliar o cirurgião, em associação ao exame clínico digital, na indicação da amputação abdominoperineal do reto. A decisão de realizar a AAP deve ser tomada no pré-operatório. A mudança de tática durante o procedimento pode ocasionar a perfuração e a separação do tumor da musculatura envolvida, resultando em margem circunferencial positiva. Independentemente da controvérsia nas denominações das técnicas convencional *versus* extraelevadora, a operação para tratamento do câncer de reto deve evitar a perfuração intraoperatória do tumor e a margem circunferencial positiva. O cirurgião deve saber adequar a técnica cirúrgica para cada caso. No entanto, a recomendação da melhor prática atual é que a ressecção dos músculos elevadores seja alargada e em bloco com o reto e o ânus.[44,45]

Referências

1. Marwan K, Staples MP, Thursfield V, Well SW. The rate of abdominoperineal resections for rectal cancer in the state of Victoria, Australia: a population-based study. Dis Colon Rectum. 2010;53:1645-51.
2. Ricciardi R, Virnig BA, Madoff RO, Rothenberger DA, Baxter NN. The status of radical protectomy and sphincter-sparing surgery in the United States. Dis Colon Rectum. 2007;50:1119-27.
3. Ricciardi R, Roberts PL, Read TE, Marcello PW, Schoetz DJ, Baxter NN. Variability in reconstrutive procedures following rectal cancer surgery in the United States. Dis Colon Rectum. 2010;53:874-80.
4. Richardson DP, Porter GA, Johnson PM. Population-based use of sphincter-preserving surgery in patients with rectal cancer: is there room for improvement? Dis Colon Rectum. 2013;56:704-10.
5. Chau A, Maggiori L, Debove C, Kanso F, Hennequin C, Panis Y. Toward the end of abdominoperineal resection for rectal cancer? An 8-year experience in 189 consecutive patients with low rectal cancer. Ann Surg. 2014;260:801-6.
6. Holm T, Johansson H, Cedermark B, Ekelund G, Rutqvist E. Influence of hospital and surgeon related factors on outcome after treatment of rectal cancer with or without preoperative radiotherapy. Br J Surg. 1997;84:657-63.
7. Porter GA, Soskolne CL, Yakimets WW, Newmann SC. Surgeon-related factors and outcome in rectal cancer. Ann Surg. 1998;227:157-67.
8. Pahlman L, Bohe M, Cedermark B, Dahlberg M, Lindmark G, Sjödahl R et al. The Swedish rectal registry. Br J Surg. 2007;94:1285-92.
9. Rullier E, Denost Q, Vendrely V, Rullier A, Laurent C. Low rectal cancer: classification and standartization of surgery. Dis Colon Rectum. 2013;56: 560-7.
10. Sauer R, Becker H, Hohenberger W, Rödel C, Wittekind C, Fietkau R et al. Preoperative versus postoperative chemoradiotherapy for rectal cancer. N Engl J Med. 2004;351:1731-40.
11. Holm T. Controversies in abdominoperineal excision. Surg Oncol Clin N Am. 2014;23:93-111.
12. How P, Stelzner S, Branagan G, Bundy K, Chandrakumaran K, Heald RJ et al. Comparative quality of life in patients following abdominoperineal excision and low anterior resection for low rectal cancer. Dis Colon Rectum. 2012;55:400-6.
13. Cornish JA, Tilney HS, Heriot AG, Lavery IC, Fazio VW, Tekkis PP. A meta-analysis of quality of life for abdominoperineal excision of rectum versus anterior resection for rectal cancer. Ann Surg Oncol. 2007;14:2056-68.
14. Russel MM, Ganz PA, Lopa S, Yothers G, Ko CY, Arora A et al. Comparative effectiveness of sphincter-sparing surgery versus abdominoperineal resection in rectal cancer: patient-reported outcomes in National Surgical Adjuvant Breast and Bowel Project randomized trial R-04. Ann Surg. 2015;261:144-8.
15. Messenger DE, Cohen Z, Kirsch R, O'Connor BI, Victor JC, Huang H et al. Favorable pathologic and long-term outcomes from the conventional approach to abdominoperineal resection. Dis Colon Rectum. 2011;54:793-802.
16. Marr R, Birbeck K, Garvican J, Macklin CP, Tiffin NJ, Parsons WJ et al. The modern abdominoperineal excision: the next challenge after total mesorectal excision. Ann Surg. 2005;242:74-82.
17. Nagtegaal ID, vande Velde CJ, Marijnen CA, van Krieken JH, Quirke P; Dutch Colorectal Cancer Group; Pathology Review Committee. Low rectal cancer: a call for a change of approach in abdominoperineal resection. J Clin Oncol. 2005;23:9257-64.
18. Wibe A, Syse A, Andersen A, Tretli S, Myrvold HE, Søreide O; Norwegian Rectal Cancer Group. Oncological outcomes after total mesorectal excision for cure for cancer of the lower rectum: anterior vs. abdominoperineal resection. Dis Colon Rectum. 2004;47:48-58.
19. Holm T, Ljung A, Häggmark T, Jurell G, Lagergreen J. Extended abdominoperineal resection with gluteus maximus flap reconstruction of the pelvic floor for rectal cancer. Br J Sug. 2007;97:232-8.
20. West NP, Finan PJ, Anderin C, Lindholm J, Holm T, Quirke P. Evidence of the oncologic superiority of cylindrical abdominoperineal excision for low rectal cancer. J Clin Oncol. 2008;26:3517-22.
21. West NP, Anderin C, Smith KJ, Holm T, Quirke P; European Extralevator Abdominoperineal Excision Study Group. Multicentre experience with extralevator abdominoperineal excision for low rectal cancer. Br J Surg. 2010;97:588-99.
22. Tayyab M, Sharma A, Ragg JL, Macdonald AW, Gunn J, Hartley JE et al. Evaluation of the impact of implementing the prone jackknife position for the perineal phase abdominoperineal excision of the rectum. Dis Colon Rectum. 2012;55:316-21.

23. Anderin C, Granth F, Martling A, Holm T. Local recurrence after prone vs. supine abdominoperineal excision for low rectal cancer. Colorectal Dis. 2013;15:812-5.
24. de Campos-Lobato LF, Stocchi L, Dietz DW, Lavery IC, Fazio VW, Kalady MF. Prone or lithotomy positioning during an abdominoperineal resection for rectal cancer results in comparable oncologic outcomes. Dis Colon Rectum. 2011;54:939-46.
25. Holm T. Abdominoperineal resection revisited: is positioning an important issue? Dis Colon Rectum. 2011;54:921-2.
26. Heald RJ, Smeedh RK, Kald A, Sexton R, Moran BJ. Abdominoperineal excision of the rectum: an endangered operation. Dis Colon Rectum. 1997;40:747-51.
27. Heald RJ, Moran BJ, Ryall RD, Sexton R, MacFarlane JK. Rectal Cancer: the Basingstoke experience of total mesorectal excision, 1978-1997. Arch Surg. 1998;133:894-9.
28. Nissan A, Guillem JG, Paty PB, Douglas Wong W, Minsky B, Saltz L et al. Abdominoperineal resection for rectal cancer at a specialty center. Dis Colon Rectum. 2001;44:27-36.
29. Zaheer S, Pemberton JH, Farouk R, Dozois RR, Wolff BG, Ilstrup D. Surgical treatment of adenocarcinoma of the rectum. Ann Surg. 1998;6:800-11.
30. Chuwa EWL, Seon-Choen F. Outcomes for abdominoperineal resections are not worse then those of anterior resections. Dis Colon Rectum. 2005;49:41-9.
31. Baker RP, White EE, Titu L, Duthie GS, Lee PW, Monson JR. Does laparoscopic abdominoperineal resection of the rectum compromise long-term survival? Dis Colon Rectum. 2002;45:1481-5.
32. Jayne DG, Guillou PJ, Thorpe H, Quirke P, Copeland J, Smith AM et al.; UK MRC CLASICC Trial Group. Randomized trial of laparoscopic-assisted resection of colorectal carcinoma: 3-year results of the UK MRC CLASICC trial group. J Clin Oncol. 2007;25:3061-8.
33. Green BL, Marshall HC, Collison F, Quirke P, Guillou P, Jayne DG et al. Long-term follow-up of the Medical Research Council CLASICC trial of conventional versus laparoscopically assisted resection in colorectal cancer. Br J Surg. 2013;100:75-82.
34. Law WL, Chu KW. Abdominoperineal resection is associated with poor oncological outcome. Br J Surg. 2004;91:1493-9.
35. Han JG, Wang ZJ, Qian Q, Zhang ZQ, Yang JS, Li F et al. A prospective multicenter clinical study of extralevator abdominoperineal resection for locally advanced low rectal cancer. Dis Colon Rectum. 2014;57:1333-40.
36. Shen Z, Zhang X, Xie Q, Yin M, Yang X, Jiang K et al. Prospective controlled study of the safety and oncological outcomes of ELAPE procedure with definitive anatomic landmarks versus conventional APE for lower rectal cancer. Eur J Surg Oncol. 2015:41;472-7.
37. Palmer G, Anderin C, Martling A, Holm T. Local control and survival after extralevator abdominoperineal excision for locally advanced or low rectal cancer. Colorectal Dis. 2014 Jul;16:527-32.
38. Huang A, Zhao H, Ling T, Quan Y, Zheng M, Feng B. Oncological superiority of extralevator abdominoperineal resection over conventional abdominoperineal resection: a meta-analysis. Int J Colorectal Surg. 2014;29:321-7.
39. De Nardi P, Summo V, Vignali A, Capretti G. Standard versus extralevator abdominoperineal low rectal cancer excision outcomes: a systematic review and meta-analysis. Ann Surg Oncol. 2015;22:2997-3006.
40. Yang Y, Xu H, Shang Z, Chen Shouzhen C, Chen F, Deng Q et al. Outcome of extralevator abdominoperineal excision over conventional abdominoperineal excision for low rectal tumor: a meta-analysis. Int J Clin Exp Med. 2015;8:14855-62.
41. Zhou X, Sun T, Xie H, Zhang Y, Zeng H, Fu W. Extralevator abdominoperineal excision for low rectal cancer: a systematic review and meta-analysis of the short-term outcomes. Colorectal Dis. 2015;17:474-81.
42. Prytz M, Angenete E, Bock D, Hagling E. Extralevator abdominoperineal excision for low rectal cancer – extensive surgery to be used with discretion based on 3-year local recurrence results: a registry-based, observational national cohort study. Ann Surg. 2016 Mar;263(3):516-21.
43. Ortiz H, Ciga MA, Armendariz P, Kreisler E, Codina-Cazador A, Gomez-Barbadillo J et al.; Spanish Rectal Cancer Project. Multicentre propensity score-matched analysis of conventional versus extended abdominoperineal excision for low rectal cancer. Br J Surg. 2014;101:874-82.
44. Monson JR, Weiser MR, Buie Wo, Chang GJ, Rafferty JF. Practice parameters for the management of rectal cancer (revised). Dis Colon Rectum. 2013;56:535-50.
45. Glimelius B, Tiret E, Cervants A, Arnold D; ESMO Guidelines Working Group. Rectal Cancer: ESMO clinical practice guidelines for diagnosis, treatment and follow-up. Ann Oncol. 2013;24(Suppl. 6):vi81-8.

Reconstrução Perineal após Amputação Abdominoperineal do Reto

30

Rodrigo Gomes da Silva
Ana Carolina Parussolo André

INTRODUÇÃO

Recentemente, o tratamento cirúrgico do câncer de reto tem passado por grandes evoluções, variando de pequenas ressecções locais até complexos procedimentos cirúrgicos combinados. Atualmente, a amputação abdominoperineal do reto (AAPR) é indicada de maneira restrita aos pacientes com tumores de reto distal que acometem o esfíncter externo ou a musculatura elevadora do ânus ou distúrbio funcional grave de continência anal. A técnica cirúrgica também passou por modificações nas últimas décadas, e a ressecção mais alargada na amputação abdominoperineal extraelevadora (AAP-EE), frequentemente associada à quimiorradiação neoadjuvante, resulta em um grande defeito perineal, que representa grande desafio para o cirurgião, visto que aumenta a morbidade e a taxa de complicações no pós-operatório (Figura 30.1).

Dificuldades no fechamento primário e na cicatrização da ferida perineal em pacientes depois da AAPR por doenças malignas ocorrem em até 40% dos pacientes.[1,2] Além do aumento da morbidade e da mortalidade, os pacientes com infecção após AAPR por tumor de reto apresentam aumento na incidência de recorrência local, o que confirma a importância de as complicações perineais serem minimizadas.[3]

RECONSTRUÇÃO PERINEAL: FAZER OU NÃO FAZER?

A AAP-EE trouxe grande melhoria dos resultados oncológicos nos pacientes com tumor de reto muito distal. Porém, o grande defeito perineal resultante, associado à

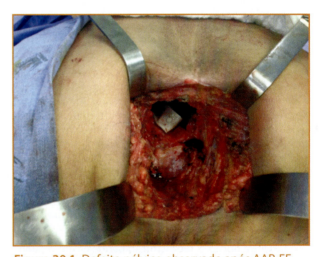

Figura 30.1. Defeito pélvico observado após AAP-EE.
Fonte: acervo dos autores.

quimiorradiação neoadjuvante, é responsável por considerável morbidade e por complicações pós-operatórias. Por isso, várias técnicas de reconstrução perineal são utilizadas, desde o fechamento primário até a rotação de retalhos ou uso de próteses, com o intuito de minimizar essas complicações.

O fechamento primário da ferida perineal foi a técnica mais comumente utilizada após a AAPR convencional, sendo as complicações na ferida perineal um dos principais problemas associados a essa operação, principalmente nos pacientes submetidos ao tratamento neoadjuvante.

A ressecção do reto e do ânus cria um grande espaço vazio na cavidade pélvica que resulta em acúmulo de fluidos e sangue, que, por sua vez, aumenta o risco de infecção pélvica, infecção da ferida, formação de sínus e hérnias perineais. Além disso, a rigidez das estruturas que envolvem a pelve dificulta a cicatrização da ferida.[4] As complicações da ferida perineal, como deiscência e retardo da cicatrização, foram relatadas em até 50% dos pacientes com radioterapia neoadjuvante.[1] Essas complicações são ainda mais frequentes após a AAP-EE, pois, a ressecção dos músculos elevadores do ânus origina uma maior cavidade pélvica a ser preenchida e fechada.

Uma variedade de técnicas de reconstrução do assoalho pélvico foi descrita com o objetivo de reduzir as complicações da ferida perineal após AAP-EE: omentoplastia; rotação de diferentes retalhos miocutâneos; e interposição de próteses. Porém, a experiência com os inúmeros métodos de reconstrução perineal ainda é limitada e baseia-se em pequenos estudos de coorte. O número de estudos comparativos entre as diferentes técnicas é escasso.

As taxas de complicações perineais nos pacientes submetidos à AAPR com fechamento primário variam entre 16 e 47%.[1,2,5-9] A maioria dos relatos inclui um número reduzido de pacientes em estudos retrospectivos.[1,2,5-9] Por isso, diferentes métodos de reconstrução têm sido descritos para reduzir essas taxas de complicações, como a interposição do omento maior na cavidade pélvica. Hay et al. compararam a cicatrização perineal com e sem omentoplastia após AAPR. Os autores não encontraram diferença no tempo de cicatrização entre os grupos, mas o grupo com omentoplastia mostrou taxa de deiscência perineal significativamente menor.[10]

Próteses biológicas ou sintéticas podem ser utilizadas com sucesso para corrigir grandes defeitos pélvicos e da parede abdominal, sendo descritas também para reconstrução perineal após APP-EE. Butt et al. realizaram uma revisão de 12 estudos observacionais com um total de 149 pacientes submetidos à AAP-EE e à reconstrução com tela biológica. Encontraram taxa de complicação total de 43,6%, com 27,5% de complicação da ferida e 2,7% de hérnia perineal; e as maiores taxas de complicações se deram entre os pacientes que se submeteram à radioterapia neoadjuvante (68,5%),[11] um achado que se repete com todos os tipos de reconstrução.

Outra opção, a reconstrução perineal com retalhos miocutâneos, em particular, tem mostrado menores taxas de complicações, com cicatrização retardada variando de 12 a 38%, em comparação a 44 a 48,5% em pacientes submetidos a fechamento primário.[12,13]

A técnica ideal de reconstrução do períneo após a AAP-EE ainda é controversa, pois a literatura carece de grandes estudos prospectivos e randomizados. Porém, os dados evidenciam que altas taxas de complicações são observadas com o fechamento primário, principalmente se associado à irradiação neoadjuvante. Esses índices parecem ser reduzidos com o uso de técnicas de reconstrução, seja com próteses biológicas, seja com retalhos miocutâneos. Em geral, o tipo de reconstrução depende das características do paciente e da preferência e experiência da equipe cirúrgica.

Neste capítulo, serão descritos separadamente as técnicas e os resultados dos procedimentos cirúrgicos, como o fechamento primário (com e sem uso de omentoplastia ou interposição uterina), os diferentes retalhos miocutâneos e os procedimentos com uso de próteses.

FECHAMENTO PRIMÁRIO

As taxas de complicações perineais nos pacientes submetidos à AAPR com fechamento primário variam entre 16 e 47%.[1,2,5-9] Christian et al. observaram complicações nas feridas perineais em 47 de 136 pacientes (35%) operados por tumor retal ou anal.[5] Em outro estudo, Artioukh et al. reportaram cicatrização retardada da ferida perineal em 10 de 38 pacientes (26%) e em 2 de 5 pacientes (40%) que receberam quimiorradiação.[2] Já Gazzaz et al. observaram complicações da ferida perineal em 113 de 696 pacientes (16%) submetidos à AAPR com fechamento primário da ferida perineal.[6] Bullard et al. avaliaram 160 pacientes submetidos à AAPR e encontraram taxa de complicações da ferida perineal de 41%, sendo a dificuldade de cicatrização a mais frequente (24%), seguida de infecção (10%). Evidenciaram também que a radioterapia dobra a taxa de complicações da ferida perineal.[1] Recentemente, De Campos et al. encontraram taxas de complicações de ferida após AAPR-EE, com fechamento primário, mais baixas variando de 10 a 14% em seguimento médio de 42 meses.[7] Estudos controlados e randomizados que incluem grande número de pacientes evidenciam taxas de complicações das feridas perineais com fechamento primário de 3 a 29%.[8,9]

Para reduzir essas altas taxas de complicações de ferida operatória perineal, alguns procedimentos cirúrgicos têm sido associados ao fechamento primário, como a colocação do omento maior pediculado na pelve ou a retroversão uterina nas mulheres.

Omentoplastia

Rutherford Morison, em 1906, descreveu o omento como guardião abdominal[14] e, desde então, inúmeros estudos confirmaram suas várias propriedades imunológicas: contribui para a imunidade local na peritonite bacteriana; participa da liberação de enzimas proteolíticas e na remoção de agentes infecciosos e fluidos da cavidade peritoneal; e forma adesões vasculares pelas propriedades angiogênicas. Além disso, o pedículo de omento tem propriedades hemostáticas. Todas essas propriedades, além da capacidade de preencher um espaço vazio, fazem do omento uma alternativa na reconstrução perineal após AAPR, facilitando a cicatrização perineal e reduzindo a taxa de complicações locais.

Para sua confecção, é necessário que o omento seja suficientemente espesso, bem vascularizado e longo para preencher a pelve (Figura 30.2).

Técnica

Diferentes técnicas de criação do retalho pediculado de omento maior (OM) foram descritas. Após o tempo abdominal da AAPR, o OM é separado do cólon

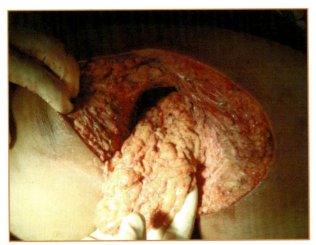

Figura 30.2. Omento maior espesso e bem vascularizado sendo utilizado para preencher o defeito pélvico após AAP-EE.
Fonte: acervo dos autores.

transverso. A vascularização do retalho de OM pode ser mantida pela artéria gastroepiploica esquerda, pela gastroepliploica direita ou pela arcada epiploica. Posteriormente, ele é levado até a pelve ao longo do sulco parietocólico esquerdo, certificando-se de que ele não está rodado nem sob tensão. Após o tempo operatório perineal, com o paciente em litotomia, alguns autores optam somente pelo posicionamento desse pedículo na pelve, e outros pela sutura desse pedículo na gordura subcutânea do períneo. O peritônio pélvico não é fechado ao redor do pedículo. Drenos pélvicos são posicionados.

Resultados

As taxas de complicações da ferida perineal após omentoplastia são menores que na reconstrução perineal com fechamento primário. De Broux et al. descreveram sua experiência com 104 pacientes submetidos à AAPR. A omentoplastia foi realizada em 92 pacientes, com tempo médio de internação de 20 dias e seguimento médio de 24 meses. De todos os pacientes, 80% apresentaram cicatrização satisfatória da ferida perineal. Abscesso perineal ocorreu em 6% dos casos e infecção perineal superficial em 4%, sendo que 80% desses pacientes receberam radioterapia. Deiscência perineal parcial ocorreu em 8% e obstrução intestinal em 3%. Nenhum paciente desenvolveu sínus perineal persistente e um paciente (1%) desenvolveu hérnia perineal.[15] Em outro estudo, entretanto, Poston et al. descreveram os resultados de 28 pacientes submetidos à AAPR e à omentoplastia. Eles fizeram uma comparação retrospectiva com 25 pacientes submetidos à AAPR com fechamento primário. Não foram observadas diferenças nas incidências de infecção abdominal, deiscência da ferida abdominal e obstrução no pós-operatório. Um paciente em cada grupo desenvolveu abscesso perineal. Porém, observaram-se redução significativa no tempo de internação hospitalar e menor tempo de cicatrização da ferida perineal no grupo da omentoplastia.[16]

Hay et al., em estudo prospectivo, compararam a cicatrização perineal em 165 pacientes submetidos à AAPR, por carcinoma de reto distal, com omentoplastia em 65 pacientes e sem omentoplastia 101 pacientes. Destes, 17% com omentoplastia e 18% sem omentoplastia desenvolveram complicações imediatas. O tempo médio de internação hospitalar (de cicatrização completa da ferida perineal), a taxa de cicatrização em 1 mês e o número de sínus persistente em 1 ano também foram similares entre os grupos. Porém, o número de deiscência da ferida perineal foi significativamente maior no grupo de omentoplastia (15% × 4%).[10]

A omentoplastia também pode ser associada a outras técnicas de reconstrução perineal. Hultman et al. compararam seus resultados em pacientes com omentoplastia e sem omentoplastia associada ou não a retalho miocutâneo. Submeteram-se 29 pacientes à omentoplastia isolada ou em associação a retalho miocutâneo, em comparação ao fechamento primário (13 pacientes) ou retalho miocutâneo isolado (28 pacientes). Morbidade relacionada com ferida perineal, sangramento ou abscesso com necessidade de intervenção cirúrgica foram significativamente menores no grupo com omentoplastia.[17] Dalton et al. descreveram seus resultados em 31 pacientes submetidos à AAP-EE e à reconstrução perineal com omentoplastia associada a retalho miocutâneo de reto abdominal ou à prótese biológica. Destes, seis (19%) apresentaram deiscência da ferida perineal. Um paciente apresentou necrose do retalho miocutâneo, e outro, hematoma na ferida perineal. Nove pacientes tiveram complicações menores da ferida perineal, com retardo na cicatrização. Três desenvolveram hérnia perineal.[18]

Uma revisão da literatura que incluiu dez estudos observacionais de omentoplastia perineal evidenciou fraca evidência na redução de deiscência da ferida perineal e formação crônica de sínus. As complicações infecciosas menores variaram entre 4 e 28%, e a taxa de complicações relacionadas com o retalho de omento, como sangramento e hérnia interna, foi baixa (1%).[19]

Apesar das vantagens na cicatrização da ferida operatória perineal, a omentoplastia pode prolongar o íleo pós-operatório por desvascularização parcial da grande curvatura do estômago. Klaver et al. avaliaram 51 pacientes submetidos a tratamento cirúrgico de tumor de reto (ressecção anterior do reto e AAPR). Em 31 deles, a omentoplastia foi realizada e, em 20, o fechamento primário. O tempo necessário de cateter nasogástrico, o tempo de aceitação de dieta livre, a necessidade de nutrição parenteral e o tempo de internação hospitalar foram significativamente maiores no grupo da omentoplastia.[20]

A omentoplastia perineal é uma técnica operatória de execução relativamente fácil, que possibilita o preenchimento do espaço vazio perineal após AAPR em pacientes selecionados. Tecnicamente, é contraindicada nos casos de envolvimento metastático, e impossível nos casos de ressecção prévia do omento e quando há redução da mobilidade por processos inflamatórios prévios. Ela possibilita redução da morbidade relacionada com ferida perineal se comparada ao fechamento primário. Além disso, pode ser associada a outras técnicas de reconstrução perineal. Tem como desvantagens o prolongamento do íleo pós-operatório e a possibilidade de complicações relacionadas com o retalho de omento, como sangramento e necrose.

Retroversão uterina

Castillo et al. descreveram uma técnica na qual as reconstruções perineal e vaginal foram feitas com o útero em mulheres não histerectomizadas submetidas à AAPR por tumores de reto distal, com ou sem ressecção da parede posterior da vagina.[21]

Técnica

Após a AAPR, os ligamentos uterinos superiores (útero-ovarianos e redondos) são ligados e seccionados bilateralmente. Salpingo-ooforectomia bilateral pode ser realizada. A reflexão anterior e posterior dos ligamentos largos é incisada até o nível abaixo dos pilares vesicais e dos vasos uterinos para possibilitar a mobilização do útero sem comprometer a vascularização. Os vasos uterinos e os ligamentos uterossacros devem ser preservados. O útero é retrovertido com os ligamentos uterossacros atuando como um apoio. Então, o útero é posicionado no fundo de saco, entre o sacro e a vagina, de modo que a superfície uterina posterior feche o defeito da parede posterior da vagina. Realiza-se sutura de fixação no fundo uterino de modo que o útero preencha o espaço perineal. As bordas da parede vaginal são suturadas na porção lateral do útero com Vicryl 0 e pontos contínuos no sentido proximal para distal, confeccionados, começando no fórnice posterior e progredindo distalmente até o introito vaginal. O fundo uterino é suturado no tecido glúteo remanescente. A perineoplastia é completada com fechamento por camadas. O fundo uterino também é suturado na pele perineal de modo a sustentar o corpo perineal. O restante da pele perineal é suturado, criando um orifício vaginal funcional.

Resultados

Essa técnica foi realizada em quatro pacientes por Castillo *et al*. Em uma paciente, foi associado um retalho do reto abdominal, pois o útero encontrava-se atrófico. Em três, houve epitelização completa da parede posterior uterina com epitelização em 6 a 8 semanas. Em uma delas, houve retardo na cicatrização e secreção serosa pela vagina, com melhora após 3 meses de seguimento. Todas apresentaram vida sexual ativa após 6 meses da operação.[21]

RETALHOS MIOCUTÂNEOS

A reconstrução pélvica com retalhos miocutâneos é empregada para alcançar o fechamento perineal e preencher o espaço vazio pélvico com tecido bem vascularizado e não irradiado, em uma tentativa de otimizar a cicatrização da ferida e minimizar complicações, sem a utilização de um corpo estranho, como as próteses. Os retalhos também são utilizados para restaurar a funcionalidade, quando seguidos da ressecção em bloco com ressecção da vagina. As desvantagens da reconstrução com retalhos são: aumento do tempo operatório; maior morbidade no sítio doador; e risco de necrose do retalho. As três principais técnicas utilizadas para reconstrução pélvica são retalho dos músculos reto abdominal, do grácil e do glúteo máximo.

Retalho miocutâneo de reto abdominal

Um tipo de retalho miocutâneo utilizado na reconstrução perineal após AAPR muito empregado é aquele realizado com o músculo reto abdominal direito. O músculo reto abdominal é suprido por dois pedículos vasculares, o superior e o inferior. O pedículo inferior, formado pelos vasos epigástricos inferiores, é o maior e o mais bem definido, sendo mantido para irrigação desse retalho. Suas vantagens incluem grande arco de rotação baseado no pedículo dos vasos epigástricos inferiores, grande massa tecidual, boa viabilidade, pequena morbidade no sítio doador e relativa facilidade e rapidez para ser confeccionado.

O uso do reto abdominal para reconstrução do defeito perineal após amputação abdominoperineal do reto foi primeiro descrito por Shukla e Hughes, em 1984. Outra vantagem da rotação desse retalho é que ele pode ser utilizado em casos de sangramento venoso pressacral como método de hemostasia.

Técnica cirúrgica

A marcação pré-operatória na parede abdominal delimitando o retalho do músculo reto deve ser feita para evitar que a incisão abdominal ou a estomia sejam realizadas nesse local. Após a ressecção da peça cirúrgica, uma incisão elíptica, vertical, com cerca de 5 a 10 cm, iniciando-se no nível da linha inframamária, é realizada sobre o reto abdominal direito. Os vasos perfurantes miocutâneos mediais e laterais e a bainha anterior do reto abdominal superior à linha arqueada são incluídos no retalho. Abaixo da linha arqueada, somente o músculo reto abdominal é dissecado, deixando a bainha anterior sobreposta, o tecido subcutâneo e a pele intactos. A dissecção continua até os vasos epigástricos inferiores, que são identificados e preservados. Assim, o músculo reto é liberado de sua bainha, mas sua origem na sínfise púbica é deixada intacta. Com o paciente em litotomia, o retalho é rodado medialmente e transposto para o defeito perineal, preenchendo ao máximo o espaço vazio pélvico. É importante certificar-se de que o retalho não está rodado em mais de 180°. A fáscia da parede abdominal transposta é, então, suturada nas bordas laterais da ferida perineal, criando um assoalho perineal sólido. Drenos pélvicos e perineais são posicionados. Se a ressecção parcial da vagina foi necessária, a pele do retalho pode ser utilizada para reconstruir a vagina. Suturas nas bordas laterais do retalho na parede pélvica intra-abdominal podem ser realizadas para prevenir hérnias internas. O sítio abdominal doador é fechado por planos (com ou sem o uso de prótese). No pós-operatório, orienta-se o paciente a não se sentar ou deitar-se diretamente sobre o retalho perineal por pelo menos 2 semanas (Figura 30.3).[22,23]

Resultados

As taxas de complicações da ferida perineal são menores nos pacientes submetidos à reconstrução com reto abdominal em comparação ao fechamento primário. Em um estudo retrospectivo, Buchel et al. avaliaram 73 pacientes submetidos à reconstrução pélvica com reto abdominal e

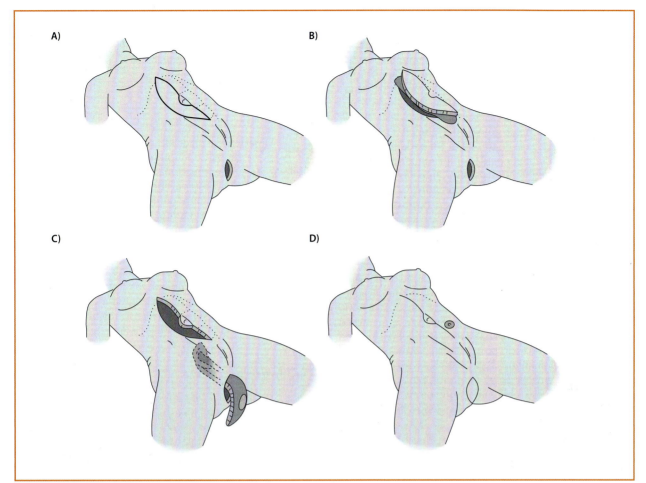

Figura 30.3. Ilustração do retalho miocutâneo do reto abdominal. A. Marcação pré-operatória na parede abdominal delimitando a ilha de pele do retalho. B. O retalho inclui a pele, a gordura subcutânea, a bainha anterior do músculo reto abdominal e o músculo reto abdominal. C. Rotação do retalho pelo defeito pélvico. O tamanho, a forma e a localização da ilha de pele para preencher o defeito perineal são marcados, e a pele ao redor da marcação, desepitelizada. D. A ilha de pele é suturada na região perineal e a colostomia confeccionada no lado contralateral.
Fonte: adaptada de Butler et al., 2008.[23]

encontraram 17,8% de complicações da ferida perineal. Três pacientes (3,5%) foram reoperados (um por dreno retido, outro por hérnia interna entre o retalho e a parede da bexiga e outro por necrose total do retalho), e 84,9% apresentaram cicatrização adequada da ferida perineal.[22]

Chessin et al. avaliaram 19 pacientes submetidos à terapia neoadjuvante e à AAPR com retalho de reto abdominal e os compararam a um grupo-controle de 59 pacientes submetidos a quimiorradiação, AAPR e fechamento primário. Os autores observaram complicações da ferida perineal em 15,8% dos pacientes com retalho e em 44,1% no grupo-controle, porém o tempo médio de cicatrização da ferida perineal não teve diferença significativa entre os grupos. As complicações relacionadas com a ferida abdominal também não apresentaram diferença significativa.[12]

Butler et al. avaliaram 111 pacientes submetidos a quimiorradiação e AAPR e compararam os pacientes submetidos a fechamento primário da ferida perineal àqueles submetidos à reconstrução com o reto abdominal. No geral, não houve diferença na incidência de complicações da ferida perineal entre os grupos, mas a incidência de abscesso pélvico (9% *versus* 37%), a necessidade de drenagem perineal por abscesso ou seroma (3% *versus* 25%) e de deiscência da ferida perineal (9% *versus* 30%) foram significativamente menores no grupo com retalho. Apenas um paciente apresentou necrose com perda total do retalho. Não houve diferença significativa nos casos de complicações abdominais.[23]

Em um estudo retrospectivo, Barker et al. avaliaram 55 pacientes submetidos à AAP-EE e reconstrução perineal com reto abdominal, sendo 65% destes submetidos à quimiorradiação. Dezessete pacientes foram submetidos à operação por videolaparoscopia. De todos os pacientes, 36 (65%) apresentaram alguma complicação intra ou pós-operatória. Já 15 (27%) reportaram complicações específicas do retalho ou do sítio doador e, destes, quatro (7%) apresentaram complicações com necessidade de intervenção cirúrgica (uma grande deiscência do retalho, uma infecção do sítio doador e duas perdas do retalho).[24]

Em um estudo prospectivo, Touny et al. distribuíram aleatoriamente 60 pacientes submetidos à quimiorradiação e AAPR em dois grupos: reconstrução pélvica com retalho do reto abdominal (30 pacientes); e fechamento primário (30 pacientes). O número de pacientes com complicações da ferida perineal foi significativamente menor no grupo com retalho miocutâneo (17,2% versus 46,6%). Além disso, o número de pacientes com cicatrização retardada foi significativamente menor nesse grupo (12,3% versus 33,3%). Não houve diferença na taxa de complicações abdominais entre os dois grupos. Porém, a perda sanguínea intraoperatória e o tempo cirúrgico foram significativamente menores no grupo submetido ao fechamento primário.[25]

A reconstrução pélvica com reto abdominal nos pacientes com tumores de reto ou canal anal, após quimiorradiação e AAPR, fornece um retalho de espessura satisfatória, com bom suprimento sanguíneo e boa ilha de pele, com bom arco de rotação e possibilidade de reconstrução vaginal em um só tempo operatório, sem mudar a posição da paciente na mesa cirúrgica. Ainda, diminui as taxas de complicações perineais e apresenta uma baixa taxa de perda do retalho (1,4 a 10%).[26,27] Porém, pode estar associada a aumento do risco de deiscência e hérnia na parede abdominal, embora estudos sugiram que essas taxas também sejam baixas (5% e 5,5%, respectivamente).[23,26] Além disso, essa reconstrução não é possível em pacientes com múltiplos estomas ou com grandes hérnias abdominais prévias. Portanto, essa técnica pode ser considerada em pacientes selecionados com grandes defeitos pélvicos.

Retalho muscular do músculo reto abdominal

Uma mudança técnica do retalho miofasciocutâneo com o músculo reto abdominal foi descrita por Singh et al.[28] Nessa modificação, apenas o músculo reto abdominal direito é mobilizado, sem a ilha de pele e o subcutâneo. Essa técnica pode ser realizada no mesmo tempo cirúrgico da AAP-EE do reto por abordagem híbrida laparoscópica e robótica, sem incisões adicionais na parede abdominal, ou aberta.

Técnica

O paciente é colocado na posição de litotomia. Os trocartes passados do lado em que o músculo reto será utilizado devem ser posicionados, sob visão, lateral à linha semilunar. Após o tempo abdominal da AAP do reto, a bainha posterior do músculo reto abdominal direito, que será utilizado para o retalho, é aberta e o músculo reto abdominal dissecado, dividindo-o da margem costal cranial e, posteriormente, separando-o da bainha anterior do reto em direção caudal, preservando-se os vasos epigástricos inferiores. Após o tempo perineal da AAP e a retirada da peça cirúrgica, o retalho do músculo reto abdominal é posicionado no defeito pélvico, fechando o oco pélvico sem tensão e fixado com fios absorvíveis. A bainha posterior do músculo reto abdominal é fechada (Figura 30.4).

Resultados

Essa técnica foi realizada em três pacientes após terapia neoadjuvante no estudo de Singh et al.[28] O tempo operatório médio foi de 522 minutos, e o tempo médio de internação hospitalar foi de seis dias. Um paciente apresentou infecção da ferida perineal com necessidade de drenagem cirúrgica e cicatrização completa da ferida perineal após 1 mês. Um paciente apresentou fraqueza da parede abdominal, que não necessitou de nenhum tratamento. Nenhum paciente evoluiu com hérnia perineal após 16 meses.

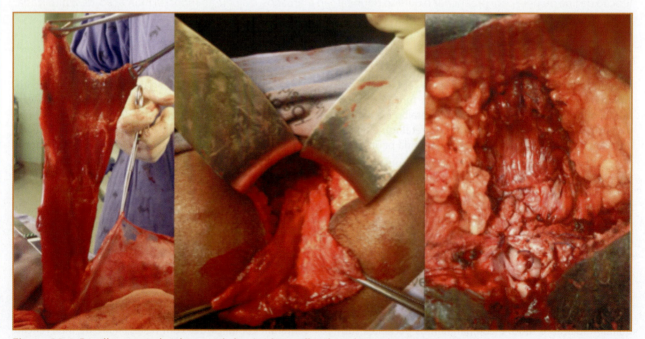

Figura 30.4. Retalho muscular do reto abdominal sem ilha de pele e subcutâneo.
Fonte: acervo dos autores.

Essa técnica apresenta a vantagem maior dos retalhos miocutâneos: preenchimento do espaço vazio pélvico com tecido bem vascularizado e não irradiado. Porém, com o uso do retalho miocutâneo, é necessária a realização de uma grande incisão na parede abdominal e secção de parte da bainha anterior, tecido subcutâneo e pele acima do músculo, o que aumenta a taxa de complicações no sítio doador. Na modificação técnica descrita, nenhuma incisão na pele ou na bainha anterior do músculo reto abdominal é necessária, preservando-se a integridade da parede abdominal.[28] Os autores deste capítulo realizaram cinco operações com essa modificação técnica, sendo um caso via laparoscópica e outro após exenteração pélvica total. Não foi observada complicação relacionada com o retalho ou o sítio doador.

Retalho muscular do músculo grácil

O músculo grácil tem várias aplicações na cirurgia reconstrutora, e pode ser utilizado locorregionalmente como retalho pediculado, retalho livre ou no tratamento de algumas paralisias faciais. Na reconstrução perineal, o retalho pediculado utilizado pode ser uni ou bilateral.

O músculo grácil se origina na sínfise púbica e se insere no côndilo tibial medial. É inervado pelo ramo anterior do nervo obturador. O suprimento sanguíneo é variável, mas deriva frequentemente do ramo circunflexo medial da artéria femoral profunda. O pedículo vascular principal entra no músculo grácil na sua porção profunda, abaixo do ramo inferior do púbis. Além desse pedículo principal, há outros pedículos acessórios, a maioria distal aos vasos principais, que se originam da artéria femoral superficial. Vasos perfurantes na superfície muscular oposta ao pedículo principal contribuem para o suprimento sanguíneo da pele sobreposta.[29]

Técnica

Após a AAPR e a retirada da peça cirúrgica, com o paciente em litotomia ou na posição de decúbito ventral, realiza-se uma incisão elíptica na face medial da coxa. O músculo grácil é identificado abaixo da sua fáscia e seccionado em sua porção distal e mobilizado proximalmente. Durante a mobilização do músculo, se a pele do retalho for utilizada, ela pode ser suturada à fáscia muscular para evitar lesão dos vasos perfurantes. O pedículo neurovascular mais proximal é preservado. Um túnel subcutâneo é criado proximalmente ao retalho, que é tunelizado para alcançar o defeito pélvico secundário à ressecção do reto. Após ser posicionado no espaço pressacral, o retalho é fixado na pele adjacente (ou na parede vaginal, se esta foi ressecada parcialmente) com fios absorvíveis. A incisão na coxa é fechada por planos e posiciona-se um dreno de sucção. Drenos pélvicos também podem ser posicionados[30] (Figura 30.5).

Resultados

A cicatrização perineal após reconstrução com músculo grácil é satisfatória, porém necrose parcial ou total tem sido descrita na maioria dos estudos. Burke et al. publicaram seus resultados de 18 reconstruções perineais e vaginais com

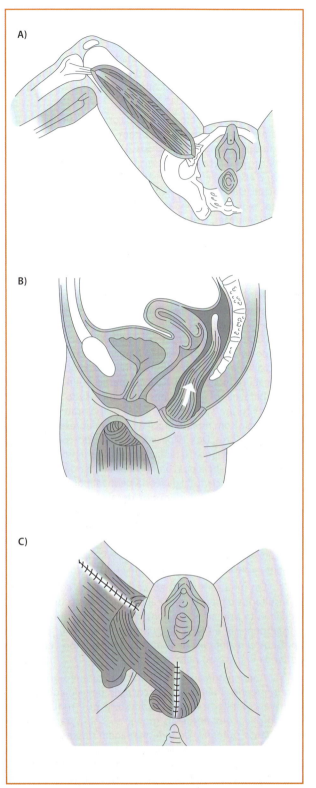

Figura 30.5. Retalho do músculo grácil. A. Incisão elíptica na face medial da coxa. O músculo grácil é identificado abaixo de sua fáscia. B. O músculo ou retalho miocutâneo do grácil é introduzido na cavidade pélvica e suturado sem tensão no pedículo vascular. C. Sutura primária no sítio doador e na ferida cutânea pélvica.
Fonte: adaptada de Shibata et al., 1999.[13]

retalho miocutâneo do grácil e houve cicatrização da ferida perineal em 100%. Porém, cinco pacientes evoluíram com necrose cutânea do retalho, sendo três com necessidade de desbridamento cirúrgico e dois tratados conservadoramente. Dois pacientes tiveram deiscência da ferida perineal. A infecção ou a deiscência no sítio doador foi observada em quatro pacientes.[30]

Vermaas et al., em um estudo com 25 pacientes, todos previamente irradiados, reportaram cicatrização primária da ferida perineal em 100% dos pacientes submetidos à reconstrução direta após ressecção da doença oncológica pélvica e em 55% após reconstrução secundária com músculo grácil. Oito pacientes evoluíram com infecção da ferida perineal, e quatro, no sítio doador. Abscesso perineal se deu em três pacientes, e fístula perineal em quatro. Apenas um paciente apresentou hérnia perineal com necessidade de tratamento cirúrgico.[31]

A reconstrução perineal com retalho miocutâneo de grácil apresenta melhores resultados quando comparada ao fechamento primário. Shibata et al. reportaram que o risco de complicações perineais maiores (abscesso pélvico) em pacientes submetidos à AAPR, após radioterapia para câncer retal recorrente, foi significativamente reduzido, de 46% em um grupo de 24 pacientes com fechamento primário para 12% em 16 pacientes com o retalho do músculo grácil. A taxa de complicações menores (abscesso superficial, sínus perineal) foi comparável nos dois grupos.[13] Em um estudo similar, dez pacientes foram submetidos a AAPR após radioterapia e reconstrução com retalho grácil e nenhum apresentou complicações maiores. Dos 25 pacientes do grupo-controle com fechamento primário, 10 foram submetidos a procedimento cirúrgico de urgência por complicações da ferida, sendo seis casos de deiscência total da ferida perineal por infecção, um por abscesso perineal e um por desabamento da parede posterior da vagina. Complicações menores ou moderadas ocorreram em 40% dos pacientes no primeiro grupo e 36% no grupo-controle (deiscência da ferida perineal, seroma, infecção, deiscência, fístula), sem diferença significativa. Um paciente apresentou necrose cutânea distal do retalho.[32]

Em uma série prospectiva, Chan et al. compararam os resultados da ferida perineal em pacientes submetidos a fechamento primário e retalhos miocutâneos com músculo reto abdominal e grácil. O grupo do fechamento primário apresentou maior taxa de complicação incluindo deiscência de ferida e abscesso pélvico.[27]

A reconstrução com retalho miocutâneo grácil permite o preenchimento do espaço vazio pélvico com tecido bem vascularizado e não irradiado, o que reduz a taxa de complicações perineais graves se comparado com o fechamento primário. Uma desvantagem desse retalho é a variação anatômica do pedículo vascular, que pode provocar limitações na extensão e na rotação do retalho. Além disso, necrose parcial ou total do retalho é descrita na maioria dos estudos, podendo chegar a 27% dos casos.[30]

Retalho com músculo glúteo máximo

O estudo original de Holm et al., que descreveu a AAP-EE na posição de decúbito ventral, avaliou também os resultados de 28 pacientes consecutivos submetidos à reconstrução perineal com retalho miocutâneo do músculo glúteo máximo. Foram submetidos 23 pacientes à radioterapia, seguidos de 1 a 45 meses. As complicações associadas ao retalho foram observadas em quatro casos (14,2%) e a infecção da ferida em três (10,7%).[33] Em uma série com 210 pacientes submetidos, a AAP-EE com reconstrução em múltiplas camadas com glúteo máximo, gordura perineal e pele, Bebenek encontrou complicações da cicatrização em 18% dos pacientes e somente dois apresentaram hérnia perineal.[34]

O músculo glúteo máximo origina-se no osso ilíaco, sacro e cóccix, e é inserido na borda lateral do fêmur. Inerva-se pelo nervo glúteo inferior e supre-se pelas artérias glúteas superior e inferior, que derivam da artéria ilíaca interna. A artéria glútea superior localiza-se na borda superior do piriforme, abaixo do músculo glúteo, e a artéria glútea inferior localiza-se na borda inferior do piriforme, com o nervo. O nervo ciático, estrutura mais importante da região, localiza-se lateralmente ao nervo glúteo inferior e à artéria (Figura 30.6).

O retalho do músculo glúteo pode ser uni ou bilateral. Em geral, o retalho unilateral tem a base cranial, com proporção comprimento-base de 1,5:1. Nos defeitos maiores, principalmente se houver ressecção parcial do sacro, pode ser necessário o retalho bilateral. Nesse caso, de um lado, a base do retalho é cranial e, do outro, distal, com a mesma proporção. Em casos selecionados, podem ser usados retalhos bilaterais com a mesma direção.[33]

Técnica

Para a realização dessa técnica, o tempo perineal da AAP-EE, o paciente deve ser colocado em decúbito ventral, na posição de *jack-knife* com as pernas abertas, e o cirurgião se posiciona sentado entre as pernas do paciente. As linhas de incisão da pele devem ser marcadas. Anestesia local com epinefrina pode ser empregada para reduzir o sangramento e a dor no pós-operatório. A pele e o subcutâneo são incisados na borda inferior do glúteo máximo e, posteriormente, a fáscia o é em toda a extensão da ferida na pele para garantir mobilidade ao retalho. Cerca de um terço a metade do músculo é então dividido na sua borda medial, longe da cápsula da articulação do quadril, que não deve ser exposta. É importante manter a secção longe do nervo ciático que passa abaixo do músculo. No nível submuscular, a dissecção é estendida nas direções medial e cranial. As camadas dos tecidos são mantidas intactas para evitar ruptura dos vasos perfurantes. A mobilidade do retalho deve ser testada continuamente, e, assim que a porção muscular do retalho alcançar o músculo do outro lado, sem tensão, termina-se a dissecção. Um dos dois vasos principais que suprem o retalho pode ser dividido ocasionalmente para alcançar mobilidade suficiente. O retalho é suturado em quatro camadas com sutura simples: muscular; fáscia de Scarpa; derme profunda; e pele. Dois drenos são posicionados e permanecem por 4 a 6 dias, um profundo ao músculo e outro no subcutâneo do retalho (Figura 30.7).

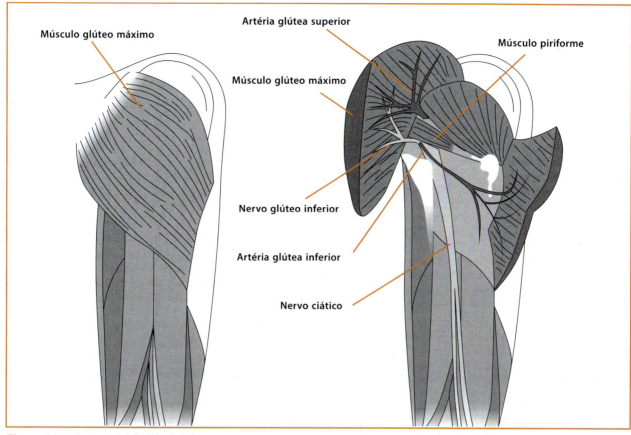

Figura 30.6. Anatomia da região glútea.
Fonte: adaptada de Holm et al., 2007.[33]

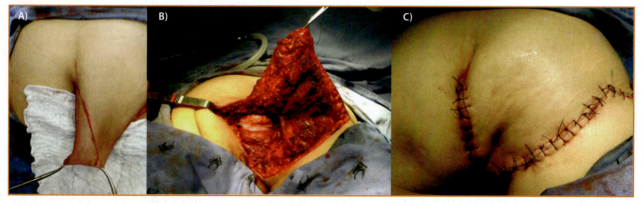

Figura 30.7. Confecção do retalho perineal com músculo glúteo máximo. A. Marcação das linhas de incisão. B. Retalho miocutâneo do glúteo máximo completamente mobilizado. C. Aspecto final, após rotação do retalho.
Fonte: acervo dos autores.

No pós-operatório, o paciente é mobilizado de acordo com o seguinte esquema:

- Dia 1: decúbito no leito; permitida flexão do quadril a 30°.
- Dia 2: ficar em pé apenas com apoio na beira da cama.
- Dia 3: poucos passos; permitida flexão do quadril a 45°.
- Dia 6: ficar em pé sem apoio, deambulação; permitida flexão do quadril a 60°.
- Dia 7: deambulação extensa.
- Dia 14: permitido sentar por 30 minutos, 3 vezes ao dia, durante 3 dias; durante 60 minutos nos próximos 3 dias e aumentar gradualmente.[33]

Resultados

Em 2007, Holm et al. descreveram a AAP-EE seguida pela reconstrução perineal com glúteo máximo e publicaram seus resultados em uma série de 28 pacientes. Todos os pacientes foram submetidos à terapia neoadjuvante – 23 à reconstrução com retalho unilateral e cinco com retalho bilateral. Quatro pacientes tiveram complicações perineais após a reconstrução: três apresentaram infecção da ferida perineal, um destes evoluindo com deiscência parcial da ferida, e um paciente apresentou hemorragia no pós-operatório, oriunda de uma artéria muscular do retalho, com necessidade de reoperação. Esses resultados são comparáveis ao estudo multicêntrico de West et al., que avaliaram reconstrução com fechamento primário (43%) e retalho muscular (50,6%) e encontraram taxa de complicação total de 41%, com maior taxa (78,7%) nos pacientes submetidos à radioterapia.[35]

Anderin et al. estudaram 65 pacientes submetidos à AAP-EE e à reconstrução perineal com glúteo máximo. Destes, 59 (91%) receberam terapia neoadjuvante. No total, 27 pacientes (41,5%) apresentaram uma ou mais complicações associadas à reconstrução perineal. Infecção leve da ferida perineal ocorreu em 15 (23%) pacientes, e 12 (18,4%) apresentaram infecção grave, com deiscência da ferida ou abscesso pélvico. Sete pacientes (10,7%) apresentaram deiscência da ferida perineal e cicatrização retardada. Não foi observado nenhum caso de necrose parcial ou total do retalho. No acompanhamento após 1 ano da operação, cinco pacientes (7,6%) permaneceram com defeito perineal persistente (sínus). Em cinco pacientes, foi realizada a reconstrução da vagina com o retalho glúteo e, destes, dois evoluíram com uma fístula persistente da vagina para o períneo. Nenhum paciente evoluiu com hérnia perineal após 1 ano de acompanhamento.[36]

Saleh et al. acompanharam 11 pacientes submetidos a AAP-EE e terapia neoadjuvante por tumor de reto distal. O tempo médio de cicatrização da ferida perineal foi de 42 dias. Nenhum paciente foi reoperado. Três pacientes apresentaram complicações da ferida perineal, sendo uma infecção (tratada com antibióticos) e duas deiscências parciais do retalho. Nenhum paciente evoluiu com hérnia perineal em um período de 1,2 ano de acompanhamento.[37]

Hainsworth et al. fizeram uma revisão de 40 pacientes submetidos à AAP-EE por tumor de reto e à reconstrução da ferida perineal com uma modificação do retalho glúteo, em V-Y do glúteo inferior bilateral, sendo quatro com reconstrução da vagina. De todos os pacientes, 39 (98%) receberam irradiação neoadjuvante. Quatro pacientes (10%) evoluíram com complicações maiores, sendo um paciente com sepse secundária a uma fístula enteroperineal causada por um dreno e faleceu 4 meses após a reabordagem; outro paciente com necrose do retalho precisou de desbridamento cirúrgico e outros dois evoluíram com infecção profunda da ferida perineal. Quatro pacientes (10%) evoluíram com complicações menores da ferida perineal, sendo dois com infecção e dois com deiscência superficiais. Das quatro mulheres submetidas à reconstrução vaginal, duas evoluíram com hérnia perineal.

Retalhos maiores ou associados podem ser necessários após exenteração pélvica. Di Mauro et al. revisaram 12 pacientes submetidos à ressecção de tumores pélvicos (reto, ânus e vulva), passando todos por sacrectomia distal e sete por radioterapia neoadjuvante. A reconstrução foi realizada em V-Y do glúteo máximo bilateral, e, em quatro pacientes, foi associado retalho com músculo grácil. O tempo operatório médio foi de 453 minutos, a perda sanguínea média 1.102 mL e o tempo médio de internação de 32 dias. Um paciente (8,3%) faleceu por choque séptico 26 dias após a operação. Todos os outros pacientes evoluíram com pelo menos uma complicação tardia ou precoce. Dos 11 pacientes, sete desenvolveram deiscência perineal. Coleção pélvica ocorreu em três pacientes. Analgesia domiciliar em longo prazo foi necessária em três pacientes. Em seguimento de 31,2 meses, sete dos 11 pacientes estavam vivos e realizavam suas atividades diárias sem restrições significativas. Porém, destes, cinco apresentaram limitação leve para caminhar, sentar-se ou andar de bicicleta (dois deles com associação de retalhos): um paciente não conseguia caminhar longas distâncias em decorrência da fraqueza neurológica; quatro não conseguiam sentar sem um travesseiro; três não conseguiam andar de bicicleta; e um apresentava desconforto para subir escadas.[38]

O desempenho físico e a qualidade de vida após a reconstrução com retalho glúteo máximo foram avaliados no estudo de Haapamaki et al.[39] Analisaram-se 19 pacientes submetidos à quimiorradiação neoadjuvante seguida de AAP-EE e reconstrução perineal com glúteo máximo, após tempo médio de acompanhamento de 26 meses. Em todos os pacientes, a mobilidade do quadril foi considerada normal, a capacidade de permanecer sentado por 10 minutos estava reduzida em quatro pacientes e um não conseguia se sentar. Oito pacientes necessitavam de alguma proteção para se sentar (almofada ou anel). Quinze pacientes apresentaram valores nos questionários de qualidade de vida menores do que a referência para a população saudável. E 16 pacientes mantinham queixa de dor quando permaneciam sentados ou deitados na cama.[39]

A reconstrução perineal com retalho miocutâneo do músculo glúteo apresenta como vantagens a utilização de tecido bem vascularizado e não irradiado, a redução da taxa de complicações perineais, a baixa morbidade no sítio doador, o fato de não interferir no sítio do estoma e não aumentar a taxa de hérnias abdominais. Como desvantagens, o maior tempo operatório e o risco de disfunção do desempenho físico são as maiores preocupações.

RECONSTRUÇÃO COM PRÓTESES BIOLÓGICAS

Existem poucos estudos que avaliam o uso de próteses sintéticas para a reconstrução do assoalho pélvico após AAP-EE por tumor de reto. Seu uso se limita pelo potencial risco de infecção em um sítio potencialmente contaminado e o desenvolvimento de aderências com o intestino delgado e seu alto risco para a formação de fístulas.[40] A principal vantagem é a diminuição do tempo operatório na fase de reconstrução da ferida perineal.

Vários estudos têm demonstrado que a reconstrução do assoalho pélvico com próteses biológicas (Surgisis®, HADM®, Permacol®) é segura e factível. São implantes derivados da derme e submucosa intestinal de suínos, que promovem proliferação e formação de fibroblastos sem estimular resposta inflamatória tipo corpo estranho, com o objetivo de atuar como um suporte acelular de colágeno, que promove neovascularização e provê ponte para a incorporação de tecidos. Elas são imunologicamente inertes e podem ser deixadas *in situ* em caso de infecção da ferida.

Técnica

Para reconstrução perineal utilizando-se a tela biológica, após a AAP-EE, o paciente é colocado na posição de *jack-knife* e uma tela biológica de 10 cm × 10 cm é suturada às bordas seccionadas dos músculos elevadores do ânus e aos ligamentos paracoccígeos, com pontos separados e fio monofilamentar inabsorvível. Um dreno de sucção pélvico é posicionado. O paciente é encorajado a se levantar da cama no primeiro dia pós-operatório e a caminhar no segundo dia (Figura 30.8).[41]

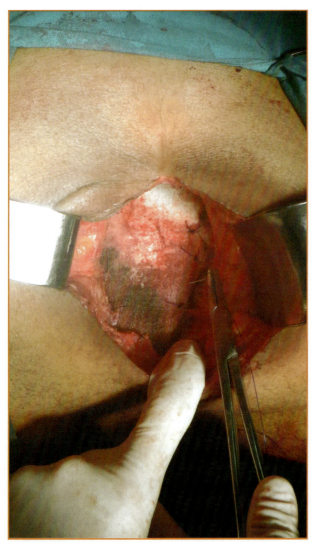

Figura 30.8. Prótese BioA da Gore® utilizada para fechamento do defeito perineal após a amputação extraelevadora.
Fonte: cortesia dos drs. Rodrigo O. Perez e Adrian Mattacheo.

Resultados

Pequenos estudos descritivos evidenciam que o uso das próteses biológicas na reconstrução perineal em pacientes submetidos a AAP-EE está associado a baixas taxas de complicações da ferida perineal. Han et al. avaliaram retrospectivamente 12 pacientes submetidos a AAP-EE e terapia neoadjuvante (em três pacientes) por tumor de reto distal. O tempo operatório médio foi de 200 minutos. Seis pacientes evoluíram com complicações no pós-operatório: um com infecção da ferida perineal (8%); outro com seroma; e quatro com dor perineal crônica.[41] Wille-Jorgensen et al. publicaram, em um estudo piloto, o resultado de 11 pacientes consecutivos submetidos à AAP-EE por tumor de reto distal e reconstrução perineal com tela biológica (Permacol®), seis recebendo terapia neoadjuvante. Em um paciente, foi necessária a retirada da tela por infecção e pelo fato de a fixação da tela ter sido perdida em virtude da necrose e da formação do abscesso. Nesse paciente, houve perfuração do reto durante a ressecção cirúrgica. Outro paciente evoluiu com a formação de seroma que regrediu espontaneamente. Um paciente evoluiu com fístula perineal que cicatrizou espontaneamente, mas que recidivou após 6 meses. Seis pacientes apresentaram dor perineal crônica, com tempo médio de duração de 5 semanas. Nenhum paciente evoluiu com hérnia perineal em 18 meses de acompanhamento.[42]

Em um estudo descritivo, Peacock et al. acompanharam 34 pacientes submetidos a APP-EE e reconstrução com tela biológica (Surgisis®), 28 receberam terapia neoadjuvante. O tempo operatório médio foi de 248 minutos. Doze pacientes apresentaram complicações perineais precoces: cinco com deiscência da ferida perineal; três com infecção superficial da ferida perineal; e três com abscesso/coleção com necessidade de drenagem cirúrgica. Em longo prazo, dois pacientes evoluíram com dor perineal crônica. A taxa de complicação perineal foi de 32%.[43]

Já os estudos comparativos evidenciam que a incidência de complicações perineais em pacientes submetidos a reconstrução perineal com prótese biológica e com retalhos miocutâneos não apresenta diferença significativa. Peacock et al., em outro estudo, reportaram a experiência de 15 pacientes submetidos a AAP-EE por tumor de reto distal, sendo os cinco primeiros submetidos à reconstrução com retalho miocutâneo do reto abdominal e os 10 subsequentes à reconstrução com tela biológica. O tempo operatório foi significativamente menor no grupo com tela. Não houve diferença significativa de complicações precoces entre os grupos: três pacientes no grupo com prótese apresentaram coleção/abscesso com necessidade de drenagem e terapia a vácuo e um no grupo do retalho apresentou deiscência secundária a infecção com necessidade de terapia a vácuo. Um paciente do grupo da prótese apresentou dor perineal crônica e outro no grupo do retalho apresentou sínus perineal persistente. O custo médio por paciente foi significativamente menor no grupo com prótese.[44]

Foster et al., em uma revisão sistemática, compararam pacientes submetidos à reconstrução perineal com prótese biológica e retalhos miocutâneos. Não se observou diferença significativa entre os grupos, tanto em relação a complicações associadas à cicatrização da ferida perineal (28,2% nos pacientes com tela e 31,8% nos com retalho) quanto à incidência de hérnia perineal (3,5% e 3,9%, respectivamente).[45] Contudo, Christensen et al. compararam, retrospectivamente, 57 pacientes submetidos à reconstrução perineal com prótese biológica (24 pacientes) e pacientes submetidos à reconstrução com retalho glúteo (33 pacientes). Notou-se redução significativa do tempo cirúrgico e da estadia hospitalar nos pacientes do grupo da prótese. Hérnia perineal ocorreu em sete pacientes com reconstrução com retalho glúteo (21%) e não foi observada em nenhum paciente com tela biológica (p < 0,01). Não houve diferença entre os grupos na taxa de infecção da ferida perineal e na formação de sínus.[46]

Vários autores preferem usar a tela biológica para reconstrução perineal após AAP-EE porque ela aumenta a resposta natural do organismo à cicatrização, resultando em um tecido altamente vascularizado, o que reduz algumas complicações em longo prazo, como sínus e fístulas após a operação e a radioterapia. As complicações perineais de cicatrização nos pacientes com tela não diferem dos pacientes com retalhos miocutâneos. Além disso, apresenta a vantagem do menor tempo operatório para sua implantação, quando comparado aos retalhos miocutâneos, além do menor tempo de internação hospitalar, pois os pacientes podem se mobilizar fora do leito no 1º dia de pós-operatório. Porém, apresenta taxas maiores de seroma e dor perineal crônica no pós-operatório, que também pode ser atribuída à excisão mais ampla, à ressecção do cóccix e à fixação da tela próximo à parede lateral da pelve. Além disso, deve-se considerar o custo da prótese.

CONCLUSÃO

O grande defeito pélvico resultante da AAP-EE associado à quimiorradiação ainda é um grande desafio para o cirurgião. O fechamento primário do defeito perineal apresenta maior taxa de complicações se comparado às variadas técnicas de reconstrução perineal. Porém, a existência de várias técnicas de reconstrução perineal evidencia que a técnica ideal para reconstrução ainda não está definida. A escolha da técnica de reconstrução a ser utilizada depende das características clínicas do paciente, da disponibilidade de próteses, da preferência do cirurgião e da disponibilidade de equipe multidisciplinar.

Referências

1. Bullard KM, Trudel JL, Baxter NN, Rothenberger DA. Primary perineal wound closure after preoperative radiotherapy and abdominoperineal resection has a high incidence of wound failure. Dis Colon Rectum. 2005;48(3):438-43.
2. Artioukh DY, Smith RA, Gokul K. Risk factors for impaired healing of the perineal wound after abdominoperineal resection of rectum for carcinoma. Colorectal Dis. 2007;9(4):362-7.
3. Kressner U, Graf W, Mahteme H, Påhlman L, Glimelius B. Septic complications and prognosis after surgery for rectal cancer. Dis Colon Rectum. 2002;45(3):316-21.
4. Wiatrek RL, Thomas JS, Papaconstantinou HT. Perineal wound complications after abdominoperineal resection. Clin Colon Rectal Surg. 2008;21(1):76-85.
5. Christian CK, Kwaan MR, Betensky RA, Breen EM, Zinner MJ, Bleday R. Risk factors for perineal wound complications following abdominoperineal resection. Dis Colon Rectum. 2005;48(1):43-8.
6. El-Gazzaz G, Kiran RP, Lavery I. Wound complications in rectal cancer patients undergoing primary closure of the perineal wound after abdominoperineal resection. Dis Colon Rectum. 2009;52(12):1962-6.
7. de Campos-Lobato LF, Stocchi L, Dietz DW, Lavery IC, Fazio VW, Kalady MF. Prone or lithotomy positioning during an abdominoperineal resection for rectal cancer results in comparable oncologic outcomes. Dis Colon Rectum. 2011;54(8):939-46.
8. Marijnen CA, Kapiteijn E, van de Velde CJ, Martijn H, Steup WH, Wiggers T et al. Acute side effects and complications after short-term preoperative radiotherapy combined with total mesorectal excision in primary rectal cancer: report of a multicenter randomized trial. J Clin Oncol. 2002;20(3):817-25.
9. [No autors listed]. Randomised trial of surgery alone versus radiotherapy followed by surgery for potentially operable locally advanced rectal cancer. Medical Research Council Rectal Cancer Working Party. Lancet. 1996;348(9042):1605-10.
10. Hay JM, Fingerhut A, Paquet JC, Flamant Y. Management of the pelvic space with or without omentoplasty after abdominoperineal resection for carcinoma of the rectum: a prospective multicenter study. The French Association for Surgical Research. Eur J Surg. 1997;163(3):199-206.
11. Butt HZ, Salem MK, Vijaynagar B, Chaudhri S, Singh B. Perineal reconstruction after extra-levator abdominoperineal excision (eLAPE): a systematic review. Int J Colorectal Dis. 2013;28(11):1459-68.
12. Chessin DB, Hartley J, Cohen AM, Mazumdar M, Cordeiro P, Disa J et al. Rectus flap reconstruction decreases perineal wound complications after pelvic chemoradiation and surgery: a cohort study. Ann Surg Oncol. 2005;12(2):104-10.
13. Shibata D, Hyland W, Busse P, Kim HK, Sentovich SM, Steele G Jr., Bleday R. Immediate reconstruction of the perineal wound with gracilis muscle flaps following abdominoperineal resection and intraoperative radiation therapy for recurrent carcinoma of the rectum. Ann Surg Oncol. 1999;6(1):33-7.
14. Morison R. Remarks on some functions of the omentum. Br Med J. 1906;1(2350):76-8.
15. De Broux E, Parc Y, Rondelli F, Dehni N, Tiret E, Parc R. Sutured perineal omentoplasty after abdominoperineal resection for adenocarcinoma of the lower rectum. Dis Colon Rectum. 2005;48(3):476-81; discussion 481-2.
16. Poston GJ, Smith SR, Baker WN. Retrocolic pelvic omentoplasty in abdominoperineal excision of the rectum. Ann R Coll Surg Engl. 1991;73(4):229-32.
17. Hultman CS, Sherrill MA, Halvorson EG, Lee CN, Boggess JF, Meyers MO et al. Utility of the omentum in pelvic floor reconstruction following resection of anorectal malignancy: patient selection, technical caveats, and clinical outcomes. Ann Plast Surg. 2010;64(5):559-62.
18. Dalton RS, Smart NJ, Edwards TJ, Chandler I, Daniels IR. Short-term outcomes of the prone perineal approach

for extra-levator abdomino-perineal excision (elAPE). Surgeon. 2012;10(6):342-6.

19. Nilsson PJ. Omentoplasty in abdominoperineal resection: a review of the literature using a systematic approach. Dis Colon Rectum. 2006;49(9):1354-61.

20. Klaver YL, Nienhuijs SW, Nieuwenhuijzen GA, Rutten HJ, de Hingh IH. Omentoplasty in rectal cancer surgery prolongs post-operative ileus. Int J Colorectal Dis. 2008;23(2):165-9.

21. Castillo PA, Aguilar VC, Wexner S, Davila GW. Uterine retroversion for vaginoperineal reconstruction following resection of distal rectal tumors. Dis Colon Rectum. 2010;53(3):350-4.

22. Buchel EW, Finical S, Johnson C. Pelvic reconstruction using vertical rectus abdominis musculocutaneous flaps. Ann Plast Surg. 2004;52(1):22-6.

23. Butler CE, Gundeslioglu AO, Rodriguez-Bigas MA. Outcomes of immediate vertical rectus abdominis myocutaneous flap reconstruction for irradiated abdominoperineal resection defects. J Am Coll Surg. 2008;206(4):694-703.

24. Barker T, Branagan G, Wright E, Crick A, McGuiness C, Chave H. Vertical rectus abdominis myocutaneous flap reconstruction of the perineal defect after abdominoperineal excision is associated with low morbidity. Colorectal Dis. 2013;15(9):1177-83.

25. Touny A, Othman H, Maamoon S, Ramzy S, Elmarakby H. Perineal reconstruction using pedicled vertical rectus abdominis myocutaneous flap (VRAM). J Surg Oncol. 2014;110(6):752-7.

26. Nisa, PJ, Scott HJ. Myocutaneous flap reconstruction of the pelvis after abdominoperineal excision. Colorectal Dis. 2009;11(8):806-16.

27. Chan S, Miller M, Ng R, Ross D, Roblin P, Carapeti E et al. Use of myocutaneous flaps for perineal closure following abdominoperineal excision of the rectum for adenocarcinoma. Colorectal Dis. 2010;12(6):555-60.

28. Singh P, Teng E, Cannon LM, Bello BL, Song DH, Umanskiy K. Dynamic article: tandem robotic technique of extralevator abdominoperineal excision and rectus abdominis muscle harvest for immediate closure of the pelvic floor defect. Dis Colon Rectum. 2015;58(9):885-91.

29. Coquerel-Beghin D, Milliez PY, Auquit-Auckbur I, Lemierre G, Duparc F. The gracilis musculocutaneous flap: vascular supply of the muscle and skin components. Surg Radiol Anat. 2006;28(6):588-95.

30. Burke TW, Morris M, Roh MS, Levenback C, Gershenson DM. Perineal reconstruction using single gracilis myocutaneous flaps. Gynecol Oncol. 1995;57(2):221-5.

31. Vermaas M, Ferenschild FTJ, Hofer SOP, Verhoef C, Eggermont AMM, Wilt JHW de. Primary and secondary reconstruction after surgery of the irradiated pelvis using a gracilis muscle flap transposition. Eur J Surg Oncol. 2005;31(9):1000-5.

32. Persichetti P, Cogliandro A, Marangi GF, Simone P, Ripetti V, Vitelli CE et al. Pelvic and perineal reconstruction following abdominoperineal resection: the role of gracilis flap. Ann Plast Surg. 2007;59(2):168-72.

33. Holm T, Ljung A, Häggmark T, Jurell G, Lagergren J. Extended abdominoperineal resection with gluteus maximus flap reconstruction of the pelvic floor for rectal cancer. Br J Surg. 2007;94(2):232-8.

34. Bebenek M. Abdominosacral amputation of the rectum for low rectal cancers: ten years of experience. Ann Surg Oncol. 2009;16(8):2211-7.

35. West NP, Anderin C, Smith KJ, Holm T, Quirke P; European Abdominoperineal Excision Study Group. Multicentre experience with extralevator abdominoperineal excision for low rectal cancer. Br J Surg. 2010;97(4):588-99.

36. Anderin C, Martling A, Lagergren J, Ljung A, Holm T. Short-term outcome after gluteus maximus myocutaneous flap reconstruction of the pelvic floor following extra-levator abdominoperineal excision of the rectum. Colorectal Dis. 2012;14(9):1060-4.

37. Saleh DB, Callear JA, Basheer M, Mohammed P. The partial myocutaneous gluteal flap reconstruction of extralevator abdominoperineal defects in irradiated patients. Ann Plast Surg. 2015;74(4):403-7.

38. Di Mauro D, D'Hoore A, Penninckx F, De Wever I, Vergote I, Hierner R. V-Y Bilateral gluteus maximus myocutaneous advancement flap in the reconstruction of large perineal defects after resection of pelvic malignancies. Colorectal Dis. 2009;11(5):508-12.

39. Haapamaki MM, Pihlgren V, Lundberg O, Sandzén B, Rutegård J. Physical performance and quality of life after extended abdominoperineal excision of rectum and reconstruction of the pelvic floor with gluteus maximus flap. Dis Colon Rectum. 2011;54(1):101-6.

40. Cui J, MA JP, Xiang J, Luo YX, Cai SR, Huang YH et al. Prospective study of reconstructing pelvic floor with GORE-TEX Dual Mesh in abdominoperineal resection. Chin Med J (Engl). 2009;122(18):2138-41.

41. Han JG, Wang ZJ, Gao ZG, Xu HM, Yang ZH, Jin ML. Pelvic floor reconstruction using human acellular dermal matrix after cylindrical abdominoperineal resection. Dis Colon Rectum. 2010;53(2):219-23.

42. Wille-Jorgensen P, Pilsgaard B, Moller P. Reconstruction of the pelvic floor with a biological mesh after abdominoperineal excision for rectal cancer. Int J Colorectal Dis. 2009;24(3):323-5.

43. Peacock O, Simpson JA, Tou SI, Hurst NG, Speake WJ, Tierney GM et al. Outcomes after biological mesh reconstruction of the pelvic floor following extra-levator abdominoperineal excision of rectum (APER). Tech Coloproctol. 2014;18(6):571-7.

44. Peacock O, Narang SK, Köckerling F, Daniels IR, Smart NJ. Biological mesh reconstruction of perineal wounds following enhanced abdominoperineal excision of rectum (APER). Int J Colorectal Dis. 2012;27(4):475-82.

45. Foster JD, Pathak S, Smart NJ, Branagan G, Longman RJ, Thomas MG et al. Reconstruction of the perineum following extralevator abdominoperineal excision for carcinoma of the lower rectum: a systematic review. Colorectal Dis. 2012;14(9):1052-9.

46. Christensen HK, Nerstrøm P, Tei T, Laurberg S. Perineal repair after extralevator abdominoperineal excision for low rectal cancer. Dis Colon Rectum. 2011;54(6):711-7.

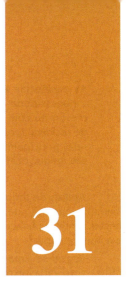

COLOSTOMIA PERINEAL

Beatriz Deoti Silva Rodrigues
Armando Geraldo Franchini Melani
Henrique Gomes Mendes

INTRODUÇÃO

Historicamente, após a primeira ressecção do reto via perineal bem-sucedida feita por Lisfranc, em 1826, surgiu o problema da não conservação da função esfincteriana e, por consequência, a colostomia abdominal definitiva. Desde essa época, os cirurgiões Dieffenbach (1845), Kocher (1875), Kraske (1885), Hochenegg (1888), Burch (1890), Bloch, Paul e Mikulicz (1890), Maunsell (1892), Weir, Ball e Aldrich-Blake (1892) apresentaram suas propostas de reconstituição do tubo digestivo, nem sempre conseguindo conciliar a radicalidade do tratamento com a reabilitação da função neoanal.[1]

Em 1908, Ernest Miles, com base nas vias de propagação linfática do câncer de reto, apresentou os fundamentos da amputação abdominoperineal do reto. Seus princípios e sua técnica se difundiram de tal modo que os problemas da conservação dos esfíncteres e da reconstituição do trato intestinal passaram a plano secundário.[2]

Proposta há mais de 100 anos, a amputação abdominoperineal do reto (AAP) é a opção terapêutica, até o momento, mais efetiva no tratamento oncológico de neoplasias malignas do terço distal do reto, do canal anal e da região perineal nas quais há invasão de esfíncteres.[2] A literatura indica uma razão atual de 3 para 1 entre a ressecção anterior do reto e AAP, isto é, aproximadamente 25% dos pacientes com câncer de reto são submetidos atualmente a AAP com colostomia abdominal definitiva. Mundialmente, isso equivale a 50 mil pacientes por ano.[3]

O estoma promove significativas alterações no paciente em relação à sua autoimagem e percepção corporal, em suas experiências, seus relacionamentos, sua autonomia e autoestima. Os recursos tecnológicos que melhor controlam as funções do estoma são temporários, de alto custo, difícil acesso, necessitando de alta cognição e tempo por parte dos pacientes.[4,5]

A legislação brasileira entende que há fundamentação suficiente para considerar o impacto deletério dos estomas sobre a qualidade de vida. O Decreto n. 5.296,[6] de 2 de dezembro de 2004, alterou a redação do artigo 4º do Decreto n. 3.298,[7] de 20 dezembro de 1999, que versa sobre a Política Nacional para a Integração da Pessoa Portadora de Deficiência, definindo como deficientes físicos os portadores de estoma.

A legislação inclui, assim, os pacientes com estoma nas políticas de assistência aos deficientes, devendo o estado defender e garantir condições de vida com dignidade a eles, com os benefícios e as prerrogativas estabelecidas por lei.[6,7]

Na procura de uma alternativa à colostomia abdominal definitiva, vários autores têm proposto a realização da colostomia perineal com suas variantes técnicas em busca de continência, como uma opção que tem trazido altas porcentagens de satisfação aos pacientes submetidos à AAP.

HISTÓRIA DA COLOSTOMIA PERINEAL DE LÁZARO DA SILVA

Entre os avanços no tratamento do câncer de reto nas últimas duas décadas, três são fundamentais:

1. O aumento do número de operações de ressecção anterior baseado na evidência de que a cura para os tumores localizados no reto médio[8,9] ou distal[10], que não é afetada pela preservação esfincteriana.
2. A diminuição nas taxas de recidiva local após tratamento neoadjuvante.[11]

3. As evidências anatomopatológicas que justificam a necessidade da realização da excisão total do mesorreto com o objetivo de reduzir a ocorrência de recidiva após tratamento cirúrgico do câncer no reto, principalmente na margem circunferencial, e são inequívocas.[12-15]

Apesar de todos os avanços, o tratamento-padrão ainda é a operação de AAP, quando se tem invasão de esfíncter, sendo suplementares a radioterapia, a quimioterapia e a imunoterapia.[5]

Segue-se uma reação negativa ao estoma definitivo, com várias explicações: físicas, sociais, familiares, conjugais, profissionais, higiênicas, psíquicas, econômicas e pessoais. Sem falar na marginalização natural, pois o paciente fica, forçosamente, diferente da maioria. Para o paciente estomizado, a mutilação do corpo e o uso do dispositivo coletor levam-no à necessidade de reconstituir sua identidade corporal.[5]

Apesar de a colostomia ser uma operação curativa, ela não é isenta de morbidades.[5] Além das alterações citadas, existem as complicações locais, como prolapso, hérnia paracolostômica, invaginação, isquemia, necrose, edema, oclusão, obstrução, estenose, fecaloma, colite (mucosa), sangramento, mucorragia, torção, retração, supuração, abscesso, granuloma piogênico, epidermites, úlceras de pele, intolerância à bolsa, desproporção entre boca de colostomia com o orifício da bolsa, descolamento da bolsa (não adesividade) e soltura da bolsa.[5,16,17]

No Brasil, Lázaro da Silva[5,18-22] entra para o grupo de autores que busca alternativas para evitar realizar em seus pacientes uma opção de tratamento justificado pela gravidade da doença de base – o câncer.[23-26] Ele publicou a AAP oncológica com uma nova proposta de reconstrução perineal valvulada. Na prática, isso ocorreu em 1968, quando uma paciente de 28 anos de idade, com diagnóstico de câncer de reto invasor de esfíncter, procurou mais uma opinião para saber se havia alguma opção de tratamento que substituísse a colostomia abdominal definitiva, pois a paciente afirmara que preferia morrer a operar e ficar com estoma. Essa foi a primeira colostomia perineal valvulada.

Se houver uma negação da colostomia, se ela der inúmeras e graves complicações, se as tentativas de as evitar forem inúteis e as experiências de colostomia abdominal continente forem infrutíferas, mas, por sua vez, a irrigação for inócua e a tentativa de criação de anéis digestivos (válvulas) trouxer alguma colaboração, fica a liberdade de oferecer para os pacientes uma opção de reconstrução além da colostomia definitiva, denominada colostomia perineal valvulada.[5]

TÉCNICA OPERATÓRIA CONVENCIONAL E LAPAROSCÓPICA

A técnica da colostomia perineal valvulada atende aos objetivos atuais do tratamento cirúrgico do câncer de reto: ressecção radical da neoplasia e reconstituição da função neoanal.

Indicação e pré-operatório

A AAP com colostomia perineal tem as mesmas indicações da amputação do reto com colostomia abdominal: lesões malignas das regiões perineal, anorretal ou retal localizadas no terço distal, incluindo, principalmente, carcinoma espinocelular não responsivo completamente à rádio e quimioterapia, adenocarcinoma, sarcoma, tumores neuroendócrinos e outros menos frequentes, que comprometem o complexo esfincteriano; estenose extensa e intratável após radioterapia perineal, sequelas graves e estenosantes de doenças venéreas perineais. Contudo, as lesões extensas, cuja ressecção seria incompleta ou que necessitariam de tratamento radioterápico complementar, e a existência de colite actínica proximal extensa e estenosante são consideradas contraindicações à técnica.[5,27-29]

Por se tratar de técnica não convencional, a colostomia perineal valvulada deve ser explicada com detalhes ao paciente, mostrando-lhe as vantagens e desvantagens. Como se trata de uma proposta que dá ao paciente maior autonomia e favorece o autocuidado pessoal, é importante que ele tenha boa cognição, discernimento e não apresente limitações motoras.[18,26,30,31]

Os cuidados e o pré-operatório para o paciente candidato à AAP associada à colostomia perineal valvulada não diferem tanto da rotina para a AAP e a colostomia abdominal. Os exames bioquímicos e a avaliação cardiopulmonar, além do preparo intestinal, via anterógrada para acesso videolaparoscópico e com laxativo à preferência do cirurgião, são semelhantes para ambos os métodos.[5,18,27]

Técnica operatória por acesso convencional

Após preparo imediato do paciente na mesa operatória com cateterismo vesical de demora, antissepsia ampla abdominoperineal e de coxas, ele é colocado em posição de litotomia. Com a diérese da parede abdominal e a exploração da cavidade, confirma-se a limitação do tumor à pelve. Inicia-se, então, a liberação do sigmoide, do cólon descendente e da flexura esplênica (opcional), envolvendo no bloco todos os tecidos perirretais. O útero e os anexos serão mobilizados e incorporados ao monobloco, se o estadiamento assim o determinar. Após definir a indicação para ligadura da artéria e veia mesentéricas inferiores, ou da cólica esquerda, mobilizam-se o cólon descendente e parte do transverso, sem ligadura da arcada marginal. É necessária muita atenção durante a mobilização do cólon para que seja preservada a arcada marginal, condição fundamental para garantir o aporte vascular à colostomia perineal. O ideal é preservar a metade proximal do sigmoide.[5]

Ainda no tempo abdominal, Lázaro da Silva propõe a confecção de três seromiotomias circunferenciais, a secção das camadas serosa, muscular longitudinal e circular, até a protrusão da mucosa. A primeira válvula dista 10 cm cranialmente à colostomia perineal, posicionando a terceira válvula no nível do promontório, ficando a segunda 10 cm a montante da primeira. Em seguida, faz-se sutura com pontos simples separados, seromuscular-seromuscular, das bordas seccionadas, penetrando a agulha 1 cm acima e abaixo das bordas da miotomia, sem transfixar a mucosa, circunferencialmente. Noda-se ponto a ponto, invaginando a mucosa que corrigirá qualquer microperfuração porventura existente, tendo como resultado septos anelares intraluminares (válvulas)[5] (Figuras 31.1 a 31.3).[32]

Faz-se a incisão perineal cutânea respeitando os limites cirúrgicos do períneo: o corpo perineal anteriormente; as tuberosidades isquiáticas lateralmente; e o cóccix posteriormente. A camada superficial da fáscia perineal é seccionada, com penetração nas fossas isquiorretais. Posteriormente, a dissecção estende-se para o cóccix e identifica-se a rafe anococcígea, que é incisada. Segue-se a secção dos feixes puborretais do músculo elevador do ânus, atingindo-se a pelve inferior, no plano anteriormente preparado até as vesículas seminais. Se houver suspeita ou envolvimento tumoral da parede posterior da vagina, a incisão perineal passará, anteriormente, pelo terço posterior da vulva seccionando a vagina, de fora para dentro, nas paredes laterais, até o fundo de saco posterior. Faz-se o abaixamento do cólon mobilizado com atenção para que não haja sua torção e que o mesocólon fique posicionado posteriormente. Depois de posicionado, deve ser peritonizado na parte alta da pelve. A seromiotomia proximal deverá ficar acima ou coincidente com a reflexão peritoneal refeita e as demais na cavidade pélvica. Se a colpectomia foi realizada, suturam-se as bordas laterais da vagina à parede anterior do cólon abaixado (borda antimesentérica), ajudando a restaurar a cavidade vaginal. Ela se epiteliza e forma uma cavidade vaginal por cima do cólon abaixado. Via perineal, fixa-se o cólon à borda anterior da ferida com síntese da pele com pontos separados, até o nível em que a sutura fique sem tensão. A drenagem pélvica é aconselhável, com utilização de dreno tubular de sucção e exteriorização pela parede abdominal. Se necessário, pode-se realizar a rotação de retalho cutâneo para fechar a pele sem tensão, isso poderá ser feito sem interferir na fixação da colostomia perineal (Figuras 31.4 a 31.6).

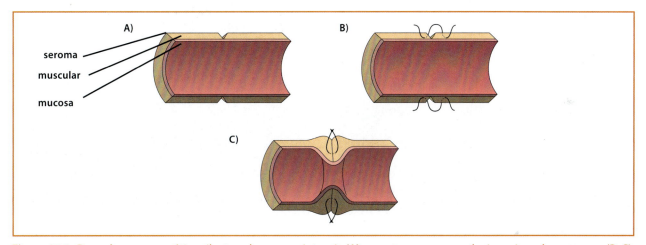

Figura 31.1. Desenhos esquemáticos ilustrando a seromiotomia (A) e a sutura seromuscular invaginando a mucosa (B, C). *Fonte: adaptada de Veloso et al., 2001.*[32]

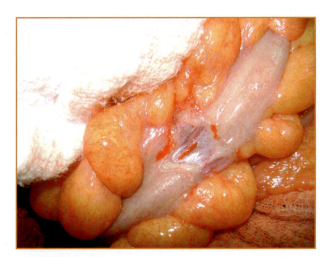

Figura 31.2. Seromiotomia circunferencial com protrusão da mucosa.
Fonte: acervo dos autores.

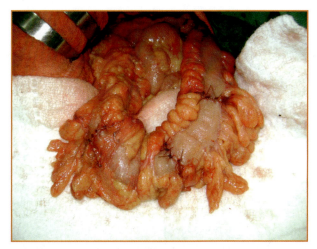

Figura 31.3. Válvulas confeccionadas distando 10 cm uma da outra e a primeira 10 cm a montante da borda do cólon abaixado.
Fonte: acervo dos autores.

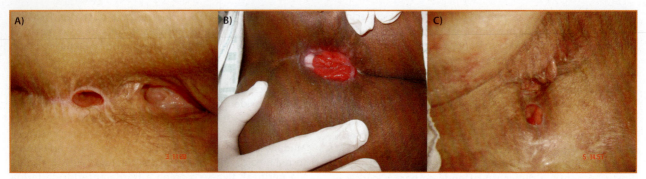

Figura 31.4. A) Paciente de 37 anos – colostomia perineal há 6 anos e 6 meses. B) Paciente com 49 anos – colostomia perineal há 4 anos e 7 meses. Discreto prolapso e ausência de dermatite. C) Paciente de 74 anos – colostomia perineal há 23 anos.
Fonte: A e B) acervo da Profa. Beatriz Deoti; C) imagem gentilmente cedida pelo Prof. Alcino Lázaro da Silva.

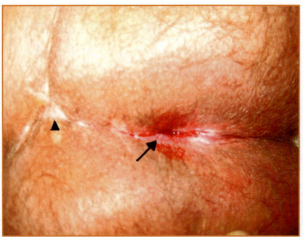

Figura 31.5. Colostomia perineal há 2 anos e 5 meses. Realizou-se rotação de retalho cutâneo (cabeça de seta) para corrigir o defeito perineal, pois a ressecção foi associada à sacrectomia. Evoluiu com estenose da colostomia (seta). A correção da estenose foi em regime de ambulatório.
Fonte: acervo da Profa. Beatriz Deoti.

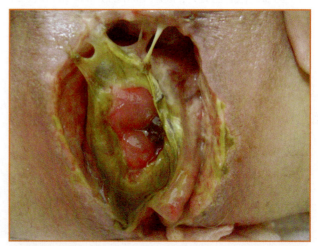

Figura 31.6. Deiscência da sutura do cólon abaixado com a pele. Não interferiu na irrigação. Após granulação da ferida, as bordas foram reavivadas e o cólon foi ressuturado na pele perineal, em regime de ambulatório.
Fonte: acervo dos autores.

Técnica operatória por acesso laparoscópico

A AAP por videolaparoscopia é uma opção de acesso relatada desde o começo da década de 1990.[33] Alguns serviços brasileiros têm experiência no uso da colostomia perineal de Lázaro da Silva. O procedimento por videolaparoscopia adotado no Hospital do Câncer de Barretos (SP) é realizado com o paciente em posição de Lloyd-Davis e utiliza quatro trocartes: um supraumbilical para ótica; dois para trabalho na fossa ilíaca direita e no flanco direito; e um no hipocôndrio esquerdo como auxiliar.[27]

No tempo abdominal, realizam-se a selagem dos vasos mesentéricos inferiores pelo acesso medial e, em seguida, liberação do sigmoide, descendente e flexura esquerda até o terço distal do cólon transverso. Segue-se a dissecção do reto com abertura da reflexão peritoneal, liberação das laterais e dissecção completa do mesorreto, até o assoalho pélvico.[27]

O tempo perineal é realizado paralelamente, de maneira convencional e por outra equipe. Com a liberação completa do reto, a peça cirúrgica é exteriorizada via peritoneal para secção (coincidente com ligadura da artéria mesentérica inferior) e confecção das seromiotomias. O cólon é tracionado da cavidade abdominal para a pelve e fixado à goteira paracólica esquerda, de modo que a válvula proximal fique visível no nível do promontório. Posiciona-se o dreno de sucção na pelve com exteriorização pela parede abdominal, e a colostomia é suturada à pele perineal similarmente à técnica convencional.[27]

Pós-operatório

A ferida perineal é diariamente examinada pelo cirurgião e os curativos são feitos pela enfermagem treinada ou pelo estomaterapeuta, se possível. Entre o 5º e o 6º dia pós-operatório, iniciam-se as irrigações, quando o paciente evolui sem intercorrências.

A irrigação retrógrada pela colostomia perineal é realizada com um cateter flexível de borracha ou silicone utilizando-se água natural. Inicia-se com 500 mL, volume que será aumentado gradativamente até chegar em torno de 1.500 mL. O clareamento do cólon pela irrigação é fundamental para o esvaziamento adequado da colostomia perineal valvulada e a prevenção de vazamentos. Na alta, o paciente é instruído a realizar as irrigações em casa, a cada 1 a 3 dias, sem pressão e com o fluxo de água lento. O processo de irrigação deve ser acompanhado até terminar o processo de cicatrização da ferida operatória perineal. Para a atividade sexual, a orientação é realizar a irrigação seguida de higiene no dia ou horas antes.[5,27]

Resultados

Há várias vantagens na realização dessa técnica operatória. Evita-se a colostomia abdominal definitiva, não interfere na exérese em bloco dos tecidos pélvicos na operação oncológica e preenche o espaço vazio da pelve com o mesocólon. A pelve preenchida ajuda o fechamento mais rápido da ferida perineal, propicia menor coleção serossanguinolenta, com recuperação mais rápida e menor deiscência da ferida operatória, e diminui a fibrose. Isso possibilita uma pelve menos rígida.

A técnica torna o segmento abaixado mais complacente, promove cicatrização perineal mais adequada (sem os defeitos decorrentes da segunda intenção) e a secreção da mucosa cólica é pequena na colostomia perineal ou inexistente, já que há uma oclusão parcial e mínima exteriorização do cólon na pele. Evita uma anastomose anorretal, recompõe a vagina em suas paredes laterais e posterior quando esta for incluída na ressecção, a exoneração vesical é eficaz porque a bexiga não se acotovela, além de evitar a hérnia paracolostômica abdominal e a hérnia perineal.

Sob o ponto de vista social, oferece melhores condições de convívio do que com o uso da bolsa, a continência é relativa e o paciente pode programar a sua higiene de acordo com a sua conveniência. Em termos econômicos, é custo-efetiva, pois dispensa o uso da bolsa de colostomia e o tratamento das dermatites, não predispõe a vaginoses nem a infecção do trato urinário, não requer rotação de retalhos com aumento da morbidade cirúrgica e do tempo operatório com risco de perda do retalho e disfunções de órgãos não doentes, pode ser realizada em pacientes que se submeteram à neoadjuvância, não atrasa a adjuvância se indicada, permite que o paciente se assente normalmente e possibilita acesso ao exame da pelve com palpação da próstata e detecção precoce nos casos de recidiva local.[7,18,34]

Lázaro da Silva et al. submeteram 55 pacientes à amputação abdominoperineal do reto associada à colostomia perineal no período de 1989 a 2010. A média de idade foi de 58 anos (38 a 80), sendo 40% (n = 22) homens e 60% (n = 33) mulheres. Em 94,5% (n = 52) dos pacientes, a indicação cirúrgica foi por câncer de reto, em 3,63% (n = 2) por câncer de ânus e, em 1,81%, (n = 1) por doença de Crohn perineal grave. Quanto à altura do tumor em relação à borda anal, 40,38% estavam a 2 cm; 15% a 3 cm; 1,92% a 4 cm; 5,76% a 5 cm; 1,92% a 7 cm; e 3,84% sem anotações no prontuário. Quanto ao número de válvulas, foram confeccionadas três em 51% dos pacientes e duas em 18%; em 18%, não foram confeccionadas válvulas e, em 13%, não havia anotações no prontuário.[34]

As complicações observadas por Lázaro da Silva et al. foram prolapsos mucosos em 10,9% dos casos, corrigidos com ressecção simples por acesso perineal e anestesia local, e duas necroses do segmento abaixado. Em face das necroses, em um paciente foram realizados um novo abaixamento e uma nova colostomia perineal, enquanto, no outro, optou-se por colostomia abdominal definitiva, pois a necrose atingiu o ângulo hepático. Observaram-se ainda duas estenoses, corrigidas com ressecção local e ressutura do estoma, uma estenose do introito vaginal com suspeita de recidiva, uma hérnia incisional, uma hemorragia intraoperatória controlada, nenhum óbito no pós-operatório imediato, três deiscências da colostomia perineal, corrigidas com sutura primária, e uma obstrução intestinal após 1 ano da AAP por aderência de delgado, com morte do paciente.[34]

A continência é o ponto de interesse fundamental após o abaixamento e se faz às custas das válvulas e da irrigação, que é um autocuidado viável. Com a prática na irrigação, não ocorre mais perda insensível de fezes. Assim, o paciente se veste e se apresenta normalmente ao trabalho ou à vida social, sem bolsas.[7,34]

Os intervalos de irrigação foram muito diferentes entre os pacientes, variando de acordo com sua necessidade e circunstância, desde diariamente, em dias alternados, de 2 em 2 dias até 5 em 5 dias. Um paciente preferiu evacuar 2 a 3 vezes por dia com a prensa abdominal em vez de fazer a irrigação.[5]

Essa continência relativa se dá em virtude de alguns recursos. A irrigação para limpeza fecal é o ponto fundamental e não acarreta distúrbios mucosos, parietais ou de motilidade. As válvulas oferecem obstáculos mecânicos (estase). A miotomia desfuncionaliza os segmentos por desnervação, impedindo o trânsito por motilidade normal. O mesocólon, colocado na pelve, impede que a fibrose ocupe todo o espaço, o que mantém a complacência da alça e facilita a abertura de sua luz para a irrigação. A pressão intra-abdominal faz a oclusão da luz do cólon, e a gravidade colabora para tal. O esforço abdominal ou a hipertensão (tosse), em vez de eliminar fezes, facilitará a oclusão da luz do cólon abaixado. Com o abaixamento do cólon, ocorre uma fibrose reparadora no períneo, que ajuda na oclusão da luz do cólon sem provocar estenose, e preserva a complacência do seguimento abaixado porque o mesocólon, colocado na pelve, a preenche parcialmente e impede a fibrose em bloco e obstrução total.[5]

Dados do Hospital de Câncer de Barretos (SP) e do Serviço de Coloproctologia do Hospital Universitário Walter Cantídio, da Universidade Federal do Ceará, demonstram ser factível a realização de amputação abdominoperineal associada à colostomia perineal, por via laparoscópica, com casuística publicada de 37 pacientes. Houve conversão para cirurgia laparotômica em apenas um caso. A média de idade foi de 48,74 anos, com mínima de 19 anos e máxima de 81 anos. Não houve mortalidade procedimento-específico relatada. Houve necessidade de reoperação em 22 pacientes (59,4%), pelas complicações do estoma e pela doença residual, sendo o prolapso mucoso a mais prevalente (10 das 24 complicações relatadas). Dos pacientes, 25 foram avaliados quanto à satisfação com a colostomia perineal, declarando-se 20 (80%) satisfeitos.[27]

BASES E FUNDAMENTOS

O sistema nervoso entérico é a única rede neuronal dos mamíferos que tem atividade reflexa coordenada e completamente independente do sistema nervoso central.[35-38] A diarreia após ressecção intestinal alargada é condição clínica grave. Com o objetivo de obter retardo no trânsito intestinal, propôs-se a criação de um esfíncter ileal, retirando-se um segmento das duas camadas musculares intestinais, circunferencialmente, medindo 1,5 centímetro de largura. Lázaro da Silva aplicou essa técnica em dois pacientes e obteve resultados satisfatórios. Um paciente foi operado de ressecção intestinal alargada por trombose mesentérica e o segundo para tratar síndrome de *dumping* após ressecção a Bilhoth I.[19]

Aplicando as observações dos seus estudos realizados no intestino delgado,[19] Lázaro da Silva fez as seromiotomias (válvulas) no intestino grosso.[18] A seromiotomia realizada no cólon abaixado para confeccionar as válvulas consiste em secção total, mas local, das camadas serosa e musculares longitudinal e circular até a protrusão da mucosa, seguida de sutura invaginante da seromuscular por meio de pontos separados seromuscular-seromuscular. Isso resulta na secção dos plexos mioentéricos, com preservação do plexo submucoso e mucoso.[1,32,39,40]

A dilatação que ocorre a montante da primeira válvula é consequência de dois mecanismos: o primeiro é a estenose parcial obtida com as suturas e consequente aumento de resistência ao fluxo, sendo a válvula mais cranial a maior responsável por ser a primeira a receber o impacto fecal. A jusante da sutura cranial, as fezes já estão moldadas e afuniladas, não exercendo maiores repercussões, apenas sendo retidas. O segundo é que a pequena dilatação estabelecida a montante das suturas serve para desencadear o segundo processo de estase. Esse aumento no diâmetro da alça ocasiona acomodação de maior quantidade de conteúdo intestinal no local, mais estase, retardo do fluxo do conteúdo intestinal, confirmando, matematicamente, a relação fluxo, pressão, diâmetro e resistência pelas fórmulas:

$$\Delta P = \text{diferença de pressão; } F = \text{fluxo; } R = \text{resistência;}$$
$$T = \text{tensão; } D = \text{diâmetro; } P = \text{pressão}$$
$$F = \Delta P \div R$$
$$T = D \times P \text{ (Lei de Laplace)}$$
$$\Delta P = F \times R$$
$$\Delta P = T \div D$$

Como a pressão é no mesmo órgão e nas mesmas condições, tem-se $\Delta P = P$ substituindo os dados: $F \times R = T \div D$.

A diferença é que as válvulas confeccionadas promovem dilatação autolimitada, e não alterações degenerativas nem morfológicas da parede, tampouco sinais de descompensação da alça intestinal, como foi observado na atresia intestinal congênita e em modelo experimental de obstrução intestinal.[41] Isso passa a ser uma vantagem dessa técnica operatória, uma vez que não provoca condição patológica no intestino operado e possibilita ponderar justamente o oposto: a criação de um ambiente de estímulo com resposta adaptativa próxima do fisiológico.

A resposta do sistema nervoso entérico para inflamação não é uniforme, mas varia de acordo com o local e o tipo de inflamação. A resposta inflamatória leva à disfunção neuronal e degeneração que, com o passar do tempo, pode levar a aganglionose e distúrbios motores graves, como acalasia, pseudo-obstrução ou megacólon. No cólon humano com doença de Chagas crônica, com até 30% de desnervação mioentérica, não se observa dilatação visceral, mas, com 70% de desnervação, já há esse quadro.[1,42]

A seromiotomia proposta induz como resposta um processo inflamatório crônico, que leva a alterações celulares circunferencialmente, mas de extensão curta, com substituição por tecido cicatricial fibroso, que pode, de maneira localizada, interromper os circuitos mecânicos e, provavelmente, químicos.[1,32,39,40,43]

A excisão do plexo mientérico elimina mais de 99% das fibras nervosas nas camadas musculares, o que sugere que as células musculares lisas do intestino recebam sua inervação quase exclusivamente do plexo mientérico.[44] A seromiotomia secciona as camadas musculares da parede do intestino e, com isso, o local onde as válvulas foram confeccionadas é desnervado. Essa desnervação do plexo mientérico acarreta distúrbio do peristaltismo e da absorção, provocando descoordenação motora e retenção de fezes no segmento intestinal operado.[1]

A válvula desnervada cria um segmento de armazenamento, não modifica a espessura da parede intestinal, altera de maneira sutil a densidade do plexo mientérico no segmento caudal, porém não no cranial. A dilatação a montante da válvula é autolimitada. Comprovou-se que o modo de confeccionar a válvula modifica os elementos envolvidos nos fenômenos adaptativos. A quantidade de mucosa invaginada na luz intestinal leva a diferentes graus de dilatação e respostas intestinais adaptativas díspares. Esse aspecto técnico é um fator modulador das alterações ocorridas na parede intestinal e de suas repercussões mecânicas e obstrutivas. A seromiotomia é uma nova proposta que merece mais estudos.[1]

LINHA DE PESQUISA

O controle nervoso da motilidade intestinal é primariamente governado pelo plexo mientérico, que pode ser estudado sem nenhuma influência dos axônios dos nervos extrínsecos.[45] A desnervação química[45-47] ou a desnervação cirúrgica[1,32,39,40,48] têm sido extensamente utilizadas para estudar o papel dos plexos nervosos nas suas diferentes funções intestinais e na sua plasticidade neuronal.[49]

Após a publicação do relato cirúrgico, em 1991, o Prof. Lázaro da Silva desenvolveu uma linha de pesquisa sobre a seromiotomia (um modelo de desnervação cirúrgica) no intestino grosso. Trata-se de uma técnica original de reabilitação que, de fato, promove o controle da exoneração do conteúdo intestinal e proporciona continência aos pacientes, com, muitas vezes, sensação de um neoânus quando associada à colostomia perineal.[34]

Silva Júnior et al. desenvolveram modelo experimental no cólon esquerdo de 38 ratos. Os ratos operados foram divididos em três grupos de 30, 60 e 90 dias conforme o tempo previsto para relaparotomia. Foram confeccionadas duas seromiotomias transversais, circunferenciais, extramucosas, seguidas de sutura seromuscular, com pontos simples, separados e extramucosos. Os autores constataram que a atividade do processo inflamatório foi mais intensa no grupo 30 dias, sendo substituído por um processo inflamatório crônico fibroso (reparativo). Os resultados mostraram reação do tipo corpo estranho, estenose parcial secundária formando um anel fibroso, elevação da mucosa em direção à luz do tipo valvular e descontinuidade da musculatura longitudinal e circular. Concluíram que as mortes dos animais estiveram relacionadas com as suturas intestinais, direta ou indiretamente. A causa direta das obstruções baixas, parciais ou totais, foi a impactação de fezes na válvula.[39]

Veloso et al., em estudo experimental com ratos, fizeram análise clínica evolutiva, radiológica e anatomopatológica de ratos submetidos, no cólon esquerdo, a duas seromiotomias, circunferênciais, transversais com invaginação seromuscular e ressecção anorretal, seguidas da confecção de colostomia perineal. Os autores relataram que a técnica operatória de construção de válvulas biológicas foi simples de ser realizada. A necrópsia dos animais mortos revelou distensão abdominal e impactação fecal no nível das válvulas. Na análise microscópica, os locais das seromiotomias foram sempre identificados. A hipertrofia das camadas musculares do intestino grosso, evidenciadas pelo espessamento e pelo aumento das dimensões das células musculares, foi um achado constante. Isso revela o possível mecanismo frenador criado pelas válvulas, exigindo contrações mais fortes para a propulsão das fezes.[32]

Deoti et al. desenvolveram um modelo experimental da técnica de colostomia perineal.[40] Foram estudados em ratos os aspectos morfológicos da distensão do cólon e a histologia das válvulas quanto à presença de fibrose no local da seromiotomia. Confirmaram-se a presença de distensão intestinal em graus variados por meio de estudo radiológico e as evidências histológicas de interrupção das camadas musculares no local da seromiotomia, com substituição gradativa da reação inflamatória por tecido fibroso no local operado.[40]

Siqueira et al. estudaram os aspectos clínicos e histológicos da seromiotomia confeccionada no cólon de 65 cães. A análise histológica das válvulas mostrou neoproliferação conjuntiva com fibrose em toda a área seccionada da serosa e das camadas musculares, separando-as. Evidenciou-se anel fibroso com diminuição do lúmen intestinal, em resposta à cicatrização da serosa e a camadas musculares invertidas pela sutura, levando à formação da "válvula". O processo inflamatório fibrosante reparativo ocorreu em todas as válvulas, associado a reações do tipo corpo estranho e à estenose parcial intraluminar. Concluiu-se que a seromiotomia circunferencial produz anel fibroso que facilita a estase fecal no cólon esquerdo de cães.[48]

Deoti et al. estudaram os aspectos morfológicos e imuno-histoquímicos do plexo mientérico das válvulas confeccionadas, além da espessura das camadas musculares e de tecido conjuntivo da parede intestinal nas adjacências da terceira válvula. O objetivo foi contribuir com a elucidação dos mecanismos que promovem o retardo do conteúdo intestinal ou a continência parcial oferecida pelas válvulas, bem como a natureza desse tecido. Os ratos operados foram distribuídos em três grupos – simulado, amputado com colostomia perineal e amputado com colostomia perineal valvulada (confecção de três seromiotomias). O segmento intestinal operado foi submetido a estudo morfológico e imuno-histoquímico da seguinte forma: estudo microscópico descritivo; análise morfométrica e imuno-histoquímica para os elementos do sistema nervoso entérico; e medida linear da espessura das camadas serosa, muscular longitudinal e muscular circular – sendo todos esses dados obtidos no local da seromiotomia, a montante e a jusante à terceira válvula.[1]

A microscopia descritiva revelou inflamação crônica e interrupção linear das camadas musculares, com ausência da inervação no local da seromiotomia. A observação sistemática das áreas adjacentes à válvula mostrou aspecto estrutural preservado das camadas musculares longitudinal e circular. A coloração com tricrômico de Gomori demonstrou deposição de colágeno principalmente na área próxima à intervenção cirúrgica, sem revelar diferenças quantitativas entre os grupos nas áreas adjacentes à terceira válvula. As espessuras das camadas musculares longitudinal e circular não variaram significativamente nas amostras estudadas. A imunoexpressão do produto gênico proteico 9.5 mostrou diminuição da densidade do plexo mientérico estatisticamente significativa no local da seromiotomia. A densidade dos elementos nervosos da camada muscular circular nos locais adjacentes à terceira válvula não foi estatisticamente diferente. Concluiu-se que há desnervação quantitativa e significativa no local da seromiotomia, que contribuiu para o retardo do fluxo intestinal, e preservação dos elementos musculares, do tecido conjuntivo e dos elementos nervosos das paredes intestinais interválvulas.[1]

COLOSTOMIA PERINEAL NA LITERATURA

Atualmente, ainda existem duas grandes controvérsias na literatura que refletem os desafios aos pesquisadores da área: a reconstrução do períneo para contornar os impactos negativos na imagem corporal do estoma abdominal e a obtenção de uma continência neoanal promotora de qualidade de vida pós-AAP.

Um ponto crítico do pós-operatório da AAP decorre das complicações da ferida perineal. Sua incidência é alta e varia entre 14 e 80%.[50,51] O tratamento dessas complicações envolve o uso de técnicas de transferência de tecido para preencher o espaço pélvico perineal e promover a cicatrização, trazendo tecido bem vascularizado para a ferida perineal irradiada.[34,52] A ressecção do reto e ânus cria uma grande cavidade circundada por estruturas ósseas. Esses espaços pélvicos predispõem ao acúmulo de fluidos e aumentam o risco de desenvolver complicações. Também a rigidez das estruturas circundantes da pelve torna as feridas no períneo de difícil cicatrização. Contudo, esses fatores anatômicos fixos da pelve, isoladamente, não explicam totalmente a alta incidência dessas complicações. Os fatores de risco são específicos, como a complexidade dos curativos da ferida perineal, o uso de radiação pré-operatória e as próprias indicações para a operação (câncer retal e anal e doença inflamatória do intestino) e são responsáveis pelo aumento do risco de infecção e retardo da cicatrização. Isoladamente, a utilização de radioterapia pré-operatória aumenta em duas vezes as complicações da ferida perineal.[51]

Quando se associa colostomia perineal simples a uma técnica para continência, o procedimento é conhecido na literatura como reconstrução anorretal total (RAT).[3]

Para controlar a passagem das fezes pela colostomia perineal, as técnicas historicamente propostas variam no fator que promove a continência do segmento abaixado. No entanto, a técnica mais apropriada ainda não foi estabelecida, e a definição das desvantagens de cada uma aguarda mais estudos.[26]

As técnicas de continência aplicadas na colostomia perineal apresentam bons resultados em centros de serviços de cirurgia com experiência na sua utilização, com publicação periódica de dados. Nenhum grupo, incluindo o dos autores, relata experiência com combinação de técnicas. Existem várias técnicas, mas as mais reproduzidas na literatura são a gracioplastia dinâmica (GD), o esfíncter intestinal artificial, o manguito de musculatura lisa de Schmidt, a seromiotomia (Lázaro da Silva) e a gluteoplastia.

COLOSTOMIA PERINEAL SIMPLES

A colostomia perineal confeccionada não valvulada produz baixos níveis de continência. Uma tentativa de aprimorá-la foi sua associação à técnica de Malone, que consiste na instilação anterógrada de enema utilizando a apendicostomia. Essa técnica foi inicialmente proposta para melhorar a continência em crianças com malformações congênitas anorretais. Porém, quando aplicada na colostomia perineal, os resultados de continência fecal perfazem 58 a 77% dos pacientes. A pontuação de continência (escore de Jorge-Wexner) foi considerada um sucesso, média de 6,4 em 20, e os resultados comparando esses pacientes àqueles com colostomia abdominal não apresentaram diferença significativa no estado de saúde, sintomas e qualidade de vida. As disfunções sexuais relatadas foram mais dominantes em pacientes homens. Morbidades como abscesso, necrose ou estenose do conduto cecal ou apendicular, obstrução do intestino grosso, eventração e complicações urológicas não são desprezíveis, perfazendo 33 a 56% dos casos.[5,26]

GRACILOPLASTIA

A tentativa de restaurar a função anal iniciou-se nos anos 1930 com Chittenden, que usou o retalho do músculo glúteo para controlar a passagem de fezes pela colostomia perineal.[26,53] O primeiro relato completo sobre esse assunto foi publicado em 1976 por um cirurgião brasileiro, Oscar Simonsen, que realizou a colostomia perineal após o procedimento de Miles em 24 pacientes e recuperou a continência aplicando a técnica de gracioplastia descrita por Pickrell em 1952.

A modificação da técnica despertou novamente o interesse dos cirurgiões nessa operação. Em 1987, Cavina introduziu o conceito de eletroestimulação temporária do músculo procurando prevenir atrofia muscular.[34] Conhecida como gracioplastia dinâmica (GD), no início dos anos 1990, após as contribuições de Williams[54] e Baeten,[55] essa técnica ganhou grande impulso com os novos conceitos da fisiopatologia muscular. Na verdade, o músculo grácil é incapaz de funcionar como um esfíncter anal, pois não pode sustentar contração prolongada. Então, a eletroestimulação constante de baixa frequência foi utilizada para converter um músculo que fadiga facilmente em um músculo resistente, ao induzir a transformação estrutural e metabólica das fibras musculares do tipo 2 em tipo 1. Essas mudanças podem ser induzidas com eletroestimulação constante por um longo tempo usando um gerador de pulso implantável.

Estudos multicêntricos publicados reproduzem as taxas de sucesso de 56 a 73%. No entanto, a morbidade da operação GD é alta, levando à insuficiência funcional. Nos primeiros 30 dias da operação, ela varia de 14 a 74% e taxas de complicações tardias (depois de 30 dias da operação) de 90% são relatadas. De 121 pacientes, 18 (15%) tiveram 19 graves complicações infecciosas que exigiram 46 reoperações para tratar.[53] Os autores discutem que a alta taxa de mortalidade observada em alguns estudos deve ser pesada contra a de um estoma permanente, a opção cirúrgica tradicional.[53] Para a colostomia abdominal, a taxa de morbidade relatada é de aproximadamente 50%, com taxa de reoperação entre 15 e 20% e declínio do sucesso com cada procedimento subsequente.[53] No entanto, a colostomia abdominal proporciona controle de fezes pela colostomia em vez de continência, estando associada a consequências psicológicas negativas. Quanto à qualidade de vida, alguns estudos reportam pontuação de 66,7% em 31 meses e de 70,9% em 78 meses.[3]

Paradoxalmente, é possível que a colostomia perineal isolada produza melhores resultados do que a associação de uma gracioplastia eletroestimulada como um neoesfíncter dinâmico. É difícil conseguir informações claras a respeito desse tópico na literatura. A leitura dos resultados publicados nos últimos 20 anos deixa a impressão de que o papel do esfíncter neoanal e mesmo o da eletroestimulação ainda são incertos.[26,53] As vantagens teóricas da eletroestimulação permanente em oposição à antiga técnica de transposição do grácil com ou sem esfíncter são tão óbvias que há de se pensar na existência de outras razões para explicar os resultados conflituosos.[26,53]

Quanto à qualidade de vida em termos de continência, nenhuma diferença foi encontrada entre ressecção interesfincteriana e AAP associada à colostomia perineal continente, com uma pontuação média de escore Jorge-Wexner de 11 e 10, respectivamente, e taxa de continência satisfatória de 42,8% e 59%, respectivamente. Mas, apesar de uma recente revisão da literatura mostrar uma taxa satisfatória de sobrevida em 5 anos após ressecção interesfincteriana (81,5%), a taxa de recorrência local foi elevada (9,5%).[56]

Outra consideração importante na literatura é que, quanto mais complicado o procedimento para continência da colostomia perineal, maior a chance de complicações, possivelmente invalidando o resultado final. Isso pode afetar negativamente a taxa de sucesso.[3,26,30,53]

ESFÍNCTER ARTIFICIAL

Descrito pela primeira vez em 1987 para o tratamento da incontinência fecal, o esfíncter artificial já foi utilizado na

RAT. A morbidade variou entre 50 e 100%. Entre as complicações, observaram-se evacuação dificultada, infecção de feridas e erosão do aparelho através da parede do cólon. Os resultados de continência após aplicação de questionários de pontuação foram de nível médio 0,2 a 0,3 – em uma escala em que 0 seria a completa continência e 1, incontinência total (de fezes sólidas, líquidas e flatos). Embora todos os pacientes necessitassem de enemas regulares pelo neorreto para alcançar tanto continência satisfatória quanto evacuação adequada, os resultados funcionais foram considerados bons. No entanto, revisão recente da literatura concluiu que os dados detalhados não podem ser resumidos, por resultados inconsistentes ou ausentes.[3]

MANGUITO DE MUSCULATURA LISA DE SCHMIDT

Em 1981, Schmidt publicou uma proposta de procedimento de colostomia abdominal à esquerda pseudocontinente, depois da AAP, em 129 pacientes. Ele se baseou em estudos histológicos experimentais em cães em que demonstrara a sobrevivência de enxerto circunferencial de musculatura lisa, apesar da ausência da sutura vascular e da conservação da sua capacidade de contração. Nessa técnica, a escolha de musculatura lisa, em oposição à estriada da graciloplastia, deu-se porque estudos em modelos animais mostraram que a musculatura lisa não sofre atrofia após a desnervação (como a estriada) e o enxerto reage com contração a aumentos graduais de pressão a montante (simulando mecanismo esfincteriano) e relaxa-se com aumentos súbitos, como na irrigação retrógrada. O autor propôs, assim, fixação circular de um segmento de cólon de 8 cm de extensão, sem mucosa e submucosa, sobre o cólon abaixado a 3 cm da sua extremidade distal, por meio de uma fenestração no mesocólon. Esse enxerto é suturado com pontos separados, sob tensão.[57] Em 1989, essa técnica foi adaptada por Chiotasso e aplicada no segmento de cólon abaixado na colostomia perineal.[58]

Pelos trabalhos mais recentes, ao menos 290 pacientes já foram submetidos à colostomia perineal, sem mortalidade operatória, e com altos níveis de satisfação dos pacientes. Os índices de morbidade variam entre 27 e 45%. Os resultados funcionais, avaliados pelo escore de Kirwan-Fazio, indicam taxas de sucesso (escore A ou B) entre 59 e 82%.[57-60] Um grande número de cirurgiões europeus e marroquinos aplicou essa técnica com resultados considerados excelentes em mais de 80% dos pacientes[26,57] (Tabela 31.1).

Um grupo alemão relatou taxa de sucesso de 80%, entre os 27 pacientes submetidos a essa técnica. Quanto à qualidade de vida avaliada pela escala de continência de Kelly-Holschneider, de 0 a 14, o escore médio foi de 11 (continente) com intervalo de 8 a 14. Concluiu-se que essa é uma opção cirúrgica para um seleto grupo de pacientes com resultados razoáveis funcionais em longo prazo e melhor qualidade de vida.[61]

Mais recentemente, Souadka et al. realizaram um estudo com o objetivo de avaliar os resultados funcionais de colostomia perineal pseudocontinente e determinar os fatores de risco para resultados funcionais insatisfatórios após 1 ano de acompanhamento. O estudo concluiu que a ocorrência de complicações perineais e a maior extensão da ressecção foram os fatores associados a piores resultados funcionais na colostomia perineal de Schmidt.[62]

Um estudo francês comparou 110 pacientes submetidos a AAP associada à colostomia abdominal (n = 41) com pacientes submetidos à colostomia perineal (n = 69). Houve menor morbidade perineal e menor deiscência da ferida operatória no grupo da colostomia perineal, o que resultou em um menor tempo de cicatrização. Esses benefí-

Tabela 31.1. Escores de continência (Kirwan) e percentuais de satisfação dos pacientes submetidos à técnica de Schmidt, em diferentes casuísticas

Estudos	Gamagami (1999)[31]	Lasser (2001)[58]	Berrada (2005)[60]	Goéré (2009)[79]	Souadka (2012)[80]	Total
Amostra (n)	63	40	8	16	149	276
Escore de Kirwan %(n)						
A	0%(0)	10,4%(4)	12,5%(1)	19%(3)	3,4%(5)	5%(13)
B	55,6%(30)	60%(23)	75%(6)	50%(8)	65%(95)	61,6%(162)
D	40,7%(22)	23,6%(9)	12,5%(1)	25%(4)	29%(42)	29,6%(78)
C	0%(0)	0%(0)	0%(0)	0%(0)	3%(2)	0,7%(2)
E	3,7%(2)	5%(2)	0%(0)	6%(1)	0,6%(1)	2,3%(6)
Pseudocontinência %(n)	59%(27)	71,4%(27)	82,5%(7)	69%(11)	68,9%(100)	66,5%(175)
Satisfação %(n)						
Muito satisfeito	85%(46)	86%(33)	75%(6)	94%(15)	77%(113)	80,9%(213)
Moderadamente satisfeito	–	8%(3)	25%(2)	–	22%(33)	14,5%(38)
Insatisfeito	15%(8)	6%(2)	0%(0)	6%(1)	0,6%(1)	4,5%(12)

Fonte: elaborada pelos autores.

cios foram mais acentuados nos pacientes com radioterapia neoadjuvante. Os autores postularam que, por preencher o espaço pélvico e trazer tecido vascularizado para esse sítio, a colostomia perineal ajuda a diminuir o tempo de cicatrização e pode reduzir as complicações locais.[63]

A taxa de recidiva local na AAP é de 7,9% e taxas de sobrevida em 5 anos de 71 e 67% para pacientes dos estádios II e III do câncer retal, respectivamente.[22] Na maior série de casos publicada (149 pacientes, no Marrocos) e única com dados de sobrevida, os resultados foram melhores com recidivas locais em 6,8% e índice de sobrevida de 74,6%, em 5 anos.[59]

SEROMIOTOMIA: TÉCNICA DE LÁZARO DA SILVA

Em 1991, Lázaro da Silva publicou a técnica para continência da colostomia perineal pela criação de válvulas realizando três seromiotomias com interrupção do plexo mientérico.[25] Em 2014, uma casuística de 55 pacientes foi publicada. Resultados muitos bons, obtidos com essa técnica, foram confirmados por um serviço búlgaro no final da década de 1990. Velitchkov et al.[64] apresentaram uma série de casos de nove pacientes, com resultados relatados como encorajadores e constatação da facilidade e rapidez de execução da técnica.

No Brasil, além do autor, há experiências publicadas com a técnica de Lázaro da Silva em Vitória (ES) e em Barretos (SP). Na série capixaba, 27 pacientes foram operados sem mortalidade operatória e com índices de morbidade de 29,65%. Um paciente teve a colostomia abdominal revertida para colostomia perineal com sucesso.[65]

O estudo paulista de 2010 avaliou a evolução de pacientes com colostomia abdominal e perineal. A taxa de deiscência no grupo colostomia perineal foi de 33,3% e de 0% no grupo colostomia abdominal, mas sem diferença estatística. Na avaliação do estado do geral de saúde/qualidade de vida, os grupos foram semelhantes (CP 79 versus CA 79,9; p = 0,880).[66]

OUTRAS TÉCNICAS DE CONTINÊNCIA

Em 2002, no Japão, Sato et al. realizaram reconstrução fisiológica anorretal em dois pacientes após a AAP. A técnica constituiu-se da confecção de bolsa colônica em S envolvida por músculo glúteo máximo e anastomose microcirúrgica do nervo pudendo ao ramo final distal do nervo glúteo inferior seguida de ileostomia protetora. Os autores relataram, porém, tempo cirúrgico aumentado, longa permanência hospitalar e necessidade de fechamento de ileostomia de proteção 8 meses após a operação. Quanto à continência, os pacientes foram capazes de discriminar entre gases e fezes, porém havia escape de fezes em momentos inconvenientes e irregulares, algumas vezes no meio da noite, necessitando do uso de protetores.[24]

Uma publicação chinesa em 2014 propôs, após AAP laparoscópica-padrão, a realização de uma dobra no cólon abaixado, fazendo um ângulo de 90°, seguido de suturas seromusculares interrompida na parede do cólon lateral. Essas suturas foram repetidas na parede lateral até passar apenas um dedo no lúmen. Não houve mortalidade pós-operatória. O edema da mucosa (33,3%) foi a complicação mais proeminente, seguida por prolapso da mucosa (9,5%), infecção da ferida (4,8%) e necrose da mucosa (4,8%). De todos os pacientes, 18 completaram a avaliação da qualidade funcional após 1 ano da operação. Dez pacientes (55,6%) apresentavam continência satisfatória, definida como continência normal para sólidos e incontinência para flatos. A incontinência completa foi encontrada em 5,6% dos pacientes.[67]

Em 2003, Goldsmith, em Chicago, publicou um estudo experimental, em nove gatos, com o objetivo de relatar a técnica de transposição da válvula pilórica para a região perianal na área da AAP. Quatro gatos com colostomia perineal somada à transposição da válvula mostraram controle total das fezes. O autor comenta que os gatos controlaram seus movimentos intestinais e que a dúvida é se essa técnica poderia ser realizada com sucesso em pacientes submetidos à AAP.[68] Em 2015, Chandra et al. aplicaram essa técnica em cinco pacientes submetidos à AAP com o objetivo de comunicar os resultados iniciais após a transposição do músculo grácil e da válvula antropilórica para a reconstrução perineal.[69]

COMENTÁRIOS

A análise crítica desse assunto é motivadora e precisa ser realizada diante do desafio de oferecer um tratamento que contemple o restabelecimento de uma função neoanal para os pacientes submetidos à RAT.

Acrescenta-se, ainda, a dificuldade da obtenção de evidências, pela falta de padronização dos questionários e dos escores de avaliação utilizados nos estudos (muitas vezes apenas qualitativos) e pela ausência de trabalhos randomizados, o que dificulta a análise conjunta ou comparativa dos dados e a definição da melhor técnica para a colostomia perineal.

A motivação dos pesquisadores, em todo o mundo, decorre, assim, do grande número de pacientes que ainda têm indicação para o tratamento da AAP, apesar de os avanços terapêuticos nas duas últimas décadas estarem levando a uma diminuição contínua desses números. A cirurgia para esse tipo de câncer representa o pilar do tratamento. Entre as opções cirúrgicas, uma taxa em torno de 20% de AAP é relatada na literatura atual. Todavia, isso ainda significa taxa anual mundial aproximada de 50 mil operações resultando em colostomia abdominal permanente e em sua substancial morbidade.[70]

Como os resultados oncológicos após a operação de ressecção anterior do reto (RAR) e da AAP têm sido considerados comparáveis nos últimos anos, tornou-se padrão que, sempre que possível, o câncer de reto deva ser tratado por uma técnica de preservação do esfíncter. A principal razão para essa mudança foi a convicção filosófica de que a qualidade de vida dos pacientes com uma colostomia após AAP era pior do que a daqueles operados com técnica de preservação do esfíncter. No entanto, resultados funcionais após as ressecções baixa e ultrabaixa podem de fato ser piores que a colostomia permanente e há estudos que indicam que a qualidade de vida após a ressecção anterior pode até ser inferior àquela após AAP.[71]

O limite é a conduta de preservação do conjunto esfincteriano com a intenção curativa, evitando-se o estoma definitivo sem comprometer a radicalidade oncológica. Os estudos mostraram que, apesar de teoricamente vantajosa por evitar a colostomia definitiva imposta na AAP, as anastomoses coloanais e colorretais baixas são procedimentos tecnicamente difíceis e com grande morbidade. As taxas de fístulas aumentam de maneira importante quanto mais próximo da borda anal se encontra a anastomose, com deiscência de até 24% para as suturas localizadas a menos de 8 cm da borda anal.[72]

A maioria dos autores recomenda a realização de estoma em alça para proteção desse tipo de anastomose em virtude das elevadas taxas de fístulas. Mas as taxas significativas de 41% de não reconstrução do trânsito intestinal em pacientes com metástases potencialmente ressecáveis no momento da RAR e de 31,9% em pacientes sem metástases sistêmicas são um alerta para os cirurgiões.[73]

Além disso, as estomias abdominais apresentam inúmeras complicações, agudas e crônicas, que coexistem com a perda de domicílio: prolapso; procidência; hérnia paracolostômica; invaginação; isquemia; necrose; edema; oclusão; obstrução; estenose; fecaloma; colite; sangramento; úlcera; mucorragia; torção; retração; supuração; abscesso; granuloma piogênico; epidermite; intolerância à bolsa; desproporção entre a boca de estoma e o orifício da bolsa; descolamento da bolsa; marginalização social no costume convencional ou em clubes de esportes e lazer; marginalização familiar e conjugal; maior dificuldade no relacionamento sexual; dificuldade de acerto nas vestes no nível da cintura.[5,73]

A colostomia após AAP, executada em condições adversas, é imposta a pacientes desnutridos, obesos, hipotróficos e imunocomprometidos. Para os pacientes com colostomia abdominal definitiva, a imagem corporal é interpretada como desfigurada ou em processo de reelaboração. Contraditoriamente, há pacientes estomizados que não querem mais se desfazer do estoma – talvez, pelos dois seguintes motivos: primeiro, já se acomodaram, aceitando-o passivamente ou sublimando-se; segundo, o caminho percorrido na adaptação conquistada foi tão longo e árduo que, racionalizando, é preferível ficar assim a correr o risco de novo insucesso e retorno à origem, após prováveis sofrimentos ou desgastes físicos e psíquicos.[5] Alguns autores discutem que esses resultados podem ser consequência de uma adaptação e chamam esse fenômeno de *response shift*, ou seja, reação de transferência.[74]

Todas as restrições impostas pelo estoma abdominal definitivo têm um denominador comum: levam o paciente a se afastar de seu convívio, às vezes inconscientemente, promovendo um grau de misantropia, caso não se associe aos pares com o mesmo problema. Dados prospectivos de 229 pacientes submetidos à RAR e de 90 à AAP com tempo médio pós-cirúrgico de 5 anos, avaliados por questionários, mostram que o grupo submetido à RAR apresentou melhor qualidade de vida e escores de imagem corporal e função sexual superiores aos pacientes com colostomia abdominal.[74]

Se o impacto sobre o colostomizado já é bem relatado, os efeitos sobre a qualidade de vida dos cônjuges e o relacionamento conjugal, em geral, são negligenciados e têm sido muito pouco estudados na literatura. O estoma não afeta apenas o paciente, mas também, e negativamente, aspectos físicos, sociais e psicológicos do estilo e da qualidade de vida do cônjuge. Um interessante estudo sobre o tema indica[75] que, mesmo quando os pacientes são instruídos sobre o autocuidado com o estoma por enfermeiros especializados, 23,2% informam abster-se dessa tarefa. A maioria desses pacientes que queriam seus cuidados da colostomia gerida por seus cônjuges era formada por homens, uma situação que prejudica gravemente o estilo de vida das mulheres cônjuges. O tempo gasto de permanência em casa aumentou significativamente mais em esposas, comparativamente aos maridos de pacientes colostomizados. A qualidade de vida sexual também foi afetada negativamente, com 53,5% dos casais tendo cessado as relações sexuais após a colostomia definitiva. Nesse aspecto, os cônjuges do sexo masculino foram, de modo significativo, sexualmente menos ativos do que as do sexo feminino após a cirurgia do parceiro. Além disso, 80% dos cônjuges do sexo masculino que cessaram as relações sexuais com seus parceiros justificam seu comportamento pela repulsa da colostomia.

Muitas vezes, o impacto da síndrome do reto fantasma na qualidade de vida é desconhecido e subestimado na vida diária dos pacientes. Ela se apresenta como uma síndrome não dolorosa ou dolorosa, sendo que os sintomas dolorosos levam a preocupações de recorrência local e perfuração intestinal em 29% dos pacientes. Os principais problemas da AAP, como as complicações perineais e a cicatrização da ferida, podem explicar a ocorrência da síndrome. Como prevenção a eles, alguns autores sugerem a utilização das técnicas de reconstrução por colostomia perineal com suas variantes técnicas de continência. Preencher o espaço pélvico com tecido bem vascularizado diminui o tempo de cicatrização, reduz as complicações locais e preveniria, assim, a síndrome.[76,77]

Em termos de técnica operatória, a colostomia perineal aumenta muito pouco o tempo operatório e pode ser realizada em pacientes que se submeteram à neoadjuvância. Além disso, recompõe a vagina nas suas paredes laterais e posterior, quando incluída na ressecção, e dispensa a necessidade de bolsas coletoras, diminuindo os custos para o paciente e o sistema de saúde. Em termos oncológicos, essa variante técnica não interfere na intenção curativa da AAP e, ainda, confere o benefício de possibilitar acesso à pelve,[5,33] uma vez que o diagnóstico imaginológico de recidiva local na pelve, após a AAP-padrão, é um desafio. A colostomia perineal garantiria uma acessibilidade total à pelve por exame clínico e instrumental, tornando possível diagnóstico rápido e eficiente de recorrência local. Os resultados funcionais são bons e as taxas de satisfação dos pacientes, elevadas. A única condição da utilização dessa técnica é a realização de irrigações colônicas a cada 24 a 72 horas, para esvaziar o cólon.

Contudo, esse procedimento não é amplamente aceito na literatura colorretal e não é comumente realizado na América do Norte, apesar de existirem vários estudos na literatura sobre os seus resultados favoráveis. A escassez de evidências impõe a necessidade de mais pesquisas para determinar os resultados em longo prazo da colostomia perineal e sua relação com sintomas de eliminação do conteúdo intestinal após a cirurgia.[76,77]

Sua realização, pressupondo que a indicação para AAP está adequada, é uma escolha do cirurgião para a reconstrução do períneo, tentando preservar os objetivos atuais da cirurgia de câncer de reto distal – a obtenção de margens livres, a intenção curativa e a limitação das alterações funcionais pós-operatórias. Seguem algumas considerações:

- As técnicas cirúrgicas de preservação de esfíncter e AAP que englobam os músculos elevadores têm resultados oncológicos satisfatórios.
- A margem de ressecção distal livre de tumor de 1 cm é suficiente.
- Tumores fixos com invasão do canal anal que não respondem à quimiorradioterapia estão em risco de invasão do espaço interesfinctérico e da margem de ressecção circunferencial.
- Após neoadjuvância prolongada, as imagens de ultrassonografia e de ressonância magnética, tanto pré-tratamento quanto pós-tratamento, fornecem avaliação inadequada de extensão do tumor em profundidade. Os erros são principalmente decorrentes de um superestadiamento T.
- Margens de ressecção ajustadas à resposta da neoadjuvância proporcionam bons resultados oncológicos.
- O estoma abdominal permanente deve ser evitado, em particular nos pacientes que estão preocupados com sua imagem corporal e suas atividades física e sexual.
- A ressecção interesfincteriana é uma técnica de preservação de esfíncter que resulta em boa continência em metade dos pacientes. A ressecção completa do esfíncter interno, a anastomose ultrabaixa e a neoadjuvância têm um efeito negativo sobre a continência.
- A colostomia perineal tem resultados funcionais comparáveis aos da cirurgia de preservação do esfíncter.
- Estratégias como a conduta não operatória (*Watch and Wait*) ou a ressecção local conservadora para tumores localmente avançados da parte inferior do reto estão sendo avaliadas.
- As indicações para preservação do esfíncter dependem principalmente do risco de margens positivas e, secundariamente, dos resultados funcionais.[78]

Levando em consideração o exposto, se a melhor conduta para o paciente for a AAP e se o paciente estiver ciente das possíveis desvantagens e, ainda assim, preferir uma função intestinal anormal pela colostomia perineal à colostomia abdominal, então ele é um bom candidato à operação,[26] já que se trata de uma situação em que raramente se deseja retornar para a colostomia abdominal mesmo que a funcionalidade da colostomia perineal esteja longe de ser perfeita.[17,71,74]

De acordo com diversos autores, o sucesso da colostomia perineal depende da seleção de pacientes motivados a evitar uma colostomia abdominal, com boa capacidade de autocuidado, com preocupação com a autoimagem corporal, da experiência do cirurgião na execução da técnica, de uma boa irrigação e do paciente conhecer ou ter vivido uma colostomia abdominal.[5,26,64,65,71,78]

Diante dos bons resultados funcionais e do impacto positivo na qualidade de vida, a colostomia perineal é uma boa opção terapêutica de reconstrução perineal no arsenal cirúrgico para o câncer de reto inferior.[18,26,57,64,78]

CONCLUSÃO

O filósofo Sêneca dizia que "o importante não é por quanto tempo viverás, mas que qualidade de vida terás". Isso ressalta a importância de levar em consideração também esse parâmetro na escolha do tratamento adequado para cada perfil de paciente.

Embora a eficácia do tratamento na gestão de câncer seja determinada em longo prazo pela sobrevida global ou livre de recidiva, a qualidade de vida está sendo cada vez mais reconhecida como um marcador importante dos resultados na comparação de diferentes modalidades de tratamento para a mesma doença. A qualidade de vida poderá ser, cada vez mais, um dos determinantes da escolha da técnica operatória.[71,75]

Atualmente, depois da cura, o ponto central nos estudos de técnicas operatórias tem sido justamente os resultados funcionais relacionados com a qualidade de vida. A interpretação desses estudos ainda é difícil, visto que os grupos utilizam questionários diferentes e as populações de estudo não são homogêneas o suficiente para permitir uma metanálise.[71]

A colostomia perineal valvulada é uma técnica original de reabilitação que, de fato, promove o controle da exoneração do conteúdo intestinal e funciona proporcionando continência relativa aos pacientes, muitas vezes com a sensação de um neoânus.

As informações das possíveis complicações, de que uma colostomia perineal não é um ânus novo e de que as técnicas de RAT não podem reproduzir completamente o funcionamento anorretal original devem ficar claras para os pacientes. Pode-se fazer um paralelo com pacientes adultos operados de atresia anal submetidos à RAT, que são comumente mais contentes que continentes.[26]

Enquanto os resultados cirúrgicos nesse campo estavam sob avaliação do tempo e novos esfíncteres anais artificiais estavam sendo criados e experimentalmente testados em colostomias perineais, vários artigos foram publicados relatando resultados funcionais ainda melhores após a colostomia perineal, usando técnicas mais simples e baratas para contenção fecal.[26,76] As operações historicamente propostas variam no ponto que promove a continência do segmento abaixado. No entanto, aquela mais apropriada ainda não foi estabelecida e a definição das vantagens e desvantagens de cada uma aguarda mais estudos.[26]

Lázaro da Silva comenta:

> (...) sem tomar partido... há que se fazer de tudo para evitar uma colostomia... quando se vive num mundo contemporâneo em que o culto ao físico é uma realidade. Realidade tão marcante que as mulheres estão se expondo fisicamente cada vez mais, enquanto os homens voltam suas preocupações e atitudes para a beleza de seu físico exterior. São situações contemporâneas que não se lhes pode negar valores ou apoio, antes do que crítica.[5]

Os resultados da colostomia perianal são animadores e reprodutíveis e, quando oferecida com segurança aos pacientes, eles a preferem à colostomia definitiva na parede abdominal.

Referências

1. Deoti B, Arantes RME, Campos CF, Hayck J, Lázaro da Silva A. Morphology and immunohistochemistry of the myenteric plexus of valves constructed in the colon of rats submitted to abdominoperineal amputation and perineal colostomy. Acta Cirúrgica Brasileira. 2013;28(4):271-81.

2. Miles WE. A method of performing abdominoperineal excision for carcinoma of rectum and the terminal portion of the pelvic colon. Lancet. 1908;2:1812-3.

3. Inglin RA, Eberli D, Brügger LE, Sulser T, Williams NS, Candinas D. Current aspects and future prospects of total anorectal reconstruction – a critical and comprehensive review of the literature. Int J Colorectal Dis. 2015;30:293-302.

4. Cascais AFMV, Martini JG, Almeida PJS. Texto Contexto Enferm, Florianópolis. Jan-Mar 2007;16(1):163-7.

5. Lázaro da Silva A. Tratamento do câncer reto-anal. Colostomia perineal. São Paulo. Atheneu; 1998. p. 1-206.

6. Brasil. Decreto n. 5.296, de 2 de dezembro de 2004. Altera o parágrafo 4º do Decreto n. 3.298.

7. Brasil. Decreto n. 3.298, de 20 de dezembro de 1999. Regulamenta a Lei n. 7.853, de 24 de outubro de 1989. Dispõe sobre a Política Nacional para a Integração da Pessoa Portadora de Deficiência, consolida as normas de proteção, e dá outras providências.

8. Niccholls RJ, Ritchie J, Wasworth J, Parks AG. Total excision or restorative resection for carcinoma of the middle third of the rectum. Br J Surg. 1979;66:625-7.

9. Williams NS. The rationale for the preservation of the anal sphincter in patients with low rectal cancer. Br J Surg. 1984;71:575-81.

10. Lavery IC, Lopez-Kostner F, Fazio VW, Fernandez-Martin M, Mikom JW, Church JM. Chances of cure are not compromised with sphicter-saving procedures for cancer of the lower third of the rectum. Surg. 1997;122:779-85.

11. Habr-Gama A, De Souza PM, Rebeiro U Jr., Nadalin W, Gansl R, Souza Jr. AHS. Low rectal cancer: impact of radiation and chemotherapy on surgical treatment. Dis Colon Rectum. 1998;41:1087-96.

12. Heald RJ, Husband EM, Ryall RDH. The mesorectum in rectal cancer surgery – the clue to pelvic recurrence? Brit J Surg. 1982;69:613-6.

13. Grinnell RS. Distal intramural spread of carcinoma of the rectum and rectosigmoid. Surg Gynecol Obstet. 1954;99:421-4.

14. Quer EA, Dahlin DC, Mayo CW. Retrograde intramural spread of carcinoma of the rectum and rectosigmoid. Surg Gynecol Obstet. 1953;96:24.

15. Williams NS, Dixon MF, Johnston D. Reappraisal of the 5 centimeter rule of distal excision for carcinoma of the rectum: a study of distal intramural spread and of patients survival. Br J Surg. 1983 Mar;70(3):150-4.

16. Paun BC, Cassie S, MacLean AR, Dixon E, Buie WD. Postoperative complications following surgery for rectal cancer. Annals of Surgery. 2010;251(5):807-18.

17. Liu L, Herrinton LJ, Hornbrook MC, Wendel CS, Grant M, Krouse RS. Early and late complications among long-term colorectal cancer survivors with ostomy or anastomosis. Dis Colon Rectum. 2010 Feb;53(2):200-12.

18. Lázaro da Silva A. Amputação abdominoperineal com colostomia perineal. Rev Bras Coloproct. 1991;11(3):105-8.

19. Lázaro da Silva A. Tentativa de tratamento do "Dumping" através de um "esfíncter" ileal. Rev Assoc Med Minas Gerais. 1974;25(1):32-3.

20. Lázaro da Silva A. Amputacion Abdominoperineal com colostomia perineal. Pren Med Argent. 1993;82:800-4.

21. Lázaro da Silva A. Abdominoperineal excision of the rectum and anal canal with perineal colostomy. Eur J Surg. 1995;161:761-4.

22. Lázaro da Silva A. Amputação abdominoperineal com colostomia perineal. Dia a Dia Gastroenterol. 1997;2(3):22-3.

23. Gurusamy KS, Marzouk D, Benziger H. A review of contemporary surgical alternatives to permanent colostomy International Journal of Surgery. 2005;3:193-205.

24. Sato T, Konishi F, Ueda K, Kashivagi H, Kanazawa K, Nagai H. Physiological anorectal reconstruction with pudendal nerve anastomosis and a colonic S-pouch after abdominperineal resection: report of 2 successful cases. Surg. 2000;128(1):116-20.

25. Goldsmith HS. Fecal control following pyloric valve transposition after abdominoperineal resection. Tech Coloproctol. 2003;7:95-101.

26. Altomare D F, Rinaldi M, Martinelli E, Veglia A, Sallustio P. Perineal colostomy following Miles procedure: from reconstructive surgery to the artificial anal sphincter. Osp Ital Chir. 2000;6(6):572-7.

27. Campos FGCM, Regadas FSP, Pinho MSL. Tratado de coloproctologia. São Paulo: Atheneu; 2012. p. 1-1269.

28. Rothenberger DA, Wong D. Abdominoperineal resection for adenocarcinoma of the low rectum. World J Surg. 1992;16:478-85.

29. Nigro ND, Seydel HG, Considine B, Vaitkevicius VK, Leichman L, Kinzie JJ. Combined preoperative radiation and chemotherapy for squamous cell carcinoma of the anal canal. Cancer. 1983;51:1826-9.

30. Simonsen OS, Stolf NA, Aun F, Raia A, Habr-Gama A. Rectal sphincter reconstruction in perineal colostomies after abdominoperineal resection for cancer. Br J Surg. 1976;63:389-91.

31. Gamagami RA, Chiotasso PI, Lazorthes F. Cotinent perineal colostomy after abdominoperineal resec-

tion – outcomes after 63 cases. Dis Colon Rectum. 1999;42(5):626-30.

32. Veloso SG, Biet R, Rios MA. Leite VHR, Lázaro da Silva A. Eficácia da confecção de válvulas colônicas após ressecção retoanal em ratos. Rev Col Bras Cir. 2001;28(5):356-63.

33. Decanini C, Milsom JW, Böhm B, Fazio VW. Laparoscopic oncologic abdominoperineal resection. Dis Colon Rectum. 1994;37(6):552-8.

34. Lázaro da Silva A, Hayck J, Deoti B. Colostomia perineal: uma alternativa para evitar a colostomia abdominal definitiva: técnica operatória, resultados e reflexão. ABCD Arq Bras Cir Dig. 2014;27(4):243-6.

35. Hansen MB. The enteric nervous system II: gastrointestinal functions. Pharmacology & Toxicology. 2003;92:249-57.

36. Furness JB, Costa M. Types of nerves in the enteric nervous system. Neurosc. 1980;5:1-20.

37. Marvin-Guy L, Lopes LV, Affolter M, Courtet--Compondu MC, Wagnière S, Bergonzelli GE et al. Proteomics of the rat gut: Analysis of the myenteric plexus-longitudinal muscle preparation. Proteomics. 2005;5:2561-9.

38. Hansen MB. The enteric nervous system I: organization and classification. Pharmacology & Toxicology. 2003;92:105-13.

39. Silva Junior AL, Lázaro da Silva A, Castro LPF. Histopatologia da seromiotomia dupla e sutura seromuscular no cólon descendente de ratos. Rev Col Bras Cir. 1999;26(6):367-73.

40. Deoti B, Lázaro da Silva A, Costa MZO, Aline Dinali C. Histological study of the left colon of rats after extra-mucosal seromyotomy (continent valves). Evaluation of colonic emptying. Acta Cirúrgica Brasileira. 2008;23(3):230-6.

41. Gabella G. Hypertrophy of intestinal smooth muscle. Cell Tissue Res. 1975;163(2):199-214.

42. Fernandes MIM, Zucoloto S, Collares EF, Ferriolli Filho F. Morphometric investigations of the colon mucosa in chronic Trypanosoma cruziinfected rats. Virchows Archiv B Cell Pathol. 1991;60:119-22.

43. Ben-Horin S, Chowers Y. Neuroimmunology of the gut: physiology, pathology and pharmacology. Curr Opin Pharmacol. 2008;8:490-5.

44. Makhlouf GM. Neural and hormonal regulation of function in the gut. Hosp Pract. 1990;2:79-98.

45. Buttow NC, Santin M, Macedo LC, Teixeira ACN, Novakowski GS, Armelin TRB, Assmann K. Study of the myenteric and submucous plexuses after BAC treatment in the intestine of rats. Biocell. 2004;28(2):135-42.

46. Batista FA, Zucoloto S, Alessi AC, Souza AI, Nogueira E, Valadão CAA. Histomorfometria dos neurônios do plexo mientérico do cólon descendente de equinos expostos ao cloreto de benzalcônio. ARS Veterin. 2005;21(Suppl):193-8.

47. Hanani M, Ledder O, Yutikin V, Abu-Dalu R, Huang TY, Hartig W et al. Regeneration of myenteric plexus in the mouse colon after experimental denervation with benzalkonium chloride. J Comp Neurol. 2003;462(3):315-27.

48. Siqueira SL, Lázaro da Silva A, Reis OAF, Fantauzzi RS, Silva Jr. OM, Sales PGO. Estudo de válvulas artificiais no cólon esquerdo após amputação abdominoperineal parcial do reto mais colostomia perineal, em cães. Arq Gastroenterol. 2006;43(2):125-31.

49. Sternini C. Structural and chemical organization of the myenteric plexus. Ann Rev Physiol. 1988;50:81-93.

50. Wiatrek RL, Thomas JS, Papaconstantinou HT. Perineal wound complications after abdominoperineal resection. Clin Colon Rectal Surg. 2008;21:76-86.

51. Bullard KM, Trudel JL, Baxter NN, Rothenberger DA. Primary perineal wound closure after preoperative radiotherapy and abdominoperineal resection has a high incidence of wound failure. Dis Colon Rectum. 2005;48:438-43.

52. Frasson M, Flor-Lorente B, Carreño O. Técnicas reconstructivas tras amputación abdominoperineal extraelevadora del recto o exenteración pélvica: mallas, plastias y colgajos. Cir Esp. 2014;92(Supl 1):48-57.

53. Matzel KE, Madoff RD, LaFontaine LJ, Baeten CG, Buie WD, Christiansen J, Wexner S; Dynamic Graciloplasty Therapy Study Group. Complications of dynamic graciloptasty: incidence, management, and impact on outcome. Dis Colon Rectum. 2001;44:1427-35.

54. Williams NS, Patel J, George BD. Hallan RI, Walkins ES. Development of an electrically stimulated neoanal sphincter. Lancet. 1991;338:1166-9.

55. Baeten CG, Konsten J, Spaans F, Visser R, Habets AM, Bourgeois IM et al. Dynamic graciloplasty for treatment of faecal incontinence. Lancet. 1991;338:1163-5.

56. Dumont F, Ayadi M, Goéré D, Honoré C, Elias D. Comparison of fecal continence and quality of life between intersphincteric resection and abdominoperineal resection plus perineal colostomy for ultra-low rectal cancer. Journal of Surgical Oncology. 2013;108:225-9.

57. Schmidt E, Brunch HP. Traitment chirurgical des incontinences sphincterriennes intestinales par autotransplant libre de musculature lisse. J Chir. 1981;418:315-20.

58. Lasser P, Dube P, Guillot JM, Elias D. Pseudocontinent perineal colostomy following abdominoperineal resection: technique and findings in 49 patients. EJSO. 2001;27:49-53.

59. Souadka A, Majbar MA, El Harroudi T, Benkabbou A, Souadka A. Perineal pseudocontinent colostomy is safe and efficient technique for perineal reconstruction after abdominoperineal resection for rectal adenocarcinoma. BMC Surgery. 2015;15(40):1-6.

60. Berrada S, Khaiz D, Alloubi I. Pseudocontinent perineal colostomy. Annales de Chirurgie. 2005;130:15-20.

61. Christoph H, Karl M, Sören K, Zarah M, Wasilij S, Michael H, Stephan G. Perineal colostomy with spiral

smooth muscle graft for neosphincter reconstruction following abdominoperineal resection of very low rectal cancer: long-term outcome. Dis Colon & Rectum. 2010;53(9):1272-9.

62. Souadka A, Majbar MA, Bougutab A, El Othmany A, Jalil A, Ahyoud FZ et al. Risk factors of poor functional results at 1-year after pseudocontinent perineal colostomy for ultralow rectal adenocarcinoma Dis Colon Rectum. 2013;56(10):1143-8.

63. Frédéric D, Souadka A, Goéré D, Lasser P, Elias D. Impact of perineal pseudocontinent colostomy on perineal wound healing after abdominoperineal resection. Journal of Surgical Oncology. 2012;105:628-31.

64. Silberfein EJ, Kattepogu KM, Hu C, Skibber JM, Rodriguez-Bigas MA, Feig B et al. Long-term survival and recurrence outcomes following surgery for distal rectal cancer. Ann Surg Oncol. 2010;17(11):2863-9.

65. Gama LPN, Mota SD, Flauzino T de A, Ribeiro FLM, Loureiro GJZ, Gama RC. Perineal colostomy: an option in the treatment of inferior rectal and anal canal cancer. J Coloproctol. 2014;34(1):4-8.

66. Oliveira JZD. Avaliação de qualidade de vida dos pacientes submetidos à cirurgia de amputação abdominoperineal do reto com colostomia abdominal ou colostomia perineal. [dissertação de mestrado]. Botucatu: Unesp; 2010.

67. Wang M, Kang X, Wang H, Guan W. A technique of continent perineal colostomy after laparoscopic abdominoperineal resection. Tech Coloproctol. 2014;18:759-60.

68. Goldsmith HS. Fecal control following pyloric valve transposition after abdominoperineal resection. Tech Coloproctol. 2003;7:95-101.

69. Chandra A, Mishra B, Kumar S, Gupta V, Noushif M, Ghoshal UC et al. Dynamic article: composite antropyloric valve and gracilis muscle transposition for total anorectal reconstruction: a preliminary report. Dis Colon Rectum. 2015;58(5):508-16.

70. Gazzaz El, Kiran RP, Lavery I. Wound complications in rectal cancer patients undergoing primary closure of the perineal wound after abdominoperineal resection. Dis Colon Rectum. 2009;52(12):1962-6.

71. Pachler J, Wille-Jørgensen P. Quality of life after rectal resection for cancer, with or without permanent colostomy. Cochrane Database of Systematic Reviews. 2014;(3):CD004323.

72. Boccola MA, Buettner PG, Rozen WM, Siu SK, Stevenson AR, Stitz R et al. Risk factors and outcomes for anastomotic leakage in colorectal surgery: a single-institution analysis of 1576 patients. World Journal of Surgery. 2011;35(1):186-95.

73. Fonseca LM. Fatores associados à permanência de estomia definitiva em pacientes submetidos à ressecção anterior do reto por câncer retal. [tese de doutorado]. Belo Horizonte: UFMG; 2015.

74. Guren MG, Eriksen MT, Wiig JN, Carlsen E, Nesbakken A, Sigurdsson HK et al.; Norwegian Rectal Cancer Group. Quality of life and functional outcome following anterior or abdominoperineal resection for rectal cancer. J Cancer Surgery. 2005;31:735-42.

75. Çakmak A, Aylaz, Kuzu MA. Permanent Stoma Not Only Affects Patients' Quality of Life but also That of Their Spouses. World J Surg. 2010;34:2872-6.

76. Souadka A, Majbar MA. Perineal colostomy may be the solution of phantom rectum syndrome following abdominoperineal resection for rectal cancer. J Wound Ostomy Continence Nurs. 2014;41(1):15-6.

77. Fingren J, Lindholm E, Carlsson E. Perceptions of phantom rectum syndrome and health-related quality of life in patients following abdominoperineal resection for rectal cancer. J Wound Ostomy Continence Nurs. 2013;40(3):280-6.

78. Dumont F, Mariani A, Elias D, Goéré D. Surgical strategy for low rectal cancers. Journal of Visceral Surgery. 2015;152:23-31.

79. Goéré D, Bonnet S, Pocard M, et al. Oncological and functional results after abdominoperineal resection plus pseudocontinent perineal colostomy for epidermoid carcinoma of the anus. Dis Colon Rectum. 2009;52:958-63.

80. Souadka A. Perineal morbidity and functional results of pseudocontinent perineal colostomy for low rectal cancer surgery. Retrospective study of 149 cases. ASCO Annual Meetings Proceedings 2012. J Clin Oncol. 2012;30:e14133.

Avaliação Anatomopatológica das Peças Cirúrgicas de Excisão Total do Mesorreto

32

Mariana Berho
*Pablo Bejarano**

INTRODUÇÃO

Em virtude do aumento do interesse no conceito de equipe multidisciplinar, o papel do patologista no tratamento do câncer de reto evoluiu substancialmente. Vários estudos têm demonstrado melhora nos resultados para os pacientes em que as decisões terapêuticas são tomadas com base em consenso definido por um grupo de especialistas de múltiplas disciplinas.[1,2] A análise da peça cirúrgica pelo patologista é decisiva não apenas para predizer o prognóstico, mas também para planejar estratégias de tratamento de acordo com as características histopatológicas do tumor. A profundidade da invasão tumoral dentro da parede retal e o *status* dos linfonodos mesorretais têm sido tradicionalmente os parâmetros mais importantes para determinar o tratamento pós-operatório. No entanto, mais recentemente, vários autores têm enfatizado a forte associação de certas características macroscópicas da peça cirúrgica ressecada à incidência tanto de recorrência local quanto a distância.

Com exceção de vários centros na Europa e, mais recentemente, nos Estados Unidos, a participação do patologista no tratamento de pacientes com câncer de reto permanece, infelizmente, limitada. Essa situação é parcialmente explicada pelo fato de os patologista tenderem a trabalhar isoladamente, pouco se comunicando com outras especialidades que envolvem os cuidados de pacientes com câncer retal. Com o objetivo de oferecer um tratamento abrangente para pacientes com câncer de reto, é imperativo que o patologista se torne membro integral da equipe multidisciplinar. Entretanto, essa tarefa exige conhecimento não somente do patologista, mas também dos clínicos e cirurgiões. O desenvolvimento de programas educacionais que aumentem o nível de conhecimento sobre o papel fundamental do patologista tem se provado extremamente útil na Europa. Esses esforços poderiam ser adotados para otimizar o papel da equipe multidisciplinar.

Este capítulo foca o detalhamento sobre a avaliação anatomopatológica das peças cirúrgicas de câncer de reto, incluindo aspectos macroscópicos e microscópicos, bem como nos conceitos básicos relacionados com a caracterização molecular dos tumores.

AVALIAÇÃO MACROSCÓPICA DA PEÇA CIRÚRGICA DO CÂNCER RETAL

Uma das funções mais importantes do patologista no momento em que examina o espécime de câncer retal é o fato de que ele atua como um "auditor". Demonstrou-se que certas características macroscópicas refletem a qualidade da cirurgia realizada pelo cirurgião, as quais podem ser facilmente reconhecidas pela maioria dos patologistas no momento do exame macroscópico da peça cirúrgica:

- Integridade do mesorreto.
- *Status* das margens ressecadas.
- Número de linfonodos ressecados.

Qualidade do mesorreto/qualidade da cirurgia

A introdução, inicialmente, da excisão total do mesorreto (ETM) e, depois, da terapia neoadjuvante reduziu de modo significativo a incidência da recorrência local em pacientes com câncer de reto. Entretanto, as recidivas pélvicas ainda ocorrem e representam um importante desafio cirúrgico, impactando

---

* Tradução: Rodrigo Gomes da Silva e Anisse Marques Chami (médica geneticista).

negativamente nos resultados dos pacientes.[3,4] Paralelamente ao conceito de ETM, vários estudos têm demonstrado que a integridade do mesorreto na peça cirúrgica é um dos fatores prognósticos mais importantes, tanto para a recorrência local quanto para a sistêmica.[5,6] Trata-se de um aspecto diretamente relacionado com o plano de dissecção do reto e do tecido gorduroso perirretal feito pelo cirurgião na pelve. Assim, o plano cirúrgico pode ser no mesorreto, intramesorretal ou na muscular própria. Com base neste último conceito anatômico, a qualidade do mesorreto pode ser classificada como se segue:[7]

- Completo/plano cirúrgico mesorretal: mesorreto intacto com mínimos defeitos na superfície ou defeitos na gordura mesorretal < 5 mm (Figuras 32.1 a 32.4).

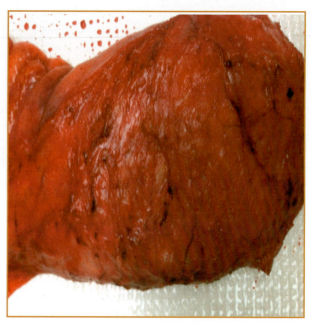

Figura 32.3. Fotografia de aspecto posterior do mesorreto volumoso e sem qualquer defeito. Não se observa "conização" da peça.
Fonte: acervo dos autores.

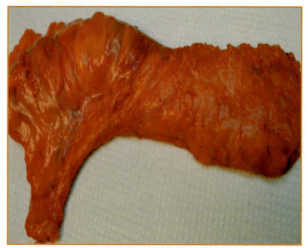

Figura 32.1. Peça cirúrgica de ressecção anterior do reto. Nota-se a extensão do pedículo que indica que o cirurgião fez ligadura alta da artéria mesentérica inferior. Isso é importante porque linfonodos ao longo da artéria podem conter metástases.
Fonte: acervo dos autores.

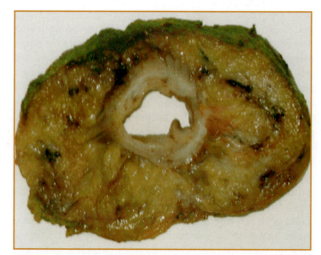

Figura 32.4. Secção transversal de peça cirúrgica de excisão total do mesorreto de boa qualidade. A parede do reto é completamente circundada pelo mesorreto. Em geral, o aspecto anterior contém menos tecido que o aspecto posterior, explicando o porquê de haver mais defeitos no aspecto anterior da peça cirúrgica.
Fonte: acervo dos autores.

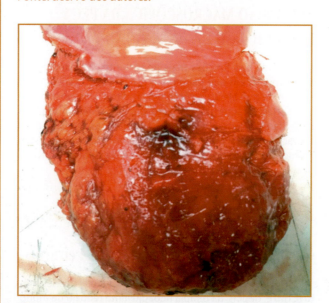

Figura 32.2. Aspecto anterior do mesorreto completo (plano de cirurgia mesorretal).
Fonte: acervo dos autores.

- Quase completo/plano intramesorretal: defeitos no tecido maiores que 5 mm, mas sem exposição da muscular própria (Figuras 32.5 e 32.6).

- Incompleto/plano da muscular própria: defeitos profundos na gordura mesorretal que expõem a muscular própria. Esta última situação apresenta o maior risco de recorrência, visto que o tecido remanescente na cavidade pélvica pode conter células malignas residuais (Figuras 32.7 a 32.10).

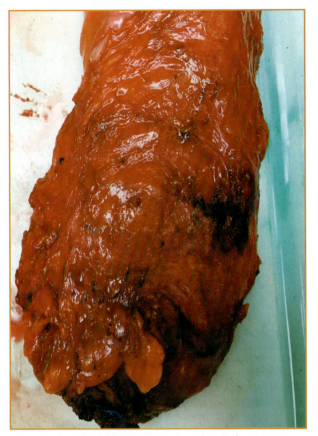

Figura 32.5. Mesorreto quase completo (plano intramesorretal). Vários defeitos são notados, entretanto, sem exposição da muscular própria.
Fonte: acervo dos autores.

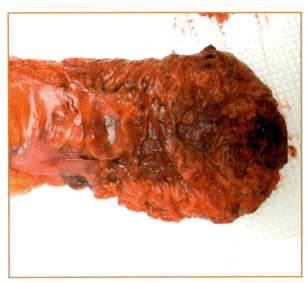

Figura 32.7. Aspecto anterior de mesorreto incompleto com áreas de muscular própria extensamente expostas com falhas no mesorreto. Nos casos de tumores anterior ou profundo com esse grau de exposição muscular, é altamente provável que a margem radial fique positiva.
Fonte: acervo dos autores.

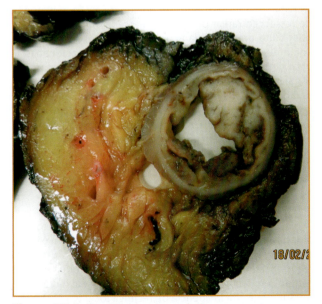

Figura 32.6. Secção transversal de mesorreto quase completo mostra defeitos anterior e lateral no mesorretal, entretanto, não há muscular própria exposta.
Fonte: acervo dos autores.

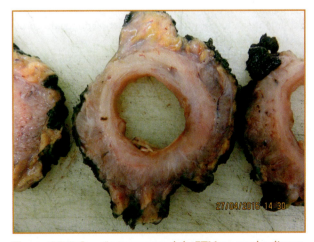

Figura 32.8. Secção transversal de ETM na qual a dissecção ocorreu na plano muscular (mesorreto incompleto). Uma grande área de muscular própria é exposta, em virtude da falha profunda no mesorreto anterior. O tumor está alcançando a margem radial.
Fonte: acervo dos autores.

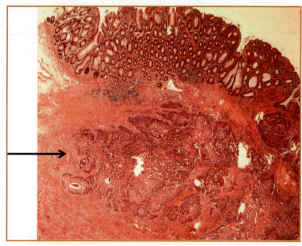

Figura 32.9. Disseminação intramural distal representada por ninhos de glândulas malignas e células subjacentes à mucosa retal benigna (seta).
Fonte: acervo dos autores.

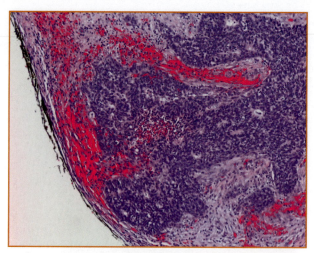

Figura 32.10. Presença de tumor a menos de 1 mm da margem radial (pintada de preto).
Fonte: acervo dos autores.

MARGENS DE RESSECÇÃO

Margem distal

Um dos pilares do tratamento do câncer retal foi a introdução da amputação abdominoperineal do reto por Milles, em 1908.[8] *Sir* Milles acreditava que a maioria das recorrências do câncer retal relacionavam-se com margem distal inadequada. Por essa razão, ele propôs que a cirurgia curativa somente poderia ser alcançada pela ressecção do complexo esfincteriano, crença esta que perdurou pela maior parte da primeira metade do século passado. Naquele período, a margem distal de ressecção era a única a ser considerada essencial. Inicialmente, a distância mínima de 5 cm entre o tumor e a margem distal era considerada adequada. Isso teve origem na revelação de células malignas distalmente ao tumor primário, fenômeno conhecido como "disseminação distal do tumor" (Figura 32.9).

A "regra dos 5 cm" foi introduzida em 1905, quando Cole identificou ninhos de células malignas até 4 cm da borda inferior do tumor primário.[9] Vários estudos subsequentes publicados na década de 1950 demonstraram que, na verdade, disseminação distal do tumor além de 2 cm é extremamente rara. Além disso, na maioria dos casos que apresentavam disseminação distal do tumor extensa, outros fatores de prognóstico ruim estavam presentes, incluindo invasão vascular, invasão perineural e metástases linfonodais.[10-12] Como resultado desse achado, margens distais de 2 cm tornaram-se aceitas.[13-15] Mais recentemente, com a introdução de técnicas cirúrgicas, como o duplo grampeamento e a terapia neoadjuvante com radioquimioterapia, e a popularização da ETM, margens distais de 1 cm ou, até mesmo menor que 1 cm, ganharam aprovação.

Um ponto de controvérsia diz respeito a quem (cirurgião ou patologista) realizou a medida da margem distal e como (*in vivo* ou *ex vivo*) isso foi feito. Os cirurgiões argumentam que a margem distal deve ser avaliada *in vivo*, para evitar a retração tecidual que ocorre após a ressecção, o que poderia potencialmente causar falsa diminuição da distância entre o tumor e a margem.[16] Embora isso tenha sido descrito em algumas publicações, a real influência desse fenômeno é, provavelmente, mínima.[17]

Outro tópico que ocasionalmente provoca discordância entre cirurgiões e patologistas envolve a abertura da peça cirúrgica na sala de cirurgia. A explicação clássica dada pelos cirurgiões para essa atitude é a necessidade de confirmar a adequada margem cirúrgica; nesses casos, solicitar uma avaliação intraoperatória é fortemente recomendado. É importante enfatizar que a integridade do mesorreto deve ser avaliada pelo patologista em uma peça cirúrgica fechada. Além disso, antes de qualquer secção, a margem de ressecção radial precisa ser marcada com tinta, o que possibilita uma medida acurada nos cortes histológicos. Somente após serem tomadas as medidas mencionadas, a peça cirúrgica é parcialmente aberta, para que a margem distal possa ser avaliada. Nas situações nas quais o tumor é muito próximo da margem distal, aconselha-se obter cortes perpendiculares, para incluir o tumor e a margem distal em um corte histológico. Essa técnica possibilitará a estimativa mais exata da distância entre o tumor e a margem distal (Figuras 32.11 e 32.12).

Margem circunferencial

Historicamente, os pacientes com câncer de reto têm pior prognóstico, quando comparados àqueles com câncer de cólon. Mesmo em casos com margens distais maiores, recorrências locais têm sido um problema comum. Em um estudo seminal publicado em 1986, Quirke et al.[18] demonstraram que a alta incidência de recidiva local em pacientes com câncer retal foi mais diretamente relacionada com o acometimento da margem de ressecção circunferencial (radial) do que com a margem distal. Numerosos estudos subsequentes confirmaram que a presença de tumor ≤ 1

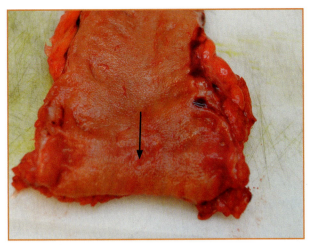

Figura 32.11. Peça cirúrgica de ETM de um paciente que recebeu radioquimioterapia neoadjuvante. Uma área granular pouco definida é identificada onde o tumor original estava localizado (seta). A lesão é muito próxima da margem de ressecção.
Fonte: acervo dos autores.

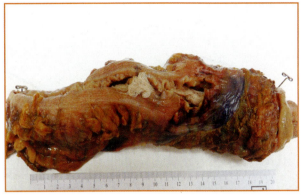

Figura 32.13. Peça cirúrgica aberta acima e abaixo do tumor; a gaze impregnada com formol é introduzida para possibilitar ótima fixação antes dos cortes.
Fonte: acervo dos autores.

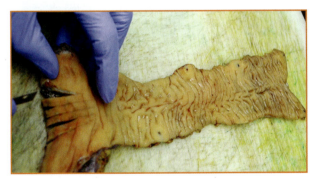

Figura 32.12. Em casos nos quais o tumor está situado a menos de 1 cm da margem distal, aconselha-se obter cortes para exame histológico que inclua o tumor e a margem.
Fonte: acervo dos autores.

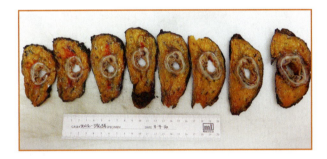

Figura 32.14. Cortes transversais de peça cirúrgica de ETM. Várias secções devem ser submetidas a exame histológico; esses cortes precisam sempre incluir o foco do tumor mais próximo da margem circunferencial.
Fonte: acervo dos autores.

mm da margem de ressecção circunferencial (MRC) afeta negativamente os resultados tanto de recorrência local quanto de recidiva sistêmica (Figura 32.10).[19-22] Dada a relevância desse parâmetro, é imperativo que o patologista se familiarize e seja proficiente nessa avaliação. Em geral, após classificar a qualidade do mesorreto e a palpação cuidadosa da superfície mesorretal para localizar o tumor, todo o mesorreto é pintado com tinta. Então, a peça cirúrgica é parcialmente aberta caudal e distalmente, deixando a área do tumor fechada (Figura 32.13).

Adequada fixação com formol por pelo menos 24 horas tornará possíveis as secções coronais (aproximadamente 5 mm de espessura), que devem incluir o tumor e o mesorreto subjacente (Figura 32.14).

O número de cortes histológicos varia de acordo com o volume do tumor e, nos casos nos quais o paciente foi submetido à radioquimioterapia pré-operatória, com a resposta do tumor ao tratamento. Para tumores grandes, 3 a 5 secções que incluam a área do tumor mais próxima da MRC são, em geral, suficientes. É importante ressaltar que a distância entre o tumor e a MRC deve ser histologicamente medida em todos os casos. Há três mecanismos básicos de acometimento da MRC:

1. Extensão direta do tumor.
2. Focos de invasão vascular/perineural ou depósitos tumorais.
3. Linfonodo positivo (Figura 32.15).

Embora não haja, atualmente, qualquer série abordando o significado prognóstico de cada um desses eventos, parece que a extensão direta do tumor na MRC levaria ao efeito mais negativo. Ocasionalmente, a resposta tumoral à terapia neoadjuvante é tão intensa que a área do tumor

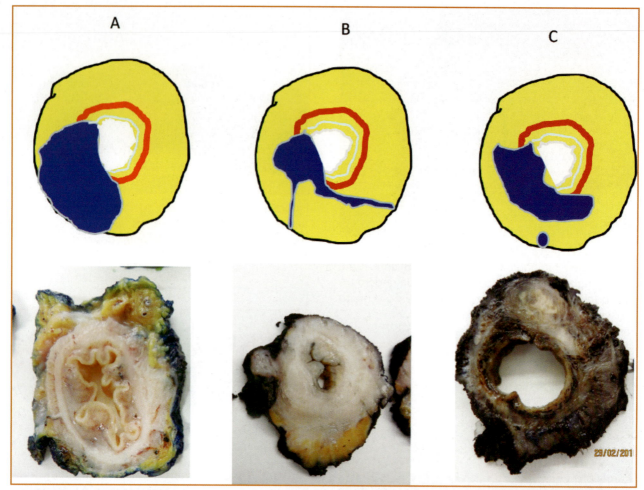

Figura 32.15. Três formas distintas de positividade da margem radial: (A) extensão direta do tumor; (B) envolvimento por invasão vascular ou invasão perineural do tumor; e (C) metástase linfonodal presente na margem radial.
Fonte: elaborada pela autora, Dra. Mariana Berho.

é reduzida a uma úlcera ou a um foco de fibrose. Nesses casos, é essencial que toda a área tumoral seja amostrada para exame histológico, a fim de detectar qualquer célula potencialmente maligna residual e sua associação à MRC. Vários fatores têm sido associados à MRC positiva: tumores grandes e profundos, invasão vascular, invasão perineural, tumores indiferenciados, idade avançada, e qualidade do mesorreto.[23,24] Este último fator, obviamente, tem nítida influência no *status* da MRC; as peças cirúrgicas com mesorreto peritumoral incompleto estão em maior risco de apresentar MRC positivas.

AVALIAÇÃO DOS LINFONODOS

O estádio patológico permanece como o mais importante fator prognóstico no câncer de reto. Ademais, muitas decisões terapêuticas são baseadas nesse parâmetro. À maioria dos pacientes com linfonodos positivos será oferecida quimioterapia adjuvante. Portanto, ótimas dissecção linfonodal e avaliação são essenciais para o adequado estadiamento do câncer colorretal. O impacto negativo da metástase linfonodal no prognóstico já é conhecido há muito tempo. Mais recentemente, tem se tornado evidente que o número total de linfonodos, sem considerar o *status* (positivo ou negativo), influencia nos resultados de pacientes com câncer colorretal.[25-28] Entretanto, a razão de o número de linfonodos impactar nos resultados ainda não é clara. Seria lógico admitir que, quanto maior o número de linfonodos examinados, maior a possibilidade de identificar linfonodos positivos (*upstaging*). Entretanto, recentes relatos não confirmaram essa hipótese,[29,30] e é provável que outros fatores, incluindo resposta imune, tenham um papel nessa explicação. É importante ressaltar que o reto, inerentemente, contém menos e menores linfonodos, quando comparado a outros segmentos do trato intestinal.[31] Ademais, fatores como obesidade, sexo masculino e idade avançada têm sido associados à diminuição do número de linfonodos.[32] Contudo, características tumorais, como profundidade de invasão na parede retal e tumores indiferenciados, são associadas a maior número de linfonodos.[33] Certamente, o número de linfonodos avaliados também reflete a qualidade de cirurgia realizada pelo cirurgião,[34] bem como a diligência e o esforço do patologista em dissecar os linfonodos.[34] Nos casos de uma ótima ETM, o número total de linfonodos depende inteiramente do trabalho meticuloso do patologista. Entretanto, em peças cirúrgicas de câncer de reto com mesorreto incompleto, o número de linfonodos diminuirá independentemente da qualidade do trabalho executado pelo patologista. Atualmente, o número de linfonodos considerado "ótimo" tem sido estabelecido em 12. Nos Estados Unidos, respeitadas organizações médicas, como a American College of Surgeons e o College of American Pathologists, adotaram essa métrica impopular. O estabelecimento de um número fixo de linfonodos como reflexo de uma dissecção adequada é claramente arbitrário. Além disso, em pacientes com câncer de reto tratados com terapia neoadjuvante, pode haver casos nos quais o número de linfonodos dissecados seja abaixo do número-alvo. Tem-se mostrado extensamente que a radioterapia resulta em uma diminuição significativa no número de linfonodos mesorretais,[35-37] embora a relevância desse achado permaneça obscura. Enquanto alguns estudos vêm sugerindo que o baixo número de linfonodos dissecados nas peças cirúrgicas de câncer de reto após radioterapia pré-operatória não cause impacto negativo nos resultados,[38,39] outros autores efetivamente encontraram uma correlação entre o número de linfonodos dissecados pós-radioterapia e a sobrevida.[40] Até que um consenso nesse tópico seja alcançado, os patologistas devem dedicar tempo e esforço adequados para dissecar o maior número possível de linfonodos.

Classicamente, os linfonodos nas peças de câncer retal são dissecados pela combinação da palpação e da identificação visual do tecido mesorretal. Essa técnica gera resultados díspares, como se pode observar pela extrema variabilidade no número de linfonodos dissecados nas peças cirúrgicas do câncer retal observada em diferentes centros médicos ao redor do mundo. Na tentativa de aumentar o número de linfonodos obtido nas peças cirúrgicas colorretais, várias técnicas auxiliares têm sido desenvolvidas. A maioria delas baseia-se na dissolvência da gordura mesentérica/mesorretal, conhecida como "clareamento da gordura". Entretanto, muitas dessas soluções aplicadas com esse propósito contêm xileno e outras substâncias químicas, como a acetona, comprovadamente de alta toxicidade para o operador. Além disso, a maioria dessas técnicas é trabalhosa e demora algum tempo adicional.[41-43] Uma alternativa simples e barata consiste na imersão do mesorreto em álcool puro por 24 a 48 horas. Esse método enrijece a gordura, possibilitando secções ultrafinas e, ao mesmo tempo, deixando os linfonodos esbranquiçados, o que permite melhor identificação (Figuras 32.16 e 32.17).[40]

RESPOSTA DO TUMOR À QUIMIORRADIOTERAPIA NEOADJUVANTE

Durante as últimas duas décadas, a terapia pré-operatória para tratar pacientes com câncer de reto avançado tem sido amplamente aceita, estando disponíveis diferentes protocolos de rádio e quimioterapia para essa proposta.[44-46] A resposta tumoral à radioquimioterapia é refletida na redução do volume tumoral no *downstaging* do tumor, tanto no pT quanto no pN, ou em ambos. Os laudos patológicos de peças cirúrgicas de câncer retal após terapia neoadjuvante devem sempre contar com a letra "y" antes do estádio patológico (ypTN). A aderência

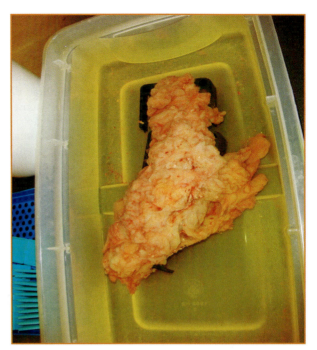

Figura 32.16. Mesorreto é colocado em álcool puro, o que endurece o tecido adiposo e possibilita a secção fina.
Fonte: acervo dos autores.

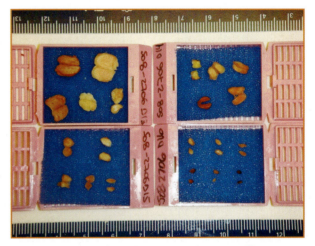

Figura 32.17. Linfonodos dissecados após fixação em álcool; alguns deles medem menos de 1 mm. Fixação com álcool facilita a visualização do tecido linfoide.
Fonte: acervo dos autores.

a essa nomenclatura é essencial, visto que ela se refere a uma comunicação universal de que o paciente recebeu terapia pré-operatória, mesmo nos casos em que a história clínica completa não está disponível. A resposta tumoral à radioquimioterapia é variável. A resposta patológica completa tem sido relatada em até 25% dos casos.[47,48] Embora vários métodos diagnósticos venham sendo propostos para avaliar o grau de resposta tumoral à terapia neoadjuvante, é importante enfatizar que o diagnóstico definitivo da resposta completa somente pode ser determinado pelo exame histológico completo da área onde o tumor estava localizado. A avaliação histológica da resposta tumoral é estimada pela aplicação do que se denomina grau de regressão tumoral. Esses sistemas utilizam valores numéricos que variam de acordo com o grau de redução do volume tumoral. A maior parte deles reporta as diferentes proporções de células malignas residuais, fibrose adjacente e reação inflamatória e, de acordo com o componente que predomina, um número é atribuído.

O sistema de grau de regressão de Mandard foi o primeiro a ser aplicado e adotado para peças cirúrgicas de câncer de esôfago (Tabela 32.1).[49]

Subsequentemente, muitos outros sistemas foram desenvolvidos com o mesmo objetivo, incluindo o método de Dworak, amplamente utilizado na Europa (Tabela 32.2).[50]

Seguindo o mesmo conceito dos sistemas originais, o Colégio Americano de Patologistas desenvolveu, mais recentemente, um sistema de grau de regressão que provou se correlacionar melhor com os resultados (Tabela 32.3).[51]

A principal desvantagem dessas classificações de regressão tumoral é a variabilidade inter e intraobservador entre os patologistas. Isso se dá em virtude da natureza subjetiva associada à tentativa de estimar a quantidade relativa de tumor e fibrose residuais. Como esperado, métodos que utilizaram somente três graus demonstraram melhor concordância entre os observadores, quando comparados a sistemas que utilizam cinco graus.[52] A relevância do grau de regressão tumoral à

Tabela 32.1. Sistema de grau de regressão tumoral de Mandard

Grau	Definição	Descrição
I	Regressão completa	Ausência completa de células neoplásicas
II	Resposta quase completa	Raros ninhos ou células tumorais isoladas
III	Regressão moderada	Predominância de fibrose sobre massa tumoral
IV	Regressão mínima	Tumor predomina sobre a fibrose
V	Sem regressão	Tumor inteiramente composto por células malignas

Fonte: adaptada de Mandard et al., 1994.[49]

Tabela 32.2. Sistema de grau de regressão tumoral de Dworak

Grau	Definição	Descrição
0	Sem regressão	Tumor inteiramente composto por células malignas, sem evidência de fibrose
I	Regressão mínima	Células malignas predominantes, com fibrose representando menos que 25% da massa tumoral
II	Regressão moderada	Células malignas predominantes, com fibrose representando 25 a 50% da massa tumoral
III	Regressão considerável	Fibrose predomina representando mais que 50% da massa tumoral
IV	Regressão total	Ausência completa de células malignas, somente fibrose

Fonte: adaptada de Dworak et al., 1997.[50]

Tabela 32.3. Sistema de grau de regressão tumoral do College of American Pathologists

Escore	Definição	Descrição
0	Resposta completa	Sem células malignas viáveis
1	Resposta quase completa	Células isoladas ou raros grupos de células malignas
2	Resposta parcial	Câncer residual com evidência de regressão tumoral, mas há mais células isoladas ou raros pequenos grupos de células malignas
3	Sem resposta ou resposta ruim	Câncer residual extenso, sem evidência de regressão tumoral

Fonte: adaptada de Mace et al., 2015.[51]

radioquimioterapia reside no impacto dessa informação no prognóstico dos pacientes. Como mencionado, respostas patológicas completas e quase completas têm sido associadas à melhora da sobrevida.[53-55] A terapia neoadjuvante frequentemente resulta em *downstaging* do estádio pT (profundidade de invasão na parede retal). É importante esclarecer que o *downstaging* T não é equivalente à regressão tumoral, mas implica a diminuição da profundidade da invasão tumoral na parede retal, ao passo que a regressão tumoral reflete a redução do volume tumoral. De fato, frequentemente uma significativa regressão tumoral resultará em raras células tumorais identificadas no mesorreto (ypT3), sem modificação do estádio. Por sua vez, *downstaging* pode ocorrer ocasionalmente do estadiamento de imagem pré-operatório para o patológico (cT3 para ypT2), sem acentuada diminuição do volume do tumor. A única circunstância na qual os graus de regressão do tumor são análogos ocorre quando uma resposta patológica completa é alcançada, visto que o desaparecimento do tumor leva ao estádio ypT0. A radioquimioterapia neoadjuvante frequentemente promove a divergência entre os estádios clínico (cTN) e patológico (ypTN). Isso coloca o dilema sobre qual estádio deve ser utilizado para planejar a terapêutica pós-operatória. Em outras palavras, qual é o valor de utilizar o sistema de estadiamento TN nos casos em que os pacientes receberam radioquimioterapia?

Embora o valor prognóstico do ypT (profundidade da invasão tumoral na parede retal) permaneça controverso, vários estudos têm mostrado claramente que a presença de metástase linfonodal pós-radioquimioterapia é um preditor de prognóstico adverso. Além disso, pacientes com linfonodos positivos após terapia neoadjuvante evoluem de modo pior que os pacientes com linfonodos metastáticos que não receberam terapia previamente. É importante ressaltar que o grau de regressão tumoral se correlaciona inversamente com o número de linfonodos dissecados. Como previamente mencionado, a relação entre o número de linfonodos dissecados e o prognóstico em pacientes que receberam radioquimioterapia para câncer retal permanece incerta.[35-37]

AVALIAÇÃO MICROSCÓPICA

Um ótimo laudo anatomopatológico de peça cirúrgica de câncer retal deve conter informação sobre os parâmetros histológicos geralmente associados ao prognóstico, além do pTN ou ypTN, incluindo invasão vascular, invasão perineural e grau de diferenciação do tumor (Figuras 32.18 e 32.19).[56-62]

Infelizmente, há uma considerável variabilidade na aderência dos patologistas em descrever esses parâmetros histológicos nos laudos anatomopatológicos. Embora a profundidade de invasão tumoral na parede retal e o *status* linfonodal sejam rotineiramente relatados, alguns estudos mostraram que as informações sobre invasão vascular e perineural, e mesmo a diferenciação do tumor, não são reportadas em até 50% dos laudos anatomopatológicos. Isso é particularmente comum em instituições nas quais os patologistas não são especialistas gastrintestinais. A introdução de laudos anatomopatológicos padronizados e sinópticos, que especificam cada um dos parâmetros histopatológicos com importância no prognóstico, melhorou a qualidade da informação.[63,64] Também é importante

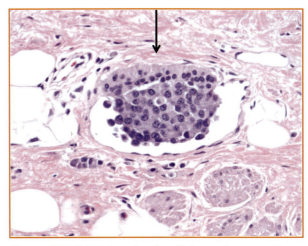

Figura 32.18. Um trombo de células malignas está presente e aderido ao espaço linfático (seta).
Fonte: acervo dos autores.

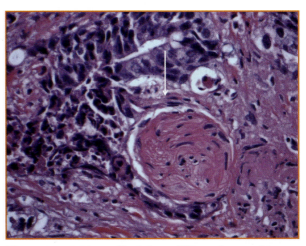

Figura 32.19. Uma glândula mal formada envolve um feixe de nervos (seta).
Fonte: acervo dos autores.

enfatizar que um laudo anatomopatológico completo não é sinônimo de um laudo acurado. A maioria dos indicadores prognósticos histopatológicos mencionados apresenta variabilidade intra e interobservador, o que diminui o seu valor.[65] No entanto, é imperativo que os patologistas façam um esforço concentrado para se familiarizar e ser proficientes em reconhecer e relatar esses importantes parâmetros. Mais recentemente, evidenciou-se que o padrão de crescimento na periferia do tumor é fortemente associado ao prognóstico. A presença isolada ou de pequenos agrupamentos de células malignas (*clusters*) na borda do tumor tem impacto negativo nos resultados oncológicos (Figura 32.20).[59,60] Este último fenômeno tem sido denominado *budding*, e seu efeito negativo independente ocorre com ou sem metástases linfonodais. O mecanismo molecular responsável por essa apresentação

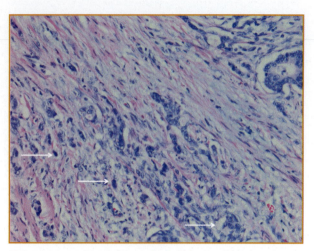

Figura 32.20. Fenômeno de *budding*; células malignas isoladas ou pequenos grupos de células tumorais além das bordas do tumor (setas).
Fonte: acervo dos autores.

morfológica encontra-se em uma série de eventos genéticos e epigenéticos que envolvem o mecanismo Wnt, que controla muitas das interações entre as células tumorais e o estroma peritumoral.

Fenotipicamente, os elementos das células do *budding* assemelham-se a células mesenquimais, com a capacidade de produzir e secretar enzimas que degradam a matriz extracelular, facilitando, assim, a disseminação tumoral.[66] Do mesmo modo que outras características histopatológica preditivas de prognóstico ruim, o principal inconveniente da avaliação do *tumor budding* é a potencial variabilidade inter e intraobservador. Entretanto, uma vez instituída a padronização, esse parâmetro provavelmente será de extrema utilidade clínica.

MARCADORES BIOLÓGICOS E MOLECULARES NO ADENOCARCINOMA COLORRETAL

As características moleculares dos adenocarcinomas colorretais têm papel central no manejo e no prognóstico desses tumores. As características morfológicas e o sistema de estadiamento tradicional podem ser insuficientes para determinar se um dado tumor pode responder a certos agentes farmacológicos.

Há três mecanismos moleculares no desenvolvimento do carcinoma colorretal: (1) instabilidade cromossômica; (2) metilação do DNA [fenótipo metilador de ilhas CpG (CIMP)]; e (3) instabilidade de microssatélite (MSI). Eles não são mutuamente exclusivos, visto que um carcinoma pode exibir características de múltiplos mecanismos.[67]

No primeiro mecanismo de instabilidade cromossômica, os carcinomas originam-se em virtude do acúmulo de anormalidades cromossômicas, incluindo ganhos, perdas e translocações em oncogenes e genes supressores de tumor que ocasionam aneuploidia. Essa aneuploidia é responsável por aproximadamente 70% dos carcinomas colorretais, o que ocorre, essencialmente, na tradicional sequência adenoma-carcinoma. É mais provável que tumores que surgem por essa via molecular apresentem mutações no *KRAS* e, mais comumente, se localizem no lado esquerdo do cólon.

No segundo mecanismo, carcinomas surgem de anormalidades dentro de genes específicos após a duplicação do DNA estar completa, no que é conhecido como mudanças epigenéticas por meio da metilação de certos genes, como *MLH1*, *CDKN2A*, *p16* e *MGMT*. Esses eventos ocorrem especificamente em genes supressores de tumor. A hipermetilação do MLH1 causa defeito de reparo em carcinomas esporádicos, com alguns deles sendo MSI-H (alta instabilidade), mas não associado à síndrome de Lynch. Com frequência, esses tumores mostram mutações no gene *BRAF* e metilação de ilhas CpG. Esse fenótipo CIM (CIMP) é associado a recorrências após ressecção de carcinomas estádio III em cólon proximal,[68] acarretando pior prognóstico, e resistente à terapia com base no 5-fluororacil.

O terceiro mecanismo baseia-se no fato de erros de duplicação de nucleotídeos em regiões de microssatélites durante a duplicação do DNA serem reparados principalmente pelos genes *MSH2*, *MSH6*, *MLH1* e *PMS2*.[67,68] Mutações ou hipermetilação epigenética desses genes geram proteínas anormais, que resultam em tumores microssatélites instáveis/alta instabilidade (MSI-H). MSI-H é observada em 15 a 20% dos carcinomas colorretais, mas a maioria é de tumores esporádicos, e apenas 5% corresponde à síndrome de Lynch. Há muito se sabe que o câncer de cólon por hipermetilação tende a ocorrer no lado direito do cólon e frequentemente apresenta características mucinosas e de indiferenciação. Portanto, o câncer retal com MSI-H não é comum.

TESTE MOLECULAR

Em geral, o teste molecular de primeira linha na prática diária do patologista é a detecção da deficiência de proteína de reparo (MMR) nas células tumorais, o que é feito no tecido incorporado na parafina fixado em formol por meio da imuno-histoquímica (IHQ), documentando a expressão ou a ausência dos genes *MLH1*, *MSH2*, *MSH6* e *PMS2*. A tendência atual é fazer a IHQ em todos os casos de carcinomas colorretais, independentemente da idade do paciente, com o objetivo de encontrar mais casos prováveis de síndrome de Lynch. Pode-se fazer o teste de instabilidade de microssatélite pela técnica do PCR. Ambos os métodos mostram sensibilidade e especificidade similares.[69] A maioria dos defeitos é encontrada na proteína MLH1, achado comumente associado, contudo, a carcinomas esporádicos e a uma mutação no *BRAF*. Essa mutação praticamente descarta casos familiares. A perda de expressão de qualquer uma das outras três proteínas associa-se à síndrome de Lynch e abre caminho para mais testes de confirmação diagnóstica.[70] Pacientes com tumores MSI-H podem ter prognóstico mais favorável que aqueles com microssatélite estável ou baixa instabilidade, mas eles não se beneficiarão da quimioterapia baseada em fluoropirimidina.[71-73]

Mutações no gene *KRAS* resultam em permanente ativação de sinais intracelulares da via RAS/MAPK (BRAF). As mutações ocorrem precocemente na carcinogênese e são observadas em 20 a 50% dos casos. A ativação de receptores de fator de crescimento epidermal (EGFR) na superfície das células tumorais aciona uma cascata de sinais e altera o papel do *KRAS*, que regula o crescimento celular, a angiogênese e as capacidades metastáticas. Se há a mutação, os pacientes não se beneficiarão da terapia anti-EGFR, e a progressão livre de doença é curta.[74] Além disso, o teste estendido para mutações é aconselhável para identificar pacientes que não se beneficiarão da terapia anti-EGFR. O *KRAS* e o RAS estendido podem ser feitos em tecido na parafina por PCR ou técnicas de sequenciamento de nova geração. Mutações no gene *BRAF*, como a transformação da proteína V600E em sua forma ativa, ocasionam constante ativação da via MEK, independentemente do *KRAS*. A mutação pode explicar parcialmente a razão de 60% dos pacientes com *KRAS* selvagens não serem responsivos à terapia anti-EGFR, mostrando a importância do teste da mutação BRAF. Além disso, a mutação BRAF essencialmente descarta a síndrome de Lynch, embora sua presença implique prognóstico ruim.[74]

AGRADECIMENTO

Os editores agradecem a revisão da tradução pela Dra. Anisse Marques Chami, médica geneticista.

Referências

1. Basta YL, Baur OL, van Dieren S, Klinkenbijl JH, Fockens P, Tytgat KM. Is there a Benefit of Multidisciplinary Cancer Team Meetings for Patients with Gastrointestinal Malignancies? Ann Surg Oncol. 2016 Aug;23(8):2430-7.
2. Richardson B, Preskitt J, Lichliter W, Peschka S, Carmack S, de Prisco G et al. The effect of multidisciplinary teams for rectal cancer on delivery of care and patient outcome: has the use of multidisciplinary teams for rectal cancer affected the utilization of available resources, proportion of patients meeting the standard of care, and does this translate into changes in patient outcome? Am J Surg. 2016;211:46-52.
3. Heald RJ, Husband EM, Ryall RD. The mesorectum in rectal cancer surgery: the clue to pelvic recurrence? Br J Surg. 1982;69:613-6.
4. Sauer R, Fietkau R, Wittekind C, Rödel C, Martus P, Hohenberger W et al.; German Rectal Cancer Group. Adjuvant vs. neoadjuvant radiochemotherapy for locally advanced rectal cancer: the German trial CAO/ARO/AIO-94. Colorectal Dis. 2003;5:406-15.
5. Quirke P, Steele R, Monson J, Grieve R, Khanna S, Couture J et al.; MRC CR07/NCIC-CTG CO16 Trial Investigators; NCRI Colorectal Cancer Study Group. Effect of the plane of surgery achieved on local recurrence in patients with operable rectal cancer: a prospective study using data from the MRC CR07 and NCIC-CTG CO16 randomised clinical trial. Lancet. 2009;373:821-8.
6. García-Granero E, Faiz O, Muñoz E, Flor B, Navarro S, Faus C et al. Macroscopic assessment of mesorectal excision in rectal cancer: a useful tool for improving quality control in a multidisciplinary team. Cancer. 2009;115:3400-11.
7. Nagtegaal ID, van de Velde CJ, van der Worp E, Kapiteijn E, Quirke P, van Krieken JH; Cooperative Clinical Investigators of the Dutch Colorectal Cancer Group.Macroscopic evaluation of rectal cancer resection specimen: clinical significance of the pathologist in quality control. J Clin Oncol. 2002;20: 1729-34.
8. Miles WE. A Lecture On the diagnosis and treatment of carcinoma of the rectum: Delivered at the Cancer Hospital, Brompton, on January 22nd, 1913. Br Med J. 1913;1:166-8.
9. Cole PP. The intramural spread of rectal carcinoma. Br Med J. 1913;1:431-3.
10. Grinell RS. Distal intramural spread of carcinoma of the rectum and rectosigmoid. Surg Gynecol Obstet. 1954;99:421-30.
11. Williams NS, Dixon MF, Johnston D. Reappraisal of the 5 centimeter rule of distal excision for carcinoma of the rectum: a study of distal intramural spread and of patients' survival. Br J Surg. 1983;70:150-4.
12. Lazorthes F, Voigt JJ, Roques J, Chiotasso P, Chevreau P. Distal intramural spread of carcinoma of the rectum correlated with lymph nodal involvement. Surg Gynecol Obstet. 1990;170:45-8.
13. Watanabe T, Kazama S, Nagawa H. A 1cm distal bowel margin is safe for rectal cancer after preoperative radiotherapy. Hepatogastroenterology. 2012;59:1068-74.
14. Kiran RP, Lian L, Lavery IC. Does a subcentimeter distal resection margin adversely influence oncologic outcomes in patients with rectal cancer undergoing restorative proctectomy? Dis Colon Rectum. 2011;54:157-63.
15. Guillem JG, Moore HG, Paty PB, Cohen AM, Wong WD. Adequacy of distal resection margin following preoperative combined modality therapy for rectal cancer. Ann Surg Oncol. 2003;10:824-9.
16. Bondeven P, Hagemann-Madsen RH, Bro L, Moran BJ, Laurberg S, Pedersen BG. Objective measurement of the distal resection margin by MRI of the fresh and fixed specimen after partial mesorectal excision for rectal cancer: 5 cm is not just 5 cm and depends on when measured. Acta Radiol. 2016 Jul;57(7):789-95.
17. Goldstein NS, Soman A, Sacksner J. Disparate surgical margin lengths of colorectal resection specimens between in vivo and in vitro measurements. The effects of surgical resection and formalin fixation on organ shrinkage. Am J Clin Pathol. 1999;111:349-51.
18. Quirke P, Durdey P, Dixon MF, Williams NS. Local recurrence of rectal adenocarcinoma due to inadequate surgical resection. Histopathological study of lateral tumour spread and surgical excision. Lancet. 1986;2:996-9.

19. Nagtegaal ID, Quirke P. What is the role for the circumferential margin in the modern treatment of rectal cancer? J Clin Oncol. 2008;26:303-12.
20. Hwang MR, Park JW, Park S, Yoon H, Kim DY, Chang HJ et al. Prognostic impact of circumferential resection margin in rectal cancer treated with preoperative chemoradiotherapy. Ann Surg Oncol. 2014;21:1345-51.
21. Park JS, Huh JW, Park YA, Cho YB, Yun SH, Kim HC et al. A circumferential resection margin of 1 mm is a negative prognostic factor in rectal cancer patients with and without neoadjuvant chemoradiotherapy. Dis Colon Rectum. 2014;57:933-40.
22. Nikberg M, Kindler C, Chabok A, Letocha H, Shetye J, Smedh K. Circumferential resection margin as a prognostic marker in the modern multidisciplinary management of rectal cancer. Dis Colon Rectum. 2015;58:275-82.
23. Al-Sukhni E, Attwood K, Gabriel E, Nurkin SJ. Predictors of circumferential resection margin involvement in surgically resected rectal cancer: a retrospective review of 23,464 patients in the US National Cancer Database. Int J Surg. 2016;28:112-7.
24. Hiranyakas A, da Silva G, Wexner SD, Ho YH, Allende D, Berho M. Factors influencing circumferential resection margin in rectal cancer. Colorectal Dis. 2013;15:298-303.
25. Arslan NC, Sokmen S, Canda AE, Terzi C, Sarioglu S. The prognostic impact of the log odds of positive lymph nodes in colon cancer. Colorectal Dis. 2014;16:86-92.
26. Gleisner AL, Mogal H, Dodson R, Efron J, Gearhart S, Wick E et al. Nodal status, number of lymph nodes examined, and lymph node ratio: what defines prognosis after resection of colon adenocarcinoma? J Am Coll Surg. 2013;217:1090-100.
27. Hashiguchi Y, Hase K, Ueno H, Mochizuki H, Kajiwara Y, Ichikura T et al. Prognostic significance of the number of lymph nodes examined in colon cancer surgery: clinical application beyond simple measurement. Ann Surg. 2010;251:872-81.
28. Budde CN, Tsikitis VL, Deveney KE, Diggs BS, Lu KC, Herzig DO. Increasing the number of lymph nodes examined after colectomy does not improve colon cancer staging J Am Coll Surg. 2014;218:1004-11.
29. Moore J, Hyman N, Callas P, Littenberg B. Staging error does not explain the relationship between the number of lymph nodes in a colon cancer specimen and survival Surgery. 2010;147:358-65.
30. Topor B, Acland R, Kolodko V, Galandiuk S. Mesorectal lymph nodes: their location and distribution within the mesorectum. Dis Colon Rectum. 2003;46:779-85.
31. Nedrebø BS, Søreide K, Nesbakken A, Eriksen MT, Søreide JA, Kørner H; Norwegian Colorectal Cancer Group. Risk factors associated with poor lymph node harvest after colon cancer surgery in a national cohort. Colorectal Dis. 2013;15(6):e301-8.
32. Moro-valdezate D, Plamartí V, Martín-Arévalo J, Belenguer-Rodrigo J, Aragó-Chofre P, Ruiz-Carmona MD et al. Factors related to lymph node harvest: does a recovery of more than 12 improve the outcome of colorectal cancer? Colorectal Dis. 2013;15(10):1257-66.
33. Johnson PM, Malatjalian D, Porter GA. Adequacy of nodal harvest in colorectal cancer: a consecutive cohort study. J Gastrointest Surg. 2002;6:883-8.
34. Yegen G, Keskin M, Büyük M, Kunduz E, Balık E, Sağlam EK et al. The effect of neoadjuvant therapy on the size, number, and distribution of mesorectal lymph nodes. Ann Diagn Pathol. 2016;20:29-35.
35. Amajoyi R, Lee Y, Recio PJ, Kondylis PD. Neoadjuvant therapy for rectal cancer decreases the number of lymph nodes harvested in operative specimens. Am J Surg. 2013;205:289-92.
36. Bollschweiler E, Besch S, Drebber U, Schröder W, Mönig SP, Vallböhmer D et al. Influence of neoadjuvant chemoradiation on the number and size of analyzed lymph nodes in esophageal cancer. Ann Surg Oncol. 2010;17:3187-94.
37. Kim WR, Han YD, Cho MS, Hur H, Min BS, Lee KY et al. Oncologic impact of fewer than 12 lymph nodes in patients who underwent neoadjuvant chemoradiation followed by total mesorectal excision for locally advanced rectal cancer. Medicine. 2015;94:e1133.
38. Habr-Gama A, Perez RO, Proscurshim I, Rawet V, Pereira DD, Sousa AH et al. Absence of lymph nodes in the resected specimen after radical surgery for distal rectal cancer and neoadjuvant chemoradiation therapy: what does it mean? Dis Colon Rectum. 2008;51:277-83.
39. Wang H, Safar B, Wexner SD, Denoya P, Berho M. The clinical significance of fat clearance lymph node harvest for invasive rectal adenocarcinoma following neoadjuvant therapy. Dis Colon Rectum. 2009;52:1767-73.
40. Sanchez W, Luna-Perez P, Alvarado I, Labastida S, Herreta L. Modified clearing technique to identify lymph node metastases in post-irradiated surgical specimens from rectaladenocarcinomas. Arch Med Res. 1996;27:31-6.
41. Cawthorn SJ, Gibbs NM, Marks CG. Clearance technique for the detection of lymph nodes in colorectal cancer. Br J Surg. 1986;73:58-60.
42. Cohen SM, Wexner SD, Schmitt SL, Nogueras JJ, Lucas FV. Effect of xylene clearance of mesentericfat on harvest of lymph nodes after colonic resection. Eur J Surg 1994;160:693-7.
43. Jung M, Shin SJ, Koom WS, Jung I, Keum KC, Hur H et al. A randomized phase 2 study of neoadjuvant chemoradiaton therapy with 5-fluorouracil/leucovorin or irinotecan/S-1 in patients with locally advanced rectal cancer. Int J Radiat Oncol Biol Phys. 2015;93:1015-22.
44. Allegra CJ, Yothers G, O'Connell MJ, Beart RW, Wozniak TF, Pitot HC et al. Neoadjuvant 5-FU or capecitabine plus radiation with or without oxa-

liplatin in rectal cancer patients: a phase III randomized clinical trial. J Natl Cancer Inst. 2015; 107:1-8.

45. Kulu Y, Tarantino I, Billeter AT, Diener MK, Schmidt T, Büchler MW et al. Comparative outcomes of neoadjuvant treatment prior to total mesorectal excision and total mesorectal excision alone in selected stage II/III low and mid rectal cancer. Ann Surg Oncol. 2016;23:106-13.

46. Glynne-Jones R, Hughes R. Complete response after chemoradiotherapy in rectal cancer (watch-and-wait): have we cracked the code? Clin Oncol (R Coll Radiol). 2016;28:152-60.

47. Wasmuth HH, Rekstad LC, Tranø G. The outcome and the frequency of pathological complete response after neoadjuvant radiotherapy in curative resections for advanced rectal cancer: a population-based study. Colorectal Dis. 2016;18:67-72.

48. Lefevre JH, Rousseau A, Svrcek M, Parc Y, Simon T, Tiret E; French Research Group of Rectal Cancer Surgery (GRECCAR). A multicentric randomized controlled trial on the impact of lengthening the interval between neoadjuvant radiochemotherapy and surgery on complete pathological response in rectal cancer (GRECCAR-6 trial): rationale and design. BMC Cancer. 2013;13:417.

49. Mandard AM, Dalibard F, Mandard JC, Marnay J, Henry-Amar M, Petiot JF et al. Pathologic assessment of tumor regression after preoperative chemoradiotherapy of esophageal carcinoma. Clinicopathologic correlations. Cancer. 1994;73:2680-6.

50. Dworak O, Keilholz L, Hoffmann A. Pathological features of rectal cancer after preoperative radiochemotherapy. Int J Colorectal Dis. 1997;12(1):19-23.

51. Mace AG, Pai RK, Stocchi L, Kalady MF. American Joint Committee on Cancer and College of American Pathologists regression grade: a new prognostic factor in rectal cancer. Dis Colon Rectum. 2015;58:32-44.

52. Chetty R, Gill P, Govender D, Bateman A, Chang HJ, Deshpande V et al. International study group on rectal cancer regression grading: interobserver variability with commonly used regression grading systems. Hum Pathol. 2012;43(11):1917-23.

53. Maas M, Nelemans PJ, Valentini V, Das P, Rödel C, Kuo LJ et al. Long-term outcome in patients with a pathological complete response after chemoradiation for rectal cancer: a pooled analysis of individual patient data. Lancet Oncol. 2010;11(9):835-44.

54. Hermanek P, Merkel S, Hohenberger W. Prognosis of rectal carcinoma after multimodal treatment: ypTNM classification and tumor regression grading are essential. Anticancer Res. 2013;33:559-66.

55. Tural D, Selcukbiricik F, Özturk MA, Yildiz O, Turna H, Erdamar S et al. The relation between pathological complete response and clinical outcome in patients with rectal cancer. Hepatogastroenterology. 2013;60:1365-70.

56. Chablani P, Nguyen P, Pan X, Robinson A, Walston S, Wu C et al. Perineural invasion predicts for distant metastasis in locally advanced rectal cancer treated with neoadjuvant chemoradiation and surgery. Am J Clin Oncol. 2015 Dec 22. [Epub ahead of print].

57. Cienfuegos JA, Rotellar F, Baixauli J, Beorlegui C, Sola JJ, Arbea L et al. Impact of perineural and lymphovascular invasion on oncological outcomes in rectal cancer treated with neoadjuvant chemoradiotherapy and surgery. Ann Surg Oncol. 2015;22:916-23.

58. Lin HH, Yang HL, Lin JK, Lin CC, Wang HS, Yang SH et al. The number of risk factors determines the outcome of stage II colorectal cancer patients. Hepatogastroenterology. 2014;61:1024-7.

59. Koelzer VH, Zlobec I, Lugli A. Tumor budding in colorectal cancer – ready for diagnostic practice? Hum Pathol. 2016;47:4-19.

60. Lai YH, Wu LC, Li PS, Wu WH, Yang SB, Xia P et al. Tumour budding is a reproducible index for risk stratification of patients with stage II colon cancer. Colorectal Dis. 2014 Apr;16(4):259-64.

61. Jayasinghe C, Simiantonaki N, Kirkpatrick CJ. Histopathological features predict metastatic potential in locally advanced colon carcinomas. BMC Cancer. 2015;15:1013-7.

62. Messenger DE, Driman DK, Kirsch R. Developments in the assessment of venous invasion in colorectal cancer: implications for future practice and patient outcome Hum Pathol. 2012;43:965-73.

63. Ihnát P, Delongová P, Horáček J, Ihnát Rudinská L, Vávra P, Zonča P. The impact of standard protocol implementation on the quality of colorectal cancer pathology reporting. World J Surg. 2015;39(1):259-65.

64. Lankshear S, Srigley J, McGowan T, Yurcan M, Sawka C. Standardized synoptic cancer pathology reports: so what and who cares? A population-based satisfaction survey of 970 pathologists, surgeons, and oncologists. Arch Pathol Lab Med. 2013;137:1599-602.

65. Littleford SE, Baird A, Rotimi O, Verbeke CS, Scott N. Interobserver variation in the reporting of local peritoneal involvement and extramural venous invasion in colonic cancer. Histopathology. 2009; 55:407-13.

66. Dawson H, Lugli A. Molecular and pathogenetic aspects of tumor budding in colorectal cancer. Front Med (Lausanne). 2015;2:1-11.

67. Markowitz SD, Bertagnolli MM. Molecular basis of colorectal cancer. N Engl J Med. 2009;361:2449-60.

68. Ward RL, Cheong K, Ku S, Meagher A, O'Connor T, Hawkins NJ. Adverse prognostic effect of methylation in colorectal cancer is reversed by microsatellite instability. J Clin Oncol. 2003;21:3729-36.

69. Fearon ER. Molecular genetics of colorectal cancer. Annu Rev Pathol Mech Dis. 2011;6:479-507.

70. Umar A, Boland R, Terdiman JP, Syngal S, de la Chapelle A, Rüschoff J et al. Revised Bethesda gui-

delines for hereditary nonpolyposis colorectal cancer (Lynch Syndrome) and microsatellite instability. J Natl Cancer Inst. 2004;96:261-8.

71. Ribic CM, Sargent DJ, Moore MJ, Thibodeau SN, French AJ, Goldberg RM et al. Tumor microsatellite-instability status as predictor of benefit from fluorauracil-based adjuvant chemotherapy for colon cancer. N Engl J Med. 2003;349:247-57.

72. Birgisson H, Edlund K, Wallin U, Påhlman L, Kultima HG, Mayrhofer M et al. Microsatellite instability and mutations in BRAF and KRAS are significant predictors of disseminated disease in colon cancer. BMC Cancer. 2015;15:125(1-11).

73. Lin CC, Lin JK, Lin TC, Chen WS, Yang SH, Wang HS et al. The prognostic role of microsatellite instability, codon-specific KRAS, and BRAF mutations in colon cancer. J Surg Oncol. 2014;110:451-7.

74. Ogino S, Shima K, Meyerhardt JA, McCleary NJ, Ng K, Hollis D et al. Predictive and prognostic roles of BRAF mutation in stage III colon cancer: results from intergroup trial CALGB 89803. Clin Cancer Res. 2012;18:890-900.

Parte IV

Situações Especiais

Exenteração Pélvica: Indicações, Limites e Resultados

Benedito Mauro Rossi
Fábio de Oliveira Ferreira

INTRODUÇÃO

A intervenção cirúrgica para o tratamento de tumores retais avançados e de recidivas pélvicas suscitam algumas reflexões visando ao benefício do paciente. É fundamental considerar a história natural da doença. Algumas vezes, o câncer de reto fica confinado à região pélvica, manifestando-se por meio de recidivas locais e/ou locorregionais, com menor risco de disseminação sistêmica. Contudo, alguns cânceres de reto têm alto risco de disseminação sistêmica, por meio de diferentes vias de disseminação.

É conduta nobre do cirurgião investigar exaustivamente a existência ou não de doença sistêmica, situação na qual, de modo geral, a indicação de ressecções ampliadas de recidivas pélvicas, que inclui a exenteração pélvica, torna-se questionável. Essa premissa é importante, uma vez que a abordagem cirúrgica das recidivas pélvicas, com frequência, implica a realização de operações complexas, associadas a taxas significativas de morbimortalidade, com prejuízo funcional e impacto negativo na qualidade de vida. O cirurgião, o oncologista clínico e o radioterapeuta devem, em conjunto, estruturar a sequência terapêutica a ser adotada, tendo como base os instrumentos terapêuticos disponíveis e o resultado esperado em cada etapa do planejamento, considerando o risco-benefício em cada momento.

No planejamento da sequência terapêutica a ser adotada para o tratamento de câncer avançado de reto ou de recidivas pélvicas, devem-se considerar o objetivo final do tratamento (cura ou paliação), os riscos do procedimento, o histórico de tratamento já realizado, a condição clínica e a expectativa do paciente.

INDICAÇÕES E LIMITES

As indicações da exenteração pélvica incluem o aumento de sobrevida e a melhora da qualidade de vida.

Aumento de sobrevida

Diante de investigação ampla que demonstre ausência de doença sistêmica, isto é, situações nas quais se acredita na possibilidade de recidiva locorregional exclusiva, a intervenção cirúrgica pode ter caráter curativo. Nesses casos, com frequência, são necessárias ressecções pélvicas ampliadas. É importante salientar que, diante das possíveis consequências de ordem funcional impostas pela ressecção e pela necessidade de reconstruções dos tratos digestivo baixo e urinário, o paciente deve estar ciente da eventual necessidade de estomas temporários ou definitivos, da interferência nos aspectos da vida sexual (alterações de ereção, ejaculação e libido) e, portanto, emocionalmente preparado.

Melhora da qualidade de vida

Em situações particulares, mesmo diante de doença sistêmica, a ressecção da recidiva pélvica deve ser considerada. De maneira geral, essas situações estão relacionadas com objetivos bem definidos, como controle da dor, criação de condições para prosseguir com o tratamento, melhora da função e/ou prevenção de complicações. Na operação com finalidade de paliação, com vistas a solucionar problemas e buscar a melhora da qualidade de vida, deve-se fazer um julgamento entre a conduta de propor a ressecção alargada paliativa e criar derivações urinárias e/ou fecais, sem proceder à ressecção pélvica.

As derivações não associadas à ressecção pélvica têm menores taxas de morbidade e mortalidade e, muitas vezes, são mais adequadas à condição clínica do doente. Em pacientes jovens, com condição clínica favorável, a ressecção pélvica, mesmo que tenha finalidade paliativa, pode promover benefícios, no sentido de possibilitar reconstruções do trânsito urinário e fecal mais fisiológicas, além de ser útil para evitar o aparecimento ou a piora de dor pélvica relacionada com a progressão local da doença. O julgamento entre a realização de ressecção pélvica ampliada paliativa e derivação sem ressecção pélvica deve ser individualizado, considerando-se, fundamentalmente, a perspectiva de sobrevida, a condição clínica e as alternativas de paliação não cirúrgicas. O desafio quase sempre culmina na necessidade de decisão intraoperatória, momento no qual são comuns algumas dúvidas por parte da equipe cirúrgica diante dos diferentes achados: prosseguir ou interromper a operação; limitar ou estender a ressecção; realizar biopsias para comprovar a suspeita de invasão de órgãos adjacentes ou submeter o paciente à ressecção ampliada sem confirmação anatomopatológica da extensão da doença para outros órgãos; realizar ou não algum procedimento paliativo na eventualidade de uma ressecção presumivelmente não curativa; limitar a operação com vistas à condição clínica do doente e o prognóstico; prosseguir operação ampliada diante do achado de metástase hepática; entre outras.

Estadiamento

Na decisão a respeito da abordagem cirúrgica de tumores avançados do reto ou de recidiva pélvica, é fundamental a realização do estadiamento ou reestadiamento criterioso. Mesmo diante da ampla possibilidade de exames complementares, o exame físico completo, incluindo o toque retal e o vaginal em mulheres, é de suma importância. A avaliação global da condição clínica possibilita que o cirurgião tenha noção da capacidade do paciente em suportar o trauma cirúrgico, da extensão da doença, da condição nutricional, da localização anatômica para indicar o melhor acesso e a melhor técnica, bem como a confecção eventual de estomas. Em conjunto, devem ser feitas as avaliações da sequência de tratamento a ser estabelecida com um planejamento deste, para, no final, explicá-lo ao doente e fazer as adequadas ponderações e os devidos esclarecimentos. Para a avaliação local, o julgamento da mobilidade e da relação da lesão pélvica com outros órgãos e estruturas da parede pélvica deve ser feito com o toque retal e, na mulher, é preciso incluir o toque vaginal. Não raramente, muda-se de opinião quanto à possibilidade de ressecção ou à sequência de tratamento a ser adotada quando a decisão é inicialmente tomada com base em exames de imagem e, depois, a realização do exame físico. Assim, deve-se utilizar a informação dos exames complementares para auxiliar na tomada de decisão, mas nunca deixar de examinar por completo o paciente. Para exemplificar, é mais difícil tomar a decisão para tratamento de recidivas pélvicas em pacientes previamente submetidos a amputação abdominoperineal do reto quando não é possível avaliar com o toque a relação entre a área de recidiva e os órgãos pélvicos.

A realização de exames complementares deve ter como objetivos avaliar a existência de doença sistêmica e a condição locorregional. A tomografia computadorizada (TC) e a ressonância magnética (RM) são os exames mais frequentemente utilizados. Deve-se pensar na realização de exames convencionais com base na maior probabilidade de disseminação da doença. Sintomas neurológicos requerem avaliação específica com RM ou TC do crânio e/ou raízes sacrais. Vale lembrar que pacientes com recidivas pélvicas muitas vezes já passaram por extensos tratamentos e podem apresentar curso de evolução da doença diferente do esperado, segundo a história natural do câncer de reto, e, portanto, merecem que todos os sinais e sintomas sejam valorizados antes da tomada de decisão. Nesse sentido, o exame *positron emission tomography – computed tomography*, a tomografia por emissão de pósitrons (PET-CT), tem se mostrado de grande utilidade prática. É aconselhável a realização da PET-CT antes de se propor a ressecção pélvica alargada, uma vez que, dadas as maiores sensibilidade e especificidade em relação a outros métodos convencionais, diante de eventuais achados, pode haver mudança de conduta e até mesmo contraindicação da ressecção pelo achado ocasional de doença sistêmica não previamente diagnosticada.

Sintomas neurológicos, como dor tipo "ciática", perda de força muscular, hipoestesia ou parestesia de membros inferiores, são sugestivos de invasão das raízes sacrais e doença pélvica extensa. Nessa situação, a chance de tratamento cirúrgico com finalidade curativa é mínima.

CONSIDERAÇÕES TÉCNICAS

Ressecção

Nas operações clássicas para tratamento do tumor primário retal, o objetivo é a ressecção do tumor, com o máximo possível de drenagem linfática locorregional.[1] Nas reintervenções, a operação implica a remoção de parte ou totalidade de um ou mais órgãos que o cirurgião pressupõe macroscopicamente comprometidos. Não se deve fazer descolamentos, dissecções ou biópsias para comprovação histológica de invasão de órgão adjacente no transoperatório, com risco de comprometimento da possibilidade de remoção do tumor em monobloco, violando-se os princípios da ressecção oncológica e contribuindo para a disseminação da doença. Assim, a decisão de ressecção deve ser tomada pelo cirurgião com base no achado macroscópico.

Tipos de exenteração pélvica

A exenteração pélvica anterior é a operação realizada em mulheres em que se ressecam o útero, os anexos e a bexiga em monobloco com o tumor. Não está indicada, portanto, para câncer de reto.

Trata-se de uma operação também realizada em mulheres, com ressecção do reto, do útero e dos anexos, preservando-se a bexiga. Pode-se ou não preservar a função esfincteriana, dependendo da relação do tumor com os esfíncteres anais e a linha pectínea.

A exenteração pélvica total, no homem, implica a ressecção do reto, da bexiga, da próstata e das vesículas seminais. Dependendo da extensão do tumor em relação à uretra prostática, pode-se preservar a uretra, o que possibilita a confecção de neobexiga ileal ortotópica e a reconstrução do trânsito urinário, sem a necessidade de derivações externas. No entanto, essa conduta deve ser tomada com extrema cautela, haja vista os riscos de nova recorrência pélvica. Na mulher, consiste na ressecção do reto, do útero e seus anexos, e da bexiga. A vagina pode ou não fazer parte da ressecção (Figura 33.1).

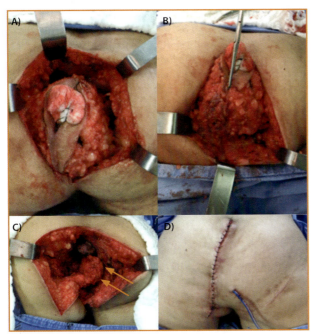

Figura 33.1. Fotografias A e B mostram exenteração pélvica em paciente na posição prona com recorrência local após amputação abdominoperineal do reto. A ressecção envolveu as paredes laterais e posterior da vagina e sacrectomia parcial. Em C, observa-se retalho de pele e subcutâneo (setas) e sacro já seccionado. Em D, o resultado final.
Fonte: acervo da UFMG.

Do ponto de vista técnico, os fatores limitantes da ressecção das recidivas pélvicas são a invasão da parede pélvica e a dos vasos ilíacos comuns e/ou externos. Eventualmente, dependendo do local da recidiva, pode ser indicada a ressecção de partes ósseas, como nos casos de invasão do sacro ou da asa do ilíaco,[1] e até mesmo ressecções vasculares.

Quando se propõe uma operação ampliada para o tratamento de câncer avançado de reto ou de recidivas pélvicas, deve-se progredir no procedimento até que se determine o caráter curativo da operação. No entanto, algumas vezes, essa determinação ocorre somente quando a operação não é mais reversível, percebendo-se, ao final, seu caráter paliativo pela presença de tumor residual macroscópico ou de margens inadequadas. Modalidades como radioterapia transoperatória devem ser previstas. Quimioterapia regional por infusão pelas artérias ilíacas internas tem sido proposta para a paliação de sintomas em situações de irressecabilidade.[2,3]

Reconstrução

Após ressecções ampliadas, as reconstruções devem ser as mais fisiológicas possíveis. A orientação ao paciente deve ser detalhada no pré-operatório, no sentido de orientá-lo sobre a possibilidade de colostomia e/ou derivação urinária, definitivas ou temporárias, e de ressecção de órgãos adjacentes. Em pacientes selecionados, mesmo após exenteração pélvica total, pode-se obter a preservação esfincteriana.[4] Depois da exenteração pélvica total ou em situações nas quais há comprometimento dos tratos digestório distal e urinário, mesmo que a ressecção pélvica não esteja indicada, a derivação "conjunta" fecal e urinária com a confecção de uma colostomia úmida (*double-barreled wet colostomy* – DBWC) pode ser uma alternativa vantajosa.[5,6]

Algumas vezes, para a reparação adequada de grandes perdas de substância e preenchimento do oco pélvico, torna-se necessária a utilização de retalhos miocutâneos ou de próteses biológicas ou sintéticas. Essa atitude tem por finalidade possibilitar o reparo da região perineal e a diminuição do risco de obstrução intestinal precoce por aderências de alças de delgado que passam a preencher a cavidade pélvica após a ressecção. A utilização temporária de um expansor pélvico pode ser uma opção.[7]

RESULTADOS

A recidiva local do adenocarcinoma colorretal pode ser curada mediante reintervenção em cerca de 7 a 20% dos casos, justificando-se a realização de ressecções ampliadas com finalidade curativa.[8,9] Quando o tratamento cirúrgico não é possível, as taxas de sobrevida em 5 anos são inferiores a 4%.

Os melhores resultados são obtidos em pacientes assintomáticos e com possibilidade submissão a ressecções alargadas com intenção curativa. Salo et al.[10] analisaram os resultados do tratamento cirúrgico das recidivas do câncer de reto em 131 pacientes submetidos a reintervenções com intenção curativa. A sobrevida global em 5 anos foi de 24%. A ressecção foi possível em 103 casos (79%), com sobrevida em 5 anos de 31%. Comparando-se os pacientes submetidos a ressecção completa com margens adequadas, ressecções marginais, ressecções incompletas aos irressecáveis, as taxas de sobrevida em 5 anos foram, respectivamente, de 35, 23, 9 e 0%, com medianas de sobrevida de 42, 32, 27 e 16 meses.

Os pacientes previamente submetidos à amputação abdominoperineal do reto (AAPR) apresentaram recorrências mais tardias e tiveram menores índices de ressecabilidade (60%) do que aqueles inicialmente submetidos a procedimentos cirúrgicos nos quais foi possível a preservação do esfíncter anal (86%), com sobrevidas medianas de 21,2 meses e 34,2 meses, respectivamente. Na série de Wanebo et al.,[11] analisando-se o resultado do tratamento cirúrgico das recorrências pélvicas de tumores do reto após ressecções ampliadas envolvendo ressecções do sacro em diferentes níveis, as taxas de sobrevida foram de 15 e 42%, respectivamente, para os pacientes com recidivas após AAPR e ressecção anterior reto (RAR). Outros fatores prognósticos favoráveis importantes foram as margens cirúrgicas adequadas (microscopicamente livres), o *status* negativo dos linfonodos pélvicos laterais e a ausência de invasão da medula óssea no nível do sacro.

Cunningham et al.[12] compararam os resultados de pacientes com recidivas pélvicas isoladas de tumores do reto tratados com intenção curativa, inicialmente tratados em sua instituição (n = 25) (Memorial Sloan Kettering Cancer Center – MSKCC), àqueles primariamente operados em outras instituições e que tiveram a recidiva tratada no MSKCC (n = 52). Demonstraram que os pacientes tratados inicialmente em outras instituições tiveram maiores índices de ressecabilidade para tratamento da recorrência pélvica. Uma possível explicação para isso é que, após uma cirurgia inicial na qual o mesorreto é completamente ressecado, a recidiva se manifesta por invasão do sacro e das paredes pélvicas laterais, diminuindo a chance de ressecção. Quando o mesorreto não é totalmente excisado inicialmente, os planos de dissecção são preservados, possibilitando-se nova ressecção com margens não comprometidas.

No Hospital A.C. Camargo (Departamento de Cirurgia Pélvica), em São Paulo, no período entre 1980 e 2008, foram realizados 264 procedimentos de exenteração pélvica (51 homens; 213 mulheres) para diferentes tumores primários. A intenção foi curativa em 235 (89%), com margem anatomopatológica livre em 217 (82,2%) (Tabela 33.1).

O tempo operatório variou entre 90 e 900 minutos (mediana de 410 minutos). O tempo de internação variou de 1 a 68 dias (mediana de 14 dias). Dos pacientes, 81,4% receberam transfusão (mediana de 900 mL). As taxas de sobrevida global para os 264 casos foram: 1 ano (66%), 3 anos (42%), 4 anos (38%) e 5 anos (33,5%) (seguimento mediano de 15 meses). Para os 95 pacientes com recidiva de câncer de reto submetidos à exenteração pélvica, as taxas de sobrevida global, após tempo de acompanhamento mediano de 21 meses, foram: 1 ano (79%), 3 anos (49,4%), 4 anos (43,8%), e 5 anos (39,5%). Para os 107 casos de tumores ginecológicos, as taxas observadas foram: 1 ano (55%), 2 anos (43%), 3 anos (29%), 4 anos (27%) e 5 anos (25%).

Tabela 33.1. Procedimentos de exenteração pélvica para diferentes tumores no Hospital A.C. Camargo (SP) no período de 1980 a 2008, em 264 pacientes*

Recidiva	N	Porcentagem (%)
Tumores de reto	84	31,8
Tumores ginecológicos	109	41,3
Tumores urológicos	35	13,2
Outros tumores	36	13,6
Tipos de exenteração	**N**	**Porcentagem (%)**
Total	127	48,1
Anterior	76	28,8
Posterior	52	19,7
Total alargada	9	3,4

* Dados não publicados.

N = número de pacientes.

Fonte: Cortesia de Guimarães, do Departamento de Cirurgia Pélvica do Hospital A.C. Camargo (SP).

CONCLUSÕES

A melhor alternativa terapêutica para o câncer avançado retal ou as recidivas pélvicas é o tratamento cirúrgico com intenção curativa, ou seja, a operação radical obedecendo a princípios oncológicos. As operações paliativas têm baixas taxas de sobrevida, e geralmente estão associadas a elevadas taxas de morbimortalidade. Em casos selecionados, operações paliativas estão indicadas para alívio de sintomas e melhora da qualidade de vida. No julgamento da indicação, é fundamental considerar o risco-benefício diante da condição clínica do doente a da história natural da doença.

Referências

1. Lopes A, Rossi BM, Ferreira FO. Internal hemipelvectomy in the treatment of recurrent carcinoma of the colon: report of a case. Dis Colon Rectum. 1997;40:1504.
2. Patt YZ, Peters RE, Chuang VP, Wallace S, Clagnorn I, Mavligit G. Palliation of pelvic recurrence of colorectal cancer with intra-arterial 5-fluorouracil and miitomycin. Cancer. 1985;56:2175.
3. Estes NC, Morphis JG, Hornback NB, Jewell WR. Intraarterial chemotherapy and hypertermia for pain control in patients with recurrence rectal cancer. Am J Surg. 1986;152:597.
4. Poletto AH, Lopes A, Carvalho AL, Ribeiro EA, Vieira RA, Rossi BM et al. Pelvic exenteration and sphincter preservation: an analysis of 96 cases. J Surg Oncol. 2004 Jun 1;86(3):122-7.
5. Guimarães GC, Ferreira FO, Rossi BM, Aguiar S Jr., Zequi SC, Bachega W et al. Double-barreled wet colostomy is a safe option for simultaneous urinary and fecal diversion. Analysis of 56 procedures from a single institution. J Surg Oncol. 2006 Mar 1;93(3):206-11.
6. Guimarães GC, Baiocchi G, Rossi BM, Zequi SC, Bachega W, Lopes A et al. Reconstruction of urinary and gastrointestinal tracts in patients submitted to pelvic exenteration and sphincter preservation. Applied Cancer Research. 2005;25:204-8.
7. Guimarães GC, Baiocchi G, Rossi BM, Ferreira FO, Aguiar S, Nakagawa WT et al. The use of silicone expander and cecal transposition after pelvic exenteration. Eur J Surg Oncol. 2007 Jun;33(5):586-9.
8. Welch JP, Donaldson GA. Detection and treatment of recurrent cancer of the colon and rectum. Am J Surg. 1978;135:505.
9. Pihl E, Hughes ES, McDermott FT, Price AB. Recurrence of carcinoma of the colon and rectum at the anastomotic suture line. Surg Gynecol Obstet. 1981;153:495.
10. Salo JC, Paty PB, Guillem J, Minsky BD, Harrison LB, Cohen AM. Surgical salvage of recurrent rectal carcinoma after curative resection: a 10-year experience. Ann Surg Oncol. 1999;6(2):171.
11. Wanebo HJ, Antoniuk P, Koness RJ, Levy A, Vezeridis M, Cohen SI et al. Pelvic resection of recurrent rectal cancer. Dis Colon Rectum. 1999;42:1438.
12. Cunningham JD, Enker W, Cohen A. Salvage therapy for pelvic recurrence following curative rectal cancer resection. Dis Colon rectum. 1997;40:393.

Derivação Urinária após Exenteração Pélvica

34

Bruno Mello R. Santos

INTRODUÇÃO

A história das derivações urinárias teve início em 1852, quando Simon descreveu uma derivação urinária por meio da anastomose dos ureteres no cólon sigmoide para tratamento de extrofia vesical em uma criança,[1] procedimento denominado ureterosigmoidostomia. Essa derivação permaneceu como método de escolha de reconstrução após cistectomia até o fim da década de 1950, quando Bricker popularizou a técnica chamada ureteroileostomia cutânea, a mais realizada até a atualidade.

Os tumores intestinais avançados que requerem a ressecção multivisceral, incluindo a bexiga, ou exenteração pélvica total, constituem um desafio para o cirurgião oncológico, não somente pelo grande porte cirúrgico no tempo de ressecção da operação, mas também e principalmente, pelo desafio que representa a reconstrução concomitante dos tratos urinário e digestório.

Basicamente, há duas maneiras de reconstruir o trânsito urinário, quando se realiza uma cistectomia: (1) restaurando o trânsito urinário sem confeccionar um novo reservatório; ou (2) confeccionando um novo reservatório. O reservatório pode ocupar o mesmo espaço da bexiga original – a neobexiga ortotópica – ou uma localização diferente da habitual – a neobexiga heterotópica. Há dezenas de técnicas de reconstrução urinária, por vezes com pequenas variações táticas, sendo as principais técnicas abordadas a seguir. Além disso, far-se-á uma reflexão sobre as vantagens e desvantagens de cada uma, e as melhores indicações de cada reconstrução urinária. O foco deste capítulo é descrever as técnicas de derivação urinária mais utilizadas atualmente.

DERIVAÇÃO URINÁRIA SEM RESERVATÓRIO

Constitui, basicamente, três modalidades de reconstrução do trato urinário sem reservatório: (1) ureteroileostomia cutânea à Bricker; (2) ureterostomia cutânea; e (3) colostomia úmida em duplo barril.

Ureteroileostomia cutânea à Bricker

Também chamada de conduto ileal, é uma maneira simples de reconstrução do trato urinário. Utiliza um segmento de 10 a 15 cm do íleo terminal, 15 cm proximal à papila ileocecal, mantendo-se seu pedículo vascular. O trânsito intestinal é reconstruído por meio de uma anastomose ileoileal. A abertura no mesentério é fechada, e o segmento ileal destinado à reconstrução do trato urinário ficará caudal ao íleo reconstruído. O segmento ileal isolado terá sua boca proximal fechada. O ureter esquerdo deverá passar posteriormente ao cólon sigmoide, e ambos os ureteres serão anastomosados na porção proximal do segmento ileal. A boca distal do segmento de íleo será maturada na pele da fossa ilíaca direita, tomando-se o cuidado de escolher o local de modo a propiciar boa adaptação da bolsa de urostomia. Os ureteres permanecem cateterizados por pelo menos 10 dias, podendo-se utilizar cateteres uretrais de alívio ou mesmo cateteres "duplo J" (Figura 34.1).

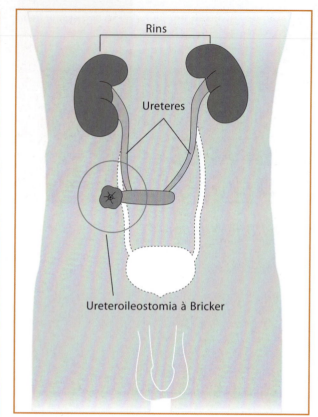

Figura 34.1. Ureteroileostomia cutânea à Bricker.
Fonte: adaptada de http://overtoomballon.com/index.php/component/content/category/10-main.

Ureterostomia cutânea

Consiste na maturação do ureter diretamente na pele. Pode ser realizada separadamente para cada ureter (bilateral), situação na qual o paciente necessita utilizar duas bolsas de urostomia, ou unindo-se ambos os ureteres e confeccionando uma derivação unilateral, resultando na utilização de somente uma bolsa pelo paciente. Essa técnica é a maneira mais simples de derivação urinária, não necessitando de qualquer tipo de anastomose intracorpórea. Se, por um lado, é simples e de rápida confecção, por outro, cursa com risco de estenose ureteral em seu trajeto pela parede abdominal, havendo necessidade de deixar o ureter cateterizado permanentemente, com trocas periódicas de cateter.[2] Por esse motivo, a ureterostomia cutânea é empregada em situações extremas, como cistectomias de urgência ou em pacientes de alto risco cirúrgico que requerem procedimento cirúrgico paliativo, ou seja, situações de risco de vida iminente.[3,4]

Colostomia úmida em duplo barril

Reconstrução urinária e intestinal no contexto da exenteração pélvica, constitui alternativa à reconstrução por meio de ureteroileostomia cutânea somada à colostomia terminal após exenteração pélvica total, situação na qual o paciente ficaria com duas estomias, uma urinária e uma intestinal. Na colostomia úmida, o paciente fica somente com uma estomia, que drena simultaneamente urina e fezes, uma característica considerada vantajosa sobre a ureteroileostomia cutânea associada à colostomia terminal permanente. Consiste em uma colostomia em "J", com implantação dos ureteres na porção distal da alça. Criam-se, teoricamente, dois ambientes na colostomia: um proximal, para o trânsito intestinal, e outro distal, para o trânsito urinário. Tal mecanismo minimizaria o contato de urina com fezes, reduzindo a chance de infecção urinária e o efeito carcinogênico de tal concomitância. É de fácil execução e aprendizado, demandando menos tempo operatório que a reconstrução feita com ureteroileostomia cutânea mais colostomia terminal.[5-7] Além disso, evita-se uma anastomose intestinal ileoileal (Figura 34.2).

DERIVAÇÃO URINÁRIA COM RESERVATÓRIO – NEOBEXIGAS

A neobexiga pode ser ortotópica ou heterotópica. A ortotópica ocupa o mesmo local anatômico da bexiga original, sendo, portanto, interposta entre os ureteres e a uretra.

Um pré-requisito para a realização de neobexigas é a capacidade do paciente de se autocateterizar, ou seja, introduzir cateter uretral de alívio várias vezes por dia no caso da neobexiga ortotópica ou cateterizar o estoma no caso das neobexigas heterotópicas. Além da capacidade de autocateterismo, os pacientes candidatos à realização de neobexiga precisam ter um mínimo de reserva funcional renal, para não haver impacto pela absorção de urina pelo

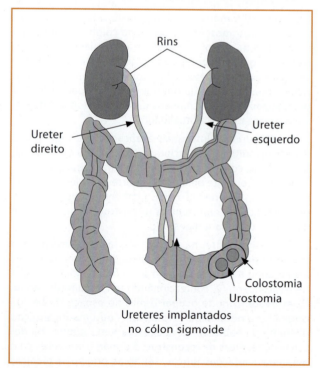

Figura 34.2. Colostomia úmida em duplo barril: ambos os ureteres implantados no cólon sigmoide, com a sigmoidostomia em alça.
Fonte: adaptada de http://www.stomawise.co.uk/types-of-stoma/double-barelled-wet-colostomy-dbwc-and-total-pelvic-exenteration.

reservatório. Utiliza-se, habitualmente, o ponto de corte de nível de creatinina abaixo de 1,7 a 2,2 mg/dL ou *clearance* de creatinina acima de 40 mL/min, para cogitar a confecção de neobexiga. Em outras palavras, pacientes com creatinina acima de 1,7 a 2,2 mg/dL ou *clearance* de creatinina abaixo de 40 mL/min não seriam candidatos à neobexiga.[8,9]

Neobexiga heterotópica

Também denominada reservatório urinário continente heterotópico, constitui-se de um reservatório continente, não conectado à uretra, derivado para a pele através de um tubo que será cateterizado pelo paciente ou seu cuidador várias vezes ao dia, pela introdução de um cateter de alívio na estomia que comunica a pele ao reservatório. Difere, portanto, da ureteroileostomia cutânea à Bricker, pois esta é um conduto, sem a intenção de funcionar como reservatório, sendo, portanto, incontinente e requerendo o uso permanente de uma bolsa de urostomia.

As derivações urinárias continentes são bem aceitas pelos pacientes, pois eliminam a necessidade de um coletor externo, mas estão associadas a maiores tempo operatório e risco de complicação em curto e longo prazos, quando comparadas aos condutos ileais.

As neobexigas heterotópicas são formadas por meio do isolamento de um segmento ileal, ileocecal ou colônico, que será aberto e "destubulizado" na sua borda antimesentérica, obtendo-se uma placa. Tal placa é moldada de modo a se obter um reservatório esférico. Os ureteres são anastomosados a esse reservatório, e confecciona-se uma estomia que possibilite a cateterização de modo que, ao se encher o reservatório com urina, não haja extravasamento desta pelo estoma, que será maturado à parede abdominal, em posição facilmente alcançável pelo paciente. A estomia "cateterizável" pode ser construída com apêndice, papila ileocecal ou tubo intestinal invaginado.

A confecção de tubo ileal a partir de segmento ileal "destubulizado" foi idealizada por Monti et al. e pode ser empregada para a criação do estoma "cateterizável" em qualquer tipo de neobexiga heterotópica.[10] O mecanismo de continência deve ser testado no transoperatório, bem como sua facilidade de cateterização. A cavidade peritoneal é drenada e o estoma, deixado com cateter vesical de demora durante alguns dias. Após esse período, o paciente passa a realizar o cateterismo intermitente do reservatório.[11]

Neobexigas ortotópicas

Popularizadas no final da década de 1980, em alguns centros, representam a maneira mais comum de reconstruir o trânsito urinário após uma cistectomia. Trata-se de uma reconstrução que consiste na criação de um reservatório que será anastomosado aos ureteres e à uretra. Portanto, depende da função esfincteriana para manter a continência urinária. No transoperatório, a mínima dissecção do assoalho pélvico e da uretra auxilia na preservação da continência urinária. Assim, alguns princípios básicos são necessários para a confecção de uma neobexiga ortotópica: bom funcionamento esfincteriano, uretra pérvia e destreza do paciente para realização de autocateterismo uretral, se necessário. Além disso, o reservatório deve ter elasticidade de modo que, ao se encher, não aumente a pressão interna (complacência); por fim, deve ter capacidade mínima de 300 mL, para tornar possível um intervalo adequado entre as micções.

Se houver alta chance de recorrência da doença na pelve, deve-se evitar a confecção da neobexiga ortotópica, por razões óbvias. Ao se cogitar a confecção de neobexiga ortotópica, os pacientes, como mencionado, devem ter função renal adequada e habilidade para se submeterem a autocateterismo uretral. A chance da necessidade de autocateterismo varia de 10 a 50%, em homens, e de 30 a 50%, em mulheres[12] (Figuras 34.3 e 34.4).[13]

Os segmentos intestinais mais utilizados para a confecção de neobexiga ortotópica são o íleo ou o ileoceco, mas alguns centros ainda utilizam o estômago e o reto. O segmento intestinal (cerca de 60 cm de íleo) escolhido deverá ser "destubulizado" e moldado em formato esférico. Durante a confecção da neobexiga, os ureteres são cateterizados, coloca-se o cateter uretral com ou sem cistostomia associada, e a cavidade peritoneal deve ser drenada. O tempo de permanência dos cateteres é variável, sendo, no mínimo, de algumas semanas.

Embora a radioterapia pélvica neoadjuvante não contraindique formalmente a confecção de neobexiga ortotópica, ela pode dificultar sua adaptação nos casos em que ocorreu lesão uretral actínica, com aumento provocado pelo risco de incontinência urinária.

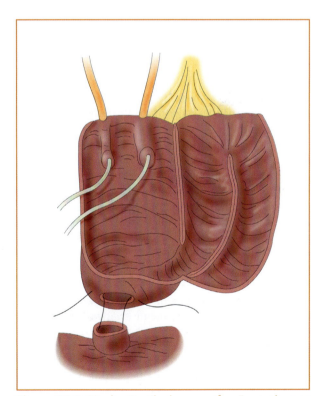

Figura 34.3. Neobexiga ileal em confecção: ambos os ureteres já anastomosados e cateterizados, neobexiga ainda não finalizada e anastomose entre neobexiga e uretra em andamento.
Fonte: adaptada de Skinner e Daneshmand, 2012.[13]

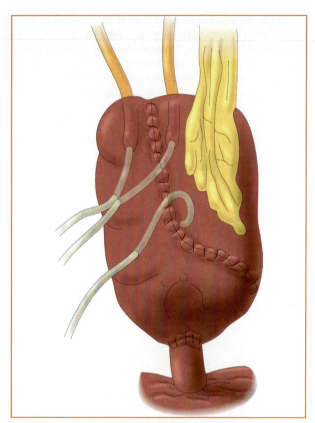

Figura 34.4. Neobexiga ileal confeccionada: ambos os ureteres implantados, neobexiga anastomosada à uretra, presença de cateter uretral e cistostomia.
Fonte: adaptada de Skinner e Daneshmand, 2012.[13]

A chance estimada de incontinência noturna em pacientes com neobexiga ortotópica é de 28%, e de incontinência diurna, 13%.[14]

Os estudos que avaliam qualidade de vida não mostram diferença entre pacientes submetidos às diferentes formas de derivação urinária.[15] Em virtude disso, o tipo de derivação urinária recai na preferência do cirurgião, além de características da doença, função renal do paciente e outros aspectos a serem avaliados individualmente. Não há estudos prospectivos e randomizados comparando qualidade de vida entre pacientes submetidos a derivações urinárias continentes e aqueles submetidos à derivação incontinente, não sendo possível concluir se uma técnica é superior à outra.[16,17]

Todas as técnicas de derivação urinária podem ser realizadas por acesso minimamente invasivo, laparoscópico ou robótico, em centros com experiência nesse tipo de cirurgia, já tendo sido descritas na literatura, mas também sem estudos comparativos de porte suficiente para uma conclusão quanto à superioridade de resultados de uma ou outra.[18-20]

Os pacientes com reservatório urinário quase sempre cursam com bacteriúria por mecanismo de colonização. Se não houver sintomas urinários ou infecciosos, não há indicação de tratamento antibiótico.

O uso de grampeadores mecânicos, embora já consolidado para anastomoses intestinais, deve se dar com cautela nas reconstruções intestinais que ficarão em contato com urina, em virtude da chance de formação de cálculos urinários.[21,22] Portanto, recomenda-se o uso de materiais absorvíveis para as anastomoses intestinais que terão contato com a urina, como no fechamento da alça intestinal que originará a ureteroileostomia cutânea ou mesmo nas enterorrafias utilizadas para confecção de neobexigas.[23,24]

ANASTOMOSE URETEROINTESTINAL

Para a confecção de qualquer reconstrução urinária, à exceção da ureteroileostomia cutânea, será necessário realizar anastomose ureterointestinal. Esta pode ser feita utilizando-se ou não mecanismo antirrefluxo.

Há bastante controvérsia sobre a necessidade da válvula antirrefluxo.[25,26] Isso se deve ao indício de que, nas anastomoses nas quais se emprega a técnica antirrefluxo, há maior chance de estenose da anastomose, com consequente risco maior de deterioração da função renal. O entendimento é que, se o reservatório tem boa capacidade volumétrica e é de baixa pressão, pode-se abrir mão da confecção da válvula antirrefluxo na anastomose ureterointestinal. Também na confecção de conduto ileal (ureteroileostomia cutânea à Bricker), não é mandatório o emprego de mecanismo antirrefluxo.[25,26]

O segmento ureteral empregado na anastomose ureterointestinal não deverá ser nem redundante nem curto a ponto de culminar em uma anastomose tensa. Também não se deve mobilizar excessivamente o ureter, sob pena de sacrificar sua vascularização.

A anastomose ureterointestinal deve ser confeccionada com fio absorvível, com ureter espatulado e sutura hermética, obtendo-se perfeita aposição de urotélio com a mucosa intestinal.

O uso de cateter ureteral maleável provisório parece reduzir a chance de fístula anastomótica, complicações precoces e estenose tardia, sendo empregado na maioria dos serviços.[27,28]

COMPLICAÇÕES METABÓLICAS

Além das complicações operatórias habituais, como sangramento, fístula digestória ou urinária e infecções, pode haver complicações metabólicas ao se colocar o trato digestório em contato constante com a urina.

Alterações hidreletrolíticas e sensoriais, alteração no metabolismo de medicamentos, osteomalácia, infecções recorrentes e formação de cálculos urinários podem resultar das alterações absortivas que ocorrem ao utilizar o intestino como parte do trato urinário. Tal absorção dependerá da extensão intestinal em contato com a urina e do tempo em que esse contato ocorrerá. Portanto, os condutos ileais cursarão com menos alterações metabólicas que as neobexigas.[29]

COLOSTOMIA ÚMIDA EM DUPLO BARRIL *VERSUS* URETEROILEOSTOMIA CUTÂNEA MAIS COLOSTOMIA TERMINAL

Nas situações em que se faz necessário derivar simultaneamente os tratos digestório e urinário, como na exenteração pélvica total, o cirurgião precisará optar pela realização de derivação simultânea urinária e intestinal, pela colostomia úmida em duplo barril ou por duas derivações separadas, mais comumente a ureteroileostomia cutânea associada à colostomia terminal. Alguns estudos comparativos entre as duas possibilidades estão disponíveis na literatura. Pavlov et al.[30] compararam, em estudo retrospectivo, 181 pacientes submetidos à exenteração pélvica entre 1995 e 2012, dos quais 43% foram submetidos a conduto ileal e colostomia terminal, ao passo que, em 57% dos pacientes, optou-se pela colostomia úmida para reconstrução. O grupo de pacientes submetidos à colostomia úmida teve menor tempo de internação (13,1 dias *versus* 18,1 dias, p < 0,0001), menor tempo para confecção da reconstrução (32 minutos *versus* 64 minutos, p < 0,0001) e menor morbidade pós-operatória (11,5% *versus* 23,4%, p = 0,0432). Os autores concluíram que a colostomia úmida é uma técnica de fácil aprendizado, reduzindo o tempo cirúrgico, o tempo de internação e a taxa de complicação.[30]

Backes et al.[31] também compararam, de maneira retrospectiva, 33 pacientes submetidos à exenteração pélvica, dos quais 12 foram submetidos à colostomia úmida, e 21, à derivação urinária e fecal separadamente. O primeiro grupo teve menor tempo de internação (14,5 dias *versus* 20 dias, p = 0,01) e menor tempo operatório (610 minutos *versus* 702 minutos, p = 0,04). Não houve fístula urinária ou intestinal no grupo submetido à colostomia úmida, e ocorreram 24% de fístula urinária e 9,5% de fístula intestinal no grupo submetido às duas derivações separadamente (p = 0,06).[31]

Chokshi et al.[32] compararam 43 pacientes submetidos à colostomia úmida e 10 submetidos a duas derivações separadas, encontrando tempo operatório, tempo de internação, morbidade e mortalidade semelhantes entre os grupos.[32]

Em que pese o baixo nível de evidência por se tratar de estudos retrospectivos, há, na literatura, uma tendência a considerar a colostomia úmida uma técnica mais fácil e com menos tempo de internação e morbidade, quando comparada à colostomia terminal somada ao conduto ileal. No entanto, faltam estudos comparando a qualidade de vida dos pacientes submetidos às duas formas de reconstrução, além de estudos prospectivos para melhor comparação entre as técnicas.

CONCLUSÕES

Saber confeccionar as derivações urinárias deve ser do domínio dos cirurgiões urológicos, mas também dos cirurgiões oncológicos, coloproctológicos, ou seja, daqueles que indicam uma cistectomia durante uma operação pélvica. Há diferenças técnicas e funcionais entre as diversas formas de reconstrução urinária, que devem ser conhecidas por esses cirurgiões.

A participação de um urologista com experiência em derivações urinárias também deve ser estimulada na formação da equipe interdisciplinar. Sempre que possível, a escolha da técnica cirúrgica deverá ser planejada no pré-operatório e o paciente deverá ser orientado e participar da decisão de como será sua derivação urinária.

Referências

1. Pannek J, Senge T. History of urinary diversion. Urol Int. 1998;60(1):1-10.
2. Huang JH, Lu JY, Yao XD, Peng B, Wang GC, Zheng JH. Comparison of two kinds of cutaneous ureterostomy using in radical cystectomy. Int J Clin Exp Med. 2015;8(8):14371-5.
3. Garde H, Ciappara M, Galante I, Fuentes Ferrer M, Gómez A, Blazquez J et al. Radical cystectomy in octogenarian patients: a difficult decision to take. Urol Int. 2015;94(4):390-3. Epub 2015 Feb 11.
4. Nogueira L, Reis RB, Machado RD, Tobias-Machado M, Carvalhal G, Freitas Jr. C et al. Cutaneous ureterostomy with definitive ureteral stent as urinary diversion option in unfit patients after radical cystectomy. Acta Cir Bras. 2013;28(Suppl 1):43-7.
5. Pavlov MJ, Ceranic MS, Nale DP, Latincic SM, Kecmanovic DM. Double-barreled wet colostomy versus ileal conduit and terminal colostomy for urinary and fecal diversion: a single institution experience. Scand J Surg. 2014 Feb 11;103(3):189-94.
6. Backes FJ, Tierney BJ, Eisenhauer EL, Bahnson RR, Cohn DE, Fowler JM. Complications after double-barreled wet colostomy compared to separate urinary and fecal diversion during pelvic exenteration: time to change back? Gynecol Oncol. 2013 Jan;128(1):60-4.
7. Salgado-Cruz L, Espin-Basany E, Vallribera-Valls F, Sanchez-Garcia J, Jimenez-Gomez LM, Marti-Gallostra M et al. Double barreled wet colostomy: initial experience and literature review. Scientific World Journal. 2014;2014:961409.
8. Stampfer DS, McDougal WS, McGovern FJ. The use of in bowel urology. Metabolic and nutritional complications. Urol Clin North Am. 1997 Nov;24(4):715-22.
9. Hautmann RE, Abol-Enein H, Davidsson T, Gudjonsson S, Hautmann SH, Holm HV et al. ICUD-EAU International Consultation on Bladder Cancer 2012: Urinary diversion. Eur Urol. 2013;63(1):67-80.
10. Monti PR, Lara RC, Dutra MA, Carvalho JR. New techniques for construction of efferent conduits based on the Mitrofanoff principle. Urology. 1997;49:112-5.
11. McGuire MS, Rimaldi G, Grotas J, Russo P. The type of urinary diversion after radical cystectomy significantly impacts on the patient's quality of life. Ann Surg Oncol. 2000;7:4-8.
12. Hautmann RE, Abol-Enein H, Hafez K, Abol-Enein H, Hafez K, Haro I et al. World Health Organization (WHO) Consensus Conference on Bladder Cancer. Urinary diversion. Urology. 2007;69(1 Suppl.):17-49.

13. Skinner EC, Daneshmand S. Orthotopic Urinary Diversion. In: Wein AJ, Kavoussi LR, Campbell MF, eds. Campbell-Walsh Urology. 10. ed. Philadelphia: Elsevier; 2012. p. 2344-68.
14. Steers WD. Voiding dysfunction in the orthotopicneobladder. World J Urol. 2000;18(5):330-7.
15. Gerharz EW. Is there any evidence that one continent diversion is any better than any other or than ileal conduit? Curr Opin Urol. 2007 Nov;17(6):402-7.
16. Porter MP, Penson DF. Health related quality of life after radical cystectomy and urinary diversion for bladder cancer: a systematic review and critical analysis of the literature. J Urol. 2005;173(4):1318-22.
17. Gerharz EW, Mansson A, Hunt S, Skinner EC, Mansson W. Quality of life after cystectomy and urinary diversion: an evidence based analysis. J Urol. 2005;174:1729-36.
18. Almassi N, Zargar H, Ganesan V, Fergany A, Haber GP. Management of challenging urethro-ileal anastomosis during robotic assisted radical cystectomy with intracorporeal neobladder formation. Eur Urol. 2016 Apr;69(4):704-9.
19. Irwin BH, Gill IS, Haber GP, Campbell SC. Laparoscopic radical cystectomy: current status, outcomes, and patient selection. Curr Treat Options Oncol. 2009 Aug;10(3-4):243-55.
20. Tobias-Machado M, Bicudo MC, Appolonio PR, Korkes F, Starling ES, Pompeu AC et al. Video-assisted double-barreled wet colostomy: a new minimally invasive simultaneous diversion to patients after pelvic radiation therapy. J Laparoendosc Adv Surg Tech A. 2009 Dec;19(6):803-6.
21. Yesilli C, Seckiner I, Mungan NA, Akduman B. Stone formation on surgical staple in the bladder: a long-term complication of laparoscopic colposuspension. Surg Laparosc Endosc Percutan Tech. 2007 Dec;17(6):568-9.
22. Gerridzen RG, Thijssen AM. Calculus formation on migrant surgical staples in urinary undiversion. Can J Urol. 1994 Apr;1(2):31-3.
23. Woodhouse CR, Robertson WG. Urolithiasis in enterocystoplasties. World J Urol. 2004 Sep;22(3):215-21.
24. Bonney WW, Robinson RA. Absorbable staples in continent ileal urinary pouch. Urology. 1990;3:57-62.
25. Hohenfellner R, Black P, Leissner J, Allhoff EP. Refluxing ureterointestinal anastomosis for continent cutaneous urinary diversion. J Urol. 2002;168(3): 1013-6.
26. Hassan AA, Elgamal SA, Sabaa MA, Salem KA, Elmateet MS. Evaluation of direct versus non-refluxing technique and functional results in orthotopic Y-ileal neobladder after 12 years of follow up. Int J Urol. 2007;14(4):300-4.
27. Mattei A, Birkhaeuser FD, Baermann C, Warncke SH, Studer UE. To stent or not to stent perioperatively the ureteroileal anastomosis of ileal orthotopic bladder substitutes and ileal conduits? Results of a prospective randomized trial. J Urol. 2008;179(2):582-6.
28. Echo H, Zerbib M, Saighi D, Amsellem-Ouazana D, Flam T, Debré B et al. Use of double J ureteral stent as an alternative to prevent ureteroileal anastomosis stricture in orthotopic bladder substitution. Prog Urol. 2009;19(2):127-31.
29. Tanrikut C, McDougal WS. Acid-base and electrolyte disorders after urinary diversion. World J Urol. 2004;22:168-71.
30. Pavlov MJ, Ceranic MS, Nale DP, Latincic SM, Kecmanovic DM. Double-barreled wet colostomy versus ileal conduit and terminal colostomy for urinary and fecal diversion: a single institution experience. Scand J Surg. 2014 Feb 11;103(3):189-94.
31. Backes FJ1, Tierney BJ, Eisenhauer EL, Bahnson RR, Cohn DE, Fowler JM. Complications after double-barreled wet colostomy compared to separate urinary and fecal diversion during pelvic exenteration: time to change back? Gynecol Oncol. 2013 Jan;128(1):60-4.
32. Chokshi RJ, Kuhrt MP, Schmidt C, Arrese D, Routt M, Parks L et al. Single institution experience comparing double-barreled wet colostomy to ileal conduit for urinary and fecal diversion. Urology. 2011 Oct;78(4):856-62.

Quimioterapia Adjuvante: Para Quem e Como?

Ana Carolina Guimarães de Castro

INTRODUÇÃO

O câncer colorretal representa a segunda maior causa de câncer no Brasil. Há uma estimativa de 34.280 novos casos em 2016, conforme os dados do Instituto Nacional de Câncer (INCA).[1]

O tratamento do adenocarcinoma do reto proximal, localizado acima de 12 cm da borda anal, é similar ao realizado no câncer do cólon em virtude do baixo risco de recidiva local. Nesses casos, a terapia consiste em cirurgia, seguida de quimioterapia adjuvante nos estádios II e III da doença. Para os pacientes com adenocarcinoma do reto localizados até 12 cm da borda anal, estádios II ou III, indica-se a quimiorradiação pré-operatória para redução do risco de recidiva local.[2] O tratamento-padrão é a quimioterapia baseada em fluoropirimida associada à radioterapia, seguida de cirurgia com a excisão total do mesorreto (ETM). Esse tratamento demonstrou redução de 70% no risco de recidiva local. Contudo, a quimiorradiação não demonstrou redução no risco de metástases a distância e na sobrevida global.[3]

Ainda é controverso o emprego da quimioterapia adjuvante nesses pacientes com intenção de reduzir as taxas de recorrência a distância. Nos últimos anos, os estudos têm tentado demonstrar a eficácia da quimioterapia adjuvante no adenocarcinoma do reto e identificar fatores que possam determinar quais pacientes se beneficiam do tratamento. O uso do estadiamento patológico, ou seja, a partir dos achados da peça cirúrgica, na tomada de decisão pode evitar o tratamento em 47% dos casos. Algumas discrepâncias vêm sendo encontradas nos estudos, como a heterogeneidade dos critérios de inclusão, (p. ex., o uso simultâneo do estadiamento clínico e patológico e a inclusão de tumores do reto proximal).[4]

QUIMIOTERAPIA BASEADA EM FLUOROPIRIMIDINA

Três recentes estudos de fase III, randomizados e controlados, foram publicados incluindo o câncer de reto locorregionalmente avançado tratados com quimiorradiação no pré-operatório. Porém, eles falharam em mostrar significância estatística na quimioterapia adjuvante, conforme será demonstrado na Tabela 35.1.

Estudo da European Organization for Research and Treatment of Cancer (EORTC) 22921

O estudo da EORTC avaliou 1.011 pacientes que foram randomizados e divididos em quatro grupos: pacientes que receberam radioterapia ou quimiorradiação neoadjuvante seguidos de observação (sem quimioterapia adjuvante) ou quimioterapia adjuvante com fluorouracil e leucovorin. Uma limitação importante desse estudo se deu pelo fato de a quimioterapia adjuvante ter sido realizada somente em 43% dos pacientes que foram randomizados para receber a quimioterapia no pós-operatório e 26% não iniciaram quimioterapia adjuvante por complicações no pós-operatório, recusa do paciente ou progressão de doença.[5] A sobrevida global de 10 anos foi de 51,8% para o grupo que recebeu quimioterapia adjuvante e de 48,4% para o grupo que não recebeu quimioterapia no pós-operatório (HR 0,91; 95% IC: 0,77 a 1,09; p = 0,32). Não houve diferença na sobrevida livre de doença de 10 anos entre os grupos, que foi de 44,2% para o grupo que recebeu radioterapia neoadjuvante *versus*

Tabela 35.1. Estudos randomizados avaliando o benefício de quimioterapia adjuvante com fluoropirimidina, em pacientes que receberam quimiorradiação no pré-operatório

Estudo	Pacientes	Desenho	Resultados	Comentários
EORTC 22921	1.011 pacientes com tumores de reto cT3-4. Inclusão: 1993-2003.	Randomização 2 × 2 a RT versus QT/RT pré-operatório (QT FU/LV) e QT adjuvante com FV/LV.	Seguimento mediano de 10,4 anos. SG 48,4% grupo-controle versus 51,8% QT adjuvante; p = 0,32. SLD 43,7% no grupo-controle versus 47% QT adjuvante; p = 0,29.	Randomização antes da quimiorradiação. Sem benefício no grupo da quimioterapia adjuvante.
I-CNR-RT	634 pacientes elegíveis do total de 655 com tumores de reto estádios clínicos II e III. Todos os pacientes receberam quimiorradiação no pré-operatório. Inclusão: 1992-2001.	Randomização a QT adjuvante versus observação (QT FU/LV).	Seguimento mediano de 5,3 anos. SG 67,9% no grupo-controle versus 66,9% no grupo QT adjuvante; p = 0,42.	Randomização antes da quimiorradiação. Dos pacientes que foram submetidos à ressecção, 63% iniciaram a quimioterapia; destes, 21% receberam menos que três ciclos.
PROCTOR-SCRIPT	437 pacientes com estádios p II ou III após QT/RT. Inclusão 200-2013,	Randomização a QT adjuvante com FU/LV ou capecitabina por 6 meses versus observação.	Seguimento mediano de 5 anos. SG 79,2% no grupo de observação versus 80,4% no grupo QT adjuvante; p = 0,13.	Randomização após a cirurgia. Fechamento prematuro em virtude da baixa inclusão.

FU: fluorouracil; LV: leucovorin; SG: sobrevida global; SLD: sobrevida livre de doença.

Fonte: Bujko et al. 2015.[18]

46,4% para o grupo de radioquimioterapia neoadjuvante (HR 0,93; IC 95%: 0,79 a 1,10; p = 0,38). O grupo que recebeu quimioterapia adjuvante apresentou sobrevida livre de doença em 10 anos de 47% e o grupo de observação, de 43,7% (HR 0,91; IC 95%: 0,77 a 1,08; p = 0,29). Com esses dados, os autores concluíram que a quimioterapia adjuvante após o paciente ter recebido radioterapia pré-operatória (com ou em associação à quimioterapia) não influenciou nas taxas de sobrevidas global e livre de doença.[5]

Estudo I-CNR-RT

Esse estudo italiano randomizou 655 pacientes em dois grupos. Toda a população estudada recebeu quimiorradiação seguida de cirurgia com ETM. Os pacientes foram submetidos à quimioterapia com fluorouracil e leucovorin ou se mantiveram em observação no pós-operatório. A maioria dos casos correspondia a tumores T3 ou linfonodos positivos à ressonância magnética. Não houve diferença entre a sobrevida livre de doença nem na sobrevida global entre os braços comparados.[6] Dos pacientes que deveriam receber quimioterapia adjuvante (83/297), 28% não passaram pelo tratamento proposto. Metástases a distância foram observadas em 21% dos pacientes que não receberam quimioterapia adjuvante versus 19,6% no grupo que recebeu quimioterapia adjuvante. Os autores concluíram que a quimioterapia adjuvante não melhorou a sobrevida global e a sobrevida livre de doença, sem impacto também na taxa de metástase a distância.[6]

Estudo PROCTOR-SCRIPT

No estudo PROCTOR-SCRIPT, os pacientes com adenocarcinoma do reto estádios II e III foram randomizados e submetidos à observação (n = 221) ou quimioterapia adjuvante (n = 216) após receberem quimiorradiação e cirurgia com ETM. O estudo abrangeu pacientes de 52 hospitais da Holanda, com 437 pacientes avaliados. A quimioterapia adjuvante foi realizada com fluorouracil e leucovorin (PROCTOR) ou capecitabina (SCRIPT). O estudo foi encerrado prematuramente em decorrência da baixa inclusão. Após acompanhamento de 5 anos, não foram evidenciadas diferenças entre os grupos. A sobrevida global foi de 79,2% no grupo observacional versus 80,4% no grupo da quimioterapia (p = 0,13).[7] A incidência cumulativa de metástases a distância foi de 38,5% para o grupo em observação e de 34,7% para aquele que recebeu quimioterapia adjuvante (p = 0,39). Embora ressaltem que o estudo não foi completo, os autores concluíram que a quimioterapia adjuvante com monoterapia baseada em fluoropirimidina após radioquimioterapia seguida de ETM não traz benefício em termos de sobrevida global, sobrevida livre de doença ou taxa de metástase a distância.[7]

QUIMIOTERAPIA ADJUVANTE BASEADA EM OXALIPLATINA

A quimioterapia adjuvante-padrão para adenocarcinoma do cólon estádio III é o regime baseado em fluorouracil e oxaliplatina.[8] Por esse motivo, há uma tendência em se realizar estudos no adenocarcinoma do reto com esse tipo de combinação, na tentativa de elucidar melhor a conduta nesse tipo de neoplasia (Tabela 35.2).

Estudo ADORE

Trata-se de um estudo multicêntrico, randomizado, coreano, de fase II, que avaliou 321 pacientes com adenocarcinoma do reto submetidos à quimiorradiação seguida de cirurgia com ETM. Os pacientes classificados como estádio II ou III, após a cirurgia, foram randomizados a receber quimioterapia com fluorouracil e leucovorin (n = 161) ou regime FOLFOX, fluorouracil, leucovorin e oxaliplatina (n = 160). A

Tabela 35.2. Estudos randomizados avaliando o benefício de quimioterapia adjuvante com fluoropirimidina e oxaliplatina, em pacientes que receberam quimiorradiação no pré-operatório

Estudo	Pacientes	Desenho	Resultados	Comentários
ADORE	321 pacientes com estádios patológicos II ou III. Inclusão 2008-2012.	Quimiorradiação com fluoropirimidina isolada. Randomização a QT adjuvante com FU/LV versus FOLFOX.	Seguimento mediano de 38 meses. SG em 3 anos de 95% FOLFOX versus 85,7% FU/LV; p = 0,036. SLD em 3 anos 71,6% FOLFOX versus 62,9% FU/LV; p = 0,047.	Randomização após a cirurgia. Estudo com amostra pequena. Análise subgrupo demonstrou benefício apenas para estádio III e não significativo para estádio II em SLD.
PETACC 6	1.094 pacientes com estádios clínicos II ou III. Inclusão: 2008-2011.	Randomização para quimiorradiação com capecitabina e mesmo regime adjuvante ou CAPOX concomitantes à RT seguido do mesmo regime no pós-operatório.	Seguimento mediano de 31 meses. SLD em 3 anos de 73,9% no grupo CAPOX versus 74,5% no grupo capecitabina; p = 0,781.	Randomização antes da quimiorradiação. Não relatada aderência à quimioterapia no pós-operatório.
CAO/ARO/AIO-04	1.265 pacientes com estádios clínicos II ou III. Inclusão: 2006-2010.	Randomização no pré-operatório para quimiorradiação com FU ou FOLFOX. Ambos os braços receberam o mesmo regime da neoadjuvância no pós-operatório (FU versus FOLFOX).	Seguimento mediano de 50 meses. SLD em 3 anos 75,9% no grupo FOLFOX versus 71,2% no grupo FU; p = 0,03.	Randomização antes da quimiorradiação.
CHRONICLE	113 pacientes com estádio p 0-III, ressecção R0 após quimiorradiação com fluoropirimidina. Inclusão: 2004-2008.	Randomização no pós-operatório para receber CAPOX versus observação.	Seguimento mediano de 3,6 anos. SG 89% no grupo da QT versus 88% no grupo de observação; p = 0,75.	Randomização após a cirurgia. Fechamento prematuro em virtude da baixa inclusão.

FU: fluorouracil; LV: leucovorin; SG: sobrevida global; SLD: sobrevida livre de doença; FOLFOX: fluorouracil, leucovorin, oxaliplatina; CAPOX: capecitabina e oxaliplatina.

Fonte: Bujko et al. 2015.[18]

análise de subgrupo evidenciou que a sobrevida livre de doença em 3 anos foi superior no grupo que recebeu o regime FOLFOX (RR 0,60; IC 95%: 0,371 a 0,977; p = 0,04). Não houve diferenças entre os grupos nos pacientes com estádio II. A sobrevida global em 3 anos foi significativamente maior no grupo tratado com oxaliplatina 95% versus 85,7% no grupo tratado com fluorouracil e leucovorin (RR 0,456; IC 95%: 0,215 a 0,970; p = 0,036).[9] Os autores concluíram que o esquema FOLFOX utilizado em quimioterapia adjuvante em pacientes que receberam radioquimioterapia neoadjuvante seguida de ETM aumenta a taxa de sobrevida desses pacientes.[9]

Estudo PETACC 6

Estudo europeu de fase III com 1.094 pacientes randomizados a receber quimiorradiação com capecitabina isolada ou capecitabina e oxaliplatina seguidos de cirurgia e tratamento adjuvante com os mesmos regimes de quimioterapia do pré-operatório. Não houve diferenças entre os grupos quanto à sobrevida livre de doença nem quanto à sobrevida global. A análise de subgrupos não demonstrou benefício do acréscimo da oxaliplatina nos pacientes com estádios patológicos pT0-2, p T2-4 e pN0-2.[10]

Estudo CAO/ARO/AIO-04

Estudo multicêntrico, prospectivo, de fase III, alemão, no qual 1.265 pacientes com câncer de reto cT3 ou cT4 ou cN1-2 receberam quimiorradiação com fluorouracil e leucovorin ou fluorouracil, leucovorin e oxaliplatina. Após a ETM, o grupo do tratamento-padrão recebeu quimioterapia com fluorouracil e leucovorin e o grupo estudado, FOLFOX. Não houve diferenças na sobrevida livre de doença em 5 anos nem na sobrevida global em 5 anos entre os grupos.[11] A sobrevida livre de doença em 3 anos foi de 75,9% no grupo FOLFOX versus 71,2% no grupo-controle (RR 0,79; IC 95%: 0,64 a 0,98; p = 0,03). Os autores concluíram que o esquema utilizado nesse estudo deveria ser considerado uma nova opção de tratamento para os pacientes com câncer de reto avançado (cT3-T4 ou cN1-2).[11]

Estudo CHRONICLE

Nele, Glynne-Jones et al.[12] desenharam um estudo no qual haveria a necessidade de 390 pacientes em cada braço. Porém, nesse estudo inglês, foram incluídos apenas 113 pacientes randomizados a receber capecitabina e oxaliplatina ou apenas observação após a quimiorradiação. O estudo foi finalizado prematuramente pela baixa inclusão de pacientes.[12] Além disso, apenas 48,1% dos pacientes alocados no grupo para receber quimioterapia de fato foram submetidos aos seis ciclos de quimioterapia propostos. A sobrevida global em 3 anos foi de 89% para os pacientes que receberam o esquema XELOX (capecitamina e oxaliplatina) e de 88% no grupo de observação (RR = 1,18; IC 95%: 0,43 a 3,26; p = 0,75). A sobrevida livre de doença em 3 anos foi de 78% no grupo XELOX e de 71% no grupo de observação (RR 0,80; IC 95%: 0,38 a 1,69; p = 0,56). Os autores consideram que não houve benefício do esquema XELOX em pacientes com câncer de reto avançado, mas ressaltaram que o estudo não teve poder suficiente para mostrar qualquer diferença entre os grupos em virtude do baixo número de pacientes recrutados. Este último aspecto foi atribuído às preferências dos pacientes em não receber mais tratamento depois de já terem sido submetidos à radioquimioterapia neoadjuvante.[12]

QUIMIOTERAPIA ADJUVANTE EM PACIENTES COM RESPOSTA PATOLÓGICA COMPLETA

Zorcolo et al.[13] avaliaram 12 estudos com 1.913 pacientes tratados com quimiorradiação no pré-operatório. A resposta patológica completa (RPC) foi atingida em 300 pacientes (15,6%). No grupo de pacientes com RPC e naquele sem resposta completa, a população estudada era semelhante em termos de idade, sexo, estadiamento pré-tratamento e distância do tumor à borda anal. O período de acompanhamento variou de 23 a 46 meses. Os pacientes com RPC apresentaram menores taxas de recorrência local (0,7% versus 2,6%) e também de metástases a distância (5,3% versus 24,1%). A sobrevida global foi maior no grupo com RPC (92,9% versus 73,4%; p = 0,002).

Se os pacientes ypT0 apresentam melhores resultados oncológicos, quando comparado àqueles sem RPC após a neoadjuvância, questiona-se se eles se beneficiariam da quimioterapia adjuvante.

Recentemente, Maas et al.[14] avaliaram o papel da terapia adjuvante em pacientes com câncer retal de acordo com a resposta do tumor à radioquimioterapia neoadjuvante. Os pacientes foram divididos em três grupos: ypT0N0 (RPC); yp T1-2; e ypT3-4. Dos 3.313 pacientes avaliados, 1.723 (52%) receberam quimioterapia adjuvante. Resposta patológica completa foi observada em 898 pacientes, 966 tiveram um tumor ypT1-2 e 1.302, um tumor ypT3-T4. O efeito da quimioterapia adjuvante diferiu entre os subgrupos, visto que os pacientes que tiveram resposta clínica completa não se beneficiaram. Por sua vez, pacientes com doença residual apresentaram benefícios da terapia adjuvante.[14] Houve uma tendência a melhor desempenho dos pacientes ypT1-2, em comparação aos pacientes ypT3-4, ao receberem quimioterapia adjuvante, porém não houve significância estatística.

METANÁLISES

Uma metanálise do Cochrane[15] foi publicada em 2012, baseando-se em 21 estudos randomizados. Entre os 16.215 pacientes com câncer colorretal, 9.785 tinham câncer de reto. Em 20 estudos, os pacientes não receberam quimiorradiação no pré-operatório, o que difere da conduta atual nos pacientes com adenocarcinoma do reto estádios II e III. Houve redução no risco de morte em 17% dos pacientes que receberam a quimioterapia adjuvante, quando comparado ao grupo da observação. Essa metanálise mostrou que a quimioterapia baseada em fluoropirimida parece estar associada à redução de recorrência e mortalidade. Contudo, esses estudos são antigos e, por não haver quimiorradiação neoadjuvante, não há aplicabilidade clínica à realidade atual.

Uma segunda metanálise foi publicada por Breugom et al.[16] em 2015 com foco nos efeitos da quimioterapia adjuvante após a quimiorradiação no câncer de reto. Foram estudados 1.196 pacientes com estádios II ou III da doença e com tumores localizados até 15 cm da borda anal. Os pacientes receberam quimioterapia adjuvante após quimiorradiação ou apenas observação. Não houve diferença na sobrevida global ou na sobrevida livre de doença. Em análise de subgrupo, apenas os pacientes com tumores localizados entre 10 e 15 cm da borda anal e que receberam tratamento adjuvante apresentaram melhora da sobrevida livre de doença e menores taxas de recorrência a distância, quando comparados ao grupo de observação no pós-operatório.

Petrelli et al.[17] publicaram uma terceira metanálise em 2015. Os autores incluíram estudos randomizados e controlados e também 10 estudos retrospectivos envolvendo um total de 5.457 pacientes. Os resultados demonstraram melhora da sobrevida global em 5 anos (RR: 0,64; IC 95%: 0,46 a 0,88; p = 0,006) e da sobrevida livre de doença em 5 anos (RR: 0,71; IC: 0,6 a 0,83; p = 0,0001) nos pacientes que receberam tratamento adjuvante. Contudo, 55,9% daqueles incluídos na análise dos dados foram de estudos não randomizados.

Bujko et al.[18] publicaram uma quarta metanálise em 2015. Primeiro, foram analisados cinco estudos comparando quimioterapia após quimiorradiação e cirurgia (EORTC, I-CNR- RT, PROCTOR-SCRIPT, QUASAR, CHRONICLE). Não houve diferença entre os grupos quanto à sobrevida livre de doença e à sobrevida global. Na análise de subgrupo, pacientes randomizados após a cirurgia com estádios patológicos II ou III obtiveram algum benefício em sobrevida livre de progressão, mas não em sobrevida global.

CONCLUSÃO

Com base no que foi exposto, pode-se concluir que o adenocarcinoma do reto proximal é tratado como o adenocarcinoma do cólon. O tratamento-padrão no adenocarcinoma do reto médio e distal consiste em radioterapia de longa duração associada à quimioterapia com fluorouracil e leucovorin ou capecitabina neoadjuvantes seguido de cirurgia com ETM. Os estudos sobre adjuvância são controversos, porém pode-se considerar as seguintes recomendações até que novos estudos sejam realizados:[19,20]

- Para pacientes que atingem a resposta patológica completa após a quimiorradiação, não está indicada a quimioterapia adjuvante.
- Os pacientes cujos tumores estão localizados no reto distal e médio que apresentam um estadiamento patológico pT1-T2pN0 (estádio I) não devem receber tratamento adjuvante complementar.
- Para os pacientes cujos tumores estão localizados no reto distal e médio e que apresentam um estadiamento patológico pT3-4pN0 (estádio II) ou pT0-4pN1-2 (estádio III), os dados são conflitantes. Aqueles com estádio II poderiam ser discutidos em equipe multidisciplinar ou não receber quimioterapia. Os pacientes com estádio III poderiam receber tratamento adjuvante com quatro ciclos de quimioterapia com regime baseado em oxaliplatina.
- Os pacientes com tumores localizados no reto proximal se beneficiarão de quimioterapia adjuvante conforme o adenocarcinoma do cólon.

Referências

1. INCA (Instituto Nacional de Câncer José Alencar Gomes da Silva). Estimativa 2016: Incidência de Câncer no Brasil. Rio de Janeiro: INCA; 2015. Disponível em: www.inca.gov.br/estimativa/2016. Acesso em: 30 ago. 2015.

2. Benson AB 3rd, Venook AP, Bekail-Saab T, Chan E, Chen YJ, Cooper HS et al. Rectal Cancer, Version 2. 2015. PubMed, NCBI [Internet]. Disponível em: http://www.ncbi.nlm.nih.gov/pubmed/26085388. Acesso em: 30 ago. 2015.

3. Sauer R, Liersch T, Merkel S, Fietkau R, Hohenberger W, Hess C et al. Preoperative versus postoperative chemoradiotherapy for locally advanced rectal cancer: results of the German CAO/ARO/AIO-94 randomized phase III trial after a median follow-up of 11 years. J Clin Oncol. 2012;30(16):1926-33.

4. Valentini V, van Stiphout RGPM, Lammering G, Gambacorta MA, Barba MC, Bebenek M et al. Nomograms for predicting local recurrence, distant metastases, and overall survival for patients with locally advanced rectal cancer on the basis of European randomized clinical trials. J Clin Oncol. 2011;29(23):3163-72.

5. Bosset J-F, Calais G, Mineur L, Maingon P, Stojanovic-Rundic S, Bensadoun R-J et al. Fluorouracil-based adjuvant chemotherapy after preoperative chemoradiotherapy in rectal cancer: long-term results of the EORTC 22921 randomised study. Lancet Oncol. 2014;15(2):184-90.

6. Sainato A, Cernusco Luna Nunzia V, Valentini V, De Paoli A, Mau-rizi ER, Lupattelli M et al. No benefit of adjuvant fluorouracil leucovorin chemotherapy after neoadjuvant chemoradiotherapy in locally advanced cancer of the rectum (LARC): longterm results of a randomized trial (I-CNR-RT). Radiother Oncol. 2014;113(2):223-9.

7. Breugom AJ, van Gijn W, Muller EW, Berglund A, van den Broek CBM, Fokstuen T et al. Adjuvant chemotherapy for rectal cancer patients treated with preoperative (chemo)radiotherapy and total mesorectal excision: a Dutch Colorectal Cancer Group (DCCG) randomised phase III trial. Ann Oncol. 2015;26(4):696-701.

8. André T, Boni C, Mounedji-Boudiaf L, Navarro M, Tabernero J, Hickish T et al. Oxaliplatin, fluorouracil, and leucovorin as adjuvant treatment for colon cancer. N Engl J Med. 2004;350(23):2343-51.

9. Hong YS, Nam B-H, Kim K-P, Kim JE, Park SJ, Park YS et al. Oxaliplatin, fluorouracil, and leucovorin

versus fluorouracil and leucovorin as adjuvant chemotherapy for locally advanced rectal cancer after preoperative chemoradiotherapy (ADORE): an open-label, multicentre, phase 2, randomised controlled trial. Lancet Oncol. 2014;15(11):1245-53.

10. Schmoll HJ, Haustermans K, Price TJ, Nordlinger R, Daisne J-F, Janssens J et al. Preoperative chemoradiotherapy and postoperative chemotherapy with capecitabine +/- oxaliplatin in locally advanced rectal cancer: interim analysis. Ann. Oncol. 2014;25(Suppl. 2):iv167-iv209.

11. Rödel C, Graeven U, Fietkau R, Hohenberger W, Hothorn T, Arnold D et al. Oxaliplatin added to fluorouracil-based preoperative chemoradiotherapy and postoperative chemotherapy of locally advanced rectal cancer (the German CAO/ARO/AIO-04 study): final results of the multicentre, open-label, randomised, phase 3 trial. Lancet Oncol. 2015;16(8):979-89.

12. Glynne-Jones R, Counsell N, Quirke P, Mortensen N, Maraveyas A, Meadows HM et al. Chronicle: results of a randomisedphase III trial in locally advanced rectal cancer after neoadjuvant chemoradiation randomising postoperative adjuvant capecitabine plus oxaliplatin (XELOX) versus control. Ann Oncol. 2014;25(7):1356-62.

13. Zorcolo L, Rosman AS, Restivo A, Pisano M, Nigri GR, Fancellu A et al. Complete pathologic response after combined modality treatment for rectal cancer and long-term survival: a meta-analysis. Ann Surg Oncol. 2012;19(9):2822-32.

14. Maas M, Nelemans PJ, Valentini V, Crane CH, Capirci C, Rödel C et al. Adjuvant chemotherapy in rectal cancer: defining subgroups who may benefit after neoadjuvant chemoradiation and resection: a pooled analysis of 3,313 patients. Int J Cancer. 2015;137(1):212-20.

15. Petersen SH, Harling H, Kirkeby LT, Wille-Jørgensen P, Mocellin S. Postoperative adjuvant chemotherapy in rectal cancer operated for cure. Cochrane Database Syst Rev. 2012;3:CD004078.

16. Breugom AJ, Swets M, Bosset J-F, Collette L, Sainato A, Cionini L et al. Adjuvant chemotherapy after preoperative(chemo)radiotherapy and surgery for patients with rectal cancer: a systematic review and meta-analysis of individualpatient data. Lancet Oncol. 2015;16(2):200-7.

17. Petrelli F, Coinu A, Lonati V, Barni S. A systematic review and meta-analysis of adjuvant chemotherapy after neoadjuvant treatment and surgery for rectal cancer. Int J Colorectal Dis. 2015;30(4):447-57.

18. Bujko K, Glimelius B, Valentini V, Michalski W, Spalek M. Postoperative chemotherapy in patients with rectal cancer receiving preoperative radio (chemo) therapy: a meta-analysisof randomized trials comparing surgery ± a fluoropyrimidineand surgery + a fluoropyrimidine ± oxaliplatin. Eur J Surg Oncol. 2015;41(6):713-23.

19. Bazarbashi S, Aljubran A, Alzahrani A. Adjuvant chemotherapy for rectal cancer: time to change the guidelines. Future Oncol. 2016 Apr;12(8):1009-13.

20. Netter J, Douard R, Durdux C, Landi B, Berger A, Taieb J. Advances in management of adjuvant chemotherapy in rectal cancer: Consequences for clinical practice. Clin Res Hepatol Gastroenterol. 2016 May 2;S2210-7401(16):30043-2.

Tratamento Cirúrgico das Metástases Hepáticas

36

Jaime Arthur Pirola Krüger
Fabrício Ferreira Coelho
Gilton Marques Fonseca
Vagner Jeismann
Paulo Herman

INTRODUÇÃO

O câncer colorretal é a neoplasia gastrintestinal mais frequente no Brasil.[1] Apesar de se tratar de doença com rastreamento eficaz,[2,3] infelizmente, o diagnóstico tardio é a regra no Brasil, o que implica tratamento de lesões avançadas do ponto de vista local e sistêmico.

A literatura é consensual ao afirmar que cerca da metade dos pacientes com tumores do cólon e reto apresentarão metástases para o fígado em algum momento de sua evolução. Certamente, metástases hepáticas indicam piora no prognóstico do paciente; porém, a história recente do manejo dessas lesões secundárias aponta que podem ser empregadas estratégias cirúrgicas oncológicas bem-sucedidas, implicando ganhos reais de sobrevida e, por vezes, cura.[4]

O diagnóstico da neoplasia de reto com metástases hepáticas, sincrônicas ou metacrônicas, tem um significado claro: terapêutica de alta complexidade. O coloproctologista, ao abordar um paciente com câncer do reto e metástases hepáticas entende que uma sucessão de tratamentos complexos será desencadeada. De maneira simplificada, nesse cenário serão indicados tratamentos neoadjuvantes para o tumor primário, cirurgia para o tumor primário, quimioterapia sistêmica para as lesões metastáticas e, por fim, cirurgia para as lesões secundárias no fígado. Com frequência, a equipe multidisciplinar defronta-se com o dilema de empregar a melhor estratégia terapêutica, tentando oferecer os tratamentos necessários sem que haja prejuízo oncológico, ou seja, progressão tumoral.[5]

Neste capítulo, será abordado, principalmente, o manejo da neoplasia (adenocarcinoma) do reto extraperitoneal, foco deste livro.

CIRURGIA DAS METÁSTASES HEPÁTICAS – UMA HISTÓRIA DE SUCESSO

O tratamento-padrão com intuito curativo das metástases hepáticas do câncer do reto é a hepatectomia.[4] Nos quase 30 anos de evolução do conhecimento do papel da hepatectomia nesse cenário, muito foi aprendido.[6] Houve consideráveis avanços quanto ao estadiamento por exames de imagem, aos tratamentos sistêmicos, à técnica anestésica e aos procedimentos cirúrgicos.[7,8] Atualmente, as operações sobre o fígado são rotineiras e apresentam baixa morbidade (cerca de 30%) e mortalidade (abaixo de 4%).[9]

Toda essa evolução fez com que diversos centros adotassem a ressecção hepática como tratamento-padrão com intenção curativa no câncer colorretal, obtendo sobrevidas em 5 anos que se aproximam dos 50%, fato notável em um grupo de pacientes com doença metastática.[7]

COLOPROCTOLOGISTA: FUNDAMENTAL

O tratamento das metástases começa no momento do diagnóstico do tumor primário. Aqui, faz-se fundamental a atuação do cirurgião colorretal, seja atuando no rastreamento eficaz e diagnóstico endoscópico precoce (minimizando o risco de lesões secundárias), seja mantendo o rigor oncológico nas ressecções colorretais mesmo quando há metástases para o fígado.[3,10] Ao se deparar com o tumor colorretal metastático, o cirurgião não especialista adota condutas "paliativas" e opta por "tumorectomias" higiênicas sem linfadenectomia e com margens inadequadas, por entender que pacientes metastáticos são incuráveis. Essa conduta dificulta enormemente os tratamentos subsequentes, pois retira o paciente do tratamento curativo logo na primeira abordagem. Esse é um erro que os autores deste capítulo observam com frequência nos pacientes encaminhados para avaliação no Serviço de Cirurgia do Fígado do Hospital das Clínicas da Faculdade de Medicina da Universidade de São Paulo (HC/FMUSP). É fundamental o envolvimento do coloproctologista desde o início do quadro, pois esse especialista, certamente, tem ampla visão das possibilidades terapêuticas e atuará de modo a aumentar as chances de tratamento curativo do paciente.

DETECÇÃO DAS METÁSTASES HEPÁTICAS

O manejo das metástases hepáticas requer um preciso diagnóstico das lesões, uma vez que fatores como número e localização das metástases, volumetria do fígado (relação entre volume do fígado residual estimado após ressecção e volume de fígado total) e presença de doença metastática extra-hepática são importantes no planejamento operatório e no prognóstico desses pacientes.

Tomografia computadorizada de abdome e pelve total (TC)

A TC de abdome é o exame de eleição para seguimento e estadiamento abdominal dos pacientes com câncer de reto. Apresenta elevadas sensibilidade e especificidade no diagnóstico das metástases hepáticas, possibilitando o uso de contraste endovenoso para estudo da vascularização hepática; além disso, sua capacidade multiplanar torna possível indicar de maneira confiável o número, o tamanho e a localização das metástases.[11]

No recente consenso brasileiro de manejo das metástases hepáticas de câncer colorretal, a TC de abdome foi considerada o exame inicial para estadiamento e seguimento, uma vez que está amplamente disponível no país – em diversos centros há médicos radiologistas e cirurgiões afeitos com sua interpretação, além de apresentar ótima relação custo-benefício.[12]

Ressonância magnética (RM)

A exemplo do que ocorre com o reto, a RM é a melhor modalidade de imagem direcionada especificamente ao órgão; nesse caso, o fígado. Trata-se do exame que melhor detecta nódulos pequenos e lesões de aspecto inespecífico ou duvidoso à TC.[13] De elevadas sensibilidade e especificidade, a RM tem como qualidade adicional sofrer menor influência das alterações que a quimioterapia sistêmica induz no fígado (esteatose e esteato-hepatite, conhecida na literatura internacional como *chemotherapy associated steato-hepatitis* – CASH).[14] Nos casos de doença metastática, a quimioterapia é empregada quase universalmente, o que pode resultar nas lesões anteriormente descritas.

Mais recentemente, o emprego de contrastes de excreção hepatobiliar (Primovist®, Eovist®) surgiu como promessa no diagnóstico de lesões adicionais no fígado. Aparentemente, incorrerão em melhora no estadiamento hepático, porém, sua aplicabilidade aguarda melhor definição da literatura.[13,15]

Como recomendação, entende-se que a RM é um excelente exame para estadiamento do fígado, porém, tem custo elevado em relação à TC e é menos disponível que esta. Deve ser empregada nos seguintes casos: dúvida diagnóstica, pacientes com múltiplas metástases de ressecabilidade limítrofe e naqueles com fígado aparentando dano pela quimioterapia.

Tomografia por emissão de pósitrons (PET/CT)

Já abordada no Capítulo 10 deste livro, é uma ferramenta útil na busca de focos ativos de doença neoplásica. Dada sua baixa resolução espacial, tem pouca capacidade de detalhar o número e a localização das lesões hepáticas. Tem como principal aplicabilidade a pesquisa de doença metastática extra-hepática que possa inviabilizar tratamento com intuito curativo. Na suspeita de doença extra-hepática, a PET/CT pode encontrar lesões adicionais que contraindicam o tratamento operatório em quase metade dos pacientes.[16-19]

Apesar de ser um excelente exame de triagem para candidatos cirúrgicos nos casos de câncer de reto com metástases em vários locais, a PET/CT apresenta algumas limitações que devem ser consideradas na indicação do exame. O exame sofre acentuada redução na sensibilidade (falso-negativos) nos casos de depósitos tumorais pequenos (subcentimétricos), nas primeiras semanas após a quimioterapia e em tumores com grande componente mucinoso. Nessas circunstâncias, ocorre baixa celularidade ou atividade tumoral, implicando menor expressão metabólica e limitando, portanto, a atuação da PET/CT.[19,20]

No cenário de doença com metástase em mais de uma região, a PET/CT auxilia na escolha de bons candidatos cirúrgicos, porém, seu uso no pré-operatório não implicou ganho de sobrevida. Esse fato é interessante, pois indica que as limitações descritas devem ser consideradas e que, sobretudo, está-se diante de um grupo de pacientes com doença neoplásica agressiva.[17]

A PET/CT é um exame de elevado custo e acesso restrito em diversos centros. Recomenda-se seu uso nos casos em que se planeja tratamento cirúrgico em pacientes com metástases hepáticas e doença suspeita em outro local, ainda que este também seja ressecável.

Ultrassonografia intraoperatória (USIO)

Habitualmente, a USIO é a última etapa no estadiamento direcionado ao fígado no tratamento cirúrgico das metástases do câncer de reto. Concorrendo com a intensa e constante melhora nos exames pré-operatórios citados, a USIO persiste como melhor exame para detecção das lesões hepáticas.[21]

O cirurgião de fígado emprega a USIO como ferramenta de estadiamento, confirmando as lesões suspeitas e buscando tumores adicionais que, eventualmente, não foram visualizados nos exames pré-operatórios. Além disso, a USIO é ferramenta essencial de planejamento operatório, pois determina as margens de lesões palpáveis e não palpáveis, além de estabelecer as relações anatômicas entre a metástase e as estruturas vasculares do fígado.[22]

Fato adicional relevante é a necessidade da USIO para guiar tratamentos complementares na cirurgia do fígado, como ocorre nos casos em que se associa a ablação por radiofrequência de metástases à ressecção de outros tumores, todos no mesmo tempo operatório. O Serviço de Cirurgia do Fígado do HC/FMUSP havia realizado, até dezembro de 2015, um total de 540 exames de USIO. A maioria dos pacientes apresentava metástases de câncer colorretal. Em 14% dos exames, a USIO implicou mudança da conduta operatória ao identificar lesões adicionais ou ao estabelecer de maneira definitiva a relação do tumor com as demais estruturas hepáticas. Além disso, em 35 pacientes, foi empregada para orientar tratamentos ablativos concomitantes à cirurgia, possibilitando tratamento completo em tempo único.

INDICAÇÃO E LIMITAÇÕES PARA RESSECÇÃO HEPÁTICA

A indicação de ressecção das metástases hepáticas do câncer retal passou por um processo evolutivo desde os anos 1990. O fato de os exames de estadiamento, a quimioterapia sistêmica e as técnicas anestésicas e cirúrgicas terem melhorado implicou relevantes transformações na proposta operatória das metástases.

Escores prognósticos clínicos

No período inicial do tratamento cirúrgico das metástases hepáticas, os cirurgiões de fígado baseavam-se nos critérios em parâmetros restritivos, ou seja, na tentativa de limitar o número e o tamanho das lesões a serem removidas (p. ex., até três lesões, menores que 4 cm, doença unilateral). Desse período inicial, surgiram os primeiros e mais importantes escores clínicos que auxiliam na seleção de pacientes para hepatectomia. Foram trabalhos pioneiros e de grande relevância, úteis até os dias atuais (Tabela 36.1).

O critério de maior aceitação no meio cirúrgico foi o escore proposto por Fong, no qual há direta correlação entre a pontuação e a sobrevida dos pacientes. Os pacientes com pontuação entre 0 e 3 são os que mais se beneficiam da cirurgia; já naqueles com pontos entre 3 e 5, há propensão a recidiva e, provavelmente, a hepatectomia terá pouco impacto em sua evolução.[23]

Avaliação de ressecabilidade

Além do escore prognóstico clínico, o cirurgião de fígado depara com o fator técnico de buscar a remoção completa dos depósitos tumorais *versus* a necessidade de preservar o parênquima hepático, para evitar insuficiência

Tabela 36.1. Escores prognósticos clínicos em tumores colorretais metastáticos para o fígado

Autor Ano (n)	Fatores prognósticos negativos
Rees 2008 929 pacientes	3 ou mais metástases hepáticas Linfonodo positivo no câncer primário Neoplasia primária pouco diferenciada Presença de doença extra-hepática Metástase hepática maior que 5 cm CEA acima de 60 ng/mL
Fong 1999 1.001 pacientes	Margem positiva na metástase hepática ressecada Presença de doença extra-hepática Linfonodo positivo no câncer primário Intervalo entre neoplasia primária e surgimento da metástase inferior a 12 meses Metástase hepática maior que 5 cm CEA acima de 200 ng/mL
Nordlanger 1996 1.568 pacientes	Idade superior a 60 anos Tumor primário acometendo serosa Linfonodo positivo no câncer primário Intervalo entre neoplasia primária e surgimento da metástase inferior a 24 meses 4 ou mais metástases hepáticas Metástase hepática maior que 5 cm Margem inferior a 1 cm na lesão hepática ressecada

Fonte: elaborada pelos autores.

hepática pós-operatória. Esse equilíbrio é essencial, sobretudo nos casos de lesões volumosas e de múltiplas metástases. A possibilidade de ressecção completa baseia-se, essencialmente, na factibilidade anatômica de obter completa exérese tumoral com margem adequada. A função hepática pós-operatória depende, fundamentalmente, do volume de fígado residual após a ressecção.[4]

Nos casos de fígados saudáveis, o remanescente mínimo pós-operatório recomendável deve estar entre 20 e 25%. Já naqueles casos em que houve exposição pré-operatória à quimioterapia, recomenda-se remanescente maior que 30%, em virtude da lesão hepática induzida pela quimioterapia.[4]

Nos pacientes em que se antecipa remanescente hepático pequeno, pode-se induzir hipertrofia do futuro remanescente com as seguintes estratégias:

- Hepatectomia em dois tempos: estratégia na qual se procede ao clareamento do tumores no fígado esquerdo na primeira operação. Em seguida, adota-se um método de oclusão da veia porta (abaixo), para hipertrofiar o fígado esquerdo e possibilitar a hepatectomia direita no segundo tempo operatório, geralmente 3 a 4 semanas após o primeiro tempo cirúrgico.[24]
- Ligadura ou embolização da veia porta: método que visa ocluir o fluxo portal direito, desviando todo o fluxo para a veia porta esquerda, com efeito de *volume shift* – hipertrofia compensatória do lobo esquerdo associada à redução volumétrica do lobo direito.[25]
- *Associating liver partition and portal vein ligation for staged hepatectomy* (ALPPS): estratégia recente que envolve os conceitos anteriormente descritos. No primeiro tempo, realizam-se a remoção dos tumores do hemi-fígado esquerdo, a ligadura da veia porta direita e a hepatotomia parcial. Em geral, esse método cursa com hipertrofia acentuada e torna possível a realização do segundo tempo, geralmente uma hepatectomia direita ou direita ampliada, em 1 a 2 semanas.[26]

Uma importante classificação quanto à ressecabilidade foi introduzida por Adams et al.[4] e tem o foco direcionado à limitação técnica de remoção dos sítios de metástase, ou seja, é embasada na capacidade de o cirurgião remover toda a carga tumoral:

- Metástases facilmente ressecáveis: casos nos quais a hepatectomia pode ser prontamente indicada, sem qualquer preparo pré-operatório específico, seja direcionado ao fígado (p. ex., embolização portal), seja direcionado ao tumor (p. ex., quimioterapia).
- Metástases de ressecabilidade limítrofe (*borderline*): correspondem às situações nas quais a ressecabilidade é antecipada na dependência de preparo pré-operatório bem-sucedido. São casos em que a(s) metástase(s) pode(m) vir a ser ressecada(s) se houver redução objetiva das suas dimensões após quimioterapia pré-hepatectomia ou adequado crescimento do remanescente hepático depois de bloqueio portal seletivo.
- Metástases irressecáveis: casos inoperáveis em qualquer cenário, mesmo considerando preparo pré-operatório bem-sucedido.

É interessante ressaltar que há pouca dúvida nos casos extremos, ou seja, de fácil ressecção ou de tratamento operatório impossível. O grupo intermediário é o que suscita maiores discussões, necessita de abordagem multidisciplinar e, sobretudo, pode gerar variação do critério de ressecabilidade entre cirurgiões e instituições, uma vez que o *expertise* e os recursos terapêuticos diferem entre os centros e profissionais.

Comportamento biológico

Em geral, o tratamento das metástases hepáticas inclui a realização de quimioterapia sistêmica, para um adequado controle oncológico. Para os pacientes com metástases facilmente ressecáveis e fatores prognósticos clínicos favoráveis, deve-se proceder diretamente à hepatectomia. Nesse grupo de pacientes, não há evidência científica ou clínica que indique o emprego da quimioterapia antes da cirurgia do fígado.[27]

Em contrapartida, naqueles pacientes com doença mais avançada (p. ex., com metástases sincrônicas, multinodulares, de ressecção limítrofe), é recomendável a realização de quimioterapia no pré-operatório, uma vez que o tratamento sistêmico servirá como avaliação do comportamento biológico da doença. Aqueles pacientes que apresentarem progressão, provavelmente, não serão beneficiados pela hepatectomia, dada a agressividade oncológica da doença subjacente. Já naqueles casos nos quais a doença permanece controlada ou regride (fatores indicativos de melhor comportamento biológico), haverá claro benefício da ressecção do fígado.[28]

Margens

O conceito de margens também passa por reconsideração no tratamento das metástases do câncer retal. Até recentemente, entendia-se que margens livres de 1 cm eram essenciais para que houvesse adequado controle oncológico das metástases para o fígado. Porém, a evolução recente da quimioterapia de maior eficácia possibilitou que casos multinodulares fossem resgatados para tratamento cirúrgico, implicando operações extensas, muitas vezes envolvendo múltiplas nodulectomias. No cenário de doença multimetastática para o fígado, é impossível oferecer ressecção com tais margens em todos os nódulos.

Analisando as margens de maneira mais atenta, séries oriundas de centros especializados demonstraram que as margens livres maiores que 1 cm, comparadas às margens maiores que 1 mm, implicam semelhante sobrevida em longo prazo. O preço a se pagar em margens livres, porém exíguas, é o de maior recidiva local. Portanto, atualmente se entende, com relação às margens de ressecção, que: (1) a ressecção hepática não deve ser contraindicada quando se antecipa margem menor que 1 cm; (2) pacientes com margens pequenas, porém, livres (> 1 mm), têm benefício oncológico na ressecção hepática. É razoável assumir que, nesses casos, deve-se intensificar o seguimento pós-operatório para atuar precocemente nas recidivas locais tratáveis.[29,30]

Quando indicar ressecção das metástases hepáticas?

Apesar de os fatores prognósticos clínicos iniciais serem importantes, atualmente, analisa-se também a ressecabilidade (anatômica, funcional e com mínima margem livre) em conjunto com o comportamento biológico, oferecendo os benefícios da ressecção hepática, sempre que possível.

MANEJO DO TUMOR PRIMÁRIO E DA METÁSTASE CONFORME A APRESENTAÇÃO: SINCRÔNICO *VERSUS* METACRÔNICO

O conceito clássico entre cirurgiões determina que o tumor primário esteja controlado para que se prossiga no tratamento do tumor metastático. Nesse cenário, considera-se, arbitrariamente, que metástases surgidas no estadiamento inicial e no 1º ano de seguimento após o tratamento do reto sejam definidas como sincrônicas. Aquelas aparentes após o 1º ano seriam definidas como metacrônicas.[12]

O surgimento de lesões secundárias no fígado, em qualquer momento após a cirurgia do reto, implica o manejo das metástases do fígado de acordo com o estadiamento e os tratamentos sistêmico e cirúrgico, conforme anteriormente exposto neste capítulo e nas demais sessões do livro.

Na prática clínica, o maior interesse reside nos casos em que o diagnóstico da metástase se dá com o do tumor do reto. Nessa situação, não serve o conceito de que o primário esteja controlado, mas que seja passível de controle, possibilitando que se considere também o tratamento das lesões no fígado.[12]

ASSOCIAÇÃO DE OPERAÇÕES DE GRANDE PORTE

Os cirurgiões colorretal e hepatobiliar devem atentar à associação de procedimentos de grande porte e alta complexidade em um mesmo tempo operatório (Figuras 36.1 e 36.2).

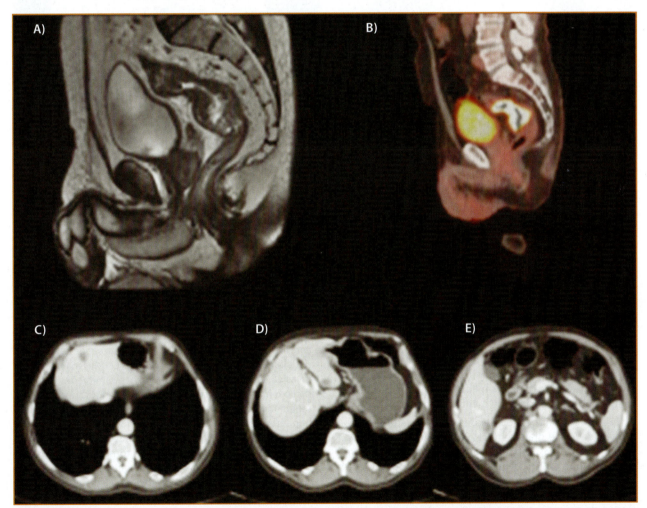

Figura 36.1. Neoplasia de reto com metástases hepáticas ressecáveis. A. Ressonância magnética de pelve. B. Tomografia computadorizada por emissão de pósitrons. Tomografias de abdome evidenciam lesões secundárias acometendo os segmentos hepáticos 3 (C), 2 (D) e 7 (E).
Fonte: acervo dos autores.

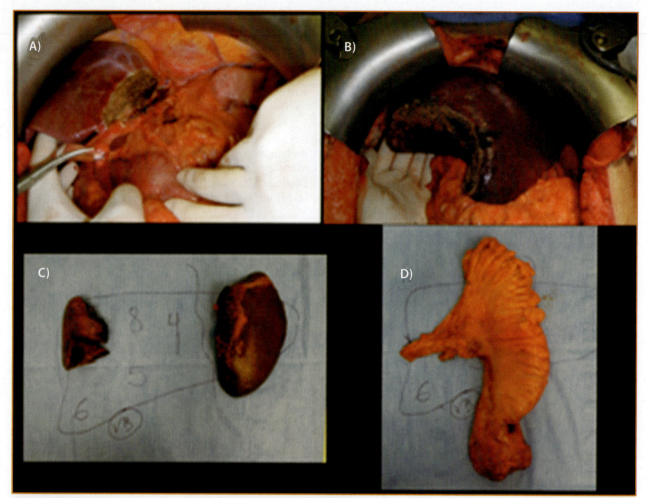

Figura 36.2. Aspectos operatórios do caso representado na Figura 36.1. Em A e B, observam-se áreas cruentas hepáticas após remoção dos segmentos 2-3 e 7, respectivamente. Em C, estão as peças cirúrgicas obtidas após hepatectomia e, em D, após retossigmoidectomia.
Fonte: acervo dos autores.

Realizar a ressecção retal baixa em conjunto com hepatectomia implica a soma das morbidades decorrentes dos dois procedimentos. Por definição, as proctocolectomias totais, as colectomias totais, as ressecções anteriores baixas e a amputação do reto são consideradas operações de grande porte na cirurgia colorretal. Semelhante classificação existe para as operações sobre o fígado, no qual a remoção de três ou mais segmentos contíguos implica o conceito de hepatectomia maior (*major hepatectomy*), associado a significativa elevação de complicações perioperatórias se comparado às ressecções de menor porte.[31,32]

Via de regra, as operações sobre o reto extraperitoneal serão de grande porte. Recomenda-se, portanto, limitar o porte das hepatectomias a serem realizadas no mesmo tempo cirúrgico, para não incorrer em tratamento excessivamente mórbido e com elevada mortalidade. Em centros de excelência, já se provou factível e segura a realização de procedimentos maiores no reto e no fígado de maneira combinada, porém, tal resultado ainda carece de confirmação em outros centros.[33]

Papel da laparoscopia

Especula-se, ainda, que as operações de acesso laparoscópico impliquem menor morbidade e, dessa maneira, possibilitem a realização de operações colorretais e hepáticas maiores em um mesmo tempo cirúrgico, com baixa taxa de complicações. A hepatectomia laparoscópica representou uma das últimas fronteiras conquistadas pela cirurgia minimamente invasiva. Os temores iniciais envolviam limitações técnicas, como o manejo de sangramento intraoperatório, e limitações terapêuticas, como riscos de disseminação peritoneal durante hepatectomias para tratamento de tumores. A progressiva melhora técnica dos cirurgiões hepatobiliares, associada à melhora do aparato tecnológico, tornou possível que as operações laparoscópicas sobre o fígado se desenvolvessem com segurança. Atualmente, há evidência científica robusta que comprova que a hepatectomia minimamente invasiva apresenta menores taxas de complicações perioperatórias (menor sangramento, recuperação precoce, menores complicações gerais e menor impacto na função hepática) e representa tratamento oncológico adequado (margens de segurança e taxas de sobrevida idênticas às da cirurgia convencional).[34] As hepatectomias laparoscópicas, especialmente as ressecções maiores, ainda são procedimentos restritos a centros de excelência. Nesse cenário, surge outra limitação, que é encontrar equipes altamente especializadas e treinadas para realizar a operação sobre o reto e o sobre o fígado por meio de acesso minimamente invasivo.[35]

Manejo caso a caso

A ocorrência de metástase hepática no diagnóstico da neoplasia de reto implica a presença de doença agressiva já na apresentação inicial. Na maioria desses pacientes, é razoável iniciar o tratamento sistêmico como modo de análise do comportamento biológico tumoral. O tratamento deve ser limitado a três ciclos pré-operatórios, empregando-se os regimes de maior eficácia (p. ex., com uso de oxaliplatina ou irinotecano). Em seguida, analisa-se a resposta à terapêutica e, nos casos de resposta à quimioterapia, pode-se prosseguir ao manejo operatório. O número de ciclos de quimioterapia no pré-operatório deve ser limitado, visto que os esquemas terapêuticos atuais são hepatotóxicos e, se mantidos por tempo prolongado, resultarão em lesão hepática manifestada durante a hepatectomia, com aumento das complicações cirúrgicas.

Cabe ressaltar que toda essa discussão se aplica a pacientes assintomáticos, ou seja, nos casos em que se possa programar a terapêutica integralmente de maneira eletiva. Pacientes que apresentam complicações relacionadas com o tumor primário, como obstrução intestinal, hemorragia digestiva e dor de difícil controle, devem ser avaliados para o manejo destas, geralmente em regime de urgência.

De maneira resumida, seguem as condutas preconizadas em cada cenário clínico:

- Pacientes com neoplasia de reto sem indicação de neoadjuvância: geralmente configuram tumores retais iniciais, e muito raramente desenvolverão metástases. Nessa eventualidade, procede-se à cirurgia da neoplasia de reto, que pode também contemplar o fígado, conforme o porte das operações anteriormente descrito.
- Pacientes com neoplasia de reto com indicação de neoadjuvância: situação mais frequente e de maior preocupação. Nesse cenário, os pacientes necessitam de químio/radioterapia neoadjuvante para o reto. Em seguida, há o período de espera (8 a 12 semanas em geral) para que seja realizado o tratamento cirúrgico. Nesse caso, o paciente com metástases hepáticas fica meses sem tratamento dirigido às lesões no fígado, incorrendo em progressão tumoral. No contexto interdisciplinar, é fundamental considerar medidas alternativas, para que todos os focos da doença sejam controlados. Surge como alternativa a aplicação de radioterapia neoadjuvante em regime de curta duração, *short-course*,[36] antecipando o tratamento cirúrgico. Naturalmente, esse regime curto de radioterapia não é aplicável a todos os pacientes, devendo-se atentar para sua indicação nos casos em que a redução do volume tumoral não seja essencial ao ato operatório (p. ex., comprometimento de fáscia mesorretal, comprometimento esfincteriano).

Invertendo a ordem dos fatores: a abordagem reversa (primeiro o fígado) aplica-se aos pacientes com indicação de neoadjuvância e surgiu da racionalidade que considera o longo tempo entre todas as etapas do tratamento do câncer do reto até que se atinja o momento de operar o fígado. Consiste, basicamente, em iniciar o tratamento sistêmico; havendo resposta favorável, trata-se o fígado inicialmente (*liver first approach*).[37] Essa estratégia é atrativa, uma vez que o período após radioterapia incorre em longo período de espera, no qual a hepatectomia pode ser realizada sem prejuízo oncológico, reservando a ressecção retal para a última etapa.

Sequência intraoperatória

É comum a preocupação entre cirurgiões sobre como conduzir, no intraoperatório, a sequência de ressecções. Embora não haja suporte científico na literatura, os autores deste capítulo recomendam, no Serviço de Cirurgia do Fígado HC/FMUSP, que a sequência técnica obedeça à ordem inversa de complexidade, ou seja, abordar inicialmente a operação de maior porte e que será o limitante na ressecção de todos os focos tumorais.

Sendo a ressecção retal uma operação de grande porte, provavelmente a hepatectomia associada será uma ressecção menor, conforme anteriormente descrito. Nesses casos, a operação intestinal será conduzida inicialmente. Tal ordem torna-se especialmente relevante nos casos de tumores pélvicos volumosos e nos tumores retais recidivados na pelve, em que as chances de uma operação retal R0 são de aproximadamente 50% (variação entre 39 e 89% nas séries publicadas); portanto, é conveniente aguardar a completa exérese do primário antes de prosseguir com a cirurgia hepática.[38,39]

TRATAMENTO DO FÍGADO NA PRESENÇA DE DOENÇA EXTRA-HEPÁTICA

Outro aspecto que mostra a evolução do tratamento oncológico e cirúrgico das neoplasias colorretais é o manejo das lesões em diversos sítios metastáticos. No passado, a concomitância de lesões secundárias no fígado e em outro local era considerada contraindicação formal à hepatectomia, mesmo nos casos em que todos os focos tumorais fossem ressecáveis.[6]

A ocorrência de metástases pulmonares é maior nos tumores retais em comparação aos tumores colônicos, fato atribuído à natureza da drenagem venosa sistêmica dos segmentos distais do reto. São também bem conhecidos os bons resultados do tratamento cirúrgico das metástases pulmonares (cenário abordado no Capítulo 36).

Centros de referência, estimulados pelo sucesso do tratamento cirúrgico das metástases e dos regimes modernos de quimioterapia, enveredaram para o manejo da doença metastática em múltiplos sítios. Naturalmente, esse é um tema de abordagem multidisciplinar e, dada a complexidade do tema, mereceria um capítulo à parte no manejo do câncer retal metastático.

Ressalta-se que é possível oferecer, se não a cura, sobrevida de longo prazo nos pacientes ressecáveis com lesões em mais de um órgão. O segredo do sucesso nessa estratégia é a abordagem multidisciplinar com todas as equipes envolvidas e, sobretudo, entender o comportamento biológico da doença. Todos os centros bem-sucedidos nesse tipo de tratamento baseiam o manejo em dois princípios fundamentais: possibilidade de remoção completa de todos os focos tumorais (ou seja, citorredução apenas não oferece benefícios de sobrevida para o paciente) e resposta ao tratamento sistêmico, indicando controle de toda a doença circulante.[40]

Novamente, surge a discussão, nos casos de metástases multicêntricas, de qual foco tumoral tratar inicialmente. Recomenda-se tratar primeiro o foco de maior complexidade cirúrgica e que limitará a sobrevida e o tratamento do(s) outro(s) sítio(s). Em geral, o fígado é abordado antes, uma vez que é o órgão que envolve grande número de estratégias refinadas e complexas para atingir ressecabilidade (p. ex., embolização portal, cirurgias em dois tempos, procedimentos ablativos concomitantes), atuando, portanto, como limitante na terapêutica. Ressalta-se que cada caso deve ser avaliado individualmente por equipe multidisciplinar.

CONCLUSÃO

O manejo das metástases hepáticas evoluiu consideravelmente nas últimas décadas. A hepatectomia persiste como tratamento-padrão na obtenção de sobrevida de longo prazo. O tratamento das lesões secundárias passa também pela abordagem do coloproctologista, que, ao realizar diagnósticos endoscópicos precoces e a operação do tumor primário com critérios de radicalidade oncológica (mesmo frente à doença metastática), oferece ao paciente chances de cura. Na situação de doença metastática, a multidisciplinaridade é fundamental para obter sucesso em todas as etapas do tratamento.

Referências

1. Diniz FF, Perondi F, Gonçalves JA. Epidemiologia e fatores de risco. In: Campos FGCM, Regadas FSP, Pinho M (eds.). Tratado de coloproctologia. São Paulo: Atheneu; 2012. p. 303-11.
2. Kronborg O, Fenger C, Olsen J, Jørgensen OD, Søndergaard O. Randomised study of screening for colorectal cancer with faecal-occult-blood test. Lancet. 1996;348:1467-71.
3. Bretthauer M. Evidence for colorectal cancer screening. Best Pract Res Clin Gastroenterol. 2010;24(4):417-25.
4. Adams RB, Aloia TA, Loyer E, Pawlik TM, Taouli B, Vauthey JN. Selection for hepatic resection of colorectal liver metastases: expert consensus statement. HPB. 2013;15(2):91-103.
5. Adam R, De Gramont A, Figueras J, Guthrie A, Kokudo N, Kunstlinger F et al. The oncosurgery approach to managing liver metastases from colorectal cancer: a multidisciplinary international consensus. Oncologist. 2012;17:1225-39.
6. Hughes K, Rosenstein R, Songhorabodi S, Adson M, Ilstrup D, Fortner J et al. Resection of the liver for colorectal carcinoma metastases. Dis Colon Rectum. 1988;31(1):1-4.
7. Adam R, De Gramont A, Figueras J, Guthrie A, Kokudo N, Kunstlinger F et al. The oncosurgery approach to managing liver metastases from colorectal cancer: a multidisciplinary international consensus. Oncologist. 2012;17(10):1225-39.
8. Tudyka V, Blomqvist L, Beets-Tan RGH, Boelens PG, Valentini V, Van De Velde CJ et al. EURECCA consensus conference highlights about colon & rectal cancer multidisciplinary management: the radiology experts review. Eur J Surg Oncol. 2014;40(4):469-75.
9. Asiyanbola B, Chang D, Gleisner AL, Nathan H, Choti MA, Schulick RD et al. Operative mortality after hepatic resection: are literature-based rates broadly applicable? J Gastrointest Surg. 2008;12(5):842-51.
10. Hamady ZZR, Malik HZ, Alwan N, Wyatt JI, Prasad KR, Prasad RK et al. Surgeon's awareness of the synchronous liver metastases during colorectal cancer resection may affect outcome. Eur J Surg Oncol. 2008;34(2):180-4.
11. Bipat S, van Leeuwen MS, Comans EFI, Pijl MEJ, Bossuyt PMM, Zwinderman AH et al. Colorectal liver metastases: CT, MR imaging, and PET for diagnosis – meta-analysis. Radiology. 2005;237(1):123-31.
12. Coimbra FJF, Ribeiro HS de C, Marques MC, Herman P, Chojniak R, Kalil AN et al. First Brazilian consensus on multimodal treatment of colorectal liver metastases. Module 1: pre-treatment evaluation. ABCD Arq Bras Cir Dig (São Paulo). 2015;28(4):222-30.
13. Fowler KJ, Linehan DC, Menias CO. Colorectal liver metastases: state of the art imaging. Ann Surg Oncol. 2013 Apr;20(4):1185-93.
14. Robinson SM, Wilson CH, Burt AD, Manas DM, White SA. Chemotherapy-associated liver injury in patients with colorectal liver metastases: a systematic review and meta-analysis. Ann Surg Oncol. 2012;19(13):4287-99.
15. Seo HJ, Kim M, Lee JD, Chung W, Kim Y-E. Gadoxetate disodium-enhanced magnetic resonance imaging versus contrast-enhanced 18F-fluorodeoxyglucose positron emission tomography/computed tomography for the detection of colorectal liver metastases. Invest Radiol. 2011;46(9):548-55.
16. Scott AM, Gunawardana DH, Kelley B, Stuckey JG, Byrne AJ, Ramshaw JE et al. PET changes management and improves prognostic stratification in patients with recurrent colorectal cancer: results of a multicenter prospective study. J Nucl Med. 2008;49(9):1451-7.
17. Ruers TJ, Wiering B, van der Sijp JR, Roumen RM, de Jong KP, Comans EF et al. Improved selection of patients for hepatic surgery of colorectal liver metastases with (18)F-FDG PET: a randomized study. J Nucl Med. 2009;50(7):1036-41.
18. Briggs RH, Chowdhury FU, Lodge JPA, Scarsbrook AF. Clinical impact of FDG PET-CT in patients with

potentially operable metastatic colorectal cancer. Clin Radiol. The Royal College of Radiologists. 2011;66(12):1167-74.

19. Engledow AH, Skipworth JRA, Pakzad F, Imber C, Ell PJ, Groves AM. The role of 18FDG PET/CT in the management of colorectal liver metastases. HPB. 2012;14(1):20-5.

20. Lubezky N, Metser U, Geva R, Nakache R, Shmueli E, Klausner JM et al. The role and limitations of 18-fluoro-2-deoxy-d-glucose positron emission tomography (FDG-PET) scan and Computerized Tomography (CT) in restaging patients with hepatic colorectal metastases following neoadjuvant chemotherapy: comparison with operative and. J Gastrointest Surg. 2007;11(4):472-8.

21. Torzilli G, Makuuchi M. Intraoperative ultrasonography in liver cancer. Surg Oncol Clin N Am. 2003;12(1):91-103.

22. Parks KR, Hagopian EJ. Introduction: the importance of ultrasound in a surgical practice. In: Hagopian E, Machi J (eds.). Abdominal ultrasound for surgeons. Nova York: Springer; 2014. p. 3-6.

23. Gregoire E, Hoti E, Gorden DL, de la Serna S, Pascal G, Azoulay D. Utility or futility of prognostic scoring systems for colorectal liver metastases in an era of advanced multimodal therapy. Eur J Surg Oncol. 2010;36(6):568-74.

24. Adam R, Miller R, Pitombo M, Wicherts DA, de Haas RJ, Bitsakou G et al. Two-stage hepatectomy approach for initially unresectable colorectal hepatic metastases. Surg Oncol Clin N Am. 2007;16(3):525-36.

25. Loffroy R, Favelier S, Chevallier O, Estivalet L, Genson P-Y, Pottecher P et al. Preoperative portal vein embolization in liver cancer: indications, techniques and outcomes. Quant Imaging Med Surg. 2015;5(5):730-9.

26. Clavien P-A, de Santibañes E. The ALPPS. Ann Surg. 2012;256(3):e18-9.

27. Jones RP, Malik HZ, Fenwick SW, Poston GJ. Perioperative chemotherapy for resectable colorectal liver metastases: Where now? Eur J Surg Oncol. 2013;39(8):807-11.

28. Nordlinger B, Vauthey J-N, Poston G, Benoist S, Rougier P, Van Cutsem E. The timing of chemotherapy and surgery for the treatment of colorectal liver metastases. Clin Color Cancer. 2010;9(4):212-8.

29. Mbah NA, Scoggins C, McMasters K, Martin R. Impact of hepatectomy margin on survival following resection of colorectal metastasis: the role of adjuvant therapy and its effects. Eur J Surg Oncol. 2013;39(12):1394-9.

30. Herman P, Pinheiro RS, Mello ES, Lai Q, Lupinacci RM, Perini MV et al. Surgical margin size in hepatic resections for colorectal metastasis: impact on recurrence and survival. Arq Bras Cir Dig. 2013;26(4):309-14.

31. Thelen A, Jonas S, Benckert C, Spinelli A, Lopez-Hänninen E, Rudolph B et al. Simultaneous versus staged liver resection of synchronous liver metastases from colorectal cancer. Int J Colorectal Dis. 2007 Oct;22(10):1269-76.

32. Mentha G, Terraz S, Andres A, Toso C, Rubbia-Brandt L, Majno P. Operative management of colorectal liver metastases. Semin Liver Dis. 2013;33:262-72.

33. Silberhumer GR, Paty PB, Temple LK, Araujo RLC, Denton B, Gonen M et al. Simultaneous resection for rectal cancer with synchronous liver metastasis is a safe procedure. Am J Surg. 2014;209(6):935-42.

34. Coelho FF. Laparoscopic liver resection: experience based guidelines. World J Gastrointest Surg. 2016;8(1):5.

35. Wei M, He Y, Wang J, Chen N, Zhou Z, Wang Z. Laparoscopic versus open hepatectomy with or without synchronous colectomy for colorectal liver metastasis: a meta-analysis. PLoS One. 2014;9(1):e87461.

36. Kapiteijn E, Marjnen C, Nagtegaal I, Putter H, Steup W, Wiggers T et al. Preoperative radiotherapy combined with total mesorectal excision for resectable rectal cancer. N Engl J Med. 2001;345(9):638-46.

37. Mentha G, Majno P, Terraz S, Rubbia-Brandt L, Gervaz P, Andres A et al. Treatment strategies for the management of advanced colorectal liver metastases detected synchronously with the primary tumour. Eur J Surg Oncol. 2007;33(Suppl 2):S76-83.

38. Courtney D, McDermott F, Heeney A, Winter DC. Clinical review: surgical management of locally advanced and recurrent colorectal cancer. Langenbeck's Arch Surg. 2014;399(1):33-40.

39. Pereira P, Ghouti L, Blanche J. Surgical treatment of extraluminal pelvic recurrence from rectal cancer: Oncological management and resection techniques. J Visc Surg. 2013;150(2):97-107.

40. Hwang M, Jayakrishnan TT, Green DE, George B, Thomas JP, Groeschl RT et al. Systematic review of outcomes of patients undergoing resection for colorectal liver metastases in the setting of extra hepatic disease. Eur J Cancer. 2014;50(10):1747-57.

Tratamento Cirúrgico das Metástases Pulmonares de Carcinoma Colorretal

Riad Naim Younes
Fernando Conrado Abrão

INTRODUÇÃO

Os dados sobre a incidência e a mortalidade da base de dados GLOBOCAN, da Organização Mundial da Saúde, mostram que o câncer colorretal (CCR) é um dos cânceres mais comuns em todo o mundo. Sua posição no *ranking* varia de país para país, mas, em geral, o CCR está classificado entre os três cânceres mais frequentes para ambos os sexos. Em 2008, mais de 1,2 milhão de novos casos de câncer colorretal foram registrados em todo o mundo.[1-4] Em 2013, ocorreram cerca de 600 mil mortes por CCR no mundo.[5] No Brasil, o Instituto Nacional de Câncer (INCA) estimou que pouco mais de 15 mil pessoas morreram em decorrência do CCR em 2013.[6] A possibilidade de cura depende do diagnóstico precoce, no entanto, na apresentação, de 15 a 25% dos pacientes têm metástases, e estima-se que 50 a 60% daqueles com CCR desenvolverão metástases durante o curso da doença.[3,4]

A prática atual no manejo do CCR foi desenvolvida a partir do esforço contínuo para reduzir a incidência e a mortalidade da doença. O diagnóstico precoce, o tratamento agressivo e os programas de rastreamento foram todos destinados a reduzir a mortalidade. No entanto, o prognóstico permanece ruim, especialmente para aqueles pacientes que desenvolverão metástases.

As orientações clínicas atuais do United Kingdom's National Institute for Health and Clinical Excellence (NICE) e da norte-americana National Comprehensive Cancer Network (NCCN) recomendam estratégias de rastreamento para identificação da recorrência e uso contínuo de imagens para avaliar metástases hepáticas e/ou pulmonares. Isso possibilita a detecção precoce de metástases.[2,4] Ambas as publicações recomendam a metastasectomia hepática, sempre que possível, e a NCCN é clara em fazer recomendações semelhantes para metastasectomia pulmonar.

A orientação mais recente do NICE (2011) assume postura semelhante à da NCCN sobre a metastasectomia hepática, mas é mais cautelosa com relação às metástases pulmonares: "Há incerteza sobre o papel da metastasectomia para o tratamento de metástases pulmonares ressecáveis, e isso está sendo investigado no estudo clínico PulMiCC". PulMiCC refere-se a um acrônimo que significa *pulmonary metastasectomy in colorectal cancer* (metastasectomia pulmonar em câncer colorretal).[7] Trata-se do primeiro estudo clínico randomizado (ECR) para avaliar o benefício da metastasectomia pulmonar.

METASTASECTOMIA PULMONAR PARA CARCINOMA COLORRETAL

Curiosamente, a metastasectomia pulmonar foi defendida pela primeira vez como rotina clínica para os pacientes com sarcoma osteogênico. A metastasectomia pulmonar para o sarcoma foi recomendada como o padrão de tratamento em um estudo publicado pelo Memorial Sloan-Kettering Cancer Center (MSKCC) em 1971.[8] No entanto, para metastasectomia pulmonar em CCR, consideram-se duas publicações de 1979, da mesma instituição (MSKCC), as que despertaram, de fato, o interesse da comunidade médica para esse tema. Em 1980, Torkel Åberg desafiou a crença de sua eficácia. Ele relatou 25% de sobrevida em 5 anos em uma pequena série de pacientes (3/12) que teriam sido candidatos à metastasectomia, mas que não haviam passado por essa operação.[9] Åberg é pouco citado e, embora isso ocorra porque as evidências eram insuficientes ou pelo fato de o seu ponto de vista ser indesejável, os cirurgiões não foram dissuadidos de oferecer a seus pacientes a metastasectomia pulmonar, pensando que ela é uma terapia curativa. Entre 1986 e 1992, vários estudos de acompanhamento cirúrgicos foram publicados, dedicados ao CCR, alguns com 10 anos de acompanhamento, mostrando resultados notáveis em pacientes com metastasectomias hepáticas e pulmonares, metástases múltiplas e com ressecções repetidas.[10,11]

No entanto, foi em 1997, com a publicação do *International Registry of Lung Metastases* (IRLM), que a metastasectomia pulmonar se concretizou como terapia de escolha para metástases pulmonares, em pacientes selecionados, incluindo aqueles com CCR.[12] Esse estudo avaliou 5.206 casos de metastasectomia pulmonar de 18 centros na Europa e na América do Norte, incluindo pacientes operados em mais de quatro décadas diferentes, e não somente metástases de CCR. Os primeiros relatos individuais das instituições tendem a agrupar todas as suas operações de metastasectomia pulmonar em um único artigo, geralmente com o CCR no topo da tabela de frequência, com um adendo incluindo outros tipos de câncer em menor número.

O IRLM subdividiu a análise em quatro grupos: cânceres epiteliais, sarcoma, células germinativas e melanoma –, além de separar os pacientes em grupos de acordo com o comportamento biológico e a ressecabilidade das lesões. Essa foi uma distinção importante porque destacou os diferentes espectros de sobrevida, mostrando que pacientes com metástases ressecáveis, poucos nódulos e intervalo livre de doença maior que 36 meses apresentavam sobrevida maior.

O reconhecimento da metastasectomia pulmonar como modalidade terapêutica no manejo oncológico do câncer colorretal surgiu como extensão do *GI oncological custom and practice*. Isso ficou claro em uma recomendação para metastasectomia pulmonar, publicada em uma diretriz sobre CCR de 2004, pelo NICE.[13]

HISTÓRICO DA METASTASECTOMIA PULMONAR

No fim da década de 1970, na tentativa de detectar recorrências enquanto ainda assintomáticas, a atenção voltou-se ao monitoramento do marcador tumoral antígeno carcinoembrionário (CEA), na esperança de que a ressecção curativa de recorrência pudesse ser a mais precoce possível. Um estudo controlado randomizado (*CRC/NIH funded CEA second-look trial* – CEASL) foi executado de 1982 a 1993, usando o aumento dos níveis do CEA como gatilho para uma nova investigação. Nesse estudo, não se demonstrou qualquer benefício de sobrevida.[14,15]

Em 2006, os dirigentes da European Society of Thoracic Surgeons (ESTS), reconhecendo que a ressecção de metástases no pulmão a partir de uma ampla gama de sítios primários, tornou-se parte da rotina da prática clínica diária do cirurgião torácico, criaram o *Lung Metastasectomy Project*.[16] Uma das primeiras investigações dos projetos da ESTS, e a primeira publicação de resultados, foi um levantamento das opiniões dos seus membros sobre para quais pacientes a operação deveria ser oferecida.[17] Apenas um terço dos cirurgiões que responderam à pesquisa da ESTS utilizava biomarcadores para tomar sua decisão.[18] Em pacientes com CCR, há forte associação estatística entre a elevação do CEA e a sobrevida mais curta. Tem sido repetidamente demonstrado que essa associação é aplicável a pacientes que tiveram metastasectomia pulmonar, o que foi confirmado em uma metanálise.[19,20] No entanto, essa é uma característica geral do prognóstico e, enquanto o CEA elevado faz que a sobrevivência em longo prazo seja improvável, o CEA normal não identifica um paciente com potencial de cura por meio da metastasectomia pulmonar.

Com relação a tendências futuras, sugere-se ser possível utilizar técnicas de imuno-histoquímica nas peças cirúrgicas de lesões metastáticas pulmonares para investigar a expressão do fator D de crescimento endotelial vascular e o homólogo B do oncogênese viral FBJ (FOS-B). Entre os 39 pacientes estudados, a sobrevivência em 3 anos foi fortemente associada a baixo CEA pré-operatório, mas, entre os novos marcadores, somente o FOS-B ficou próximo da associação à sobrevida em 3 anos (p = 0,059).[21] Quanto à pesquisa de células tumorais circulantes, sua descoberta deve indicar potencial metastático. Portanto, sua implicação na prática médica seria fundamental. Barbazán et al. caracterizaram a composição genética de células tumorais circulantes relacionadas com o movimento, à aderência celular e à proliferação celular em cinco pacientes.[22] No entanto, é muito cedo e, provavelmente, muito complicado interpretar esses dados de modo que ajudasse na identificação de pacientes que se beneficiariam de metastasectomia. Lussier et al. relataram que a progressão de metástases pulmonares colorretais está associada a micro-RNA específicos.[23] Se essa linha de pesquisa ajudará a identificar os pacientes que podem ser curados por metastasectomia, ainda é um fato a ser demonstrado.

SELEÇÃO DE PACIENTES PARA METASTASECTOMIA PULMONAR

Inicialmente, os pacientes candidatos à metastasectomia pulmonar devem preencher os seguintes critérios:

- O sítio primário está controlado ou deve ser controlável.

- Ausência de outras lesões secundárias extrapulmonares, exceto no fígado. Nesse caso, a utilização da tomografia por emissão de pósitrons-tomografia computadorizada (PET-CT) pode ajudar de maneira impactante na seleção desses pacientes.

- Nenhum método de tratamento melhor que a cirurgia pode estar disponível.

- Os pacientes devem ter condições clínicas para tolerar a ressecção cirúrgica.

- A ressecção completa das metástases deve ser possível pela avaliação tomográfica.

Após essa triagem inicial, atualmente, tenta-se selecionar os pacientes que mais se beneficiarão do tratamento. Nesse sentido, a literatura é vasta em tentar identificá-los. No entanto, não há qualquer estudo clínico randomizado sobre o tema. Todos esses estudos têm o objetivo de identificar os pacientes que mais se beneficiariam desse tratamento. Entre eles, estão o já citado IRLM e duas revisões sistemáticas, entre 2007 e 2010, que mostram resultados semelhantes entre si[12,24,25] e, finalmente, há uma metanálise de 2013 que revela poucas mudanças em relação aos estudos anteriores.[20]

Nessa metanálise mais recente, quatro fatores foram associados à sobrevida, devendo ser, portanto, valorizados para indicação cirúrgica:

1. Pacientes com mais de uma metástase pulmonar: a chance de óbito em 5 anos duplica com razão de chance (HR) de 2,04 [intervalo de confiança (IC) 95%: 1,72 a 2,41].
2. CEA pré-operatório elevado também praticamente dobra o risco de óbito em 5 anos (HR 1,91; IC 95%: 1,57 a 2,32).
3. Intervalo livre de doença menor que 2 anos também aumenta a mortalidade em cerca de 60% em 5 anos (HR 1,59; IC 95%: 1,27 a 1,98).
4. Linfonodos mediastinais ou hilares comprometidos estão associados a aumento de 60% da mortalidade em 5 anos (HR 1,65; IC 95%: 1,35 a 2,02).

No entanto, tais critérios devem ser analisados com cuidado, pois não há estudo clínico randomizado que mostre o real benefício desse tratamento. Entre os estudos mais importantes citados, cabem algumas considerações.

Houve confirmação de que vários fatores, já identificados pelo IRLM e em estudos posteriores, incluídos nas revisões sistemáticas, estavam consistentemente associados a desfechos mais favoráveis, como: menor número de metástases, intervalo mais longo desde a cirurgia do câncer primário e não elevação do CEA. Esses são os fatores prognósticos, características estatisticamente associadas ao desfecho, independentemente do tratamento.

Porém, os fatores preditivos são aqueles que diferenciam entre pacientes que obterão ou não benefícios com um tratamento especial;[26] talvez, nesse contexto, ressecção R0 (margens cirúrgicas livres) versus ressecção R1/R2 (margens cirúrgicas comprometidas em diferentes graus) possa ser considerada fator preditivo. Porém, é uma questão difícil de analisar, visto que muitos autores incluem apenas casos R0 na avaliação de seus desfechos, precisamente porque a falha em atingir uma ressecção R0 representa falha do objetivo da cirurgia.[24] Com efeito, se a sobrevivência fosse similar, a despeito da ressecção R0/R1/R2, isso mostraria que a cirurgia não apresenta benefício e evitar-se-iam operações desnecessárias. Apenas uma minoria dos estudos relata uma análise da ressecção R0 versus R1, e apenas alguns deles apontam que ela está associada a uma diferença na sobrevivência.

Em 2007, o *British Medical Journal* publicou uma análise que desafiou toda a base da metastasectomia.[27] A interpretação alternativa referiu-se ao fato de a seleção dos pacientes ter sido habilmente feita e de as coortes operadas incluírem pacientes naturalmente destinados a sobreviver além de 5 anos, em virtude do prognóstico inerentemente favorável. Propôs-se que a atribuição do benefício de sobrevivência à cirurgia pode ser, de fato, um resultado da seleção de uma proporção de pacientes com probabilidade inerentemente maior de sobreviver.

Devem-se ressaltar algumas características das revisões sistemáticas. A respeito da revisão sistemática publicada em 2007, 20 estudos, incluindo 1.684 pacientes que passaram por uma metastasectomia entre 1980 e 2004, foram analisados.[24] A revisão foi conduzida para descrever os critérios para a seleção de pacientes com metástases pulmonares, na tentativa de identificar aqueles que poderiam se beneficiar da ressecção cirúrgica. Comentou-se sobre a alta ocorrência de dados incompletos dos estudos, além do fato de que essas séries eram altamente selecionadas, incluindo os pacientes com melhores prognósticos. As taxas de sobrevivência relatadas, entre os pacientes com metastasectomia pulmonar, foram de 40 a 60% em 5 anos, muito maiores que as expectativas mais otimistas para os pacientes com CCR avançado. Pfannschmidt et al. atualizaram a revisão anterior com estudos de 1990 a 2007 para a publicação em 2010.[25] Quinze estudos foram analisados, incluindo 1.539 pacientes. Ao comparar os relatórios dos diferentes grupos, houve, com o tempo, melhora notável das taxas de sobrevida global. Isso pode refletir o fato de a cirurgia estar se tornando cada vez mais frequentemente parte dos regimes de tratamento multimodal. Assim, com algoritmos de estadiamento eficientes para o diagnóstico e a quimioterapia moderna, pode-se esperar maior sobrevivência em longo prazo. Além disso, estudos mais recentes exploram os efeitos da metastasectomia adjuvante à quimioterapia, em uma tentativa de melhorar ainda mais a sobrevivência em longo prazo. Embora os resultados estejam melhorando, isso não resolve, contudo, a questão sobre se a cirurgia em si é eficaz ou não. Na revisão sistemática mais recente, incluindo uma metanálise, publicada em 2013, havia 94 estudos de acompanhamento cirúrgico encontrados na pesquisa de artigos para inclusão.[20] Sua metanálise limitou-se a relatórios de 2001 a 2011, incluindo 2.925 pacientes de 25 estudos. Ainda não havia estudos randomizados ou quaisquer outras formas de dados de controle. De fato, não há falta de evidência observacional. Os mesmos fatores prognósticos emergem com números maiores e melhores relatos nas séries de casos mais recentes. As estatísticas são mais robustas e completas. O que se pode afirmar, efetivamente, é que mais de uma metástase, intervalo interoperatório menor que 2 anos, CEA elevado e presença de metástase linfonodal elevam a taxa de risco de morte.

CONSIDERAÇÕES ESPECIAIS SOBRE A SELEÇÃO DE PACIENTES

Apesar de as características identificadas nos estudos descritos sugerirem o melhor perfil de pacientes para metastasectomia (fatores prognósticos), na prática clínica diária é comum oferecer a metastasectomia pulmonar para um grupo maior de pacientes, principalmente para os que se apresentam com intervalo livre de doença menor ou com mais de uma metástase pulmonar. Isso ocorre porque a ressecção de metástases pulmonares está inserida no tratamento multidisciplinar proposto principalmente por sociedades médicas norte-americanas, como a NCCN.[3] Além disso, baseia-se em alguns estudos de impacto menor que os anteriormente citados, e também por não haver qualquer ECR que analise o benefício da metastasectomia pulmonar.

Intervalo livre de doença

Atualmente, é consensual que o breve intervalo livre de doença entre a ressecção do CCR e o surgimento das metástases representa disseminação tumoral precoce, sugerindo comportamento biológico agressivo da neoplasia. Nesse extremo, têm-se as metástases pulmonares sincrônicas, que também recebem recomendação de tratamento cirúrgico.[3] Porém, os pacientes submetidos à ressecção dessas metástases, simultaneamente ou de maneira estagiada, apresentam sobrevida menor que aqueles com metástases metacrônicas. Além disso, apesar de os maiores estudos[12,20] citarem intervalo livre de doença satisfatório como de 2 anos ou mais, uma minoria identificou o intervalo livre de doença como fator prognóstico. Porém, esses estudos utilizaram valores de corte diferentes para determinar o intervalo livre de doença ideal. Portanto, com base nos estudos atuais, sem ECR, parece que o intervalo livre de doença é um fator de mau prognóstico, mas não deve ser contraindicação absoluta, desde que o paciente seja avaliado de maneira multidisciplinar.

Número de metástases

A maioria dos estudos publicados também mostra que o número de metástases pulmonares tem impacto negativo na sobrevida desses pacientes. Younes et al. mostraram, em sua análise multivariada, que pacientes com até duas metástases pulmonares apresentam sobrevida maior que aqueles com mais de duas metástases.[28] Cho et al. concluíram que pacientes com três ou menos nódulos apresentam sobrevida global em 5 anos de 56,2 *versus* 33,7% dos pacientes com mais de três metástases pulmonares.[29] Portanto, apesar de ser consenso que pacientes com múltiplos nódulos disseminados pelos pulmões não são candidatos à metastasectomia pulmonar, parece insensato, no momento em que ainda não se tem ECR, deixar de oferecer esse tratamento para pacientes com poucos nódulos pulmonares, dentro do contexto multidisciplinar em que está estabelecido o cuidado do CCR.

Outros possíveis fatores prognósticos

Tamanho da metástase pulmonar

Apesar de alguns autores descreverem o tamanho da metástase pulmonar como um fator prognóstico, a maioria dos estudos não conseguiu identificar essa correlação. Além disso, do mesmo modo como ocorre com o número de metástases, não parece sensato, no momento atual, deixar de oferecer a ressecção cirúrgica para pacientes que apresentem lesões maiores, desde que sejam respeitados os outros critérios de seleção para a metastasectomia pulmonar.

Metástases bilaterais

Os dados na literatura sobre a influência de metástases bilaterais na sobrevida dos pacientes submetidos à metastasectomia pulmonar são conflitantes. Younes et al. descreveram que pacientes com lesões unilaterais apresentaram sobrevida maior que aqueles com lesões pulmonares bilaterais.[30] Chen et al. também reportaram que pacientes com doença pulmonar bilateral apresentaram sobrevida mais curta que aqueles com metástases unilateral.[31] Contudo, McCormack et al. mostraram que não houve diferença significativa na sobrevida de pacientes operados, no que se refere à bilateralidade das metástases.[32] Riquet et al. também publicaram um estudo no qual a sobrevida em 5 anos nos pacientes submetidos à metastasectomia bilateral foi similar à dos pacientes tratados por ressecção em um único pulmão.[33] Nesse cenário, não há como afirmar que metástases pulmonares bilaterais possam influenciar na seleção dos pacientes para metastasectomia.

Quimioterapia perioperatória

Ao contrário das metástases hepáticas, há poucos dados na literatura analisando o impacto da quimioterapia adjuvante ou neoadjuvante na metastasectomia pulmonar. Younes et al. identificaram impacto do tratamento sistêmico na sobrevida dos pacientes submetidos à metastasectomia pulmonar.[30] No entanto, a maioria dos estudos retrospectivos sobre metastasectomia pulmonar não analisou a quimioterapia perioperatória. Atualmente, ela está mais bem avaliada e estabelecida para os pacientes com metástases hepáticas de CCR.

CONTROVÉRSIAS CIRÚRGICAS

Videotoracoscopia

Nas últimas décadas, a videotoracoscopia (VATS) ganhou espaço e popularidade entre os cirurgiões de todo o mundo, possibilitando incisões menores e, consequentemente, menor trauma cirúrgico. Contudo, é consenso que a metastasectomia pulmonar é um procedimento realizado com intenção curativa e, para isso, todas as lesões pulmonares precisam ser ressecadas. A literatura mostra resultados controversos para a VATS. No entanto, dois estudos merecem destaque, como descrito a seguir.

Eckardt et al., em 2012, elegeram 37 pacientes candidatos à metastasectomia.[34] Estes tinham 55 lesões suspeitas para metástases observadas na tomografia computadorizada de tórax. Os pacientes foram operados primeiro por VATS, sendo 51 lesões (92%) identificadas no transoperatório. Após a VATS, os mesmos pacientes foram submetidos a toracotomias no mesmo ato cirúrgico e utilizando a mesma anestesia, sendo identificados 29 nódulos adicionais. Destes, 6 (21%) eram metástases, 19 (66%), nódulos benignos, 3 (10%), linfonodos subpleurais, e 1 dos nódulos era um segundo tumor primário de pulmão.

Em 2014, o mesmo grupo realizou estudo semelhante, porém, trocando a equipe cirúrgica, ou seja, a equipe que iniciou o procedimento por VATS foi substituída por outra, que palpou os pulmões por meio da cirurgia convencional, sem saber quantos nódulos a primeira equipe havia identificado.[35] Nesse estudo, a palpação por técnica convencional identificou 67 nódulos adicionais, sendo 24 deles malignos.

Portanto, pode-se concluir que ainda se fazem necessários mais estudos para identificar o real papel da VATS na metastasectomia pulmonar.

Linfadenectomia mediastinal

O papel da linfadenectomia mediastinal (LM) permanece indefinido. É fato que possibilita melhor entendimento da extensão da doença. Além disso, Welter et al., entre vários outros estudos, incluindo a metanálise mais recente descrita, reportaram piora da sobrevida em pacientes com metástases linfonodais (19 versus 42%; p = 0,02).[36] Com base nesses dados, muitos autores acreditam que pacientes com comprometimento linfonodal não se beneficiam do tratamento cirúrgico. Contudo, outros autores relatam que pacientes submetidos à metastasectomia pulmonar com LM não apresentam sobrevida desprezível.[37,38] Apesar de vários estudos na literatura sobre o tema, não há indícios fortes de que haja algum papel terapêutico para a LM. Nesse ambiente de incerteza, poucos cirurgiões realizam a LM em sua prática diária. Uma recente pesquisa da Sociedade Europeia de Cirurgia Torácica mostrou que apenas 13% dos cirurgiões a empregam.

PERSPECTIVAS FUTURAS DA METASTASECTOMIA PULMONAR

Outro artigo da Sociedade Europeia de Cirurgia Torácica (ESTS), publicado como suplemento do *Journal of Thoracic Oncology*, em 2010, sugeriu que, embora houvesse grande experiência na realização dessa cirurgia, a crença em seu benefício baseou-se em séries de casos e registros de relatos clínicos.[39] A evidência ficou muito aquém das normas da Medicina Baseada em Evidências (MBE), e uma orientação robusta não pode ser produzida com base nesses dados. Eles apontaram, então, o caminho para um estudo clínico randomizado.

A supremacia do estudo clínico randomizado como modo de evidência, entretanto, não fica incontestada. Os proponentes de estudos observacionais em cirurgia argumentam que eles requerem menos tempo, são mais baratos e evitam a questão ética de, por vezes, incluir pacientes vulneráveis em um processo de randomização.[40] No entanto, o cerne da questão é saber se qualquer um dos inúmeros estudos de acompanhamento de metastasectomia pulmonar supera de modo convincente o problema central do viés da seleção. O problema é generalizado em estudos de acompanhamento de pacientes que foram selecionados para uma modo particular de tratamento cirúrgico, e realizar mais estudos do mesmo tipo não resolve o problema.

Os autores dessa publicação da ESTS concluíram que, "na ausência de um estudo clínico controlado randomizado para verificar a eficácia da metastasectomia pulmonar na sobrevivência e qualidade de vida, é improvável que a prática atual seja em algum momento influenciada".[39] Isso deu origem ao estudo PulMiCC,[41] baseado na prática clínica na qual muitos pacientes com CCR metastático para o pulmão são considerados inadequados para metastasectomia, ao passo que outros são tidos como candidatos ideais. Entre esses dois grupos, há uma gama de pacientes em que a indicação cirúrgica é duvidosa, como quando se preenche apenas um dos critérios identificados na metanálise anteriormente descrita. A randomização pode ser uma abordagem racional quando esse grau de incerteza científica é evidente.

CONCLUSÕES

A prática de metastasectomia pulmonar para o câncer colorretal é baseada em dados observacionais e, principalmente, retrospectivos. Embora estudos randomizados tenham sido propostos, eles não foram concluídos. A comunidade de oncologistas e cirurgiões torácicos aguarda ansiosamente os resultados do primeiro estudo clínico randomizado (PULMICC) que avaliará os reais benefícios da metastasectomia pulmonar. Até o momento, os estudos mostram que pacientes com CEA pré-operatório normal, intervalo livre de doença longo e metástase única são fatores de bom prognóstico.

Referências

1. GLOBOCAN. World Health Organization: International Agency for Research on Cancer. 2014. Disponível em: http://www.uicc.org/resources/globocan. Acesso em: 31 mar. 2012.

2. Poston G; Guideline Development Group. Colorectal cancer: the diagnosis and management of colorectal cancer. National Institute for Health and Clinical Excellence [Internet]. 2011 [updated 2011 November; cited 2012 Oct 7]. Disponível em: http://guidance.nice.org.uk/CG131/Guidance/pdf/ English. Acesso em: 31 mar. 2012.

3. National Comprehensive Cancer Network. NCCN Clinical Practice Guidelines in Oncology: rectal cancer 4. 2015. Disponível em: http://www.tri-kobe.org/nccn/guideline/colorectal/english/rectal.pdf. Acesso em: 31 mar. 2012.

4. National Comprehensive Cancer Network. NCCN Clinical Practice Guidelines in Oncology: colon cancer 3. 2015. Disponível em: http://www.tri-kobe.org/nccn/guideline/colorectal/english/colon.pdf. Acesso em: 31 mar. 2012.

5. Qaseem A, Forland F, Macbeth F, Ollenschläger G, Phillips S, van der Wees P. Guidelines International Network: toward international standards for clinical practice guidelines. Ann Intern Med. 2012;156: 525-31.

6. Inca – Instituto Nacional do Câncer [Internet]. 2016. Disponível em: https://mortalidade.inca.gov.br/MortalidadeWeb/pages/Modelo01/consultar.xhtml#panelResultado. Acesso em: 31 mar. 2012.

7. Treasure T, Fallowfield L, Lees B, Farewell V. Pulmonary metastasectomy in colorectal cancer: the PulMiCC trial. Thorax. 2012;67:185-7.

8. Martini N, Huvos AG, Miké V, Marcove RC, Beattie EJ. Multiple pulmonary resections in the treatment

of osteogenic sarcoma. Ann Thorac Surg. 1971;12: 271-80.

9. Aberg T, Malmberg KA, Nilsson B, Nöu E. The effect of metastasectomy: fact or fiction? Ann Thorac Surg. 1980;30:378-84.

10. McAfee MK, Allen MS, Trastek VF, Ilstrup DM, Deschamps C, Pairolero PC. Colorectal lung metastases: results of surgical excision. Ann Thorac Surg. 1992;53:780-5.

11. McCormack PM, Burt ME, Bains MS, Martini N, Rusch VW, Ginsberg RJ. Lung resection for colorectal metastases. 10-year results. Arch Surg. 1992;127:1403-6.

12. Pastorino U, Buyse M, Friedel G, Ginsberg RJ, Girard P, Goldstraw P et al. Long-term results of lung metastasectomy: prognostic analyses based on 5206 cases. J Thorac Cardiovasc Surg. 1997;113:37-49.

13. Scheele J. NICE. Guidance on Cancer Services. Improving outcomes in colorectal cancer. Colorectal cancer: the diagnosis and management of colorectal cancer. National Institute for Health and Clinical Excellence. 2004. Disponível em: http://www.nice.org.uk/guidance/csgcc. Acesso em: 31 mar. 2012.

14. Northover J, Houghton J, Lennon T. CEA to detect recurrence of colon cancer. JAMA. 1994;272:31.

15. Lennon T, Houghton J, Northover J. Post operative CEA monitoring and second-look surgery in colorectal cancer: trial results [Abstract]. Brit J Cancer. 1994;70:16.

16. Van Raemdonck D, Friedel G. The European Society of Thoracic Surgeons lung metastasectomy project. J Thorac Oncol. 2010;5:S127-9.

17. Internullo E, Cassivi SD, Van Raemdonck D, Friedel G, Treasure T. Pulmonary metastasectomy: the state of the practice in Europe. Nteract Cardiov Th. 2007;6(Suppl. 2):S182.

18. Internullo E, Cassivi SD, van Raemdonck D, Friedel G, Treasure T. Pulmonary metastasectomy: a survey of current practice amongst members of the European Society of Thoracic Surgeons. J Thorac Oncol. 2008;3:1257-66.

19. Fiorentino F, Hunt I, Teoh K, Treasure T, Utley M. Pulmonary metastasectomy in colorectal cancer: a systematic review and quantitative synthesis. J R Soc Med. 2010;103:60-6.

20. Gonzalez M, Poncet A, Combescure C, Robert J, Ris HB, Gervaz P. Risk factors for survival after lung metastasectomy in colorectal cancer patients: a systematic review and meta-analysis. Ann Surg Oncol. 2013;20:572-9.

21. Pfannschmidt J, Bade S, Hoheisel J, Muley T, Dienemann H, Herpel E. Identification of immunohistochemical prognostic markers for survival after resection of pulmonary metastases from colorectal carcinoma. Thorac Cardiovasc Surg. 2009;57:403-8.

22. Barbazán J, Alonso-Alconada L, Muinelo-Romay L, Vieito M, Abalo A, Alonso-Nocelo M et al. Molecular characterization of circulating tumor cells in human metastatic colorectal cancer. PLoS One. 2012;7:e40476.

23. Lussier YA, Khodarev NN, Regan K, Corbin K, Li H, Ganai S et al. Oligo- and polymetastatic progression in lung metastasis(es) patients is associated with specific microRNAs. PLoS One. 2012;7:e50141.

24. Pfannschmidt J, Dienemann H, Hoffmann H. Surgical resection of pulmonary metastases from colorectal cancer: a systematic review of published series. Ann Thorac Surg. 2007;84:324-38.

25. Pfannschmidt J, Hoffmann H, Dienemann H. Reported outcome factors for pulmonary resection in metastatic colorectal cancer. J Thorac Oncol. 2010;5:S172-8.

26. Simms L, Barraclough H, Govindan R. Biostatistics primer: what a clinician ought to know – prognostic and predictive factors. J Thorac Oncol. 2013;8:808-13.

27. Treasure T, Utley M, Hunt I. When professional opinion is not enough. BMJ. 2007;334:831-2.

28. Younes RN, Fares AL, Gross JL. Pulmonary metastasectomy: a multivariate analysis of 440 patients undergoing complete resection. Interact Cardiovasc Thorac Surg. 2012 Feb;14(2):156-61.

29. Cho JH, Kim S, Namgung M, Choi YS, Kim HK, Zo JI et al. The prognostic importance of the number of metastases in pulmonary metastasectomy of colorectal cancer. World J Surg Oncol. 2015 Jul 25;13:222.

30. Younes RN, Abrao F, Gross J. Pulmonary metastasectomy for colorectal cancer: long-term survival and prognostic factors. Int J Surg. 2013;11(3):244-8.

31. Chen F, Hanaoka N, Sato K, Fujinaga F, Sonobe M, Shoji T et al. Prognostic factors of pulmonary metastasectomy for colorectal carcinomas. World J Surg. 2009;33:505-11.

32. McCormack PM, Burt ME, Bains MS, Martini N, Rusch VW, Ginsberg RJ. Lung resection for colorectal metastases. 10-year results. Arch Surg. 1992;127: 1403-6.

33. Riquet M, Foucault C, Cazes A, Mitry E, Dujon A, Le Pimpec Barthes F et al. Pulmonary resection for metastases of colorectal adenocarcinoma. Ann Thorac Surg. 2010;89:375-80.

34. Eckardt J, Licht PB. Thoracoscopic versus open pulmonary metastasectomy: a prospective, sequentially controlled study. Chest. 2012;142(6):1598-602.

35. Eckardt J, Licht PB. Thoracoscopic or open surgery for pulmonary metastasectomy: an observer blinded study. Ann Thorac Surg. 2014;98:466-70.

36. Welter S, Jacobs J, Krbek T, Poettgen C, Stamatis G. Prognostic impact of lymph node involvement in pulmonary metastases from colorectal cancer. Eur J Cardiothorac Surg. 2007;31:167-72.

37. Suzuki H, Kiyoshima M, Kitahara M, Asato Y, Amemiya R. Long-term outcomes after surgical resection of pulmonary metastases from colorectal cancer. Ann Thorac Surg. 2015 Feb;99(2):435-40.

38. Bölükbas S, Sponholz S, Kudelin N, Eberlein M, Schirren J. Risk factors for lymph node metastases and prognosticators of survival in patients undergoing pulmonary metastasectomy for colorectal cancer. Ann Thorac Surg. 2014 Jun;97(6):1926-32.

39. Van Raemdonck D, Friedel G. The European Society of Thoracic Surgeons lung metastasectomy project. J Thorac Oncol. 2010;5:S127-9.

40. Worrall J. Why there's no cause to randomise. Brit J Philos Sci. 2007;58:451-88.

41. Treasure T, Fallowfield L, Lees B. Pulmonary metastasectomy in colorectal cancer: the PulMiCC trial. J Thorac Oncol. 2010;5:S203-6.

Conduta no Câncer de Reto Recidivado

Giovanna da Silva Southwick
Fábio Gontijo Rodrigues

INTRODUÇÃO

A recidiva após o tratamento inicial de um câncer pode ser dividida em recorrência local ou a distância (metástases). Este capítulo abordará aspectos específicos para o diagnóstico e o manejo do câncer de reto localmente recidivado. A recidiva local é definida como recorrência, progressão ou aparecimento de novos focos de tumor na pelve, após tratamento por ressecção cirúrgica, de um câncer retal.[1]

As recidivas já foram consideradas critério para diagnóstico de doença terminal, contraindicando operações curativas. No entanto, os bons resultados obtidos com tratamento cirúrgico radical de pacientes selecionados trouxeram a possibilidade de cura para esses pacientes.[2] As taxas de sobrevida em 5 anos para pacientes com câncer retal recidivado tratados por cirurgia classificada como curativa variam entre 17 e 47%.[3-5] Contudo, as ressecções paliativas mostraram sobrevida de 0% no mesmo período.[3]

FATORES DE RISCO PARA A RECIDIVA

Os resultados do tratamento oncológico para o câncer de reto melhoraram sobremaneira, em virtude tanto da técnica cirúrgica quanto das estratégias de tratamento adjuvante. Dois fatores anatômicos associados à recorrência são bem conhecidos: o acometimento das margens distal e/ou circunferencial nas peças cirúrgicas de ressecção anterior ou de amputação do reto.

Desde a metade do século passado, a recomendação clássica era manter margens distais livres de tumor de 5 cm nos tumores de reto.[6] Estudos da década de 1990, que avaliaram a infiltração longitudinal do tumor, encontraram acometimento intramural distal além de 1 cm do tumor em apenas 5 a 6% dos casos.[7,8] Desse modo, a margem distal livre de tumor recomendada passou a ser de 2 cm.[9] Além disso, essa mesma margem ainda foi revista para os casos que recebem tratamento neoadjuvante. Margens distais menores que 1 cm não mostraram aumento na taxa de recorrência local após terapia neoadjuvante.[10] Inclusive, outros autores mostraram que margens menores que 5 mm são seguras após radioquimioterapia.[11]

A excisão total do mesorreto (ETM) possibilita o adequado clareamento lateral e a ressecção de linfonodos e focos de implantes tumorais no mesorreto, diminuindo o risco de disseminação tumoral. A avaliação da margem circunferencial nas peças cirúrgicas foi inicialmente proposta por Quirke et al., que propuseram a distância ≤ 1 mm do tumor (ou linfonodo acometido por tumor) à margem circunferencial como critério para considerar a margem acometida e encontraram recorrência elevada nesses casos.[12,13] Em outro estudo publicado em 2002, Nagtegaal et al. observaram que margens circunferenciais de até 2 mm ainda apresentavam risco aumentado para recidiva em 2 anos.[14]

A introdução da técnica de ETM e a neoadjuvância fizeram que as taxas de recorrência, antes reportadas com valores de até 30%,[15] caíssem para cerca de 10% em estudos mais recentes.[16,17] Porém, mesmo com o emprego de técnica adequada a incidência de recidiva local não pôde ser completamente eliminada.

Entre outros fatores associados à recidiva, estão o tamanho do tumor (> 2 cm), a profundidade de invasão tumoral (invasão subserosa/T3), o acometimento linfonodal e os fatores histológicos adversos (tumores moderadamente diferenciados e indiferenciados, com invasão linfovascular ou perineural).[18,19] Além disso, os tumores do tipo mucinoso apresentam maior chance de recorrência, quando comparados a tumores não mucinosos.[20]

A experiência do cirurgião[21] e fatores intraoperatórios também podem influenciar a recidiva tumoral. A perfuração intraoperatória do tumor afeta as taxas de recorrência e a sobrevida dos pacientes, devendo ser evitada pelo cirurgião.[22] Uma avaliação do tipo de operação mostrou que amputações abdominoperineais têm maior chance de recorrência que as ressecções anteriores. Há uma discussão se essa diferença deve ser atribuída ao plano de ressecção, propiciando margens circunferenciais positivas[23] ou ao viés de seleção na indicação dos procedimentos.[2]

CLASSIFICAÇÃO DA RECIDIVA LOCAL

Vários sistemas de classificação para a recidiva local do câncer de reto foram propostos. Wanebo et al. propuseram uma classificação baseada no sistema TNM, considerando a profundidade de invasão intraluminal e/ou o acometimento de órgãos e estruturas adjacentes na pelve.[24] O sistema de classificação proposto pelo grupo da Clínica Mayo, nos Estados Unidos, considera o grau de fixação dos tumores e sua localização.[25] Outro estudo, realizado no Memorial Sloan-Kettering Cancer Center, também nos Estados Unidos, criou uma classificação anatômica das recorrências, considerando as localizações axial (anastomótica, mesorretal ou tecidos perirretais ou perineais), anterior (trato geniturinário), posterior (sacro e fáscia pressacral) e lateral (ossatura da pelve).[26] Uma classificação simplificada foi proposta por Boyle et al., com base na localização da recorrência (Tabela 38.1).[27]

A padronização da classificação pode facilitar as comparações em estudos, guiar o cirurgião quanto à indicação de terapia específica e dar informações sobre o prognóstico. Yamada et al. propuseram a divisão em tipos localizado, invasão sacral e invasão lateral, verificando que o tipo de invasão era fator significativo para o prognóstico. Os autores relataram sobrevida em 5 anos de 38% no tipo localizado, 10% com invasão sacral e 0% com o tipo de invasão lateral.[28] Outro estudo que classificou as recidivas de acordo com a localização intra ou extraluminal concluiu que a recorrência intraluminal está associada a maiores índices de ressecção curativa e sobrevida.[29]

Tabela 38.1. Classificação da recorrência pélvica proposta por Boyle

Localização anatômica	Definição
Central	Tumor confinado aos órgãos pélvicos ou ao tecido conjuntivo, sem contato ou invasão de estruturas ósseas
Sacral	Tumor no espaço pressacral em contato ou invadindo o sacro
Lateral	Acomete estruturas da parede lateral pélvica, incluindo o forame ciático maior, nervo ciático por meio do piriforme e do glúteo
Composta	Recorrência sacral + lateral

Fonte: modificada de Boyle et al., 2005.[27]

A influência do tempo para a ocorrência da recidiva na sobrevida já foi investigada. A maioria dos casos de recidiva ocorre dentro do período de 2 anos após a ressecção do tumor primário, e mais de 90% são identificadas em até 5 anos.[30] Um estudo publicado recentemente, que classificou as recidivas como precoces (até 12 meses decorridos da ressecção do tumor retal primário) ou tardias (≥ 12 meses), não encontrou diferenças na sobrevida dos pacientes.[31] Os resultados desse estudo discordam de alguns estudos prévios, que sugeriram que a recorrência precoce vinha acompanhada de pior prognóstico em tumores colorretais.[32,33]

DIAGNÓSTICO

O diagnóstico do tumor retal localmente recidivado dependerá da região de recorrência (intra ou extraluminal), da presença de sintomas e, geralmente, da realização de exames endoscópicos ou de imagem. O estrito acompanhamento oncológico ao qual os pacientes são submetidos resulta na realização de exames complementares, mesmo na ausência de sintomas.

Sintomas

A recidiva local parece ser sintomática na maioria dos pacientes. Um estudo que incluiu 105 pacientes com doença recidivada mostrou que o diagnóstico da recidiva foi feito a partir de novos sintomas (sangramento, dor ou obstrução) em 68% dos pacientes e a partir de exames previstos no acompanhamento em 32% dos casos.[34]

As mesmas alterações presentes nos tumores primários podem recorrer nas recidivas intraluminais (diarreia, afilamento das fezes, eliminação de muco ou sangue). Tumores volumosos na pelve podem cursar com constipação e tenesmo, mesmo quando de localização extraluminal. O acometimento de estruturas adjacentes ao reto na pelve pode causar outros sintomas, como pneumatúria, hematúria, infecções frequentes do trato urinário ou sangramento vaginal. Dor radicular intratável (ciática) pode sugerir doença avançada sem possibilidade de tratamento curativo.[35]

O exame físico com toque retal pode identificar tumores intra e extraluminais e oferecer uma ideia do grau de fixação; no entanto, a fixação pode decorrer de fibrose em consequência de radiação e operações prévias. O toque vaginal pode adicionar informações aos tumores anteriores ao reto. Anuscopia, retoscopia e colonoscopia podem identificar recidivas luminais e possibilitar a coleta de material para exame histológico. Exames sob anestesia, vaginoscopia e cistoscopia devem ser indicados de maneira individualizada para avaliação dos pacientes.[1]

Exames complementares

A elevação do marcador tumoral CEA pode ser o primeiro indicador de uma recidiva nos tumores colorretais, garantindo investigação subsequente. Metanálise recente que incluiu 20 estudos concluiu que o CEA é uma opção válida para acompanhamento oncológico dos pacientes operados por tumores colorretais. Sendo um método de alta especificidade e baixa sensibilidade, os autores encontraram o valor de 2,2 ng/mL como o ponto de corte no qual há a melhor combinação de sensibilidade e especificidade.[36]

Os exames de imagem para avaliar pacientes com possível recorrência pélvica incluem, principalmente, tomografia computadorizada (TC), ressonância magnética (RM) (Figuras 38.1 e 38.2) e tomografia por emissão de pósitrons (PET). Biópsias guiadas em lesões suspeitas também podem ser empregadas. Na suspeita de doença recidivada, a avaliação de acometimento local e metástases a distância, a condição física geral do paciente e a complexidade do tratamento cirúrgico proposto influenciarão nas decisões dos médicos e do paciente.

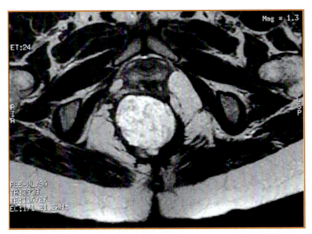

Figura 38.1. Fotografia de ressonância magnética da pelve mostrando câncer de reto recidivado após amputação abdominoperineal do reto, sem invasão óssea.
Fonte: acervo da UFMG.

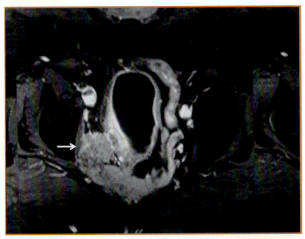

Figura 38.2. Fotografia de ressonância magnética de pelve mostrando recidiva local de câncer de reto, com invasão lateral da pelve à direita.
Fonte: acervo da UFMG.

A TC costuma ser o primeiro exame de imagem empregado e já é recomendada rotineiramente no seguimento de pacientes oncológicos,[37] podendo identificar metástases a distância e, também, tumores na pelve. No entanto, o diagnóstico da recidiva local pode não ser simples. Nos primeiros meses após a cirurgia, imagens sugestivas de tumoração na pelve podem ocorrer mesmo na ausência de recidiva.[38] O acompanhamento com exames seriados e a comparação dos achados podem ajudar a esclarecer. Lesões com aumento progressivo sugerem recidivas tumorais.

Para a avaliação da recidiva local, o melhor exame parece ser a RM.[1] Idealmente, dever-se-ia realizar RM de alta resolução com tecnologia *phased array*, por radiologistas experientes e com protocolos específicos para tumores retais. Os protocolos para avaliação de câncer retal devem incluir imagens sagitais, coronais e reconstruções oblíquas para a definição das relações anatômicas na pelve.[39] A acurácia da ressonância para casos de câncer recorrente ou residual é superior a 90% (sensibilidade de 87% e especificidade de 92%).[40]

A RM ainda apresenta limitações, principalmente na identificação de tumores pequenos e na diferenciação das áreas de fibrose. A técnica de sequência pesada em difusão, que utiliza o movimento Browniano das moléculas de água nas células, pode obter informações de acordo com as diferenças histológicas e ajudar na diferenciação entre lesões malignas e benignas. Essa técnica foi avaliada para o câncer retal recorrente, mas não mostrou melhora significativa em relação à ressonância convencional. No entanto, a *expertise* dos avaliadores e o tamanho das lesões nesse estudo podem ter influenciado os resultados, aumentando a acurácia da técnica convencional.[41]

A tomografia por emissão de pósitrons (PET-*scan*) ou a PET-CT (que combina o PET *scan* à TC) são utilizadas para identificação de focos tumorais e metástases ocultas. A captação do radiomarcador 2-[18-F]-fluoro-2-deoxiglicose encontra-se aumentada nas células metabolicamente ativas da maioria dos tumores. Falso-positivos podem ocorrer pela captação de tecidos não neoplásicos inflamados e órgãos ocupando a pelve após a ressecção retal (bexiga ou alças de delgado).[42] Tumores mucinosos são responsáveis por um aumento no número de falso-negativos, quando não captantes do radiofármaco.[43] Em um estudo, a acurácia da PET-*scan* e da PET-CT na detecção de recorrência pélvica de tumores retais foram de 74 e 93%, respectivamente – isso mostra a importância de aliar as informações do metabolismo celular do PET-*scan* aos detalhes anatômicos da TC.[42]

O diagnóstico definitivo da recorrência pode ser dado pelo exame histológico obtido a partir de biópsias. Estudo recente que avaliou punções aspirativas guiadas por ultrassonografia endoscópica mostrou que o método tem alta acurácia no diagnóstico das lesões (sensibilidade de 97% e especificidade de 100%).[44]

CONDUTAS NO CÂNCER RETAL RECIDIVADO

Equipe multidisciplinar

Em 1995, o relatório Calman-Kine, que avaliou o tratamento oncológico no Sistema Nacional de Saúde

Britânico (NHS), sugeriu que a abordagem do câncer poderia ser otimizada pela instituição de uma equipe multidisciplinar (MDT – *multidisciplinary team*) para discussão e condução dos casos.[45] Com frequência, a abordagem do tumor retal localmente recidivado necessitará de ressecções multiviscerais e modalidades não cirúrgicas de tratamento adjuvante, justificando a atuação de vários especialistas na conduta dos casos. A equipe multidisciplinar para o tratamento do câncer colorretal deve incluir oncologista, cirurgião colorretal, radioterapeuta, patologista e radiologista com experiência em RM.[46] Além dos especialistas médicos, as equipes multidisciplinares que acompanharão os casos oncológicos avançados deverão contar com enfermeiros especializados, estomaterapeuta, assistentes sociais, fisioterapeutas, terapeutas ocupacionais, psicólogos, nutricionistas e, também, pessoas para o apoio religioso dos pacientes e suas famílias.[45]

Várias sociedades de especialidades passaram a recomendar a adoção das MDT. Estudos que avaliaram o seu papel nos resultados oncológicos confirmaram a importância da equipe de especialistas.[47,48] Apesar de haver críticas quanto à real evidência nos estudos,[49] o consenso publicado pelo Beyond TME Collaborative Group recomenda que, nos casos de recorrência do câncer retal, deve haver a participação das MDT com *expertise* no diagnóstico, no período pré e no manejo pós-operatório, recomendando que tais pacientes sejam encaminhados a centros de referência.[1]

RADIOTERAPIA E REIRRADIAÇÃO

Pacientes com recidiva local que não receberam radioterapia antes do tratamento do tumor primário podem se submeter à radioterapia ou quimiorradiação, na tentativa de controlar os focos tumorais microscópicos e facilitar a ressecção.[1] A recomendação atual é que os pacientes que não foram previamente irradiados recebam dose de até 50,4 Gy com a quimioterapia e sejam operados 6 a 8 semanas após a última dose de irradiação.[50]

A neoadjuvância foi um dos fatores responsáveis pela diminuição da recidiva local, mas causou um aumento da proporção de pacientes com recidiva que já foram irradiados durante o tratamento do tumor primário. A indicação de reirradiação nos casos de recidiva permanece controversa. Os regimes de radioterapia de curta duração (5 × 5 Gy) ou quimiorradiação (45 a 50 Gy) têm sido empregados na neoadjuvância, e os riscos de toxicidade em ambos os casos deverão ser considerados antes de indicar a reirradiação. Uma revisão sistemática[51] que incluiu 10 estudos mostrou que a reirradiação, dada, na maioria dos estudos, em regime hiperfracionado de quimiorradiação e dose total entre 30 e 40 Gy, é a melhor opção quando se planeja a ressecção radical. Reirradiação (1 vez por dia) ainda foi utilizada nos casos de paliação, com alívio dos sintomas em 83 a 94% dos pacientes. Alguns autores recomendam que pacientes já irradiados devam receber dose adicional de até 20 a 30 Gy e que se evite a reirradiação nos primeiros 6 meses depois da primeira irradiação (ainda que não existam dados definindo o melhor intervalo).[50]

Um dos estudos incluídos nessa revisão foi um ensaio prospectivo multicêntrico de fase II que concluiu que a quimiorradiação hiperfracionada (2 vezes por dia) está associada a uma baixa incidência de toxicidade aguda e a uma incidência aceitável de complicações tardias. Os autores relataram que a ressecção completa (R0) foi possível em $1/3$ dos pacientes e que $2/3$ deles submetidos a essa ressecção R0 apresentaram sobrevida em 5 anos.[52]

A toxicidade descrita após reirradiação parece ter diminuído ao longo do tempo, provavelmente pelo emprego de radioterapia conformacional e pelas menores margens de área irradiada. Toxicidade aguda pode incluir diarreia, mucosite, náuseas/vômitos, granulocitopenia, abscessos pélvicos e dermatite ou alterações de pele, sendo a diarreia a mais comumente descrita (9 a 20% – grau III de toxicidade).[51] Ng et al. reportaram que 91% de 56 pacientes com câncer recidivado puderam terminar o curso proposto de reirradiação, com apenas dois pacientes descontinuando o tratamento em decorrência da toxicidade. Progressão da doença, escolha do paciente e um caso de acidente vascular cerebral foram as outras causas para a interrupção do tratamento.[53] As complicações tardias mais comuns são obstruções, fístulas do intestino delgado, diarreia crônica e cistite, mas estudos prospectivos e com tempo de seguimento adequado ainda são escassos.[51]

O uso da radioterapia intraoperatória (IORT) é uma opção para direcionar altas dose de radiação aos tecidos tumorais, minimizando o acometimento de outros órgãos e estruturas. Em situações nas quais as margens de ressecção são exíguas ou há invasão próxima de vasos que não podem ser ressecados, a IORT torna-se uma possibilidade para a destruição de células tumorais.[39,50]

A IORT demanda certa estrutura e disponibilidade de pessoal especializado, e seu uso ainda é limitado. Após a ressecção, o cirurgião e o patologista devem avaliar a qualidade da peça cirúrgica. Deve-se realizar o exame de corte-congelação. IORT tem sido indicada quando há doença residual (macroscópica ou microscópica) ou margens macroscópicas menores que 5 mm.[54] Pode ser aplicada utilizando um acelerador linear ou braquiterapia de alta dose. A literatura ainda carece de maiores estudos prospectivos randomizados para a avaliação do papel da IORT, mas os dados atuais sugerem que a técnica pode ser promissora.[55-57]

A braquiterapia de alta dose pode ser utilizada também no pré-operatório das recidivas (inclusive associada à quimiorradiação externa), quando se programa uma ressecção radical, ou como modo de paliação nos casos inoperáveis. A braquiterapia intraluminal tem sido mais bem estudada quando aplicada a pacientes com tumores primários avançados, podendo ser realizada em caráter ambulatorial sem necessidade de anestesia.[58,59] Braquiterapia intersticial, com colocação transacral ou transperineal de cateteres ou agulhas para a administração da radiação, foi utilizada para paliação nos tumores recorrentes. Os autores relataram alívio da dor em 89,5% pacientes com duração mediana de 5 meses de alívio. A técnica pode ser realizada sob anestesia local e sedação, guiada por tomografia, evitando-se, assim, procedimento cirúrgicos mais invasivos.[60]

Outra técnica empregada para preservar os tecidos saudáveis peritumorais é a de radioterapia de intensidade modulada (IMRT), um aprimoramento da radioterapia conformacional (3D) que possibilita controlar a intensidade de radiação no feixe, de acordo com as características do tecido a ser irradiado. Um estudo retrospectivo mostrou que a IMRT pode reduzir a toxicidade quando comparada à radioterapia convencional no tratamento de pacientes com câncer retal.[61] No entanto, ainda não há dados suficientes que tornem possível definir o papel da IMRT no câncer retal (primário ou recidivado).[1]

QUIMIOTERAPIA

A literatura ainda carece de estudos definindo a melhor opção de quimioterapia para os casos de recorrência local. As fluopirimidinas, principalmente o 5-fluororacil (5-FU) e, mais recentemente, a capecitabina (profármaco de administração oral), são a base da terapia quimioterápica para o tratamento do carcinoma colorretal. Geralmente, os regimes quimioterápicos empregados nos casos de recidiva consistem em um esquema que inclua uma fluopirimidina, alterada de acordo com o tratamento recebido para tratamento do tumor primário.[50]

O 5-FU é um medicamento que age inibindo a enzima timidilato sintetase (TS) e, com isso, a síntese de DNA/RNA. É administrado com o leuvocorin (LV), que serve como estabilizante do complexo formado entre 5-FU e TS, aumentando, assim, sua ação. Um estudo que avaliou o uso de 5-FU/LV associado à radioterapia em casos avançados, incluindo pacientes com tumor recidivado, mostrou que a quimioterapia melhorou as taxas de ressecção, controle local e intervalo livre de doença em 5 anos, quando comparado ao regime radioterápico exclusivo.[62]

A adição de outros medicamentos, como oxilaplatina e/ou iriniotecam ao 5-FU/LV ou à capecitabina, já se mostrou efetiva na redução do tumor e no controle de metástases a distância em casos avançados.[63,64] Propuseram-se vários regimes de combinação de fármacos, sendo os mais utilizados no tratamento inicial FOLFOX, FOLFIRI, CAPEOX e FOLFOXIRI (Tabela 38.2).[65-68]

Outros agentes ainda têm sido investigados no tratamento do câncer colorretal. O bevacizumabe é um anticorpo monoclonal humanizado que inibe o fator de crescimento do endotélio vascular (*vascular endothelial growth factor* – VEGF), impedindo, assim, a angiogênese. Os dados disponíveis sugerem que a adição de bevacizumabe aos regimes de quimioterapia mostram aumento significativo da sobrevida e progressão livre de doença em pacientes com câncer colorretal metastático.[69]

Os inibidores do fator de crescimento epidérmico (*epidermal growth factor* – EGFR) também têm sido utilizados para tratamento oncológico, por esse fator e pelo fato de seu receptor estar ligado à proliferação celular (fase G1 da mitose e, também, impedem a apoptose). Cetuximabe (anticorpo quimérico murino/humano) e panitumumab (anticorpo totalmente humanizado) mostraram-se benéficos quando combinados à quimioterapia em pacientes cujos tumores são do tipo RAS não mutado.[70,71]

Esquemas de substituição da quimioterapia foram propostos para os casos de tumores colorretais com metástases metacrônicas, que, apesar de não serem específicos para o tumor retal localmente recidivado, podem se aplicar a esses pacientes que frequentemente apresentarão também metástases a distância já tendo recebido tratamento prévio (Tabela 38.3).[72] As recomendações desse consenso contemplam até mesmo os casos nos quais o tumor apresenta até uma terceira progressão, indicando, assim, o medicamento regorafenibe (um inibidor multiquinase oral).

Tabela 38.2. Regimes quimioterápicos combinados para tratamento do câncer colorretal

Regime	5-FU	Leuvocorin	Capecitabina	Oxilaplatina	Irinotecano	Duração do ciclo
FOLFOX4	400 mg/m² *bolus* e 600 mg/m² por 22 horas – IC nos dias 1 e 2	200 mg/m² em 2 horas; infusão nos dias 1 e 2	—	85 mg/m²	—	2 semanas
FOLFOX6	400 mg/m² *bolus* e 2.400 a 3.600 mg/m² por 46 horas IC	400 mg/m² infusão em 2 horas	—	100 mg/m²	—	2 semanas
FOLFIRI	400 mg/m² e 2.400 – 3.000 mg/m² por 46 horas IC	400 mg/m² infusão em 2 horas	—	—	180 mg/m²	2 semanas
CAPEOX	—	—	1.000 mg oral – BID dias 1-15	130 mg/m² IV – no dia 1	—	3 semanas
FOLFOXIRI	3.200 mg/m² – 48 h – dia 1	200 mg/m² – dia 1 IV	—	85 mg/m² – dia 1	165 mg/m² – dia 1	2 semanas

IC: infusão contínua; IV: intravenosa; BID: bis in die = 2 vezes ao dia.

Fonte: elaborada pelos autores.[65-68]

Tabela 38.3. Esquemas quimioterápicos recomendados após recidiva/progressão do câncer colorretal

Terapia inicial (pacientes que toleram terapia agressiva)	Após a primeira progressão	Após a segunda progressão
FOLFOX ± Bevacizumabe ou **CAPEOX ± Bevacizumabe** Ou **FOLFOX ± Panitumumabe** (RAS não mutado)	FOLFIRI ou Irinotecam ± Bevacizumabe ou ziv-aflibercept → Cetuximabe/panitumumabe (RAS não mutado) + Irinotecano* ou Regorafenibe Ou FOLFIRI + Cetuximabe/panitumumabe (RAS não mutado) → Regorafenibe	
FOLFIRI ± Bevacizumabe ou **FOLFIRI ± cetuximabe/ panitumumabe** (RAS não mutado)	FOLFOX ou CAPEOX ± Bevacizumabe → Cetuximabe/panitumumabe (RAS não mutado) + Irinotecano ou Regorafenibe Ou Cetuximabe/panitumumabe (RAS não mutado) + Irinotecano* → FOLFOX ou CAPEOX	
5FU/LV ou Capecitabina ± Bevacizumabe	FOLFOX ou CAPEOX ± Bevacizumabe → Irinotecano → Ou Irinotecano + oxaliplatin ± Bevacizumabe → Cetuximabe/panitumumabe (RAS não mutado) + Irinotecano ou Regorafenibe Ou Irinotecano ou FOLFIRI ± Bevacizumabe ou ziv-aflibercept → FOLFOX ou CAPEOX →	
FOLFOXIRI ± Bevacizumabe	Cetuximabe/panitumumabe (RAS não mutado) + Irinotecano* ou Regorafenibe → Regoferanibe	

* Considerar cetuximab/panitumumab isolados se o paciente não tolerar combinação de medicamentos.

Fonte: modificada de National Comprehensive Cancer Network, 2014.[72]

TRATAMENTO CIRÚRGICO

Nos casos de recorrência local, a ressecção cirúrgica é o fator prognóstico mais importante, e o único com potencial de cura.[73-75] O objetivo é a obtenção de margens livres de doença, mesmo que, para isso, seja necessária a ressecção em bloco de outros órgãos e estruturas pélvicas. Os princípios oncológicos podem afetar diretamente o objetivo secundário, que visa à tentativa de preservação de órgãos na tentativa de manutenção da qualidade de vida.

Ainda para aqueles casos em que a cura já não seja mais possível, opções cirúrgicas paliativas podem ser consideradas.

Por definição, a exenteração pélvica é o procedimento que envolve dissecção além da fáscia própria do reto e do envelope mesorretal.[1] Outros autores consideram ressecções radicais aquelas em que nenhum órgão adjacente seja removido ou radicais alargadas quando houver a ressecção de pelo menos um órgão adjacente.[74]

O planejamento cirúrgico deve levar em conta a necessidade de especialistas (urologia, ortopedista, ginecologista, cirurgião vascular, plástico e radioterapeuta), as condições da sala e mesa cirúrgicas (para radioterapia intraoperatória ou mudanças na posição do paciente), a disponibilidade de vagas para admissão em unidade de tratamento intensivo e a reserva de sangue e hemoderivados. Os pacientes devem ter marcação para estomias bilateralmente e, geralmente, podem receber cateterização ureteral.

A ressecabilidade no câncer recidivado deve ser avaliada no pré-operatório e a ressecção radical com margens microscópicas livres (R0) precisa levar em consideração, ainda, a morbidade e a mortalidade associadas. A doença extrapélvica irressecável contraindica o tratamento cirúrgico,[50] mas alguns autores já indicaram a cirurgia em pacientes com metástases a distância localizadas.[76]

A abordagem da pelve deve ser iniciada na área de menor aderência, distante do tumor. Com frequência, será necessário fazer dissecção em plano extraperitoneal, sendo recomendados a identificação e o controle de vasos e ureteres. O sigmoide pode ser dividido, para facilitar a exposição posterior, após avaliação e decisão de progredir com a ressecção.[50]

Exenteração pode estar indicada nos casos de recorrência envolvendo os órgãos urogenitais. Nas mulheres, as recorrências que acometem a vagina deverão ser tratadas com vaginectomia *en bloc*. A ressecção da vagina pode ser finalizada pela abordagem perineal. Em geral, a vagina poderá ser fechada se < 50% de sua parede for ressecada. Ressecções mais extensas poderão exigir retalhos miocutâneos para reconstrução.[50] Histerectomia deve ser realizada se houver acometimento do útero.

Nos homens, a conduta indicada nos casos de acometimento da bexiga é a cistectomia. Em geral, o envolvimento do colo vesical e/ou da próstata necessitará de cistoprostatectomia. Em alguns casos selecionados, o acometimento isolado da próstata pode ser tratado por prostatectomia, com preservação da bexiga.[77] A ressecção apenas das vesículas seminais *en bloc* com o tumor retal recidivado também já foi descrita, quando não havia plano de dissecção anterior à fáscia de Denonvillier.[78] Essas ressecções não comprometem a segurança oncológica, mas são associadas à elevada morbidade pós-operatória. Os pacientes deverão ser bem orientados pelo médico-assistente quanto ao risco de disfunção sexual decorrente dos procedimentos (reoperações e radioterapia pélvica) e sobre outras possibilidades, como coleta de sêmen e tratamentos para impotência.

A reconstrução após a ressecção da bexiga pode ser feita por meio de várias técnicas, como neobexiga ileal, conduto ileal ou colostomia úmida. Se a uretra e seus esfíncteres forem preservados, é possível a criação de uma neobexiga com o intestino. Criação de reservatório ileocolônico continente para cateterização intermitente foi reportada como opção para reconstrução após exenterações anteriores por tumores ginecológicos, com boa continência em 90% dos pacientes.[79]

Cistectomia parcial pode ser tentada com o objetivo de melhorar a qualidade de vida dos pacientes no pós-operatório. Os dados sobre a segurança oncológica da cistectomia parcial, entretanto, são conflitantes. Índices de recidiva e sobrevida semelhantes aos encontrados após a cistectomia radical já foram relatados.[80] Um estudo mostrou que parte das aderências pode decorrer do processo inflamatório,[81] mas outro estudo observou que, nos pacientes com tumores retais primários avançados em que realmente havia invasão tumoral da bexiga, a cistectomia parcial esteve associada a maior recidiva e metástases a distância.[82] As reconstruções da bexiga após cistectomia parcial e de parte do ureter podem necessitar de procedimentos como retalhos da própria bexiga, interposição ileal, ampliação vesical ou *psoas hitch*.

Apesar da disponibilidade de várias técnicas, as reconstruções mais complexas acarretam aumento de tempo a procedimentos em geral já longos, e não são muito realizadas na prática.[1]

Como mencionado, a localização da recorrência funciona como preditor de ressecabilidade. As recorrências axiais e anteriores apresentam os maiores índices de ressecabilidade, quando comparadas às recidivas laterais.[83] Invasão sacral que se estenda ao promontório sacral ou envolvimento do nervo ciático geralmente contraindicam a ressecção. A invasão das raízes nervosas de S1 e S2 tem sido considerada contraindicação em alguns serviços.

O número de sítios de fixação dos tumores na pelve também influenciará a ressecabilidade e o prognóstico.[25,84] Ressecções, quando de acometimento circunferencial na pelve, apresentam muita morbidade e mínimo benefício na sobrevida, contraindicando, assim, o tratamento cirúrgico.[50] O envolvimento bilateral no nível de S2 ou acima já indica irressecabilidade pelo acometimento de outras estruturas (frequentemente envolvendo os ureteres ou vasos ilíacos) e, também, pelo déficit neurológico resultante. Além disso, essas ressecções extensas em S2 ou acima produzem instabilidade pélvica que necessitará de fixação[50] (Quadro 38.1).

Quadro 38.1. Contraindicações para cirurgia radical

Invasão proximal do sacro estendendo-se ao promontório
Envolvimento dos vasos ilíacos externos ou comuns
Envolvimento da incisura isquiática maior
Doença extrapélvica irressecável
Obstrução ureteral bilateral
Envolvimento circunferencial da pelve
Pacientes com risco cirúrgico limitante

Fonte: modificada de Bouchard e Efron, 2010.[50]

No entanto, uma revisão sistemática sobre estudos com amputação sacral verificou que, na maioria das vezes, os critérios de limite para ressecção sacral são definidos sem evidências científicas.[85] Um estudo que incluiu pacientes com sacrectomia alta (no nível de S2 ou acima) demonstrou que os déficits neurológicos foram naturalmente mais prevalentes nesse grupo, mas que não houve prejuízo no número de ressecções R0 ou na sobrevida.[86]

O fechamento após a ressecção é acompanhado de alto índice de complicações na ferida perineal. Defeitos perineais extensos e história de irradiação são fatores que contribuem para o insucesso do fechamento. Pequenos defeitos são passíveis de fechamento primário, mas, quando os tecidos não podem ser reaproximados sem tensão (especialmente após vaginectomia ou sacrectomia), um retalho miocutâneo é necessário para reconstrução. Retalhos dos músculos reto abdominal, glúteo e grácil podem ser utilizados de acordo com a preferência do cirurgião e o tipo de defeito. Retalho do músculo abdominal pode ser problemático nos casos em que haverá a necessidade de estomas ou fraqueza importante da parede abdominal. As telas biológicas podem ser utilizadas na reconstrução, quando há tecido subcutâneo e pele disponíveis para cobertura da tela.

Nos casos de paliação, a cirurgia poderá ser indicada, principalmente na tentativa de controle de dor, nas obstruções e no controle de sepse pélvica/perineal. Outras modalidades menos invasivas, como o tratamento radioterápico ou a colocação de *stents*, devem ser consideradas antes da indicação cirúrgica.

PÓS-OPERATÓRIO E SEGUIMENTO

A mortalidade das ressecções radicais varia entre 0,6 e 5% em 30 dias, com morbidade chegando a 60%.[70,87] A perda de sangue é maior que na operação do tumor primário. Abscesso e coleções pélvicas podem requerer drenagem guiada por imagem ou transanal (nos casos de fechamento do coto retal a Hartmann). Os defeitos perineais podem se beneficiar da aplicação de curativos a vácuo.

O seguimento com realização anual de RM da pelve e TC do tórax, do abdome e da pelve para detecção de metástases a distância é recomendado. Novas ressecções são incomuns, e melhores estudos precisam ser obtidos para avaliação de regimes para seguimento.[1]

Recidiva após a ressecção local

Com a recente indicação de ressecção local para os casos de tumor retal precoce, as recorrências locorregionais desses tumores iniciais têm merecido atenção. O tratamento com ressecção radical, precedido ou não de terapia neoadjuvante, é opção para esses pacientes. Um estudo recente, que incluiu 27 pacientes, mostrou que, apesar da taxa de ressecção R0 de 93%, as taxas de sobrevida global e sobrevida livre de doença em 5 anos foram modestas (50 e 47%, respectivamente), com os pacientes apresentando metástases a distância em sua maioria.[88] Resultados semelhantes já foram publicados em outros estudos,[89,90] alertando para a importância da indicação precisa da ressecção local e da informação clara que deve ser prestada aos pacientes (Figuras 38.3 e 38.4).

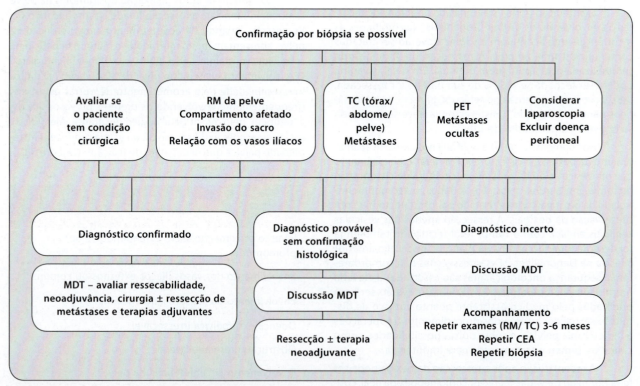

Figura 38.3. Algoritmo da conduta no câncer de reto recidivado.
CEA: antígeno carcinoembrionário; TC: tomografia computadorizada; RM: ressonância megnética; PET: tomografia por emissão de pósitrons; MDT: equipe multidisciplinar.
Fonte: adapatada de Beyond TME Collaborative, 2013.[1]

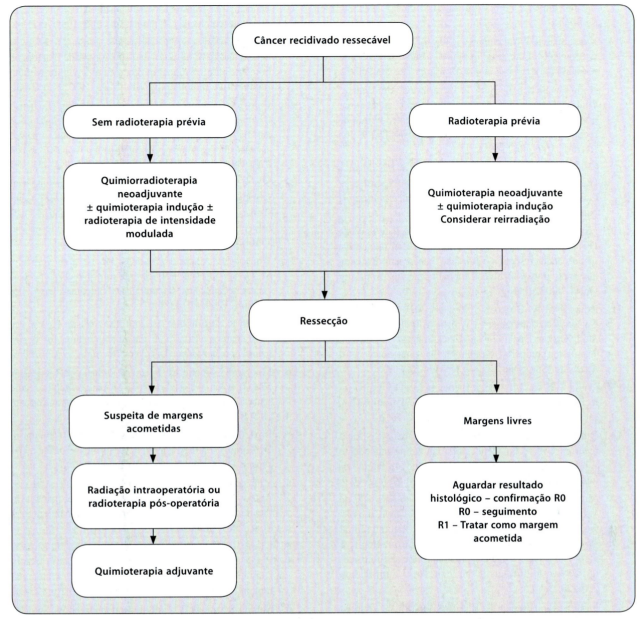

Figura 38.4. Algoritmo da conduta no câncer de reto recidivado.
Fonte: adapatada de Beyond TME Collaborative, 2013.[1]

Referências

1. Beyond TME Collaborative. Consensus statement on the multidisciplinary management of patients with recurrent and primary rectal cancer beyond total mesorectal excision planes. Br J Surg. 2013;100:E1-33.

2. Cai Y, Li Z, Gu X, Fang Y, Xiang J, Chen Z. Prognostic factors associated with locally recurrent rectal cancer following primary surgery (Review). Oncol Lett. 2014;7:10-6.

3. Yamada K, Ishizawa T, Niwa K, Chuman Y, Aikou T. Pelvic exenteration and sacral resection for locally advanced primary and recurrent rectal cancer. Dis Colon Rectum. 2002;45:1078-84.

4. Nielsen MB, Rasmussen PC, Lindegaard JC, Laurberg S. A 10-year experience of total pelvic exenteration for primary advanced and locally recurrent rectal cancer based on a prospective database. Colorectal Dis. 2012;14:1076-83.

5. Rahbari NN, Ulrich AB, Bruckner T, Münter M, Nickles A, Contin P et al. Surgery for locally recurrent rectal cancer in the era of total mesorectal excision: is there still a chance for cure? Ann Surg. 2011;253:522-33.

6. Goliger JC, Dukes CE, Bussey HJR. Local recurrence after sphincter saving excisions for carcinoma of

the rectum and rectosigmoid. Br J Surg. 1951;39: 199-211.

7. Kwok SP, Lau WY, Leung KL, Liew CT, Li AK. Prospective analysis of the distal margin of clearance in anterior resection for rectal carcinoma. Br J Surg. 1996;83:969-72.

8. Andreola S, Leo E, Belli F, Lavarino C, Bufalino R, Tomasic G et al. Distal intramural spread in adenocarcinoma of the lower third of the rectum treated with total rectal resection and coloanal anastomosis. Dis Colon Rectum. 1997;40:25-9.

9. Nelson H, Petrelli N, Carlin A, Couture J, Fleshman J, Guillem J et al.; National Cancer Institute Expert Panel. Guidelines 2000 for colon and rectal cancer surgery. J Natl Cancer Inst. 2001;93:583-96.

10. Moore HG, Riedel E, Minsky BD, Saltz L, Paty P, Wong D et al. Adequacy of 1-cm distal margin after restorative rectal cancer resection with sharp mesorectal excision and preoperative combined-modality therapy. Ann Surg Oncol. 2003;10:80-5.

11. Rutkowski A, Bujko K, Nowacki MP, Chmielik E, Nasierowska-Guttmejer A, Wojnar A; Polish Colorectal Study Group. Distal bowel surgical margin shorter than 1 cm after preoperative radiation for rectal cancer: is it safe? Ann Surg Oncol. 2008;15:3124-31.

12. Quirke P, Dixon MF. The prediction of local recurrence in rectal adenocarcinoma by histopathological examination. Int J Colorectal Dis. 1988;3:127-31.

13. Quirke P, Durdey P, Dixon MF, Williams NS. Local recurrence of rectal adenocarcinoma due to inadequate surgical resection. Histopathological study of lateral tumour spread and surgical excision. Lancet. 1986;2:996-9.

14. Nagtegaal ID, Marijnen CA, Kranenbarg EK, van de Velde CJ, van Krieken JH; Pathology Review Committee; Cooperative Clinical Investigators. Circumferential margin involvement is still an important predictor of local recurrence in rectal carcinoma: not one millimeter but two millimeters is the limit. Am J Surg Pathol. 2002;26:350-7.

15. Phillips RK, Hittinger R, Blesovsky L, Fry JS, Fielding LP. Local recurrence following 'curative' surgery for large bowel cancer: II. The rectum and rectosigmoid. Br J Surg. 1984;71:17-20.

16. Palmer G, Martling A, Cedermark B, Holm T. A population-based study on the management and outcome in patients with locally recurrent rectal cancer. Ann Surg Oncol. 2007;14:447-54.

17. Bakx R, Visser O, Josso J, Meijer S, Slors JF, van Lanschot JJ. Management of recurrent rectal cancer: a population based study in greater Amsterdam. World J Gastroenterol. 2008;14:6018-23.

18. Ogiwara H, Nakamura T, Baba S. Variables related to risk of recurrence in rectal cancer without lymph node metastasis. Ann Surg Oncol. 1994;1:99-104.

19. Wu ZY, Wan J, Zhao G, Peng L, Du JL, Yao Y et al. Risk factors for local recurrence of middle and lower rectal carcinoma after curative resection. World J Gastroenterol. 2008;14:4805-9.

20. Umpleby HC, Ranson DL, Williamson RC. Peculiarities of mucinous colorectal carcinoma. Br J Surg 1985;72:715-8.

21. Holm T, Johansson H, Cedermark B, Ekelund G, Rutqvist LE. Influence of hospital- and surgeon-related factors on outcome after treatment of rectal cancer with or without preoperative radiotherapy. Br J Surg. 1997;84:657-63.

22. Bülow S, Christensen IJ, Iversen LH, Harling H; Danish Colorectal Cancer Group. Intra-operative perforation is an important predictor of local recurrence and impaired survival after abdominoperineal resection for rectal cancer. Colorectal Dis. 2011;13:1256-64.

23. Nagtegaal ID, van de Velde CJ, Marijnen CA, van Krieken JH, Quirke P; Dutch Colorectal Cancer Group; Pathology Review Committee. Low rectal cancer: a call for a change of approach in abdominoperineal resection. J Clin Oncol. 2005;23:9257-64.

24. Wanebo HJ, Antoniuk P, Koness RJ, Levy A, Vezeridis M, Cohen SI et al. Pelvic resection of recurrent rectal cancer: technical considerations and outcomes. Dis Colon Rectum. 1999;42:1438-48.

25. Suzuki K, Dozois RR, Devine RM, Nelson H, Weaver AL, Gunderson LL et al. Curative reoperations for locally recurrent rectal cancer. Dis Colon Rectum. 1996;39:730-6.

26. Moore HG, Shoup M, Riedel E, Minsky BD, Alektiar KM, Ercolani M et al. Colorectal cancer pelvic recurrences: determinants of resectability. Dis Colon Rectum. 2004;47:1599-606.

27. Boyle KM, Sagar PM, Chalmers AG, Sebag-Montefiore D, Cairns A, Eardley I. Surgery for locally recurrent rectal cancer. Dis Colon Rectum. 2005;48:929-37.

28. Yamada K, Ishizawa T, Niwa K, Chuman Y, Akiba S, Aikou T. Patterns of pelvic invasion are prognostic in the treatment of locally recurrent rectal cancer. Br J Surg. 2001;88:988-93.

29. Klose J, Tarantino I, Schmidt T, Bruckner T, Kulu Y, Wagner T et al. Impact of anatomic location on locally recurrent rectal cancer: superior outcome for intraluminal tumour recurrence. J Gastrointest Surg. 2015;19:1123-31.

30. Merkel S, Meyer T, Göhl J, Hohenberger W. Late locoregional recurrence in rectal carcinoma. Eur J Surg Oncol. 2002;28:716-22.

31. Westberg K, Palmer G, Johansson H, Holm T, Martling A. Time to local recurrence as a prognostic factor in patients with rectal cancer. Eur J Surg Oncol. 2015;41:659-66.

32. Kaiser AM, Kang JC, Chan LS, Beart RW. The prognostic impact of the time interval to recurrence for the mortality in recurrent colorectal cancer. Colorectal Dis. 2006;8:696-703.

33. Park JK, Kim YW, Hur H, Kim NK, Min BS, Sohn SK et al. Prognostic factors affecting oncologic outcomes in patients with locally recurrent rectal cancer: impact of patterns of pelvic recurrence on curative resection. Langenbecks Arch Surg. 2009;394:71-7.

34. Miner TJ, Jaques DP, Paty PB, Guillem JG, Wong WD. Symptom control in patients with locally recurrent rectal cancer. Ann Surg Oncol. 2003;10:72-9.

35. Sasson AR, Sigurdson ER. Management of locally advanced rectal cancer. Surg Oncol. 2000;9:193-204.
36. Tan E, Gouvas N, Nicholls RJ, Ziprin P, Xynos E, Tekkis PP. Diagnostic precision of carcinoembryonic antigen in the detection of recurrence of colorectal cancer. Surg Oncol. 2009;18:15-24.
37. Desch CE, Benson AB 3rd, Somerfield MR, Flynn PJ, Krause C, Loprinzi CL et al.; American Society of Clinical Oncology. Colorectal cancer surveillance: 2005 update of an American Society of Clinical Oncology practice guideline. J Clin Oncol. 2005;23:8512-9.
38. Kelvin FM, Korobkin M, Heaston DK, Grant JP, Akwari O. The pelvis after surgery for rectal carcinoma: serial CT observations with emphasis on nonneoplastic features. AJR Am J Roentgenol. 1983;141:959-64.
39. Yeo HL, Paty PB. Management of recurrent rectal cancer: practical insights in planning and surgical intervention. J Surg Oncol. 2014;109:47-52.
40. Robinson P, Carrington BM, Swindell R, Shanks JH, O'dwyer ST. Recurrent or residual pelvic bowel cancer: accuracy of MRI local extent before salvage surgery. Clin Radiol. 2002;57:514-22.
41. Lambregts DM, Cappendijk VC, Maas M, Beets GL, Beets-Tan RG. Value of MRI and diffusion-weighted MRI for the diagnosis of locally recurrent rectal cancer. Eur Radiol. 2011;21:1250-8.
42. Even-Sapir E, Parag Y, Lerman H, Gutman M, Levine C, Rabau M et al. Detection of recurrence in patients with rectal cancer: PET/CT after abdominoperineal or anterior resection. Radiology. 2004;232:815-22.
43. Berger KL, Nicholson SA, Dehdashti F, Siegel BA. FDG PET evaluation of mucinous neoplasms: correlation of FDG uptake with histopathologic features. AJR Am J Roentgenol. 2000;174:1005-8.
44. Fernández-Esparrach G, Alberghina N, Subtil JC, Vázquez-Sequeiros E, Florio V, Zozaya F et al. Endoscopic ultrasound-guided fine needle aspiration is highly accurate for the diagnosis of perirectal recurrence of colorectal cancer. Dis Colon Rectum. 2015;58:469-73.
45. Expert Advisory Group on Cancer. A policy framework for commissioning cancer services – the Calman-Hine Report. A Report by the Expert Advisory Group on Cancer to the Chief Medical Officers of England and Wales. London: Department of Health; 1995.
46. Department of Health, Western Australia. Colorectal Model of Care. Perth: WA Cancer & Palliative Care Network, Department of Health, Western Australia; 2008.
47. Burton S, Brown G, Daniels IR, Norman AR, Mason B, Cunningham D; Royal Marsden Hospital, Colorectal Cancer Network. MRI directed multidisciplinary team preoperative treatment strategy: the way to eliminate positive circumferential margins? Br J Cancer. 2006;94:351-7.
48. MacDermid E, Hooton G, MacDonald M, McKay G, Grose D, Mohammed N et al. Improving patient survival with the colorectal cancer multi-disciplinary team. Colorectal Dis. 2009;11:291-5.
49. Meagher AP. Colorectal cancer: are multidisciplinary team meetings a waste of time? ANZ J Surg. 2013;83:101-3.
50. Bouchard P, Efron J. Management of recurrent rectal cancer. Ann Surg Oncol. 2010;17:1343-56.
51. Guren MG, Undseth C, Rekstad BL, Brændengen M, Dueland S, Spindler KL et al. Reirradiation of locally recurrent rectal cancer: a systematic review. Radiother Oncol. 2014;113:151-7.
52. Valentini V, Morganti AG, Gambacorta MA, Mohiuddin M, Doglietto GB, Coco C et al.; Study Group for Therapies of Rectal Malignancies (STORM). Preoperative hyperfractionated chemoradiation for locally recurrent rectal cancer in patients previously irradiated to the pelvis: A multicentric phase II study. Int J Radiat Oncol Biol Phys. 2006;64:1129-39.
53. Ng MK, Leong T, Heriot AG, Ngan SY. Once-daily reirradiation for rectal cancer in patients who have received previous pelvic radiotherapy. J Med Imaging Radiat Oncol. 2013;57:512-8.
54. Wiig JN, Tveit KM, Poulsen JP, Olsen DR, Giercksky KE. Preoperative irradiation and surgery for recurrent rectal cancer. Will intraoperative radiotherapy (IORT) be of additional benefit? A prospective study. Radiother Oncol. 2002;62:207-13.
55. Kusters M, Holman FA, Martijn H, Nieuwenhuijzen GA, Creemers GJ, Daniels-Gooszen AW et al. Patterns of local recurrence in locally advanced rectal cancer after intra-operative radiotherapy containing multimodality treatment. Radiother Oncol. 2009;92:221-5.
56. Turley RS, Czito BG, Haney JC, Tyler DS, Mantyh CR, Migaly J. Intraoperative pelvic brachytherapy for treatment of locally advanced or recurrent colorectal cancer. Tech Coloproctol. 2013;17:95-100.
57. Hyngstrom JR, Tzeng CW, Beddar S, Das P, Krishnan S, Delclos ME et al. Intraoperative radiation therapy for locally advanced primary and recurrent colorectal cancer: ten-year institutional experience. J Surg Oncol. 2014;109:652-8.
58. Vuong T, Belliveau PJ, Michel RP, Moftah BA, Parent J, Trudel JL et al. Conformal preoperative endorectal brachytherapy treatment for locally advanced rectal cancer: early results of a phase I/II study. Dis Colon Rectum. 2002;45:1486-93.
59. Corner C, Bryant L, Chapman C, Glynne-Jones R, Hoskin PJ. High-dose-rate afterloading intraluminal brachytherapy for advanced inoperable rectal carcinoma. Brachytherapy. 2010;9:66-70.
60. Kolotas C, Röddiger S, Strassmann G, Martin T, Tselis N, Aebersold DM et al. Palliative interstitial HDR brachytherapy for recurrent rectal cancer. Implantation techniques and results. Strahlenther Onkol. 2003;179:458-63.
61. Samuelian JM, Callister MD, Ashman JB, Young-Fadok TM, Borad MJ, Gunderson LL. Reduced acute bowel toxicity in patients treated with intensity-modulated radiotherapy for rectal cancer. Int J Radiat Oncol Biol Phys. 2012;82:1981-7.
62. Braendengen M, Tveit KM, Berglund A, Birkemeyer E, Frykholm G, Påhlman L et al. Randomized phase

III study comparing preoperative radiotherapy with chemoradiotherapy in nonresectable rectal cancer. J Clin Oncol. 2008;26:3687-94.

63. de Gramont A, Schmoll HJ, Cervantes A, Tournigand C. The evolving role of oxaliplatin in the management of colorectal cancer. Colorectal Dis. 2003;5(Suppl 3):10-9.

64. Yaffee P, Osipov A, Tan C, Tuli R, Hendifar A. Review of systemic therapies for locally advanced and metastatic rectal cancer. J Gastrointest Oncol. 2015;6:185-200.

65. de Gramont A, Figer A, Seymour M, Homerin M, Hmissi A, Cassidy J et al. Leucovorin and fluorouracil with or without oxaliplatin as first-line treatment in advancedcolorectal cancer. J Clin Oncol. 2000 Aug;18(16):2938-47.

66. Tournigand C, André T, Achille E, Lledo G, Flesh M, Mery-Mignard D et al. FOLFIRI followed by FOLFOX6 or the reverse sequence in advanced colorectal cancer: a randomized GERCOR study. J Clin Oncol. 2004 Jan 15;22(2):229-37.

67. Cassidy J, Tabernero J, Twelves C, Brunet R, Butts C, Conroy T et al. XELOX (capecitabine plus oxaliplatin): active first-line therapy for patients with metastatic colorectal cancer. J Clin Oncol. 2004 Jun 1;22(11):2084-91.

68. Nipp RD, Ryan DP. Should FOLFOXIRI Plus Bevacizumab Be the Standard First-Line Therapy in Metastatic Colorectal Cancer? Oncologist. 2015 Mar;20(3):236-8.

69. Hurwitz HI, Tebbutt NC, Kabbinavar F, Giantonio BJ, Guan ZZ, Mitchell L et al. Efficacy and safety of bevacizumab in metastatic colorectal cancer: pooled analysis from seven randomized controlled trials. Oncologist. 2013;18:1004-12.

70. Karapetis CS, Khambata-Ford S, Jonker DJ, O'Callaghan CJ, Tu D, Tebbutt NC et al. K-ras mutations and benefit from cetuximab in advanced colorectal cancer. N Engl J Med. 2008;359:1757-65.

71. Yaffee P, Osipov A, Tan C, Tuli R, Hendifar A. Review of systemic therapies for locally advanced and metastatic rectal cancer. J Gastrointest Oncol. 2015;6:185-200.

72. Benson AB 3rd, Venook AP, Bekaii-Saab T, Chan E, Chen YJ, Cooper HS et al.; National Comprehensive Cancer Network. Colon cancer, version 3.2014. J Natl Compr Canc Netw. 2014;12:1028-59.

73. Sagar PM, Pemberton JH. Surgical management of locally recurrent rectal cancer. Br J Surg. 1996;83:293-304.

74. Heriot AG, Byrne CM, Lee P, Dobbs B, Tilney H, Solomon MJ et al. Extended radical resection: the choice for locally recurrent rectal cancer. Dis Colon Rectum. 2008;51:284-91.

75. Ferenschild FT, Vermaas M, Verhoef C, Ansink AC, Kirkels WJ, Eggermont AM et al. Total pelvic exenteration for primary and recurrent malignancies. World J Surg. 2009;33:1502-8.

76. Schurr P, Lentz E, Block S, Kaifi J, Kleinhans H, Cataldegirmen G et al. Radical redo surgery for local rectal cancer recurrence improves overall survival: a single center experience. J Gastrointest Surg. 2008;12:1232-8.

77. Saito N, Suzuki T, Sugito M, Ito M, Kobayashi A, Tanaka T et al. Bladder-sparing extended resection of locally advanced rectal cancer involving the prostate and seminal vesicles. Surg Today. 2007;37:845-52.

78. Keating JP, Manning S, Dennett E, Studd R. Excision of the seminal vesicles for locally advanced and recurrent rectal and sigmoid cancer. ANZ J Surg. 2015 Apr 1.

79. Ramirez PT, Modesitt SC, Morris M, Edwards CL, Bevers MW, Wharton JT et al. Functional outcomes and complications of continent urinary diversions in patients with gynecologic malignancies. Gynecol Oncol. 2002;85:285-91.

80. Balbay MD, Slaton JW, Trane N, Skibber J, Dinney CP. Rationale for bladder-sparing surgery in patients with locally advanced colorectal carcinoma. Cancer. 1999;86:2212-6.

81. Weinstein RP, Grob BM, Pachter EM, Soloway S, Fair WR. Partial cystectomy during radical surgery for nonurological malignancy. J Urol. 2001;166:79-81.

82. Luo HL, Tsai KL, Lin SE, Chiang PH. Outcome of urinary bladder recurrence after partial cystectomy for en bloc urinary bladder adherent colorectal cancer resection. Int J Colorectal Dis. 2013;28:631-5.

83. Moore HG, Shoup M, Riedel E, Minsky BD, Alektiar KM, Ercolani M et al. Colorectal cancer pelvic recurrences: determinants of resectability. Dis Colon Rectum. 2004;47:1599-606.

84. Suzuki K, Gunderson LL, Devine RM, Weaver AL, Dozois RR, Ilstrup DM et al. Intraoperative irradiation after palliative surgery for locally recurrent rectal cancer. Cancer. 1995;75:939-52.

85. Kido A, Koyama F, Akahane M, Koizumi M, Honoki K, Nakajima Y et al. Extent and contraindications for sacral amputation in patients with recurrent rectal cancer: a systematic literature review. J Orthop Sci. 2011;16:286-90.

86. Milne T, Solomon MJ, Lee P, Young JM, Stalley P, Harrison JD et al. Sacral resection with pelvic exenteration for advanced primary and recurrent pelvic cancer: a single-institution experience of 100 sacrectomies. Dis Colon Rectum. 2014;57:1153-61.

87. Dresen RC, Gosens MJ, Martijn H, Nieuwenhuijzen GA, Creemers GJ, Daniels-Gooszen AW et al. Radical resection after IORT-containing multimodality treatment is the most important determinant for outcome in patients treated for locally recurrent rectal cancer. Ann Surg Oncol. 2008;15:1937-47.

88. Bikhchandani J, Ong GK, Dozois EJ, Mathis KL. Outcomes of salvage surgery for cure in patients with locally recurrent disease after local excision of rectal cancer. Dis Colon Rectum. 2015;58:283-7.

89. You YN, Roses RE, Chang GJ, Rodriguez-Bigas MA, Feig BW, Slack R et al. Multimodality salvage of recurrent disease after local excision for rectal cancer. Dis Colon Rectum. 2012;55:1213-9.

90. Weiser MR, Landmann RG, Wong WD, Shia J, Guillem JG, Temple LK et al. Surgical salvage of recurrent rectal cancer after transanal excision. Dis Colon Rectum. 2005;48:1169-75.

Conduta no Câncer de Reto Obstrutivo

39

Olival de Oliveira Júnior
Rodrigo Gomes da Silva
Beatriz Deoti Silva Rodrigues

INTRODUÇÃO

Graus distintos de obstrução intestinal por câncer colorretal (CCR) podem ser encontrados em até 20% dos casos.[1,2] Aproximadamente 70% dessas obstruções surgem do lado esquerdo.[3] Quando a obstrução ocorre no cólon, há várias opções de tratamento: colectomia parcial com anastomose primária; ressecção com estoma (ileocolostomia na colectomia direita, procedimento de Hartmann na retossigmoidectomia); e colocação de prótese endoscópica. No câncer de reto, a situação clínica é bem mais complexa. Em primeiro lugar, o paciente com obstrução intestinal se apresenta na urgência, quando nem sempre há um cirurgião colorretal ou um cirurgião com experiência em manejar pacientes com câncer de reto. Além disso, o tumor que obstrui a luz do reto é, na maioria das vezes, um tumor avançado que já tem indicação de radioterapia, ou seja, T3, T4 ou N positivo.

Desde a publicação do estudo alemão conduzido por Sauer et al.,[4] a terapia neoadjuvante (nRQT) é considerada opção quando comparada à radioterapia pós-operatória. Assim, a ressecção da lesão primária na urgência implicaria a não realização da radioterapia pré-operatória. Contudo, a conduta de confeccionar o estoma sem ressecção poderia atrasar o início da terapia neoadjuvante, e o início da radioquimioterapia conseguiria reverter o quadro clínico obstrutivo, fazendo um estoma desnecessário. Desse modo, identificar os pacientes com câncer de reto obstrutivo que realmente necessitam de estoma para desvio do trânsito intestinal é um desafio na prática clínica diária.

Os pacientes com tumores de reto obstrutivos têm pior prognóstico quando comparados àqueles sem evidência de obstrução intestinal. Vale lembrar que as complicações pós-operatórias relativas à cirurgia colorretal de urgência, em tumores obstrutivos, são mais frequentes do que quando as cirurgias são eletivas. Com relação aos resultados oncológicos, a lesão obstrutiva tem resultados com impacto negativo. Os tumores obstrutivos têm maior recorrência sistêmica quando comparados a tumores não obstrutivos, 38,2 *versus* 23,8% (p = 0,04), assim como o estadiamento tumoral mais avançado.[5]

Um interessante estudo publicado recentemente por Comber et al.[6] mostrou que os pacientes com câncer de reto admitidos em situações de urgência apresentam pior prognóstico. Em um estudo com 2.750 pacientes com câncer retal na Irlanda (2004 a 2008), os autores concluíram que os fatores que contribuem para a admissão na urgência são os mesmos relacionados com o atraso diagnóstico, quais sejam: idade avançada, baixo nível socioeconômico e *status* marital. Desses pacientes, 12% apresentaram-se no setor de urgência por seu quadro clínico. A maioria destes foi atendida em hospitais públicos, e não privados, sugerindo diferença no acesso da população ao sistema de saúde. Os pacientes que viviam sozinhos tinham maior risco de se apresentar na urgência. Além disso, aqueles admitidos na urgência tinham menor probabilidade de receber o tratamento adequado do câncer de reto. No fim do período estudado, 29% dos pacientes admitidos na urgência estavam vivos, ao passo que, naqueles tratados eletivamente, essa taxa foi de 46%. Os autores concluíram que os pacientes com câncer de reto admitidos em setor de urgência, independentemente do estádio, apresentam pior prognóstico. Acreditam que a educação dos pacientes e o menor tempo para acesso a exames endoscópicos poderiam diminuir a taxa de pacientes admitidos no setor de urgência.[5] Essa é uma situação muito similar à vivenciada no Brasil, onde os pacientes com plano de saúde se apresentam muito mais rapidamente ao médico do que aqueles pacientes atendidos no Sistema Público de Saúde (SUS).

AVALIAÇÃO DOS TUMORES OBSTRUTIVOS RETAIS

O quadro clínico do paciente que se apresenta com tumor obstrutivo de reto é caracterizado por evolução contínua na qual os seguintes sinais e sintomas estão presentes: constipação progressiva, distensão abdominal, sangue ou muco nas fezes e fezes em fita. Diarreia após vários dias de constipação é comum. Esse quadro pode culminar na obstrução total da luz intestinal, resultando em parada total de eliminação de gases.

O cirurgião deve investigar e fazer um estadiamento da lesão para programar o melhor tratamento para o paciente. O estadiamento deve ser sistêmico e local. Além da ressonância magnética da pelve (quando disponível na urgência) e de tomografia computadorizada do tórax e abdome, o exame local é de suma importância. Lee et al.[7] relataram quatro casos de perfuração tumoral durante a radioquimioterapia neoadjuvante, com dois pacientes evoluindo para óbito. Os autores propuseram que a avaliação de pacientes com tumor de reto localmente avançado deveria ser feita sob anestesia, para facilitar a identificação daquele que devem se submeter a estoma antes da nRQT.[7]

A tomografia computadorizada e a radiografia de abdome podem mostrar alças dilatadas a montante, sugerindo obstrução completa ou quase completa. O contraste retal realizado na tomografia computadorizada ou no enema opaco pode mostrar ausência de progressão do fluxo retrógrado. Nos pacientes com tumores de reto nos quais a colonoscopia não ultrapassou a lesão e sem sinais iminentes de obstrução total, a colonoscopia virtual pode avaliar a presença de tumores sincrônicos. Em geral, esse paciente tolera razoavelmente bem o preparo para a colonoscopia, apesar da impossibilidade de progressão do aparelho (Figura 39.1).

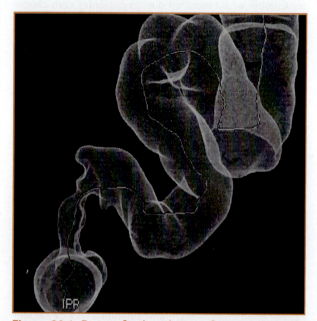

Figura 39.1. Fotografia de colonografia por tomografia computadoriza (colonoscopia virtual) de paciente com câncer de reto cuja colonoscopia não ultrapassou a lesão. *Fonte: cortesia do Dr. Bernardo Hanan.*

Contudo, o paciente que apresentou distensão abdominal, dor abdominal em cólica ou até mesmo vômitos no preparo para a colonoscopia óptica convencional pode estar com obstrução iminente, devendo-se nem mesmo a colonoscopia virtual ser solicitada. Nesses casos, a tomografia de abdome deve ser revista quanto à presença de lesão sincrônica no cólon. Durante a operação definitiva, o cólon proximal precisa ser palpado ou uma colonoscopia intraoperatória deve ser realizada. Se o paciente for submetido a um estoma antes da radioquimioterapia previamente à cirurgia definitiva, deve-se tentar novamente a colonoscopia convencional, pois a regressão tumoral após a terapia neoadjuvante pode tornar possível a passagem do aparelho. Se, ainda assim, a colonoscopia não ultrapassar a lesão, o cólon proximal deve ser examinado tão logo seja possível. Isso pode ser feito após a ressecção anterior do reto, antes ou depois do fechamento do estoma protetor.

CONDUTA NO CÂNCER DE RETO OBSTRUTIVO

Procedimentos cirúrgicos para obstrução clinicamente completa

O paciente que se apresenta no setor de urgência com quadro de obstrução intestinal completa, parada de eliminação de fezes e gases, distensão abdominal, dor abdominal em cólica e vômitos fecaloides deve ser submetido a um estoma para desvio do trânsito intestinal e alívio da obstrução em caráter de urgência. A realização de ressecção concomitante deve ser avaliada em cada caso. Quando não se indicar a ressecção no mesmo ato operatório, o paciente deve ser estadiado completamente após a alta hospitalar e encaminhado para terapia neoadjuvante, se esta for indicada.

São consideradas opções cirúrgicas possíveis de desvio do trânsito, sem ressecção: ileostomia em alça no quadrante inferior direito; colostomia transversa no andar superior do abdome; e sigmoidostomia em alça ou terminal, no flanco esquerdo. É necessário ressaltar que a ileostomia em alça pode não aliviar a distensão do cólon se a papila ileocecal for competente, com possibilidade de criar uma situação de "alça fechada". Isso pode provocar ruptura do ceco, não sendo recomendado quando o objetivo é a descompressão de cólon dilatado por obstrução.[8] A confecção da colostomia terminal com fechamento do coto distal a Hartmann, sem a ressecção do tumor, pode criar uma alça fechada entre o sigmoide e o ponto de obstrução do tumor, sendo uma possível fonte de infecção e ruptura intestinal; portanto, não é recomendada.[9] As colostomias são os estomas indicados no cenário de obstrução intestinal total por câncer de reto estenosante. A colostomia transversa é boa opção, mas tem alta incidência de prolapso. Por sua vez, a sigmoidostomia pode atrapalhar o abaixamento do cólon e comprometer a realização da bolsa colônica em J na reconstrução de trânsito (Figura 39.2).

Com relação à incisão para realizar a colostomia, os autores deste capítulo preferem a laparotomia mediana em vez da incisão específica. A laparotomia possibilita o diag-

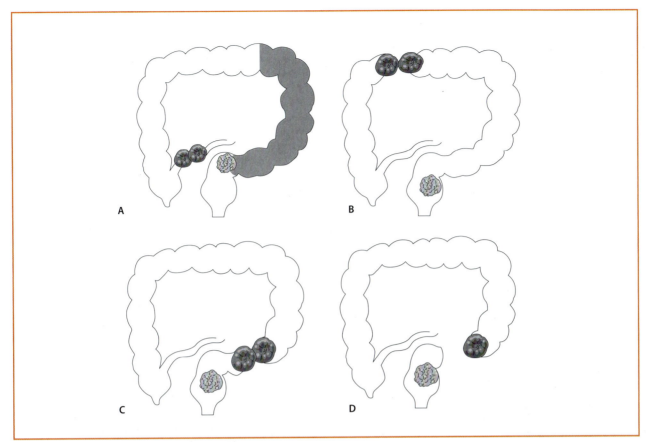

Figura 39.2. Opções cirúrgicas no paciente com câncer de reto obstrutivo. A. Ileostomia em alça. B. Colostomia em duplo-cano transversa. C. Colostomia em duplo-cano sigmóidea. D. Colostomia terminal com fechamento do coto distal a Hartmann. Há potencial de formação de alça fechada entre a linha de fechamento do cólon e o tumor obstrutivo. *Fonte: adaptada de Vermeer et al., 2016.*[10]

nóstico de carcinomatose peritoneal e evita a realização de estoma com o cólon torcido.

Deve-se ressaltar que não somente a obstrução completa do reto pelo tumor é uma indicação de estoma, mas também uma ponte para a realização da terapia neoadjuvante. Situações clínicas como fístula tumoral, perfuração do tumor, diarreia incapacitante, dor crônica e incontinência fecal podem ser também indicação de um estoma para desvio do trânsito intestinal e melhora das condições clínicas do paciente para um possível tratamento neoadjuvante completo.[10]

Vermeer et al.[10] recomendam, ainda, que o tipo de estoma a ser confeccionado deve ser escolhido de acordo com o tipo de cirurgia a ser realizada após a terapia neoadjuvante. No paciente a ser submetido à ressecção anterior do reto, recomenda-se a colostomia transversa. Para aqueles pacientes a serem submetidos à amputação abdominoperineal do reto, a colostomia deve ser no sigmoide. Nos pacientes em que não se consegue determinar o tipo de cirurgia definitiva, recomenda-se a colostomia em alça no segmento mais distal possível do sigmoide. Os autores enfatizam que se deve evitar a colocação da colostomia no cólon descendente ou no sigmoide proximal (Tabela 39.1).[10]

Tabela 39.1. Tipo de estoma a ser escolhido no câncer de reto obstrutivo de acordo com o tipo de cirurgia definitiva prevista

Tipo de cirurgia definitiva	Tipo de estoma
Ressecção anterior do reto	Colostomia transversa
Amputação abdominal perineal do reto	Colostomia sigmóidea
Indefinido	Colostomia transversa ou colostomia no segmento mais distal possível do cólon sigmoide

Fonte: adaptada de Vermeer et al., 2016.[10]

A confecção de um estoma em caráter de urgência pode causar complicações, principalmente se realizada na vigência da radioquimioterapia. No já citado estudo de Vermeer et al.,[10] 156 pacientes (21%) entre 726 portadores de câncer de reto foram submetidos a um estoma de desvio de trânsito intestinal por causa de obstrução ou fístula relacionada com o tumor. Entre eles, 53 (34%) necessitaram de alguma correção do estoma durante a cirurgia definitiva, por má localização ou alguma complicação.

Obstrução endoscópica sem manifestação clínica

A maioria dos pacientes com lesão estenosante do reto apresenta-se sem os sinais e sintomas clássicos de uma obstrução intestinal completa. Muitos deles têm o diagnóstico do câncer ao exame digital ou à retoscopia e são encaminhados para a colonoscopia. No entanto, a colonoscopia pode não ultrapassar a lesão e o paciente relatar que o preparo do cólon para o exame foi extremamente difícil, com cólica e distensão abdominal prolongadas, sugerindo a obstrução quase completa.

A conduta nesse quadro clínico não é clara. Enquanto alguns cirurgiões acreditam que esse achado endoscópico é indicação de estoma eletivo para encaminhamento do paciente à terapia neoadjuvante, outros pensam que a própria radioterapia associada à quimioterapia levaria à regressão tumoral com alívio rápido dos sintomas. Isso evidencia clara subjetividade na indicação do estoma. Outra conduta seria a prótese endoscópica (*stent*) no reto, mas depende da disponibilidade das próteses e da *expertise* da equipe de endoscopia.

Radioquimioterapia neoadjuvante e estoma

Patel et al.,[11] nos Estados Unidos, avaliaram 1.219 pacientes com câncer de reto entre 2000 e 2009, sendo 87 pacientes nos quais a colonoscopia não ultrapassou a lesão. A conduta dos autores foi manter o paciente com dieta líquida e iniciar rapidamente a radioquimioterapia. Entre esses 87 pacientes, 16 foram submetidos a estoma de desvio antes do início da neoadjuvância (nRQT), dentro de 3 a 8 dias após a colonoscopia. Cinco pacientes (7,2%) desenvolveram distensão abdominal durante ou após a nRQT, sendo que 3 (4,3%) pacientes necessitaram de um estoma em decorrência da obstrução ou perfuração. Dois pacientes apresentaram perfuração do cólon a montante da obstrução total, e um deles reportou perfuração após colocação do *stent*. Quatro pacientes adicionais (4,8%) que receberam nRQT evoluíram com progressão do tumor, sendo classificados como irressecáveis, também sendo submetidos à derivação intestinal. No total, 90% dos pacientes encaminhados diretamente para nRQT não necessitaram de estoma e foram submetidos à protectomia curativa. Os autores concluíram que os pacientes nos quais a colonoscopia não ultrapassou a lesão podem ser conduzidos sem estoma e devem ser encaminhados rapidamente para nRQT. Eles recomendaram que apenas os pacientes com alças intestinais distendidas à tomografia ou radiografias de abdome devem ser considerados para o estoma antes da nRQT. Os pacientes que apresentam passagem de gases e fezes líquidas precisam iniciar rapidamente a nRQT.

Em um estudo com um número menor de pacientes, Parnaby et al.[12] avaliaram 49 pacientes (24%, 49/669 pacientes) com câncer de reto avançado submetidos a estoma de desvio de trânsito, porque a colonoscopia não ultrapassou a lesão do reto (independentemente dos sintomas dos pacientes) ou por incontinência fecal. Entre os 49 pacientes, 9 (18,4%) necessitaram de estoma de desvio do trânsito eletivamente, sendo 8 por obstrução intestinal e 1 por incontinência fecal. Entre os 40 pacientes que foram diretamente para a radioquimioterapia adjuvante, 2 (5%) necessitaram também de um estoma, em virtude de sintomas agravados pela terapia neoadjuvante. Foram realizadas 9 colostomias no sigmoide e 2 ileostomias em alça. O tempo de internação hospitalar foi de 12 dias. Entre todos os pacientes que necessitaram de estoma, antes da provável cirurgia definitiva, 3 não foram submetidos ao procedimento cirúrgico definitivo, por causa de *performance status* ruim ou progressão da doença. O tempo médio para a cirurgia definitiva não foi significativamente diferente entre os grupos com estoma e sem estoma, sendo 181 dias *versus* 165 dias em média, respectivamente. Os autores identificaram apenas a incapacidade de ultrapassar a lesão como um fator objetivo de indicação de estoma de desvio.

Em outro estudo, Anderson et al.[13] avaliaram retrospectivamente 103 pacientes tratados com nRQT e cirurgia. Treze foram submetidos a estoma previamente à terapia neoadjuvante e 90 foram diretamente para radioquimioterapia. Tumores no estádio cT4 foram mais comuns no grupo estoma (50 *versus* 14%). Houve menor resposta patológica no grupo estoma, o que pode ser explicado pela presença de tumores mais avançados nesse grupo, mas não existiu diferença na sobrevida global. Os autores concluíram que a confecção do estoma pode aliviar os sintomas obstrutivos e possibilitar que os pacientes se submetam à nRQT.

Colocação de próteses metálicas (*stent*)

Eficácia

Outra opção no câncer retal endoscopicamente obstrutivo é a colocação das próteses (*stents* metálicos). Trata-se de uma opção recente para aliviar a obstrução do reto, mas que ainda não se tornou uma conduta-padrão. As próteses metálicas, autoexpandidas, são tubos metálicos colocados no local da obstrução com ajuda de fio-guia. Uma vez colocada, a prótese expande-se radialmente para o máximo diâmetro por si mesma, alcançando, assim, a forma da anatomia obstruída. Quase todos os procedimentos dessa prótese são feitos via transanal e, em geral, bem tolerados pelos pacientes somente com sedação consciente ou sem anestesia.[14] O valor de colocar a prótese é que o procedimento é minimamente invasivo em comparação às técnicas operatórias como ressecção e estomas. O *stent* pode ser utilizado como uma medida paliativa definitiva ou como uma "ponte para a cirurgia", que possibilita estabilização da condição do paciente e posterior operação eletiva. Uma série de próteses tem sido desenvolvida especificamente para uso no trato gastrintestinal distal, estando disponíveis em uma variedade de comprimentos e diâmetros, para que a prótese apropriada possa ser selecionada com base em fatores como comprimento do local obstruído do intestino e localização anatômica da obstrução.[14]

Porém, a colocação de uma prótese muito próximo ao ânus poderia resultar em desconforto contínuo ou com migração e dor ao longo do tempo. Deve-se ressaltar, ainda, a possibilidade de perfuração imediata e o que se denomina perfuração silenciosa dos tumores.[15] Nesse quadro, há influência direta no prognóstico do paciente, pois pode piorar o estadiamento tumoral, além de causar contaminação da cavidade pélvica. Ainda existe outra complicação em relação ao método – a fratura tumoral pela prótese podendo resultar em sangramento abundante, que, em geral, é de difícil controle (Figura 39.3).[15]

Hürnerbein et al.[16] avaliaram 34 pacientes com câncer de reto obstrutivo e doença incurável. A colocação do *stent* foi um sucesso em 97% dos casos (33/34). Migração, dor e incontinência ocorreram precocemente em 7 pacientes (21%). Após acompanhamento médio de 5,3 meses, 26 pacientes (79%) estavam com trânsito intestinal preservado, mas 2 deles precisaram de passagem de outra prótese. Ao todo, 6 dos 33 pacientes (18%) necessitaram de cirurgia paliativa por complicação precoce, por incontinência ou fístula retovesical.

Embora os procedimentos com prótese estejam se tornando uma modalidade mais frequente, ainda não está claro se o procedimento com prótese representa uma alternativa segura e efetiva aos procedimentos cirúrgicos para o tratamento da obstrução maligna.[14] Além disso, é difícil de interpretar os dados, visto que grande parte dos estudos associam casos de câncer de cólon esquerdo a câncer de reto.

Na indicação da prótese, a avaliação da eficácia da inserção é fundamental. Em uma revisão sistemática com 88 artigos, 15 dos quais comparativos formaram a base de evidências para essa revisão. Nesse estudo, o sucesso técnico foi definido como a passagem do fio-guia e a colocação apropriada da prótese. Nos 88 estudos incluídos, a média de sucesso técnico foi de 96,2% (66,6 a 100%). As definições de sucesso clínico variaram entre os 85 estudos que reportaram esse resultado, mas todos incluíram descompressão colônica como resolução dos sintomas obstrutivos em 72 horas da colocação da prótese. A média de sucesso clínico foi de 92% (46 a 100%). O tamanho da amostra nos estudos, reportando esses parâmetros de eficácia, variou amplamente de 3 a 89 pacientes com uma amostra média de 15 pacientes e 16 próteses. Quando separado por indicação (paliativo ou ponte para a cirurgia), houve pouca diferença nas taxas gerais de sucesso técnico e clínico. Similarmente à etiologia da obstrução primária (câncer colorretal primário/recorrente, urogenital ou pancreático), parece ter tido pouco efeito nas taxas gerais de sucesso técnico e clínico. Falhas técnicas foram causadas por uma incapacidade de passar o fio-guia, particularmente por meio de uma anatomia tortuosa.[14]

Na população de pacientes tratada com finalidade paliativa, a funcionalidade da prótese foi reportada como a duração da prótese ou pela proporção de pacientes com a prótese funcional até o momento da morte ou até o fim do seguimento. Nos 14 estudos que reportaram essa duração da funcionalidade, a média reportada foi de 106 dias (68 a 288 dias). A média de funcionalidade até o fim do seguimento (ou momento da morte), nos 11 estudos reportando esse resultado, foi 100% (53 a 100%). No total, 90,7% dos pacientes (118 de 130), que tiveram uma taxa de duração reportada, ou morreram ou terminaram o acompanhamento com a prótese funcional.[14]

O tempo médio para a progressão da cirurgia após a colocação da prótese na população de ponte para a cirurgia foi reportado em 25 estudos. A média dos tempos reportados foi de 7 dias (2 a 12 dias).[14]

A taxa média de reintervenção nos 45 estudos reportando esse resultado para colocações paliativas da prótese foi 20%, com taxas variando de 0 a 100%, com um paciente requerendo duas intervenções separadas. O conceito de reintervenção inclui intervenções cirúrgicas não planejadas, a colocação de uma segunda prótese ou intervenções para manter a funcionalidade da prótese (ablação a *laser*, enemas ou irrigação colônica). Apenas sete estudos reportaram incidentes de reintervenção em pacientes com prótese colocada como ponte para a cirurgia, o que é o reflexo do tempo curto que a prótese permaneceu no cólon. Nesse grupo, a taxa média foi de 7% (0 a 20%).[14]

Segurança

Entre os 54 estudos para todas as indicações que reportaram incidente de migração da prótese, tanto imediatamente no período pós-operatório quanto na duração do acompanhamento, a taxa média foi de 11% (0 a 50%). Os estudos reportando resultados das próteses colocadas como paliativas revelaram resultados similares. Contudo, não foi possível determinar a proporção total de próteses migrantes colocadas em cada área do cólon, já que poucos estudos reportaram a localização inicial das próteses com detalhes. Pacientes submetidos ao procedimento com o

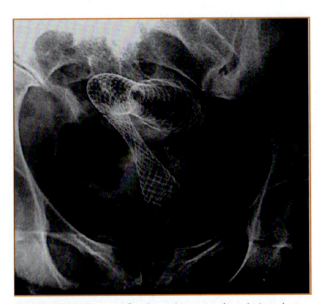

Figura 39.3. Fotografia de prótese endoscópica de paciente com lesão obstrutiva do reto que seria candidato a estoma de desvio de trânsito. A prótese possibilitou que a terapia neoadjuvante fosse completada, sem complicações, nesse caso.
Fonte: cortesia do Dr. Rodrigo Macedo Rosa.

objetivo de "ponte para cirurgia" tiveram menos casos de migração, em virtude de a prótese ter permanecido no cólon por um curto período. Perfuração causada tanto pelo fio-guia quanto pela prótese foi reportada em 50 estudos. Entre toda a população com *stent*, a taxa de perfuração foi de 4,5% (0 a 83%). A indicação para a colocação da prótese não pareceu influenciar a taxa de perfuração.[14]

A reobstrução colônica foi primariamente reportada em pacientes com próteses colocadas para paliação. Dos estudos, 31 reportaram esse resultado com a taxa média de obstrução de 12% (1 a 92%). A maioria das obstruções foi resultado da invasão do tumor crescendo para dentro ou para fora. As obstruções ocorreram entre 48 horas e 480 dias após a colocação, e os tratamentos para obstrução incluíram terapias a *laser* para remover o tumor, recolocação da prótese, cirurgia e irrigação colônica.[14]

Outras complicações de colocação da prótese reportadas abrangeram sangramento retal, dor abdominal e anal e tenesmo, as quais foram relativamente raras e bem toleradas pelos pacientes.

Stent versus cirurgia

Eficácia

Taxas de sucesso técnico e clínico não puderam ser comparadas de maneira significativa para a colocação do *stent versus* cirurgia, já que a cirurgia raramente é definida como malsucedida. Taxas de sucesso técnico e clínico para a colocação da prótese nessa população foram comparáveis para aquelas descritas para colocação geral. A duração da permanência hospitalar depois da colocação do *stent versus* cirurgia (emergência ou eletiva) nos nove estudos variou consideravelmente; contudo, quase todos reportaram permanências mais curtas após a colocação do *stent* do que cirurgia, o que foi considerado significativo por seis dos sete estudos que analisaram o resultado estatisticamente.[14]

Segurança

Foi difícil comparar as taxas de complicações, em virtude dos diferentes níveis de complexidade envolvidos nos respectivos procedimentos e da falta de uma definição-padrão para complicações, particularmente na população submetida à prótese. No entanto, complicações após intervenções cirúrgicas foram, em geral, mais graves, refletindo a maior complexidade do processo. A complicação mais grave depois da colocação da prótese foi perfuração, e as mais frequentes, pequenos sangramentos, dor e migração da prótese. As complicações mais comuns após a cirurgia foram cardíacas e respiratórias, seguidas de infecção.

Dados sobre a mortalidade pós-operatória são difíceis de interpretar, já que podem refletir mais a progressão de uma doença maligna subjacente que a intervenção da prótese. As taxas de sobrevida também são confusas, em razão dessa subjacência de fator maligno; contudo, os cinco estudos que relataram esse resultado não observaram diferença significativa na sobrevida entre os dois grupos de pacientes.[14]

Cirurgia eletiva com *stent versus* cirurgia de urgência

Eficácia

As taxas de progressão para a cirurgia após a colocação da prótese foram de 60 a 93%, não se adequando aos critérios de ressecabilidade após descompressão com *stent*. Os pacientes foram operados entre 2 e 16 dias após colocação da prótese, com média de 5,8 dias nos estudos entre o *stent* e a cirurgia eletiva.

As taxas de anastomose primária na cirurgia eletiva após a colocação do *stent* foram pelo menos o dobro das taxas para aqueles que fizeram cirurgia emergencial.

Dos três estudos, dois reportaram tempo de permanência hospitalar e concluíram que uma permanência menor foi requerida para aqueles que fizeram cirurgia eletiva em comparação aos que fizeram cirurgia de emergência. Isso foi reportado como estatisticamente significativo em um dos estudos.[14]

Segurança

Todos os três estudos reportaram mais casos de complicações ou uma taxa de complicação maior nos grupos de cirurgia emergencial do que nos de cirurgia eletiva. A mortalidade não foi adequadamente estudada nesses estudos; contudo, um autor reportou que a mortalidade foi significativamente maior em um grupo de cirurgia de emergência após 30 dias do pós-operatório, embora as causas da mortalidade não tenham sido relatadas. A sobrevida geral não diferiu significativamente entre os dois grupos em 3 a 5 anos após a cirurgia.[14]

Prótese coberta *versus* não coberta

Eficácia

No total, apenas 18 estudos reportaram o uso de próteses cobertas e não cobertas: 124 próteses cobertas foram colocadas em 120 pacientes e 171 não cobertas em 168 pacientes. Houve apenas pequenas diferenças entre as taxas de sucesso técnicas e clínicas reportadas quando da comparação das técnicas.[14]

Segurança

As taxas de perfuração não foram alteradas pelo tipo de prótese utilizada. O benefício da prótese coberta pareceu ser sua capacidade de resistir ao crescimento do tumor para o lúmen, o que é refletido na menor taxa de reobstrução, quando comparada às próteses descobertas; no entanto, as próteses descobertas parecem ser mais suscetíveis à migração que as cobertas em virtude de sua natureza mais rígida.[14]

Custo

Sete estudos reportaram uma variedade de dados de custo, utilizando tanto o modelo preditivo quanto dados clínicos. O uso de próteses, seguido da cirurgia de urgência, foi o procedimento de menor custo geral, comparado somente à cirurgia de urgência por quatro estudos. Dois estudos compararam o custo da prótese com a cirurgia e concluíram que a prótese era a opção mais barata que a cirurgia, ao passo que outro estudo concluiu que os custos das próteses para a paliação e como ponte para a cirurgia foram praticamente idênticos ao custo do estoma em ambas as circunstâncias (paliação e ponte).[14]

Apesar da baixa qualidade da base de evidência, os dados disponíveis sugerem que a colocação da prótese foi efetiva para superar obstruções colorretais malignas do lado esquerdo, com altos níveis de sucesso técnico e clínico, independentemente da indicação para colocação da prótese ou da etiologia da obstrução. A colocação da prótese também parece ser segura, com taxa relativamente baixa de complicações sérias, apesar de a necessidade de pequenas reintervenções ter sido comum entre os pacientes submetidos à inserção das próteses. As próteses colocadas paliativamente têm o potencial de permanecer funcionais até a morte do paciente por doenças subjacentes.[14]

Comparada à cirurgia, a colocação de *stent* resultou em menor permanência hospitalar e em menor taxa de eventos adversos sérios. Contudo, foi difícil comparar eventos adversos, dados os diferentes níveis de complexidade envolvidos nos respectivos processos e a falta de definição-padrão para complicação. Apesar disso, as complicações reportadas após intervenção cirúrgica foram, em geral, de uma natureza mais grave, reflexo da maior complexidade do processo. A mortalidade pós-operatória e a sobrevivência pareceram comparáveis entre as duas intervenções.[14]

Combinar a colocação do *stent* com a cirurgia eletiva também pareceu mais seguro e efetivo que a cirurgia de urgência. A maioria dos pacientes progrediu para a cirurgia eletiva após a colocação da prótese, com taxas de anastomose primária mais altas no grupo do *stent*, nos pacientes com câncer de cólon. Taxas de colostomias foram mais altas nos casos de cirurgia de urgência que nos casos de cirurgia eletiva pós-*stent*, indicativo da maior dificuldade do andamento operatório na situação de emergência. A duração da permanência hospitalar foi mais curta no grupo do *stent*, e as taxas de complicações foram menores.[14]

COMENTÁRIOS FINAIS

Os pacientes com câncer de reto obstrutivo tendem a se apresentar em situação de urgência. Em casos selecionados, preferencialmente avaliados por equipe multidisciplinar ou pelo menos por um cirurgião experiente em cirurgia de câncer de reto, o estoma pode ser útil e possibilitar, com segurança, a realização da terapia neoadjuvante com radioterapia associada à quimioterapia. Porém, a conduta de iniciar rapidamente a nRQT pode evitar o estoma de urgência na maioria dos casos, e parece ser a melhor opção a ser adotada na falta de evidências claras de qual é a melhor conduta. Apesar da falta de evidências, lembrar que a combinação do *stent* com a cirurgia eletiva pareceu mais seguro e efetivo que a cirurgia de urgência, evitando um estoma imediato. A dificuldade inerente em randomizar pacientes necessitando de tratamento paliativo pode impedir a possibilidade de conduzir estudos controlados de colocação de prótese paliativa. Enquanto isso não ocorre, a subjetividade na indicação do estoma de urgência ainda prevalecerá.

Um algoritmo é proposto para avaliar o paciente com câncer de reto obstrutivo (Figura 39.4).

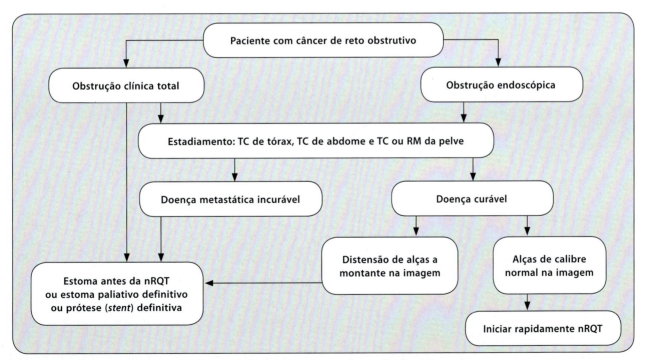

Figura 39.4. Algoritmo proposto para avaliar o paciente com câncer de reto obstrutivo.
Fonte: adaptada de Vermeer et al., 2016.[10]

Referências

1. Phillips RK, Hittinger R, Fry JS, Fielding LP. Malignant large bowel obstruction. Br J Surg. 1985;72:296-302.
2. Ohman U. Prognosis in patients with obstructing colorectal carcinoma. Am J Surg. 1982;143:742-7.
3. Kasten KR, Midura EF, Davis BR, Rafferty JF, Paquette IM. Blowhole colostomy for the urgent management of distal large bowel obstruction. J Surg Res. 2014;188(1):53-7.
4. Sauer R, Liersch T, Merkel S, Fietkau R, Hohenberger W, Hess C et al. Preoperative versus postoperative chemoradiotherapy for locally advanced rectal cancer: results of the German CAO/ARO/AIO-94 randomized phase III trial after a median follow-up of 11 years. J Clin Oncol. 2012;30(16):1926-33.
5. Hong KD, Um JW, Ji WB, Jung SY, Kang S, Lee SI et al. Endoscopic obstruction in rectal cancers: survival and recurrence patterns following curative surgery. J Laparoendosc. Adv Surg Tech A. 2015;25:278-84.
6. Comber H, Sharp L, Cancela MC, Haase T, Johson H, Pratschke J. Causes and outcomes of emergency presentation of rectal cancer. Int J Cancer. 2016;139:1031-9.
7. Lee J, Chen F, Steel M, Keck J, Mackay J. Perforated rectal cancer associated with neoadjuvant radiotherapy: report of four cases. Dis Colon Rectum. 2006;49:1629-32.
8. Frago R, Ramirez E, Millan M, Kreisler E, del Valle E, Biondo S. Current management of acute malignant large bowel obstruction: a systematic review. Am J Surg. 2014;207:127-38.
9. Hawley PR. Emergency surgery for ulcerative colitis. World J Surg. 1988;12:169-173.
10. Vermeer TA, Orsini RG, Nieuwenhuijzen GA, Rutten HJ, Daams F. Stoma placement in obstructive rectal cancer prior to neo-adjuvant treatment and definitive surgery: a practical guideline. Eur J Surg Oncol. 2016;42:273-80.
11. Patel JA, Fleshman JW, Hunt SR, Safar B, Birnbaum EH, Lyn AY et al. Isa an elective diverting colostomy warranted in patients with an endoscopically obstructing rectal câncer before neoadjuvant chemotherapy? Dis Colon Rectum. 2012;55:249-55.
12. Parnaby CN, Jenkins JT, Weston V, Wright DM, Sunderland GT. Defunctioning stomas in patients with locally advanced rectal cancer prior to preoperative chemoradiotherapy. Colorectal Dis. 2009 Jan;11:26-31.
13. Anderson BJ, Hill EG, Sweeney RE, Wahlquist AE, Marshall DT, Staveley O'Carroll KF et al. The impact of surgical diversion before neoadjuvant therapy for rectal cancer. Am Surg. 2015;81(5):444-9.
14. Watt AM, Faregher IG, Griffin TT, Rieger NA, Maddern G. Self-expanding metallic stents for relieving malignant colorectal obstruction. A Systematic Review. Ann Surg. 2007;246:24-30.
15. Tan CJ, Dasari BV, Gardiner K. Systematic review and meta-analysis of randomized clinical trials of self-expanding metallic stents as a bridge to surgery versus emergency surgery for malignant left-sided large bowel obstruction. Br J Surg. 2012;99:469-76.
16. Hünerbein M, Krause M, Moesta KT, Rau B, Schlag PM. Palliation of malignant rectal obstruction with self-expanding metal stents. Surgery. 2005;137(1):42-7.

Tratamento do Câncer de Reto em Pacientes com Síndrome de Lynch

Matthew Kalady
*Sherief Shawki**

INTRODUÇÃO

A síndrome de Lynch (SL) é uma predisposição genética ao desenvolvimento de cânceres[1] (MMR – *mismatch repair*). Refere-se à síndrome hereditária do câncer colorretal (CCR) mais comum, responsável por aproximadamente 3% de todos os CCR. Caracteriza-se pelo início do câncer em idade jovem e com alta frequência de cânceres sincrônicos e metacrônicos. A SL afeta múltiplos sistemas com vários riscos de cânceres, sendo o maior o CCR. Homens com SL têm o risco de CCR de 53 a 69%, e mulheres entre 33 e 52%.[1] Embora a maioria dos tumores colorretais da SL origine-se no cólon, especialmente no cólon direito, em aproximadamente 25% dos casos o câncer ocorrerá no reto. Com frequência, o diagnóstico e a conduta dessa doença podem ser um desafio, devendo-se sempre ter alto índice de suspeição. A decisão cirúrgica é baseada na compreensão dos riscos de câncer, na história natural, nos riscos do tratamento cirúrgico e na qualidade de vida resultante da operação a ser realizada. Médicos que lidam com pacientes com SL devem conhecer esses aspectos do tratamento e ser capazes de discuti-los com os pacientes. Este capítulo discutirá os dados atuais e a opinião dos autores em relação a esses aspectos, com ênfase na decisão cirúrgica para o câncer retal na SL.

GENÉTICA DA SÍNDROME DE LYNCH

A SL é causada por uma mutação genética em um dos genes de reparo (MMR) *MLH1*, *MSH2*, *MSH6* e *PMS2*. Adicionalmente, há casos de SL promovidos por mutações germinativas, como deleções do gene *EPCAM* e hipermetilação da região promotora do gene *MLH1*.[2,3] A perda da função do MMR por meio de um desses mecanismos resulta em acúmulo de pareamentos incorretos que comumente ocorrem nas regiões de microssatélites do DNA e, finalmente, na origem de um tumor. Pelo fato de esses erros ocorrerem em áreas de microssatélite, esses tumores são chamados de tumores microssatélites instáveis e têm alta instabilidade de microssatélite (MSI-H). O marcador molecular dos cânceres da SL é a instabilidade de microssatélite, presente em aproximadamente 93% dos tumores.[4]

A SL é uma condição autossômica dominante, o que significa que todos os parentes de primeiro grau de um paciente afetado têm 50% de chance de apresentar a mutação. Portanto, a identificação de indivíduos com potencial SL tem implicação tanto para o paciente quanto para seus familiares. É importante ressaltar que a SL é um diagnóstico genético, e não baseado nos critérios clínicos de história familiar, como os de Amsterdã. Pacientes que apresentam critérios de Amsterdã têm câncer colorretal não polipose hereditário (*hereditary nonpolyposis colorectal cancer* – HNPCC) por definição.[4] De fato, aproximadamente 50% dos pacientes com SL não preenchem os critérios de Amsterdã.[5] Isso é uma distinção importante, visto que os riscos de tumores colorretais e extracolônicos são diferentes para SL e HNPCC.

DIAGNÓSTICO

Em geral, o teste no tumor é o primeiro passo na avaliação dos potenciais pacientes com SL. Como discutido anteriormente, a instabilidade de microssatélite é o marcador molecular da doença. Várias características histológicas são mais comuns na SL e podem ser marcadores para sugerir instabilidade de microssatélite: câncer indiferenciado; células em

---

* Tradução: Rodrigo Gomes da Silva, Fábio Guilherme Campos e Anisse Marques Chami (médica geneticista).

anel de sinete; abundância de mucina extracelular; linfócitos infiltrantes do tumor; e reação linfocítica.[6] A presença desses fatores deve indicar prontamente teste de instabilidade de microssatélite ou avaliação de expressão de proteína MMR. A instabilidade de microssatélite pode ser apontada na biópsia do tumor por meio do teste de reação de cadeia de polimerase no DNA. Geralmente, o teste-padrão é composto de um painel de cinco marcadores; se dois ou mais marcadores mostram instabilidade, o tumor é classificado como de alta instabilidade (MSI-H). Entre os CCR associados a SL, até 91% exibem MSI-H.[7] A imuno-histoquímica (IHQ) para proteínas dos genes de reparo também podem ser utilizadas para rastrear os cânceres para SL. Aproximadamente 83% dos CCR associados à SL mostram perda da expressão para uma das quatro proteínas de reparo à IHQ.[7] Os resultados desses testes auxiliam nos testes formais para mutação germinativa em um gene específico.

Determinar quais pacientes devem ter seus tumores testados pode ser um desafio, e diretrizes clínicas como os critérios de Amsterdã e de Bethesda têm sensibilidade moderada. Por causa disso, em 2009, o grupo de trabalho *Evaluation of Genomic Applications in Practice and Prevention* (EGAPP) recomendou que todos os cânceres colorretais recentemente diagnosticados devam ser submetidos à pesquisa de instabilidade de microssatélite e/ou IHQ como rastreamento para SL.[7] Essas diretrizes são apoiadas pelo Collaborative Group of the Americas on Inherited Colorectal Cancer.[8] O National Comprehensive Cancer Network (NCCN) recomendou recentemente o rastreamento universal de todo CCR em pacientes com menos 70 anos de idade e naqueles pacientes com mais de 70 anos que preencham os critérios de Bethesda.[9] Idealmente, o teste pré-operatório é realizado na biópsia do câncer antes do procedimento cirúrgico, o que daria a oportunidade para o diagnóstico definitivo e orientaria a conduta cirúrgica. Entretanto, isso nem sempre é prático pelo fato de alguns pacientes não permitirem o adiamento da operação a fim de esperar os testes genéticos. Se possível e disponível, um profissional treinado para realizar aconselhamento genético deveria prover informações e orientações antes de solicitar os testes genéticos. Uma discussão mais detalhada da abordagem da SL pode ser vista no artigo de Kalady e Heald.[10]

CÂNCER RETAL NA SÍNDROME DE LYNCH

Apesar da relativa incidência de lesões colônicas proximais na SL, o câncer retal é comum. Aproximadamente 20 a 30% dos pacientes com SL desenvolverão câncer de reto, incluindo 15 a 24% com câncer retal como apresentação primária da síndrome.[11-13] Assim como ocorre com o câncer de cólon, há muitos fatores para considerar quando se planeja o tratamento cirúrgico do câncer retal no paciente com SL. As opções cirúrgicas incluem a ressecção anterior do reto (RAR) ou a amputação abdominoperineal do reto (AAPR), dependendo do envolvimento do esfíncter, ou uma ressecção alargada que remova todo o segmento colorretal em risco na forma de proctocolectomia total (PCT) e ileostomia terminal ou, mais comumente, com anastomose ileoanal com reservatório de bolsa ileal (RBI). Quando se determina a extensão da ressecção, o cirurgião tem de considerar os seguintes fatores: risco de câncer de cólon metacrônico; função intestinal e qualidade de vida; comorbidades do paciente; experiência do cirurgião; e escolha do paciente.

Risco de câncer de cólon metacrônico

Como todo o segmento colorretal está em risco de desenvolver câncer em decorrência do defeito das células germinativas, os pacientes com SL têm alta taxa de desenvolvimento de câncer metacrônico após ressecções segmentares. Não há estudos prospectivos que comparem a proctectomia exclusiva em relação à proctocolectomia total em termos de risco de câncer metacrônico. Embora pareça uma análise racional assumir que a ressecção de todo o cólon no momento da cirurgia do câncer retal reduza ou elimine o risco de CCR, há poucos estudos que avaliem o risco de neoplasia metacrônica depois da proctectomia.

Um estudo da Cleveland Clinic observou pacientes com câncer retal que tinham SL ou preenchiam critérios de Amsterdã com tumores MSI-H.[14] Após excluir pacientes que se apresentaram com cânceres de cólon e de reto sincrônicos, pacientes tratados com proctocolectomia total e pacientes com estádio IV, 33 pacientes com colonoscopia bem documentada no acompanhamento foram estudados com o objetivo de determinar a incidência de neoplasia metacrônica. O tempo de acompanhamento médio foi de 10,7 ± 7,6 anos, e o número médio de colonoscopias foi de 0,8 ± 1,6 por ano. Cinco pacientes (15,2%) desenvolveram adenocarcinoma metacrônico em média de 6 anos (variação entre 3,5 e 16 anos) após a proctectomia, incluindo três pacientes com estádio avançado. Três dos cinco pacientes com câncer metacrônico não tinham lesões precursoras previamente ao diagnóstico do segundo câncer. É importante ressaltar que esse estudo também avaliou as neoplasias adenomatosas identificadas e ressecadas por colonoscopia. Foram encontrados e ressecados 71 adenomas em 19 pacientes (59,4%). Treze pacientes (39,4%) tiveram 48 adenomas de alto risco, definidos como aqueles ≥ 10 mm, displasia de alto grau, histologia vilosa (n = 13) ou presença de três ou mais adenomas em um único exame. Se não ressecadas, essas lesões de alto risco provavelmente sofreriam degeneração para câncer, ressaltando-se, assim, a importância da vigilância e da ressecção dessas lesões. Associando adenomas de alto risco aos cânceres diagnosticados, 17 pacientes (52%) desenvolveram neoplasia avançada após a proctectomia sem ressecção dos cólons.

Em um estudo similar, 79 pacientes com mutações em genes *MMR* de 72 famílias identificadas pelo registro de câncer *Colon Cancer Family Registry* foram avaliados.[15] A idade média ao diagnóstico do câncer retal foi de 42,8 anos, variando entre 17 e 70 anos. O câncer de cólon metacrônico ocorreu em 21 (27%) pacientes em média de 11 anos, variando entre 1 e 32 anos da cirurgia inicial. A maioria dos cânceres metacrônicos (84%) foram proximais à flexura esplênica. Os autores calcularam o risco cumulativo de câncer de cólon metacrônico em 19%, 47% e 69% em 10, 20 e 30 anos, respectivamente. O único fator associado ao alto risco de câncer de cólon metacrônico foi o estádio avançado do câncer índex. A idade do paciente, o sexo e o tamanho do tumor não foram preditivos do risco subsequente de câncer.[15]

Um estudo do Roswell Park Cancer Institute incluiu 18 pacientes com mutação germinativa MMR documentada ou que preencheram os critérios de Amsterdã. Todos se apresentaram com o câncer retal como lesão índex e foram submetidos à proctectomia sem colectomia. Um paciente faleceu de doença avançada. Três dos 17 pacientes (18%) desenvolveram câncer de cólon metacrônico em média 203 meses após a cirurgia inicial.[12] Outro estudo da Alemanha publicado apenas como resumo relatou que 6 de 11 (54%) pacientes com câncer retal e HNPCC, tratados com proctectomia sem colectomia, desenvolveram câncer de cólon metacrônico em média 7,4 anos após a cirurgia.[13]

Outro aspecto a ser considerado em relação à proctectomia é a capacidade de fazer a vigilância colonoscópica após a operação. Qualquer remanescente do cólon está em risco e deve ser avaliado anualmente. Em teoria, a vigilância oportuna realizada por um colonoscopista experiente pode reconhecer e remover pólipos pré-cancerosos e poderia reduzir consideravelmente ou eliminar o risco de câncer de cólon metacrônico. Protocolos de vigilância rigorosa podem levar a baixas taxas de cânceres metacrônicos, sugerindo ser esta uma abordagem efetiva após ressecção segmentar.[16] Entretanto, a realidade é que nem a colonoscopia nem os colonoscopistas são perfeitos e os cânceres de intervalo podem aparecer apesar da vigilância.[11,17] Vários fatores contribuem para esse fenômeno. Um preparo de cólon subótimo pode ocultar a visão e a detecção de neoplasias. Os pacientes podem não ser aquiescentes com as recomendações de vigilância. Adenomas na SL tendem a ser planos e localizados no cólon direito, o que dificulta sua detecção.[18] Por fim, a biologia dos adenomas precursores da SL sugere uma sequência mais rápida na degeneração para câncer, resultando em maior número de câncer de intervalo.[19] Extrapolando os dados após ressecção segmentar do câncer de cólon em pacientes com SL, a taxa de adenomas não identificados à colonoscopia poderia ser tão alta quanto 55%.[18]

Qualquer remanescente de cólon ou de reto após a cirurgia precisa estar sob observação rigorosa. A vigilância colonoscópica reduz a incidência de CCR e detecta o CCR em estádios mais precoces.[17,20,21] O intervalo recomendado para vigilância colonoscópica após a ressecção do câncer retal é anual.

Função intestinal e qualidade de vida

Outra consideração no processo de decisão cirúrgica é a função intestinal esperada e a qualidade de vida após uma proctectomia ou uma anastomose ileoanal com reservatório de bolsa ileal (RBI).[22] Novamente, não há estudos prospectivos randomizados avaliando a função intestinal após RBI para câncer retal na SL. Necessita-se, então, buscar estudos de função intestinal e qualidade de vida em outras doenças e usar essas informações para os pacientes com SL. A protectomia com anastomose colorretal leva a menor número de evacuações e menos incontinência, quando comparada a RBI.[23] Entretanto, isso não significa que o RBI não possa apresentar bons resultados funcionais. Em pacientes com polipose adenomatosa familiar (PAF), a proctocolectectomia total e RBI é frequentemente realizada para reduzir o risco de câncer colorretal, com aceitável função intestinal. Erkek et al. avaliaram os resultados funcionais entre três grupos de pacientes com PAF com faixas etárias de < 20 anos, entre 20 e 40 anos, e acima de 40 anos, em um estudo com acompanhamento de 1,3 e 5 anos. Os pacientes mais velhos tiveram maior número de evacuações noturnas (2,2 versus 0,2), porém em outros aspectos os resultados foram comparáveis em termos de evacuações diárias, urgência, soiling e incontinência. Embora houvesse uma tendência não significativa desses aspectos no grupo mais velho, isso não resultou em qualquer diferença na vida social, no trabalho ou em restrição sexual.[24] A função será determinada de algum modo pela história (p. ex., uma mulher com fraqueza esfincteriana em virtude de trauma de parto) e pela idade do paciente.

Há uma preocupação se pacientes com SL e câncer retal em idade avançada poderiam ter boa função intestinal após RBI. No entanto, no estudo de Kiran et al.,[25] que compararam três grupos de pacientes de acordo com a idade (< 30, 30 a 55, > 55 anos) após RBI, houve resultados semelhantes em termos de controle intestinal e qualidade de vida. Além disso, o estudo mostrou resultados comparáveis em relação à função intestinal, à falta de restrições dietéticas e às funções sociais e laborais. Ressalta-se que a satisfação dos pacientes foi alta e a maioria deles recomendaria o procedimento. Outro estudo demonstrou função similar da bolsa ileal e qualidade de vida em grupos-controle da população geral com idade comparável.[23]

Fatores relacionados com os pacientes

Há muitos fatores relacionados com os pacientes que contribuem para o relativo equilíbrio da redução do risco de câncer e a manutenção da qualidade de vida. A idade do paciente, a função esfincteriana pré-operatória, as comorbidades, a capacidade e a disposição para cumprir com protocolos de vigilância e as escolhas do paciente devem ser consideradas. Além disso, o estádio do câncer e a expectativa de vida global devem ser levados em conta.

A abordagem geral do autor deste capítulo é oferecer proctocolectomia total e bolsa ileal ao paciente jovem e sadio. Como a média de idade do aparecimento do câncer de reto na SL ocorre na 4ª década de vida, esses pacientes têm expectativa de vida de mais 30 a 40 anos. Ao longo desse período, o risco de câncer de cólon metacrônico pode se aproximar de 70%.[15] Contudo, se um paciente é idoso e tem múltiplas comorbidades que limitam sua expectativa de vida, pode ser mais propenso a morrer de outras condições clínicas do que de um possível câncer metacrônico. Outro exemplo inclui o paciente com disfunção renal. Algum grau de desidratação é esperado após a proctocolectomia total, caso em que a preservação do cólon seria útil. Para esses pacientes, a proctectomia seria mais bem indicada. Do ponto de vista funcional, o paciente com tônus esfincteriano ruim pode ter melhor resultado funcional com a protectomia do que com a proctocolectomia total e bolsa ileal devido ao fato de as fezes ficarem mais espessas e formadas com o cólon remanescente. Se o tônus do esfíncter é fraco, mas há alto risco de câncer de cólon metacrônico, a proctocolectomia total e a ileostomia terminal podem ser consideradas.

O estádio do câncer também deve ser um aspecto empregado para o processo de decisão. Para pacientes estádio IV ou outros fatores que possam sugerir um câncer mais agressivo e com prognóstico ruim, a expectativa de vida reduzida não justifica um procedimento cirúrgico mais extenso como a proctocolectomia total. A protectomia é a melhor escolha porque preserva melhor a função.

Por fim, a escolha do paciente deve ter impacto na decisão do tratamento a ser adotado. O papel do cirurgião é fornecer a informação sobre os riscos e benefícios das diferentes opções e dar recomendações. No entanto, em última análise, o paciente pode escolher a extensão da ressecção, desde que ele compreenda os riscos associados, os resultados esperados e a necessidade de vigilância ao longo da vida.

Experiência do cirurgião

A proctocolectomia total com bolsa ileal é um procedimento desafiador que exige treinamento cirúrgico especializado e *expertise*. Mesmo com cirurgiões experientes, a morbidade pode ser tão alta quanto 33,5% no período perioperatório inicial.[22] Recomenda-se que essas operações sejam feitas por cirurgiões com conhecimento sobre a SL e treinados a fazer proctocolectomia total com bolsa ileal.[26]

Quimiorradioterapia neoadjuvante

O diagnóstico de SL não deve interferir nos princípios oncológicos habituais ou no tratamento do câncer de reto. Pacientes com tumores localmente avançados (T3, T4 e N+) localizados no terço médio ou terço distal devem receber quimiorradioterapia neoadjuvante para diminuir a taxa de recorrência local.[27]

A quimiorradioterapia neoadjuvante para tumores do terço proximal permanece controversa. No entanto, se é prática comum tratar câncer de reto proximal com quimiorradioterapia neoadjuvante, o diagnóstico de SL não deve mudar essa conduta.

Um fator de confusão no processo de decisão do tratamento é a sensibilidade do estadiamento clínico em determinar a necessidade de quimiorradioterapia neoadjuvante. Como até 20% dos casos podem ser subestadiados, os autores tendem a ser mais agressivos em oferecer o tratamento neoadjuvante se o método de imagem é duvidoso ou sugestivo de doença localmente avançada. Oferecendo-se a radioterapia pré-operatória, evitam-se as complicações e diminuem-se as disfunções associadas à radiação a uma anastomose coloanal ou a uma bolsa ileal recentemente confeccionada.[11]

RISCO DE CÂNCER EXTRACOLÔNICO NA SÍNDROME DE LYNCH

Há significativo risco de câncer extracolônico associado à SL, incluindo endometrial (40 a 60%), gástrico (7 a 19%), ovariano (9 a 13%), epitélio urinário (4 a 5%), hepatopancreaticobiliar (2 a 7%), intestino delgado (1 a 4%) e cânceres do sistema nervoso central (1 a 3%). A vigilância e o manejo cirúrgico para cada um desses cânceres extracolônicos estão além do escopo deste capítulo, e o leitor é referido a buscar outras publicações para discussão detalhada.[28,29]

CONCLUSÃO

A síndrome de Lynch é uma predisposição genética para o desenvolvimento de câncer colorretal e de outros tumores malignos em idade jovem. A conduta no câncer retal apresenta um desafio particular, já que as decisões sobre o tratamento devem avaliar os riscos e os benefícios da redução do risco de câncer e a função intestinal em um paciente em particular. O prognóstico global e o risco de morte secundária à doença metastática precisam ser considerados diante do risco de desenvolvimento do câncer de cólon metacrônico. Se há boa chance de sobrevida em longo prazo, é razoável oferecer proctocolectomia para prevenir o câncer metacrônico, visto que esse procedimento resulta em função intestinal razoável e boa qualidade de vida. Os proponentes de uma ressecção limitada argumentam que é mais importante preservar o cólon e a função intestinal se o paciente tem maior risco de morrer de doença metastática do que de um segundo câncer de cólon. Até que estudos maiores sobre a história natural estejam disponíveis, a decisão informada é tomada com base na melhor informação disponível. Pelo fato de o risco de subsequente câncer de cólon ser alto, deve-se considerar a proctocolectomia, recomendando-a para câncer de reto na SL em pacientes clinicamente aptos. Como em todo processo de decisão cirúrgica, múltiplos fatores devem ser considerados para sua conclusão, que será dada em conjunto pelo paciente e pelo cirurgião. Se qualquer procedimento menor que uma proctocolectomia total for feito, o remanescente do cólon precisa ser avaliado anualmente para a detecção e ressecção de adenomas pré-malignos.

AGRADECIMENTO

Os editores agradecem a revisão da tradução pela Dra. Anisse Marques Chami, médica geneticista.

Referências

1. Giardiello FM, Allen JI, Axilbund JE, Boland CR, Burke CA, Burt RW et al. Guidelines on genetic evaluation and management of Lynch syndrome: a consensus statement by the US Multi-society Task Force on colorectal cancer. Am J Gastroenterol. 2014;109:1159-79.

2. Niessen RC, Hofstra RM, Westers H, Ligtenberg MJ, Kooi K, Jager PO et al. Germline hypermethylation of MLH1 and EPCAM deletions are a frequent cause of Lynch syndrome. Genes Chromosomes Cancer. 2009;48:737-44.

3. Ward RL, Dobbins T, Lindor NM, Rapkins RW, Hitchins MP. Identification of constitutional MLH1 epimutations and promoter variants in colorectal can-

cer patients from the Colon Cancer Family Registry. Genet Med. 2013;15:25-35.

4. Jass JR. Hereditary Non-Polyposis Colorectal Cancer: the rise and fall of a confusing term. W J Gastroenterology. 2006;12:4943-50.

5. Hampel H, Frankel WL, Martin E, Arnold M, Khanduja K, Kuebler P et al. Screening for the Lynch syndrome (hereditary nonpolyposis colorectal cancer). New Engl J Med. 2005;352:1851-60.

6. Jenkins MA, Hayashi S, O'Shea AM, Burgart LJ, Smyrk TC, Shimizu D et al. Pathology features in Bethesda guidelines predict colorectal cancer microsatellite instability: a population-based study. Gastroenterology. 2007;133:48-56.

7. Recommendations from the EGAPP Working Group: genetic testing strategies in newly diagnosed individuals with colorectal cancer aimed at reducing morbidity and mortality from Lynch syndrome in relatives. Genet Med. 2009;11:35-41.

8. Weissman SM, Burt R, Church J, Erdman S, Hampel H, Holter S et al. Identification of individuals at risk for Lynch syndrome using targeted evaluations and genetic testing: National Society of Genetic Counselors and the Collaborative Group of the Americas on Inherited Colorectal Cancer joint practice guideline. J Genet Couns. 2012;21:484-93.

9. Genetic/Familial High-Risk Assessment: Colorectal. NCCN Clinical Practice Guidelines in Oncology; 2014.

10. Kalady MF, Heald B. Diagnostic approach to hereditary colorectal cancer syndromes. Clin Colon Rectal Surg. 2015;28:205-14.

11. Kalady MF. Surgical management of hereditary nonpolyposis colorectal cancer. Adv Surg. 2011;45:265-74.

12. Lee JS, Petrelli NJ, Rodriguez-Bigas MA. Rectal cancer in hereditary nonpolyposis colorectal cancer. Am J Surg. 2001;181:207-10.

13. Moslein G, Nelson H, Thibodeau S, Dozois RR. Rectal carcinomas in HNPCC. Langenbecks Arch Chir Suppl Kongressbd. 1998;115:1467-9.

14. Kalady MF, Lipman J, McGannon E, Church JM. Risk of colonic neoplasia after proctectomy for rectal cancer in hereditary nonpolyposis colorectal cancer. Ann Surg. 2012;255:1121-5.

15. Win AK, Parry S, Parry B, Kalady MF, Macrae FA, Ahnen DJ et al. Risk of metachronous colon cancer following surgery for rectal cancer in mismatch repair gene mutation carriers. Ann Surg Oncol. 2013;20:1829-36.

16. Van Dalen R, Church J, McGannon E, Fay S, Burke C, Clark B. Patterns of surgery in patients belonging to amsterdam-positive families. Dis Colon Rectum. 2003;46:617-20.

17. Vasen HF, Abdirahman M, Brohet R, Langers AM, Kleibeuker JH, van Kouwen M et al. One to 2-year surveillance intervals reduce risk of colorectal cancer in families with Lynch syndrome. Gastroenterology. 2010;138:2300-6.

18. Stoffel EM, Turgeon DK, Stockwell DH, Zhao L, Normolle DP, Tuck MK et al. Missed adenomas during colonoscopic surveillance in individuals with Lynch Syndrome (hereditary nonpolyposis colorectal cancer). Cancer Prev Res (Phila). 2008;1:470-5.

19. Edelstein DL, Axilbund J, Baxter M, Hylind LM, Romans K, Griffin CA et al. Rapid development of colorectal neoplasia in patients with Lynch syndrome. Clin Gastroenterol Hepatol. 2011;9:340-3.

20. Engel C, Rahner N, Schulmann K, Holinski-Feder E, Goecke TO, Schackert HK et al. Efficacy of annual colonoscopic surveillance in individuals with hereditary nonpolyposis colorectal cancer. Clin Gastroenterol Hepatol. 2010;8:174-82.

21. Stuckless S, Green JS, Morgenstern M, Kennedy C, Green RC, Woods MO et al. Impact of colonoscopic screening in male and female Lynch syndrome carriers with an MSH2 mutation. Clin Genet. 2012;82:439-45.

22. Fazio VW, Kiran RP, Remzi FH, Coffey JC, Heneghan HM, Kirat HT et al. Ileal pouch anal anastomosis: analysis of outcome and quality of life in 3707 patients. Ann Surg. 2013;257:679-85.

23. Fazio VW, O'Riordain MG, Lavery IC, Church JM, Lau P, Strong SA, Hull T. Long-term functional outcome and quality of life after stapled restorative proctocolectomy. Ann Surg. 1999;230:575-84; discussion 584-6.

24. Erkek AB, Church JM, Remzi FH. Age-related analysis of functional outcome and quality of life after restorative proctocolectomy and ileal pouch-anal anastomosis for familial adenomatous polyposis. J Gastroenterol Hepatol. 2007;22:710-4.

25. Kiran RP, El-Gazzaz G, Remzi FH, Church JM, Lavery IC, Hammel J, Fazio VW. Influence of age at ileoanal pouch creation on long-term changes in functional outcomes. Colorectal Dis. 2011;13:184-90.

26. Kalady MF, Church JM. Prophylactic colectomy: rationale, indications, and approach. J Surg Oncol. 2015;111:112-7.

27. Murugappan S, Harris WP, Willett CG, Lin E. Multidisciplinary management of locally advanced rectal cancer: neoadjuvant approaches. J Natl Compr Canc Netw. 2013;11:548-57.

28. Giardiello FM, Allen JI, Axilbund JE, Boland CR, Burke CA, Burt RW et al. Guidelines on genetic evaluation and management of Lynch syndrome: a consensus statement by the US Multi-Society Task Force on colorectal cancer. Gastroenterology. 2014;147:502-26.

29. Vasen HF, Moslein G, Alonso A, Bernstein I, Bertario L, Blanco I et al. Guidelines for the clinical management of Lynch syndrome (hereditary non-polyposis cancer). J Med Genetics. 2007;44:353-62.

Complicações dos Estomas Intestinais: Como Evitar e Tratar?

Leonardo Maciel da Fonseca
Bernardo Hanan

INTRODUÇÃO

Nos últimos anos, notáveis avanços vêm sendo descritos no tratamento do câncer de reto.[1-4] O principal deles, e base do tratamento moderno das neoplasias retais, foi a aceitação da operação de excisão total do mesorreto (ETM), descrita por Heald, em 1980.[5] Com o emprego dessa técnica operatória, taxas de recidivas que variavam entre 30 e 50% em algumas séries de pacientes[6] foram reduzidas para, respectivamente, 6 e 10%.[7]

A partir da aceitação da ETM como padrão de tratamento cirúrgico das neoplasias malignas retais, a margem distal de ressecção do reto oncologicamente segura, especialmente para os tumores de reto distal, passou a ser motivo de debate. Com o passar dos anos, percebeu-se que margens cada vez menores eram adequadas, possibilitando, com isso, a preservação esfincteriana. Vários estudos demonstraram que margens distais livres de tumor de pelo menos 1 cm são seguras.[8-10] Desse modo, esses achados possibilitaram a realização rotineira de anastomoses coloanais e colorretais cada vez mais baixas.

Apesar de teoricamente vantajosas, por evitar a colostomia definitiva da amputação abdominoperineal do reto, as anastomoses coloanais e colorretais baixas são procedimentos tecnicamente difíceis e com grande morbidade. As taxas de fístulas aumentam significativamente quanto mais próximo da borda anal se encontra a anastomose. As anastomoses localizadas a menos de 8 cm da borda anal apresentam taxas de deiscência de até 24%.[11] Por essas elevadas taxas, a maioria dos autores recomenda a realização de estomia para a proteção desses tipos de anastomoses.[2] Atualmente, prefere-se ileostomia em relação à colostomia. As colostomias em alça estão associadas a maiores taxas de complicações, como prolapso e hérnia paraostomal, com necessidade de novas intervenções operatórias, além de maior morbidade, decorrente da reconstrução do trânsito intestinal.[12-15]

A convivência com o estoma representa um desafio na vida da maioria dos pacientes. Há necessidade de adequação da dieta, dificuldade de retorno às atividades profissionais e de lazer, além de problemas na esfera sexual.[16,17] Esses problemas podem ocorrer mesmo com educação e orientação pré-operatória adequadas. A criação do estoma intestinal resulta em impactos psicológicos, físicos e sociais para a maioria dos pacientes.[18]

Apesar dos constantes avanços da técnica operatória, as taxas de complicações referentes à construção de uma ileostomia ou colostomia em alça permanecem elevadas.[19] Fatores como índice de massa corporal elevado, diabetes e confecção do estoma em operação de urgência estão associados a maiores taxas de complicações do estoma intestinal.[20] A incidência relatada de complicações precoces e tardias varia entre 10 e 72%.[21-23] Aproximadamente 15 a 20% dos pacientes necessitarão de reoperações em decorrência de complicações diretamente relacionadas com o estoma intestinal.[24] Complicações crônicas, como hérnia, prolapso ou estenose, normalmente requerem mais de uma intervenção para correção; contudo, as taxas de sucesso caem dramaticamente após 1 ou 2 tentativas.[24] Além disso, a incidência das complicações das estomias de descompressão aumenta com o prolongamento do tempo para a reconstrução do trânsito intestinal.[25]

Deve-se ressaltar, ainda, que as estomias em alças ou descompressivas tornam-se permanentes em significativa parcela de pacientes submetidos a ressecções colorretais por diferentes causas, apesar de, inicialmente, serem construídas como temporárias. Taxas de não fechamento da estomia protetora da anastomose colorretal com variação entre 12 e 43% são descritas,[26-31] sendo as causas mais comumente relacionadas: tratamento quimioterápico no pós-operatório, idade avançada, doença metastática, comorbidades prévias, e complicações operatórias durante a ressecção tumoral.[26-31]

As complicações mais importantes referentes à criação de um estoma incluem má localização, necrose isquêmica, retração, estenose, prolapso, fístula periostomal, câncer no sítio da ostomia, hérnia paraostomal, abscesso periostomal, dermatite periostomal e desidratação, as quais serão detalhadas a seguir.

LOCALIZAÇÃO DO ESTOMA

A marcação pré-operatória do melhor local para confeccionar a estomia e a técnica cirúrgica adequada são imprescindíveis para a boa adaptação do paciente, além de reduzir a incidência de complicações.[32] Uma estomia bem posicionada possibilita que o paciente se adapte mais facilmente e retorne mais rapidamente às suas atividades rotineiras, promove menor dificuldade para manter o autocuidado, além de apresentar menor incidência de complicações (Figura 41.1).

Estomias posicionadas em locais inapropriados – próximo a proeminências ósseas, muito laterais ou muito inferiores na parede abdominal, próximo a depressões ou cicatrizes, abaixo de dobras da pele e do subcutâneo (nesse caso, especialmente em obesos) – podem impedir que o paciente tenha visão adequada do estoma, bem como dificultar a adaptação das bolsas, ocasionando problemas de vazamentos e dermatites periostomais (Figura 41.2).

O estudo de Bass et al.[32] comparou a incidência de complicações pós-operatórias em 1.790 pacientes submetidos à operação eletiva para confecção de uma estomia, verificando diferença significativa de complicações entre aqueles em que o local da estomia foi marcado ou não no pré-operatório (32,5 versus 43,5%).

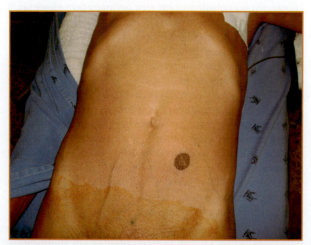

Figura 41.1. Fotografia de paciente com marcação pré-operatória do local da colostomia.
Fonte: acervo dos autores.

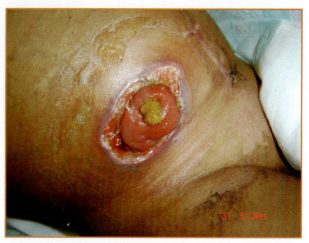

Figura 41.2. Fotografia de paciente com dermatite periestomal grave, com necrose da pele e subcutânea, em virtude de localização inadequada do estoma. Este foi confeccionado muito lateralizado e inferior, ficando próximo à crista ilíaca direita.
Fonte: acervo da UFMG.

Além de demandar mais tempo para o cuidado e recursos com equipamentos, uma estomia mal posicionada é um dos grandes fatores que contribuem para sua má adaptação, promovendo estresse, ansiedade e diminuição da autoconfiança do paciente.[33]

NECROSE ISQUÊMICA

A isquemia na estomia é observada normalmente nos primeiros dias de pós-operatório e decorre, principalmente, da tração do mesentério ou da desvascularização distal da alça intestinal, impedindo a irrigação adequada do segmento exteriorizado. Mais comum em pacientes obesos e em operações de urgência, ocorre em 1 a 10% das colostomias em 1 a 5% das ileostomias.[34]

Após a operação, podem-se notar, na estomia, edema e congestão venosa reversível, situações comuns. Contudo, a presença de mucosa com aspecto necrótico deve ser investigada. Se apenas um segmento intestinal curto estiver necrosado, o paciente pode ser observado clinicamente, sendo necessário especial atenção à manutenção do estado geral, com acompanhamento dos exames laboratoriais, como leucograma, gasometria e proteína C reativa. Se o paciente apresentar necrose extensa, especialmente acompanhada de deterioração do estado geral e piora dos exames laboratoriais, secundárias à peritonite, há indicação de operação de urgência com ressecção do segmento intestinal acometido e confecção de nova estomia.

HÉRNIA PARAESTOMAL

Complicação comum após a confecção de uma estomia, sendo mais frequente em colostomias e podendo ocorrer em até 48% dos pacientes com algum tipo de estoma intestinal.[34-36] Em muitas séries de pacientes com complicações provenientes das estomias, a hérnia paraestomal é a mais comumente relatada.[37,38] Caracteriza-se como uma protusão que ocorre ao redor do estoma, observada na pele e no subcutâneo, de conteúdo intraperitoneal. Essa complicação ocorre em decorrência de defeito fascial periestomal (Figuras 41.3 e 41.4).

A maioria das hérnias paraostomais ocorre nos dois primeiros anos após a construção da estomia.[24] A incidência também difere conforme o tipo de estoma. As taxas são maiores em colostomias terminais que em colostomias ou ileostomias em alça. Contudo, isso ocorre muito provavelmente porque as últimas normalmente são temporárias, e não há tempo suficiente para o desenvolvimento dessa complicação.[39,40]

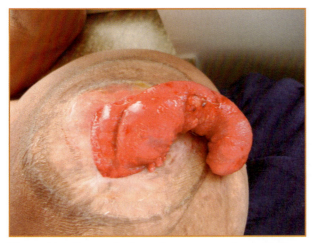

Figura 41.3. Fotografia de paciente com prolapso da ileostomia associado a grande hérnia paraestomal.
Fonte: acervo da UFMG.

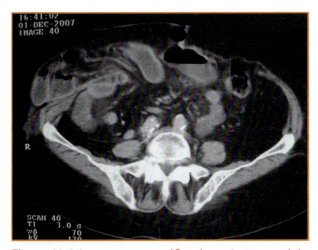

Figura 41.4. Imagem tomográfica de paciente com hérnia parestomal, em que se nota grande volume de alças fora da cavidade abdominal.
Fonte: acervo da UFMG.

O paciente queixa-se de dor ou incômodo no local da estomia. Há risco de obstrução intestinal e grande dificuldade no cuidado da estomia e no posicionamento das bolsas.

Os principais fatores associados ao desenvolvimento de hérnias paraestomais são operação de urgência, localização do estoma (incidência maior em estomias confeccionadas em posições pararretais), correção anterior de hérnias, pacientes idosos, obesidade, infecções da ferida operatória e tabagismo. Outros fatores de risco são desnutrição, uso de corticosteroides e pacientes com tosse crônica.[24,34,41,42]

Grande parte dos pacientes não necessitará de tratamento, contudo, cerca de 10 a 30% requererão tratamento cirúrgico pela exacerbação dos sintomas, por questões cosméticas ou por dificuldades de adaptação da bolsa.[34,43] Pacientes com grandes defeitos da fáscia aponeurótica apresentam baixo risco de encarceramento, estrangulamento ou obstrução.[24,44]

As opções cirúrgicas são reparo fascial primário, reposicionamento do estoma ou reparo com emprego de telas. Atualmente, as duas primeiras opções de tratamento são menos empregadas, em virtude das altas taxas de recorrência. O reparo primário do defeito fascial apresenta alta recidiva, variando de 50 a 100%. Já a recolocação do estoma apresenta recorrência de cerca de 33 a 50%. Essas duas técnicas, especialmente a primeira, são empregadas quando de defeito fascial grande, sintomático e não possibilidade de o paciente ser submetido à colocação de tela por contraindicação clínica para a operação.[45,46]

A técnica para correção das hérnias paraestomais com melhores resultados é o reparo com tela, que apresenta índices de recidiva entre 6,9 e 17,8%.[44] Inicialmente contraindicadas, dado o risco de contaminação e complicações sépticas, as telas sintéticas passaram a ser utilizadas com sucesso por meio de técnica asséptica, descrita por Sugarbaker.[47,48] Esse autor utilizou telas de polipropileno para tratamento de grandes hérnias paracolostômicas. Por essa técnica, a incisão da laparotomia prévia era refeita, as aderências presentes no saco herniário, desfeitas, e o segmento exteriorizado do cólon, identificado após a introdução de um colonoscópio ou cateter pelo estoma. Em seguida, o defeito fascial é aproximado por meio de pontos separados com distância de 1,0 cm entre eles, exceto na porção em que o segmento intestinal penetra a cavidade abdominal. Depois desses passos cirúrgicos, a prótese é utilizada para cobrir todo o defeito fascial, sendo fixada com pontos separados. O cólon exteriorizado é também fixado na parede lateral da cavidade abdominal (Figura 41.5).

Atualmente, a tela de politetrafluoroetileno (PTFE) é uma das mais utilizadas, por se tratar de um material macio, que provoca reação inflamatória menos intensa, com menor risco de obstrução intestinal e erosão de alças intestinais.[49] Também a via laparoscópica para reparo com tela vem ganhando espaço, por apresentar as vantagens de evitar a recolocação do estoma e diminuir a dor pós-operatória e por apresentar menor incidência de infecção da ferida operatória.[50]

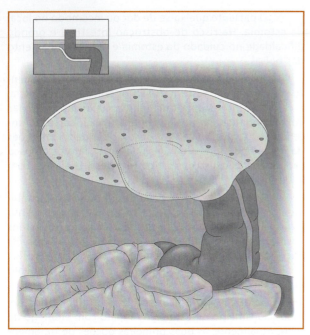

Figura 41.5. Imagem ilustrativa da técnica de Sugarbaker para o tratamento de hérnias paraestomais com emprego de telas sintéticas.
Fonte: adaptada de Sugarbaker, 1980.[47]

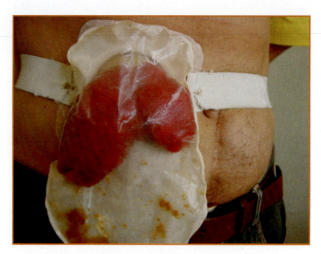

Figura 41.6. Paciente com prolapso da colostomia, causando dificuldade de adaptação da bolsa.
Fonte: acervo da UFMG.

DERMATITE PERIESTOMAL

Trata-se de um problema quase que exclusivo dos pacientes com ileostomia por caráter irritativo da secreção entérica. Pode variar desde uma dermatite leve, apenas com eritema da pele, até lesões graves, com ulcerações profundas em torno do estoma, podendo estar associada a infecções cutâneas. A dermatite periestomal também é mais comum em pacientes com estoma mal posicionado na parede abdominal, prolapsado ou retraído (Figura 41.2).

Os episódios mais graves de dermatite incidem em 5 a 25% dos pacientes, com risco acumulado em longo prazo de 34%.[34] Outros relatos, no entanto, apontam uma incidência ainda maior, variando entre 18 e 55%.[19,45,51]

A maior ou menor integridade da pele em torno de uma estomia está diretamente relacionada com uma marcação precisa e bem estudada de seu posicionamento, bem como com uma técnica cirúrgica aprimorada e proteção adequadas da pele que circundam a estomia. Outros fatores de risco associados a irritações cutâneas periestomais são obesidade e diabete melito.[45] O Capítulo 42 mostra os cuidados da enfermagem de pacientes com dermatite periestomal.

PROLAPSO

Telescopagem do intestino através do estoma (Figura 41.6), ocorre pela redundância do intestino e/ou por sua má fixação. O aumento da pressão intra-abdominal é uma das causas descritas.[46]

Geralmente, o prolapso é uma complicação tardia em estomias terminais e em alças, sendo mais comum nas últimas. Trata-se de uma complicação descrita em até 47% dos casos.[19,45,46] É muito mais comum na colostomia em alça que na ileostomia em alça.

O prolapso de um estoma intestinal pode acarretar encarceramento ou estrangulamento do segmento prolapsado, trazendo, normalmente, dificuldades à adaptação das bolsas. Descreve-se o emprego de açúcar sobre o intestino prolapsado para provocar a redução do edema e, consequentemente, facilitá-la. Contudo, essa é uma medida apenas paliativa.[45,52]

O único meio de correção é o tratamento cirúrgico, que consiste, tradicionalmente, na liberação do estoma da pele e do subcutâneo, ressecção do segmento excedente e refixação do estoma.

ESTENOSE

A estenose de uma estomia corresponde à redução de sua luz, podendo ocorrer no nível da pele ou da fáscia; geralmente, deve-se a um suprimento sanguíneo inadequado, com retração e formação de cicatriz anular.[19] Outra possível causa é um erro técnico, que se dá quando a passagem do estoma pela pele ou aponeurose permanece muito estreita, ou, ainda, quando a aponeurose é inadequadamente tracionada durante sua abertura. Após o fechamento da aponeurose da incisão da laparotomia, pode haver tração e angulação do segmento intestinal exteriorizado, resultando em estenose não cicatricial. Nesses casos, os sintomas ocorrem no pós-operatório inicial.

A estenose das estomias é um evento incomum, com incidência que varia entre 2 e 10%.[19,24,25] Os sintomas podem variar desde incômodo leve pela passagem de gases na porção estenosada até quadro de obstrução intestinal, que necessita de tratamento cirúrgico.

Deve-se atentar, em casos de estenose de estomia, à possibilidade de recidiva de neoplasias, bem como o aparecimento de outros problemas, como doença de Crohn. Em caso de dúvidas, indica-se a realização de biópsias. O cirurgião deve estar atento também ao fato de um paciente com estenose parcial poder apresentar obstrução intestinal por outra causa, que não seja secundária ao agravamento da estenose. O abdome agudo obstrutivo pode ser causado por aderências intra-abdominais, vólvulos em torno do segmento intestinal exteriorizado ou hérnias internas, que são eventos possíveis em pacientes submetidos à operação com confecção de uma estomia.

RETRAÇÃO DO ESTOMA

Resulta de persistente tração da estomia, mais comumente pela mobilização inadequada do segmento que será exteriorizado ou por uma parede abdominal muito espessa.[20,45] Normalmente, é um problema do pós-operatório inicial. Contudo, pacientes que ganham peso de maneira acentuada após a operação ou que apresentam quadros de desnutrição grave ou imunossupressão podem apresentar retração do estoma tardiamente.[53] A incidência varia entre 1 e 11%, sendo mais comum em ileostomias.[19,24,25]

Em geral, para correção é necessária a realização da revisão operatória da estomia. Aceita-se o tratamento cirúrgico local com maior sucesso em ileostomias, contudo, na maioria das vezes, é necessária a realização de laparotomia mediana.[19,24,25]

FÍSTULA PERIESTOMAL

Mais comum em ileostomias, essa intercorrência decorre da transfixação por um ponto, utilizado na fixação da estomia, da parede lateral do íleo durante a sua maturação ou em casos de doença de Crohn. Nessa última situação, a incidência varia em torno de 7 a 10%.[24]

O tratamento para correção é cirúrgico, com laparotomia, ressecção do segmento com trajeto fistuloso e refixação da estomia.

DESIDRATAÇÃO

Complicação também quase que exclusiva de pacientes com ileostomia, decorre do caráter líquido ou semilíquido do efluente do íleo terminal. Dependendo do balanço entre o volume drenado e a reposição hídrica, há risco de desidratação. Diarreia e desidratação com repercussão clínica podem ocorrer em significativa parcela dos pacientes com ileostomia.[24] Esse risco é maior nas primeiras semanas ou meses após a construção da ileostomia, período no qual o intestino delgado ainda não se adaptou à perda da capacidade absortiva do cólon.

Hallböök et al. evidenciaram alto débito da ileostomia em 32% de 322 pacientes após a confecção.[54] Messaris et al., ao avaliarem 603 pacientes com ileostomia em alça, identificaram taxa de 16,9% de readmissões em 60 dias de pós-operatório pela desidratação.[55] Em outro estudo, Paquette et al., após a análise de 201 pacientes submetidos a procedimentos cirúrgicos colorretais com a confecção de ileostomia em alça, identificaram taxa de 17% de readmissão hospitalar após a data da criação da ileostomia, em virtude da desidratação ou insuficiência renal. Esses autores demonstraram, também, que a idade acima de 50 anos é um fator de risco independente para a readmissão em decorrência de insuficiência renal aguda.[56]

O tratamento inicial da desidratação ocorre pela combinação de líquidos e eletrólitos via oral e/ou venosa. O emprego de agentes antidiarreicos, com destaque para a loperamida, pode ser utilizado visando evitar novos episódios de desidratação. A loperamida mostrou-se muito mais efetiva que a codeína ou atropina, além de apresentar menos efeitos colaterais.[57]

Medidas simples e orientações adequadas parecem diminuir a incidência de readmissões de pacientes com ileostomias por desidratação. Nagle et al. descreveram um protocolo de cuidados que consiste em orientações pré-operatórias sobre a ileostomia e suas complicações, aferição da quantidade de volume ingerida e do débito da ileostomia, orientações quanto ao uso de antidiarreicos e medidas dietéticas visando ao controle do débito da ileostomia, além de visitas rotineiras de enfermeiros estomatoterapeutas para controle dos resultados e esclarecimento de dúvidas.[58] Esses autores compararam as taxas de readmissão por desidratação após a confecção de ileostomia em alça em uma única instituição em dois períodos. Inicialmente, antes da implementação do protocolo, 161 pacientes foram avaliados retrospectivamente e apresentaram uma taxa de 15,5% de readmissão hospitalar em decorrência da desidratação. Já no grupo de 42 pacientes que receberam alta hospitalar seguindo o protocolo, não houve nenhuma readmissão por desidratação.

CONCLUSÃO

A confecção de ileostomias ou colostomias temporárias já demonstrou ser eficiente para evitar complicações decorrentes de fístulas de anastomoses colorretais baixas.[59-61] Esse procedimento também não aumenta praticamente em nada o tempo operatório e a morbidade geral associada à ressecção anterior do reto. Contudo, o desvio proximal do trânsito intestinal por meio desses estomas não é um procedimento que possa ser considerado isento de riscos.

O risco potencial de problemas sérios e as interferências significativas na qualidade de vida dos pacientes com problemas de um estoma não podem ser minimizados. Muitas complicações podem ser evitadas por meio de preparação pré-operatória adequada e adesão de técnica operatória meticulosa. Além disso, a educação adequada do paciente para lidar com a ileostomia ou a colostomia e suas complicações e o envolvimento de enfermeiros e estomatoterapeutas podem evitar ou minimizar potenciais problemas. Protocolos de alta de ileostomia parecem minimizar o risco de desidratação secundária ao alto débito da ileostomia.

Referências

1. Beets-Tan RG, Beets GL, Vliegen RF, Kessels AG, Van Boven H, De Bruine A et al. Accuracy of magnetic resonance imaging in prediction of tumour-free resection margin in rectal cancer surgery. Lancet. 2001 Feb 17;357(9255):497-504.

2. Ceelen WP, van Nieuwenhove Y, Fierens K. Preoperative chemoradiation versus radiation alone for stage II and III resectable rectal cancer. Cochrane Database Syst Rev. 2009(1):CD006041.

3. Kapiteijn E, Marijnen CA, Nagtegaal ID, Putter H, Steup WH, Wiggers T et al. Preoperative radiotherapy combined with total mesorectal excision for resectable rectal cancer. The New England Journal of Medicine. 2001 Aug 30;345(9):638-46.

4. Sebag-Montefiore D, Stephens RJ, Steele R, Monson J, Grieve R, Khanna S et al. Preoperative radiotherapy versus selective postoperative chemoradiotherapy in patients with rectal cancer (MRC CR07 and NCIC-CTG C016): a multicentre, randomised trial. Lancet. 2009 Mar 7;373(9666):811-20.

5. Heald RJ, Ryall RD. Recurrence and survival after total mesorectal excision for rectal cancer. Lancet. 1986 Jun 28;1(8496):1479-82.

6. Parfitt JR, Driman DK. The total mesorectal excision specimen for rectal cancer: a review of its pathological assessment. Journal of Clinical Pathology. 2007 Aug;60(8):849-55.

7. Olson C. Current status of surgical intervention for the management of rectal cancer. Critical Reviews in Oncogenesis. 2012;17(4):373-82.

8. Kiran RP, Lian L, Lavery IC. Does a subcentimeter distal resection margin adversely influence oncologic outcomes in patients with rectal cancer undergoing restorative proctectomy? Diseases of the Colon and Rectum. 2011 Feb;54(2):157-63.

9. Kuvshinoff B, Maghfoor I, Miedema B, Bryer M, Westgate S, Wilkes J et al. Distal margin requirements after preoperative chemoradiotherapy for distal rectal carcinomas: are < or = 1 cm distal margins sufficient? Annals of Surgical Oncology. 2001 Mar;8(2):163-9.

10. Moore HG, Riedel E, Minsky BD, Saltz L, Paty P, Wong D et al. Adequacy of 1-cm distal margin after restorative rectal cancer resection with sharp mesorectal excision and preoperative combined-modality therapy. Annals of Surgical Oncology. 2003 Jan-Feb;10(1):80-5.

11. Boccola MA, Buettner PG, Rozen WM, Siu SK, Stevenson AR, Stitz R et al. Risk factors and outcomes for anastomotic leakage in colorectal surgery: a single-institution analysis of 1576 patients. World Journal of Surgery. 2011 Jan;35(1):186-95.

12. Chude GG, Rayate NV, Patris V, Koshariya M, Jagad R, Kawamoto J et al. Defunctioning loop ileostomy with low anterior resection for distal rectal cancer: should we make an ileostomy as a routine procedure? A prospective randomized study. Hepato-gastroenterology. 2008 Sep-Oct;55(86-87):1562-7.

13. Edwards DP, Leppington-Clarke A, Sexton R, Heald RJ, Moran BJ. Stoma-related complications are more frequent after transverse colostomy than loop ileostomy: a prospective randomized clinical trial. The British Journal of Surgery. 2001 Mar;88(3):360-3.

14. Güenaga KF, Lustosa SA, Saad SS, Saconato H, Matos D. Ileostomy or colostomy for temporary decompression of colorectal anastomosis. Cochrane Database Syst Rev. 2007 Jan 24;(1):CD004647.

15. Rullier E, Le Toux N, Laurent C, Garrelon JL, Parneix M, Saric J. Loop ileostomy versus loop colostomy for defunctioning low anastomoses during rectal cancer surgery. World Journal of Surgery. 2001 Mar;25(3):274-7; discussion 7-8.

16. Neuman HB, Park J, Fuzesi S, Temple LK. Rectal cancer patients' quality of life with a temporary stoma: shifting perspectives. Diseases of the Colon and Rectum. 2012 Nov;55(11):1117-24.

17. Neuman HB, Patil S, Fuzesi S, Wong WD, Weiser MR, Guillem JG et al. Impact of a temporary stoma on the quality of life of rectal cancer patients undergoing treatment. Annals of Surgical Oncology. 2011 May;18(5):1397-403.

18. Danielsen AK, Soerensen EE, Burcharth K, Rosenberg J. Impact of a temporary stoma on patients' everyday lives: feelings of uncertainty while waiting for closure of the stoma. Journal of Clinical Nursing. 2013 May;22(9-10):1343-52.

19. Colwell JC, Goldberg M, Carmel J. The state of the standard diversion. Journal of Wound, Ostomy, and Continence Nursing: Official Publication of The Wound, Ostomy and Continence Nurses Society/WOCN. 2001 Jan;28(1):6-17.

20. Arumugam PJ, Bevan L, Macdonald L, Watkins AJ, Morgan AR, Beynon J et al. A prospective audit of stomas: analysis of risk factors and complications and their management. Colorectal disease: The Official Journal of the Association of Coloproctology of Great Britain and Ireland. 2003 Jan;5(1):49-52.

21. Parmar KL, Zammit M, Smith A, Kenyon D, Lees NP, Greater M et al. A prospective audit of early stoma complications in colorectal cancer treatment throughout the Greater Manchester and Cheshire colorectal cancer network. Colorectal disease: the Official Journal of the Association of Coloproctology of Great Britain and Ireland. 2011 Aug;13(8):935-8.

22. Ratliff CR, Donovan AM. Frequency of peristomal complications. Ostomy/Wound Management. 2001 Aug;47(8):26-9.

23. Shabbir J, Britton DC. Stoma complications: a literature overview. Colorectal Disease: the Official Journal of the Association of Coloproctology of Great Britain and Ireland. 2010 Oct;12(10):958-64.

24. Shellito PC. Complications of abdominal stoma surgery. Diseases of the colon and rectum. 1998 Dec;41(12):1562-72.

25. Bakx R, Busch OR, Bemelman WA, Veldink GJ, Slors JF, van Lanschot JJ. Morbidity of temporary loop ileostomies. Digestive Surgery. 2004;21(4):277-81.

26. Chiu A, Chan HT, Brown CJ, Raval MJ, Phang PT. Failing to reverse a diverting stoma after lower anterior resection of rectal cancer. American Journal of Surgery. 2014 May;207(5):708-11; discussion 11.

27. den Dulk M, Smit M, Peeters KC, Kranenbarg EM, Rutten HJ, Wiggers T et al. A multivariate analysis of limiting factors for stoma reversal in patients with rectal cancer entered into the total mesorectal excision (TME) trial: a retrospective study. Lancet Oncology. 2007 Apr;8(4):297-303.

28. Dinnewitzer A, Jager T, Nawara C, Buchner S, Wolfgang H, Ofner D. Cumulative incidence of permanent stoma after sphincter preserving low anterior resection of mid and low rectal cancer. Diseases of the Colon and Rectum. 2013 Oct;56(10):1134-42.

29. Dodgion CM, Neville BA, Lipsitz SR, Hu YY, Schrag D, Breen E et al. Do older Americans undergo stoma reversal following low anterior resection for rectal cancer? The Journal of Surgical Research. 2013 Jul;183(1):238-45.

30. Floodeen H, Lindgren R, Matthiessen P. When are defunctioning stomas in rectal cancer surgery really reversed? Results from a population-based single center experience. Scandinavian Journal of Surgery (SJS): Official Organ for the Finnish Surgical Society and the Scandinavian Surgical Society. 2013;102(4):246-50.

31. Junginger T, Gonner U, Trinh TT, Lollert A, Oberholzer K, Berres M. Permanent stoma after low anterior resection for rectal cancer. Diseases of the Colon and Rectum. 2010 Dec;53(12):1632-9.

32. Bass EM, Del Pino A, Tan A, Pearl RK, Orsay CP, Abcarian H. Does preoperative stoma marking and education by the enterostomal therapist affect outcome? Diseases of the Colon and Rectum. 1997 Apr;40(4):440-2.

33. Readding LA. Stoma siting: what the community nurse needs to know. British Journal of Community Nursing. 2003 Nov;8(11):502-11.

34. McGrath A, Porrett T, Heyman B. Parastomal hernia: an exploration of the risk factors and the implications. British Journal of Nursing. 2006 Mar 23-Apr 12;15(6):317-21.

35. Caricato M, Ausania F, Valeri S, Rabitti C, Tonini G, Coppola R. An omental mass: any hypothesis? Colorectal Disease: the Official Journal of the Association of Coloproctology of Great Britain and Ireland. 2005 Jul;7(4):417-8.

36. Nastro P, Knowles CH, McGrath A, Heyman B, Porrett TR, Lunniss PJ. Complications of intestinal stomas. The British Journal of Surgery. 2010 Dec; 97(12):1885-9.

37. Duchesne JC, Wang YZ, Weintraub SL, Boyle M, Hunt JP. Stoma complications: a multivariate analysis. The American Surgeon. 2002 Nov;68(11):961-6; discussion 6.

38. Leong AP, Londono-Schimmer EE, Phillips RK. Life-table analysis of stomal complications following ileostomy. The British Journal of Surgery. 1994 May;81(5):727-9.

39. Israelsson LA. Parastomal hernias. The Surgical Clinics of North America. 2008 Feb;88(1):113-25, ix.

40. Klink CD, Lioupis K, Binnebosel M, Kaemmer D, Kozubek I, Grommes J et al. Diversion stoma after colorectal surgery: loop colostomy or ileostomy? International Journal of Colorectal Disease. 2011 Apr;26(4):431-6.

41. Mylonakis E, Scarpa M, Barollo M, Yarnoz C, Keighley MR. Life table analysis of hernia following end colostomy construction. Colorectal Disease: the Official Journal of the Association of Coloproctology of Great Britain and Ireland. 2001 Sep;3(5): 334-7.

42. Sorensen LT, Hemmingsen UB, Kirkeby LT, Kallehave F, Jorgensen LN. Smoking is a risk factor for incisional hernia. Archives of Surgery. 2005 Feb;140(2):119-23.

43. Luning TH, Spillenaar-Bilgen EJ. Parastomal hernia: complications of extra-peritoneal onlay mesh placement. Hernia: the Journal of Hernias and Abdominal Wall Surgery. 2009 Oct;13(5):487-90.

44. Carne PW, Robertson GM, Frizelle FA. Parastomal hernia. The British Journal of Surgery. 2003 Jul;90(7):784-93.

45. Bafford AC, Irani JL. Management and complications of stomas. The Surgical Clinics of North America. 2013 Feb;93(1):145-66.

46. Kwiatt M, Kawata M. Avoidance and management of stomal complications. Clinics in Colon and Rectal Surgery. 2013 Jun;26(2):112-21.

47. Sugarbaker PH. Prosthetic mesh repair of large hernias at the site of colonic stomas. Surgery, Gynecology & Obstetrics. 1980 Apr;150(4):576-8.

48. Sugarbaker PH. Peritoneal approach to prosthetic mesh repair of paraostomy hernias. Annals of Surgery. 1985 Mar;201(3):344-6.

49. Husain SG, Cataldo TE. Late stomal complications. Clinics in Colon and Rectal Surgery. 2008 Feb;21(1):31-40.

50. Safadi B. Laparoscopic repair of parastomal hernias: early results. Surgical Endoscopy. 2004 Apr;18(4): 676-80.

51. Park JJ, Del Pino A, Orsay CP, Nelson RL, Pearl RK, Cintron JR et al. Stoma complications: the Cook County Hospital experience. Diseases of the Colon and Rectum. 1999 Dec;42(12):1575-80.

52. Myers JO, Rothenberger DA. Sugar in the reduction of incarcerated prolapsed bowel. Report of two cases. Diseases of the Colon and Rectum. 1991 May;34(5):416-8.

53. Kann BR. Early stomal complications. Clinics in Colon and Rectal Surgery. 2008 Feb;21(1):23-30.

54. Hallböök O, Matthiessen P, Leinskold T, Nystrom PO, Sjodahl R. Safety of the temporary loop ileos-

tomy. Colorectal disease: The Official Journal of the Association of Coloproctology of Great Britain and Ireland. 2002 Sep;4(5):361-4.

55. Messaris E, Sehgal R, Deiling S, Koltun WA, Stewart D, McKenna K et al. Dehydration is the most common indication for readmission after diverting ileostomy creation. Diseases of the Colon and Rectum. 2012 Feb;55(2):175-80.

56. Paquette IM, Solan P, Rafferty JF, Ferguson MA, Davis BR. Readmission for dehydration or renal failure after ileostomy creation. Diseases of the Colon and Rectum. 2013 Aug;56(8):974-9.

57. King RF, Norton T, Hill GL. A double-blind crossover study of the effect of loperamide hydrochloride and codeine phosphate on ileostomy output. The Australian and New Zealand Journal of Surgery. 1982 Apr;52(2):121-4.

58. Nagle D, Pare T, Keenan E, Marcet K, Tizio S, Poylin V. Ileostomy pathway virtually eliminates readmissions for dehydration in new ostomates. Diseases of the Colon and Rectum. 2012 Dec;55(12):1266-72.

59. Huser N, Michalski CW, Erkan M, Schuster T, Rosenberg R, Kleeff J et al. Systematic review and meta-analysis of the role of defunctioning stoma in low rectal cancer surgery. Annals of Surgery. 2008 Jul;248(1):52-60.

60. Matthiessen P, Hallbook O, Rutegard J, Simert G, Sjodahl R. Defunctioning stoma reduces symptomatic anastomotic leakage after low anterior resection of the rectum for cancer: a randomized multicenter trial. Annals of Surgery. 2007 Aug;246(2):207-14.

61. Tan WS, Tang CL, Shi L, Eu KW. Meta-analysis of defunctioning stomas in low anterior resection for rectal cancer. The British Journal of Surgery. 2009 May;96(5):462-72.

Estomas Intestinais: Cuidados da Enfermagem

42

Eline Lima Borges
Juliano Teixeira Moraes
Mauro Souza Ribeiro

INTRODUÇÃO

O crescente número de cirurgias tem resultado em mais indivíduos com estomas intestinais, tornando necessária a criação de um modelo de assistência a ser implementado nas unidades de saúde, nos âmbitos hospitalar, ambulatorial e domiciliar. Os pacientes cirúrgicos estomizados, além de enfrentarem o trauma físico e emocional comum a todo procedimento cirúrgico, passam a conviver com o estoma, que repercute como condição mutiladora, provocando grandes modificações de hábitos higiênicos, alimentares e sociais.

Com o decorrer do tempo, ao tomar consciência da presença do estoma, o paciente, em geral, passa a demonstrar medo com relação ao seu funcionamento inoportuno, à liberação de odores desagradáveis, aos vazamentos súbitos pela bolsa coletora e à não aceitação como indivíduo pela família e por seu grupo social.

A informação sobre a possibilidade de ter um estoma é responsabilidade do cirurgião. A equipe de saúde deve trabalhar visando ao pré, ao trans e ao pós-operatórios, sem complicações. Nessas três fases, o paciente e seus familiares devem ser envolvidos, orientados e motivados, visto que somente assim a reabilitação será alcançada precocemente, sem grande sofrimento.

Quando o tema assistência ao paciente com estoma intestinal é abordado entre os profissionais de enfermagem, observa-se que as dificuldades percebidas por eles decorrem da complexidade do tema. Alguns autores detêm-se sobre os cuidados gerais quanto ao pré e ao pós-operatório, sem considerar as especificidades do estomizado; outros, ainda, abordam os problemas alimentares. Contudo, faltam publicações com enfoque nos princípios norteadores da reabilitação precoce amparados em evidências científicas.

O enfermeiro, principalmente o estomaterapeuta, especialista na área, tem uma importante responsabilidade na prevenção e na detecção precoce de complicações, no cuidado propiciador de conforto e no restabelecimento do equilíbrio emocional. São de sua competência a adoção de condutas terapêuticas e a orientação sistematizada para o autocuidado do estomizado.

A implantação de um estoma provoca diversas alterações na vida dos indivíduos que passam a tê-lo, especialmente relacionadas com a fisiologia gastrintestinal, a imagem corporal e a autoestima. Fornecer informações e orientações necessárias, realizar um trabalho interdisciplinar, entre outros, são estratégias importantes a serem utilizadas para ajudar e apoiar os pacientes submetidos a estomas intestinais, visto que eles, geralmente, não estão preparados para enfrentar essa nova condição em suas vidas. No entanto, apesar de não estarem preparados inicialmente, após o processo de adaptação como indivíduos com estoma, começam a conceber a vida de outra maneira, especialmente quando a doença de base é o câncer.[1]

Neste capítulo, são apresentadas recomendações baseadas em evidências visando à reabilitação precoce do estomizado. A análise das evidências das recomendações seguiu os critérios estabelecidos pela Wound, Ostomy and Continence Nurses Society (WOCN) para elaboração do *Management of the patient with a fecal ostomy: best practice guideline for clinicans* (2010)[2] e pela World Council of Enterostomal Therapists (WCET) para publicação do WCET *International Ostomy Guideline* (2014).[3] Na Tabela 42.1, apresentam-se os níveis de evidência da recomendação da WOCN.

Tabela 42.1. Descrição dos níveis de evidência da WOCN

Nível de evidência	Descrição
I	Ensaio clínico randomizado que apresenta diferença estatisticamente significativa em pelo menos um resultado importante, definido por $p < 0,05$
II	Ensaio clínico randomizado que não atende ao critério de nível I
III	Estudo não aleatório com controles contemporâneos selecionados por um método sistemático. O controle pode ser selecionado por sua adequação como opção de tratamento para determinado paciente
IV	Estudo do tipo *antes e depois* ou uma série de casos com pelo menos 10 pacientes, por meio de controles históricos ou controles extraídos de outros estudos
V	Uma série de casos com pelo menos 10 pacientes, sem controles
VI	Um relato de caso com de menos de 10 pacientes

Fonte: WOCN, 2010.[2]

A cada recomendação, foi atribuída uma pontuação para o grau de recomendação (Tabela 42.2).

Tabela 42.2. Descrição dos graus de recomendação da WOCN

Grau de recomendação	Descrição
A	Dois ou mais ensaios clínicos randomizados com pelo menos 10 pacientes sobre o tema (níveis I ou II), metanálise dos ensaios clínicos randomizados, ou Revisão Sistemática Cochrane dos ensaios clínicos randomizados
B	Um ou mais estudos controlados com pelo menos 10 pacientes sobre o tema ou dois ou mais estudos de não randomizados com pelo menos 10 pacientes (nível III)
C	Duas séries de casos com pelo menos 10 pacientes ou parecer de especialistas

Fonte: WOCN, 2010.[2]

IMPACTO DO ESTOMA INTESTINAL NA VIDA DO PACIENTE

Além de modificações de ordem fisiológica, o estomizado apresenta alterações de sentimentos até então inexistentes para ele, mesmo sendo o estoma um procedimento realizado para sua sobrevivência.[4]

Geralmente, o primeiro mês após a confecção do estoma é considerado um período de sofrimento interior para a maioria dos estomizados. Isso ocorre porque perder parte de um órgão é como perder alguém muito querido, ou seja, trata-se de uma perda muito sofrida e que significa um momento de verdadeiro luto. Esses pacientes precisam enfrentar a dura tarefa de se adaptar à nova situação e, também, de elaborar e compreender sua trajetória pessoal, suas satisfações e insatisfações e o significado desse novo período em sua vida. Altera-se a imagem corporal e abala-se a autoestima do paciente. Por isso, esse é um momento de muita reflexão e, necessariamente, introspecção, tornando a disposição para aprender a lidar com o manejo do estoma extremamente desgastante para o indivíduo. Essa demanda passa para o segundo plano na perspectiva do estomizado. A situação vivenciada não significa que o paciente não possa ou não queira aprender a lidar com o estoma ou que esteja negando a situação, mas apenas que existem tarefas prioritárias, como enfrentar a perda do controle do esfíncter e viver o luto dessa situação.[5]

Os pacientes estomizados têm necessidades e reações próprias, embora apresentem características comuns que os unem em um grupo especial. Assim, os problemas causados pela abertura do estoma guardam relação com as condições pessoais de cada um, bem como com as variações externas, como a qualidade de moradia, as condições financeiras e o apoio familiar.[6]

O estomizado apresenta algumas alterações emocionais demonstradas por ansiedade, depressão e uma grande preocupação com relação à sua capacidade para o trabalho. O estoma provoca diversas alterações de ordem física que prejudicam seu convívio social, principalmente aquelas relacionadas com a ausência do ânus e a presença de uma bolsa no abdome, por onde passa a eliminar as fezes. Essa nova realidade pode tornar difícil a convivência do estomizado com uma aparência diferente.

A confecção do estoma implica a perda do controle das eliminações, da continência esfincteriana, considerada um símbolo da integração sociocultural. Além disso, altera o estilo de vida, fazendo-se necessário, algumas vezes, modificar o hábito de alimentação, o modo de se vestir, além de desencadear complicações sexuais.[6]

As reações apresentadas pelos pacientes são muito variadas. A maioria deles, após a realização do estoma, vivencia os estágios emocionais de negação, ira, barganha, depressão e aceitação.[7]

Isso ocorre porque todo ser humano constrói, ao longo da vida, uma imagem do próprio corpo, que se ajusta aos costumes, ao ambiente onde vive, enfim, que atende às suas necessidades para se sentir situado no próprio mundo. A imagem corporal está relacionada com juventude, beleza, vigor, integridade e saúde, e aqueles que não correspondem a esse conceito de beleza corporal podem experimentar significativo senso de rejeição.[7]

As alterações decorrentes da presença do estoma causam mudanças na vida laborativa, familiar, social e afetiva do indivíduo, que tem medo de sentir-se discriminado, ser substituído e perder a independência. Em um estudo realizado com amostra de 59 estomizados, observou-se que 51% dos pacientes não retomaram suas atividades de lazer ou o fizeram apenas parcialmente, em virtude de insegurança, vergonha ou problemas físicos. No aspecto familiar, todos consideraram imprescindível o apoio da família na recuperação. Concluiu-se que a reação dos familiares e do(a) parceiro(a) diante de um estoma pode minimizar ou maximizar as suas consequências.[8]

A mudança física causada pela confecção do estoma pode afetar o desempenho sexual e a sexualidade do indivíduo. As dificuldades advêm das alterações na imagem corporal ou das disfunções fisiológicas provenientes do próprio procedimento cirúrgico. O homem estomizado pode apresentar redução ou perda da libido, diminuição ou ausência da capacidade de ereção e alteração da ejaculação. Já as alterações mais frequentes apresentadas pela mulher são redução ou perda da libido e dispareunia. Boa parte das dificuldades sexuais tem origem psicológica, sobretudo pela vergonha diante do(a) parceiro(a), por uma sensação de estar sujo e repugnante, promovendo medo de rejeição.[9]

Esses fatos foram confirmados em um estudo que relatou que 76% dos pacientes não retomaram suas atividades sexuais ou o fizeram apenas parcialmente. As dificuldades foram atribuídas a problemas físicos (30%), problemas com o dispositivo (6%), vergonha (26%) ou não aceitação por parte do(a) parceiro(a) (6%). Em outras palavras, os distúrbios da função sexual podem ser tanto de ordem subjetiva, relacionados com o conceito de autoimagem, como orgânica, decorrentes de lesão nervosa no ato operatório.[8]

Um estudo realizado com 30 mulheres estomizadas identificou como estratégia de enfretamento da sexualidade a retomada da relação sexual com algumas modificações para o repertório sexual, com utilização de técnica de gestão do estoma, como esvaziar o dispositivo antes da relação sexual e cobrir o dispositivo com diversos itens (toalhas, blusas, vestidos). A técnica de esconder o dispositivo tem a função de prevenir acidentes e de ocultá-lo por repulsa própria ou do parceiro, já que existe uma aversão cultural às fezes, o que se torna incoerente com a excitação e o desejo. Essas várias técnicas empregadas para esconder e gerenciar a condição de ser estomizado não só traduzem a adaptabilidade e a criatividade dessas mulheres, mas também refletem a delicadeza e a estética com relação aos seus corpos reconfigurados para retomarem sua sexualidade. No entanto, essas mulheres relataram que intervenções educativas em momentos oportunos antes da cirurgia, durante o tratamento e no pós-operatório reduziriam angústias e sofrimentos. Assim, sugere-se que o estomizado deve orquestrar novos níveis de atividades sexuais que sejam fontes de prazer, como carícias, sexo oral e masturbação.[10]

A sexualidade ultrapassa a necessidade fisiológica e tem relação direta com a simbolização do desejo. Não se reduz aos genitais, mas se refere à emoção que o sexo pode produzir, transcende definições físicas e se coloca como algo mais difuso que permeia todos os momentos da vida, tendo significados complexos, multifacetados e que concentram grande carga de subjetividade.[11]

Os profissionais de saúde direcionam a assistência a aspectos relacionados com o diagnóstico e o tratamento biomédico, ou seja, voltada à doença e sua cura. Os aspectos mais subjetivos, incluindo a sexualidade, são menos valorizados, dando a falsa impressão de que não fazem parte da saúde humana.[11,12]

Na assistência ao estomizado, a sexualidade é uma área pouco explorada pelos profissionais de saúde, em razão do desconhecimento do tema. Existe, ainda, muita dificuldade em questionar e abordar o assunto. Percebe-se, também, que os estomizados ficam constrangidos ao falar sobre a sua vida íntima. O silêncio contribui para que as representações e os significados referentes ao aspecto sexual sejam pouco conhecidos e explorados e, assim, ações específicas para o atendimento dos problemas referentes à área da sexualidade são pouco contempladas nos planos terapêuticos.[11,12]

Outros aspectos sociais também tendem a sofrer modificações. Não raramente, o indivíduo sente-se muito diferente dos outros e até mesmo excluído. A dificuldade em permanecer no convívio social e no ambiente de trabalho torna-se uma constante, dada a presença de sentimentos de vergonha e insegurança, o que impulsiona o sujeito ao isolamento e à precoce solicitação de aposentadoria por invalidez.[7]

Cabe ao profissional aceitar a posição do paciente ao lidar com o sentimento de luto e orientá-lo sempre na presença de um familiar, de preferência o mais apto ou aquele que se dispôs a ajudar nesse momento inicial de adaptação à nova condição de vida. À medida que o paciente vai dando sentido para esse fato em sua vida, mais se tornará autônomo para assumir o desafio e seguir adiante para dar continuidade a sua vida. Nesse momento, aciona-se a esperança, força vital comum a todos. O cuidador, portanto, deve se esforçar para não promover excessivas e desnecessárias demonstrações da realidade, já que esperança não significa desvinculação com os fatos da vida.[5]

ASSISTÊNCIA NO PRÉ-OPERATÓRIO

Os indivíduos com estoma intestinal enfrentam várias perdas reais ou simbólicas, como perda do controle da eliminação de fezes e gases, acarretando isolamento psicológico e social. Eles deparam com a alteração de sua imagem corporal e da autoestima, com sentimentos de autorrepugnância, desprestígio diante da sociedade e dificuldade para o enfrentamento da situação. Esses sentimentos, somados ao modo como o paciente foi orientado no pré e no pós-operatório, podem influenciar na qualidade de vida do estomizado.

A qualidade de vida foi avaliada em um estudo realizado no Brasil com amostra de 60 pacientes com estoma intestinal definitivo secundário ao câncer colorretal. Utilizou-se o questionário WHOQOL-BREF, e a média da qualidade de vida foi de 75,00, considerada satisfatória. Os domínios mais afetados foram o psicológico, o social e o físico. O domínio psicológico foi mais afetado no sexo feminino, naqueles com menor renda e nos que não tiveram orientação sobre o estoma. O domínio social estava afetado nos pacientes que não tinham parceiros sexuais e que não apresentavam metástase. Já o domínio físico afetado envolveu pacientes que não tinham parceiros sexuais e que não foram orientados antes da cirurgia sobre a confecção do estoma.[13]

Na Tailândia, avaliou-se a qualidade de vida de 107 pacientes estomizados com o mesmo questionário citado. A maioria dos pacientes tailandeses apresentava qualidade de vida moderada, sendo as relações sociais o principal domínio no qual os profissionais de saúde devem focar. Os dispositivos coletores e produtos adjuvantes podem promover despesa significativa, predispondo à utilização de materiais inadequados, mas de custo inferior. A identificação precoce desse problema possibilitaria intervenções mais eficazes.[14]

Para minimizar o impacto do estoma na vida desse indivíduo, o processo de reabilitação deve ter início logo que o médico define a possibilidade de o paciente tornar-se um estomizado. As estratégias precisam ser adotadas antes da internação, para se submeter ao procedimento cirúrgico e prosseguir durante e após a internação. A Declaração Internacional dos Direitos dos Ostomizados estabelece como direito do estomizado receber as informações e os cuidados que o capacitem a viver uma vida autônoma e independente e participar de todos os processos decisórios. Portanto, o paciente deve ser orientado no pré-operatório, para que seja possível assegurar seu pleno conhecimento dos benefícios do tratamento cirúrgico e dos fatos essenciais sobre viver com um estoma.[15]

Diretrizes internacionais publicadas pela WOCN e pela WCET descrevem algumas recomendações baseadas em evidências, visando à reabilitação precoce do estomizado:[2,3]

- Orientação para o autocuidado em estomas realizada por profissional especialista ou capacitado tanto no pré quanto no pós-operatório (evidência B+).
- A criação de um estoma pode influenciar negativamente na qualidade de vida, na imagem corporal e na sexualidade. Essas questões devem ser avaliadas no pré e pós-operatórios, para o planejamento de cuidados adequados (evidência B+).
- As orientações pré-operatórias devem ser dadas ao paciente e à família (sempre que possível) e incluir explicações sobre o estoma e sua demarcação, procedimento cirúrgico e cuidados do estoma no pós-operatório (evidência B+).
- A demarcação infraumbilical do estoma deve ser realizada na região do músculo reto abdominal, longe de cicatrizes, dobras, pregas cutâneas e linha da cintura. O procedimento precisa ser realizado pelo enfermeiro estomaterapeuta ou generalista capacitado, no pré-operatório nas cirurgias eletivas e de urgência (sempre que possível) (evidência B+).

Portanto, a consulta pré-operatória do paciente que será submetido a uma operação geradora de estoma intestinal é fundamental no seu processo de readaptação, minimiza a ansiedade e o temor, além de esclarecer dúvidas. Geralmente, esses pacientes desconhecem o que são um estoma, os equipamentos coletores (bolsa de colostomia) e como conviverão com essa nova condição. Portanto, é de fundamental importância o processo educativo a fim de proporcionar melhor adaptabilidade no pós-operatório.[16]

Nesse momento, é importante também enfatizar: a avaliação do estado nutricional; a avaliação do padrão prévio de eliminação intestinal; a existência de alergias, que algumas vezes demandam teste de sensibilidade aos adesivos de fixação da bolsa coletora; as condições da parede abdominal; e as deficiências físicas que podem interferir no autocuidado, como alterações visuais ou articulares, uso de aparelhos, próteses, entre outras.[17]

Na fase pré-operatória, deve-se atentar, ainda, ao preparo mecânico do cólon, cujo objetivo é eliminar todo o resíduo fecal quanto possível, a fim de promover a diminuição significativa da microbiota bacteriana, realizado nas operações sobre o reto, que necessitarão de estomia protetora.[18]

Orientações educacionais

A educação em saúde é considerada um processo participativo que contribui para a formação e o desenvolvimento de uma percepção crítica dos pacientes e familiares a respeito dos problemas de saúde. Estabelece uma relação de confiança entre paciente-profissional-família, respeitando seus conhecimentos e suas culturas.[19]

Vários autores afirmam que a orientação ao paciente cirúrgico contribui para sua recuperação, diminuindo o medo e a ansiedade e prevenindo complicações. Não existe uma ocasião específica para esse momento; em geral, realiza-se durante a visita diária, a consulta de enfermagem ou quando solicitado pelo paciente. Porém, suas individualidades devem ser respeitadas. Assim, cada paciente recebe as informações de modo específico, respeitando seu conhecimento.[20]

É importante também envolver os familiares na orientação aos pacientes. A família pode desempenhar um importante papel na recuperação do paciente no pós-operatório. O aconselhamento pré-operatório ajuda a preparar o paciente psicológica e emocionalmente. O conceito de estoma não é natural para a maioria dos pacientes, e tê-lo afeta a autoimagem. Os pacientes podem se preocupar com a higiene, com as limitações de atividades sociais ou esportivas ou até mesmo sexuais pela presença do estoma. É importante descrever ao paciente a vantagem de se ter um estoma para o tratamento da doença de base e melhorar a qualidade de vida. Quando se espera a melhora da qualidade de vida, é útil conscientizar o paciente de que o estoma assumirá o controle de seus sintomas e que ele só deve assumir o controle do estoma para recuperar o seu estilo de vida.[21]

Um consenso entre especialistas da WOCN (2010) definiu que as informações a serem realizadas no pré-operatório devem incluir:[2]

- Breve discussão sobre o aparelho gastrintestinal.
- Abordagem sobre o procedimento cirúrgico.
- Breve descrição de alguns ajustes de estilo de vida.
- Foco na preparação psicológica.
- Apresentação de dispositivos coletores e demonstração de sua aplicação.

DEMARCAÇÃO DO ESTOMA

A localização do estoma influencia na adaptação de dispositivos para a coleta dos efluentes com o mínimo de desconforto para o paciente, no surgimento de complicações no pós-operatório, na capacidade do autocuidado e na qualidade de vida do estomizado. Um local adequado pode diminuir complicações relacionadas com o estoma, como retração, prolapso, descolamento do equipamento coletor e dermatite periestomal. Também pode influenciar no tempo em que a bolsa permanece colada à pele, na capacidade do paciente para se adaptar ao estoma e se tornar independente, e até mesmo reduzir os custos do sistema de saúde.[22] Portanto, é imprescindível que o paciente tenha o local do estoma demarcado no pré-operatório.

A demarcação é de responsabilidade do estomaterapeuta ou do enfermeiro responsável pela assistência com conhecimento e domínio da técnica. Deve ser realizada em conjunto com o cirurgião e envolver o paciente. Demarcar o local do estoma na parede abdominal significa delimitar uma região ideal e proceder à marcação com uma caneta especial, com o objetivo de favorecer, durante o ato cirúrgico, a confecção de uma abertura anatomicamente adequada que possibilite situar o estoma em uma área que assegure a aderência do dispositivo e seja de fácil visualização para o paciente. A demarcação constitui-se em um procedimento fundamental a ser realizado no pré-operatório, sendo um dos aspectos mais importantes do processo de reabilitação.[23]

No pré-operatório, a marcação do local do estoma torna possível avaliar o abdome do paciente em várias posições e selecionar o local adequado para a colocação da bolsa coletora no pós-operatório. O local escolhido pelo profissional deve ser confirmado pelo paciente. Além disso, esse momento pré-operatório promove uma abordagem centrada no paciente, respeitando sua individualidade, seus valores e suas necessidades de informação e de sua família. Nesse momento, deve-se dispor de tempo suficiente para o fornecimento de informações sobre o manejo do estoma, incluindo opções de bolsas e apoio psicossocial. Enquanto a demarcação no pré-operatório é fortemente apoiada pelas evidências científicas, reconhece-se que as circunstâncias transoperatórias podem não permitir que o local escolhido seja utilizado em todas as situações, por isso, para alguns casos, é interessante que o profissional marque dois locais distintos no abdome do paciente. O local final do estoma é escolhido pelo cirurgião depois que a cavidade abdominal é aberta, e a condição do intestino, determinada.[22]

A WOCN, em colaboração com a American Society of Colon and Rectal Surgeons (ASCRS) e a American Urological Association (AUA), desenvolveu um guia educativo para auxiliar os profissionais, especialmente os não cirurgiões ou o enfermeiro estomaterapeuta, quanto à seleção eficaz do local do estoma.[22]

Os profissionais devem atentar a determinados pontos, considerados relevantes na escolha da área a ser demarcada:

- O estoma deve estar exteriorizado através do músculo reto abdominal.
- Questões de posicionamento: contraturas, postura, mobilidade (p. ex., confinamento a cadeira de rodas, uso de um andador, entre outros).
- Considerações físicas: abdome volumoso/grande/saliente/pendular, dobras abdominais, rugas, cicatrizes/incisão cirúrgica, outros estomas, músculo reto abdominal, linha da cintura e da crista ilíaca, cintas, seios pendentes, visão, destreza e presença de hérnia.
- Considerações do paciente: diagnóstico, idade, profissão, experiência prévia com um estoma e preferências sobre a localização do estoma.
- Considerações cirúrgicas: as preferências do cirurgião, tipo de cirurgia/estoma planejado, segmento do intestino utilizado e se é planejado um estoma incontinente ou continente ou cateterizável.
- Múltiplos locais de estoma: se um estoma urinário também está presente ou é planejado, considera-se marcar os locais de estoma intestinal e urinário em diferentes planos/linhas horizontais no caso em que é necessário um cinto de estoma.

A demarcação do local do estoma demanda profissionais capacitados para a realização do procedimento e alguns materiais:

1. Os itens necessários para o procedimento devem ser reunidos: caneta comum, caneta de marcação, marcadores cirúrgicos (discos adesivos), curativo de filme transparente, bolsa coletora transparente drenável.
2. Explicar o procedimento e a sua finalidade ao paciente, incentivando a sua participação.
3. Examinar cuidadosamente a superfície abdominal do paciente. Se possível, começar com o paciente completamente vestido em uma posição de pé.
   - Observa-se a presença de cintos, cintas e quaisquer outras bolsas coletoras.
   - Indivíduos com lesões na medula espinal são perfeitamente marcados em sua posição habitual, pois isso facilitará o cuidado do estoma e da bolsa coletora.
   - Se o paciente usa cadeira de rodas, é melhor posicioná-lo em sua própria cadeira e dar tempo para que seu corpo relaxe, retornando à posição habitual antes da demarcação.
4. Remover completamente a roupa do abdome, em vez de apenas movê-la do lugar. Cintas elásticas podem criar ou mascarar dobras da pele, que podem ou não estar presentes quando a roupa é completamente removida.
5. Examinar o abdome exposto do paciente em diversas posições (p. ex., em pé, deitado, sentado e inclinado para a frente), para observar pregas, sulcos, cicatrizes, dobras, turgor da pele e contorno.
6. Dividir o abdome em quadrantes, delimitando-se, a seguir, a linha da cintura e o músculo reto abdominal. Delimitar a distância mínima de 4 a 5 cm em relação aos pontos críticos a serem evitados (rebordo costal, crista ilíaca, cicatriz umbilical, cicatrizes). Considerar uma linha imaginária onde a incisão cirúrgica ficará localizada. Se possível,

escolher um ponto de pelo menos 5 cm a partir da incisão cirúrgica, onde 5 a 7,5 cm de uma barreira adesiva poderá ser aplicada.

7. Identificar o músculo reto abdominal com o paciente deitado. Pode facilitar o fato de o paciente levantar a cabeça e colocá-la para a frente ou tossir. Apalpar a borda do músculo (Figura 42.1). Segundo opinião de especialistas, a colocação do estoma dentro do músculo reto abdominal pode ajudar a prevenir uma hérnia paraestomal ou um prolapso.

8. Marcar um local na pele do abdome, que está localizado dentro do músculo reto abdominal, no quadrante adequado para a operação planejada, e dentro do campo visual do paciente.
   - Escolhe-se uma área visível para o paciente, e, se possível, abaixo da linha da cintura para esconder a bolsa.
   - Cuidados devem ser tomados para evitar cicatrizes ou rugas; a prioridade é uma superfície plana.
   - Aqueles que fazem uso de cadeira de rodas ou têm um contorno abdominal grande arredondado podem se beneficiar de ter o local do estoma marcado no quadrante superior.

9. Se abdome proeminente, escolher o ápice do contorno abdominal, ou, se paciente extremamente obeso, considerar marcar o local em um quadrante abdominal superior. Em muitos pacientes obesos, a camada adiposa não é tão espessa nos quadrantes superiores do abdome, em comparação aos quadrantes inferiores, o que pode possibilitar melhor visibilização do estoma (Figura 42.2).

10. Assinalar o local selecionado provisoriamente com um X ou com um círculo de mais ou menos 2,5 cm. Inicialmente, a marca deve ser feita com caneta comum ou adesivo, que pode ser removido se este não for o ponto adequado.
    - Pode ser desejável marcar locais nos lados direito e esquerdo do abdome, para facilitar

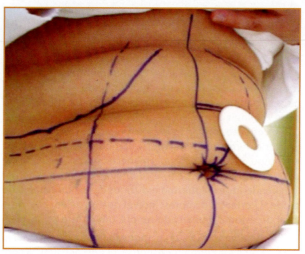

Figura 42.2. Demarcação de abdome globoso.
Fonte: acervo dos autores.

uma eventual mudança decorrente do resultado cirúrgico.
    - Avaliar o paciente na posição deitada, sentada, flexionando o corpo para confirmar a melhor escolha.
    - É importante a confirmação do paciente se ele pode ver o local. No entanto, é fundamental ter uma superfície plana para a bolsa.

11. Depois da escolha do local adequado, devem-se limpar as marcas com álcool e deixar secar. Em seguida, procede-se à marcação do local selecionado com um marcador ou uma caneta cirúrgica. Se desejar, pode-se cobrir o local com um curativo de filme transparente, para preservar a marcação final. Certificar-se de que quaisquer outras marcas difusas foram removidas.

Teste de sensibilidade

Para a maior parte das pessoas, os produtos utilizados nas barreiras protetoras de pele não causam irritação. Porém, há relatos na literatura de dermatite alérgica de contato na região periestomal.[24,25] Portanto, o teste de sensibilidade deve ser realizado, principalmente, nos pacientes com fortes antecedentes alérgicos, imunodeprimidos ou com doenças dermatológicas.

O teste é realizado colando-se dois fragmentos (aproximadamente 1 cm²) de cada um dos componentes adesivos da bolsa coletora em contato com a pele. Depois, deve-se ocluir com um adesivo hipoalergênico. Transcorridas 24 e 48 horas, respectivamente, faz-se a remoção dos fragmentos de cada tipo de material e avaliam-se sinais de sensibilidade. Quando recomendado, o teste deve ser realizado preferencialmente na região do abdome, no lado oposto da confecção do estoma. Caso isso não seja possível, recomenda-se realizá-lo na região lombar ou na face interna da coxa.[26,27]

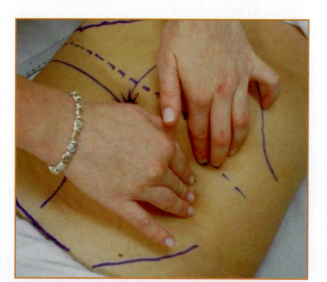

Figura 42.1. Palpação do músculo reto abdominal.
Fonte: acervo dos autores.

Preparo colônico

Conjunto de medidas com a finalidade de diminuir tanto o conteúdo fecaloide quanto o bacteriano na luz do cólon, preparando-o para procedimentos radiológicos, cirúrgicos ou endoscópicos. O tipo de limpeza a ser realizada dependerá do procedimento indicado.[28]

O procedimento consiste em duas etapas:

1. Química: corresponde à utilização de agentes antimicrobianos profiláticos, na vigência de intervenção cirúrgica.
2. Mecânica: inclui controle dietético e limpeza do cólon por meio catártico. O preparo mecânico é subdividido em preparos anterógrado, retrógrado, misto e intraoperatório.

No preparo químico, administram-se agentes antimicrobianos via oral, pouco absorvíveis no intestino, que agirão na luz do cólon diminuindo a microbiota patogênica ali existente, e via endovenosa, durante o ato cirúrgico. Alguns estudos mostram não haver diferença nessa taxa caso se utilize somente a via endovenosa ou o esquema combinado com via oral.[29]

Já o preparo mecânico engloba medidas dietéticas à base de líquidos claros e alimentos de baixo resíduo, durante 1 a 4 dias, visando diminuir o resíduo fecal, e a limpeza do cólon, por meio da elevação da quantidade de líquido no tubo intestinal, liquidificando as fezes formadas, com rápida eliminação pelo canal anal. Esse aumento de líquido no lúmen pode ser realizado por meio de irrigação de alto volume (isosmótica) ou com solução hipertônica que, por osmose, possibilita a passagem de fluido para a luz, pelo gradiente osmótico.

Apesar de o preparo intestinal facilitar a realização da técnica cirúrgica, tornando a operação menos inconveniente, muitos outros fatores colocam essa conduta em questão, pois há evidências que comprovam a translocação bacteriana para os nódulos linfáticos mesentéricos, quando realizado o preparo, maior contaminação peritoneal transoperatória em virtude do estado líquido das fezes e desconforto gastrintestinal, envolvendo diarreia, distensão abdominal e náuseas. Há também consequências sistêmicas, como distúrbios hidreletrolíticos e risco de alteração cardíaca em cardiopatas.[18] Ressalta-se que esse método é contraindicado nos pacientes com quadro de obstrução do trânsito intestinal.

ASSISTÊNCIA NO PÓS-OPERATÓRIO[2,3]

Tem como objetivo fazer com que o paciente retorne gradualmente às suas atividades, incluindo o convívio com a sua nova condição de estomizado.

Ainda no pós-operatório imediato, deve-se atentar à avaliação da condição geral do paciente, do estoma, da pele e do efluente, a fim de identificar precocemente complicações como hemorragia, retração, deiscência e necrose (evidência C).

O dispositivo coletor pode ser trocado pela primeira vez após as 72 horas de cirurgia e já com a participação do paciente, levando-se em consideração o estado geral e sua disposição para o aprendizado.

Portanto, é importante identificar fatores de risco que influenciam na ocorrência de complicações no estoma e na região periestomal o mais precocemente possível (evidência B). Embora não haja provas suficientes para calcular os riscos relativos, as pesquisas existentes, no entanto, revelam vários fatores constitucionais e potencialmente modificáveis associados ao risco aumentado de complicações.

Os medicamentos em uso pelo paciente devem, ainda, ser revistos nessa fase, para garantir que sejam alcançadas máxima absorção e eficácia em relação ao tipo de estoma realizado (evidência C). Os pacientes estomizados podem experimentar mudanças na absorção de medicamentos por causa do comprimento encurtado do intestino, como resultado do procedimento cirúrgico do estoma. Isso diz respeito particularmente ao paciente com uma ileostomia, já que a maioria dos medicamentos é absorvida no íleo. Pode-se, ainda, observar resíduo do medicamento em bolsa coletora do paciente, o que faz considerar a prescrição de fórmulas alternativas, como comprimidos não revestidos, cápsulas de gelatina, soluções ou suspensões, para maximizar a absorção terapêutica de ação rápida. Ressalta-se que medicamentos também podem causar mudança no odor, na cor e na consistência das fezes.

Ainda no pós-operatório, pode ser interessante a avaliação do nutricionista para aqueles pacientes com estoma em risco de desnutrição ou que desenvolvem complicações nutricionais (evidência A).

Tão logo seja possível, deve-se iniciar o preparo do estomizado e da família por meio de atividades educacionais, a fim de desenvolver as habilidades mínimas para as suas necessidades antes da alta hospitalar (evidência C). Em geral, esses pacientes são ensinados sobre como e quando esvaziar a bolsa coletora, o procedimento para a remoção e a aplicação de uma nova bolsa, os cuidados com a pele periestomal, os efeitos da dieta sobre o estoma, a automonitoração para complicações estomais ou periestomais e os efeitos sobre a aparência e o uso de roupas durante o período pós-operatório imediato e antes da alta hospitalar.

Embora nenhuma pesquisa tenha definido o conjunto mínimo de habilidade pós-operatória para pacientes com um novo estoma, espera-se que seja capaz de manipular a bolsa coletora (abrir e fechar) e esvaziar a bolsa de maneira independente. Outras habilidades adicionais que devem ser ensinadas nessa fase incluem:

- Banho, vestuário e restrições de determinadas atividades.
- Avaliação da influência da prescrição de medicamentos sobre a função do estoma.
- Influência da dieta sobre a função do estoma.
- Cuidado da pele periestomal.
- Controle de odor.
- Monitoração para complicações.
- Aconselhamento sexual.[30]

No planejamento da alta hospitalar, deve-se atentar ao encaminhamento do paciente ao Serviço de Atenção à Saúde da Pessoa Ostomizada (vinculado ao Sistema Único de Saúde), além de apresentar outras possibilidades de recursos (aquisição de dispositivos pelos planos de saúde privados) e indicação do equipamento mais adequado à necessidade do paciente.

INDICAÇÃO DE DISPOSITIVOS E ADJUVANTES PARA ESTOMA COM E SEM COMPLICAÇÃO

O indivíduo com colostomia ou ileostomia requer o uso do dispositivo coletor, denominado por alguns bolsa coletora, por sua função de receber e armazenar o efluente intestinal. O dispositivo correto visa minimizar o impacto do estoma na vida do paciente, sendo primordial que a equipe de saúde estabeleça ações visando à reabilitação, que deve se iniciar no momento em que o médico responsável identifica a possibilidade da realização do estoma.[31]

Os vocábulos "equipamento coletor" e "dispositivo coletor" são considerados sinônimos quando se trata de material para o estoma, pois visam à coleta de efluente. São constituídos de *bolsa coletora*, responsável pelo recolhimento das eliminações urinárias e intestinais, e de *placa adesiva*, para a fixação da bolsa na pele ao redor do estoma. Algumas bolsas, as drenáveis, necessitam de um *sistema para o fechamento da extremidade*, que pode ser clampe, presilha plástica ou envelope de velcro ou conectores plásticos.

O equipamento coletor constitui uma extensão do corpo, passando a fazer parte da vida do paciente. Além da excelência funcional, um dispositivo coletor deve ser seguro, discreto, praticamente anônimo e, ao mesmo tempo, totalmente confiável e seguro. Ressalta-se que um indivíduo não consegue se sentir seguro quando existe ameaça de vazamentos pela bolsa ou pela placa. No mercado, há dispositivos com adesivos que apresentam diferentes graus de aderência. O adesivo ideal deve ser suave para a pele, oferecendo, ao mesmo tempo, firme adesão.

Os dispositivos para estomas são constituídos por duas partes: (1) a bolsa coletora, para recolhimento do efluente; e (2) a placa adesiva, para a fixação da bolsa à pele periestomal. Além disso, podem ser classificados considerando-se sua indicação conforme:

- Tipo de estoma e efluente: intestinais (Figura 42.3) e urinários (Figura 42.4).

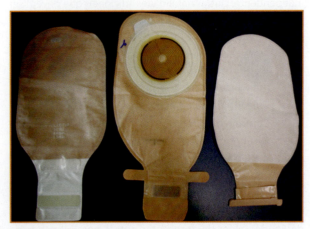

Figura 42.3. Dispositivo intestinal drenável.
Fonte: acervo dos autores.

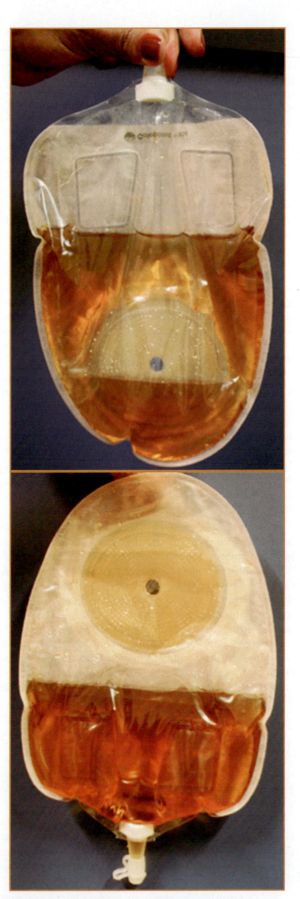

Figura 42.4. Dispositivo urinário.
Fonte: acervo dos autores.

- Número de peças: uma peça (Figura 42.5) e duas peças (Figura 42.6).
- Forma de apresentação: fechado e drenável (Figura 42.7).
- Cor do plástico da bolsa: transparente, translúcido e opaco (Figura 42.8).
- Orifício da placa: pré-cortada, recortável, moldável.
- Desenho da placa: plana e convexa (Figura 42.9).

Geralmente, quando o paciente apresenta complicações no estoma ou na pele ao redor, são demandados outros produtos além do dispositivo coletor. O vocábulo "adjuvante" é utilizado para produtos auxiliares ou complementares empregados para proporcionar maior proteção à pele periestomal e maior segurança na utilização do equipamento coletor ou, até mesmo, no caso de alguns adjuvantes, possibilitar a dispensação do uso da bolsa por determinado tempo. Portanto, são produtos que podem prevenir ou ajudar no tratamento das complicações e facilitar o manejo do estoma. O adjuvante pode ter ação de proteção ou segurança.

No grupo de produtos adjuvantes de proteção, encontram-se solução ou lenço removedor de adesivo, barreira protetora em *spray* ou lenço, pó, disco, placa, fita e pasta de resina sintética. No grupo de produtos de segurança, encontram-se guia de mensuração, cinto elástico, aro plástico ou anel para fixação do cinto (utilizado quando

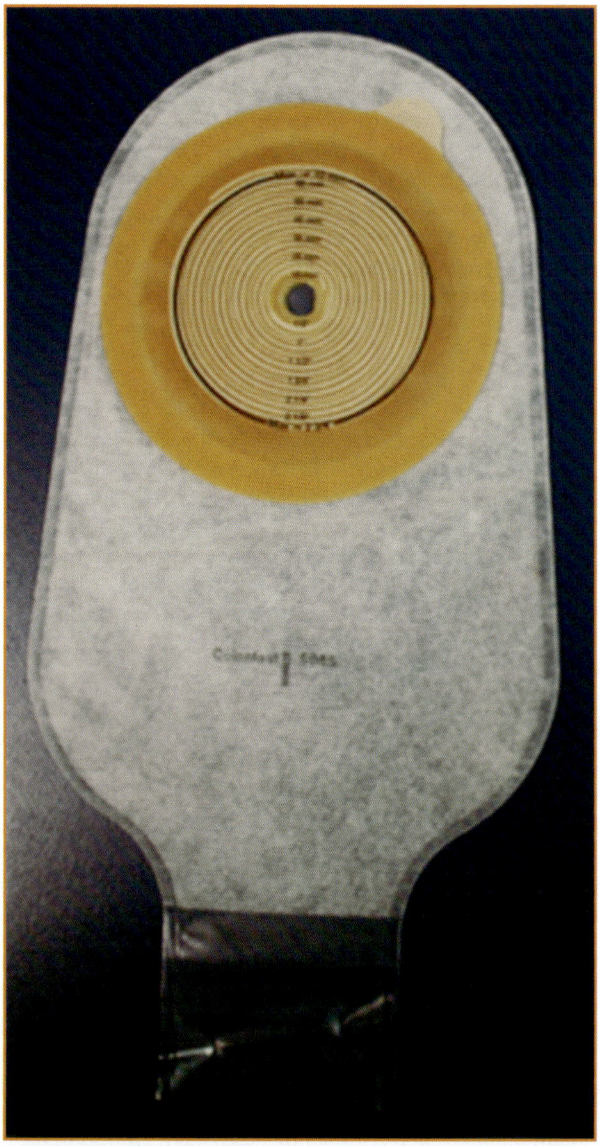

Figura 42.5. Dispositivo coletor: uma peça.
Fonte: acervo dos autores.

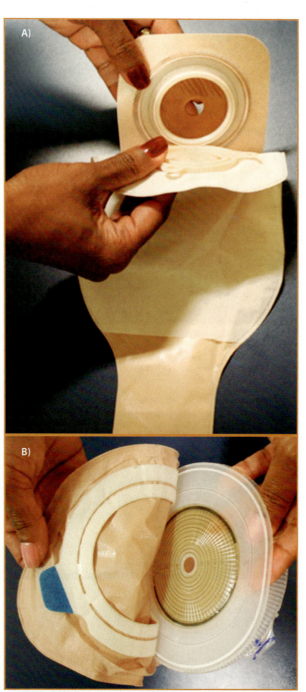

Figura 42.6. Dispositivo coletor: duas peças – (A) acoplamento de encaixe; e (B) acoplamento autoadesivo.
Fonte: acervo dos autores.

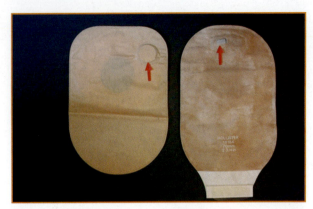

Figura 42.7. Bolsa coletora intestinal fechada com filtro/drenável com filtro.
Fonte: acervo dos autores.

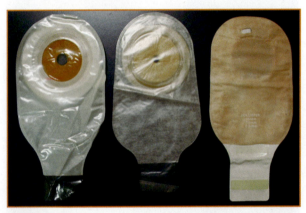

Figura 42.8. Equipamento coletor transparente/translúcido/opaco.
Fonte: acervo dos autores.

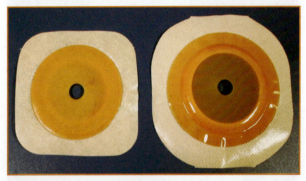

Figura 42.9. Placa de resina sintética plana/placa de resina sintética convexa.
Fonte: acervo dos autores.

o sistema de bolsa indicado não dispuser de hastes para fixação do cinto), disco convexo utilizado em bolsa de duas peças de barreira plana (formando convexidade no sistema coletor), anel de resina sintética, cinta de proteção para hérnia paraestomal, cápsulas absorventes (polímeros de acrílico) e sistema de irrigação oclusor de colostomia.

A WCET (2014) estabeleceu as seguintes recomendações a respeito dessa temática:[3]

- Pacientes, familiares e enfermeiros estomaterapeutas e generalistas devem saber identificar as características do estoma normal e com complicações (evidência B).
- Pacientes, familiares e enfermeiros estomaterapeutas e generalistas precisam implementar planos de prevenção e manejo dos cuidados, para tratar o estoma e a pele periestomal com complicações reais ou em potencial (evidência B).

Um único tipo de dispositivo pode não ser indicado todo o tempo em que o paciente permanece estomizado, uma vez que são possíveis alterações estruturais no estoma, desde a regressão fisiológica do edema nas primeiras semanas de pós-operatório, exigindo a modificação do diâmetro da placa adesiva, até alterações decorrentes de complicações, como retração, estenose, prolapso, hérnia paraestomal e dermatite periestomal, que demandam dispositivos e cuidados específicos.[32] A recomendação de dispositivo coletor e adjuvante é amparada na avaliação do paciente e do estoma, conforme apresentado nas Tabelas 42.3 e 42.4.

O pleno atendimento ao indivíduo com estoma depende da qualificação dos processos de atenção, que incluem prescrição, fornecimento e adequação de equipamentos coletores e adjuvantes de proteção e segurança. Para a seleção e a indicação de produtos, o profissional deve avaliar a idade do estomizado, o tipo, a localização e a construção do estoma.

CONTINÊNCIA DA COLOSTOMIA

A restauração da continência tem sido considerada etapa fundamental na reabilitação dos colostomizados. A possibilidade do controle voluntário das eliminações intestinais pela colostomia e, assim, a ausência de odores e vazamentos de fezes e o não uso de dispositivo coletor são essenciais à qualidade de vida. Entre os métodos disponíveis para o controle das eliminações intestinais, destacam-se o de irrigação da colostomia e o sistema oclusor.

Irrigação da colostomia

A prática da irrigação pode constituir recurso importante na reabilitação do indivíduo com colostomia, dada a possibilidade de adequação da vida às regras e às normas estabelecidas pela sociedade. O controle do momento da eliminação fecal evita o surgimento de imprevistos com o dispositivo coletor, como seu descolamento e o vazamento de fezes. A ausência do dispositivo anula o sentimento de inadequação, deixando o indivíduo menos sujeito aos preconceitos e olhares da discriminação pela diferença.

A irrigação da colostomia é um método mecânico para o controle das exonerações intestinais de pacientes com estoma definitivo do sigmoide ou do cólon esquerdo, com a finalidade de treinar o intestino a evacuar o conteúdo fecal uma vez ao dia ou a cada 2 ou 3 dias, em horário planejado. Esse controle possibilita que os colostomizados tenham um

Tabela 42.3. Dispositivos e adjuvantes necessários para estoma sem complicação

Ausência de complicação no estoma ou na pele

Sigmoidostomia ou colostomia descendente	Dispositivos e adjuvantes recomendados
Formato redondo, efluente de consistência sólida e até duas eliminações diárias	Dispositivo intestinal, uma peça. Bolsa fechada, opaca, com filtro. Placa plana, pré-cortada de diâmetro do tamanho do estoma
	Dispositivo oclusor intestinal, uma peça, adulto, com filtro, eliminador de ruídos, cilindro de 35 mm ou 45 mm de comprimento conforme protrusão do estoma. Placa plana, em espiral, recortável compatível com o diâmetro do estoma, sem adesivo microporoso
	Sistema de irrigação para colostomia
	Dispositivo protetor intestinal, uma peça. Bolsa fechada, opaca, com proteção absorvente interna, com filtro. Placa plana, em espiral, recortável, compatível com o diâmetro do estoma, sem micropore
Formato redondo ou ovalado ou irregular, com mais de duas eliminações diárias de efluente pastoso ou sólido	Dispositivo intestinal, uma peça, adulto. Bolsa drenável, opaca, com filtro e com fechamento por clampe ou tipo envelope de velcro ou conectores plásticos. Placa plana, recortável de tamanho compatível com o estoma

Colostomia úmida

Presença de duas bocas: uma que elimina fezes, e a outra, urina	Dispositivo coletor intestinal, uma peça, adulto. Bolsa drenável, transparente, com janela integrada de 70 mm ou 100 mm em sua face anterior, capacidade de 680 mL ou 725 mL, com válvula de drenagem. Placa plana, em formato oval, recortável de 10 a 75 mm ou de 10 a 115 mm, conforme o diâmetro do estoma

Colostomia ascendente ou ileostomia

Formato redondo e eliminações de efluente líquido ou semipastoso	Dispositivo intestinal, uma peça, adulto. Bolsa drenável, opaca, sem filtro, com clampe avulso ou fechamento por conectores plásticos ou envelope de velcro. Placa plana, pré-cortada de diâmetro correspondente ao diâmetro do estoma
Formato ovalado ou irregular	Dispositivo intestinal, uma peça, adulto. Bolsa drenável, opaca, sem filtro e com fechamento por clampe avulso ou conectores plásticos ou envelope de velcro. Placa plana, recortável compatível com o diâmetro do estoma
	Dispositivo intestinal, uma peça, adulto. Bolsa drenável, transparente, sem filtro e com fechamento por clampe avulso ou conectores plásticos ou envelope de velcro. Placa plana, recortável do diâmetro do estoma
	Dispositivo intestinal, uma peça, adulto. Bolsa drenável, transparente, com válvula antirrefluxo, com filtro de carvão ativado e fechamento por conectores plásticos. Placa plana, recortável circular ou oval, compatível com o diâmetro e o formato do estoma
Ovalada ou irregular e plana ou com retração ou estenose	Dispositivo intestinal, duas peças, adulto. Bolsa drenável, opaca, com filtro, fechamento por clampe avulso ou conectores plásticos ou envelope de velcro, flange compatível com o encaixe da placa. Placa convexa, recortável de tamanho correspondente ao diâmetro do estoma, flange compatível com o aro da bolsa. Com haste para cinto na bolsa ou placa
	Cinto para dispositivo coletor, adulto, elástico, ajustável com bordas para encaixe universal em hastes dos dispositivos coletores de uma ou duas peças (na bolsa ou placa)
	Pasta protetora de pele em tubo de pomada
	Disco plano ou disco convexo ou placa ou fita de resina

(Continua)

Tabela 42.3. Dispositivos e adjuvantes necessários para estoma sem complicação (*Continuação*)

Colostomia ascendente ou ileostomia	Dispositivos e adjuvantes recomendados
Ovalada ou irregular e plana ou com retração ou estenose	Dispositivo intestinal, duas peças, adulto. Bolsa drenável, opaca, com filtro, fechamento por clampe avulso ou conectores plásticos ou envelope de velcro, flange compatível com o encaixe da placa. Placa convexa, recortável de tamanho correspondente ao diâmetro do estoma, flange compatível com o aro da bolsa. Com haste para cinto na bolsa ou placa
	Cinto para dispositivo coletor, adulto, elástico ajustável com bordas para encaixe universal em hastes dos dispositivos coletores de uma ou duas peças (na bolsa ou placa)
	Pasta protetora de pele em tubo de pomada
	Disco plano ou disco convexo ou placa ou fita de resina
Com descolamento mucocutâneo ou dermatite moderada e grave	Dispositivo intestinal, duas peças, adulto. Bolsa drenável, transparente (quando internado) ou opaca (após alta), com filtro, com fechamento por conectores plásticos ou envelope de velcro, flange compatível com a placa. Placa plana, recortável do diâmetro e formato do estoma, com flange correspondente ao aro da bolsa
	Pasta protetora de pele de resina sintética em tubo de pomada
	Disco plano ou placa ou fita de resina sintética
	Barreira protetora de pele, resina sintética em pó
	Solução protetora cutânea em *spray* ou em lenço individual
Ileostomia	
Com prolapso	Dispositivo intestinal, duas peças, adulto. Bolsa drenável, opaca, sem filtro, com fechamento por clampe avulso ou conectores plásticos ou envelope de velcro e flange compatível com a placa correspondente. Placa plana, flexível, moldável ou recortável do tamanho e formato do estoma, com flange de tamanho do encaixe do aro da bolsa. Com haste para cinto na bolsa ou placa
	Cinto para dispositivo coletor, adulto, elástico ajustável com bordas para encaixe universal em hastes dos dispositivos coletores de uma ou duas peças (na bolsa ou placa)
Redonda, plana, com retração ou estenose	Dispositivo intestinal, uma peça, adulto. Bolsa drenável, opaca, sem filtro, com fechamento por clampe avulso ou conectores plásticos ou envelope de velcro. Placa convexa, pré-cortada do diâmetro do estoma. Com haste para cinto
	Cinto para dispositivo coletor, adulto, elástico ajustável com bordas para encaixe universal em hastes dos dispositivos coletores de uma ou duas peças (na bolsa ou placa)
	Pasta protetora de pele de resina sintética em tubo de pomada
	Disco plano ou placa ou fita de resina sintética
Ovalada ou irregular, plana, com retração ou estenose	Dispositivo intestinal, duas peças, adulto. Bolsa drenável, opaca, sem filtro, com fechamento por clampe avulso ou conectores plásticos ou envelope de velcro e flange compatível com o encaixe da placa. Placa convexa, recortável do tamanho e formato do estoma, com flange de correspondente ao encaixe da bolsa. Com haste na bolsa ou placa para encaixe do cinto
	Cinto para dispositivo coletor, adulto, elástico ajustável com bordas para encaixe universal em hastes dos dispositivos coletores de uma ou duas peças (na bolsa ou placa)
	Pasta protetora de pele de resina sintética em tubo de pomada
	Disco plano ou placa ou fita de resina sintética

(*Continua*)

Tabela 42.3. Dispositivos e adjuvantes necessários para estoma sem complicação (*Continuação*)

Ileostomia	Dispositivos e adjuvantes recomendados
Com descolamento mucocutâneo ou dermatite moderada e grave	Dispositivo intestinal, duas peças, adulto. Bolsa drenável, transparente (em internação) ou opaca (após alta), sem filtro, fechamento por clampe avulso ou conectores plásticos ou envelope de velcro, flange compatível com a placa. Placa plana, recortável do diâmetro e formato do estoma, com flange correspondente ao aro da bolsa
	Pasta protetora de pele de resina sintética em tubo de pomada
	Disco plano ou placa ou fita de resina sintética
	Barreira protetora de pele, resina sintética em pó
	Solução protetora cutânea em *spray* ou em lenço individual

Fonte: elaborada pelos autores.

Tabela 42.4. Dispositivos e adjuvantes necessários para estoma com complicação

Presença de complicação no estoma ou na pele

Colostomia	Dispositivos e adjuvantes recomendados
Com prolapso	Dispositivo intestinal, duas peças, adulto. Bolsa drenável, opaca, com filtro, com fechamento por envelope de velcro ou conectores plásticos e flange compatível com o encaixe da placa. Placa plana, flexível, moldável ou recortável de tamanho do diâmetro do estoma, com flange correspondente ao aro da bolsa. Com haste para cinto na bolsa ou placa
	Cinto para dispositivo coletor, adulto, elástico ajustável com bordas para encaixe universal em hastes dos dispositivos coletores de uma ou duas peças (na bolsa ou placa)
Redonda e plana ou com retração ou estenose	Dispositivo intestinal, uma peça, adulto. Bolsa drenável, opaca, com filtro, fechamento por clampe avulso ou conectores plásticos ou envelope de velcro, flange compatível com o encaixe da placa. Placa convexa, pré-cortada de tamanho correspondente ao diâmetro do estoma, com haste para cinto
	Cinto para dispositivo coletor, adulto, elástico ajustável com bordas para encaixe universal em hastes dos dispositivos coletores de uma ou duas peças (na bolsa ou placa)

Fonte: elaborada pelos autores.

período isento de preocupação com o equipamento coletor e melhor qualidade de vida.[33] Embora simples, é uma técnica ainda pouco divulgada, e tem indicação e realização limitadas, em virtude do desconhecimento dos profissionais a respeito da eficácia e do benefício do procedimento.

A irrigação é realizada pelo estoma e se utiliza de um volume de água, em temperatura corporal, para limpar o intestino grosso, o que possibilita controlar a eliminação do efluente. Isso ocorre porque, fisiologicamente, a introdução de um volume de água no cólon causa dilatação estrutural, o que estimula o peristaltismo em massa (contração), promovendo o esvaziamento do conteúdo fecal. A irrigação também reduz a formação de gases, uma vez que, ao remover os resíduos, diminuem-se o número de bactérias da alça intestinal e, consequentemente, a produção de gases.[34]

A irrigação tem sido utilizada de maneira crescente e com bastante êxito, por causa da facilidade de realização, do caráter não invasivo, da efetividade no controle das eliminações intestinais, do relativo baixo custo, além da sua influência na melhoria da qualidade de vida e da reinserção social do colostomizado. Apesar desses fatores, o ensino da autoirrigação deve considerar os aspectos técnicos e, principalmente, as particularidades de cada indivíduo, suas atitudes e seus comportamentos, seu conhecimento e suas experiências, suas motivações e necessidades, além dos fatores sociais e culturais.

Em uma avaliação diagnóstica, a motivação para a aprendizagem da técnica foi identificada como fator positivo para a autoirrigação e a adesão ao procedimento. A motivação depende de cada indivíduo e do tipo de referência que cada um tem a respeito de si e de sua limitação. A decisão da incorporação ou não da técnica no cotidiano do indivíduo deverá ser avaliada individualmente, levando-se em consideração os aspectos ímpares enfrentados por cada um. O processo de adoecimento é absorvido de modo diferente entre os pacientes e seus familiares; para tanto, é imperativo que o profissional saiba fazer uma leitura crítica, para indicar a técnica ideal a cada indivíduo.[35]

A indicação do uso do método é médica, mas, antes de iniciar o procedimento, o enfermeiro estomaterapeuta precisa avaliar o colostomizado, que deve preencher alguns critérios: ter colostomia terminal em cólon descendente ou sigmoide; não apresentar complicações no estoma, como prolapso de alça grave, estenose, retração ou grande hérnia paraestomal; não apresentar síndrome do intestino irritável; ter boas condições físicas; dispor de destreza e habilidade física e mental para realizá-lo; demonstrar motivação para o aprendizado; encontrar-se emocionalmente capaz de compreender a situação; e ter instalações sanitárias em sua residência.[33]

Também devem ser considerados critérios para contraindicar a irrigação: usuários com doenças intestinais ativas (retocolite ulcerativa, doença de Crohn, diverticulite ou câncer); complicações do estoma (prolapso, hérnia, retração e estenose); paciente em uso de radioterapia ou quimioterapia; incapacidade para realizar o autocuidado; extremo de vida (crianças e idosos sem boas condições de saúde, com déficit visual ou motor); e diarreia (a água age como irritante intestinal, prolongando a diarreia).[33,34] Conforme descrito na Tabela 42.5, a irrigação intestinal apresenta mais vantagens que desvantagens.

O treinamento da autoirrigação compete ao enfermeiro capacitado, preferencialmente ao estomaterapeuta. O método inclui a descrição do processo de treinamento, os dispositivos necessários e o procedimento técnico para a realização da autoirrigação da colostomia.

Antes do início do programa de treinamento, após a obtenção da indicação médica e a decisão favorável do paciente, o enfermeiro deve proceder à sua avaliação global, que envolverá o estado geral, emocional e psicológico, as condições locais do estoma e da pele periestomal e as condições sanitárias residenciais.

Tabela 42.5. Vantagens e desvantagens da irrigação intestinal

Vantagens	Desvantagens
• Controle das eliminações intestinais	• Consumo de tempo (em torno de 1 hora)
• Uso de bolsa coletora torna-se desnecessário	• Organização junto aos familiares a respeito da ocupação do banheiro
• Maior variedade da dieta	• Limitações de aplicabilidade
• Recuperação da autoestima	• Índices residuais, principalmente de gases
• Retorno precoce às atividades de trabalho e lazer	• Sanitário livre para realizar o procedimento com tranquilidade e paciência
• Melhora no ajustamento emocional e social	

Fonte: elaborada pelos autores.

O início do treinamento é variável, sendo preconizado um prazo mínimo de 3 meses de pós-operatório, quando o estomizado geralmente se encontra em melhores condições físicas e emocionais, e o estoma já estabilizou o tamanho e o diâmetro decorrentes da regressão do edema.

Para a realização do procedimento, faz-se necessário o uso de equipamento completo: recipiente do irrigador, transparente, com escala de medida, indicador de temperatura da água e capacidade para 2.000 mL; cone de plástico maleável; tubo ou extensão de plástico, transparente, para acoplar o irrigador ao cone, e com uma pinça de controle de fluxo da água; bolsa de drenagem (manga), transparente, aberta nas duas extremidades, tendo, na mais larga, adesivo ou suporte para cinto elástico; e presilha para fechamento da manga e cinto elástico (Figura 42.10).

É importante manter a higienização do dispositivo e a qualidade da água no domicílio. Falhas na higienização do material propiciam o crescimento de fungos e bactérias, e água contaminada pode ocasionar infecção colônica.

O processo de treinamento consiste em três sessões que devem ser programadas sempre no mesmo horário e em dias consecutivos:

- 1ª sessão: apresenta-se o equipamento e demonstra-se a técnica passo a passo, precedida de explanação sobre o procedimento (utilizando-se de recursos como fotos, vídeos e outros) pelo estomaterapeuta ou por enfermeiro capacitado.

- 2ª sessão: após a constatação dos resultados obtidos com a primeira irrigação, o treinando relembra a técnica, executando-a com a ajuda do estomaterapeuta/enfermeiro, que reforça os principais pontos a serem observados.

- 3ª sessão: novamente, o usuário relata acerca dos resultados da segunda irrigação e da técnica, antes de executá-la sob a supervisão do estomaterapeuta/enfermeiro. Nessa oportunidade, o treinando usuário é avaliado quanto à sua competência em se irrigar sem auxílio.

Caso o enfermeiro julgue necessário, novas sessões serão marcadas. Após a fase de treinamento, o usuário é orientado a irrigar-se diariamente, sempre no mesmo horário por ele escolhido, durante os 6 meses seguintes, com

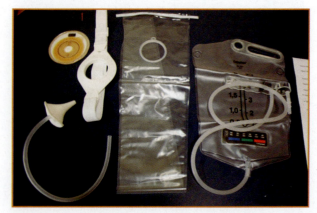

Figura 42.10. Materiais do *kit* de irrigação.
Fonte: acervo dos autores.

no mínimo três retornos nesse período. Após essa etapa, a frequência da autoirrigação poderá ser alterada para 48 horas ou até 72 horas, em razão da resposta intestinal obtida.

Porém, a técnica apresenta alguns inconvenientes.[36,37] Pode haver abandono do tratamento proposto, cujas justificativas são demora em efetuar o procedimento, dificuldade na progressão da água no intestino, saída das fezes nos intervalos entre o procedimento e restrição alimentar.[36,37] Tais problemas podem ser minimizados se os usuários da técnica obtivessem informações a respeito do procedimento e do autocuidado.

Sistema oclusor

Trata-se de um método para controle da sigmoidostomia ou colostomia descendente, resultando na suspensão do uso do equipamento coletor. O oclusor é um sistema de uma peça composto de uma base adesiva de formato circular, formada basicamente de carboximetil-celulose, para ser afixada diretamente na pele periestoma. O orifício central da base pode ser ampliado, para perfeita adaptação ao tamanho do estoma. Na face interna da base, em sua região central, encontra-se um pedículo no formato de cilindro, confeccionado de espuma de poliuretano com capacidade de expandir dentro do estoma, após ser introduzida na colostomia.[38] A espuma está afixada à cobertura circular (placa adesiva), o que lhe confere a forma de um cogumelo (Figura 42.11).

No sistema oclusor de uma peça, a cobertura circular apresenta filtro de carvão em sua parte central interna para absorver o odor dos flatos e auxiliar na redução do ruído produzido pela eliminação destes. Na parte externa, percebe-se o orifício do filtro.

A indicação do sistema oclusor compete ao médico; a seleção e o treinamento, ao enfermeiro estomaterapeuta ou capacitado; e a decisão final, exclusivamente ao colostomizado. Para fazer uso do oclusor, o paciente passa por uma avaliação, que envolve parâmetros relacionados com suas condições físicas e emocionais. A avaliação física deve ser feita com base nos critérios de inclusão estabelecidos e outros parâmetros importantes, para garantir o sucesso do uso. Na avaliação do aspecto emocional, consideram-se as expectativas do paciente quanto ao uso do dispositivo.

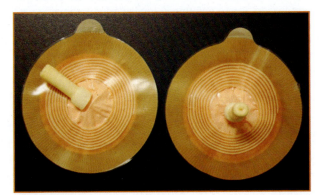

Figura 42.11. Oclusor antes de ser introduzido no estoma.
Fonte: acervo dos autores.

Para o profissional indicar o uso do sistema oclusor, o colostomizado deve atender a critérios gerais e específicos.

Para o uso do sistema oclusor, o colostomizado deve preencher os seguintes requisitos:

- Ter destreza manual e habilidade mental para lidar com o sistema.
- O efluente deve ser de fezes formadas ou de consistência normal, com padrão de eliminação intestinal regular de até três vezes ao dia.
- Ter peso superior a 40 kg e altura superior a 160 cm. Os dados antropométricos são de suma importância, já que oferecem subsídios para a escolha do tamanho do cilindro do oclusor (comprimento em milímetros) em relação à espessura da camada de gordura da parede do abdome.

Por sua vez, o estoma deve preencher os seguintes requisitos:

- Ser isento de complicações (prolapso de alça grave, estenose, hérnia paraestomal grande).
- Tipo e localização do estoma: a colostomia deve ser terminal, de apenas uma boca, localizada no cólon esquerdo (descendente ou sigmoide).
- Diâmetro externo: de 20 a 45 mm.
- Protrusão ou altura: até 25 mm.
- Avaliação digital: o toque digital no estoma deve ser realizado para avaliar a posição do segmento de alça e detectar possível presença de estenose.

Após orientação do colostomizado sobre peculiaridades do dispositivo e sua importância na qualidade de vida, compete ao enfermeiro escolher, de acordo com as características fisiológicas do indivíduo, o sistema oclusor mais adequado.

O paciente passa por treinamento de 3 dias consecutivos e, ao ser considerado apto, executa sozinho as aplicações em casa, retornando ao estomaterapeuta uma vez por semana, nas próximas semanas, até adaptação ao uso do oclusor.

O material utilizado na primeira sessão de treinamento consiste de sistema oclusor, lubrificante, luva de procedimento, régua de 10 cm e medidor (para medir protrusão e diâmetro do estoma), balança, tesoura e material de higiene pessoal (papel higiênico, sabonete, toalha).

No início, o oclusor deve permanecer 4 horas por dia, com aumento gradativo, no limite de 1 hora por dia, até atingir 10 a 12 horas em duas semanas. Para pacientes que realizam autoirrigação intestinal, esse tempo poderá ser de 16 a 24 horas. Esse limite de tempo tem relação com o período de adaptação e tolerância de cada paciente. O tempo total deve ser estabelecido conforme a comodidade e a conveniência para o colostomizado.

O colostomizado deve ser orientado a anotar o tempo de uso do oclusor, a justificativa para a sua remoção e as manifestações clínicas observadas durante a sua permanência. Depois do processo de treinamento do uso do oclusor, pode-se considerar que o estomizado está apto ao autocuidado e com maior possibilidade de levar uma vida independente.

ESTRATÉGIAS PARA REABILITAÇÃO BASEADA EM EVIDÊNCIAS

O estomaterapeuta deve estabelecer vínculo com o paciente e o familiar para ajudá-los no processo de compreensão da situação concreta, a fim de melhor se adaptarem às mudança quanto ao estilo de vida.[39]

Diante do paciente estomizado em fase de reabilitação, o enfermeiro deverá ser capaz de incluir, no seu planejamento assistencial, cuidados voltados para o uso adequado do dispositivo. Os dispositivos coletores a serem aplicados sobre o estoma para coleta do efluente devem agregar qualidades essenciais relacionadas com segurança, proteção, conforto, praticidade e economia, com as quais elevam o potencial de influenciar positivamente na qualidade de vida do estomizado.[6]

Observa-se, com frequência, que, após o procedimento cirúrgico, o paciente assume o ônus de cuidados específicos consigo, que até então não exercia, e, muitas vezes, sem o apoio dos profissionais de enfermagem. Cabe ressaltar que competem ao enfermeiro, principalmente ao estomaterapeuta, intervenções exclusivas nos períodos pré, trans e pós-operatórios, visando à melhor adaptação à condição de estomizado, promovendo o enfrentamento para melhor qualidade de vida do paciente e reabilitação precoce, envolvendo também a atuação da equipe interdisciplinar.[40]

A WCET (2014) estabeleceu as seguintes recomendações a respeito dessa temática:[3]

- A criação de um estoma pode influenciar negativamente na qualidade de vida, na imagem corporal e na sexualidade. Essas questões devem ser avaliadas no pré e pós-operatórios, para o planejamento de cuidados adequados (evidência B).
- O enfermeiro estomaterapeuta deve considerar o impacto que o cuidado do indivíduo com estoma promove para a qualidade de vida do cuidador/familiar (evidência B).
- Considerar que as dúvidas relacionadas com o estoma e seu cuidado podem variar de acordo com o país de origem e a cultura do estomizado. Elas podem estar relacionadas com diferenças nos cuidados médicos recebidos, produtos para o cuidado do estoma disponíveis no mercado, fatores econômicos, associados ao gênero, à religião e às crenças sobre a doença e lesões/injúrias (evidência B).

Evidências de outro estudo de revisão sistemática amparam essas recomendações:[41]

- A educação sobre o estoma deve ser um componente do pré-operatório e do pós-operatório, envolvendo um especialista, tal como um enfermeiro estomaterapeuta, quando possível (1B).
- Cuidados de acompanhamento para o ensino do cuidado do estoma e apoio devem ser disponibilizados para todos os pacientes (1C).

A reabilitação do estomizado passa pela adoção do autocuidado e requer do profissional enfermeiro atitudes de adequação da sua prática às necessidades dessa clientela, com ênfase na questão educativa. Assim, entende-se educação como um processo dinâmico, criativo, progressivo, reflexivo e libertador, contextualizada no universo cultural, no qual se compartilha o aprendizado, visando ao aproveitamento máximo.[42]

A participação do paciente no processo de reabilitação é imprescindível para alcançar bons resultados. Tal fato foi confirmado por pesquisa realizada com 96 pacientes estomizados em Hong Kong, na China, cujos resultados indicaram correlação entre eficácia e qualidade de vida. Intervenções específicas para aumentar a eficácia devem ser avaliadas, em virtude de seu impacto na qualidade de vida dos pacientes com estoma.[43]

Em um estudo realizado no Brasil com colostomizados a respeito das estratégias de enfrentamento que eles adotavam para superar o estresse causado pelo estoma, constatou-se que a maioria dos estomizados sofreu bruscas alterações em seu estilo de vida, principalmente no modo de se alimentar, vestir-se, em suas atividades do cotidiano, de lazer, bem como na autoestima. Identificaram-se, também, prejuízos na relação social e com o parceiro, causados pelas modificações fisiológicas e corporais. Com relação à aceitação do estoma, grande parte dos entrevistados adaptou-se à presença da colostomia definitiva, adotando algumas estratégias de enfrentamento, como isolamento social, adaptação ao tempo e criação de alternativas no modo de utilizar o dispositivo coletor, o que proporcionou a essa população melhor aceitação para o convívio social e o bem-estar.[40]

Além disso, no estudo citado, foram identificados pacientes que não se adaptaram ao fator de estresse relacionado com a colostomia e o uso do dispositivo coletor, adotando atitudes de negação, relações social e sexual prejudicadas, e alteração da autoestima, promovendo, assim, sentimentos depreciativos e desorganização emocional, social e psicológica.[40]

As exigências de autocuidado devem ser resolvidas a partir do desenvolvimento das habilidades do paciente. Para que ele adquira potencial para decidir sobre sua condição de saúde, é necessário que o enfermeiro contribua para seu aprendizado, pois o sistema de apoio deve estar baseado na necessidade do paciente.

Uma das estratégias que facilitam a adoção do autocuidado é o envolvimento do familiar nas rotinas e um convite a eles para compartilhar informações com o paciente estomizado. Para o enfermeiro implantar um programa para o indivíduo ou seus familiares, é preciso avaliar determinados aspectos referentes ao paciente, como situação social, nível educacional, idade, atividades que executa, sentimentos e conhecimento sobre a doença, crenças de saúde, estilo de vida, entre outros, já que podem interferir na adoção do autocuidado e na qualidade de vida e, consequentemente, na reabilitação.

Esses dados foram confirmados em um estudo realizado com objetivo de avaliar e comparar a qualidade de vida de pacientes estomizados em decorrência de câncer colorretal ou por outras doenças. Os pacientes que se diziam estomizados havia menos de 1 ano eram os que relatavam maior grau de insatisfação em sua vida diária, relacionado com o grau de aceitação sobre sua nova condição de vida, entretanto, a maioria dos pacientes com estoma por câncer colorretal referiu ter uma boa qualidade de vida. Outro fato importante é que os pacientes com características como apoio familiar, estoma de caráter definitivo e histórico de câncer colorretal apresentavam maior aceitação de sua nova condição de vida, o que resultava em maior satisfação pessoal.[44]

POLÍTICAS DE ATENÇÃO À SAÚDE DA PESSOA ESTOMIZADA

No Brasil, a Atenção à Saúde das Pessoas Estomizadas ofertada pelo Sistema Único de Saúde (SUS) insere-se no contexto da Rede de Cuidados da Pessoa com Deficiência (RCPD) e é regulamentada pela Portaria SAS/MS n. 400, de 2009, a qual contempla dois aspectos fundamentais para a reabilitação do estomizado: a assistência multiprofissional especializada e o fornecimento de equipamentos coletores (bolsas coletoras para estomas intestinais e urinários) e adjuvantes de proteção e segurança.[45]

A assistência multiprofissional especializada organiza-se em uma rede de serviços ambulatoriais especializados, de modalidade única, classificados como Serviços de Atenção à Saúde das Pessoas Ostomizadas (SASPO), categorizados como SASPO de níveis I e II, dependendo da estrutura e da equipe que dispõe (Tabela 42.6).

Após a instituição da Rede de Cuidados da Pessoa com Deficiência, para a implantação de novos SASPO, estes devem integrar a carteira de serviços dos Centros Especializados em Reabilitação (CER) credenciados na modalidade de reabilitação física. Com isso, o Ministério da Saúde passou a incentivar o surgimento de serviços de atenção à saúde das pessoas com deficiência, especializados em mais de uma modalidade de reabilitação, que podem ser para deficiência intelectual e autismo, auditiva, visual e física, incluindo, nesta última, o estoma.[46]

Os CER recebem incentivo financeiro de custeio, que é fixo e definido pelo número de modalidades de deficiências para as quais é habilitado.[47] Esse modo de custeio possibilita que os CER habilitados na modalidade reabilitação física mantenham um SASPO de nível II integrado.

A Rede de Cuidados da Pessoa com Deficiência é, então, composta: no nível de Atenção Primária em Saúde (APS), pelas unidades básicas de saúde (UBS); no nível de atenção secundária, pela Atenção Especializada em Reabilitação; e, no nível de atenção terciária, pela Atenção Hospitalar e de Urgência e Emergência. Enfocando especificamente a Atenção à Saúde da Pessoa Estomizada, os pontos de atenção à saúde desses três níveis de atenção organizam-se para ofertar assistência integral nos territórios sanitários (Tabela 42.7).

Tabela 42.6. Categorização dos Serviços de Atenção à Saúde das Pessoas Ostomizadas (SASPO)

	SASPO nível I	SASPO nível II
Objetivo	Ações de orientação para o autocuidado, prevenção de complicações nas estomias e fornecimento de equipamentos coletores e adjuvantes de proteção e segurança	Ações de orientação para o autocuidado, a prevenção e o tratamento de complicações nas estomias, fornecimento de equipamentos coletores e adjuvantes de proteção e segurança e capacitação de profissionais
Equipe	Assistente social Enfermeiro Médico	Assistente social Enfermeiro Médico Nutricionista Psicólogo
Atividades	I – Atendimento individual (consulta de enfermagem e consulta médica e consulta de serviço social); II – Atendimento em grupo (orientação, grupo operativo, atividades educativas em saúde e de vida diária); III – Orientação à família; IV – Atividades enfocando a inclusão do indivíduo com estoma na família e na sociedade; V – Planejamento quantitativo e qualitativo dos equipamentos coletores e adjuvantes de proteção e segurança para distribuição; VI – Atividades de orientação aos profissionais da atenção básica para o estabelecimento de fluxos de referência e contrarreferência	I – Atendimento individual (consulta de enfermagem, consulta médica, consulta de serviço social, psicologia e nutrição); II – Atendimento em grupo (orientação, grupo operativo, atividades educativas em saúde e de vida diária); III – Orientações à família; atividades enfocando a inclusão dos indivíduos com estoma na família e na sociedade; IV – Planejamento quantitativo e qualitativo dos equipamentos coletores e adjuvantes de proteção e segurança para aquisição e fornecimento para os indivíduos com estoma; V – Atividades de orientação aos profissionais da atenção básica e hospitalares para o estabelecimento de fluxos de referência e contrarreferência; VI – Capacitação para técnicas especializadas aos profissionais das unidades hospitalares e equipes de saúde do Serviço de Atenção à Saúde das Pessoas Ostomizadas

Fonte: Ministério da Saúde (Brasil), 2009.[45]

Tabela 42.7. Matriz da Rede de Cuidados da Pessoa com Deficiência: Atenção à Saúde da Pessoa Estomizada

Nível de atenção	Pontos de atenção à saúde			Território sanitário
Atenção Terciária à Saúde	Hospitais Gerais	Urgência e Emergência	CACON/ UNACON	Região de Saúde Ampliada
Atenção Secundária à Saúde	CER II, III ou IV (SASPO II)			Região de Saúde Ampliada
	SASPO II (modalidade única)			
	SASPO I (modalidade única)			Região de Saúde
Atenção Primária à Saúde	UAPS/Equipe PSF/NASF			Município/Área de Abrangência
	Agente Comunitário de Saúde			Microárea

Fonte: Proposta adaptada de Mendes, 2011.[48]

A atenção integral à saúde da pessoa estomizada vai além da oferta de assistência multiprofissional especializada, pois é de fundamental importância para a reabilitação desses pacientes o acesso a bolsas coletoras e adjuvantes para estomas intestinais e urinários. Nesse sentido, o Ministério da Saúde incluiu no Sistema de Informações Ambulatoriais (SIA/SUS) sete procedimentos referentes à concessão dos equipamentos coletores e adjuvantes de proteção e segurança para estomas intestinais e urinários (Tabela 42.8).

Esses procedimentos têm um valor unitário específico e são utilizados para regulação via SIA/SUS e repasse dos recursos aos Fundos Estaduais ou Municipais de Saúde, para a aquisição dos equipamentos coletores. Dependendo da organização das Secretarias Estaduais ou Municipais de Saúde, esses procedimentos podem ser desdobrados em diversas especificações técnicas mais detalhadas, durante o processo de aquisição, de modo a possibilitar a oferta de produtos mais específicos e de maior qualidade, que sejam adequados à demanda de cada paciente.

No SUS, para ter acesso aos equipamentos coletores e adjuvantes de proteção e segurança para estomas intestinais e urinários, os indivíduos estomizados devem ser encaminhados ao SASPO de referência de sua região, onde passarão por uma consulta com o enfermeiro, que indicará o equipamento coletor mais adequado, de acordo com a disponibilidade do serviço, e fornecerá mensalmente a quantidade necessária para o estomizado viver com qualidade.

Na rede de saúde suplementar, a Agência Nacional de Saúde Suplementar (ANS) regulamentou o acesso dos estomizados aos equipamentos e produtos para o estoma, obrigando as operadoras dos planos de saúde a fornecer bolsas de colostomia, ileostomia e urostomia, além de coletor de urina e de sonda vesical a pacientes usuários da assistência privada.[49] Para ter acesso às bolsas coletoras via rede de saúde suplementar, o estomizado deve consultar a sua operadora de plano de saúde e exigir seus direitos.

Tabela 42.8. Relação dos equipamentos coletores e adjuvantes de proteção e segurança da tabela de procedimentos do Sistema Único de Saúde

Código do procedimento no SIA/SUS	Descrição do procedimento	Quantidade concedida
0701050012	Bolsa de colostomia fechada com adesivo microporoso	No máximo 60 por mês
0701050020	Bolsa de colostomia com adesivo microporo drenável	No máximo 30 por mês
0701050047	Conjunto de placa e bolsa para estomia intestinal	No máximo 10 por mês
0701060018	Barreiras protetoras de pele sintética e/ou mista em forma de pó/pasta e/ou placa	1 tubo/frasco ou 1 *kit* por mês
0701060026	Bolsa coletora para urostomizados	No máximo 30 por mês
0701060034	Coletor urinário de perna ou de cama	No máximo 4 por mês
0701060042	Conjunto de placa e bolsa para urostomizados	No máximo 15 por mês

Fonte: Ministério da Saúde (Brasil), 2009.[45]

CONCLUSÕES

Os pacientes submetidos a procedimento cirúrgico gerador de estoma necessitam de assistência e reabilitação para que tenham melhores qualidade de vida e integração social. Esses indivíduos demandam cuidados de profissionais da área da saúde.

A presença do estoma acarretará um impacto no modo como o indivíduo enxerga o seu corpo, o que se relaciona com o modo como alguém valoriza suas habilidades físicas, capacidade interpessoais, papéis familiares e imagem corporal.

O processo de reabilitação, quando elaborado holística e sistematicamente, torna-se uma ferramenta incentivadora ao retorno do indivíduo com estoma às atividades de vida diária, incluindo o trabalho. Destaca-se que, somente após a adaptação do estomizado à sua nova condição de vida, ele adquirirá confiança e segurança para retornar às atividades sociais e de trabalho.

A assistência ao estomizado ultrapassa o ensinar ao paciente os cuidados de higiene e troca de dispositivos coletores. São necessários planejamento da assistência e abordagem multidisciplinar que incluam a participação de enfermeiro estomaterapeuta, assistente social, psicólogo e médico assistente. As visitas no pré-operatório devem incluir o preparo do paciente e de sua família e minimizar o efeito de castração causado pela mutilação cirúrgica. As visitas no pós-operatório têm como finalidades o ensino do autocuidado, a reinserção social e o retorno à vida sexual.

Os profissionais de saúde, incluindo o estomaterapeuta, desempenham papel decisivo na adaptação fisiológica, funcional e psicossocial dos pacientes e suas famílias, que estão aprendendo a manejar um estoma intestinal. A assistência otimizada está amparada em uma abordagem holística, que incorpora suporte psicológico, educação sobre o estoma e desenvolvimento da capacidade para o autocuidado.

Referências

1. Backes MTS, Backes DS, Erdmann AL. Feelings and expectations of permanent colostomy patients. Journal of Nursing Education and Practice. 2012;2(3):9-14.
2. Goldberg M, Aukett LK, Carmel J, Fellows J, Folkedahl B, Pittman J. Management of the patient with a fecal ostomy: best practice guideline for clinicians. Mount Laurel: Wound, Ostomy and Continence Nurses Society (WOCN Society); 2010.
3. Zulkowski K, Ayello EA, Seton S (eds.). WCET International Ostomy Guideline. Perth: World Council of Enterostomal Therapists (WCET); 2014.
4. Menezes APS, Quintana JF. A percepção do indivíduo estomizado quanto à sua situação. RBPS 2008; 21(1). Disponível em http://www.unifor.br/index.php?option=com_content&view=article&id=535&Itemid=386. Acesso em: 15 fev. 2016.
5. Cerezetti CRN. Orientações psicológicas e capacidade reativa de pessoas ostomizadas e seus familiares. O Mundo da Saúde. 2012;36(2):332-9.
6. Cruz EJER, Souza NDOS, Mauricio VC. Reinserção da pessoa com estomia intestinal no mundo do trabalho: uma revisão bibliográfica. Rev Estima. 2011;9(2):31-8.
7. Silva AL, Shimizu HE. O significado da mudança no modo de vida da pessoa com estomia intestinal definitiva. Rev Latino Americana Enfermagem. 2006;14(4):483-90.
8. Bechara RN, Bechara MS, Bechara CS, Queiroz HC, Oliveira RB, Mota RS et al. Abordagem multidisciplinar do ostomizado. Rev Bras Colo-Proctol. 2005;25(2):146-9.
9. Borwell B. Rehabilitation and stoma care: addressing the psychological needs. British Journal of Nursing. 2009;18(4):S20-S25.
10. Ramirez M, McMullen C, Grant M, Altdchuler A, Hornbrook MC, Krouse RS. Figuring out sex in a reconfigured body: experiences of female colorectal cancer survivors with ostomies. Women Health. 2009;49(8):608-24.
11. Paula MAB, Takahashi RF, Paula PR. Os significados da sexualidade para a pessoa com estoma intestinal definitivo. Rev Bras Coloproct. 2009;29(1):77-82.
12. Martins VV, Penna LHG, Paula MAB, Pereira CDC, Leite HC. Sexualidade, estoma e gênero: revisão integrativa da literatura. Rev Estima. 2011;9(1):39-46.
13. Pereira APS, Cesarino CB, Martins MRI, Pinto MH, Netinho JG. Associations among socio-demographic and clinical factors and the quality of life of ostomized patients. Rev Latino-Am Enfermagem. 2012;20(1):93-100.
14. Maneesin S, Sampatanukul P, Lertmaharit S, Nagara CN, Prasopsanti K. Health-related quality of life of patients living with ostomy in Thailand and cost implications. Asian Biomedicine. 2012;6(2): 235-43.
15. International Ostomy Association (IOA). Charter of Ostomates Rights. Canadá: IOA Coordination Committee; 1993. Revised June 1997, Revised by World Council. 2004, 2007.
16. Schwartz MP, Sá SPC, Santos FS, Santos MLSC, Valente GSC. O cuidado ao paciente no pré-operatório de estoma intestinal provisório: revisão integrativa da literatura. Rev Estima. 2012;10(3):31-5.
17. Santos VLCG. Fundamentação teórico-metodológica da assistência aos ostomizados na área da saúde do adulto. Rev Esc Enferm. USP. 2000 Mar; 34(1):59-63. Disponível em: http://www.scielo.br/scielo.php?script=sci_arttext&pid=S0080-62342000000100008&lng=en. Acesso em: 15 fev. 2016.
18. Lins Neto MAF, Leão MJR, Alves EC, Fontan AJ. Preparo mecânico dos cólons é uma rotina necessária? ABCD Arq Bras Cir Dig. 2012;25(1):25-8.
19. Christóforo BEB, Zagonel IPS, Carvalho DS. Relacionamento enfermeiro paciente no pré-operatório: uma

reflexão à luz da teoria de Joyce Travelbee. Cogitare Enferm. 2006;11(1):56-60.
20. Santos J, Henckmeier L, Benedet SA. O impacto da orientação pré-operatória na recuperação do paciente cirúrgico. Enfermagem em Foco. 2011;2(3):184-7.
21. Brand MI, Dujovny N. Preoperative considerations and creation of normal ostomies. Clin Colon Rectal Surg. 2008;21(1):5-16.
22. Wound, Ostomy and Continence Nurses Society. WOCN Society and ASCRS position statement on preoperative stoma site marking for patients undergoing colostomy or ileostomy surgery. Mount Laurel: Wound, Ostomy and Continence Nurses Society (WOCN Society); 2014.
23. Meirelles CA, Ferraz CA. Avaliação da qualidade do processo de demarcação do estoma intestinal e das intercorrências tardias em pacientes ostomizados. Rev Latino-Am Enfermagem. 2001;9(5):32-8.
24. Scalf LA, Fowler JF Jr. Peristomal allergic contact dermatitis due to Gantrez in Stomahesive paste. J Am Acad Dermatol. 2000;42:355-6.
25. Lyon CC, Bruze M, Beck MH. Abdominal stoma dermatitis: allergic or not? Contact Dermatitis. 2000;42(Suppl 2):27.
26. Paula MAB, Paula PR, Cesaretti IUR. Estomaterapia em foco e cuidado especializado. São Caetano do Sul: Yendis; 2014.
27. Santos VLC, Cesaretti, IUR. Assistência em estomaterapia: cuidando de pessoas com estomia. 2. ed. São Paulo: Atheneu; 2015.
28. Matos D, Saad SS, Fernandes LC. Guia de Medicina Ambulatorial e Hospitalar de Coloproctologia. Barueri: Manole; 2004.
29. Santos Junior JCM. Preparo do intestino grosso para a coloscopia-usos, abusos e idéias controversas. Rev Bras Coloproct. 2010;30(3):368-77.
30. Colwell JC, Gray M. Does preoperative teaching and stoma site marking affect surgical outcomes in patients undergoing ostomy surgery? Journal of Wound, Ostomy and Continence Nursing. 2007;34(5): 492-6.
31. Barbutti RCS, Silva MCP, Abreu MAL. Ostomia, uma difícil adaptação. Rev SBPH. 2008;11(2):27-39.
32. Jones T, Springfield T, Brudwick M, Ladd A. Fecal ostomies-practical management for the home health clinician. Baltimore: Lippincott Williams & Wilkins; 2011.
33. Carlsson E, Gylin M, Nilsson L, Svensson K, Alverslid I, Persson E. Positive and negative aspects of colostomy irrigation. J Wound Ostomy Continence Nurs. 2010;37(5):511-6.
34. Cesaretti IUR, Santos VLCG, Schiftan SS, Vianna LAC. Irrigação da colostomia: revisão acerca de alguns aspectos técnicos. Acta Paul Enferm. 2008;21(2):338-44.
35. Maruyama SAT, Zago MMF. O processo de adoecer do portador de colostomia por câncer. Rev Latino-am Enfermagem. 2005;13(2):216-22.
36. Nascimento CMS, Trindade GLB, Luz MHBA, Santiago RF. Vivência do paciente estomizado: uma contribuição para a assistência de enfermagem. Texto Contexto Enferm. 2011;20(3):557-64.
37. Espadinha AMN, Silva MMCVZN. O colostomizado e a tomada de decisão sobre a adesão à irrigação. Rev Enfermagem Referência. 2011;III(4):89-96.
38. Cesaretti IUR, Vianna LAC. Tecnologia sistema oclusor da colostomia. Rev Estima. 2004;2(3):40-1.
39. Reveles AG, Takahashi RT. Educação em saúde ao ostomizado: um estudo bibliométrico. Rev Esc Enferm USP. 2007;41(2):245-50.
40. Coelho AR, Santos FS, Poggetto MTD. A estomia mudando a vida: enfrentar para viver. Rev Min Enferm. 2013;17(2):258-67.
41. Hendren S, Hammond k, Glasgow SC, Perry WB, Buie WD, Steele SR et al. Clinical Practice Guidelines for Ostomy Surgery. Diseases of the Colon & Rectum. 2015;58(4):375-87.
42. Poggetto MTD, Casagrande LDR. "Fui fazendo e aprendendo..." Temática de aprendizagem de clientes colostomizados e a ação educativa do enfermeiro. Rev Min Enf. 2003;7(1):28-34.
43. Wu HKM, Chau JPC, TWINN S. Self-efficacy and quality of life among stoma patients in Hong Kong. Cancer Nursing. 2007;30(3):186-93.
44. Borges EC, Camargo GC, Souza MO, Pontual NA, Novato TS. Qualidade de vida em pacientes ostomizados: uma comparação entre portadores de câncer colorretal e outras patologias. Rev Inst Ciênc Saúde. 2007;25(4):357-63.
45. Brasil. Ministério da Saúde. Portaria MS-SAS n. 400, de 16 de novembro de 2009. Estabelece Diretrizes Nacionais para a Atenção à Saúde das Pessoas Ostomizadas no âmbito do Sistema Único de Saúde. Brasília: Ministério da Saúde; 2009.
46. Brasil. Ministério da Saúde. Instrutivo Deficiência Física referente à Portaria MS n. 793, de 24 de abril de 2012. Diretrizes para tratamento e reabilitação/ habilitação de pessoas com deficiência física. Brasília: Ministério da Saúde; 2012.
47. Ministério da Saúde (Brasil). Portaria n. 835, de 25 de abril de 2012. Institui incentivos financeiros de investimento e de custeio para o Componente Atenção Especializada da Rede de Cuidados à Pessoa com Deficiência no âmbito do Sistema Único de Saúde. Brasília: Ministério da Saúde; 2012.
48. Mendes EV. As Redes de Atenção à Saúde. Brasília: Organização Pan-Americana de Saúde; 2011.
49. Brasil. Agência Nacional de Saúde Suplementar/Ministério da Saúde. Resolução Normativa – RN n. 325, de 18 de abril de 2013. Regulamentar o fornecimento de bolsas de colostomia, ileostomia e urostomia, sonda vesical de demora e coletor de urina com conector no âmbito da saúde suplementar. Brasília: Ministério da Saúde; 2013.

SÍNDROME PÓS-RESSECÇÃO ANTERIOR DO RETO

Kelly Cristine de Lacerda Rodrigues Buzatti
Therese Jull
Søren Laurberg

INTRODUÇÃO

A ressecção anterior do reto (RAR) com anastomose colorretal é o tratamento curativo-padrão nos pacientes com câncer de reto sem acometimento esfincteriano. Em pacientes nos quais se realiza a ressecção do reto e não é possível preservar o esfíncter anal externo ou garantir uma anastomose com resultado funcional adequado, realiza-se a amputação abdominoperineal do reto (AAP) com confecção de um estoma definitivo.[1]

A RAR garante resultados oncológicos semelhantes aos da AAP no tratamento do câncer retal, apesar da preservação do esfíncter. Nas últimas décadas, a realização de radioquimioterapia pré-operatória e a abordagem cirúrgica por meio da excisão total do mesorreto (ETM) diminuíram substancialmente a taxa de recorrência local do câncer de reto.[2,3]

Após avanços no diagnóstico, no estadiamento e no tratamento oncológicos, a população de pacientes sobreviventes ao câncer retal aumentou nos últimos anos, fato que tem recebido especial atenção quanto à qualidade de vida, uma vez que grande parte dos pacientes desenvolve graves alterações da função intestinal após a RAR.[4]

Esse conjunto de alterações é conhecido como síndrome da pós-ressecção anterior do reto (SRAR), caracterizada por aumento da frequência evacuatória, incontinência fecal, urgência evacuatória e evacuação incompleta ou fragmentada após a RAR. Esses distúrbios influenciam negativamente na qualidade de vida e no convívio social dos pacientes.[5,6] Os sintomas da SRAR estão presentes desde o procedimento cirúrgico ou iniciam-se após a restauração do trânsito intestinal nos pacientes submetidos ao estoma de proteção temporário. Pode haver melhora gradativa dos sintomas ao longo dos meses, com estabilização (platô), em geral, após 12 a 24 meses de seguimento. No fim, desse período de acompanhamento, a função intestinal de alguns pacientes pode ser próximo do normal, mas a maioria deles, entre 60 e 80%, ainda manifesta os sintomas, com prejuízo nas atividades diárias e na vida psicossocial.[1]

FISIOPATOLOGIA

Apesar dos muitos estudos sobre a SRAR e suas alterações funcionais intestinais, sua etiologia e fisiopatologia ainda não foram bem elucidadas. Entretanto, a maioria das evidências corrobora a origem multifatorial, influenciada por alterações fisiológicas na motilidade intestinal e na sensibilidade anal, além de modificações estruturais e anatômicas na pelve decorrentes do procedimento cirúrgico.[1]

PERDA DO RESERVATÓRIO RETAL

A ressecção do reto resulta em perda do reservatório fecal natural em prejuízo funcional, contribuindo para os sintomas da SRAR. O segmento do reto que deve ser ressecado no tratamento do câncer retal depende da localização do tumor. Tumores do reto médio e distal devem ser tratados por meio da ETM, ressecando-se todo o reto e mantendo-se margens cirúrgicas distais mínimas de 0,5 a 1 cm, com a confecção de anastomoses colorretais baixas ou ultrabaixas (interesfincterianas) para restauração do trânsito intestinal.[4,7]

A reconstrução do trânsito intestinal com anastomoses colorretais ou coloanais diretas (terminoterminal) são opções que resultam em um reservatório retal de baixo volume e causas presumidas de incontinência e urgência evacuatória no pós-operatório. Na tentativa de minimizar esses sintomas e aumentar o volume do neorreto, foram propostas técnicas como a anastomose lateroterminal colorretal, a confecção de bolsa cólica em J ou a realização de coloplastia transversal no cólon abaixado. No entanto, os benefícios dessas opções em relação à anastomose direta estão presentes apenas nos primeiros meses após a operação, de maneira transitória.[8] O seguimento em longo prazo desses pacientes mostra que, após 24 meses da operação, a diferença é mínima entre a anastomose direta e as técnicas com reservatório quanto aos resultados funcionais, como se demonstrou em estudo comparativo com a bolsa cólica em J.[4] A inconsistência nos resultados dessas diferentes técnicas não possibilita defender uma opção de anastomose específica na busca de melhores resultados na função intestinal. Essas variações talvez possam ser explicadas pela influência de outros parâmetros além do volume na função do novo reservatório retal. Um exemplo seria a complacência do neorreto, que, quando diminuída, parece estar relacionada com a intensificação dos sintomas da SRAR. Consequentemente, pacientes com fibrose pélvica por sepse local ou efeito da radioterapia apresentariam piores resultados em relação ao funcionamento intestinal.[4,7]

ALTERAÇÕES NA MOTILIDADE DO CÓLON ABAIXADO E RESERVATÓRIO RETAL

A motilidade do cólon é reflexo da atividade de contração. Alguns estudos têm mostrado aumento no número e na amplitude das contrações peristálticas para propulsão do bolo fecal após a RAR.[9] Pesquisas em animais sugeriram que a disfunção intestinal nesses pacientes estaria mais relacionada com a motilidade cólica aumentada que a técnica de anastomose utilizada para restauração do trânsito intestinal. Essas alterações poderiam ser resultado da desnervação autonômica causada no segmento distal do intestino grosso, ocasionando diminuição dos estímulos inibitórios e, consequentemente, aumento da atividade peristáltica do cólon.[10]

DANOS AO COMPLEXO ESFINCTERIANO

A continência adequada depende da preservação estrutural e funcional dos esfíncteres anais interno (EAI) e externo (EAE). A integridade anatômica desses músculos pode ser verificada pela realização de ultrassonografia de canal anal, e sua função, avaliada pela manometria anorretal. Alterações na pressão anal de repouso (EAI) e na pressão máxima de contração (EAE) já foram relatadas após a RAR,[11] provocando sintomas como *soiling* (escape involuntário de fezes líquidas – incontinência passiva) e urgência/incontinência, respectivamente.

Possivelmente, as alterações no EAI estão relacionadas com a introdução de instrumental via anal (grampeadores) e a desnervação durante a dissecção pélvica.[12] Quanto ao EAE, ainda não foram demonstrados danos estruturais diretamente relacionados com a técnica cirúrgica, e a sua disfunção seria secundária à lesão nervosa.

ALTERAÇÕES SENSITIVAS

Os pacientes com SRAR apresentam diminuição da sensibilidade na zona de transição retoanal, com prejuízo na capacidade de discriminação entre líquido e gases pelo canal anal, comprometendo os mecanismos da continência adequada.[7] Apesar de haver evidências de adaptação sensorial no neorreto, esse déficit sensitivo tem importante papel nos sintomas da SRAR, especialmente quando associado a baixa complacência dos reservatórios retais e a lesões esfincterianas.[4] Essas alterações sensitivas do canal anal estão associadas à incontinência noturna e à urgência evacuatória.

A possível desnervação autonômica durante a ligadura alta da artéria mesentérica inferior prejudica os reflexos da continência anal.[13] Em geral, o reflexo inibitório retoanal está ausente nesses pacientes no início do quadro clínico, porém, já foi demonstrada sua recuperação em parte dos pacientes, após 24 meses, restabelecendo-se parcialmente a continência.[7]

RADIOQUIMIOTERAPIA

Em contraposição aos efeitos benéficos da radioquimioterapia neoadjuvante na diminuição da recorrência local, essa terapia tem mostrado efeitos deletérios na função intestinal dos pacientes após o tratamento do câncer retal. Os pacientes que passaram por radioquimioterapia pré-operatória apresentaram piores resultados quanto à frequência e à intensidade dos sintomas da SRAR, quando comparados àqueles tratados apenas com cirurgia.[14,15] A radioterapia também pode trazer prejuízo à função sexual, e seu efeito na função intestinal parece estar principalmente relacionado com dano nervoso pela radiação.[15]

AVALIAÇÃO DA FUNÇÃO INTESTINAL

Os sintomas da SRAR, além de inespecíficos e presentes em outros distúrbios da defecação, variam muito em sua apresentação clínica e são de difícil mensuração por parte da equipe assistente. Isso ocorre porque são alterações subjetivas no que diz respeito à percepção dos pacientes e da equipe médica.

Com o objetivo de identificar, mensurar e verificar como essas alterações funcionais do intestino afetariam a qualidade de vida após a RAR, tem sido difundida a utilização de questionários com pontuação específica para a avaliação da função intestinal.[16] Esses questionários, padronizados e validados em diferentes línguas, possibilitam a realização de estudos multicêntricos, metanálises e acompanhamento clínico dos pacientes.

Até a presente data, já foi utilizada uma grande quantidade de questionários, como o *Wexner Fecal Incontinence Score* (*Wexner score*; 1993),[17] o *St. Mark`s Incontinence Score* (*St. Mark's score*; 1999)[18] e o *Fecal Incontinence Severity Index* (FISI; 1999).[19] Contudo, esses instrumentos foram desenvolvidos para avaliação da incontinência fecal e não consideram sintomas frequentes na SRAR, como a urgência e a reevacuação.

O principal enfoque de questionários como o *European Organization for Research and Treatment of Cancer Quality of Life Questionnaire – Colorectal Module* (EORTC QLQ-CR29) e o *Fecal Incontinence Quality of Life Scale* (FIQL) é a qualidade de vida, podendo complementar os questionários de função intestinal na avaliação dos pacientes com SRAR.

O *Memorial Sloan Kettering Cancer Center Bowel Function Instrument* (MSKCC BFI; 2005)[20] foi o primeiro questionário criado especificamente para avaliar a função intestinal de pacientes submetidos a operações preservadoras do esfíncter no tratamento do câncer retal. O questionário do MSKCC consiste em 18 itens sobre a frequência dos sintomas da SRAR nas últimas 4 semanas e é o questionário específico mais completo para a SRAR, abordando não somente os seus sintomas, mas também as suas consequências, como as restrições alimentares e o uso de protetores íntimos. No entanto, a sua utilização tem sido restrita pelo grande número de itens e pela falta de praticidade em sua aplicação.

Em 2012, com a finalidade de desenvolver um instrumento de avaliação da função intestinal mais objetivo, de fácil de aplicação na prática clínica diária e que tivesse pontuação diferenciada e baseada no impacto de cada sintoma da SRAR na qualidade de vida dos pacientes, Emmertsen et al. publicaram o desenvolvimento e a validação do *Low Anterior Resection Syndrome Score* (LARS score).[21] Foram selecionados cinco itens relativos a SRAR (incontinência para flatos, incontinência para fezes líquidas, frequência evacuatória, reevacução e urgência evacuatória) identificados em outros questionários de função intestinal ou na literatura médica. A pontuação para cada item é não linear e baseada no impacto determinado por cada um dos sintomas na qualidade de vida. Esse foi o primeiro método de avaliação da função intestinal para pacientes após a RAR, que levou em consideração não somente a frequência dos sintomas, mas também a qualidade de vida dos pacientes. Sua tradução e validação têm sido realizadas em várias línguas internacionalmente.[22-25] No Brasil, a versão em português do escore LARS foi recentemente validada em uma população com baixo nível socioeconômico (Quadro 43.1), mostrando a facilidade de sua aplicação.[25]

Quadro 43.1. Escore LARS – versão em português

1 - Há ocasiões em que você não consegue controlar sua flatulência (gases intestinais)?	
( ) Não, nunca	0
( ) Sim, menos de 1 vez por semana	4
( ) Sim, pelo menos 1 vez por semana	7
2 - Há ocasiões em que você tem vazamento de fezes líquidas sem querer?	
( ) Não, nunca	0
( ) Sim, menos de 1 vez por semana	3
( ) Sim, pelo menos 1 vez por semana	3
3 - Com que frequência você vai ao banheiro defecar (evacuar fezes)?	
( ) Mais de 7 vezes por dia (24 horas)	4
( ) 4 a 7 vezes por dia (24 horas)	2
( ) 1 a 3 vezes por dia (24 horas)	0
( ) Menos de 1 vez por dia (24 horas)	5
4 - Há ocasiões em que você precisa voltar ao banheiro para defecar (evacuar fezes) novamente em um intervalo menor que 1 hora?	
( ) Não, nunca	0
( ) Sim, menos de 1 vez por semana	9
( ) Sim, pelo menos 1 vez por semana	11
5 - Alguma vez você sente vontade de ir ao banheiro defecar tão forte que precisa correr para o banheiro?	
( ) Não, nunca	0
( ) Sim, menos de 1 vez por semana	11
( ) Sim, pelo menos 1 vez por semana	16
Total: 0 a 20: Sem LARS. 21 a 29: LARS pouco intensa. 30 a 42: LARS muito intensa.	

* LARS: low anterior resection syndrome.
Fonte: Buzatti, 2016.[25]

TRATAMENTO DA SÍNDROME DA PÓS-RESSECÇÃO ANTERIOR DO RETO

Atualmente, não há tratamento específico para a SRAR. A abordagem terapêutica dos pacientes é empírica e baseada nos sintomas apresentados, utilizando terapias para a incontinência fecal e outros distúrbios evacuatórios.

O tratamento deve ser multidisciplinar, abordando os vários aspectos da SRAR e incluindo avaliação nutricional e psicológica de todos os pacientes. Mudanças comportamentais, restrições dietéticas e uso de protetores da roupa íntima são frequentes nos indivíduos acometidos pela SRAR.[9] As opções terapêuticas mais utilizadas e a proposta de algoritmo dos autores deste capítulo para o tratamento da LARS (Figura 43.1) serão apresentadas a seguir.

Dieta e tratamento medicamentoso

A dieta alimentar deve ser modificada, para melhorar a consistência e o volume das fezes. A suplementação alimentar com fibras solúveis formadoras de bolo fecal aumenta o volume fecal e diminui os episódios de perdas involuntárias, por melhorar sua consistência.[26]

Medicamentos como a loperamida e a amitriptilina trazem benefícios aos pacientes com diarreia associada, diminuindo a urgência evacuatória.[27] A loperamida parece

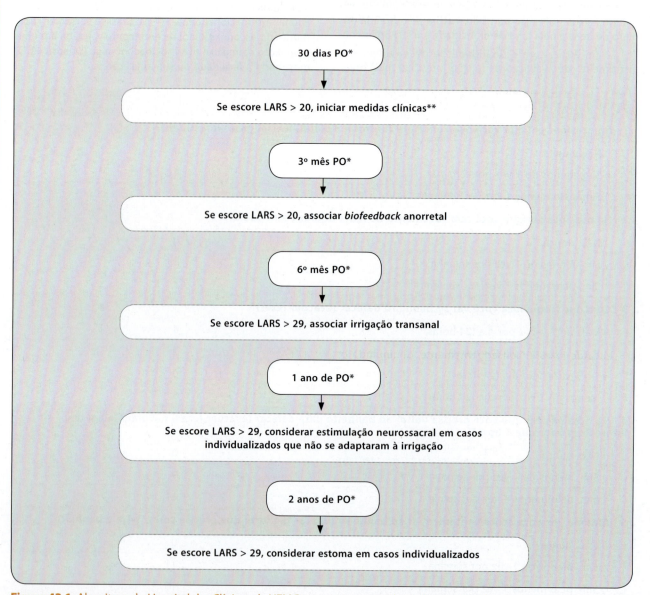

Figura 43.1. Algoritmo do Hospital das Clínicas da UFMG para tratamento da síndrome da pós-ressecção anterior do reto.
* Após a ressecção anterior do reto com anastomose direta ou após fechamento de estoma temporário.
** Agentes formadores de bolo fecal e associar loperamida nos pacientes com diarreia.
PO: pós-operatório; LARS: low anterior resection syndrome.
Fonte: elaborada pelos autores.

também atuar também aumentando o tônus do esfíncter anal interno e melhorando a continência de repouso.[26]

Biofeedback anorretal

A fisioterapia para reabilitação do assoalho pélvico (*biofeedback* anorretal) procura coordenar a musculatura do assoalho pélvico e do esfíncter anal para a evacuação. Os exercícios físicos podem ser associados à estimulação elétrica e à distensão retal com balão, para melhorar a capacidade do reservatório fecal. Apesar de estudos mostrarem que até 44% dos pacientes envolvidos atingem a continência em 4 semanas,[28] os resultados são muito individualizados e variáveis, dependendo da motivação do paciente, da capacidade de seguir as orientações e das possíveis lesões nervosas associadas. No estudo de Heymen et al.,[28] o treinamento com *biofeedback* e exercícios pélvicos aumentou a pressão de contração mais que exercícios pélvicos sem *biofeedback*. A taxa de melhora dos pacientes submetidos ao treinamento com *biofeedback* foi de 76 versus 41% daqueles tratados com exercícios do assoalho pélvico, quando avaliados após 3 meses do treinamento. Essa melhora foi mantida após 12 meses de avaliação.[28]

Apesar de ter sido observada melhora dos sintomas da SRAR em alguns estudos, parece não haver benefício do *biofeedback* como medida atenuadora em pacientes submetidos a operações preservadoras de esfíncter antes do fechamento da ileostomia.[29]

Irrigação transanal

A irrigação cólica via transanal é uma opção barata e eficiente no tratamento da SRAR. Nessa técnica, a administração anal de aproximadamente 1 L de água de torneira é realizada diariamente ou a cada 2 dias pelo paciente, com o objetivo de realizar limpeza mecânica do novo reservatório retal e do cólon distal, mantendo esses segmentos sem a presença de fezes e, consequentemente, diminuindo os episódios de incontinência e urgência e melhorando a qualidade de vida dos pacientes.[30] Nos pacientes com atividade motora intestinal exacerbada ou diarreia, pode-se associar o uso de loperamida, para melhorar os resultados da irrigação.

Rosen et al.,[30] na Áustria, conduziram um estudo prospectivo de dois centros. Avaliaram-se 14 pacientes com SRAR com duração média de sintomas entre 9 e 48 meses. Esses pacientes apresentavam número médio de defecações de 8 ao dia e 3 à noite. Os autores observaram melhora no número médio de evacuações (um ao dia e zero à noite, em média), nos escores de incontinência fecal (de 17 para 5, em média, do questionário *Cleveland Clinic Incontinence Score*) e no escore de qualidade de vida.

No Brasil, um estudo-piloto realizado no Hospital das Clínicas da Universidade Federal de Minas Gerais (dados ainda não publicados) mostrou resultados promissores, com alto grau de satisfação dos pacientes que se adaptaram à realização rotineira da irrigação transanal. Apesar dos bons resultados da irrigação transanal, essa opção terapêutica ainda é pouco utilizada e conhecida no meio.

Estimulação neurossacral (ENS)

Foi descrita para tratamento da SRAR há mais de 15 anos e tem mostrado resultados promissores.[11]

A ENS consiste na implantação de um eletrodo junto às raízes nervosas sacrais (S3 ou S4), ligado a um gerador semelhante ao dos marca-passos cardíacos, que produz impulsos elétricos locais para estimulação nervosa. Inicialmente, acreditava-se que a ENS atuaria aumentando as pressões anais de repouso e a pressão de contração do complexo esfincteriano, mas, atualmente, acredita-se que está mais relacionada com a neuromodulação, agindo na regulação da motilidade cólica, aspecto geralmente aumentado nos pacientes com SRAR.[31,32] A ENS pode ser uma opção de tratamento nos pacientes que não responderam às medidas mais conservadoras.

Em 2013, Schwandner et al.,[31] na Alemanha, avaliaram os resultados da ENS em nove pacientes com SRAR. Após 12 meses, a média do questionário da *Cleveland Clinic Incontinence Score* caiu de 18,2 para 6,0 (p < 0,01). Houve também diminuição da média de evacuações diárias de 7 para 0,5 evacuações ao dia. Em dois terços dos pacientes, houve melhora da urgência fecal, da fragmentação das evacuações e do *soiling*. A qualidade de vida também melhorou.[31]

Na revisão sistemática de Ramage et al.,[32] de 2015, foram avaliados sete estudos, sendo um relato de caso e seis prospectivos de série de casos, com 43 pacientes. O implante definitivo foi feito em 34 pacientes, com melhora em 32 deles (94,1%). Porém, se considerados todos os pacientes, a melhora ocorreu em 32/43, ou seja, em 74,4% dos casos. Essa revisão sugere que as taxas de sucesso da ENS na SRAR sejam semelhantes às observadas em pacientes com incontinência fecal tratados com a ENS. Porém, mais estudos são necessários para definir o papel da ENS na SRAR.

Outras terapias

Eletroestimulação do nervo tibial

Procedimento minimamente invasivo também utilizado para neuromodulação. Sua utilização na SRAR ainda não está bem estabelecida.[31]

Estoma

Em pacientes com SRAR de difícil manejo e impacto limitante nas atividades diárias e sociais, a confecção de um estoma pode ser mais benéfica que conviver com o mau funcionamento intestinal e a incerteza quanto aos escapes fecais. Muitos pacientes que utilizaram estoma de proteção temporário após a RAR afirmam que a sua qualidade de vida em relação ao funcionamento intestinal era melhor antes da reconstrução do trânsito intestinal. Além disso, estudos prévios já demonstraram qualidade de vida semelhante em pacientes submetidos à AAP com colostomia definitiva e pacientes com operações preservadoras de esfíncter com anastomose baixa.[33]

PERSPECTIVAS

Apesar de a maioria dos estudos sobre a SRAR estar focada nas alterações estruturais ocorridas no reto e no canal anal, evidências mostram que alterações da motilidade cólica, envolvimento de reflexos inibitórios e alterações sensitivas anais também têm papel importante na etiologia dessa condição, ampliando o campo para estudos futuros.

O uso de questionários padronizados e validados internacionalmente possibilitará novos estudos e comparações diretas mais fidedignas entre esquemas de radioquimioterapia neoadjuvante, diferentes técnicas cirúrgicas e identificação de pacientes com maior risco para desenvolvimento da SRAR.

A alta incidência dos sintomas da SRAR, mesmo em centros especializados no tratamento do câncer retal, mostra que as alterações funcionais e estruturais causadas pela remoção do reto talvez possam ser minimizadas, mas não evitadas. E, possivelmente, os estudos futuros devem se direcionar ao desenvolvimento de técnicas não cirúrgicas ou minimamente invasivas para o tratamento da neoplasia de reto.

CONCLUSÕES

As alterações funcionais do intestino são frequentes após o tratamento cirúrgico do câncer de reto e têm importante impacto negativo na função social e na qualidade de vida dos pacientes. Na avaliação pré-operatória, além de informados sobre as possíveis alterações na função sexual e urinária, os pacientes devem ser alertados sobre os sintomas da SRAR.

A avaliação funcional intestinal e a identificação precoce de pacientes com sintomatologia exacerbada devem ser procedimentos rotineiros no seguimento pós-operatório, cuja abordagem terapêutica deve ser imediata e multidisciplinar, com a finalidade de minimizar o sofrimento dos pacientes.

Referências

1. Emmertsen KJ, Chen TY-T, Laurberg S. Functional results after treatment for rectal cancer. Journal of Coloproctology (Rio de Janeiro). 2014;34(1):55-61.
2. Heald RJ, Ryall RD. Recurrence and survival after total mesorectal excision for rectal cancer. Lancet. 1986;1(8496):1479-82.
3. Heald RJ, Husband EM, Ryall RD. The mesorectum in rectal cancer surgery: the clue to pelvic recurrence? Br J Surg. 1982;69(10):613-6.
4. Rubin F, Douard R, Wind P. The functional outcomes of coloanal and low colorectal anastomoses with reservoirs after low rectal cancer resections. Am Surg. 2014;80(12):1222-9.
5. Emmertsen KJ, Laurberg S. Impact of bowel dysfunction on quality of life after sphincter-preserving resection for rectal cancer. Br J Surg. 2013;100(10):1377-87.
6. Kim JC, Yu CS, Lim SB, Kim CW, Park IJ, Yoon YS. Outcomes of ultra-low anterior resection combined with or without intersphincteric resection in lower rectal cancer patients. Int J Colorectal Dis. 2015;30(10):1311-21.
7. Ziv Y, Zbar A, Bar-Shavit Y, Igov I. Low anterior resection syndrome (LARS): cause and effect and reconstructive considerations. Tech Coloproctol. 2013;17(2):151-62.
8. Heriot AG, Tekkis PP, Constantinides V, Paraskevas P, Nicholls RJ, Darzi A et al. Meta-analysis of colonic reservoirs versus straight coloanal anastomosis after anterior resection. Br J Surg. 2006;93(1):19-32.
9. Martellucci J. Low anterior resection syndrome: a treatment algorithm. Dis Colon Rectum. 2016;59(1):79-82.
10. Kim NK, Kim YW, Cho MS. Total mesorectal excision for rectal cancer with emphasis on pelvic autonomic nerve preservation: expert technical tips for robotic surgery. Surg Oncol. 2015;23(3):172-80.
11. Pucciani F. A review on functional results of sphincter-saving surgery for rectal cancer: the anterior resection syndrome. Updates Surg. 2013;65(4):257-63.
12. Thaysen HV, Jess P, Laurberg S. Health-related quality of life after surgery for primary advanced rectal cancer and recurrent rectal cancer: a review. Colorectal Dis. 2012;14(7):797-803.
13. Lee WY, Takahashi T, Pappas T, Mantyh CR, Ludwig KA. Surgical autonomic denervation results in altered colonic motility: an explanation for low anterior resection syndrome? Surgery. 2008;143(6):778-83.
14. Bregendahl S, Emmertsen KJ, Lous J, Laurberg S. Bowel dysfunction after low anterior resection with and without neoadjuvant therapy for rectal cancer: a population-based cross-sectional study. Colorectal Dis. 2013;15(9):1130-9.
15. Lundby L, Krogh K, Jensen VJ, Gandrup P, Qvist N, Overgaard J et al. Long-term anorectal dysfunction after postoperative radiotherapy for rectal cancer. Dis Colon Rectum. 2005;48(7):1343-9; discussion 1349-52; author reply 1352.
16. Chen TY, Emmertsen KJ, Laurberg S. What are the best questionnaires to capture anorectal function after surgery in rectal cancer? Curr Colorectal Cancer Rep. 2015;11:37-43.
17. Jorge JM, Wexner SD. Etiology and management of fecal incontinence. Dis Colon Rectum. 1993;36:77-97.
18. Vaizey CJ, Carapeti E, Cahill JA. Prospective comparison of fecal incontinencegrading systems. Gut. 1999;44:77-80.
19. Rockwood TH, Church JM, Fleshman JW. Patient and surgeon ranking of the severity of symptoms associated with fecal incontinece. Dis Colon Rectum. 1999;42:1525-32.
20. Temple LK, Bacik J, Savatta SG. The development of a validated instrument to evaluate bowel function after sphinter preserving surgery for rectal cancer. Dis Colon Rectum. 2005;48:1353-65.

21. Emmertsen KJ, Laurberg S. Low anterior resection syndrome score: development and validation of a symptom-based scoring system for bowel dysfunction after low anterior resection for rectal cancer. Ann Surg. 2012;255(5):922-8.
22. Juul T, Ahlberg M, Biondo S, Emmertsen KJ, Espin E, Jimenez LM et al. International validation of the low anterior resection syndrome score. Ann Surg. 2014;259(4):728-34.
23. Hou XT, Pang D, Lu Q, Yang P, Jin SL, Zhou YJ et al. Validation of the Chinese version of the low anterior resection syndrome score for measuring bowel dysfunction after sphincter-preserving surgery among rectal cancer patients. Eur J Oncol Nurs. 2015;19(5):495-501.
24. Juul T, Battersby NJ, Christensen P, Janjua AZ, Branagan G, Laurberg S et al. Validation of the English Translation of the Low Anterior Resection Syndrome Score (The LARS score). Colorectal Dis. 2015;17(10):908-16.
25. Buzatti KCLR. Validação para a Língua Portuguesa do Escore "LARS" de Avaliação da Síndrome Pós-ressecção Anterior do Reto. [tese de doutorado]. Pós-Graduação em Medicina Molecular. Belo Horizonte: Universidade Federal de Minas Gerais, Faculdade de Medicina da UFMG; 2016.
26. Alavi K, Chan S, Wise P, Kaiser AM, Sudan R, Bordeianou L. Fecal incontinence: etiology, diagnosis, and management. J Gastrointest Surg. 2015;19(10):1910-21.
27. Santoro GA, Eitan BZ, Pryde A, Bartolo DC. Open study of low-dose amitriptyline in the treatment of patients with idiopathic fecal incontinence. Dis Colon Rectum. 2000;43(12):1676-81; discussion 1681-2.
28. Heymen S, Scarlett Y, Jones K, Ringel Y, Drossman D, Whitehead WE. Randomized controlled trial shows biofeedback to be superior to pelvic floor exercises for fecal incontinence. Dis Colon Rectum. 2009;52(10):1730-7.
29. Kim JK, Jeon BG, Song YS, Seo MS, Kwon Y-H, Park JW et al. Biofeedback therapy before ileostomy closure in patients undergoing sphincter-saving surgery for rectal cancer: a pilot study. Ann Coloproctol. 2015;31(4):138-43.
30. Rosen H, Robert-Yap, Tentschert G, Lechner M, Roche B. Transanal irrigation improves quality of life in patients with low anterior resection syndrome. Colorectal Dis. 2011;13(10):e335-8.
31. Schwandner O. Sacral neuromodulation for fecal incontinence and "low anterior resection syndrome" following neoadjuvant therapy for rectal cancer. Int J Colorectal Dis. 2013;28(5):665-9.
32. Ramage L, Qiu S, Kontovounisios C, Tekkis P, Rasheed S, Tan E. A systematic review of sacral nerve stimulation for low anterior resection syndrome. Colorectal Dis. 2015 Sep;17(9):762-71.
33. Digennaro R, Tondo M, Cuccia F, Giannini I, Pezzolla F, Rinaldi M et al. Coloanal anastomosis or abdominoperineal resection for very low rectal cancer: what will benefit, the surgeon's pride or the patient's quality of life? Int J Colorectal Dis. 2013;28(7):949-57.

Aspectos Psicológicos do Paciente Estomizado

44

Marília Avila de Freitas Aguiar

INTRODUÇÃO

O câncer é, certamente, uma das doenças mais estigmáticas. Seu diagnóstico é visto como uma sentença de morte, muitos são os mitos que o envolvem, e aqueles que recebem o diagnóstico muitas vezes se sentem impossibilitados de vislumbrar um futuro. A imagem que se tem é de uma doença muito agressiva, de tratamento extremamente invasivo e cujas consequências são sempre funestas. Isso sem falar que ainda prevalece na sociedade a ideia de que a doença é uma punição divina. O indivíduo acredita que fez algo condenável, cometeu um terrível pecado e, agora, está pagando com sua saúde ou com a perda dela. Em outras interpretações, a doença também pode ser vista como uma provação, uma dádiva para o eleito que, por meio de sua batalha estoica, poderá provar sua condição de "escolhido". Porém, a ideia de participação divina no adoecimento prevalece.[1]

A esse adoecimento, que traz consigo uma carga emocional muito grande, sobrevêm muitas fantasias e medos. Aliás, medo talvez seja a primeira emoção experimentada quando do recebimento do diagnóstico. O medo da morte, do tratamento e de suas consequências acomete não só o paciente, mas também seus familiares. É importante ressaltar que, assim como não se vive sozinho, também não se adoece sozinho. Por isso, as consequências do diagnóstico também afetam aqueles que cercam o paciente, pois expõem as fragilidades humanas e desfazem sua falsa sensação de imortalidade.

Ao impacto do diagnóstico, seguem-se outros medos, como a perda da autonomia, as incertezas quanto ao presente e ao futuro, a raiva da situação e muitos questionamentos. A rotina muda, e os hospitais e laboratórios tornam-se os locais mais frequentados para os exames complementares, o que se torna fonte de muita angústia. Essa fase é considerada muito estressante e de grande desgaste emocional. Várias adaptações passam a ser necessárias, embora o paciente ainda esteja tentando reconstruir o chão sob seus pés, implodido quando recebeu o diagnóstico. As cirurgias, as prováveis mutilações, a agressividade de alguns tratamentos e o contato com outros doentes podem desencadear outros sentimentos negativos que atuarão de maneira descontrolada. Depressão e ansiedade somam-se a novos medos.

Surgem as incertezas quanto ao futuro da evolução do câncer e à sobrevida depois de muitas intervenções. Retomar a vida depois de tantas adequações na rotina, na vida social, no trabalho e no lazer é, com certeza, mais um grande desafio. Quem sobrevive ao câncer enfrenta problemas até então desconhecidos, relacionados com aspectos físicos e psicossociais, como as possíveis sequelas decorrentes do tratamento, a possibilidade de uma recidiva, a manutenção da saúde geral, questões de ordem financeira e econômica associadas à doença, um processo necessário para que o indivíduo se adapte à nova vida após o tratamento.

É importante observar que, atualmente, o diagnóstico de câncer não significa mais uma sentença de morte e que a modernidade também tem contribuído para a minimização dos efeitos dos tratamentos. Novas condutas médicas têm ajudado o paciente a passar pelo tratamento do câncer de maneira que sejam preservadas sua autonomia e sua dignidade. A atenção aos aspectos psicossociais do adoecimento por câncer tem sido relevante para minorar esses sofrimentos subjetivos.[2]

Percebe-se que, na oncologia, até mesmo os problemas emocionais são estigmatizados. A psico-oncologia, uma interface entre a psicologia e a oncologia, surge para atender às demandas psicossociais que envolvem esse adoecimento. Abrangendo da pesquisa à intervenção, dedica-se a estudar e intervir para que os comportamentos peculiares descritos possam ser entendidos por todos os envolvidos (paciente, família, equipe de cuidados) e que tanto o diagnóstico quanto o tratamento e a vida após o câncer possam se dar com qualidade, privilegiando o cuidar como atitude preferencial.[3]

A atuação do profissional dessa especialidade no contexto do adoecimento por câncer pode fazer a diferença para um tratamento de sucesso, com uma adesão maior e menos efeitos adversos, uma vez que cria uma abertura provável para o paciente e seus familiares falarem sobre os medos e as angústias que estão experimentando, minimizando seus efeitos indesejáveis. É a possibilidade de humanizar o tratamento oncológico.

ADOECIMENTO POR CÂNCER

As reações ao câncer são bem singulares, uma vez que cada indivíduo que recebe o diagnóstico é único. Porém, acredita-se que todos os que passam pelo câncer sofrem do estresse do diagnóstico, cada um à sua maneira. Estudiosos já levantaram algumas questões que costumam ser as preocupações mais constantes na vida de pacientes que vivenciam doenças crônicas, e o câncer é uma doença crônica.[4] Os maiores problemas referem-se à perda do controle sobre a vida, às mudanças na autoimagem, ao medo da dependência, aos estigmas, ao medo do abandono, à raiva, ao isolamento e à morte. Além disso, pacientes convivem com a possibilidade da progressão da doença e da recidiva, duas preocupações constantes.[5]

A ansiedade e a depressão estão entre os problemas psicológicos mais frequentes dos pacientes com câncer. Ambas podem estar relacionadas e, ao mesmo tempo, resultar na má qualidade de vida dos pacientes após o diagnóstico. Entretanto, componentes individuais podem alterar a ocorrência e a gravidade dos quadros depressivos e outros transtornos de humor. Valores e crenças pessoais podem influenciar no modo como o paciente percebe sua depressão e reage a ela.[6]

No que diz respeito à ansiedade, algumas ações podem contribuir para a sua diminuição. A informação é uma delas. A maioria dos pacientes diagnosticados com câncer não tem conhecimentos suficientes a respeito de sua doença e, quando os tem, costumam ser equivocados e distorcidos. A informação correta e fidedigna prestada pelo profissional de saúde habilitado tem ação terapêutica.[7] Ela pode ser extremamente terapêutica desde que seja passada de maneira clara, em linguagem adequada a quem está escutando, com tempo para que o paciente e quem o estiver acompanhando possam fazer perguntas e ter suas dúvidas esclarecidas.

A informação deve fluir durante todo o processo do adoecimento, pois as dúvidas e perguntas mudam. E é preciso evitar que fantasias a respeito do câncer dominem o imaginário do paciente e de seus familiares, trazendo elementos que possam comprometer o bom andamento do tratamento. Afinal, com o diagnóstico de câncer, a percepção do mundo como um lugar seguro foi abalada em sua essência.

O tratamento mais antigo empregado para o câncer é a cirurgia. Heródoto, historiador grego, relata que Atossa, acometida por uma doença que, pela descrição, leva a crer que se tratasse de um tumor de mama, teve seu mal extirpado cirurgicamente. Isso se deu por volta de 440 a.C. e alterou significativamente o curso do câncer. Atualmente, a cirurgia é a modalidade terapêutica empregada em 60% dos pacientes com câncer. Também é utilizada no diagnóstico e no estadiamento de mais de 90% de todos os casos de neoplasia.[8]

A cirurgia é uma mutilação que, dependendo da extensão, promove mudanças dramáticas no cotidiano, na autoimagem corporal e nas relações sociais. Sobreviver à cirurgia não significa necessariamente a cura, nem mesmo que os sofrimentos provocados pelos tratamentos complementares sejam evitados. De qualquer maneira, o paciente não voltará ao estado de mundo seguro e confiável de antes do diagnóstico.[9]

O CÂNCER DE RETO

Até aqui, as abordagens referiram-se a aspectos psicológicos envolvidos no adoecer por qualquer tipo de câncer. Com relação aos afetados pelo câncer de reto, os efeitos sobre a dinâmica interna são os mesmos. É importante relembrar que medo, raiva, angústia, depressão, em graus e nuances diferentes, são os sentimentos mais significativos.

Os tratamentos costumam ser cirúrgicos, e uma parte considerável dos doentes precisará de uma estomia, definitiva ou temporária. A notícia de que o paciente passará por um procedimento cirúrgico mutilante não é fácil de ser dada. Afinal, notícias ruins são difíceis de serem transmitidas e, também, digeridas por quem as recebe. A presença de um psicólogo pode facilitar a comunicação. Nesse momento, o paciente precisa saber que não estará sozinho, que terá suas dúvidas esclarecidas e que receberá as informações que lhe possibilitem viver com uma estomia.

O psicólogo pode ajudar a acolher esse paciente e auxiliá-lo na busca de recursos internos, escolher parceiros e estabelecer alianças com a equipe, a fim de minimizar os efeitos adversos da notícia que acabou de receber. O paciente precisa de um espaço de escuta para elaborar o luto da perda que está por vir. Afinal, também está convivendo com o impacto do diagnóstico de câncer e toda a simbologia e as consequências descritas anteriormente.

O PACIENTE ESTOMIZADO

Para o paciente, a estomia é um procedimento cirúrgico mutilante e considerado traumatizante, uma vez que provoca profundas alterações na autoimagem do indivíduo. A perda de controle sobre o próprio corpo e a substituição do ânus por uma bolsa aderida ao abdome são fatores que mudam permanentemente sua perspectiva de vida. Algo comum a todos, mas socialmente demarcado no âmbito do particular e privado – a eliminação das fezes –, torna-se visível e consciente, quase público.

Existem diferenças na vivência quando se comparam pacientes com estomia permanente àqueles com estomia temporária. Nesses casos, as mudanças e as adequações também são necessárias, mas existe a esperança de voltar à situação anterior de vida sem a bolsa. Esses pacientes vivenciam as mesmas dificuldades que aqueles com estomias permanentes, porém, uma ansiedade maior – "Quando isso será fechado?". Talvez por isso possam ser menos cuidadosos consigo e com o estoma.[10]

Outro fator importante a considerar diz respeito aos profissionais de saúde. Pacientes com estomia temporária costumam se sentir preteridos pelos profissionais de saúde, que dão mais atenção aos estomizados permanentes.[10] Não se pode esquecer de que o fato de ser temporário não diminui o impacto na rotina, provocando o sofrimento de fazer as mudanças, necessárias, mas indesejadas. Ser diferente, mesmo que temporariamente, requer um ajuste de imagem, identidade e, consequentemente, autoconceito. Uma maneira de minorar os efeitos danosos para o paciente é a informação clara e precisa. Saber por quanto tempo precisará utilizar a bolsa pode fazer toda a diferença, até mesmo para a adesão ao tratamento.

A estomia é um corte na biografia do indivíduo. O viver depois, um desafio tamanho, que muitos falam de uma divisão – a vida antes e depois desse procedimento. À resistência inicial, decorrente da mudança do próprio corpo e da visibilidade do novo local de excreção, soma-se a necessidade de uma bolsa que precisa ser incorporada pelo indivíduo como parte de si, de modo que faça parte da nova imagem do seu corpo.[11]

O luto pela perda da integridade física repercute na família e nos demais contextos nos quais o paciente estiver inserido. Esses e outros aspectos psicossociais costumam mais dificultar que facilitar as respostas adaptativas à situação, sua capacidade de adequar-se à nova realidade, bem como a busca ou negação de ajuda.[12,13]

Pela mudança física, muitas outras mudanças no modo de vida tornam-se necessárias. E essas mudanças no cotidiano provocam uma desorganização emocional intensa. O estilo de vida sofre profundas transformações, muitas vezes comprometendo a qualidade de vida. Entretanto, reforça-se que essas reações serão individuais e estão relacionadas com o modo como cada um lida com as adversidades ao longo da vida.[12]

É comum mudarem sua maneira de vestir, optando por roupas mais largas que disfarcem o volume da bolsa coletora. Entretanto, homens e mulheres reagem de maneiras diferentes diante de tantas mudanças. Em mulheres, isso é especialmente impactante, em virtude do que essa mudança pode significar a mais para a autoimagem. Talvez para os homens seja menos difícil usar roupas mais folgadas do que para mulheres. Por conseguinte, pode ser mais fácil para os homens voltar ao mercado de trabalho.[14]

Mudanças na alimentação, nas atividades de lazer, nas interações com os outros, tanto em família quanto em contextos ampliados, podem ser bastante impactantes. Tanto que o indivíduo pode se sentir marginalizado, incapaz de ser útil à sociedade. Por isso, também, a grande insegurança para voltar ao trabalho. Cuidar da estomia e, ainda, trabalhar têm um peso muito grande.[15,16] Alguns pacientes chegam a se afastar do trabalho, pedindo aposentadoria por invalidez. Tal atitude pode se tornar um grande problema, pois a ociosidade é capaz de resultar em isolamento social, contribuindo para um prejuízo ainda maior da qualidade de vida do estomizado.

Nesse mundo de ser paciente com uma estomia, algumas adequações são necessárias, com certeza, embora muitas sejam resultado do impacto emocional e psicológico relativo à alteração da autoimagem corporal e de suas consequências. Entende-se autoimagem corporal como o modo de pensar e sentir o corpo. A perda de um órgão importante e valorizado e sua substituição por uma bolsa acarretam algo maior que a perda do controle fecal e da eliminação de gases e da presença de odores desagradáveis. Conduz a sentimentos de revolta, rejeição, insatisfação, desesperança, impossibilidades, menos-valia e perda do *status* social em decorrência do isolamento a que o indivíduo se impõe. Também se notam sentimentos de inutilidade, perda da capacidade produtiva, depressão, raiva, desgosto, repulsa por si mesmo e inaceitação.[15,17]

A família tem papel muito importante na maneira de conduzir o modo como o estomizado lidará com os efeitos da operação. Sua reação diante dessa novidade pode tanto facilitar quanto dificultar a adaptação à nova vida. A preparação da família deve ser feita com o paciente e começar antes da operação. As informações devem ser comunicadas de maneira clara e objetiva, tanto no que diz respeito ao diagnóstico quanto ao prognóstico e ao planejamento terapêutico.[16] Afinal, a família também está vivendo uma crise, com uma mudança de papéis. Uma atitude empática da equipe, de modo a acolher as angústias suscitadas pelo desconhecimento do que é ter um familiar estomizado, é primordial. É comum, natural mesmo, que o paciente se apegue mais àquele que está cuidando mais diretamente dele. A equipe interprofissional precisa identificar qual é esse familiar a fim de ajudá-lo, fortalecendo-o para que possa ser alguém decisivo na superação dos sentimentos de perda e na construção de uma perspectiva melhor de vida, de uma vida de qualidade, a despeito da estomia. A atenção da equipe, em especial a esse cuidador principal, é necessária, a fim de que ele possa também expressar suas angústias, seus medos e seus receios com relação a esse cuidar. Em algumas famílias, poucas infelizmente, o cuidado com o paciente é compartilhado, o que ajuda a não sobrecarregar ninguém. Nesses casos, paciente, família e equipe ganham.

O distanciamento e o isolamento que o estomizado se impõe complicam sua interação em contextos sociais mais ampliados. As adequações são impostas ao paciente, e não às outras pessoas de seu círculo social. As pessoas do grupo social que o paciente frequenta não costumam modificar seu comportamento pela presença do estoma.[15] Contudo, o apoio, o estímulo e o encorajamento oferecidos por pessoas significativas podem ajudar o estomizado a superar seus medos de interagir socialmente, lidando com sua revolta quanto à atual situação e facilitar sua busca pela superação das dificuldades e limitações, acreditando ser capaz de conviver com essa nova realidade.[18]

A equipe que atende o paciente também tem um papel muito importante nessa reinserção social, na medida em que as informações costumam ajudar a superar medos. Programas de estomizados devem ser mais eficientes do que simplesmente distribuir dispositivos. A assistência especializada deve contemplar todos os aspectos envolvidos no viver com uma estomia. É necessário qualificação dos profissionais, a fim de que estes possam atender às diversas demandas dos pacientes. Faz-se primordial a integração dos diversos níveis de atendimento à saúde. São conhecidas as dificuldades de tal proposta no Brasil. Pesquisas sobre as condições de vida de estomizados e as repercussões para familiares mostram especial apreensão com os pacientes atendidos pelo Sistema Único de Saúde (SUS). Elas apontam as inúmeras carências do sistema e levantam fatores relevantes para o acompanhamento do paciente, como a necessidade de um cuidado profissional continuado e prolongado, o custo das bolsas, entre outras questões.[11] Vale a reflexão.

Se a vivência da intimidade consigo mesmo fica afetada, o que dizer das alterações da vivência de intimidade com o outro? A vida conjugal costuma sofrer um forte impacto. As dificuldades em se aceitar diferente, sendo a estomia temporária ou definitiva, demandando mais cuidado, comprometem a intimidade, contribuindo desfavoravelmente para uma vida conjugal satisfatória. É comum haver separações. Como uma equipe de cuidado, deve-se atentar a possíveis complicações na dinâmica do casal, a fim de intervir a tempo e evitar mais desgastes emocionais.

É percebido o fato de que a vida sexual também fica comprometida. A diminuição ou perda da libido, e, por vezes, impotência, podem se dar em razão de preocupações relacionadas com a eliminação de odores e fezes durante o envolvimento sexual. Muitos não conseguem retornar à atividade sexual.[17] Hoje, felizmente, tem-se a possibilidade de uso de tampão, o que facilita o intercurso sexual. Porém, isso pode não ser suficiente. Afinal, para o estomizado, esse corpo, agora marcado com tantas cicatrizes, tornou-se repugnante, violando padrões sociais de beleza, não tendo mais nenhum atrativo para o outro. Além disso, para muitos, a vida sexual ganha um novo parceiro, formando um trio – eu, o outro e a bolsa.

Em uma pesquisa realizada com 59 pacientes que frequentavam reuniões em núcleo de estomizados em Juiz de Fora (MG), 76% dos pacientes estomizados relataram não ter retornado às suas atividades sexuais ou que retornaram parcialmente. Os motivos alegados foram problemas físicos, como falta de ereção, nos homens, e da libido, mais comum em mulheres, dificuldades de chegar ao orgasmo, problemas com o dispositivo, vergonha ou não aceitação do(a) parceiro(a). Foram observados tanto aspectos físicos quanto emocionais.[16] Tais achados foram corroborados em outros estudos, em que a disfunção sexual pareceu estar muito relacionada com a autoimagem corporal,[19,20] reforçando que os problemas são, muitas vezes, de origem psicológica. Sentimentos mais comuns relatados nas pesquisas são sensação de estar sujo, repugnância com relação a si mesmo, insegurança quanto à eliminação involuntária dos flatos, odor e medo de a bolsa estourar.[19]

A vivência da sexualidade é importante para a qualidade de vida. Portanto, é preciso buscar alternativas para sua prática e novas maneiras de sentir prazer. Entretanto, o amor, o carinho, o respeito e o companheirismo não podem ser relegados a planos menos importantes. A participação do companheiro desde o período pré-operatório ajuda no processo de aceitação, que poderá ser construído pelo casal, de modo a minimizar os impactos da mudança corporal. Um casal com um relacionamento mais consistente saberá lidar melhor com as dificuldades do que outro com uma vida conjugal mais conflituosa. Afinal, a vida não para quando se adoece.

Nos estudos citados anteriormente, a sexualidade aparece como um aspecto pouco abordado pelos profissionais de saúde, mostrando que ainda existe muita dificuldade em falar sobre o tema, tanto por parte dos profissionais quanto dos pacientes.[19]

O indivíduo que adoece traz consigo sua história e a maneira como até então passou pelas adversidades da vida, o que pode sinalizar o modo como enfrentará o diagnóstico do câncer e a vida com uma estomia. Aqui, está-se falando de *coping*, termo inglês que mais se assemelha ao conceito, em português, de "enfrentamento". Embora seja um termo muito utilizado quando se fala de câncer, não há um consenso sobre sua definição nem se *coping* e enfrentamento seriam sinônimos. No entendimento da autora deste capítulo, tendo como base a psico-oncologia, enfrentamento é a palavra mais próxima do significado de *coping*, aqui utilizado como "um processo multidimensional de mobilização do sujeito em termos emocionais, comportamentais e cognitivos visando à adaptação a uma situação de perigo ou de desafio".[21] Está relacionado com experiências e aprendizados pessoais acumulados ao longo da vida, dos quais se lança mão em momentos de adversidades. É a superação.

Alguns autores relatam que o paciente estomizado pode tanto lançar mão do enfrentamento da situação com o foco no problema quanto na emoção. Identifica-se que o enfrentamento é focado no problema quando o paciente realiza mudanças diretas no ambiente, agindo de maneira objetiva, mudando o que pode ser mudado e minimizando as consequências do que não pode. Utiliza-se das informações recebidas e vai além, buscando e construindo outras possibilidades. É possível dizer que o enfrentamento está focado na emoção, quando o objetivo é diminuir o desconforto emocional, sendo lançado em situações que não podem ser mudadas. Muda-se a percepção que se tem, a fim de evitar as sensações desagradáveis que a realidade impõe. Envolve pensamentos e comportamentos, sendo utilizada pelo paciente a fim de poder administrar as demandas internas e externas diante da dificuldade de viver com uma estomia. Homens colocam o foco mais no problema – a bolsa coletora –, e mulheres, mais nas complicações do uso da bolsa – a emoção.[12]

O trabalho para agir com enfrentamento em operações mutiladoras[9] encontra-se definido como uma estratégia centrada no problema – definição do problema, consequente levantamento de soluções e possibilidades, busca de informações como base para o planejamento e modificação da situação e desenvolvimento de novas habilidades de autocuidado para seguimento correto do tratamento. Nesse trabalho, as estratégias focadas na emoção consideradas foram o rezar, o tentar se acalmar, a busca de atividades que provocam distração (p. ex., trabalho, passeios e passatempos), além das conversas com familiares sobre os problemas. Também foram elencados comportamentos aditivos, como beber ou comer em excesso, o uso de humor e as tentativas de se conformar com a situação como estratégias de enfrentamento focalizadas na emoção.

O rezar, citado anteriormente, vem dizer a respeito da questão religiosa como uma estratégia de enfrentamento. A religião pode ocupar um espaço bastante significativo na vida dos pacientes com câncer, no geral, e, especialmente, nos estomizados. O suporte religioso pode ser entendido como o rezar e fazer promessas como maneiras de expressão da fé em Deus e outras divindades. Se, por um lado, pode propiciar pensamentos mais otimistas e, por outro, ser fonte de revolta, uma vez que as promessas, que costumam ser encaradas como uma barganha em que Deus não cumpriu a sua parte no acordo, podem provocar uma ruptura com essa crença, que fez parte importante da vida do paciente até então. O que se considera ser bastante mais significativo é a vivência da espiritualidade, que não é sinônimo de religiosidade. A religião pode facilitar a expressão da espiritualidade, entretanto, esta pode ser experimentada das mais diversas maneiras. A espiritualidade ajudará na busca de significado e no sentido de coerência ao mundo.

A crença em algo além de si, maior e mais poderoso que qualquer ser humano, provoca a sensação de proteção e a percepção de que está sendo cuidado não somente pela equipe de saúde, mas também por alguém com poderes infinitos. Por consequência, o indivíduo deixa-se conduzir por todos os procedimentos em um estado de alma receptivo ou menos relutante e, nessa condição de tranquilidade, fica mais fácil a aceitação do inevitável.

Outro ponto importante é que a espiritualidade diminui o isolamento social, dando maior estruturação, ajustamento psicológico e significado à vida. Apresenta-se como uma busca transcendente em direção a um sentido. Traz, ainda, um sentido de pertença mais abrangente que o âmbito individual, abrindo caminho para a compreensão e a reflexão do sentido da vida, envolvendo a contemplação e a reflexão sobre as próprias vivências, na medida em que seus símbolos, rituais e cerimônias procuram apresentar explicações sobre a vida e a morte. Além disso, a fé constitui um modo de pensar construtivo, promovendo sentimentos de confiança na superação das adversidades momentâneas.

Outros autores falam de estratégias de enfrentamento ativas e passivas. Consideram que as ativas são a negociação, as compensações/comparações positivas, a autoconfiança e a autodeterminação. As passivas seriam a resignação, a revolta, o encobrimento e o isolamento social.[17] A princípio, não se pode qualificar qual é a mais adequada, mesmo porque o processo de aceitação é dinâmico e, como tal, não linear. Mais adequado é avaliar o que pode ser mais eficaz para cada um. O termômetro que a autora acredita que deve ser utilizado para essa avaliação é a qualidade das relações que foram e estão se estabelecendo desde então. A princípio, nada é ruim ou bom. O que pode determinar essa qualidade é o uso que é feito dos mecanismos de enfrentamento.

CONSIDERAÇÕES FINAIS

Quando submetido a uma estomia, a vida do indivíduo muda muito. Tudo pode conspirar para a perda da qualidade de vida. A aceitação da mudança corporal e de suas consequências é um processo lento e conquistado no dia a dia. Aprender a lidar com a estomia e a cuidar de si são desafios que profissionais de saúde podem e devem acompanhar. Dedicação, esforço e paciência são necessários para a criação de novos estilos de vida.

A participação em grupos de ajuda promove a reflexão e a interação social e, por meio do convívio com os semelhantes, mitos podem ser desfeitos, e novas maneiras de lidar com as limitações, compartilhadas. As perdas devem ser elaboradas, e o grupo pode ajudar. Com o tempo, prazeres abandonados, como viagens, passeios, trabalho, namoro e sexo, serão retomados. O lazer é importante para o bem-estar físico e mental, para as relações sociais e a manutenção de vínculos afetivos de qualidade.

Afinal, a estomia salvou a vida daquele paciente. É missão da equipe profissional fazer que o paciente por ela cuidado resgate o devido valor da vida, a despeito das mudanças. Esse deve ser o bem mais precioso!

Referências

1. Cerqueira-Santos E, Koller SH, Pereira MTLN. Religião, saúde e cura: um estudo entre neopentecostais. Psicologia, Ciência e Profissão, Brasília. 2004;24(3):82-91. Disponível em: <http://pepsic.bvsalud.org/scielo.php?script=sci_arttext&pid=S1414-98932004000300011&lng=pt&nrm=iso>. Acesso em: 11 out. 2015.
2. Bifulco VA, Faleiros DAM. Psico-oncologia. In: Bifulco VA, Fernades Júnior HJ. Câncer, uma visão multiprofissional. Barueri: Minha Editora; 2014. p. 443-66.
3. Veit MT, Carvalho VA. Psico-oncologia: definições e áreas de atuação. In: Carvalho VA de, Franco MHP, Kovács MJ, Liberato RP, Macieira R de C, Veit MT et al. (orgs.). Temas em psico-oncologia. São Paulo: Summus; 2008. p. 15-9.
4. INCA. O câncer como um indicador de saúde no Brasil. Revista Brasileira de Cancerologia. 1999;45(3).
5. Venâncio JL. Importância da atuação do psicólogo no tratamento de mulheres com câncer de mama. Revista Brasileira de Cancerologia. 2004;50(1):55-63.
6. Graner KM, Cezar LTS, Teng CT. Transtornos de humor em Psico-oncologia. In: Carvalho VA de, Franco MHP, Kovács MJ, Liberato RP, Macieira R de C, Veit MT et al. (orgs.). Temas em psico-oncologia. São Paulo: Summus; 2008. p. 243-56.
7. Carvalho VA Transtorno de ansiedade me pacientes com câncer. In: Carvalho VA de, Franco MHP, Kovács MJ, Liberato RP, Macieira R de C, Veit MT et al. (orgs.). Temas em Psico-oncologia. São Paulo: Summus; 2008. p. 257-70.
8. Mukherjee S. O imperador de todos os males, uma biografia do câncer. São Paulo: Companhia das Letras; 2012.
9. Costa P, Leite RCBO. Estratégias de enfrentamento utilizadas pelos paciente oncológicos submetidos a cirurgias mutiladoras. Revista Brasileira de Cancerologia. 2009;55(4):355-64.
10. Sousa PCM, Costa VRM, Maruyamll SAT, Costa ALRC, Rodrigues AEC, Navarro JP. As repercussões

de viver com uma colostomia temporária nos corpos: individual, social e político. Revista Eletrônica de Enfermagem. 2011 jan/mar;13(1):50-9. Disponível em: http://www.fen.ufg.br/revista/v13/n1/v13n1a06.htm. Acesso em: 01 set. 2015.

11. Bellato R, Maruyama SAT, Silva CM, Castro P. A condição crônica ostomia e as repercussões que traz para a vida da pessoa e sua família. Ciência Cuidado e Saúde. 2007 jan/mar;6(1):40-50.

12. Coelho AR, Santos FS, Dal Poggeto MT. A estomia mudando a vida: enfrentar para viver. Revista Mineira de Enfermagem. 2013 abr/jun;17(2):258-67.

13. Cotrim HMTS. Impacto do cancro colorectal no doente e cuidadores/família: implicações para o cuidar. [tese de doutorado]. Porto: Universidade do Porto; 2007. Disponível em: http://repositorio-aberto.up.pt/handle/10216/7231. Acesso em: 01 set. 2015.

14. Oliveira D. O estigma da marca corporal invisível: estudo sobre o mundo do trabalho das pessoas com estomia intestinal definitiva [dissertação de mestrado]. Brasília: Universidade de Brasília; 2007. Disponível em: http://repositorio.unb.br/handle/10482/1407. Acesso em: 01 set. 2015.

15. Mendes JOS, Leite MMAM, Batista MRFF. Sentimentos vivenciados pelo homem adulto colostomizado. Revista Interdisciplinar. 2014;7(1):58-67. Disponível em: http://revistainterdisciplinar.uninovafapi.edu.br/index.php/revinter/article/view/111/pdf_100. Acesso em: 01 set. 2015.

16. Bechara RN, Bechara MS, Bechara CS, Queiroz HC, Oliveira RB, Mota RS et al. Abordagem multidisciplinar do ostomizado. Revista Brasileira de Coloproctologia. 2005;25(2):146-9.

17. Cascais AFMV, Martini JG, Alemida PJS. O impacto da ostomia no processo de viver humano. Texto Contexto Enfermagem, Florianópolis. 2007 Jan-Mar;16(1):163-7. Disponível em: http://www.scielo.br/pdf/tce/v16n1/a21v16n1.pdf. Acesso em: 01 set. 2015.

18. Barbutti RCS, Silva MCP, Abreu MAL. Ostomia, uma difícil adaptação. Revista SBPH, Rio de Janeiro. 2008;11(2). Disponível em: http://pepsic.bvsalud.org/scielo.php?script=sci_arttext&pid=S1516-08582008000200004&lng=pt&nrm=iso. Acesso em: 01 set. 2015.

19. Santos SR, Medeiros AL, Cabral RWL, Anselmo MNS, Souza MCJ. Sexualidade de portadoras de estoma intestinal definitivo: percepção de mulheres. Enfermagem em Foco. 2013;4(2):119-22. Disponível em: http://revista.cofen.gov.br/index.php/enfermagem/article/view/526. Acesso em: 01 set. 2015.

20. Alves RCP, Moreira KCR, Franco CPP, Oliveira DCO. A percepção do paciente portador de ostomia com relação a sua sexualidade. Revista Interdisciplinar. 2013;6(3):26-35. Disponível em: http://revistainterdisciplinar.uninovafapi.edu.br/index.php/revinter/article/view/9. Acesso em: 01 set. 2015.

21. Peçanha DLN Câncer: recursos de enfrentamento na trajetória da doença. In: Carvalho VA de, Franco MHP, Kovács MJ, Liberato RP, Macieira R de C, Veit MT et al. (orgs.). Temas em psico-oncologia. São Paulo: Summus; 2008. p. 209-17.

Índice Remissivo

A

Abscesso(s)
    pélvico, 289, 290
    perianais, 56
Acesso
    abdominal, 57, 59
    laparoscópico
        análise crítica dos resultados do, 245-254
        preparo perioperatório, 236
        preparo pré-operatório, 235
        técnica operatória por, 348
    perineal, 59
Ácido acetilsalicílico, 27
Aconselhamento genético pré-teste, 19
Adenocarcinoma, 49
    colorretal, marcadores biológicos e moleculares no, 370
    do reto, pilar do tratamento, 177
Adenoma
    detecção de, 73
    viloso no quadrante posterolateral, 90
Adjuvante para estoma com e sem complicação, 452
Álcool, 28
    uso abusivo de, 151
ALPPS (*associating liver partition and portal vein ligation for staged hepatectomy*), 396
Alvimopan, 150
Amputação
    abdominoperineal, posição dos portais, 259, 261
    abdominal do reto, 221
        convencional e cilíndrica, diferença entre, 323
        extraelevadora, racionalidade para, 321
        indicação, 319
        laparoscópica, paciente submetida à, 325
        peça cirúrgica, 321
        posição do paciente, 326
        reconstrução perineal após, 331-343
        resultados oncológicos, 327
        técnica cirúrgica, 322
        tipos, 321
Analgesia
    multimodal, 152
    pós-operatória, 152
Anastomose(s), 225
    coloanal(is), 242, 276, 285
        confecção das, 273
        após excisão do mesorreto via transanal, 272
        distais, complicações, 285
        lateroterminal manual, 271, 272
    colorretal(is)
        após excisão total do mesorreto via transanal, 272
        baixa lateroterminal por duplo grampeamento, 272
        confecção das, 273
        na excisão total do mesorreto via transanal, 273
    com grampeador circular, 226
    distais
        conduta nas complicações das, 283-298
        técnicas, 284
    ureterointestinal, 384
Anel do grampeamento circular, 226
Anestesia no perioperatório, 146
Ângulo esplênico
    liberação do, 237, 240
    sistema robótico posicionado para liberação do, 258
Antígeno carcinoembrionário, 188, 201
Anti-inflamatórios não esteroides, 27
Antioxidantes, 26
Anuscopia, 68
Apalpação anal e perineal, 67
Aparelho
    de alta resolução, 75
    esfincteriano, 50
Áreas cruentas hepáticas, 398
Artéria(s)
    mesentérica inferior
        dissecção da, 240
        identificação da, 275
    retal(is)
        inferiores, 45
        médias, 45
        superior, 45
Aspectos éticos do exame coloproctológico, 69
Assinatura genética, 204
Assistência robótica em cirurgia colorretal, 255-268
Assoalho pélvico, 50, 53
Atividade física, 28

B

Barberina, 26
Biofeedback anorretal, 469
Bloqueio
    do músculo transverso, 152
    epidural com bomba elastomérica, 152
Blue laser imaging, 77
Bolsa
    coletora, 452
        intestinal, 454
    cólica, 133
        com formato de J, 132

C

Cálcio, 26
Camada hiperecoica com irregularidades, 90
Canal
    anal, 47
        drenagem venosa do, 46
    de Alcock, 46
    pudendo, 46
Câncer
    colorretal, 13
        antecedentes familiares de, 35
        antecedentes pessoais de, 36
        de intervalo, 33

incidências ao longo da vida nas diversas formas de, 34
lesões biologicamente diferentes das prevalentes no, 33
prevenção primária, 24
    ácido acetilsalicílico, 27
    álcool, 28
    anti-inflamatórios não esteroides, 27
    atividade física, 28
    dieta, 24
    estatinas e reposição hormonal, 28
    obesidade, 28
    probióticos, 28
    tabagismo, 29
secundária para população de risco aumentado de, 34
rastreamento, 29
    tipos, 30
regimes quimioterápicos combinados para tratamento do, 415
de cólon metacrônico, risco, 432
de(o) reto
    agentes quimioterápicos no, 178
    conduta no, 423-430
    distal, classificação cirúrgica, 320
    em pacientes com síndrome de Lynch, tratamento, 431-435
    epidemiologia, brasileira e mundial, 13, 14
    estadiamento TNM para, 99
    evolução histórica do tratamento, 3-11
    fatores de risco, 16
    médio e distal, conduta com intenção curativa, 221
    obstrutivo, 423-430
    algoritmo proposto para avaliar, 429
    opções cirúrgicas no paciente com, 425
    papel da radioterapia no, 161-167
    papel da videolaparoscopia no manejo do, 246
    proximal, 213
    pós-ressecção local transanal, tratamento adjuvante do, 173-176
    quando não operar, 196
    recidiva, 413
    recidivado, 413
        algoritmo da conduta, 418
    conduta no, 411-422
    ressonância magnética na avaliação do, 106
    sobrevida, 20
    ultrabaixo, 270
distribuição proporcional dos dez tipos de câncer mais incidentes, 15
retal
    diagramas demostrando estadiamento T e T3 do, 110, 111
    pontos-chave na avaliação por imagem, 117
    ressonância magnética na avaliação do, 105-120
    recidivado, condutas, 413
Capecitabina, 164, 179
Carcinoma(s)
    cloacogênicos, 49
    colorretal, 121
        metastasectomia pulmonar para, 403
    de reto, paciente no pós-operatório de cirurgia por, 126
    epidermoides, 49
    escamosos, 49
    transicionais, 49
Carga acoplada, dispositivos de, 75
Carne vermelha, 25
Carotenoides, 25
CASH (*chemotherapy associated steato-hepatitis*), 394
Cateterismo vesical no perioperatório, 147
Cateter nasogástrico, 148
Célula *natural killer*, 147
Cirurgia
    eletiva com *stent versus* cirurgia de urgência, 428
    radical, contraindicações, 417
    retal videolaparoscópica
        curva de aprendizado e treinamento de cirurgiões para, 246
        índice de morbimortalidade pós-operatória, 249
        qualidade da peça cirúrgica na, 250
Classificação
    da recorrência pélvica proposta por Boyle, 412
    de Kudo, 79
    de Paris, para carcinoma gastrintestinal, 77
    de Rullier, 270
Clostridium difficile, 146
Clustering, 278
Codeína, 147
Cogumelos, 26
Cola de fibrina, 291
Colapso da colostomia, 440
Colectomia videolaparoscópica, dados históricos da, 245
Coleta de material para exame histopatológico, 60
Colografia por tomografia computadorizada, 31
Cólon
    imobilizado, 132
    preparo do, 145
Colonoscopia, 32
    controle após a primeira, 33
    critérios de qualidade da, 32, 71
    de base, recomendações de seguimento colonoscópico após, 34
    indicação para rastreamento de câncer colorretal, 72
    lesões não encontradas na, 32
    papel da, 71-86
    preparo adequado de cólon para, 72
    virtual, 424
Coloplastia transversa, 276
Coloproctologia, 63
Coloproctologista, 393
Colostomia, 6
    há 6 anos e 6 meses, paciente de 37 anos, 348
    paciente com marcação pré-operatória, 438
    per anum, 284
    perineal
        bases e fundamentos, 350
        de Lázaro da Silva, história, 345
        há 2 anos e 5 meses, 348
        há 4 anos e 7 meses, paciente de 49 anos, 348
        linha de pesquisa, 350
        na literatura, 351

        simples, 352
        técnica operatória, 346
        úmida, 379
            em duplo barril, 382
Coluna(s)
    de Morgagni, 48
    retais, 48
Complexo esfincteriano, danos ao, 466
Comprometimento linfonodal, 115
Continência da colostomia, 454
Coxins anais, 55
Criptas, padrão das, 76
Critério
    de Amsterdam II, 191
    revisados de Bethesda para pesquisa de instabilidade de microssatélites, 19
Cromoendoscopia, 75
Cromoscopia, digital e ótica, 76
Curcuma longa, 206
Curcumina, 26
Curry, 26
Curva
    de aprendizado de cirurgiões para cirurgia videolaparoscópica retal, 246
    de aprendizagem, 96
Czerny, Vincent, 4

D

Decisão terapêutica, 189
Decúbito
    lateral esquerdo, posição do paciente com lesão do reto na parede lateral esquerda, 171
        ventral para tratamento de lesão retal situada na parede anterior, 171
Defeito pélvico, 331
Deiscência da sutura do cólon abaixado com a pele, 348
Demarcação de abdome globoso, 450
Derivação urinária
    após exenteração pélvica, 381-386
    com reservatório, 382
    complicações metabólicas, 384
    sem reservatório, 381
Dermatite periestoma, 440
    grave, 43
Desnutrição, 151
Diagnóstico colonoscópico, 71
Dieta, tumores do intestino associados à, 24
Dilatação
    anal forçada, 130
    colonoscópica da estenose com balão, 293
Dispositivo
    coletor, 452, 453
    intestinal drenável, 452
    para estoma com e sem complicação, 452
    urinário, 452
Dissecção
    cortante no plano sacral, 222

        do peritônio visceral, 237
        endoscópica de submucosa, 82
        pélvica, 224
            sistema robótico posicionado para, 258
        retal
            anterior, 59
            posterior, 57, 59
Distensão gástrica aguda no pós-operatório, 149
DNA fecal, 31
Doença
    hemorroidária, 55
    inflamatória, 37
        fatores de risco para desenvolver câncer colorretal na, 37
        intestinal, fator de risco para o câncer colorretal, 17
Dougnut, 226
Downsizing, 93
Downstading tumoral, 115
Drenagem
    das regiões situadas acima da linha pectínea, 46
    linfática
        do câncer de reto extraperitoneal, vias de, 231
        limite de, 49
    venosa do canal anal, 46
Dreno
    de baixa sucção, 226
    uso de, 148
Dukes, Cuthbert, 8
Duplo grampeamento, 272
    para confecção de anastomoses colorretais baixas, 284

E

Ecoendoscopia, 80
Efeito rebote, 144
Eletroestimulação do nervo tibial, 469
Embolização da veia porta, 396
Endoesponja, 291
Endoprobe fixo, 87
Enema opaco, estenose da anastomose em, 292
Epitélio do canal anal, 49
Epônimo de Kohlrausch, 44
Equipamento(s)
    coletor(es), 452, 454
    e adjuvantes de proteção e segurança da tabela de procedimentos do SUS, 462
    multidetectores, 100
Escore(s)
    de continência, 353
        de Kelly-Holschneider, 353
    de Kirwan, 353
    LARS, 467
    prognósticos clínicos, 395
Esfíncter(es)
    anal(is), 47, 51
        interno, 47
        externo, 51
    artificial, 352

preservação dos, possibilidade de, 8
Espaço(s)
   anorretais, 55
   interesfincteriano, 57
   isquioanal, 56
   isquiorretal, 56
   pelvirretal, 57
   perianais, 55, 56
   pós-anal
      profundo, 56
      superficial, 56
   retrorretal, 57
Espessamento irregular das paredes do reto, 101
Esquemas quimioterápicos recomendados após recidiva/progressão do câncer colorretal, 416
Estadiamento
   local inicial do tumor retal pela ressonância magnética, 109
   locorregional, avaliação do tumor primário, 101
   N, 114
   sistemático, 102
   TNM
      dos tumores retais à ressonância magnética, 110
      para o câncer de reto, 100
   ultrassonográfico, 89
Estatina, 28
Estenose, 292, 440
   com balão, dilatação colonoscópica da, 293
   da anastomose em enema opaco, 292
Estoma, 426
   a ser escolhido no câncer de reto obstrutivo, 425
   com complicação, dispositivos e adjuvantes, 457
   de proteção nas anastomoses colorretais, 278
   demarcação do, 449
   intestinal(is)
      complicações, 437-444
      cuidados da enfermagem, 445-464
      impacto na vida do paciente, 446
   localização do, 438
   retração, 441
   sem complicação, dispositivos e adjuvantes, 455-457
Estomia protetora, 226
Estratégia *Watch and Wait*, experiência internacional com a, 196
Estudo
   ADORE, 389
   CAO/ARO/AIO-04, 390
   CHRONICLE, 390
   CLASICC, 8
   EORTC, 387
   GRECCAR III, 145
   I-CNR-RT, 388
   MERCURY, 112
   NSABP R-04, 179
   PETACC 6, 390
   PROCTOR-SCRIPT, 388
   randomizados avaliando o benefício de quimioterapia adjuvante, 388, 389
   STAR1, 179
   Trans-Tasman Radiation Oncology Group Trial, 180
Ética, 70
Evacuação fracionada, 278
Exame
   clínico subjetivo, 63
   coloproctológico
      aspectos éticos, 69
      coleta de material para exame histopatológico, 69
      complicações, 69
      cuidados após o exame, 69
      exame clínico, 63
      posição do paciente no exame, 66
      preparo intestinal, 65
   complementares pré-operatórios, 143
   do reto com balão, 88
   endoscópico com úlcera compatível, 186
   objetivo dos sistemas, 65
   proctológico, aparelhos para, 68
Excisão
   parcial do mesorreto, resultados oncológicos da, 215
   total do mesorreto
      convencional, 222
      peça cirúrgica da, 222
      princípios da, 222
      resultados pós-operatórios, 227
      transanal, 311
      análise crítica da evidência científica disponível, 315
      dados clínicos das séries de pacientes submetidos à, 314
      experiência clínica, 311
      resultados dos estudos comparativos, 314
      resultados dos estudos não comparativos, 312
      variáveis do exame anatomopatológico nas séries de pacientes submetidos à, 315
Excisão perineoabdominal do reto, 6
Exenteração pélvica
   considerações técnicas, 378
   derivação urinária após, 381-386
   em paciente na posição prona, 379
   indicações, 377
   limites, 377
   procedimentos de, 380
   resultados, 379
   tipos, 378
Exérese, local do sítio do tumor, 186

F

Fáscia, 57
   de Denonvillier, 59, 225
   de Waldeyer, 57, 224
   mesorretal, avaliação de comprometimento da, 112
   retossacral, 57, 58
   supra-anal, 57
   visceral do mesorreto, 223
Fatores preditores de boa resposta a tratamento quimioterápico e radioterápico, 117
FDG-PET no estadiamento nodal, 124

Febre pós-operatória, 151
Feixe(s)
    neurovasculares de Walsh, 225
    puborretal, 47
Fentanil, 147
Fezes, pesquisa nas, 30
Fibras, 25
FICE (*flexible spectral imaging color enhancement*), 77
Field of view, 108
Fígado, tratamento na presença de doença extra-hepática, 399
Fístula(s)
    anastomótica(s), 286
        condução da, 290
        fatores de risco, 151
        no pós-operatório, 151
    de anastomoses colorretais, classificação, 287
    definição clínica, bioquímica e radiológica de, 287
    periestomal, 441
    radiológica, 287
    retovaginal, 292
    após excisão total do mesorreto, 293
Flexura esplênica, mobilização da, 223
Fluorescência técnica, robótica de, 277
Forame isquiático maior, 46
Fossa obturatória, aspecto pós-esvaziamento, 232
Frutas, 25
Função intestinal, avaliação, 466

G

Gabriel, William Bashall, 7
Gengibre, 26
Gingerol, 26
Glândulas anais, 48
Graciloplastia, 352
Grampeamento, técnica de, 225
Grãos, 25
Grau de regressão tumoral, 197
    sistemas utilizados para avaliar, 198

H

Hábito de vida, 24
Hemicolectomia direita, posição dos portais com o sistema Da Vinci Xi, 261
Hemoterapia, 145
Hepatectomia
    em dois tempos, 396
    maior, 398
Hérnia paraestomal, 438
Hidratação, 148
Hidroxipropilmetilcelulose, 81
Hipotermia, 151
HNPC (*hereditary non-polyposis colorectal cancer*), 35
Holy plane, 222

I

Íleo pós-operatório, 150

Imagem(ns)
    de PET-CT, décima semana após início da nCRT, 201
    evolução da qualidade de, 74
    magnificação de, 75
    perirretal ovalada, hipoecoica, 92
    PET-CT no estadiamento primário de câncer de reto, 123
Incontinência anal
    fatores de risco para a, 130
    mecanismos envolvidos na complexa fisiopatologia da, 134
Índice
    de gravidade da incontinência, 132
    de invasão de submucosa, 78
    de qualidade de vida na incontinência anal, 135
    de resposta patológica completa, 205
Inervação pélvica autonômica, 46
Infecção de sítio pós-operatório, 150
Inibidor da COX2, 27
Inspeção
    anal, 67
    perineal, 67
Instabilidades de microssatélites, critérios revisados de Bethesda para, 19
Instrumento de rastreamento, validade de um, 23
Intubação cecal com documentação fotográfica, 73
Invasão
    da submucosa, 90
    venosa extramural, 114
Investigação funcional, exames laboratoriais de, 136
Irrigação
    cólica via transanal, 469
    da colostomia, 454
    distal, 225
    intestinal, vantagens e desvantagens, 458
    kit de, materiais do, 458
    transanal, 469
I-SCAN (*image-enhanced endoscopic technology*), 77
Isquemia na estomia, 438

L

Lateral spread tumor, 31
Laudo, descrição da qualidade do preparo do, 71
Legado de Ernest Miles, 9
Leite e derivados, 25
Lesão(ões)
    biologicamente diferentes das prevalentes no câncer colorretal, 33
    de crescimento lateral
        de reto, 80
        granular, 74
        lateral, 78
        não granular pseudodeprimida, 79
    demarcação com eletrocautério, 171
    do reto distal, 242
    hepáticas hipovasculares, 102
    iatrogênicas cirúrgicas, 130
    não encontradas na colonoscopia, 32
    no reto, localização das, 79

pulmonares
　avaliação, 102
　no lobo inferior direito, 102
ulcerada residual, 200
Ligadura
　alta da artéria mesentérica inferior, 275
　baixa da artéria mesentérica inferior, 275
　da artéria ilíaca interna, 233
　da veia porta, 396
Ligamento(s)
　intercoloepiploico, liberação do, 239
　laterais do reto, 45
Linfadenectomia
　mediastinal, 407
　pélvica
　　aspectos anatômicos, 230
　　lateral, fundamentação teórica para, 231
Linfonodo(s)
　avaliação dos, 366
　em fossa obturatória, aspecto intraoperatório, 230
　inflamatórios e metastáticos, parâmetros de diferenciação, 92
　mesorretal, 101
　pélvicos laterais, 229
Linha
　anocutânea, 49
　de grampeamento, avaliação colonoscópica intraoperatória da, 285
　de Hilton, 49
　embriológica, 238
　pectínea, 48
Llyd-Davies, Oswald, 7
Lockhart-Mummery, John Percy, 6
Lung Metastasectomy Project, 404

M

Manobra
　de retroflexão, 73
　de retrovisão, 74
　de Valsalva, 67
　do borracheiro, 278, 285
Marcador
　biológico no adenocarcinoma colorretal, 370
　molecular no adenocarcinoma colorretal, 370
Margem(ns)
　circunferencial, 364
　conceito de, 396
　de ressecção, 364
　circunferencial, 215
　distal, 364
Marsupialização, 292
Mesorreto, 45
　excisão parcial do, 213
　excisão total do, 174
　mobilização do, 224
　transanal, excisão total do, 309-318
Metástase(s)
　bilaterais, 406

de ressecabilidade limítrofe, 396
facilmente ressecáveis, 396
hepáticas, 102
　cirurgias das, história de sucesso, 393
　detecção das, 394
　tratamento cirúrgico das, 393-401
irressecáveis, 396
linfonodal, fatores de risco para, 173
pulmonares de carcinoma colorretal, tratamento cirúrgico das, 403-409
Metastasectomia pulmonar
　histórico da, 404
　para carcinoma colorretal, 403
　perspectivas futuras, 407
　seleção de pacientes para, 404
Microcirurgia endoscópica transanal, 133, 169, 369
Microflora
　colônica, 28
　intestinal, 28
Micronutrientes, 25
Miniprobe, 80
Monitoração no perioperatório, 146
Morfina, 147
Moynihan, Berkeley George Andrew, 7
Mucosa
　cloacogênica, 49
　exame detalhado da, 74
　irregularidade da, 75
　retal, 49
　transicional, 49
Mucosectomia
　de lesão de crescimento lateral de cólon sigmoide, 81
　tratamento, 81
Musculatura
　lisa de Schmidt, manguito de, 353
　longitudinal anal e suas estruturas, 54
Músculo(s)
　corrugador do ânus, 54
　de Treitz, 54, 3
　elevador do ânus, 51, 53, 54
　esfíncter anal interno, 50
　longitudinal anal, 54
　perineais, 52
　reto abdominal, palpação, 450
MUTYH, 18

N

National Polyp Study, 32
NBI (*Narrow Band Imaging*), 76
Necessidades energéticas para várias atividades, estimativa de, 142
Necrose isquêmica, 438
Neoadjuvância
　avaliação de invasão venosa extramural após, 116
　avaliação nodal após, 116
　do câncer de reto, agentes quimioterápicos na, 178
　história da, 177

indicação clássica, 177
na função anorretal, efeitos da, 131
Neobexiga(s), 382
heterotópica, 383
ileal(is)
confeccionada, 384
em confecção, 383
ortotópicas, 383
Neoplasia
de reto
com metástases hepáticas ressecáveis, 397
T1, resultados da excisão local para, 174
maligna no reto inferior, 92, 94, 95
Nervo
obturatório, aspecto intraoperatório, 231
parassimpáticos pélvicos, 225
pudendo interno, trajeto do, 47

O

Obesidade, 28
Obstrução
intestinal por câncer colorretal, 423
endoscópica clínica, 426
Oclusor antes de ser introduzido no estoma, 459
Ômega 3, 25
Omento, 333
Omentoplastia, 332
Operação
de grande porte, associação de, 397
de Miles
modificações técnicas, controvérsias e melhorias, 6
na era da cirurgia minimamente invasiva, 8
videolaparoscópica e convencional para câncer de reto, resultados operatórios de estudos comparando, 248
Opioides intravenosos, 147
Origem étnica, fator de risco para o câncer colorretal, 16
Oxaliplatina, 164

P

Palpação do músculo reto abdominal, 450
Pâncreas, exposição da silhueta do, 238
Parede
pélvica posterior, dissecção da, 240
posterior do reto, disssecção de, 241
retal
anatomia do, 107
após QRN com fibrose da submucosa e lagos de muco acelular, 199
Peça cirúrgica
de excisão total do mesorreto, 223
de amputação abdominoperineal do reto, 321
de excisão total do mesorreto, avaliação anatomopatológica, 361-374
do câncer retal, avaliação microscópica, 361
na cirurgia retal videolaparoscópica, qualidade da, 250
Pécten, 49
Peixe, 25

Pele
do canal anal, 49
perianal, 49
Pelve masculina, referências anatômicas em, 241
Perfil demográfico brasileiro, 14
Perioperatório
anestesia, 147
cateterismo vesical, 147
monitorização, 146
posicionamento do paciente, 146
Pessoa estomizada
atenção à saúde da, 462
categorização dos serviços de atenção à saúde das, 461
políticas de atenção à saúde da, 461
PET, ver Tomografia por emissão de pósitrons
PET-CT no estadiamento sistêmico, 124
Piecemeal, 33
Pimenta, 26
Piperina, 26
Placa
adesiva, 452
de resina sintética, 453
Planejamento cirúrgico, ressonância magnética pélvica no, 274
Plano(s)
anterior do reto
identificação de, 241
início da dissecção, 241
cirúrgicos, 57
Plugue anal, 291
Pneumopelve, 312
Pneumorreto, 172, 312
Polifenóis, 25, 27
Pólipo(s)
adenomas serrilhados sésseis, 33
adenomatosos
antecedentes pessoais de, 36
com grau de parentesco próximo, 35
história de como fator de risco para o câncer colorretal, 17
colorretais, história de como fator de risco para o câncer colorretal, 17
Polipose(s)
adenomatosa familiar, 17, 433
familiar, recomendações de rastreamento, 36
colônicas relacionadas com o câncer colorretal, 36
colorretais, 36
hamartomatosas, 36
MUTYH, 18
Polissacarídeos, 26,
Portal, posição para ressecção anterior com o sistema Vinci Si, 258
Posição
de *jack-knife*, 291
de Sims, 66
do paciente para exame coloproctológico, 66
Posicionamento do paciente no perioperatório, 146
Pós-operatório
analgesia pós-operatória, 152
distensão gráfica aguda, 149

febre pós-operatória, 151
fístula anastomótica, 151
hipotermia, 151
íleo, 150
infecção de sítio cirúrgico, 150
realimentação, 149
Prebióticos, 28
Preparo
colônico, 451
intestinal para exame coloproctológico, 63
psicológico, 144
Primum non nocere, 63
Probe, 80
Probióticos, 28
Procedimentos laparoscópicos, custo dos, 251
Produto de retossigmoidectomia, 200
Prolapso, 440
da ileostomia, 439
Prótese(s), 291
BioA da Gore, 341
biológicas, reconstrução com, 340
coberta *versus* não coberta, 428
colocação de, 82
endoscópica, 427
de paciente com lesão obstrutiva do reto, 427
passagem, 83
metálicas, colocação de, 426
Protocolo
ERAS (*Enhanced Recovery After Surgery*), 141
GDFT (*goal-directed fluid therapy*), 148
Punção guiada parassacral de abscesso pélvico, 291

Q

Quercetina, 27
Quimioterapia
adjuvante
baseada em fluoropirimidina, 387
baseada em oxaliplatina, 389
com resposta patológica completa, 390
para quem e como?, 387-392
nos tratamentos neoadjuvante e adjuvante, 163

R

Radioquimioterapia, 466
exclusiva, tratamento com, 165
neoadjuvante, 426
tratamento, 161
adjuvante com, 165
Radioterapia
de custo curto, 179
exclusiva neoadjuvante, tratamento, 163
papel no câncer de reto, 161-167
Rastreamento do câncer colorretal, diretrizes dos Estados Unidos, 30
Reabilitação, estratégias baseadas em evidências, 460
Realimentação no pós-operatório, 149
Recidiva

tardia, 189
tumoral na junção anorretal, 95
Reconstrução perineal
após amputação abdominoperineal do reto, 331-343
fazer ou não fazer?, 331
Recorrência
local, 189, 227
pélvica por Boyle, classificação, 412
Recrescimento precoce, 189
Reestadiamento, 115
Referências anatômicas em pelve masculina, 241
Reflexão peritoneal, 108
Reflexo inibitório anal, 51
Região glútea, anatomia da, 339
Regressão tumoral, sistema de avaliação após quimioirradiação de tumores retais, 116
Reserva
fisiológica, 137
funcional, 136
Reservatório(s)
colônicos, 276
de bolsa ileal, 433
retal, perda do, 465
Resgate, 190
Resposta
clínica completa, 199
aspecto endoscópico compatível com, 186
conduta após, 183-192
patológica completa, 198
após terapia neoadjuvante, 193-211
tumoral
avaliação da, 185
implicações da avaliação radiológica efetiva da, 117
Ressecabilidade, avaliação, 395
Ressecção
abdominal, base da, 5
abdominoperineal
"estendida", 9
perspectiva histórica, 4
via extraelevadores, 9
anterior baixa, posição dos portais no sistema Da Vinci Xi, 260
anterior baixa robótica, resultado cosmético final de uma, 259
das metástases hepáticas, quando indicar, 397
de Miles
espécime obtido após, 5
extensão da, 5
dos tumores retais, alterações funcionais após ressecção, 132
interesfinctérica, 271
local transanal, 169
Ressonância magnética
com área
de baixo sinal, 187
de sinal misto, 188
de linfonodo lateral, 229, 230
de paciente com resposta endoscópica e radiológica completa no sítio de tumor primário, 188
no câncer do reto, 274

no planejamento cirúrgico, 274
para avaliação de pacientes com câncer retal, como pode contribuir, 117
planos sagital e axial oblíquo na ponderação T2, 112
sequências sagital e axial oblíqua de alta resolução ponderadas em T2, 113
técnica, 108
Resveratrol, 27
Retalho
com músculo glúteo máximo, 338
confecção do, 339
cutâneo, rotação de, 348
de Martius, 293, 294
de prega glútea, 294
miocutâneo de reto abdominal, 334, 335
muscular do músculo
grácil, 337
reto abdominal, 336
Retenção urinária, 148
Reto
amputação abdominoperineal do, 319-330
anatomia do, 106
cirúrgica do, 43-59
desenho esquemático do, 216
distal, secção do, 270
irrigação arterial, 45
mobilização do, 224
segmentos do, 44
transsecção do, 271
Retopexia, 68
posição dos portais, 259, 261
Retoscopia rígida, 200
Retoscópico de ressecção transanal endoscópica, 169
Retossigmoidoscopia, 68
flexível, 32
rígida, 68
Retrocavidade
aceso pelo mesocólon transverso, 239
local para acesso à, 238
Retroversão uterina, 334
RTQT, ver Radioquimioterapia

S

Sala cirúrgica, configuração nos sistemas da Vinci Si e Xi, 257, 260
Sangue oculto, pesquisa de, 30
Saponinas, 27
Seguimento colonoscópico, intervalos para, 73
Segunda valva de Houston, 79
Sequência
axial oblíqua de alta resolução, 111
no plano axial oblíquo na ponderação T2, 107
no plano coronal de paciente portador de tumor de reto baixo, 109
no plano sagital na ponderação T2, 108
sagital e axial oblíqua de alta resolução, 111
Seromiotomia
circunferencial com protrusão da mucosa, 347

desenhos esquemáticos, 347
técnica de Lázaro da Silva, 354
Síndrome(s)
da pós-ressecção anterior do reto, algoritmo do Hospital das Clínicas da UFMG para tratamento, 468
de abstinência, 144
de Gardner, 18
de Lynch, 18
câncer retal na, 432
critérios mínimos revisados para definição clínica da, 19
genética da, 431
risco de câncer extracolônico na, 434
de Peutz-Jeghers, 18
de ressecção anterior baixa do reto
versus tipo de anastomose, 278
de Turcot, 18
hereditárias, 17
importância da etiologia das, 18
pós-ressecção anterior do reto
alterações sensitivas, 466
alterações na motilidade do cólon, 466
danos ao complexo esfincteriano, 466
fisiopatologia, 465
função intestinal, 466
perda do reservatório retal, 465
radioquimioterapia, 466
tratamento, 468
Sínus
anastomótico, 291
pressacral identificado na colonoscopia, 291
Sistema
Da Vinci Si, configuração da sala cirúrgica, 257
Da Vinci Xi, 259
oclusor, 459
robótico posicionado para
dissecção pélvica, 258
liberação do ângulo esplênico, 258
S/SI, 256
Sobrevida do câncer de reto por estadiamento, taxa de, 20
Soiling, 135
Soja, 27
Sonda rígida, 80
Stent versus cirurgia, 428
Sutura seromuscular invaginando a mucosa, 347

T

Tabagismo, 28
Taxa
de conversão, 247
de sobrevida do câncer de reto, por estadiamento, 20
Técnica
cirúrgica para microcirurgia endoscópica transanal, 169
de difusão, 109
de grampeamento, 225
de irrigação distal, 225
de Lázaro da Silva, 354

de microperfusão, 285
de Papillon, 184
de Sugarbaker, 440
operatória por acesso laparoscópico, 348
robótica de fluorescência, 277
Tela de politetrafluoroetileno, 439
TEM (*transanal endoscopic microsurgery*), 174
Tempo cirúrgico, 148
Teoria do deslizamento anal, 55
Terapia
    adjuvante, estado atual da, 177-182
    neoadjuvante
        indicações da, 83, 183
        tipos, 184
Termo de consentimento livre esclarecido, 144
Teste(s)
    de DNA fecal, 31
    de perfusão, 286
    de rastreamento, 30
    de sensibilidade, 450
    endoscópicos, 285
    imunoquímico fecal, 31
    molecular, 370
Tomografia
    computadorizada, estadiamento locorregional e sistêmico por, 99-103
    por emissão de pósitrons
        conceito, 121
        indicações clínicas, 122, 121-127
        limitações, 121-127
        mecanismo de ação, 121
Toque retal, 67, 199
Transanal endoscopic microsurgery, 174
Transanal endoscopic operation, 170
Treinamento de cirurgiões para cirurgia videolaparoscópica retal, 246
Tricotomia, 148
Trocarte, posionamento dos, 236
Tromboembolismo venoso, profilaxia, 145
Tumor(es)
    graus de regressão do, 193
    no reto
        indicações da localização do, 214
        médio, 91
    obstrutivos retais, avaliação, 424
    proximais, indicação de radioterapia para, 216
    resposta à quimiorradioterapia neoadjuvante, 367
    retais, métodos de imagem na avaliação dos, 106

U

Ultrassonografia
    endorretal
        após a terapia neoadjuvante, papel da, 92
        aspectos técnicos da, 87-98
        para recorrências das neoplasias retais, 93
Ultrassonografista
    curva de aprendizagem, 96
    experiência do, 96
Ureteroileostomia cutânea à Bricker, 381, 382
Ureterostomia cutânea, 382
Urgência evacuatória, 278
USER realizada na décima semana após o início da nCRT, 202

V

Vaginectomia *en bloc*, 417
Valva(s)
    anais, 48
    de Kohlrausch, 79
    semilunares, 48
Válvula(s)
    confeccionadas, 347
    de Houston, 44
Vascularização do cólon sigmoide e reto, 275
Vasos mesentéricos inferiores, ligadura e secção dos, 223
Vegetais, 25
Veia
    ilíaca externa, 233
    mesentérica
        dissecção, ligadura e secção da, 239
        inferior, exposição da, 238
Videotoracoscopia, 406
Vitamina
    B, 26
    D, 26
Volume *shift*, efeito de, 396

W

Watch and Wait, 93
    estratégia, algoritmo da, 195
WOCN (Wound, Ostomy and Continence Nurses Society), 445
    graus de recomendação da, 446
    níveis de referência da, descrição, 446